U0284139

甲病
诊断、手术、治疗

Scher and Daniel's Nails
Diagnosis, Surgery, Therapy

第4版

主　编　Adam I. Rubin　Nathaniel J. Jellinek
　　　　C. Ralph Daniel Ⅲ　Richard K. Scher

主　译　陈宏翔　柴　宝

主　审　高兴华　陈洪铎

副主译　邹先彪　宋继权　刘欣欣　江　建　段晓茹

译　者（以姓氏拼音为序）

曹双林	南通大学附属医院	史玉玲	上海市皮肤病医院
曹育春	华中科技大学同济医学院附属同济医院	宋继权	武汉大学中南医院
柴　宝	华中科技大学协和深圳医院	粟　娟	中南大学湘雅医院
陈宏翔	华中科技大学协和深圳医院；	孙勇虎	山东第一医科大学附属皮肤病医院
	华中科技大学同济医学院附属协和医院	王大光	南京医科大学第一附属医院
陈嵘祎	南方医科大学皮肤病医院	王　焱	中国医学科学院皮肤病医院
邓国民	华中科技大学同济医学院附属协和医院	温广东	北京大学人民医院
段晓茹	华中科技大学同济医学院附属协和医院	吴　波	深圳市妇幼保健院
樊翌明	广东医科大学附属医院	吴　艳	华中科技大学同济医学院附属协和医院
冯爱平	华中科技大学同济医学院附属协和医院	徐天华	华中科技大学协和深圳医院
冯佩英	中山大学附属第三医院	薛斯亮	四川大学华西医院
高兴华	中国医科大学附属第一医院	杨　斌	南方医科大学皮肤病医院
黄长征	华中科技大学同济医学院附属协和医院	杨连娟	上海市皮肤病医院
雷铁池	武汉大学人民医院	杨淑霞	北京大学第一医院
林能兴	华中科技大学同济医学院附属协和医院	杨志波	湖南中医药大学第二附属医院
刘　艳	西安交通大学第二附属医院	于　波	北京大学深圳医院
刘晓明	香港大学深圳医院	喻　楠	宁夏医科大学总医院
马　寒	中山大学附属第五医院	郑利雄	深圳市人民医院
冉玉平	四川大学华西医院	邹先彪	深圳大学附属华南医院

人民卫生出版社
·北京·

版权所有，侵权必究！

First published in English under the title
Scher and Daniel's Nails：Diagnosis，Surgery，Therapy（4th Ed. ）
edited by Adam I. Rubin，Nathaniel J. Jellinek，C. Ralph Daniel III and Richard K. Scher，
Copyright © Springer International Publishing AG，part of Springer Nature，2018
This edition has been translated and published under licence from
Springer Nature Switzerland AG.

图书在版编目（CIP）数据

甲病：诊断、手术、治疗/（美）亚当·I. 鲁宾
（Adam I. Rubin）主编；陈宏翔，柴宝主译. —北京：
人民卫生出版社，2023.2
　　ISBN 978-7-117-34209-4

　　Ⅰ.①甲… Ⅱ.①亚…②陈…③柴… Ⅲ.①甲癣-
诊疗 Ⅳ.①R756.4

　　中国版本图书馆 CIP 数据核字（2022）第 241975 号

人卫智网	www.ipmph.com	医学教育、学术、考试、健康，
		购书智慧智能综合服务平台
人卫官网	www.pmph.com	人卫官方资讯发布平台

图字:01-2020-4660 号

甲病:诊断、手术、治疗
Jiabing：Zhenduan、Shoushu、Zhiliao

主　　译：陈宏翔　柴　宝
出版发行：人民卫生出版社（中继线 010-59780011）
地　　址：北京市朝阳区潘家园南里 19 号
邮　　编：100021
E - mail：pmph @ pmph.com
购书热线：010-59787592　010-59787584　010-65264830
印　　刷：人卫印务（北京）有限公司
经　　销：新华书店
开　　本：889×1194　1/16　印张：34
字　　数：1443 千字
版　　次：2023 年 2 月第 1 版
印　　次：2023 年 3 月第 1 次印刷
标准书号：ISBN 978-7-117-34209-4
定　　价：368.00 元

打击盗版举报电话：010-59787491　E-mail：WQ @ pmph.com
质量问题联系电话：010-59787234　E-mail：zhiliang @ pmph.com
数字融合服务电话：4001118166　　E-mail：zengzhi @ pmph.com

参译人员（以姓氏拼音为序）

陈　熹　深圳大学
陈朝丰　北京大学深圳医院
陈梦晖　北京大学深圳医院
谌芳琪　华中科技大学同济医学院附属协和医院
丛天昕　中国医科大学附属第一医院
窦一民　华中科技大学同济医学院附属协和医院
段　铱　华中科技大学同济医学院附属同济医院
甘　露　武汉大学中南医院
黄玉琼　华中科技大学同济医学院附属协和医院
江　建　华中科技大学同济医学院附属协和医院
江　苏　华中科技大学同济医学院附属协和医院
蒋佳怡　南京医科大学第一附属医院
金子淋　华中科技大学同济医学院附属协和医院
孔　一　华中科技大学同济医学院附属协和医院
李　丽　西安交通大学第二附属医院
李建建　中山大学附属第五医院
梁　闫　华中科技大学同济医学院附属协和医院
刘　鑫　华中科技大学同济医学院附属协和医院
刘欣欣　华中科技大学同济医学院附属协和医院
刘馨遥　四川大学华西医院
陆　原　华中科技大学协和深圳医院

毛　艳　北京大学深圳医院
苗　芳　武汉大学人民医院
陶青霄　华中科技大学同济医学院附属协和医院
滕小越　四川大学华西医院
汪　琦　广东医科大学
王　鹏　华中科技大学协和深圳医院
王　新　南通大学附属医院
王洁仪　北京大学深圳医院
魏　芬　华中科技大学协和深圳医院
吴雪菁子　武汉大学中南医院
夏　芸　华中科技大学同济医学院附属协和医院
杨家慧　宁夏医科大学总医院
杨思明　解放军总医院第四医学中心
喻娟娟　华中科技大学同济医学院附属协和医院
曾　馨　华中科技大学协和深圳医院
张成芳　宁夏医科大学
张景瑜　深圳大学
张牧秋　四川大学华西医院
周家远　华中科技大学同济医学院附属协和医院
左玉越　武汉市第一医院

主译简介

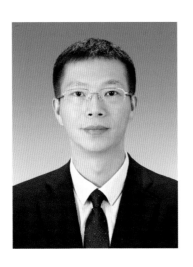 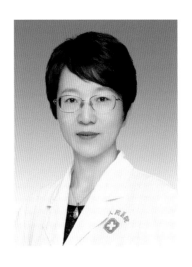

陈宏翔:三级教授、主任医师、博士研究生导师。美国哈佛医学院麻省总医院皮肤科/皮肤生物学研究中心(CBRC)研究员、日本九州大学访问学者。现担任华中科技大学协和深圳医院常务副院长;华中科技大学同济医学院附属协和医院皮肤科教研室副主任、皮肤病与性病研究室主任。中国研究型医院协会皮肤性病分会副主任委员、中国预防医学会过敏病预防与控制专业委员会副主任委员等学术任职10余项。主持、参加国家自然科学基金课题8项,教育部新教师基金等10余项。2011年成为比尔及梅琳达—盖茨基金中国唯一得主(医学类项目)。发表学术论文100余篇,SCI收录70余篇;JDS、JEADV等多家杂志审稿人,并担任《皮肤科学通报》常务编委、《ALLERGY中文版》《JAAD中文版》《JACI中文版》编委等。作为执行副主编负责《皮肤科学通报》杂志"妊娠皮肤病"、"甲病"、"心身皮肤病"三期专刊的组稿。参译《安德鲁斯临床皮肤病学》第9、10、11、12版;副主编《简明皮肤科诊疗手册》《现代病毒性皮肤病学》;参编其他大型著作9部。入选2015年中国医师协会皮肤科分会"中国皮肤科中青年优秀医师"、2017年"中国健康传播大使"、欧美同学会医师协会2018年"年度贡献奖"和2019年"年度公益人物奖"、2020年武汉医学会"抗击新冠疫情优秀共产党员"、2021年未来医疗100强—蔚澜奖"年度创新医院院长"、2022年"深圳科技达人"等。

柴宝:华中科技大学协和深圳医院皮肤科主任,主任医师,医学博士;深圳大学医学部、深圳大学管理学院硕士研究生导师。博士毕业于中国协和医科大学暨中国医学科学院皮肤病研究所,师从刘维达教授,从事皮肤性病专业30余年。研究方向:甲病、医学真菌,变态反应性皮肤病。临床擅长:甲病、真菌感染性皮肤病、激光美容、痤疮、银屑病、特应性皮炎等过敏性疾病。现任广东省医学会皮肤性病学分会真菌学组副组长,委员;广东省医师协会皮肤科分会委员;深圳市医师协会皮肤性病学分会常务理事;深圳市中西医学会皮肤科分会副主委;深圳市健康管理协会第一届过敏与免疫性疾病专业委员会执行主委。为深圳市南山区唯一A类资助"医疗卫生三名工程"高层次医学团队项目——"陈洪铎院士、高兴华院长皮肤病学团队"依托方负责人。承担和参加国家级、深圳市科创委、南山区科技局科研课题10余项,发表论文30余篇。

主审简介

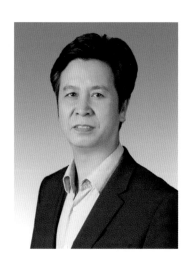

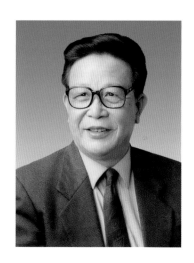

高兴华：1988 年毕业于中国医科大学，1997 年获皮肤性病学博士学位。长江学者特聘教授、博士研究生导师，中国医科大学附属第一医院副院长、国家重点学科皮肤科主任、免疫皮肤病诊治技术国家地方联合工程研究中心主任、卫生部免疫皮肤病学重点实验室副主任、教育部暨科技部创新团队带头人、国务院政府特殊津贴专家、百千万人才工程国家级人选。兼任中华医学会皮肤性病学分会候任主委，中国医师协会皮肤科医师分会会长，中华医学会医学美学与美容学分会常委；国际皮肤科学会、国际美容皮肤学会副会长，*Journal of American Academy of Dermatology*、*International Journal of Dermatology*、*Dermatologic Therapy*、*Annuals of Dermatology* 编委，《临床皮肤科杂志》和《中国皮肤性病学杂志》副主编。负责开展卫生行业公益性基金项目、国家自然科学基金等课题十数项；发表学术文章 300 余篇，包括 SCI 论文 200 余篇，获国内专利 10 项，国际专利 4 项；主编、副主编或参编教材或专著 32 部，包括主编、参编英文专著 9 部。获中华医学科技一等奖 1 项、辽宁省科技进步奖一等奖 2 项；获吴阶平医药创新奖、日本武藤奖，国际皮肤联盟突出贡献奖。

陈洪铎：中国工程院院士，中国医科大学皮肤性病学终身教授；国家卫健委、教育部免疫皮肤病学重点实验室主任，国际美容皮肤科学会会长，国际生物医学科学协会副会长，国际皮肤科学会常务理事，亚洲皮肤科学会名誉理事，*J Appl Cosmetol* 副主编，*Int J Biomed Sci* 副主编，《中华皮肤科杂志》总编，中华医学会皮肤性病学分会名誉主委，美国 Pennsylvania 大学、英国 Cardiff 大学、美国 Mayo Clinic 客座教授，世界华人皮肤科医师协会名誉会长。在皮肤免疫、医学美容及皮肤性病防治方面有高深造诣，是我国朗格汉斯细胞功能研究的奠基人，在朗格汉斯细胞来源、分布、转换、抗原、功能和病理的研究中，做出了创造性的、有实际价值的贡献。发现维甲酸能促进紫外线所致结缔组织损伤的修复；证实绿茶提取物、薏苡仁提取物、白藜芦醇等抗氧化物对光老化、光免疫抑制及光致癌的防治作用；发现温热能促使朗格汉斯细胞成熟，已用于病毒感染的顽症治疗。共发表学术论文 642 篇，其中英文文章 284 篇；主编、合编及主审著作 37 部（其中英文专著 10 部，包括主编 2 部），获得专利 24 项（其中美国专利 3 项，日本专利 1 项）。

贡献者

Philippe Abimelec, MD
Nail Surgery
Private practice
Paris, France
abimelec@gmail.com

Chris G. Adigun, MD, FAAD
Dermatology & Laser Center of Chapel Hill
Chapel Hill, NC, USA
chris.adigun@gmail.com

Andrew Alexis, MD
Mount Sinai St. Luke's and Mount Sinai West
New York, NY, USA
andrew.alexis@mountsinai.org

Jane Sanders Bellet, MD
Department of Dermatologyand Pediatrics
Duke University School of Medicine
Durham, NC, USA
jane.bellet@duke.edu

Siobhan C. Collins, MD
Dermatology Surgical Associates, LLC
Glastonbury, CT, USA
collinsderm@yahoo.com

Katharine B. Cordova, MD
Beatrice Keller Clinic, Phoenix, AZ, USA
kacordo@yahoo.com

Lauren Dabakaroff, MS, DPM
Division of Podiatric Medicine and Surgery
Icahn School of Medicine at Mount Sinai
New York, NY, USA
lauren.dabakaroff@mountsinai.org

Ali Damavandy, MD
Department of Dermatology
University of Pennsylvania
Philadelphia, PA, USA
ali.damavandy@uphs.upenn.edu

C. Ralph Daniel III, MD, FAAD
Department of Dermatology
 University of Mississippi Medical Center
Dermatology & Surgery of the Skin
Jackson, MS, USA
Drralphdaniel@aol.com

David de Berker, BA, MBBS, MRCP
Bristol Infirmary, Bristol, UK
david.deberker@blueyonder.co.uk

Nilton Di Chiacchio, MD
Dermatologic Clinic of Hospital do Servidor Publico
Municipal, Sao Paulo, Brazil
ndichia@terra.com.br

Nilton Gioia Di Chiacchio, MD
Dermatologic Clinic of Hospital do Servidor Público
Municipal, Sao Paulo, Brazil
niltongioia@terra.com.br

Judith Dominguez-Cherit, MD
Department of Dermatology
 Insitituto Nacional De Ciencias Medicas y Nutricion
Salvador Zubiran, Mexico City, Mexico
judom59@hotmail.com

Christian Dumontier, MD, PhD
Clinique les eaux claires
Baie-Mahault, Guadeloupe, France
dumontierchristian@me.com

Jeremy R. Etzkorn, MD
University of Pennsylvania
Department of Dermatology
 Philadelphia, PA, USA
jeremy.etzkorn@uphs.upenn.edu

Pier Alessandro Fanti, MD
Dermatology, Department of Experimental
Diagnostic and Specialty Medicine
University of Bologna, Bologna, Italy
pieralessandro.fanti@unibo.it

Philip Fleckman, MD
Department of Dermatology
University of Washington
Seattle, WA, USA
Fleck@derm.washington.edu

Richard G. Fried, MD, PhD
Yardley Dermatology, Yardley Clinical Research
Associates, Yardley, PA, USA
Dermshrink@gmail.com

Lauren Fried, BS
New York University School of Medicine
New York, NY, USA
laurenjf18@gmail.com

Marisa Kardos Garshick, MD
New York Presbyterian, Weill Cornell Medicine
New York, NY, USA
Marisa.garshick@gmail.com

Mahmoud Ghannoum, PhD, MBA, FAAM, FIDSA
Center for Medical Mycology,
University Hospitals Case Medical Center
and Case Western Reserve University
Cleveland, OH, USA
Mahmoud.ghannoum@case.edu

Aldo González-Serva, MD
Quantum Pathology
Waltham, MA, USA
aldo.gonzalez-serva@rcn.com

Stamatis Gregoriou, MD
National and Kapodistrian University of Athens
Medical school, 2nd Department of Dermatology
Attikon Hospital, Athens, Greece
stamgreg@yahoo.gr

Aditya K. Gupta, MD
Department of Medicine
University of Toronto School of Medicine
Toronto, ON, Canada

Mediprobe Research Inc.
London, ON, Canada
agupta@execulink.com

Daniela Gutierrez-Mendoza, MD
Department of Dermatology
Insitituto Nacional De Ciencias Medicas y Nutricion
Salvador Zubiran, Mexico City, Mexico
dra_danielag@yahoo.com

Eckart Haneke, MD, PhD
Department of Dermatology,
Inselspital, University of Bern
Berne, Switzerland

Dermatology Practice Dermaticum
Freiburg, Germany

Centro de Dermatología Epidermis, Instituto CUF
Porto, Portugal

Department of Dermatology, Academic Hospital
University of Gent
Ghent, Belgium
haneke@gmx.net

Anna Q. Hare, MD
Department of Dermatology
Oregon Health and Science University
Portland, OR, USA
anna.hare@gmail.com

Molly Hinshaw, MD
Dermatology and Dermatopathology
UWSMPH, Madison, WI, USA
mhinshaw@dermatology.wisc.edu

Mark Holzberg, MD
Department of Dermatology
Emory University School of Medicine
Atlanta, GA, USA
Mark.Holzberg@khinternational.com

Nancy Isham, BA, M(ASCP)
Department of Dermatology
Center for Medical Mycology
University Hospitals Case Medical Center and Case
Western Reserve University
Cleveland, OH, USA
Nancy.isham@case.edu

Audrey A. Jacobsen, MD
University of Miami Miller School of Medicine
Miami, FL, USA
ajacobsen@miami.edu

Nathaniel J. Jellinek, MD
Dermatology Professionals, Inc.
East Greenwich, RI, USA

Department of Dermatology
The Warren Alpert Medical School at Brown University
Providence, RI, USA

Department of Dermatology
University of Massachusetts Medical School
Worcester, MA, USA
winenut15@yahoo.com

Bridget Kaufman, MD
Mount Sinai St. Luke's and Mount Sinai West
Department of Dermatology
New York, NY, USA
bridgetpkaufman@gmail.com

Thomas Knackstedt, MD
Department of Dermatology
Cleveland Clinic
Cleveland, OH, USA
thomas.j.knackstedt@gmail.com

George Kroumpouzos, MD, PhD, FAAD
Alpert Medical School of Brown University
Providence, RI, USA

GK Dermatology, PC, South Weymouth, MA, USA
George.Kroumpouzos@GKDerm.com

Monica Lawry, MD, FAAD
Department of Dermatology
Sutter Medical Group, Davis, CA, USA
monicalawry@sbcglobal.net

Shari R. Lipner, MD, PhD
Department of Dermatology
Weill Cornell Medicine, New York, NY, USA
shl9032@med.cornell.edu

Melissa A. MacLeod, MSc
Mediprobe Research Inc.
London, ON, Canada
MMacLeod@mediproberesearch.com

Bryan Markinson, DPM, APBM
Podiatric School of Medicine and Surgery
Icahn School of Medicine at Mount Sinai
Department of Orthopedic Surgery
New York, NY, USA
bryan.markinson@mountsinai.org

Tyrone Mayorga, DPM
New York College of Podiatric Medicine
New York, NY, USA
Tmayorga2018@nycpm.edu

Lauren McCaffrey, MD
Department of Dermatology
Kaiser Permanente
Seattle, WA, USA
mccaffrey.l@ghc.org

Christopher J. Miller, MD
University of Pennsylvania
Department of Dermatology
Philadelphia, PA, USA
chris.miller2@uphs.edu

Cosimo Misciali, MD
Dermatology, Department of Experimental
Diagnostic and Specialty Medicine
University of Bologna, Bologna, Italy
cosimo.misciali@unibo.it

Patricia L. Myskowski, MD
Memorial Sloan-Kettering Cancer Center
Weill Cornell Medicine
New York, NY, USA
myskowsp@mskcc.org

Leandro Fonseca Noriega, MD
Dermatologic Clinic of Hospital do Servidor Público
Municipal, Sao Paulo, Brazil
leandronorieg@gmail.com

Michael J. Passanante, BS(Hons)
Department of Dermatology
University of Pennsylvania
Philadelphia, PA, USA
Michael.Passanante@uphs.upenn.edu

Bianca Maria Piraccini, MD, PhD
Dermatology, Department of Experimental
Diagnostic and Specialty Medicine
University of Bologna, Bologna, Italy
biancamaria.piraccini@unibo.it

Phoebe Rich, MD
Department of Dermatology
Oregon Health and Science University
Portland, OR, USA
phoeberich@aol.com

Dimitris Rigopoulos, PhD
National and Kapodistrian University of Athens
Medical school, 2nd Department of Dermatology
Attikon Hospital, Athens, Greece
drigop@hol.gr

Beth S. Ruben, MD
Dermatology/Dermatopathology
University of California
San Francisco, CA, USA

Dermatology/Dermatopathology
Palo Alto Medical Foundation
Palo Alto, CA, USA
RubenBS@sutterhealth.org
bsruben@alumni.stanford.edu

Adam I. Rubin, MD
Department of Dermatology, Hospital of the University
of Pennsylvania, Children's Hospital of Philadelphia
Perelman School of Medicine at the University
of Pennsylvania
Philadelphia, PA, USA
Adam.Rubin@uphs.upenn.edu

Karyn L. Scher, PhD
Private Practice, Bala Cynwyd
PA, USA
karynls@comcast.net

Richard K. Scher, MD, FACP
Weill Cornell Medicine/Dermatology
New York Hospital
New York, NY, USA
onychium@aol.com

Avner Shemer, MD
Dermatologic/Nail Surgery, Dermatomycology
The Chaim Sheba Medical Center
Affiliated to the Tel-Aviv University
Sackler School of Medicine
Tel-Hashomer, Israel
ashemer1@gmail.com

Thuzar M. Shin, MD, PhD
University of Pennsylvania
Department of Dermatology
Philadelphia, PA, USA
thuzar.shin@uphs.upenn.edu

Bárður Sigurgeirsson, MD, PhD
Faculty of Medicine, Department of Dermatology
University of Iceland
Reykjavik, Iceland
bsig@hls.is

Jeteen Singha, DPM
Department of Orthopedic Surgery, Division of Podiatry
Icahn School of Medicine at Mount Sinai
New York, NY, USA
singha.jeeten@gmail.com

Joseph F. Sobanko, MD
University of Pennsylvania
Department of Dermatology
Philadelphia, PA, USA
joseph.sobanko@uphs.upenn.edu

Michela Starace, MD, PhD
Dermatology, Department of Experimental
Diagnostic and Specialty Medicine
University of Bologna
Bologna, Italy
michela.starace2@unibo.it

Antonella Tosti, MD
Department of Dermatology & Cutaneous Surgery
Miller School of Medicine, University of Miami
Miami, FL, USA
atosti@med.miami.edu

Tracey C. Vlahovic, DPM, FFPM, RCPS (Glasg)
Department of Podiatric Medicine
Temple University School of Podiatric Medicine,
Philadelphia, PA, USA
traceyvlahovicdpm@yahoo.com

John Montgomery Yost, MD, MPH
Nail Disorders Clinic, Department of Dermatology
Stanford University School of Medicine
Stanford, CA, USA
jmyost@stanford.edu

序一

很高兴受陈宏翔教授邀请作为《甲病：诊断、手术、治疗》（第4版）主审专家和为本书作序，这确实是一本好书，是皮肤科医生们的一本必读著作。

甲，也称甲板，是皮肤的附属结构之一，意为指/趾端背面的角质板及其下面和周围的皮肤组织，起保护手指和足趾的作用。除保护作用外，甲也是人外表的一种体现，美甲成为许多女性的一种追求。随着生活质量的提高，人们花在甲上的时间越来越多。但与此同时，不规范的操作导致的甲损伤也越来越多，这是甲病发病率逐渐升高的一个原因。除了美甲所导致的甲病，尚有原发性的甲病、甲肿瘤和全身疾病的甲表现等。

曾经人们对甲的关注度比较缺乏，现如今身体的每一个小地方都逐渐被重视起来了，这从因甲病而就诊的人数越来越多就可以体现出来。但目前国内的情况是：甲病的理论知识体系不够完整、不够系统，诊断和治疗水平整体落后，缺乏关于甲病的专科教材——国内几乎没有对甲病进行系统详细描述的书籍，多数是将甲病单独作为一两个章节放在皮肤科的书籍里。《甲病：诊断、手术、治疗》已经发行了4版，原著名为 *Scher and Daniel's Nails*。最新的一版在以前的基础上进行了很多新技术、新知识的补充，很适合给我国相关临床科室医生学习。

《甲病：诊断、手术、治疗》是由 Richard K. Scher 教授和 C. Ralph Daniel Ⅲ 教授以及其他一些皮肤科、外科等医生合力而作。Scher 教授和 Daniel 教授都是世界著名的皮肤科教授，Scher 教授就职于威尔康奈尔医学院，Daniel 教授就职于密西西比大学医学中心。一种特殊的缘分让他们彼此认识并写下了这部著作。这是一部伟大的著作，是对甲病领域知识的全新的拓展，可以说推动着世界甲病领域的发展。这两位教授是伟大的，一同参与编辑的专家们同样也是伟大的。这本书是他们从几十年行医经验里对甲病知识的总结，从基础和临床的角度出发，行文角度全面，叙述细致入微，图片质量高，对阅读者而言极具实用价值。

感谢陈宏翔教授团队组织策划此次翻译，他们为此付出了大量的时间、精力和智慧。也同样感谢每一位参加翻译和审校工作的老师和同学们，没有他们这个浩大的工程几乎很难完成。在全书翻译过程中，他们尽量让每一句话都忠实于原著，又尽可能按照汉语的习惯行文，他们尽所能地使用着全国科学技术名词审定委员会制定的名词标准，但奈何此书过于专业化，许多名词尚未制定汉语的翻译标准，还需要表示体谅。

相信这本专著一定能够给需要它的人带来收获，能够给广大患者带来福利，也能够推动我国甲病门诊、甲病亚专科、甲病学术组织等多种形式工作的进一步发展。

中国工科院院士
中国医科大学皮肤性病学终身教授
2023 年 3 月 3 日

自序

甲病发病率高，但参考书很少。目前，甲病的诊断和治疗有个突出的特点：指甲便于观察，甲改变易于发现，但诊断缺乏有效参考，容易混淆，治疗往往事倍功半。但甲改变确实可给临床工作者提供更多信息，比如可以作为系统性疾病的皮肤表现。因此对于甲改变的早期发现，对潜在疾病的早诊断早治疗具有重大意义。

这本专著 Scher and Daniel's Nails——Diagnosis, Surgery, Therapy 是甲病领域的权威著作，最新第 4 版于 2018 年出版，该书籍内容翔实，为该领域最受认可的学者集体完成。本书将甲病的诊断和治疗进行了归纳，将原本复杂无序的甲病诊断、治疗，条理清晰地梳理为 36 章，对病因、诊断、治疗方案等内容进行了详细阐述，并包含了近年发展迅速的甲外科治疗。这本书对于甲病的诊断与治疗具有极高的参考价值。本书有如下几个特点：①内容全面，图文并茂。内容涉及多个方面，包括甲摄影、甲病检、正常甲结构、银屑病甲、甲扁平苔藓、甲癣、小儿甲疾病、系统疾病中甲改变、药物引起甲改变、甲外科治疗等，实操性强。针对不同甲改变均附有图片展示，能够清晰展示甲改变，结合文字描述便于读者学习记忆。②言简意赅，总结清晰。在讲解疾病过程中大量应用图表进行梳理对比，有助于读者在学习中总结和回顾，提高学习效率。③囊括前沿，时效性好。本书中引用了大量最新发表文献及观点，使读者可以了解最近甲病的诊疗动向。④设置题目，加深记忆。每个章节节后都会附有题目、答案和解析，使读者在解题过程中加深记忆，增加阅读兴趣。本书是涉及甲病的皮肤科、风湿免疫科、手足外科、儿科等临床工作者不可多得的参考资料。我们真诚地希望这本书能够为中国皮肤科医生提供有益帮助。

本次翻译工作我们聚集了国内优秀的皮肤科专家学者，共计 80 余人一同参与完成。参加本书翻译的有北京大学第一医院、中国医学科学院皮肤病医院、华中科技大学同济医学院附属协和医院、解放军总医院第四医学中心、中国医科大学第一附属医院、上海市皮肤病医院、四川大学华西医院、中南大学湘雅医院、武汉大学人民医院、武汉大学中南医院、山东第一医科大学附属皮肤病医院等单位的皮肤科专家和医生。前后经过一年多无数个日夜辛勤的工作，这本书终于完稿出版了。当拿到这本书的校样时，我深深地感谢所有参加翻译的同道，没有大家的鼎力支持，这本书的翻译工作是不可能完成的。

翻译过程中为了使译稿达到更好的质量，我们进行了多轮翻译和审校，只希望能够更准确、更完美地呈现在大家面前。但限于时间紧迫，翻译质量仍有不尽如人意之处，希望广大读者不吝指正。

积跬步以致千里，积小流方成江海。这本《甲病：诊断、手术、治疗》（第 4 版）的编译和出版，仅仅是甲病诊断与治疗领域的一小步、一股小流，但我们期望，在它的基础上，激励更多优秀的人才深入研究，不断丰富科研成果，发表甲病领域更多著述。

陈宏翔

华中科技大学协和深圳医院（南山医院）
常务副院长
华中科技大学同济医学院附属协和医院
三级教授、主任医师、博士研究生导师
皮肤科教研室副主任、皮肤病与性病研究室主任
2023 年 3 月 3 日

第4版序

我想把这本书献给我的妻子 Anna，她是我最好的军师。她非常聪明，很有幽默感。我喜欢笑，她也总能让我开怀大笑！我们在医学院的时候就认识了。没有她，我就不能达到今天的这个高度。

此外，我要将这本书献给我的两个儿子 Joe 和 Ben，现在在他们的父亲回来了！我还要感谢我的父母 Steven 和 Susan Rubin，他们从一开始就非常鼓励和支持我。

最后，我从一名皮肤科新手成长为一名甲病专家的这段人生，得益于宾夕法尼亚大学佩雷尔曼医学院皮肤科主任 Rose Elenitsas 灵活而智慧的指导；以及我们系前主任 John Stanley，他看到了我作为皮肤科专家的一些潜力，并给了我第一份（也是唯一一份）工作。

Adam I. Rubin, MD

我感谢我的妻子 Molly 以及我们的两个孩子 Harry 和 Stella 对我付出的耐心和爱，因为花在这本书上的时间本属于应该陪伴他们的时间，所以这本书既属于我，也属于他们。

我最感谢我的父母和祖父母，他们在每个阶段都支持和鼓励我的学习。

我感谢我的两位培训导师 Mary Maloney 和 Tom Cropley，他们鼓励我继续研究指甲。如果没有他们，我不会走这条路。我对他们抱有极大的感激之情。

Nathaniel J. Jellinek, MD

我希望将这本书献给我一生的挚爱，我的妻子 Melissa，我的儿子 Carlton 和 Jonathan，Carlton 的妻子 Amy，以及他的父母 Ralph 和 Beverly Daniel.。

C. Ralph Daniel Ⅲ, MD, FAAD

此书献给：

1. 我的妻子 Marlyne

2. 五个孩子：Karyn, Diane, Ellen, Erica, Roger

3. 八个孙子：Jacob, Jonah, Jessica, Hera, Benjamin, Eli, Shira, Leo

由于我对皮肤和指甲的热情，我与他们见面时间变得更少了。此外，我向无数的老师、导师和同事致敬——一路陪伴的人太多了，以至于无法全部列举出——以及数百名住院医生和学生，他们让我 30 多年一直保持年轻。

Richard K. Scher, MD, FACP

原著序

我们非常荣幸地接受邀请，向您介绍《甲病：诊断、手术、治疗》第 4 版。

几十年来，我们和这本书的编辑一直在沟通想法，一直在大洋两岸研究人体的同一个微小结构：指（趾）甲。

Robert Baran 与 Richard Scher 相识多年，后来他们看到年轻的、才华横溢的医生 Ralph Daniel 在"甲"这个小圈子里获得了认可。

Bertrand Richert-Baran 与 Nathaniel Jellinek 的工作关系非常好，他们视彼此为"甲外科兄弟"。Adam Rubin 还参加了在比利时布鲁塞尔举行的一门年度首批的指甲学课程。

本书第 4 版对前几版的框架进行了重建，进行了全面的更新，并在每章末尾添加了自我评估练习，以有助于学习和挑战。这本书提供了详细和实用的指导，有丰富的高质量的彩色插图，令人印象深刻，希望能够点燃年轻医生的好奇心，带动大家的积极性，在甲病领域能有更深入的研究。

此外，这一版本最大的新奇之处在于，编辑们将来自世界各地的合作者聚集在一起，创建了一个令人惊叹的团队。我们非常高兴地注意到，一大批年轻的甲病专家参与了这项工作，为这一领域注入了新鲜血液。我们很高兴地看到，许多著名的欧洲指甲专家加入了他们美国同行的这本书。观察到医学超越国界是一件多么令人满意的事！

我们还想提到的是，在美国，甲病源于一位充满新思想的美国皮肤科医生：Nardo Zaias。

我们相信，许多读者，无论他们的经历如何，都会感激在这本书中一些对日常生活实践具有启发性和影响力的内容。

Robert Baran
戛纳，法国
Bertrand Richert-Baran
布鲁塞尔，比利时

第 4 版前言

欢迎阅读《甲病：诊断、手术、治疗》第 4 版！

自从 27 年前这本书的第 1 版出版以来，指（趾）甲的"世界"发生了重大变化。这个版本将 Scher 博士和 Daniel 博士的名字增加到书名中来，这是对两位主编对这部长盛不衰的作品的重要贡献表示认可。

这本书之前的版本也是建立在前几个版本的声誉和内容的基础之上的，但自 12 年前第 3 版出版以来，已经完全将内容改版和更新。这本书有许多我们非常想要介绍的新内容，包括为患者提供简单易懂的讲义、板块式的问题讲解和注释、典型患者的展示、临床图表以及学习目标。

这本书的作者们都是比目前任何已发表的甲病的教科书中的作者更为全面和国际化的医生。很荣幸能够向这些国际公认的甲病专家学习，他们非常慷慨地分享他们的知识。我特别高兴的是，许多年轻的甲病专家在他们的专精领域为这本书贡献了篇章。我期待着与他们合作，他们继续沿着他们目前的轨迹前行，不断增加对甲病知识的影响。修订这一版是一项浩大的工程，需要各专家辛勤的劳动。大家好好享受这本书吧！

Adam I. Rubin，MD

我记得当我还是一名住院医生和研究员时，我从头到尾阅读了这本书的第 2 版，做了大量的笔记，对笔记进行学习研究和重新整理，将教学要点转化为临床实践，对作者在那本书中展示的博大精深的知识和细节感到敬畏。对我来说这是兴奋的开始，当我对指甲越来越感兴趣时，它又给我注入了能量和动力，这真的很鼓舞人心。

这本《甲病：诊断、手术、治疗》第 4 版是对前一版的全面升级，也是对甲病领域的当代概述——由世界各地代表性的专家撰写相应的章节。这是非常杰出的一群人。作为这本书的主编，我为监督这项工作而感到自愧不如，同时也为越来越多对甲病充满热情的年轻医生参与进来而感到兴奋。同样，我很荣幸能与 Rubin、Daniel 和 Scher 博士合作，将我们

对 2017 年关于甲病的共同愿景付诸实践。作为一名外科医生，看到专门介绍指甲手术的额外资料是很兴奋的。对于那些已经在甲病领域有经验的人，我认为这本书是对当今甲病研究状况的重要总结，有足够的创新性的信息和特点（患者讲义等），可以为我们带来一些有意义的东西。对于那些开展较多或刚开始开展甲病研究的人来说，我希望这本书能够像 15 年前一样，对他们带来足够的启发。

Nathaniel J. Jellinek，MD

我还记得 34 年前，当人们讨论原著的时候，我和 Dick 开始编写第 1 版。这是我们希望与医学界分享的"为表示对指甲的热爱之作品"。

在随后的版本中，我们增加了几位作者，他们的到来使我们的生活变得更轻松，同时也改进和拓宽了这本书的范围。

我和我的爱妻 Melissa 对这些正在崛起的优秀年轻的编辑充满信心，并对他们表示感谢。

我们希望您喜欢这个版本！希望它对您的医疗实践有所帮助！

C. Ralph Daniel Ⅲ，MD，FAAD

甲病领域（指甲学研究）在 20 世纪后期尚处于领域空白状态，目前已经飞速发展到在皮肤、毛发和指（趾）甲疾病领域的首屈一指的地位。可以说，在 20 世纪 70 年代，几乎没有什么出版物和专业期刊会涉及甲单元，但这一领域现在已经快速发展，成为皮肤科的前沿领域之一。此外，皮肤科住院医生得到的与甲相关的信息很少，进行指（趾）甲手术的机会也很少，自然肯定缺乏帮助指甲营养不良患者的治疗方法。也可以说，虽然在过去几十年里几乎没有甲病专家，但现在在绝大多数学术部门至少有一名专家来积极诊断和治疗指（趾）甲疾病。能够参与皮肤科这一独特领域的成长和发展，对我来说确实是一种莫大的荣幸和喜悦。

Richard K. Scher，MD，FACP

第 1 版前言

什么！又一本关于指（趾）甲的书？

20 世纪 80 年代的这十年里，人们开始对甲病的诊断和治疗产生了浓厚的兴趣。甲病领域是一个长期被皮肤科临床人员和基础科学研究人员忽视的领域，但它却突然变得流行起来，甲单元不再被视为不可捉摸的附属物。突然间，研究人员开始深入研究指（趾）甲的化学、生理和发育过程。细胞生物学、电子显微镜、超声波和许多其他尖端的研究技术和方法正被应用于研究甲的结构及其生理过程。遗传学家和儿科医生将指甲作为研究遗传性疾病的指标，因其有助于评估出生时出现的症状。内科医生将这一结构作为可能的系统性疾病的窗口指标，从而对其进行检查。外科医生正在设计新的和先进的手术来修复和重建遗传性和创伤性指甲营养不良。足科医生研究脚趾甲，减轻其疼痛和感染。老年科医生关注老年人生物力学缺陷、血液循环障碍、多种药物和异常步态以及骨骼和关节变化的影响。骨科医生和风湿科医生也会关注继发于甲病的骨缺损。真菌学家和传染病专家不断调查真菌感染的病人，特别是艾滋病也会出现指甲症状。最后，皮肤科医生以其独特的培训、知识和专长比其他任何人都更容易接触到上述指（趾）甲学的所有方面，因此必须彻底熟悉指甲诊断和治疗的方方面面。总之，几乎所有的医学领域都会涉及这个容易被忽视但又对人体有害的甲病上。

需要指（趾）甲知识的不仅仅是临床从业人员！20 世纪 80 年代出现的对指（趾）甲感兴趣的另一行业是制药业，显然他们也突然发现了这个结构。直到最近，制药公司还在犹豫是否要投资开发治疗甲真菌病的抗真菌药物、治疗脆甲的修复乳、促进指甲生长的增强剂以及治疗银屑病甲的抗银屑病药物。这些正在成为现实，他们正在花费数百万美元来努力寻找更有效的治疗指甲疾病的药物。同时，我们也不能忽视美妆行业。1988 年，仅在美国，指甲油就花费了 15 亿美元，美甲沙龙无处不在。对漂亮指甲的痴迷不再局限于女性，在男性中也正以惊人的速度扩大。因此，对指（趾）甲的兴趣渗透到了我们社会的各个层面和方方面面，也确实应该如此。

那么，为什么又出了一本关于指（趾）甲的书呢？

对于 20 世纪 90 年代出现的第一本关于指（趾）甲主题的巨著来说，编辑们已经开始了一种区别于以前内容的方法。在之前这里的重点一直是治疗，皮肤科医生和手外科医生都提供了多种常见和不常见的手术方法。诊断也是很重要的，在讨论治疗之前，还应强调诊断。本书首次对指（趾）甲的组织病理学进行了全面的论述。足科医生从步态和放射学的角度提出了相应的观点。美甲相关不良反应、原发性甲功能障碍、全身性疾病的甲表现以及甲肿瘤等在本书中都进行了非常实用的介绍。

所以为什么要再写一本关于指（趾）甲的书呢？因为 20 世纪 90 年代的内容是先进的、创新的、实用的，它为临床医生、病理学家、外科医生、基础科学家、美容师和制药业提供了重要信息。作者真诚地希望所有这些学科能够共同努力，终将有一个伟大成果：减轻患者的痛苦。

Richard K. Scher
纽约市，纽约州，美国
C. Ralph Daniel Ⅲ
杰克逊，密西西比州，美国

第 2 版前言

能够写出关于指（趾）甲的实用、易用、携带方便、不超重的第 2 版教科书，确实是一种能力。这本书就像它的第 1 版一样，应该对几乎所有的专科的医疗保健人员都有帮助，因为它强调在做出准确的诊断后进行治疗。这本书非常详细地阐述了如何识别指（趾）甲疾病，以便后续进行有效的治疗。这本书在不断地发展，其内容不仅仅是提供了临床医疗方案，已经广泛地发展出了甲外科技术相关内容，在多个领域中都有深入研究。因此，无论是本领域的读者还是受过专门训练的外科医生，都会在这本书中发现巨大价值。

鉴于自 1990 年以来发生的突破性进展，关于甲真菌病的章节已被极大地扩展和改写，用于治疗甲真菌病的新的抗真菌药物正在被广泛和完整的讨论，以一种容易适用的方式呈现在日常医疗中。第 2 版为足科医生增加了一个新的章节，早先的足科章节被更新和扩展，这对研究甲营养不良的足科医生来说会是一个无价的资料。读者还将受益于一个重要的和独特的章节——老年人的甲病问题。考虑到老年人口的快速增长，这一讨论应该是非常宝贵且有意义的。此外，考虑到仅在美国每年就有数十亿美元花费在甲化妆品上，美甲沙龙的建议材料就特别合适。这本书的另一个值得注意的部分是关于 HIV 阳性患者的甲病问题，这个主题在其他书本中没有详细的阐述。第 2 版对其余章节都进行了修订和更新，以跟上快速进步的甲病领域的步伐。

我们感谢所有的临床从事人员，他们使这本书成为有史以来最成功的一本关于甲病的书。这本书已经在全球范围内大量发行，包括翻译成几种语言的版本，作者对此非常赞赏。我们期待第 2 版能够成为通向 21 世纪的桥梁。这本书是所有作者合作创作的一部完整的作品，他不是零散的，也不会因为大量不必要的参考文献而过载。

Richard K. Scher

纽约市，纽约州，美国

C. Ralph Daniel Ⅲ

杰克逊，密西西比州，美国

第 3 版前言

我们非常高兴能够出版《甲病:诊断、手术、治疗》第 3 版。第 1 版和第 2 版收获了许多良好的评价,这也证实了我们的观点,即人们对甲病的兴趣正在迅速加速地增长。回想在 20 年前,关于这个主题的书籍还很少,而现在已经有很多了! 同样,当时的期刊很少发表关于甲病的文章,但现在几乎每一期皮肤科杂志都有很多关于甲病的文章。第 3 版的作者们觉得这个发现令人十分兴奋。

值得注意的是,这版的编者数量又增加了,包括真菌疾病专家 Boni Elewski 博士、基础科学的 Philip Fleckman 博士、指(趾)甲和糖尿病领域的杰出人物 Phoebe Rich 博士和提供洞察力和观点的 Antonella Tosti 博士。我们希望医护人员会发现这本有价值的书,希望它可以帮助更多甲病患者。

Richard K. Scher

C. Ralph Daniel Ⅲ

2005

目录

第 1 章　甲摄影

Michael J. Passanante

学习目标:

1. 了解高质量医学甲摄影的基础知识。
2. 能够正确设置数码单反相机为患者照相。
3. 能够轻松舒适地为患者进行甲摄影。
4. 理解后期制作技术并应用患者照片。

1.1 引言

俗话说"一图胜千言"。婴幼儿时期的我们在尚不具备阅读能力前,就知道先通过观察来学习。如今,尽管我们在检查患者甲之后,记录其病变和外观时使用的语言丰富而严谨,但一张随附的图或一组照片就可以对人们理解这些文字起到至关重要的作用!

正确的甲摄影仅需几分钟,但这可为我们和同事,以及其他相关人员提供丰富的信息。当今诊所的患者数量快速增长,诊疗时间常超过我们预计的时间,而这些照片使我们能够在很短的时间内获得大量信息。据此,我们能够做出并提供更好、更准确和及时的诊断和治疗。

照片存档需要遵循相关规章,有许多方案可以解决这一问题,比如在本地硬盘或云端可以安全、准确地存储照片。尽管这些解决方案会增加一些成本,但与常规甲摄影所获得的收益相比却微不足道。

摄影术在医学上已经应用了很多年,之前操作较难,而且需要专业的摄影师。我们可从这种开创性摄影中受益匪浅,能从中学习和参考,并将其展示给同行。如今相机已变得更轻便小巧、更灵敏、便宜和智能化,是应用摄影术的最佳时期。此外,摄影的成本也不高,即使智能手机也可以拍摄出符合要求的照片。时间限制是另一障碍。我们所有人都有责任为患者提供更好的医疗护理,因此充分利用现有的技术很重要。如果我们将摄影作为日常门诊工作的一部分,并按照本章概述的规范程序进行操作,您将更易观察疾病并从中受益。

如果您被问到 1 个月前午餐吃了什么……您还能记得吗?这个简单的类比适用于甲检查。如前所述,您的文字可能会记录得很好,但是随附的照片将全面而细腻地表达这些记录的内容,并能更清晰地将其展示给其他人。照片对患者的后续检查也有提示意义。此外也不要低估患者使用这些照片的能力,在医生的指导下,患者可以追踪甲的变化,其中有些可能是对医生而言十分重要的细微变化。患者可以每个月使用这些照片与现在的甲进行比较,及时报告甲外观的任何变化,便于医生答复患者的咨询,并及时地进行随访和处理。这些照片的存档可以确定患者的重要表现,是记录既往史的一种可行方法,将有助于医生后续的诊断和治疗。

创建患者甲照片的电子目录,可用于诊断患者,并使其了解某些病变的细微变化。最好是建一个可搜索的数据库,这可有助于您之后发表临床相关的出版物。

1.2 知情同意书、健康保险携带和责任法案与数据存储

摄影之前需要解决 3 个重要的问题:签署摄影知情同意书、签署相关条例,以及准备数字或硬盘存储设备。这 3 项同样重要并相互影响。知情同意书应简单明了、通俗易懂,这样患者就不会在签字时有所担忧。此处提供一个范本供参考(◎ 图 1.1)。此范本可做适当修改以满足医生的特定需求。填好表格后即可获得拍照授权,并可在后续诊疗等过程中应用照片。

医务人员应当熟知为患者摄影和照片归档的要求,并需获得患者签署的知情同意书,这远比在未获得授权下充满担忧地使用照片要安全。此外,患者签署的知情同意书也应成为其电子病历的一部分。

患者照片管理可总结为以下 4 个基本概念:

1. 必须将照片存进正确的患者资料中。拍照后越早进行此项工作,越有可能正确完成。

2. 必须设置为 1 个包含文字和照片的规范文件夹。

3. 如果摄像机包含 PHI(personal health information,个人健康信息),则必须及时将其清空,因为大多数普通摄像机无法加密数据。

4. 所有患者可识别信息都必须在静态数据下进行加密处理,静态数据包括储存在数据库、文件系统、存储卡,以及车载存储等其他结构化存储方法中的数据。照片必须存储在安全的地方,最好是储存在电子病历(electronic health record,EHR)中。

下一步需要考虑的是数据存储。如果使用电子病历,则可能已符合相关条例要求的安全性。如果没有,数码照片可以存储在本地加密的硬盘上,也可以存储在符合要求的云端中。快速进行 Google 搜索将显示大量云存储选项,例如 Carbonite、ClearData、iDrive 和 Amazon。其成本和带给医生的安心感远远超过了可能因不遵守相关准则而带来的起诉和罚款!

医学摄影知情同意书

患者姓名：_____

地　　址：_____

电话号码：_____

出生日期：_____

我允许我的医师、_____医院/诊所、及其代理机构，员工和学生或其他为我或我的孩子提供医疗保健服务的人员进行拍摄、录像、录音或以其他方式在任何媒介录制(统称为录制)我或我孩子的图像和/或声音用于以下用途：

核对所有适用项并详细说明具体用途：

☐ • 教育目的：居民教育、面向医务人员的讲座/研讨会、教育出版物以及针对患者的美容教学。

☐ • 市场营销和宣传：在有关美容治疗的患者教育实践中使用电子照片和印刷照片。

☐ • 研究活动：_____

☐ • 其他：_____

我了解我可以随时以书面形式撤销此同意，并且不会再进行任何录制。但是，这样的撤销将不会对已经进行的录制产生任何影响，这些资料仍然可以用于以上用途。

我同意录制内容的所有权仍将归属_____。我也同意并乐于在促进健康、教育和研究方面的合作，对本协议的授权我已充分考量，并愿意放弃任何给付、版税或其他补偿。

依照本同意书，我同意免除医院、代理机构、员工、我的医生及任何其他在向我提供医疗服务的人，在获取、使用或分发我或我的孩子任何录制内容相关的任何索赔和责任。

我知悉这些录制内容的出版和/或分发可能需要我授权使用和/或披露受保护的健康信息(包括录制内容)。

我知悉这些照片可能包含可识别的面部图像。　　　　　　　　　打勾：　　是☐　否☐

我自愿同意并完全了解本协议书的属性。

患者或患者亲属签名(如适用)：_____　日期：_____

患者家属姓名(如适用)：_____

与患者的关系或有权代表患者的授权书(例如，配偶，父母，法定监护人等)：_____

■ 图 1.1　题为"医学摄影知情同意书"的范本。此项必须成为患者电子病历的一部分

1.3　甲摄影的益处和用途

日常在临床中应用甲摄影将为医生提供每位患者确切的基线状态，并可进行持续的分析和比较。记录病甲状况的照片将会成为医院和科室的宝贵资料。医生在检查中可以通过照片一目了然地对比患者现在甲的颜色、纹理、形状、位置、大小和病损的其他特征。这些照片可与其他医学照片数据库进行对比分析，以明确诊断。

照片的打印属性和它的数码形式同样重要。并排打印可以比较分析，局部放大可以显示细节。这些可以通过高分辨率的打印得以实现。同样，数码相片也可以进行比较和放大。因有显示器的存在，数码照片可比打印的照片放大得更多。

照片打印有多种尺寸，这一方面需要向患者提出来，因为我们建议患者接收照片复印件，以便他们能够自我监测病情的变化并在必要时报告。

由于大多数保险公司都不会负担此项拍照的费用，故医生需要与患者讨论费用问题。你所在医院需要明确拍摄费用是否合并纳入门诊诊疗的票据中，或作为单独结算项目进行收费。如果医院仅为患者提供电子版的照片，则费用是最低的(尽管需要人工来拍摄和处理照片)。

总而言之，甲摄影将为您提供一个包含图片和诊断的独有数据库，可用于出版或建立医生个人的疗效对比数据库。正确归档的图像将易于检索，可以最大限度地缩短调取每位患者数据的时间。

1.4　拍摄前注意事项

为患者甲摄影之前需要评估拍摄师人。为了避免患者不信任医生或不理解甲摄影的重要性，进行拍照的人需要有能力、值得尊敬且专业。

1.4.1　摄影师

临床上很少有专职的医学摄影师来为患者进行拍照。因此，必须选派人员进行相机操作、摄影技术、摄影流程和解决相关技术问题等方面的培训。您可以考虑选派员工到当地常见的摄影培训班学习，此外，通过网络教程在线学习也是很好的方法[1]。

1.4.2　房间要求

摄影室应足够大，以使患者感到舒适。由于大多情况下只拍摄手和足，房间的最小面积可约为 1.83m×1.83m。

由于相机的闪光灯过亮，且会为所有明暗不同的区域补光，因此更推荐使用人工照明（荧光灯、LED 灯和白炽灯）。同时，消除或减少日光的影响也很重要，因为相机的自动白平衡会混淆室内灯光和自然光，这可能会影响拍摄的质量。

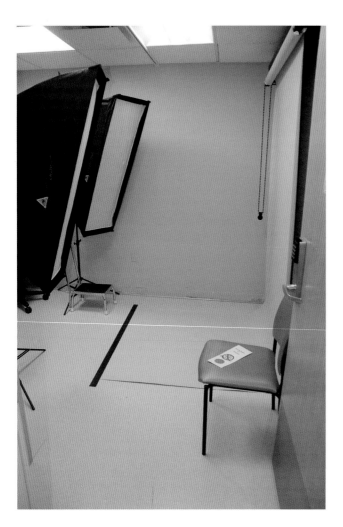

1.4.3　背景

为了获得一致且可重复使用的照片，建议使用浅蓝色的光滑而平整的背景（如图所示）。

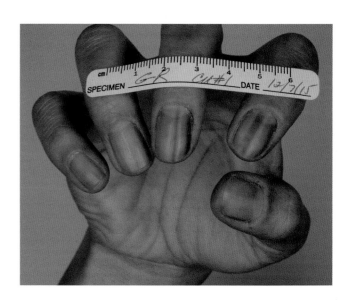

Savage 的雾蓝色摄影背景已被广泛使用。这种背景色可以提供令人满意的合适彩色背景，并且可以与各种类型的肤色形成良好的反差。

1.4.4　患者准备

在患者阅读并签署摄影同意书之前，您应该让患者了解甲摄影的必要性和重要性。拍照前，需要去除甲上所有彩色或透明的指甲油。患者应坐在舒适的椅子上，以便于拍照中的各种操作。

蓝色背景应放置于桌面、检查台或地板上，以便患者的手或脚与背景保持适当距离。后续将详细讨论具体的拍照姿势和摄影技术。

1.4.5　摄影器材

现在照相的方法有很多，琳琅满目的各种设备会给你的选择带来困难。数码单反相机几乎取代了传统的胶片相机，其外观与胶片相机相似，但却是在闪存卡或内置硬盘中记录图像。数码相机有液晶显示屏，可以查看取景构图和已拍摄的照片，同时也有传统的取景器。傻瓜相机更为小巧、轻便，正确操作也可以拍出满意的照片。智能手机和平板电脑也附带不错的相机，同样也可以拍出令人十分满意的照片。其内置的闪光灯都可以开启或关闭，但使用这些相机闪光灯可能会带来问题。

因此，建议将数码单反相机与外接闪光灯一起使用。尽管此方案较昂贵，但拍照效果最好。就成本而言，购买这些相机套装并搭配合适的闪光灯，价格不到 6 500 元（约 1 000 美元）。

1.5　数码单反摄影

本节中讨论的大部分内容也可应用于傻瓜相机,但数码单反相机的性能显著优于大多数傻瓜相机(■图1.2)。数码单反相机镜头可更换,安装配件(闪光灯等)很方便,大机身便于安装按钮和旋钮,无须滚动菜单即可快速轻松地更改设置。有人认为单反相机体积大、会妨碍操作,但实际情况恰恰相反,通过握住手柄,操作者可抓牢相机,拍摄出更平稳的照片。

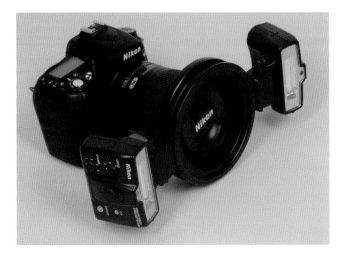

■图1.2　带有双闪光灯装置的 Nikon D90 数码单反相机(digital single-lens reflex,DSLR)

1.5.1　镜头

使用相机机身上的定焦镜头可以实现一致且可靠的甲摄影。定焦镜头是指焦距恒定的镜头,通常比变焦镜头(又称为多焦距镜头)小,且光学质量要优于变焦镜头。简言之,操作者可以通过移动相机的距离和位置来获得大小合适的构图。60mm 的定焦镜头能提供极佳的最小焦距,满足大特写或中等构图的需求(■图1.3)。

1.5.2　闪光灯

内置闪光灯确实具有一定作用,但其照明效果有限。当相机与拍摄对象的距离太近时,使用内置闪光灯可能会产生曝光不匀、曝光过度或曝光不足的情况,因此更推荐使用安装在镜头周围的双闪光灯或环形闪光灯(■图1.4)。这类相机通过将控制装置安装到闪光灯插座或通过相机的内部脉冲信号来触发闪光灯,如 Nikon D 系列相机。

1.5.3　自然光拍照

当室内光线看起来足够明亮时,还需要使用闪光灯吗?可能不需要。在某些情境下,使用室内照明灯光效果会很好。当患者的甲很有光泽时,使用闪光灯,甲面会有眩光,可能会遮盖需要检测的重要区域。患者也可能对相机闪光很敏感。因此,

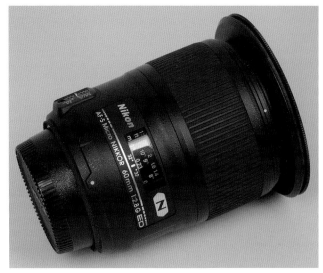

■图1.3　带有双闪光灯安装环的 Nikon 60mm 定焦镜头。这些镜头通常不在相机套装中出售,需单独购买

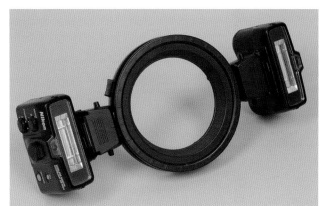

■图1.4　Nikon R1C1 无线特写双闪光灯系统

需要根据拍摄对象和拍摄环境综合考虑决定是否使用闪光灯。尽管如此,首选及更佳的方案仍然是使用闪光灯。使用闪光灯可以获得更高质量的照片,通常也不需要对照片进行任何色彩校正。

1.5.4　ISO 设置

术语 ISO 由国际标准化组织创建,源自希腊语"isos",意为相等的。ISO 用于识别相机数字传感器的感光度。数字越低(如125、200),感光度越低,数字越高(如1 200、1 600),即表示相机对光线越敏感。某种程度上相当于胶片相机中的 ASA 感光度测量。

由于使用闪光灯可以获得更加可控和可预测的效果,因此可将 ISO 值设置低一些,一般200是首选设置(■图1.5)。但在自然光下摄影时,可能需要根据房间的照明条件将 ISO 调整至1 000或更高,以获得满意的照片。要敢于尝试不同的 ISO 设置,从得到的不同结果中筛选,继而能设定出正确的 ISO 值。

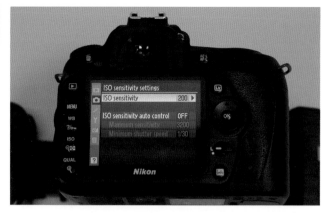

● 图 1.5　Nikon D90 背面的 LCD 屏幕显示 ISO 设置。较高的设置 = 对光更敏感,但也可能导致曝光过度

1.5.5　快门设置

相机上另一个控制光线传到传感器功能的是快门速度。较低的快门速度(例如 60 或 125)可以感应更多的光线,而较高的快门速度(如 250 和 500)则可以减少光线的进入。数码单反相机的设计通常不会出现闪光灯与快门不同步的问题。对于甲摄影,将快门速度设置为 200 可以获得较为理想的结果。此快门速度拍照快慢适中,既不会由于相机移动而造成图片模糊,又有充足的光线进行合适曝光。

1.5.6　光圈设置

相机的光圈还可控制进入传感器的光量。设置越低(如 f2.8、f5.6),进入的光越多。设置越高(如 f18、f22),则进入的光越少。要想获得较浅的景深,需要设置较高的光圈值,这样在拍摄非平面物体时对焦会更清晰。在拍摄人物时,调整光圈设置十分重要。我们需要根据肤色的不同来调整相机的光圈。肤色较浅的患者需要将光圈调大以减少光线进入,肤色较深时则需要将光圈调小,以便更多的光进入传感器。

1.5.7　相机模式设置

如上所述,影响相机曝光的三个设置是 ISO、快门和光圈。许多专业人士喜欢手动模式(M)拍摄,这样能够随意更改任何设置。有些人喜欢以快门(S)优先模式拍摄,而另一些人则喜欢光圈优先模式(A)。但是考虑到临床甲摄影的目的,且为了最大限度地减少非专业摄影师的摄影负担,建议将相机设置为 P(program mode,程序模式)或全自动模式。

1.5.8　分辨率设置

要想获得高质量的临床照片,可根据您的数据存储空间和需求,设置相应的照片分辨率。将图像质量设置为 fine 格式或放大图片能够以最大文件形式(以 MB 为单位)和最大帧尺寸(●图 1.6、●图 1.7)保存图片。这样尺寸的图片可以在不损害画质的前提下进行充分放大,也适用于出版要求。

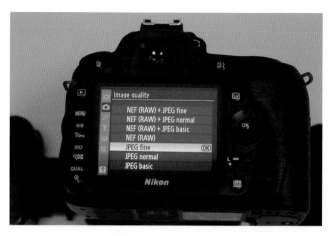

● 图 1.6　Nikon D90 背面的 LCD 屏幕选择设置为"JPEG fine",此选项为压缩最少的 JPEG 文件

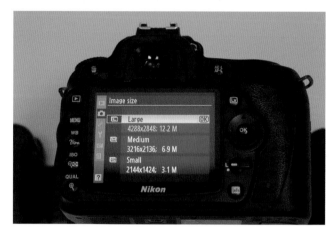

● 图 1.7　Nikon D90 背面的 LCD 屏幕显示了"大尺寸图像"的选项。此选择将为每张照片创建最大的图像和文件尺寸

文件大小并非最重要的。事实证明,在减小帧尺寸的同时保持较高的图像质量可以获得令人满意的临床照片。减小帧尺寸后可以在储存卡中存入更多照片,占用更少的存储空间。此外,还要综合考虑资料留存者的个人偏好和存储目的,以便最终照片能够满足临床和未来应用的需要。拍摄者需要多在相机上摸索测试,以评估不同模式下拍摄的照片效果,从而建立个人拍摄标准。

1.5.9　文件格式

目前大多数人熟悉的照片为 jpeg 或 jpg 文件扩展名,它们最常推荐用于临床摄影中。但是请注意,如果您打算对照片进行数次编辑,使用此文件类型可能会降低图片质量。这种情况应选择其他文件类型,如 tiff 和/或 RAW 格式。

1.5.10　白平衡和色彩空间

数码单反相机具有设置色彩空间的选项,如 Adobe RGB 或 sRGB。在临床摄影工作中,建议将相机设置为 sRGB(●图 1.8)。Adobe RGB 和 sRGB 各有优势,但从简化操作和场景测试结果来看,后者更优。sRGB 将生成质量佳的照片,可用于数

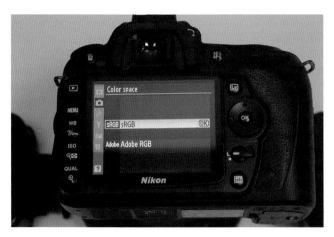

■ 图 1.8   Nikon D90 背面的 LCD 屏幕选择 sRGB 设置

码查看或在需要时进行打印。因此将其设置为 sRGB 即可。

 相机白平衡是获得正确彩色图像的关键。光线有多种颜色,具体取决于其来源。白炽灯的光线偏向暖色的光谱,而荧光灯则为冷色和偏绿色。您的相机可能具有这两种类型及其他更多设置,能够选择所需的准确色温或让相机自动进行色温设置(■ 图 1.9)。设置色彩平衡非常重要,尤其是当房间中混有多种光源时。建议拉下窗帘,最大限度地减少日光对拍摄对象的影响。理想情况下,将相机设置为适当的色温时,最好只有一个光源。打开实时取景,选择最能重现拍摄对象图片的色温。您可尝试各种预设选择(多云阴影等,更为准确的 k temp 设置会显示为 2500、3500、5500 等),直到选出满意的选项为止。此外,可以选择 AWB 或自动白平衡模式,这同样可以获得令人满意的照片,但不如 k temp 设置准确。

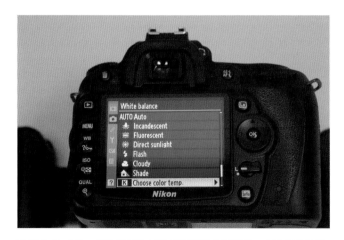

■ 图 1.9   Nikon D90 背面的 LCD 屏幕选择色温设置。为了便于操作,请选择自动白平衡

1.6   相机摆放和技巧

 为了给临床医生和患者展示最准确的视觉资料,摆好被拍摄者的姿势与正确设置相机参数同等重要。拍照时,我们必须确定是以风景还是人像视图拍摄照片。风景视图(■ 图 1.10)宽而低(想象凝视山景并从左向右看)。相反,人像视图(■ 图 1.11)高而窄(想象从头到脚看一个人)。

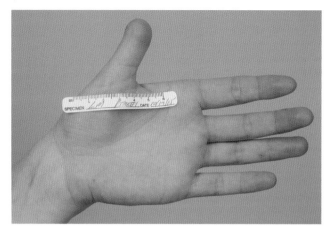

■ 图 1.10   风景视图。宽而低

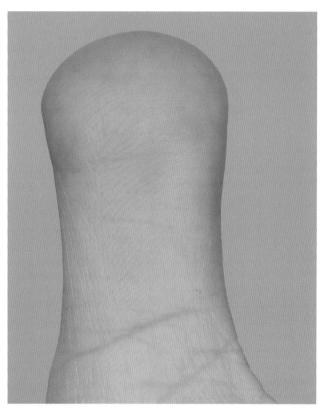

■ 图 1.11   人像视图。高而窄

 要获得人像视图需要将相机向左或向右旋转 90°,这是由于 LCD 取景器的默认视图是横向的。向左或向右旋转相机都可以,但建议保持一致,这样在后期制作中,只需将图像向一个方向旋转即可。

 通常来说摄影主题将决定最适合使用的视图。在甲摄影中,最好使用风景视图。图片中可以只拍摄单个手指甲或足趾甲,还可以拍摄一组甲。

1.6.1   俯视、侧视和游泳者视图

 俯视角度拍摄甲可以得到满意的临床照片,即照相机垂直于甲,指尖指向下方,这样可以看到甲的最宽区域。或是将手

并拢放置,拇指缩进去,使每只手的所有手指排成一排拍摄。拇指的拍摄可以通过让患者每只手握空心拳,然后将左右拇指并排放在一起拍摄。

　　还可以让患者参照以下图片,摆出松散的爪型(■ 图1.21)或紧凑的爪型(■ 图1.12),同时双手并排或单独摆放使

每只手在照片中可见。每种方法都有其优点,建议您都尝试使用,以便找到更适合医院和个人的拍摄方法。由于所有足趾都可以放平并朝向前方,因此足部拍摄的问题较少(■ 图1.13)。较小的趾甲,尤其是第五趾甲,可能藏在其他足趾阴影下,故有时需要分开它们和/或以不同角度拍摄(请参见■ 图1.19 和下面的讨论)。

　　甲的侧视图(■ 图1.14)和游泳者视图在甲摄影中同样有用。最简单的方法是让患者展示每个手指(左侧和右侧)以拍摄侧面照片。摆放手和手指位置以显示所有指甲的左或右侧具有相当难度。应先从一侧拍摄每个指甲,在背景中标记左手或右手。完成一侧后,让患者转向另一侧,并对甲的另一侧进行拍摄。

　　可以按照以下示例拍摄拇指(■ 图1.15~■ 图1.17)。

　　如果需要拍摄游泳者视图(顶端视图)照片(■ 图1.18),要将患者手指或拇指指向摄像机镜头。通常每个手指都要再次单独拍照,并标记左手或右手。这些操作规范可以应用到趾甲上,但可能需要患者或助理手动摆放每个趾甲来进行拍照(■ 图1.19)。

1.6.2　握持相机和对焦

　　数码单反相机比傻瓜相机和 iPhone 手机更大、更笨重,因此可能需要一些时间来适应它。这些相机手柄都在右侧,是为右手握持的人而设计,使其能很舒服地单手握住相机。快门也位于同一侧,使摄像师可以用示指将其按下,同时用这只手的其他手指可以握住相机。

　　那么另一只手做什么呢? ——支撑镜头。摄影者左手手心朝上,放在镜头下方,并用手指包裹住镜头。这样做不仅可以稳固地握持相机,还可以根据需要情况手动对焦,此时镜头设置需要是手动对焦(通常记为"M")。但如果您更倾向于自

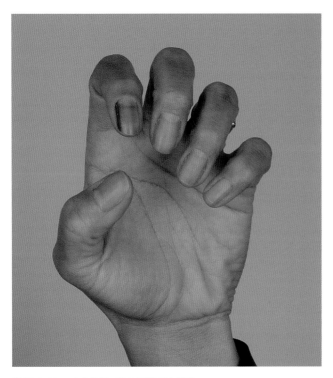

■ 图1.12　爪式姿势,所有甲都面向镜头

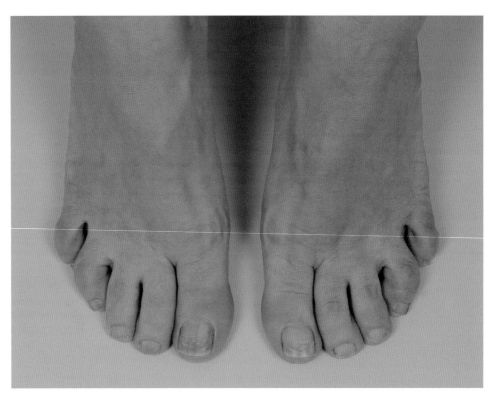

■ 图1.13　拍照时足平放在地板上显露趾甲。第五趾甲会卷曲,故可能需要单独拍摄

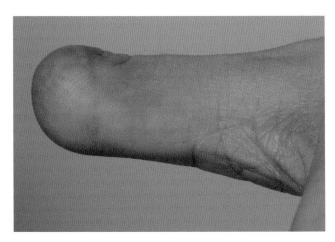

■ 图 1.14　每个甲和手指的侧面视图都可提供重要且内容翔实的照片。请注意,该患者拇指部分被截肢

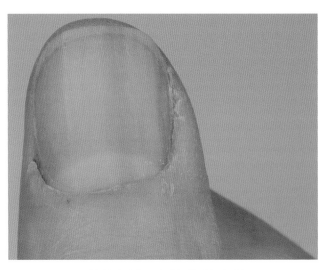

■ 图 1.17　可以使用标尺来标记左右拇指,便于识别

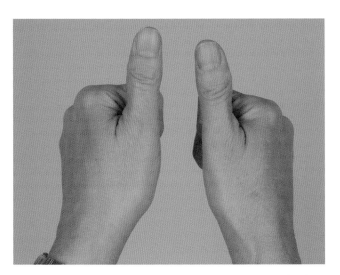

■ 图 1.15　让患者面对背景坐着,并将双手高举过头部,这种姿势可同时拍摄两个拇指指甲

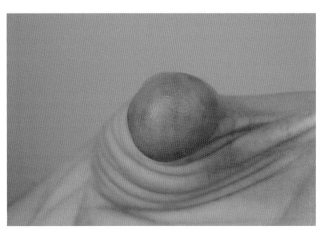

■ 图 1.18　游泳者视图可以迎面看到甲和手指的顶端

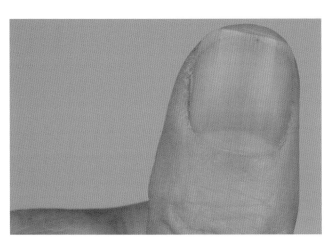

■ 图 1.16　单独拍摄拇指时可以距离更近,得到的照片可以放大以获得更多细节同时不降低图片质量

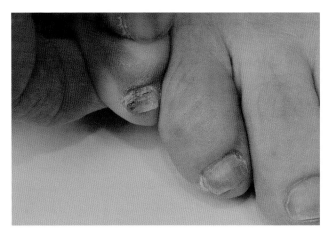

■ 图 1.19　如图片所示,可以请患者协助拍摄照片,以露出小趾甲,从而获得高质量的照片

动对焦,则只需选择该选项即可(通常标记为"A")。任一情况下以这种方式握持相机都会使相机更稳固,将相机抖动导致照片模糊的发生率降至最低。

1.6.3　调整取景比例

定位照片对拍摄大特写照片非常重要。拍摄每只手或足的几张照片,并确保所有甲都包含其中。当拍摄特写镜头或大特写镜头时,这些中等大小的照片可以作为参考。尤其是在特写照片中未标记左或右时,此法至关重要。镜头与被拍摄物的距离决定着照片中患甲的大小。应至少拍摄一张显示整个指/趾甲的照片(◙ 图 1.20),然后再拍摄其他特写和视图(◙ 图

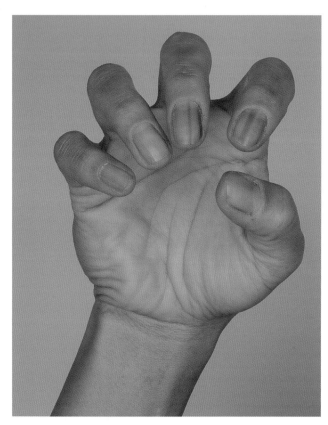

◙ 图 1.20　定位照片有助于识别其他特写照片

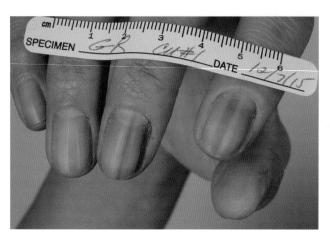

◙ 图 1.21　这是患者手部一组特写照片中的第一个,如图中标尺所示

1.21)。不同视角的照片将有助于临床诊断和参考。

1.6.4　阴影

通常来说阴影是有益的,其增加了景深和远景,使用环形闪光灯或双镜头闪光灯可以达到理想拍照效果。但要注意避免由于拍摄主体离背景太近而出现的背景阴影,将拍摄对象与背景保持至少 12~15 厘米的距离即可避免这种阴影。如果无法避免阴影,则阴影应柔和且分散。请参阅前面有关背景选择的章节。

1.6.5　患者首饰

在拍摄之前,请要求患者取下所有珠宝首饰。照片中的首饰会分散人们的注意力,并将患者信息去识别化以防当照片用作其他用途时产生问题。同样重要的是,在取下戒指时,戒指要易于摘下,不要留下刺激的痕迹,可以为患者准备一些润滑剂来解决此问题。

1.6.6　灰度卡

准确地展现照片的颜色非常重要,这不是想当然的。如果已经按照前面的讨论准备好了相机,那么正确显示颜色的可能性就很高。此外简单地使用灰度卡也可以确保色彩还原。灰度卡作为参考,在后期制作中将图像调整为一致的曝光和色彩平衡。这些小型(通常为 10~12 厘米)、便宜的参考卡(◙ 图 1.22)在大多数照相用品商店都可以买到。它们可以用卡片纸为底板,用 18% 的中性灰色打印制成。

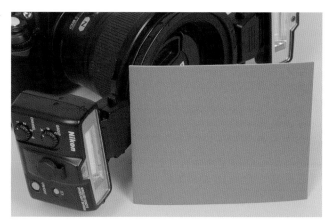

◙ 图 1.22　用于对后续照片进行色彩校正的常见灰度卡。灰度卡不必很大,如图所示只有 10~12 厘米。灰度卡很便宜,如果变脏请及时更换

只需在现有照明条件下拍摄一张包含灰度卡的底片,就可以确定照片的色彩平衡,然后照常拍摄后续照片即可。下一节将描述如何在后期制作中使用灰度卡。

1.7　后期制作

您可能疑惑为什么照片需要后期制作。至少您需要将患

者的照片存档,以备将来用作临床诊断工具或应用于其他方面,因此照片需要进行一些后期制作。仅将这些照片放在附有患者姓名和 ID 的文件夹中是不够的。一旦照片从该文件夹中移除,您将失去所有可识别的信息,因为唯一的 ID 是相机分配给该照片的编号顺序。建议使用某种形式的唯一标识进行照片重命名,例如病历号和患者姓名缩写或全名。1 种方法是使用从 00001 开始的简单序列号,然后是医疗记录编号 MRN,最后是每张照片的唯一编号。因此,一系列 10 张照片的命名将如下所示:00001_999999_01 到 00001_999999_10。当然,患者姓名或姓名缩写可以并入命名序列中。但是,重要的是要设计一个适合您的命名规范,以便能够正确存档和查找这些照片。

许多程序可以用来完成此步骤,如简单的 Windows Photo Gallery 程序,它是 Windows Essentials 2012 套件的一部分。但是请勿将其用于色彩校正!如果需要校正色彩,Adobe Bridge 等程序可提供更好的解决方案,并且在处理完成后还可以重命名照片。在此程序中重命名照片将以无损方式记录您的色彩校正(如果有)。因此,您将仍然拥有原始照片,直到确认调整过的照片准确性之后将其删除为止。

使用 Adobe Bridge 对照片进行色彩校正的过程非常简单。一旦拍照环节完成后,将其归档到您的患者专用文件夹中的工作区域。然后启动 Bridge(■ 图 1.23),浏览并选择特定患者的所有照片(包括包含灰度卡的照片)(■ 图 1.24)。接下来,通过单击顶部功能区上类似相机光圈的图标,在"相机原始"编辑器中打开照片(■ 图 1.25)。打开后,选择所有照片(■ 图 1.26),然后选择形如吸管的"白平衡工具"(■ 图 1.27)。将吸管移至灰度卡上方,然后单击鼠标(■ 图 1.28),此时整批照片均已进行颜色校正。根据颜色的不同,您可能会看到明显或细微的颜色变化。完成此操作后,请检查照片与患者实际肤色的

准确程度,调整后的照片色彩应非常准确。然后单击相机原始屏幕底部的长字符串,大概率为 sRGB 或 Adobe 98 RGB 开头(■ 图 1.29)。如前所述,我们希望这些照片在 sRGB 色彩空间中进行处理,因此可从下拉菜单中选择此选项。您可以将其他设置保留为默认选项,也可以随时尝试切换,以期获得更好的效果。对颜色满意后,选择"保存图像",然后继续在所需的文件夹中重命名照片(■ 图 1.30)。在保存之前,请确保选择了最高质量(12)和 JPEG 格式。其他格式也可用,但此应用程序适合 JPEG 格式。

如前所述,有许多程序可以执行与 Bridge 类似的功能。以下是部分程序的列表,价格从免费到几千元不等。

- Adobe Light Room
- Adobe Photoshop
- On1 Photo 10
- Studio Line Photo Basic 4
- Lightzone
- GIMP

无论您是要在后期制作还是在临床环境中查看照片,都应将显示屏设置为最佳观看状态。不能想当然地以为颜色和其他设置都已调整正确。调整显示器非常简单直接,Windows 和 Mac 操作系统具有内置的校准工具,任何新手都可以使用它们来获得比出厂预设更好的效果。如果您需要进一步校准显示器,可以使用一些色彩校准产品去轻松地实现此目的,且价格便宜。类似产品如 x-rite ColorMunki Smile 校准方案(■ 图 1.31)。同样,此产品在大多数摄影店都可以买到,如 B & H Photo,价格约为 580 元(约 90 美元)。此产品能引导操作者完成校准过程,并获得优于内置工具的效果。它还会提醒操作者何时应该重新校准显示器。

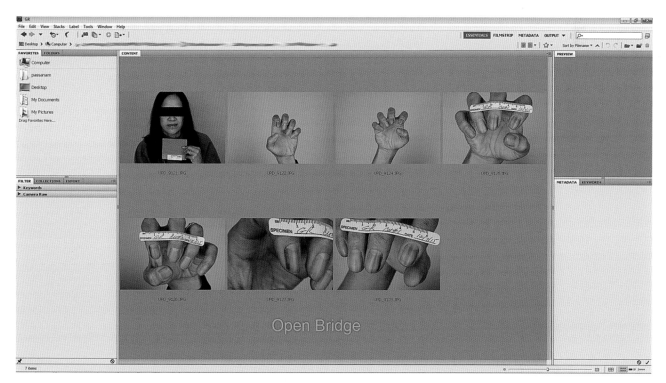

■ 图 1.23　使用 Adobe Bridge 进行照片后期制作

1

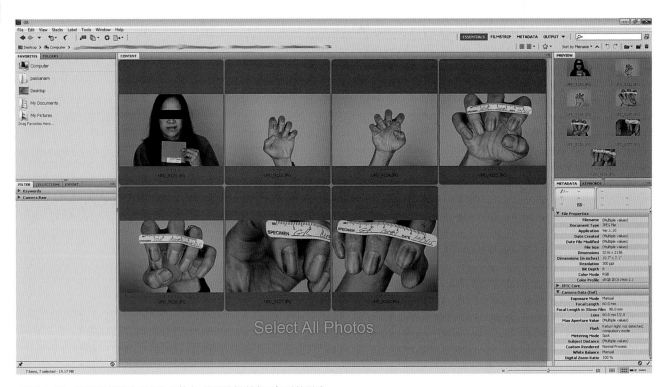

图 1.24 选择患者照片所在的文件夹，然后选择所有要打开的照片

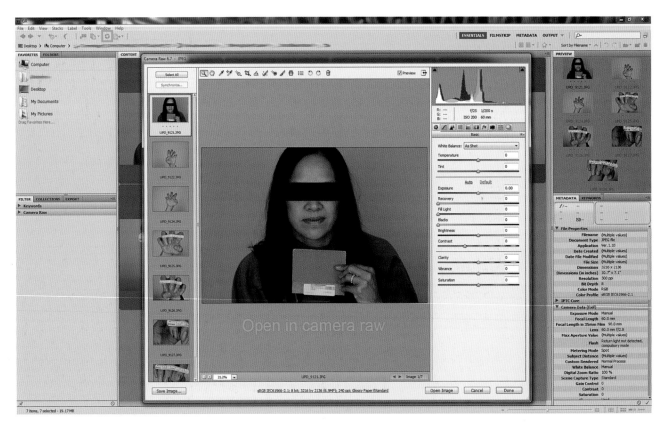

图 1.25 选择照片后，在相机原始设置中将其打开以启用编辑

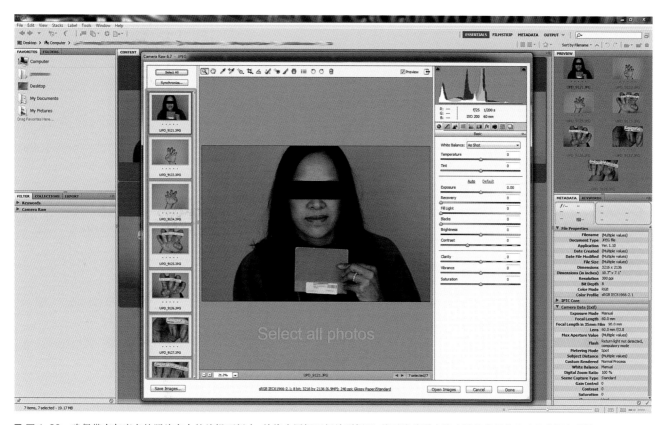

■ 图 1.26　确保带有灰度卡的照片在大的编辑面板中,并将小图标面板放到侧面,然后滚动到小缩略图的底部并全选以进行色彩校正

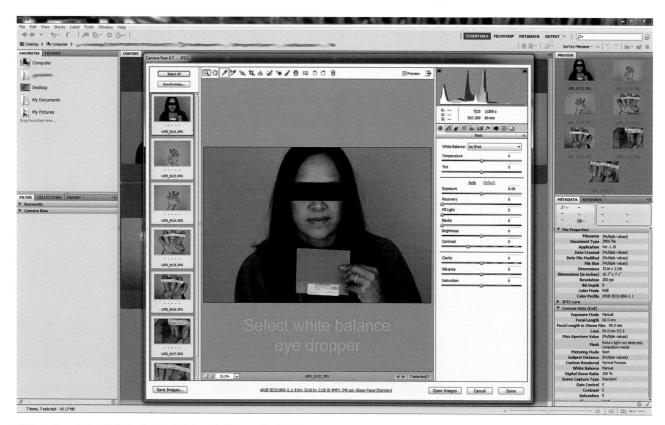

■ 图 1.27　点击白平衡选项,为左上角第三个类似"吸管"的图标

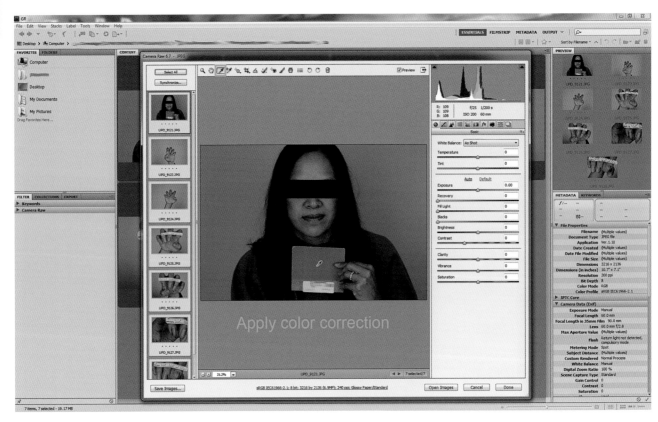

● 图 1.28　进行色彩校正时,请将"吸管"图标放在照片中的灰度卡上,然后单击以进行校正

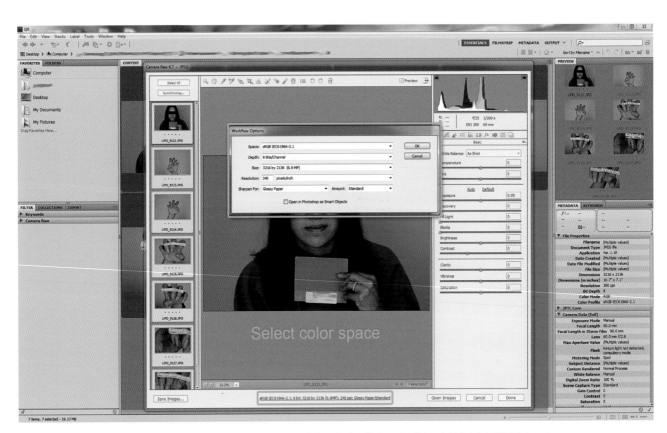

● 图 1.29　将鼠标悬停在照片底部的一长串数字和字母上,然后单击以启动工作流程选项框。确保将"空间"设置为 sRGB

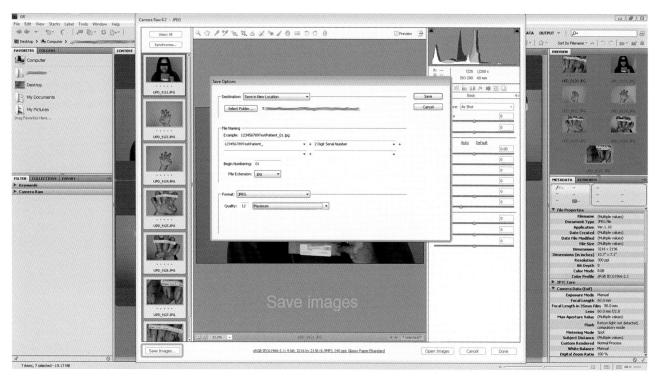

■ 图 1.30 选择所有图像后,单击"保存图像",然后以最高质量 JPEG 设置保存到所需的归档文件夹中。不要忘记进行适当的文件命名

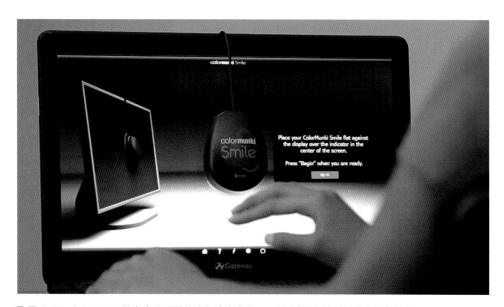

■ 图 1.31 ColorMunki 的众多显示器校准解决方案之一。易于使用,效果极佳且价格便宜

如果操作者对使用这种后期制作软件或硬件校准感到困惑或有疑问，请随时致电 B & H Photo 或 Adorama 之类的摄影商店。那里有专业工作人员，可随时解释这些产品的使用方法，以及推荐最适合您使用场景和经费预算的产品。购买产品后，工作人员也可以帮助购买者逐步进行设置和操作，并提供一些免费的培训和帮助。产品制造商也会有在线教程供学习参考。

1.8　照片归档

在本章的开头，我们简要讨论了数码照片的归档。更为重要的是，操作者有法律责任来正确而安全地存储这些照片。从临床角度来看，理想选择是将照片存储在患者的电子病历中，且 EHR 系统最好符合 HIPPA 要求，但这需要操作者进一步确认。此外，应确保 EHR 系统运行安全。除了将患者照片保存至每个患者的电子病历之外，操作者还应考虑将其照片安全地归档在 1 个中央单元，可以是自己的服务器上，也可以是在安全的云存储中。如果您担心服务器的安全漏洞，则可以使用独立的加密硬盘。

如果您更喜欢使用打印出来的照片，那么需要确定应用时的最佳尺寸，以及何处存储这些照片。打印的照片副本会占用物理空间并且也需要安全存储，确保将打印件放在照片归档袋中保护起来。还有一种方法是 www. printfile. com 上的"打印文件"归档保存器，但需要额外支付费用。不同媒介（打印或数码版本）之间存在差异，所以始终保持相同的储存途径很重要。

需要交给患者留存的打印和数码照片版本都需要安全存储起来，直到患者来取走或邮寄给他们为止。

1.9　相机维护

同其他机械/电气设备一样，相机也会发生故障。成功拍摄并延长相机寿命的关键是进行定期维护，这意味着可能要将相机送去清洁和校准。但在进行定期维护之前，可采取许多措施来优化相机的性能。首先，可以购买紫外线滤镜，将其拧到相机镜头外。这种便宜的滤镜不仅可以保护精致的相机镜头不受损坏和刮伤，而且可以保持内部镜头表面干净。如果滤镜损坏，则只需更换滤镜，而不是昂贵的镜头。因此，当每次使用完相机，需要使用超细纤维镜头清洁布清洁镜头，实际上只需要清洁滤镜。这种清洁布和用于清洁眼镜的布是一样的，清洁目镜和电子显示屏也是使用相同的超细纤维透镜清洁布，此外您还可以考虑使用相机保护套。

用 1 罐压缩空气，然后清洁相机机身和镜头区域。如果您能方便地取下镜头，还可以清洁相机机身内部、镜子和传感器周边区域。取下镜头时，清洁镜头玻璃的背面。由于镜头表面已镀膜，为了避免刮擦或弄脏它，擦拭时动作要轻柔。使用压缩空气来清洁电池和储存卡槽。大部分数码单反相机都会在关机时自动清洁传感器，一般这可解决大多数灰尘问题，但有时可能还需要在定期维护前手动清理。如果遇到因灰尘而无法清晰获得图像、且自行清洁无把握时，请务必将相机送到专业店铺，这笔花费是值得的。

1.10　总结

医学摄影具有挑战性，但是为了获得医疗中高质量的甲照片所付出的努力会让您受益匪浅。通过选择优质的数码单反相机、定焦镜头和闪光灯组件，可以持续获得令人满意的临床摄影照片。为了达到最佳效果，必须注意相机设置和摄影环境。使用 Adobe Bridge 可以直接进行后期制作并归档照片。本章节综述了临床甲摄影的基础背景知识、必要操作工具，以及甲摄影的益处。

临床要点
- 不要指望在后期制作中修复照片。没有什么能比得上拍摄当日好好准备相机拍出的照片
- 让患者保持舒适并寻求他们的帮助，以确保获得最佳拍摄效果。身体是患者的，确保拍摄的照片最佳也是让他们获利
- 准备好当日的摄影后，可拍摄一些测试照片并评估效果。最好可以让您的同事摆姿势拍一些照片，必要时可以伸出您自己的手来拍摄
- 拍摄完成时请趁着患者还在房间立即检查照片，以防需要重新拍照

- 在拍摄照片后尽快进行后期制作并归档，以免积压照片。这些照片累积起来很快，到时您很难迅速将患者照片添加到他们的记录中
- 数码单反相机取景器的屈光度可以调整，以便能正确聚焦图像。首先透过取景器看空白的墙壁，然后将镜头设置为无限远，观察对焦框上的标记，再转动小小的拇指旋轮，直到操作者的视线对准焦点为止。每个摄影者在拍照前都需要执行此操作

❓ 思考题

1. 为了调整照片的亮度，需要更改什么设置？
   - A. ISO
   - B. 光圈
   - C. 快门速度
   - D. 闪光
   - E. 环境光
2. 哪种姿势最适合患者拍照？
   - A. 风景视图
   - B. 人像视图
   - C. 俯视图
   - D. 侧视图
   - E. 游泳者视图
3. 为什么临床摄影需要后期制作？
   - A. 遵守 HIPPA 规定
   - B. 后期制作可以进行调整，以便可以发表照片
   - C. 色彩校正使照片更准确
   - D. 可以用患者身份信息重命名照片
   - E. 增加了摄影师的工作量

✅ 答案和解析

1. 答案是 B。在大多数情况下，通过设置光圈以调整甲摄影过程中照片的亮度。但事实上这些因素中的任何一个都可以改变照片的亮度。因此，根据您实际的情况，可以选择上述任何一种或组合使用。但如本章所述，最好将 ISO 设置为 200。光圈设置应较高，如 f18、f22，而快门速度应为 200。将这些设置为"默认"时，唯一需要考虑的其他因素是使用闪光灯或环境光。将闪光灯设置为自动将允许相机使用默认设置，并且会根据场景因素闪出合适的光量。在使用可用光源时，请确保有足够的光线，以免曝光不足。

2. 答案是 A。对于大多数拍照来说，风景视图可以提供最宽广的视野，但您首先需要确定拍摄对象。如果拍照对象宽而低，则选择风景视图。如果相反，则最好使用人像视图。所有视图都可以并且应该用来展示拍摄对象。由于身体部位的弯曲，可能在一张照片中无法看到全部的细节，且由于弯曲和距焦点的距离，不一定会全部聚焦。多视图照片能提供全面的患者特征信息。

3. 答案是 C。在拍照开始阶段使用的灰度卡可对图像进行色彩校正，使照片色彩逼真。颜色校正可减少或消除因拍摄不佳而引起的误判，并使医务人员能够准确评估患者的病史。后期制作的另一个好处是可以使用特定信息重命名患者照片，便于识别。尽管 D 也是正确答案，但并不是主要原因。

（杨思明　邹先彪 译　高兴华 校
左玉越　江苏 审）

第 2 章　常见甲问题的治疗大纲

Nathaniel J. Jellinek and Adam I. Rubin

学习目标：
1. 明确常见甲病的高效诊断和治疗方法。
2. 对一线治疗及其他治疗方法进行排序。
3. 了解常见甲病治疗的注意事项。

通常来讲,甲病患者来就诊时有明确的诊断或症状,医生必须制订一套接诊流程来应对。常见的场景包括下列几种：
- 患者长期患有斑块型银屑病,希望治疗甲的病变(甲银屑病)
- 患者拇指指甲上有新发的棕色色素带(纵向黑甲)
- 患者指甲翘起(甲分离)

上述这些情况诊断并不困难也不耗时,但是治疗方案却不易制订。在这一章中,我们将对常见甲病进行概述,并给出相应的治疗原则,包括高效的诊断检查建议,以及治疗的注意事项,为医生提供一份"一目了然"的资料。

2.1　扁平苔藓(lichen planus)

(▣ 图 2.1)：见 ▶ 第 9 章

2.1.1　诊断检查

- 评估其他皮肤及黏膜疾病
- 检查有无甲及背侧翼状胬肉(不可逆性甲瘢痕的标志)
- 丙型肝炎血清学检查
- 对剪下的患甲进行评估以排除甲真菌病,判断原发病因是甲营养不良还是继发感染
- 通过甲母质和/或甲床活检(取决于疾病活跃的部位)或侧面纵向活检进行确诊

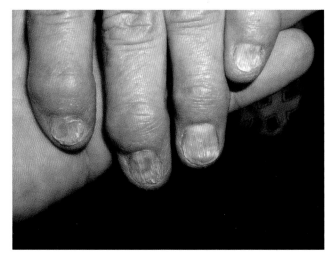

▣ 图 2.1　甲扁平苔藓(nail lichen planus)。甲扁平苔藓的特征表现：脆甲、萎缩、反甲、甲脆裂、纵向红甲

2.1.2　一线治疗

- 避免刺激并就同形反应(koebner reaction)和伪同形反应(pseudo-koebner reaction)对患者进行宣教[1]

- 病灶内注射曲安奈德(2.5~10mg/ml)或系统应用糖皮质激素(曲安奈德 0.5~0.7mg/kg,肌肉注射,每月 1 次,5~7 个月)[2,3]。如果系统应用糖皮质激素,应在获得满意的疗效后逐渐减量

2.1.3　二线治疗

- 阿利维 A 酸[4-7]
- 外用超强效糖皮质激素
- 外用他克莫司
- 羟氯喹
- 霉酚酸酯

2.1.4　治疗注意事项

- 注意糖皮质激素的副作用,包括局部副作用(萎缩、皮肤颜色改变、指/趾尖端变细即"指/趾消失")和全身副作用
- 继续随访甲病瘢痕的发展情况
- 继续随访黏膜和/或皮肤疾病的发展情况

2.2　甲银屑病(nail psoriasis)

(▣ 图 2.2)：见 ▶ 第 8 章

2.2.1　诊断检查

- 评估皮肤和肌肉骨骼疾病
- 评估代谢综合征
- 剪下患甲并进行培养以排除可能伴发的甲真菌病
- 通过甲母质和/或甲床活检(取决于疾病活跃的部位)或侧面纵向活检进行确诊

2.2.2　一线治疗

- 避免刺激并就同形反应和伪同形反应向患者进行宣教[1]
- 治疗甲分离(见下)
- 患甲处外用强效或超强效糖皮质激素
- 外用他扎罗汀[8,9]
- 外用他克莫司
- 外用维生素 D 衍生物
- 近端甲皱襞皮损内注射曲安奈德(2.5~10mg/ml)(适用于皮肤和甲母质病变)[10]

2.2.3　二线治疗

- 阿维 A 酸(0.2~0.3mg/(kg·d))[11,12](脓疱型甲银屑病的一线治疗)
- 外用 5-氟尿嘧啶

2.2.4　三线治疗

- 外用环孢素

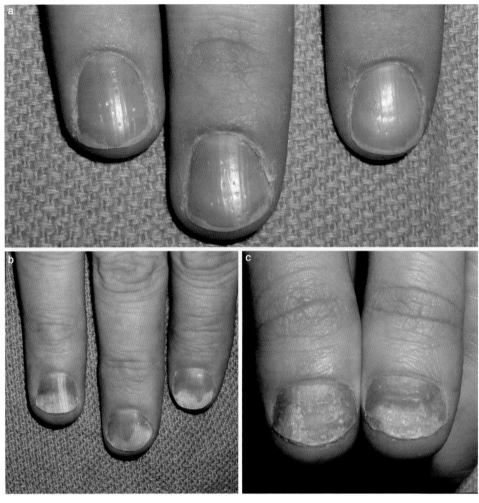

■ 图 2.2   甲银屑病。a. 表现为甲凹点的甲母质疾病；b. 表现为甲分离和甲下角化过度并伴有甲床红斑的甲床疾病；c. 甲母质及甲床均可受累

- 585~595nm 激光治疗
- 光动力治疗
- 系统应用甲氨蝶呤
- 生物治疗
  - 英夫利昔单抗
  - 依那西普
  - 阿达木单抗

2.2.5   四线治疗

- 系统应用环孢素

2.3   甲真菌病（onychomycosis）

（■ 图 2.3）：见 ▶ 第 11、12、13 和 14 章

2.3.1   诊断检查

- 评估和治疗局部感染（足癣）
- 评估症状或高危特征
  - 疼痛

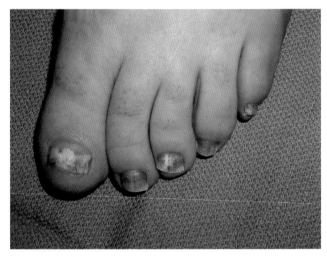

■ 图 2.3   红色毛癣菌所致的远端和外侧甲下甲真菌病

- 穿鞋困难或活动受限
- 免疫抑制
- 糖尿病
- 出现皮肤癣菌瘤（dermatophytoma）
- 确诊（考虑进行 1~2 项检测）

- 用氢氧化钾检查甲屑
  - 剪下患甲进行真菌染色,观察组织病理
  - 采用 calcofluor 荧光染色法检查甲屑并进行培养
  - 对甲碎屑进行 PCR 检测
- 伴随诊断
  - 银屑病(多个甲出现病变时)
  - 剥甲癣
  - 咬甲癣
  - 甲肿瘤(单甲受累时)—可能需要活检

2.3.2　一线治疗

- 受累甲较少时可外用艾氟康唑(efinaconazole)或他伐硼罗(tavaborole)
- 多甲发生皮肤癣菌感染时口服特比萘芬治疗
  - 趾甲受累,250mg/d,共 12 周
  - 指甲受累,250mg/d,共 6 周
  - 亦有许多未经 FDA 批准的替代治疗方案

2.3.3　二线治疗

- 外用环吡酮
- 伊曲康唑
  - 趾甲受累,200mg/d,共 12 周
  - 指甲受累,200mg/d,共 6 周
  - 也可采用替代脉冲剂量(每次 200mg,每日 2 次,每月用药 1 周),但尚未经过 FDA 批准

2.3.4　三线治疗

- 光动力治疗[13,14]
- 手术拔甲及局部治疗(难治性单甲真菌感染)
- 外用两性霉素 B 治疗非皮肤癣菌[15]

2.4　单纯性(原发性)慢性甲沟炎(simple (primary) chronic paronychia)
(◲ 图 2.4):见 ▶ 第 15 章

2.4.1　诊断检查

- 临床诊断
  - 刺激物接触史
- 伴随诊断
  - 变应性接触性皮炎[16,17]
  - 扁平苔藓
  - 银屑病
  - 剥甲癣
  - 咬甲癣
  - 甲肿瘤(单甲受累时)

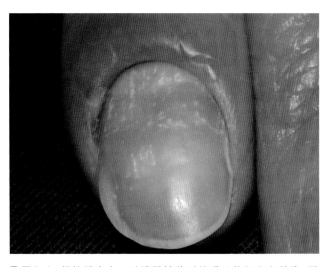

◲ 图 2.4　慢性甲沟炎。近端甲皱襞可见明显的红斑和肿胀,甲小皮缺失。自甲上皮至近端甲母质的炎症导致甲板上出现点状凹陷

2.4.2　一线治疗

- 健康教育
- 短程(2 周内)外用中效糖皮质激素或向近端甲皱襞进行曲安奈德皮损内注射(2.5~10mg/ml)
- 避免接触刺激物[18,19]

2.4.3　二线治疗(始终与一线治疗配合应用)

- 外用针对酵母菌的抗真菌药物

2.4.4　三线治疗

- 仅当上述治疗失败并且有酵母菌持续感染证据时,才可以系统应用针对酵母菌的抗真菌药物
- 如果没有改善可以考虑活检

2.5　急性甲沟炎(acute paronychia)
(◲ 图 2.5):见 ▶ 第 15 章

2.5.1　诊断检查

- 如果有渗液或脓液应做微生物培养
- 考虑除细菌以外的病因(单纯疱疹、非皮肤癣菌)
- 考虑脓疱型银屑病
- 进行慢性甲沟炎 V 期评估(第 10 章)并结合上述方法治疗[20]

2.5.2　一线治疗

- 对明显的脓肿进行引流
- 系统应用抗生素治疗金黄色葡萄球菌感染

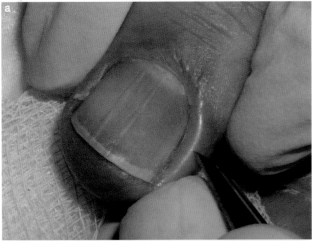

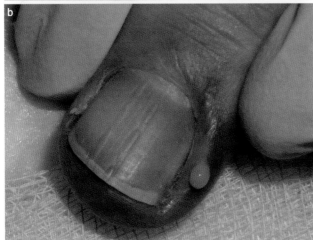

■ 图 2.5　急性甲沟炎。a. 侧面甲皱襞脓肿;b. 用 11 号刀片切开即有脓液流出

2.5.3　二线治疗

- 外用抗生素

2.6　纵向黑甲(longitudinal melanonychia)

(■ 图 2.6):见 ▶ 第 18 章

2.6.1　诊断检查

- 决定是否给患者进行活检是重中之重。以下是对患者进行检查时要重点关注的问题,应综合所有要素(病史、体格检查,以及患者年龄)决定是否应该进行活检
- 患者的肤色
  - 深肤色患者出现黑甲是正常的,不同种族之间存在差异
    - 20 岁之前有 50% 的人出现
    - 50 岁之前有 99% 的人出现
- 受累甲的数量
  - 单甲受累更倾向于恶性肿瘤
  - 多甲受累更倾向于黑素细胞激活
- 哪个甲受累

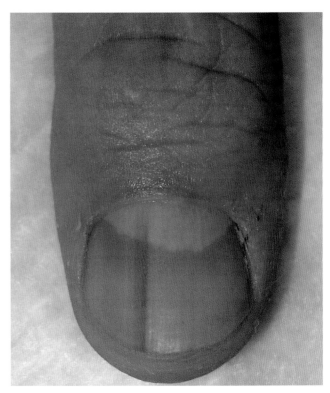

■ 图 2.6　纵向黑甲。有一条窄的棕褐色的色素带,其基底部(近端)略宽于远端。病理证实是甲母痣(nail matrix lentigo)

- 拇指和跛趾患黑素瘤的风险最高
- 患者年龄
  - 儿童患者 80% 是痣或雀斑样痣
  - 黑色素瘤罕见,但仍可能发生
  - 临床上很难区分增生性(良性)痣和黑色素瘤
- 变化进程
  - 变宽、颜色加深、伴随甲营养不良、出血、外伤史
- 体格检查
  - 更宽、更深、更不规则的色素沉着,甲周色素沉着(Hutchinson征)和甲板三角形色素沉着皆与恶性肿瘤密切相关

2.6.2　一线治疗(诊断)

- 甲母质刮除

2.6.3　二线治疗(诊断)

- 甲母质打孔活检
- 纵向活检
- 广泛切除(当高度怀疑侵袭性黑色素瘤时)

2.7　纵向红甲(longitudinal erythronychia)

(■ 图 2.7):见 ▶ 第 19 章

2.7.1　诊断检查

- 决定是否给患者进行活检是重中之重。以下是对患者进行

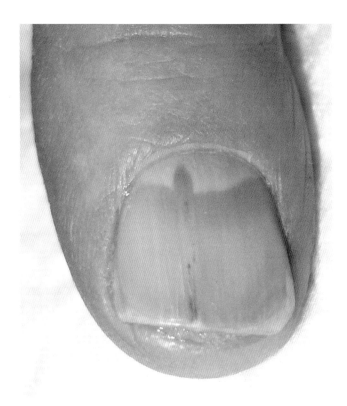

■图 2.7　纵向红甲。近端甲母质可见皮损起始部位呈泪滴状，伴有 1 条红线和裂片形出血，远端有 1~2mm 的甲分离。病理证实是甲乳头瘤（onychopapilloma）

检查时需重点关注的问题，应综合所有要素（病史、体格检查）决定是否应该进行活检
- 鉴别诊断[21]见▶第 19 章
  - 局限性/单甲
    - 甲乳头瘤最常见
    - 其他常见的病因：血管球瘤（通常伴疼痛、触痛、对冷敏感）、瘢痕、疣、原位鳞状细胞癌
    - 如果怀疑是血管球瘤，可以考虑超声或磁共振成像，特别是体格检查不典型和/或复发的肿瘤
    - 可能是无色素性黑色素瘤，但很罕见
  - 多甲/泛发
    - 特发性或扁平苔藓最常见
    - 其他原因罕见
- 病史
  - 新发的、不断变化的皮损更怀疑是恶性肿瘤
  - 疼痛与血管球瘤、鳞状细胞癌相关
  - 免疫抑制病史和/或高危人乳头瘤病毒与鳞状细胞癌有关
  - 与鳞状细胞癌相关的吸烟史[22]
- 体格检查
  - 较宽（超过 1mm）、有条纹、外观不规则，这些表现都与鳞状细胞癌相关

2.7.2　一线治疗（诊断）

- 怀疑甲乳头瘤、鳞状细胞癌（上皮细胞肿瘤）应进行纵向活检（见▶第 35 章）

- 血管球瘤（真皮、间充质肿瘤）需进行真皮检查
- 拍照、观察并进行临床随访
  - 针对低风险、稳定的病变

2.8　单纯性（原发性）甲分离（simple（primary）onycholysis）

（☐图 2.8）：见▶第 16 章

2.8.1　诊断检查

- 临床诊断
  - 刺激物接触史
- 伴随诊断
  - 甲真菌病
  - 扁平苔藓
  - 银屑病
  - 剔甲癖
  - 咬甲癖
  - 甲肿瘤（单甲受累时）

2.8.2　一线治疗

- 健康教育
- 避免接触刺激性物质（见▶第 16 章）[18,19]
- 将所有分离的甲修剪至附着于甲床的近端

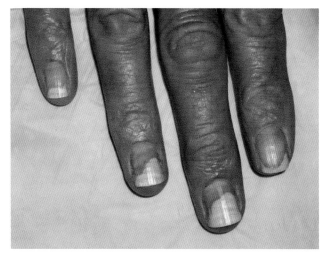

■图 2.8　单纯性甲分离：因过多接触肥皂和水导致远端非炎症性甲分离，不伴有甲下角化过度或其他甲床炎症的特征。避免接触刺激性物质后有所改善

2.8.3　二线治疗（始终与一线治疗配合应用）

- 外用针对酵母菌的抗真菌药

2.8.4　三线治疗

- 系统应用针对酵母菌的抗真菌药物——仅在一线和二线治

疗失败时(包括严格避免接触刺激物的治疗方案)
- 如果不典型和/或疗效不佳时可考虑进行活检

2.9   脆甲(brittle nails)
(◻ 图 2.9):见 ▶ 第 17 章

2.9.1   诊断检查

- 最重要的是鉴别脆甲综合征(brittle nail syndrome)和一些其他导致脆甲的疾病
  - 扁平苔藓
  - 银屑病
  - 系统性(原发性)淀粉样变病
  - 湿疹(手部皮炎时)及慢性甲沟炎
  - 营养不良
- 评估甲的其他特征
  - 点状凹陷
  - 明显的脆甲症(轻到中度脆甲及甲分裂是脆甲综合征的标志)
  - 白甲
  - 油滴征
  - 甲分离
  - 甲下角化过度
  - 翼状胬肉
- 通过全面的皮肤检查评估是否有其他甲病的特征
- 对可能与系统疾病有关的患者考虑进行血液检测:如甲状腺功能检测、全血细胞计数,以及铁蛋白检测
- 剪下患甲进行组织学检查以评估是否有甲真菌病

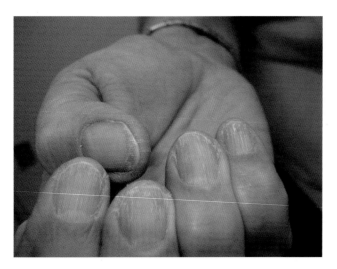

◻ 图 2.9   脆甲综合征。甲表现为明显的脆甲症和脆裂迹象:甲分裂,远端开裂和劈裂

2.9.2   一线治疗

- 健康教育
- 避免接触刺激物

- 尤其是避免干湿循环
- 不留长指/趾甲
- 使用新的指甲刀

2.9.3   二线治疗

- 生物素 2~3mg/d[23,24],应慎重考虑药物的相互作用和副作用,并密切监测(肌钙蛋白、甲状腺功能等)水平变化

2.9.4   三线治疗

- 甲单元活检以排除鉴别诊断中的其他情况
- 新的甲治疗方法:16% 聚脲尿烷和水溶性甲油

2.10   内生甲/嵌甲(ingrown nails/onychocryptosis)
(◻ 图 2.10)见 ▶ 第 27 章

2.10.1   诊断检查

- 主观症状(疼痛、渗液、感染)
- 临床体格检查
- 评估继发细菌感染
- 评估其他甲病
  - 钳甲畸形
  - 药物副作用
- 评估内生甲的亚型

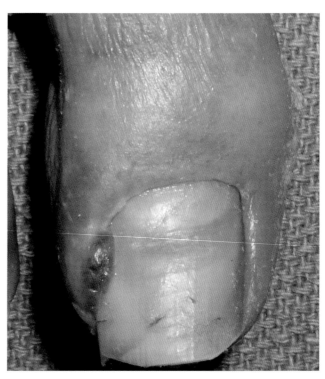

◻ 图 2.10   内生甲/嵌甲。侧面甲板穿透侧面甲皱襞,伴肉芽组织过度生长

- 甲皱襞肥厚
- 先天性/小儿疾病

2.10.2 一线治疗

- 健康教育
  - 正确修剪指/趾甲(修剪成方形)
  - 不要撕扯指/趾甲
  - 穿合脚的鞋子
- 固定包扎[25]
- 棉花填塞[26]
- 牙线[27]
- 若出现细菌感染进行抗感染治疗

2.10.3 二线治疗

- 选择性带状掀开甲板并用化学物质去除甲母质

- 苯酚(88%~93%)
- 10% 氢氧化钠
- 100% 三氯醋酸

2.10.4 三线治疗

- 手术切除甲母质

(丛天昕 高兴华 译 邹先彪 校
陶青霄 刘欣欣 审)

参考文献

02章 参考文献

第 3 章　甲标本的组织学处理技术

Beth S. Ruben

学习目标：
1. 阐述甲单元组织的最佳送检方法。
2. 探讨甲单元组织处理中常见实验室技术难题及其解决方案。
3. 了解常见临床病变（如真菌感染、甲色素沉着）的组织学技术。

3.1　引言

　　活检目前仍是皮肤病诊断的主要手段。皮肤损伤刮取、打孔和切除的活检步骤和处理方法相对简单，但甲单元因其甲板存在质硬角蛋白，导致活检操作具有一定的挑战性，活检技术不达标会严重影响标本的获取及后续诊断。如果不采用外科手术的方法获取标本，就无法对甲单元进行全面的组织活检。因此，临床医生必须熟知甲单元解剖学，了解各类甲病，才能选择正确的取样方式和取材部位。参与处理和分离此类标本的实验室工作人员同样面临着类似的挑战。不熟悉标本取材方法，可能会使组织进一步受损，导致标本损伤。在组织病理学实验室，组织的多样性（如较硬的标本（甲板）、易受损的标本（仅包含上皮）或组合标本（病变整体切除））给实验人员分离、包埋、切片和染色标本带来潜在困难。解读标本的病理学医师应熟悉这一专业领域，为实验室人员及拟送检甲标本的临床医师提供指导，并且必须具备一定的经验懂得如何采用最优法在显微镜下判读标本，这可能包括如何正确地观察切片、如何正确运用组织化学和免疫组织化学染色方法，以及有时会用到的如何正确地从临床角度进行分子学分析。

3.1.1　标本获取与送检

　　对疑似病例正确诊断的第一步是选择最佳活检方法，如剪甲、削甲、钻孔或切除，并熟练掌握这些技术，这些技术在本书其他章节和参考文献中会详细讨论。由于甲单元标本收集和处理的难度，在通过病甲清除、挤压或其他方法收集标本的过程中，普遍存在创伤性影响，特别是病甲清除术。在没有向实验室递交标本前，临床医生常常已将甲单元自近端至远端的上皮组织切除了一大部分，包括近端甲皱襞、甲母质、甲床、甚至甲下皮，有时甚至清除了绝大部分，这极大地限制了标本的诊断价值[1,2]。除特定的临床病例外，整体切除是避免此类问题的最佳解决方案。如果病甲清除术是在打孔或刮取等步骤前进行的，选择创伤较小的手术，如部分甲板清除术，可以减轻对基底层上皮细胞的损伤，在多数情况下，基底层是诊断的重点，尤其是对黑甲的诊断。

　　甲板拔除后应立即送检。如上所述，甲板上往往附着有明显的上皮细胞，这对诊断必不可少。通常认为基底层或真皮层是甲病诊断的关键部位，但是甲板本身也可能蕴藏着疾病诊断的最终答案。最好的例子就是色素性甲真菌病，甲内色素沉着是由真菌引起的而不是黑素细胞。在送检甲组织时，必须通过申请单与病理医师进行沟通，说明标本的内容，如甲板、甲母质、甲床等，大多数病理医师不习惯肉眼观察甲单元标本，即使进行仔细观察，在变形和/或碎裂的甲板中也难以见到正常的解剖结构，因此很难进行甲组织定位。甲模型可用于指示组织方向，从而帮助进行最佳取材[3,4]（▣ 图 3.1）。1 根缝合线或

少量墨水（创伤更小）也可用于指明方向。如果标本很薄，将其置于纸片或纸板上可防止卷曲，从而有利于切片。送检标本一般用福尔马林常规固定和石蜡包埋。塑料包埋已被应用，但因其包埋过程漫长，大多数实验室并未常规使用[5]。如果甲板和软组织分开送检，最好分别置于 2 个标本瓶或分成 2 个组织块，因其可能需要不同的处理、染色等。送检同时应该提供有用的临床信息，如描述甲营养不良及其范围（单甲或多甲）。如果活检的原因是色素带（黑甲）或其他甲变色，应描述色素带或其他色素沉着的宽度或大小，以及其他甲单元色素沉着情况（如甲皱襞或甲周皮肤），临床照片通常也是有益的补充资料。

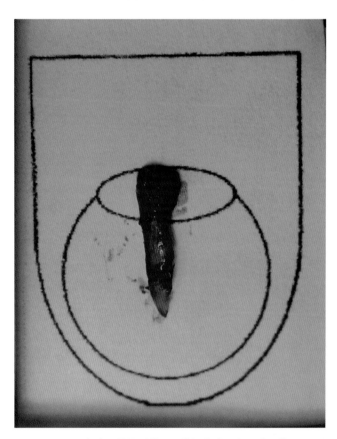

▣ 图 3.1　用于标本送检的甲模型。将标本放置在纸质甲模型上，既可保持标本的原方向，也可防止标本卷曲或变形（由 Monica A. Lawry 医生提供）

3.1.2　实验室标本处理

　　标本一旦送达病理实验室，实验技术人员应认真仔细处理，以保留诊断线索。病理医师应向组织取材医师提供指导，包括这些标本应该如何切割、软化和以其他方式提交进行组织学检查。大多数标本，包括剪下的病甲，均浸泡于福尔马林送检。如果送检的是拔除或纵向切除的病甲标本，应保持甲单元的正常架构和方向，即与指/趾轴线一致（▣ 图 3.2）。是否使用墨水取决于临床情况，如手术切除肿瘤的边缘需要墨水标记，否则，笔者建议避免使用或尽量少用墨水，因其可能会掩盖重要的组织学特点，尤其是在黑素细胞病变的诊断中。因此，小标本不适合涂抹墨水，标本定位可通过申请单和/或上述模型一起运送到实验室。

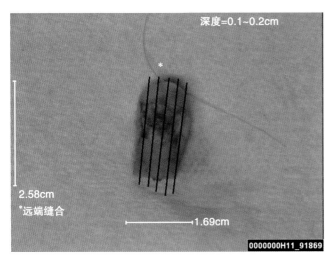

■ 图 3.2　甲标本大体取材示意图。在原位黑素瘤甲单元的切除标本中，虽然是自然走向的标本，但还是根据正常标志用缝线标记远端甲单元。常规作纵向分割，以保留结构和自然方向。为了评估边缘，最远节段可正面包埋

　　在处理包含质硬角蛋白的甲板时，薄切片的制作较为困难，可能因切割不当产生一些假象结果，如组织撕裂（■ 图 3.3），甚至标本丢失（标本从蜡块中完全脱出）。如果直接切片困难，就需对甲板进行软化。目前，已有各种各样的软化剂被记述，包括苯酚、三氯乙酸、香柏油、几丁质软化剂、氢氧化钠（NaOH）和吐温 40[6,7]。许多商业软化剂也有一定的作用，包括易购的非处方脱毛剂和织物柔顺剂、NaOH 与氢氧化钙（Ca(OH)₂）组合、巯乙酸钠[5-8]。软化可在送检组织处理前进行，也可在石蜡包埋切片时进行。在后一种方法中，切片前，可在石蜡块中的组织外涂软化剂软化 10 分钟。笔者已应用过多种预处理方案，包括使用一种商业购买的非处方脱毛溶液 Nair，Nair 含有上述 3 种成分（▶框 3.1）和 1%~2% 氢氧化钠[9]。使用 Veet 脱毛剂（Reckitt Benckiser 公司）和其他配方试剂也可达到类似结果[7]。笔者现在使用的方案包括市售软化剂 17% 氢氧化钾（NailPrep™，StatLab）和家用氨水。据报道 20% NaOH 可能损伤黑素和部分铁色素[8]，故应使用较低浓度，在处理甲色素沉着活检标本中应避免使用。脱钙溶液包含各种酸，如盐酸和硝酸，用于软化含骨标本，但没有必要用于甲标本，因为脱钙溶液可引起组织结构改变，特别是 DNA 降解，可能妨碍诊断研究，尤其是分子诊断，故应避免使用[6,10]。然而，如果是截肢标本，软组织也应从骨组织中取出并单独处理。使用 EDTA 替代脱钙方法已普遍用于含骨标本（如骨髓活检），但在甲单元中的应用未见报道[11]。其他用于软化和处理标本的技术，如香柏油技术，也取得了成功[5,12]（▶框 3.1）。香柏油是一种清洁

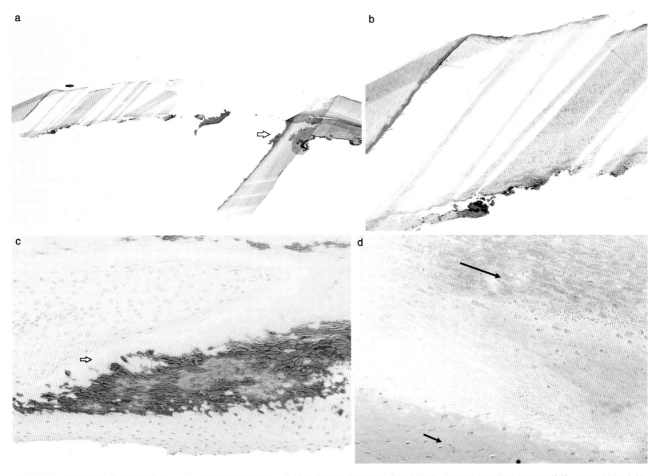

■ 图 3.3　组织学技术难点和伪像。a-b. 切割和洗涤伪像。尤其是未经软化的切片或粗制切片，坚硬甲板可能发生切割伪像、组织碎裂（小箭头）或部分缺失。也可能出现切片与载玻片粘着不牢，出现褶皱（图 a 中大箭头）或完全被洗掉；c-d. 气泡。大气泡（图 c）、小气泡（图 d）可在甲板上形成，有时附着于盖玻片下方的甲单元上皮（图 d 中大箭头）。在某些情况下，这些气泡可能极似黑素颗粒（图 d 中小箭头表示上皮内真正的黑素颗粒），从而影响对色素沉着的判读（Fontana 染色）

剂,引起的组织脱水和损伤低于其他试剂,它是处理含有质硬角蛋白(甲板)和软组织标本的理想选择,因为香柏油的耐水性更强,发生组织过度脱水的情况较少。标本在香柏油中浸泡2~3日是最好的,但对于较小的组织,处理时间可缩短至过夜,先用梯度酒精短期浸泡,再用香柏油处理。然而,也有其他的方法帮助更快地处理甲单元标本,一个简单的方法可以极大地帮助切片,即组织技术员在切片前可将石蜡块在水浴中浸泡

15分钟左右,这样既可以软化甲板,又可以避免切片的过程中坚硬的甲组织从蜡块中崩出。另一个经常遇到的问题是如何将含有甲板的甲单元切片黏附于载玻片上(图3.3)。组织技术员熟知的白蛋白、甘油、明胶或其复合物,有助于组织与载玻片黏附,在通常情况下都非常有效[4]。但是尽管采取了这些措施,甲组织标本可能仍很难与盖玻片严密贴合,从而产生气泡,呈现许多伪影,有时酷似甲色素沉着(图3.3)。

框3.1　甲单元标本的处理技术

香柏油技术

组织病理技术专业有限公司(美国莫德斯托市)Michael Garcia 提供

香柏油是一种清洁剂,引起的组织脱水和损伤低于其他试剂,它是处理含有质硬角蛋白(甲板)和软组织标本的理想选择,因为香柏油的耐水性更强,发生组织过度脱水的情况较少。标本应先在香柏油中浸泡2~3日,但对于较小的组织,处理时间可缩短至过夜,先用梯度酒精短期浸泡,再使用香柏油处理。

1. 90%酒精处理25分钟(不加热或真空)
2. 95%酒精处理25分钟(不加热或真空)
3. 98%酒精处理25分钟(不加热或真空)
4. 香柏油处理72小时,室温
5. 可选:较大标本可能需要增加二甲苯或烃类清洁剂处理,促进石蜡渗透
6. 石蜡包埋2~3小时,61℃

引自"Histotechnology-second edition". Freida Carson,美国临床病理学家学会出版社,1997

Nair技术

诊断病理学医疗集团有限公司(美国萨克拉门托市)Heidi Dick

提供

1. 切割标本(仅用于甲板,截面高0.2cm)
2. 活检纸包裹
3. 标本置于盒子中,加入2∶1 Nair 溶液(2份Nair、1份水)处理2~3小时,确保完全软化。此溶液可在1周内重复使用
4. 流动自来水冲洗盒子,常规送检处理

17%氢氧化钾溶液(Nail Prep™,StatLab)

Beth S. Ruben 博士及帕洛阿尔托市医学基础病理实验室组织学团队提供

1. 标本置于10%家用氨水中4~6小时(依据标本大小)
2. 自来水冲洗5分钟
3. 10%中性福尔马林固定4~6小时
4. 标本放入组织处理机进行常规处理
5. 修剪蜡块
6. 蜡块中标本浸泡在NailPrep甲柔软剂(17% KOH)15~20分钟
7. 制作切片
8. 60℃烘烤1小时
9. 常规染色

3.1.3　从实验室到病理学医师

甲组织切片后,就有办法优化其分析判读。当诊断特征不明显时,甲组织水平切片可能是有帮助的,特别是完整送检的甲标本。应谨慎使用甲组织切片,可能被用于特殊染色、免疫过氧化物酶染色或分子学分析等其他检测。

3.1.4　特殊情况

3.1.4.1　甲真菌病

临床医师提交的最常见的甲标本类型是甲板取材,包括刮取或者拔除甲,目的是检查甲真菌病[13]。首次提到这项技术的文献发表于1948年[14],另一个早期文献提到的方法是使用甲钻孔活检获取标本[15]。真菌感染通常始于皮肤、随后累及甲下间隙,一份合格的甲标本应包含足够的甲下碎屑,这是鉴定真菌定植的最常见部位。该方法的敏感性约为75%,高于培养诊断率,但敏感性在取样标本不足的情况下显著降低[16-18]。大多数情况下,因真菌在致密的甲板和甲下碎屑中不太明显(图3.4),需要使用PAS染色确认其定植。有一种方法建议将甲下组织与甲板分开送检,使其更容易处理,但分开过程耗时费力[5]。此法有时可能漏诊甲板感染,如浅表型甲真菌病,除非甲板随后再次送检。在鉴别真菌方面,PAS

还是GMS染色谁更胜一筹一直存在争议[19-21]。GMS可能对微生物识别(至少在深部真菌感染中)更敏感,包括变性微生物,如果染色得当,更容易观察到阳性结果。在一项研究中,GMS染色可以确诊一些PAS染色漏诊的病例;在另一项研究中显示两者之间诊断率没有区别。然而,GMS染色成本较高(比PAS染色贵2.6倍),且耗时费力。在最后的评估中,由于PAS的成本和时间效益更高,所以一般医生都会选择使用PAS。如果遇到临床怀疑度较高,而首检时未见真菌情况时,此时再次进行深部切片比选用哪种染色剂更为重要[20]。一位作者建议避免使用淀粉酶消化的PAS染色,从而增加切片的黏附[4],但作者未指出何时适用该方法。色素型甲真菌病[22,23]是一种变型,很像由黑素细胞肿瘤引起的黑甲,常规切片容易辨认,PAS和Fontana-Masson染色(真菌细胞壁中含有黑色素)显示更为清楚(图3.5)。如果出现非皮肤癣菌的异常真菌结构[24],如穿孔、粗大、弯曲或有色素的菌丝和孢子,需要在报告中提及。同样,大量丝状真菌/霉菌(皮肤癣菌瘤)也应引起重视,因为这种严重且顽固的甲真菌病需要更积极的治疗措施[25,26](图3.6)。皮肤癣菌瘤可能由皮肤癣菌和/或非皮肤癣菌性霉菌、酵母菌和细菌引起。皮肤癣菌的菌丝通常细小,有分隔,位于甲角质细胞之间。霉菌的菌丝较为粗大、无隔、不规则,垂直于甲板的甲细胞之间(称之为穿孔性菌丝)。霉菌也有可能伴有孢子出现。然而,在某些情况下,特别是皮肤癣菌瘤,也可观察到皮肤癣菌孢子。酵母菌如念珠菌,常含

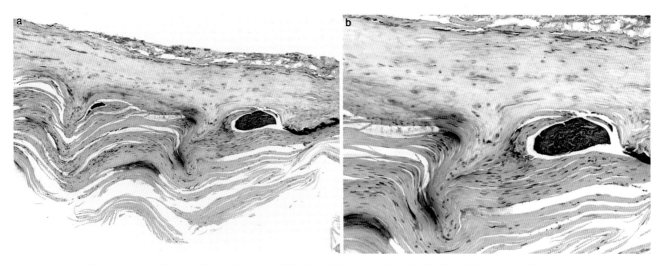

■ 图 3.4 甲真菌病。a-b. PAS 染色显示甲下角化过度和甲板内皮肤癣菌菌丝,伴有炎症细胞浸润。甲板表面可见甲油,呈现为一层折光的颗粒物

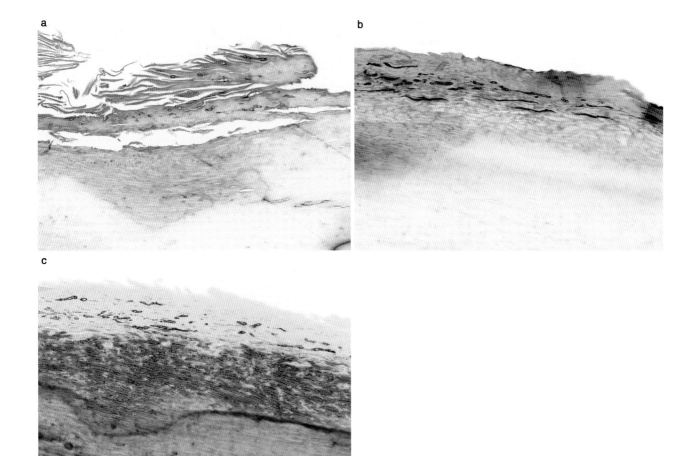

■ 图 3.5 色素性浅表型甲真菌病。a. 常规切片中甲板表面及上部有色素沉着和不规则的菌丝;b. PAS 染色的菌丝,保留其色素;c. Fontana-Masson 染色突出显示细胞壁内黑素,盖玻片下存在气泡

3

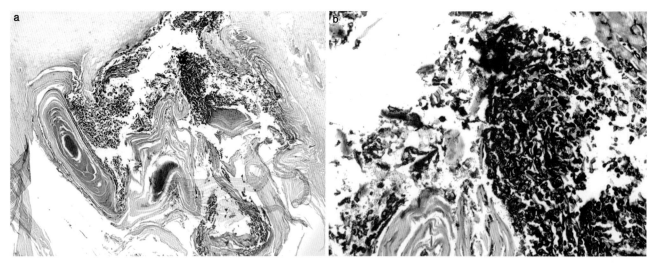

■ 图 3.6　皮肤癣菌瘤。a-b.甲板下不规则、粗大菌丝和孢子形成分叶状团块,PAS 染色(图 b)更明显

有小孢子、假菌丝或伴有出芽。

3.1.4.2　甲板中色素

　　甲板变色是甲板和/或甲单元活检的另一种常见原因。虽然临床线索和皮肤镜检查有时可解决最常见的血液和黑素的鉴别难题,但在某些情况下仍存在困难。甲板取材可作为筛查工具。甲下或甲内出血在组织学上一般较为明显,在少数情况下,改良的联苯胺染色(3′,3′-二氨基联苯胺(DAB)染色)可更好地显示小腔状出血。当存在内源性过氧化物酶时,DAB 沉淀可显示血红蛋白(■ 图 3.7)。联苯胺本身是一种剧毒、致癌的管制物质,故目前的技术使用改良的二氨基联苯胺方案。二氨基联苯胺是免疫过氧化物酶染色的正常成分,因此常用于实验室基础技术中。需要注意的是,典型的含铁血黄素染色如 Perls 或普鲁士蓝在这种情况下毫无帮助,Perls 或普鲁士蓝需要血红蛋白转化为含铁血黄素才能识别,而这种转化过程不能发生在无血管腔隙中,如甲板或甲下间隙[27]。虽然出血常为创伤所致,但有时也会与潜在的肿瘤相关,甲真菌病和银屑病中甲营养不良伴发出血也很常见。甲板变色应进行临床随访,如甲创伤一样,一般随着甲生长而消退。Fontana-Masson 染色同样有助于识别细微黑素颗粒(■ 图 3.8)。较大的黑素颗粒不用

染色也可识别,通常以周期性模式出现,其定位可为寻找近端黑素细胞增殖的来源提供一些线索。如果出现在远端甲母质,甲板下 2/3 处应含有大部分色素(■ 图 3.8)。由于黑素细胞激活,甲板中黑素也可见于甲单元外伤或其他损伤。然而这也可能提示近端黑素细胞肿瘤,此时可能需要进行甲单元(常为远端甲母质)活检。甲单元活检的各种技术已在别处讨论。如上所述,整体纵向切除是金标准,保留甲单元所有成分进行优化分析。Fontana-Masson 染色可能有助于识别甲单元中细微的色素沉着,如黑素细胞激活。虽然皮肤其他部位中黑素细胞增殖比较容易评估,但甲单元(特别是母质)中黑素细胞可能不明显,部分原因是其大小类似于母质角质形成细胞。此外,严重的上皮黑素化也使其难以辨认。免疫过氧化物酶染色既有助于定量黑素细胞,如鉴别雀斑样痣和早期原位黑素瘤(诊断标准之一)[28,29],又在黑素细胞总体排列和分布评估中起重要作用。目前已有多种黑素细胞标记物,其中一些更适合在甲单元中应用。S100 蛋白虽然已被广泛使用,但其可能无法染色甲母质黑素细胞[30]。S100 蛋白可用于鉴别真皮黑素细胞和促结缔组织增生性黑素瘤,许多标记物这种情况下呈阴性反应。Melan-A(MART-1)被认为是最敏感的染色方法,但有时可能高估

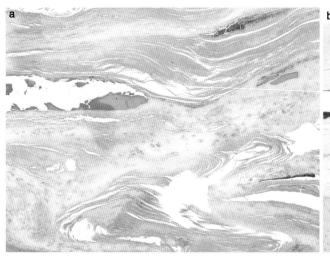

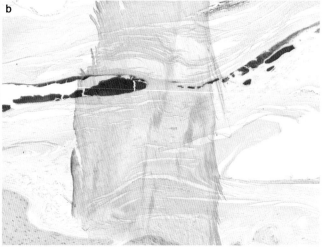

■ 图 3.7　改良联苯胺(DAB)染色鉴定甲下出血。a.腔状甲内出血;b.这种染色明确显示变成褐色的血红蛋白,特别适用于出血量少、腔小的情况

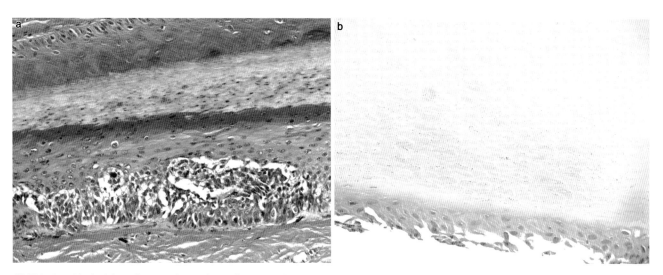

■ 图 3.8　甲板内黑素识别。a. 远端甲母质的黑素细胞痣：常规切片显示甲板下部明显的黑素颗粒；b. 黑素细胞活化病例：Fontana-Masson 染色显示甲板及附着的甲单元上皮内细微黑素颗粒

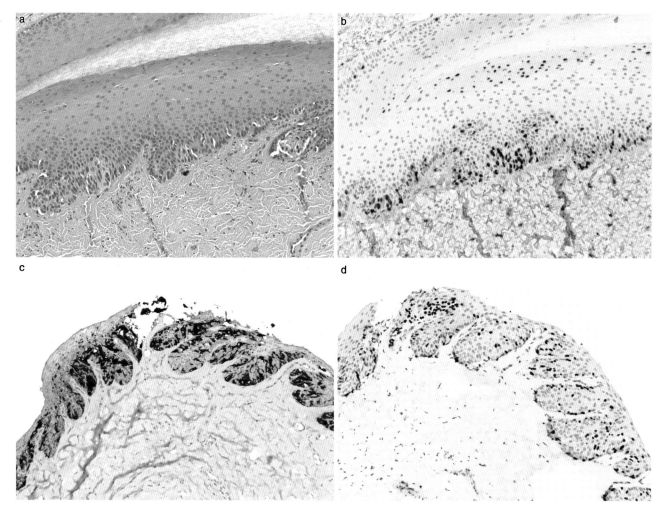

■ 图 3.9　免疫过氧化物酶染色显示黑素细胞肿瘤。a. 甲母质痣。常规切片中难以辨别黑素细胞；b. MiTF 染色突出显示黑素细胞巢。MiTF 是黑素细胞核标记物，也可染色浅表角质生长区中角质形成细胞核（可能酷似基底层上分散的黑素细胞）；c. Melan-A 免疫染色显示甲母质不明损害中的黑素细胞及其树突；d. 同样病变用 SOX-10 染色。SOX-10 是与 MiTF 相似的核标记物，但减少了一些背景的胞质染色，通常可更好地评估黑素细胞密度和分布。以上免疫染色均使用红色色基

黑素细胞密度。Melan-A 标记黑素小体,故能染色胞质和树突,有时也可染色角质形成细胞和真皮噬黑素细胞。HMB45 也是黑素小体标记物,但其总体敏感性较低。其他标记物如 SOX-10、MiTF 是核标记物,对黑素细胞的种系特异性较低,但在黑素细胞定量中可能更准确[29]。SOX-10 也可用于促结缔组织增生性黑素瘤。在背景黑素化明显时,使用红色色基非常有益,根据作者的经验,黑素漂白在这种情况下无明显效果。需要重点强调的是,MiTF 可能出现意外的染色模式,即染色角质区浅表甲母质角质形成细胞的细胞核,此时不要误以为是基底层上分散的黑素细胞(□ 图 3.9)。

3.2　结论

　　甲单元活检标本在获取、操作、处理和解释方面仍然存在难题。本章的目的是解释和说明这些问题,为甲病患者的临床和病理学医师提供一些有用信息,优化这些标本的保存及信息解读。

❓ 复习题

1. 识别甲板中血液的最佳染色方法是

　　A. Perls 染色

　　B. 普鲁士蓝染色

　　C. Fontana-Masson 染色

　　D. 二氨基联苯胺染色

　　E. von Kossa 染色

2. 一种可接受的软化甲板、方便切片的化学物质包括

　　A. 脱钙溶液

　　B. 盐酸

　　C. 巯乙酸钠

　　D. Bouin 溶液

　　E. 氯化铝

3. 最可能识别甲母质黑素细胞的免疫过氧化物酶染色是

　　A. S100 蛋白

　　B. Melan-A

　　C. 细胞角蛋白 5/6

　　D. p16

　　E. Ki-67

✅ 答案和解析

1. 正确答案是 D。这是唯一可确定甲板内或甲板下捕获血液中血红蛋白存在的染色方法。Perls 和普鲁士蓝染色识别含铁血黄素,但血红蛋白转化为含铁血黄素所需的酶促反应不能发生在甲板间隙等无血管腔隙中。Fontana-Masson、von Kossa 染色分别用于确定黑素、钙质。

2. 正确答案是 C。这种软化剂被用于许多非处方脱毛剂中,其稀溶液可与其他软化剂(如氢氧化钠、氢氧化钙)联合使用在甲板上,后者也可在低浓度下单独使用。脱钙溶液(含有多种酸)和盐酸都可能损伤 DNA,并可能限制进一步染色分析和 DNA 的技术。Bouin 溶液在实验室中常用于协助墨水与标本的附着,而氯化铝在临床上用于活检后止血,两种方法都不能用于甲软化。

3. 正确答案是 B。一般认为 Melan-A 是黑素细胞最特异和最敏感的染色方法,对甲母质有同样的效果。S100 蛋白可能更敏感,但缺乏种系特异性,尽管它比 Melan-A 更好地识别促结缔组织增生性黑素瘤中真皮黑素细胞,但有时可能无法标记甲母质黑素细胞。细胞角蛋白 5/6 一般在皮肤上皮细胞中表达,黑素细胞不表达。p16 是一种抑癌基因产物,在多种细胞包括黑素细胞中呈阳性,但在一些黑素瘤中表达缺失,未常规用于识别甲单元或皮肤中黑素细胞。Ki-67 是用于评估各种细胞增殖指数的核增殖标记物,并不是黑素细胞或种系特异性标记物。

（樊翌明　译　冯佩英　校
陶青霄　刘欣欣　审）

参考文献

03章 参考文献

第4章　甲的解剖学、组织学和常见的反应模式

Aldo González-Serva

学习目标：

1. 认识甲是最大的皮肤附属器，其组织学特征与毛囊相似，但与皮肤本身的特征不同甚至不相似。
2. 了解远端指/趾的特殊解剖和生理因素，了解长甲母质（长度大于 1cm）如何在极短的时间产生比其薄 10 倍的甲板。
3. 从专业病理学家的角度回顾甲疾病的基本微观特征和模式，尤其是在显微镜下的新发现。

4.1　引言

　　人类的甲是每个手指和足趾尖端表面的角质覆盖物，是一组复杂的结构，其最准确的名称为甲单元。

　　甲单元非常活跃，特殊角质化的甲单元经持续成熟后最终形成我们看到的甲板。患者和临床医生主要是通过观察甲板了解整个甲单元中是否存在疾病[1,2]。然而，了解这个系统的更深层的隐藏组分的功能和结构非常重要，这有助于解释临床上看到的甲的外部表现。本章详细介绍正常甲板发育中的重要组分，主要讨论了形态组分，但同时也包括甲生长的生理方面。

　　Thompson 从人和动物的甲，以及其他生物结构和生物体角度概述了甲形态发生的物质基础，使人们在了解甲生长方面取得了重要进展[3]。20 世纪 60 年代和 70 年代的研究人员是最后一批能够探索灵长类动物和人类志愿者甲生长的研究员，因而被赋予了特别的责任[4-7]。

4.2　甲的功能

　　随着手灵巧性的提高，甲也出现了系统性进化。从低等哺乳动物、鸟类、爬行动物和其他门类动物的爪子开始，到较高物种的蹄和甲均出现不同程度的进化[8]。

　　牛和其他四足动物的蹄适合这些放牧和奔跑的动物的生活方式。灵长类动物和人类的甲随着这些动物具有抓握和操纵物体的能力而发展起来。如果没有甲的支撑，这些手动能力就不会进化。甲板起着支撑指尖的作用，从而增强了 2 根手指感触或抓住物体时肢端和皮肤的辨别能力。坚固的外围甲板会提供部分或全部的持握作用，类似于钳，这种钳式抓握比仅由一对指骨提供的钝性支撑更为有效。

　　甲增强的钳式抓握作用强化了感觉辨别能力，在处理微小的物体时可以提高灵活性，因为它提高了手指进行精细运动的能力。

　　甲最普遍和必不可少的功能是保护指/趾骨和指/趾尖免受外来冲击。

　　在灵长类动物和人类中，甲还起着抓挠的作用[9]，更常用于梳理毛发和缓解瘙痒，而不是攻击或防御对手和捕食者。

　　在人类中，甲可以通过各种操作和修饰达到美学和美容目的。甲的状况甚至可以间接地显示出社会地位。中国贵族的长指甲，表明他们不需要进行任何手工劳动。▶框 4.1 总结了甲单元的功能。

框 4.1　甲单元的功能
- 保护指/趾骨和指/趾尖
- 增强细腻的触感和精细的手指运动
- 搔抓和修饰
- 审美和美容器官

4.3　甲单元的组分

　　甲单元由 6 个主要组分组成[2,10-13]，它们形成、包鞘、支撑、锚固并构筑甲板：

1. 发生部分，称为甲母质（nail matrix）。
2. 产物部分，也称甲板（nail plate）。
3. 包鞘部分或甲小皮（cuticle）系统，它的背面包括皮肤起源的明显可见的"甲小皮"或甲上皮（eponychium），而更深处和近侧的是较不明显但必不可少的真甲小皮，这种真甲小皮大部分是隐匿的，起源于近端甲皱襞（nail fold）的腹侧上皮。一些作者称后者为甲上皮，删除了"甲小皮"的名称，它是由美甲师磨损或咬指甲者去除的部分。这些甲小皮分别来自近端甲皱襞的远端背侧边缘（表皮样且呈月牙形皮肤）和近端甲皱襞的腹侧上皮（鳞状但无颗粒的非网状甲膜上皮，有时被称为背侧甲母质）。甲板下方的甲小皮系统以甲床为代表，更深处和近端则以甲下角（solehorn）和甲床角质层为代表[13]。后者的角蛋白产物分别来自甲下上皮和甲床表皮（甲下角来自"可增殖的"远端部分，甲床表皮来自甲床近端上皮）。简而言之，甲单元的包鞘部分是甲小皮角，这是可移动上皮完全成熟的结果，与形成甲板的甲母质上皮不同。
4. 支撑部分，由甲床间质（"真皮"）和指骨组成[14,15]。这种间充质组分最近被称为甲真皮[16-18]。这些术语"真皮和甲真皮"的问题在于，它无法辨别出甲是皮肤的附属器，而不是皮肤本身。甲不像皮肤那样严格包含表皮和真皮，但是比较相似。
5. 锚固部分由特定的间质组构成，最可能是韧带，并且位于指/趾骨与甲母质之间的近端，以及指/趾骨与侧向和远侧甲皱襞之间。
6. 框架部分，由甲皱襞（"甲襞"）组成——特别是近端甲皱襞背侧部分，甲皱襞侧面和远端甲皱襞。

4.3.1　甲单元组分的空间分布

　　从上方和侧面进行外部观察时，甲单元的可见部分如下（▶图 4.1）：

- 近端甲皱襞的背面
- 外侧甲皱襞
- 明显的皮肤"甲小皮"（即本章中的甲上皮）
- 真正的（角质缘）甲小皮（甲护膜）
- 甲板
- 远端甲母质（甲半月）
- 甲真皮带
- 甲板远端游离缘

　　在沿着手指主轴线沿矢状截面（纵向）对甲单元进行肉眼

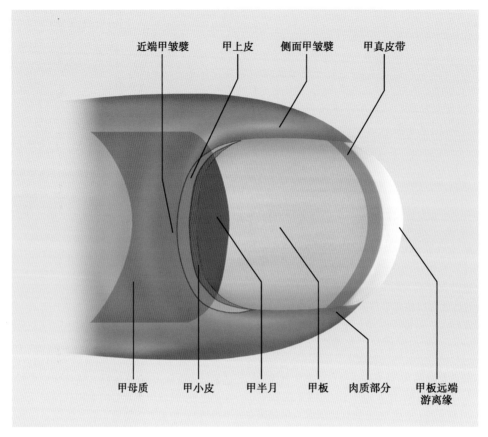

近端甲皱襞　甲上皮　侧面甲皱襞　甲真皮带

甲母质　甲小皮　甲半月　甲板　肉质部分　甲板远端游离缘

■ 图 4.1　甲单元的背面观

和显微镜观察时,除了刚才提到的那些以外,要观察的部分如下(■ 图 4.2a):

- 近端甲皱襞的腹侧
- 真甲小皮的隐匿部分
- 剩余的近端甲母质
- 甲床(上皮和角质层)
- 远处、高度角化(可增殖的)的甲床上皮和角质(甲真皮带; 又称:甲下角、甲真皮带或甲下皮复合物)
- 甲下皮(角度、上皮和角)
- 远端甲沟
- 远端甲皱襞
- 甲间充质("甲真皮"和韧带)
- 指/趾骨

4.3.2　甲上皮组分的角化模式

在组成甲单元的生成部分、包鞘部分和框架部分的上皮细胞中,不同的分化模式表现为组织学差异和角蛋白类型的不同。这些角质化模式如下:

1. 甲角化(onychokeratinization),发生在甲母质上皮中,该产物是甲板坚硬的角蛋白。

2. 甲膜角质化(onycholemmal keratinization),发生在近端甲皱襞腹侧部分的上皮和甲床表皮中,特别是在远端甲床表皮中。产物分别是真甲小皮半硬角蛋白薄层、甲床角质层和较厚的甲下角[19]。

3. 表皮样角化(epidermoid keratinization),其发生在近端

甲皱襞背侧部分,侧面甲皱襞和甲下皮的上皮中。产物是皮肤"甲小皮"(本文中使用的甲上皮),甲下皮角质和掌侧皮肤角质层的软角蛋白(正角蛋白)。

甲角化和甲膜角质化是甲单元固有且特有的,表皮样角化类似于掌侧皮肤的紧密正角化。

经历这些类型角质化的上皮表现出非常特殊的特征:

1. 甲母质的甲角化上皮显示出明显的角质形成区,其前面没有颗粒层。

2. 腹侧近端甲皱襞和甲床的甲角化上皮有些不同,前者有颗粒层,而后者是无颗粒层的。然而,两种类型的上皮几乎都没有增生,缺少规则的网状突起并且没有在甲母质的上皮中观察到角质形成区。

3. 近端背侧、侧面及远端甲皱襞和甲下皮的表皮样角化类似于真正的表皮,在变厚而致密的正角蛋白下方显示出明显的颗粒层(角质透明蛋白),这与甲角化和甲膜角质化的上皮形成鲜明对比。但是,这些产物不如甲板和角质系统稳固。

■ 表 4.1 中,显示了甲单元甲角化的生成部分,包鞘部分或甲小皮系统甲膜角质化的部分,以及框架部分和一小部分包鞘部分的正角化。这些角化模式之间缺乏界限可能导致了一些差异存在,比如甲板是一层还是三层,甲板起源位于中间甲母质还是中间背腹侧甲母质[20-22]。

4.3.3　甲单元组分的发育

4.3.3.1　胚胎学

Zaias[23] 和 Hashimoto 等人[24]对甲单元的胚胎学进行了详

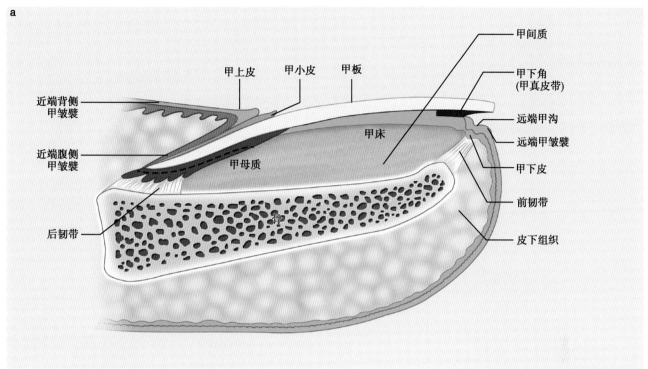

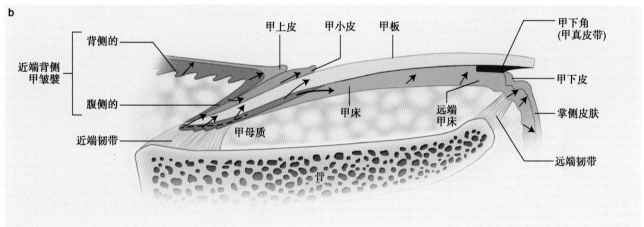

■ 图 4.2　a.甲单元矢状面观;b.甲单元成熟结构的可能推衍。粗箭头表示甲母质的上皮衍生物;细箭头,角质产物由此而来(出于图示目的,放大了甲小皮、甲床角质层和甲真皮带的真实比例)

■ 表 4.1　甲单元的角化模式

模式	组成部分	产物
甲角化	甲母质	甲板
甲膜角质化	近端腹侧甲皱襞	背侧甲小皮
	甲床上皮(近端和远端)	甲床角层,甲下角,和腹侧甲小皮
表皮样角化	近端腹侧甲皱襞边缘	甲上皮
	甲下皮	甲下皮角质
	甲沟皮肤	掌侧角质

细研究。

甲的胚胎发育时间顺序如下:甲单元的发育始于胚胎形成的第 9 周,由组织学上可辨认的上皮细胞组成的甲区发生分化,其厚度为 1 到几个细胞,四周由凹槽(近端、远端和侧面凹槽)界定。关于这些凹槽的形成,有一个未被重视的事实,即它们可能是由更致密的下层间充质介导的,这可能是甲区域边缘回缩的原因。在第 11 周和第 12 周之间,近端凹槽将最终形成甲母质原始细胞构成的细胞增生楔形区。大约在同一时间,远端峰在远端凹槽的头部形成,并且甲区域的内部区域从近端或头侧峰向后开始角化。到第 13 周时,甲母质原始细胞已经形成了正在发育的甲母质,该甲母质在外部已经为可见的甲半月,而初期的甲板也开始出现于近端。

大约在同一时间,相邻的间充质结构(软骨和骨骼)和上皮结构(表皮网状细胞和汗腺)正在形成。

到胎儿期的第 20 周,当甲母质成熟并表现出成人型甲角化、甲板正在完成时,甲床上皮细胞已经开始逐渐失去其颗粒状层,这与较成熟的甲板的向前运动相一致。当该甲板到达远侧峰时,作为产生甲游离缘的斜面以及甲板插入甲区域的位置,该嵴变得重要。这种插入可能是由远端甲床的甲膜角蛋白介导的(角质表皮带或甲下角)。

足趾甲的发育比指甲晚4周,保持了胚胎和胎儿表皮成熟时由头至尾的趋势。

■表4.2和■图4.2b显示了基于上述胚胎发育过程甲单元成熟结构的生成路径。

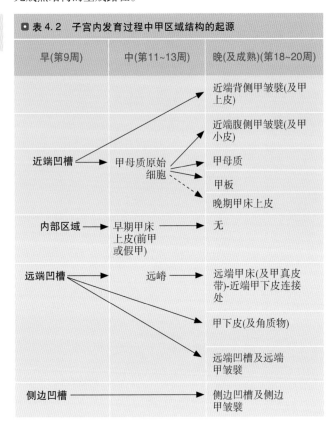

■表4.2　子宫内发育过程中甲区域结构的起源

早(第9周)	中(第11~13周)	晚(及成熟)(第18~20周)
近端凹槽	甲母质原始细胞	近端背侧甲皱襞(及甲上皮)
		近端腹侧甲皱襞(及甲小皮)
		甲母质
		甲板
		晚期甲床上皮
内部区域	早期甲床上皮(前甲或假甲)	无
远端凹槽	远嵴	远端甲床(及甲真皮带)-近端甲下皮连接处
		甲下皮(及角质物)
		远端凹槽及远端甲皱襞
侧边凹槽		侧边凹槽及侧边甲皱襞

4.3.4　甲板的再生

虽然成熟甲板不会像毛干一样发生生理性脱落,但撕脱后的再生在某种程度上重复了甲形成的胚胎学过程,这种方式与毛发胚胎学毛发周期一样。

当发生撕脱时,分离的甲板携带甲母质的角质形成区和甲床上皮,并留下裸露的基底部甲母质和甲床间充质[5]。裸露的表面立刻被硬痂覆盖。硬痂下方的上皮修复是由从侧边甲皱襞和甲下皮迁移过来的表皮提供的。这种修复性表皮是增生性和角化过度的,并含有一层透明角质的颗粒层,与人体其他部位再生表皮的典型特征一样。

随着新甲板的形成并向前推进,具有不同外观的上皮逐渐向尾部发展,并取代了修复性上皮。这种新的上皮更薄,没有颗粒层,是正常的永久性甲床上皮。

如前所述,在胚胎发育过程中,早期甲床上皮也为表皮样(并被称为前甲或假甲),它是颗粒层和角质层的载体。这种早期出现的上皮最初位于远端,但随向前进,累及远嵴和发育中甲母质之间的甲区域。当甲母质成熟形成甲板并向前推动时,该早期或临时上皮向尾部后退,并被最终形成的甲床上皮所代替,不含有颗粒层或任何明显的表皮样角化。

在撕脱之后以及子宫内发育时,从早期临时上皮向晚期上皮的转变可能意味着以下2种可能性之一:

1. 两种类型的上皮可能相同,晚期上皮是由临时表皮的原位分化或成熟产生的。但考虑到上述胚胎发育过程的渐进性、迁移性,以及表皮不可能再分化为更特殊类型的上皮(甲膜性甲床上皮),这种分化或成熟的可能性不大。

2. 这两种上皮很可能是不同的,晚期的最终上皮是由来自甲母质的永久上皮取代临时上皮而产生的。

在任何一种情况下,重新产生的这种终期上皮都将与新出现的甲板同步发展,因为甲板和最终的甲床上皮都是甲母质的产物,就像连体双胞胎一样,即使它们的组织学组分不同,也会一起向外移动,由再生的甲母质推动。甲床上皮是甲母质的另一种产物,这样形成的细胞结构与毛囊的内毛根鞘和外毛根鞘没有什么不同。然而,与毛囊的不同之处在于甲床上皮在直观上不是甲母质的外"层",似乎是一个独立的结构。而与这种误解相反的是,甲床上皮呈惰性、无活力、细胞稀疏定植且无生发层。

此外,在组织学可辨别的分化来看,再生过程与第一胎儿甲板的初生过程是非常相似的(■图4.3)。

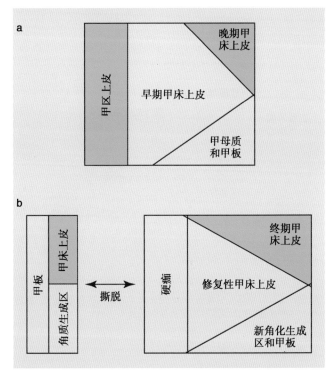

■图4.3　甲发育示意图:a.胚胎发育;b.撕脱后发育

4.3.5　甲床上皮化生

甲床上皮的异常再生可能是甲壁不同炎性疾病所致。

累及甲母质的甲疾病可造成可逆的损害(例如银屑病)或不可逆的损害(例如扁平苔藓),并可能导致甲板异常或缺失[25]。

这些疾病和其他许多疾病可能或主要影响甲床(例如甲真菌病)。由于甲床不形成甲板,因此甲板将存在,但甲板的形状、位置或黏附性可能会改变。

影响甲床的疾病包括原发于该区域的疾病和某些同时累

及皮肤的疾病(例如银屑病、扁平苔藓、浅表真菌病)。当疾病能够侵犯甲床和皮肤时,对受累组织的组织学检查通常可揭示出 2 个部位不同的微观特征[26]。除了类似皮肤的变化之外,甲床也有叠加的表现。令人惊讶的是,某些不相关的疾病也具有这些额外的特征,即银屑病、扁平苔藓和甲真菌病,这些疾病的皮肤组织学改变是不同的。这些变化包括增生增加或意外渗出现象,当同一疾病仅累及皮肤时则不会发生这些现象。

甲床疾病过程中会发生一些伴随特征,包括显著乳头状或指状增生,明显地颗粒层增厚和角化过度。渗出现象包括海绵层水肿(spongiosis),有时甚至存在血清球和鳞状痂,并且经常有出血现象。

疾病过程的这些共同特征可能主要是由于甲床上皮对损伤的反应,而不是疾病本身的性质。这些共同特征的组织学基础可能是甲床上皮的表皮化。

在这种情况下,化生性表皮对机械(压力)创伤的反应与正常表皮相同,即渗出、角化过度和增生,这些现象与慢性单纯性苔藓(lichen simplex chronicus)或继发于既往疾病的苔藓化并无不同[27]。

这一系列事件解释了为何甲床的许多不相关疾病所共有的组织学特征需要与其他给定疾病的特征表现相结合来观察。从甲床活检中获得的组织学结果的不同组合很难解释,有时甚至无法解释。

4.3.6 甲单元和毛发单元组分之间的差异性和同源性

甲和毛发在组织学上的相似性和差异性,反映了这两个附属系统共有的形态发生过程。

如果要参考形态发生学,作者可通过观察头发组织学来了解甲的组织学。甲和头发的病理状况在显微镜下也很相似。

鉴于上述情况,当在甲单元和毛发单元之间寻求同源性时(☐ 表 4.3),通常认为甲只能与毛囊的一半进行比较[2,13,28,29]。这个假设忽略了甲的一些背侧结构。尽管这些结构确实不如腹侧结构明显、更小且发育程度较低,但仍能显示出与另一半毛囊存在一些相似之处。

☐ 表 4.3 已发表的甲单元和毛发单元之间的同源系统

毛发	甲	甲
	Achten(1963)[13]	Zaias(1980)[2]
毛母质	甲母质	甲母质
毛干	甲板	甲板
内毛根鞘	低层甲板	甲床上皮和角质物
外毛根鞘	甲床	甲下皮

这些背侧结构使甲单元具有双侧性。但是,与几乎双侧对称的毛囊相反,甲的双侧是不对称的。

1. 如果将甲板(等同于毛干)视为双侧性的中平面,则最薄的近端甲板在背侧被短而不起眼的"背侧甲母质"包围,在腹侧被更长、明显的腹侧甲母质包围。如果将其与毛母质相比

较,则该复合区域可能是甲单元中最大单侧性或不对称性结构。

2. 在该复合区域之外,甲板的背侧和腹侧被甲母质的上皮产物即近端腹侧甲皱襞的上皮和甲床上皮包围。反之,这些上皮又会产生甲小皮的角蛋白(甲小皮和甲床角质层),它不一定与毛干真正的角质层相同,而是近似于毛囊的内、外根鞘。

这些上皮,特别是它们的产物,在甲和毛发上都将在发挥其包鞘功能后分解。此时,甲单元的背侧半部和腹侧半部之间不对称性的一个显著特征是甲床上皮末端存在高度发育的表皮产物——甲下角,也被称为甲真皮带,这是非常贴切的临床术语,由组织学结构而改编。这种甲膜角蛋白没有可辨认的背侧等价物。甲下角/甲真皮带(错误地称为腹侧甲)除了作为甲板外皮外,还可能作为锚固部分发挥作用,这可能解释了近端腹侧甲皱襞缺失背侧等价物的原因,因为这种结构对甲板的支持作用不太重要。因此,可能近端腹侧甲皱襞和低度角化的甲床上皮都与毛囊的内毛根鞘同源,而甲真皮带角蛋白和上皮可能等同于毛囊峡部水平外毛根鞘的单侧。

3. 在更远的腹侧,与新长的毛干朝向毛发单元的漏斗部一样,甲板游离缘的下侧将朝向甲下皮和远端凹槽。同样,在背侧,漏斗部等效部分可能是近端背侧甲皱襞及其产物——甲上皮。

4. 在最远端,位于近端背侧甲皱襞、侧边皱襞和远端皱襞处的典型掌侧皮肤,可以相当于围绕毛囊口的皮肤,让人联想到非常宽阔但扁平的甲边缘。

5. 最后,甲单元特殊的间充质(不是真正的真皮)具有纤维鞘的特征,类似于毛囊的纤维根鞘。这种相似性也许提供了界面疾病——尤其是破坏基底膜区域的苔藓样疾病,例如扁平苔藓——在毛囊和甲单元中都形成瘢痕(无再生能力)的原因,而当它发生在皮肤的其他地方时,该疾病过程是可逆的(☐ 表 4.4)。

☐ 表 4.4 中给出了这种解释的总结。

☐ 表 4.4 甲内以及甲与毛发之间的同源系统

甲	甲	毛发
背侧	腹侧	
短甲母质(无甲板形成)	长甲母质(甲板形成)	毛母质
近端腹侧甲皱襞(甲小皮)	近端甲床上皮(薄甲床角质层)	内毛根鞘
?	远端甲床上皮(厚甲真皮带)	外毛根鞘(峡部)
近端甲皱襞的边缘(甲上皮)	甲下皮(甲下角质层)	毛囊漏斗部
近端背部甲皱襞	背部甲皱襞 侧边甲皱襞	毛囊口及周围皮肤
近端腹侧甲皱襞间充质	甲床和甲母质的间充质	毛囊根鞘

4.4　甲的颜色

如前所述,甲板及其周围和下方的解剖结构所呈现的颜色受单一或多种组织学成分影响,需要考虑到甲小皮和包鞘系统、底板结构和甲板的颜色。

4.4.1　甲小皮

一些作者仅将术语"甲小皮"用于描述与近端甲皱襞的游离缘相邻且紧邻甲板部位的网状厚缘角蛋白。这种容易看到的组分是由近端甲皱襞背侧部分的角质化引起的,以及较小部分侧边甲皱襞的角化。这些上皮类似于手指更近端的背侧皮肤,但是它们更薄、乳突更少、没有指纹、没有毛发,几乎没有汗腺。尽管如此,它们的产物是紧密的正角蛋白的白色片状沉积物,类似于其他位置的正角蛋白,定义为甲上皮更加准确(本章中使用的术语)。

背面甲小皮系统的一个鲜为人知的部分是较薄的、几乎无色的真甲小皮[23]。

该甲小皮物质来自近端甲皱襞的腹侧部分。该上皮甚至比近端背侧甲皱襞的上皮更薄,并且没有网状组织、真皮乳头、黑素细胞和附属器。由于生成的真正甲小皮或"甲护膜"类似于紧密的正角蛋白,且与下面的甲板紧密黏附着,因此它被描述为甲膜角蛋白的一种可能变异。除了在甲上皮以外,这种膜状角蛋白开始分离和解体的部位,基本是透明的。在这里,真正的甲小皮可以被识别为一条纤细的且几乎察觉不到的白线,该线平行于甲上皮和近端甲皱襞。

4.4.2　甲下皮

"甲下皮"包括由甲板和甲床的分离线,以及远侧凹槽和甲皱襞所围成的区域空间、上皮和角蛋白产物。其角质化产物外观呈白色,与甲上皮(近端甲皱襞的表皮复合物中相对非必需部分)中一样,是其表皮样上皮生成并保留的正角蛋白紧密排列的结果。该上皮除了没有指纹和附属器,以及更致密的"真皮"外,类似于改良的掌侧皮肤。

另一个较难证明其存在的角质产物是外甲下的甲真皮带(或在甲下角质形成的甲真皮带区),该带紧密附着在甲板游离缘的下表面。这种膜状腹侧甲小皮是一种非常致密、薄且黏附的甲膜角蛋白,可能是无色透明的。腹侧甲小皮是位于甲板和远端甲床上皮之间甲真皮带的向外延伸,一些作者将其描述为甲下皮的一部分[2]。

4.4.3　甲半月

甲半月[30]是甲母质的可见部分。由于它的上皮细胞角质化突出而特殊,使其呈灰白色。甲半月或可见的甲母质(与隐匿甲母质相似)包含一个角质形成区,这一区域在微观水平上由相对陡峭且界限分明的多层高度角化细胞带组成,在基底细胞层上方有早期(固缩)核碎片。这种角质形成区类似于角化不全的角蛋白,是甲角质化的基础,导致甲母质形成甲板。

角质形成区的细胞含有丰富的嗜酸性细胞质和逐渐分裂的细胞核(当细胞向上移动时)。核分裂持续进行,直到细胞主要是无核的、嗜酸性的、并非常紧凑地排列在甲板上为止。如同在其他位置的角化不全角质(例如在湿疹性皮炎或银屑病的异常鳞屑中)一样,角化不全的角质形成区经过光线的折射显示出白色的光泽。

甲半月的大部分颜色来自角质形成区,因为在强行撕脱甲板后,在甲板上仍留有一个半月形的残影区[31],这可能表明角质形成区牢固附着在甲板上。但有少量颜色也可能来自甲母质基底上皮(远端很薄)或甲母质下的间充质。

另一个增强甲半月白色角质形成区可见度的因素,可能是甲板在整个甲母质区域的厚度较薄。

4.4.4　甲床

甲床在甲半月的远端边缘和甲真皮带之间,由平顶、纵向隆起的上皮细胞组成,这些纵嵴相互平行,非常规则。上皮由几乎不增殖的分层细胞组成,随着甲床的不断延伸,这些细胞大部分不再有丝分裂和角质化。靠近甲半月中间的位置是一层基底样细胞,这里实际上更可能仍是甲母质的一部分,其后远侧为一模糊分层,主要由鳞状细胞和不明显上层角质细胞组成。

甲床为粉红色,但颜色不均匀[32]。更深的粉红色出现在2个弧形带(近端和远端)内,由近端的甲半月和远端的甲真皮带清晰界定。在甲床中部彼此面对的相对边缘没有清晰地限定。中间的甲床是较不明显的浅粉红色,在施加压力后,该中间甲床变得更红,而在甲真皮带之前的远端甲床变得更白。只有逐渐增厚的甲板和相对均匀的甲床上皮存在时,这种对压力的反应支持了甲床脉管系统是甲床呈粉红色的主要来源。

甲床粉红色的系统化区域差异可能取决于甲床间充质的解剖或功能性血管形成的梯度,也许血管化在甲半月和甲真皮带更丰富,而在中间甲床以下较贫乏。

黑人[33]或亚洲人的甲床上或上方可以注意到的另一种颜色是甲床上皮、甲板和相应的分段生成甲母质中黑色素的颜色,可以观察到这些结构的弥散或条纹状灰黑色变色。稀疏的黑色素细胞,在黑人和亚洲人中较多,可见于甲母质的上皮细胞中,而较少见于甲床上皮细胞中[34-37]。这些黑色素细胞产生的黑色素并不一定表示甲母质中存在黑素细胞痣或黑色素瘤,更常见的是黑色素细胞处于过度活跃状态[38],可能类似于雀斑(freckle)。

在其他健康个体中偶尔看到的纵向红棕色或棕色条纹的裂片形出血,对应于自发性出血后溢出红细胞的沉积和移动。它们位于甲床上皮的角质层中,并被挤压至来源于甲真皮带的腹侧甲小皮和甲板之间[39]。

4.4.5　甲真皮带

甲真皮带(onychodermal band)也称为甲角膜带[40],是甲下角的外部临床表现,即在甲板的远端游离缘和甲下皮肤上皮的发起之前,甲床远侧部分突然致密的角化。它大致由玻璃状灰色弧形带[41]组成,该带最有可能位于成年人远侧嵴的近端斜面上。

在显微镜下,它对应于甲床上皮的远端部分,与角化不良的近端和中间部分相比,会产生更厚重的甲小皮角蛋白,甚至可能包含在偶尔出现的微囊栓中[42],其类似于微小的毛发囊肿。这种甲膜角蛋白可以封闭原本在甲板和甲床上皮之间的空间,在包鞘和固定甲板过程中发挥作用并决定其脱离的位置。

4.4.6　甲板

甲板是甲单元的最终产物,是一个坚硬的、相对不易弯曲的多层角化细胞片,覆盖了指/趾表面的 1/7(小指)至一半(大脚趾)[30]。从组织学上讲,甲板由嗜酸性,或更严格意义上的弱嗜酸性、强抗酸性(碱性品红蛋白阳性,类似于毛干反应)细胞,即甲细胞组成,这些细胞来源于甲母质角质形成区,其产物甲角蛋白是甲单元成熟过程中最特殊的结果。

甲细胞大部分是无核的,且甲板表面的细胞比甲板底部的小[43]。在其他健康个体中,在距节段生成甲母质向上或向前较远距离处,偶见残留的角化不全细胞岛,类似于来自底层角化形成区域的细胞岛。这种现象就是所谓的甲白斑(leukonychial spots)的来源。它们呈现的白色与甲半月呈白色的原因相同,即角化不全。

甲板根据其位置具有 2 种不同的颜色。甲床上方的甲板是无色透明的,而形成游离缘的甲板部分则是黄白色。

尽管甲板在其起始部位较薄,并随着远端甲母质的形成向远侧逐渐增厚,但在这些情况下甲板的组织学外观十分相似。因此,决定甲板中颜色存在与否的最可能因素是甲板的腹侧(或下部)界面的性质。虽然附着部分的界面在黏附的角质板和不透气的甲板上皮之间(固-固界面),但是分离边缘的界面与甲沟角中存在的空气(固-气界面)接触。在这些不同界面处折射的光将被不均匀地折射。固-固界面处的折射将被最小化,甲板将呈现透明和半透明的状态,从而可以清晰地观察甲床。

虽然甲板本身具有透明性,但固-气界面处增加的折射会使甲板看起来像一个不透明的结构。这种现象类似于在没有由玻璃壁、游泳面罩或浸油提供的固-液界面的情况下观察水族箱的顶部、游泳池的底部或高倍显微镜物镜下的标本时发生的现象一样。角膜中也会发生类似情况。在正常情况下角膜是无色透明的,如果提供必要的固-固界面的前上皮变得水肿、磨损或缺失,则角膜可能变得不透明或浑浊。

界面处的折射解释了在撕脱甲板中观察到的悖论,在该板中,原本透明的区域变得不透明,而出现甲半月残影,这里角质形成区仍在固-固界面上起作用,很容易被透射[12]。

除了上述讨论的现象外,另一个可能影响甲板远端边缘颜色的因素可能是存在经常堆积的甲下皮角质层产物,这可能会导致进一步折射,以及它们本身的某些颜色。

甲下角的甲小皮角蛋白来源于腹侧甲小皮,其附着在游离缘的下部,不太可能对游离甲板的颜色产生显著影响,因为它是膜状的、薄的和黏附的,并且可能与近端甲板上方真正的甲小皮一样是透明的。

表 4.5 总结了影响甲颜色的因素。

表 4.5　影响甲颜色的因素

结构	颜色	因素
甲小皮 真正的背侧表皮 甲板游离缘的甲下角	透明的	膜状的 致密的 (甲小皮的)甲膜角蛋白
甲上皮和甲下皮	不透明白色	薄层致密的(掌侧)正角蛋白
甲半月	不光滑的灰白色	甲母质的厚角质形成区
甲床	粉色	甲床毛细血管网
	弥漫性或条纹状灰黑色色素沉着	甲母质中的黑素细胞(或少数可能在甲床上皮) 甲板中的黑色素
甲真皮带	玻灰色	甲床-甲下皮-甲板连接处(甲下角)
甲板(在甲床上的)	透明,无色	黏附角蛋白板(固-固界面)
甲板(在远端游离缘的)	淡黄白色或白色	非黏附性角蛋白板(固-气界面) 甲下皮

4.5　甲板的构造

决定甲板精细构造的参数如下:
1. 形状
2. 凸度
3. 远端边缘轮廓
4. 厚度
5. 轮廓的水平度(平台出现)

前 4 个参数决定甲板的形态,第 5 个参数决定甲板的位置。

4.5.1　形状

甲板长轴的主要方向将决定甲板的总体形状更接近矩形(如细长的指甲)还是正方形(如近方形的足趾甲)。如图 4.2、图 4.3 和图 4.4 所示,此特性受下列因素影响:
1. 甲母质的广度,这将决定甲板的相对宽、窄。
2. 甲床的长度,这将决定甲板的相对长、短。反过来,这个长度取决于甲真皮带的位置,在甲板接触空气之前,这是甲床的真正边界。

成年人甲真皮带的位置可能源自胚胎的远嵴,尽管在甲板的压力下其逐渐消退,但似乎仍是远端甲床上皮在近端斜面上的附着位点和甲下皮在远端斜面的附着位点。

除了甲真皮带以外,甲板的长度主要受个人或环境影响,而不是天生的。

由于甲母质、甲床和甲真皮带的位置最终必须适应下层骨

4

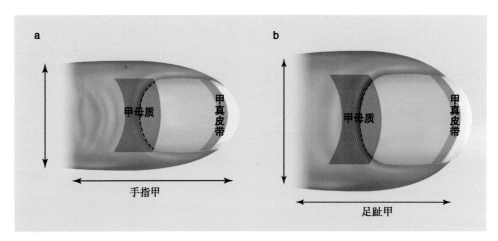

◩ 图 4.4　甲板的形状。a. 手指甲；b. 足趾甲

的宽度和长度，因此指骨在塑造甲板形状中的作用不应被低估。

4.5.2　凸度

　　甲板表面的前、后坡度，以及甲板的横向曲率决定了凸度，

使甲板呈现出钟表或半顶针晶体的圆顶形状的凸面。这种凸度来源于：

　　1. 甲母质的拱起程度（◩ 图 4.5），这是造成甲板的横轴拱起多少的原因。

　　2. 甲床的双向倾斜（◩ 图 4.6），它决定了甲板纵轴的曲线度。

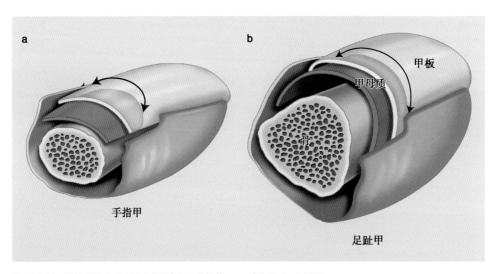

◩ 图 4.5　甲板的横向凸起和甲母质的弓状结构。a. 手指甲；b. 足趾甲

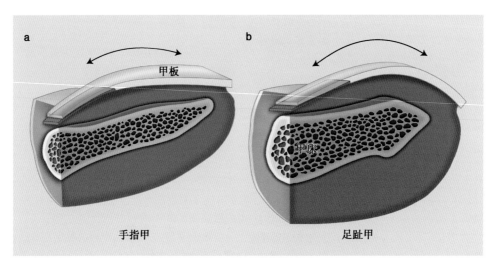

◩ 图 4.6　甲板的纵向凸起和甲床的倾斜度。a. 手指甲；b. 足趾甲

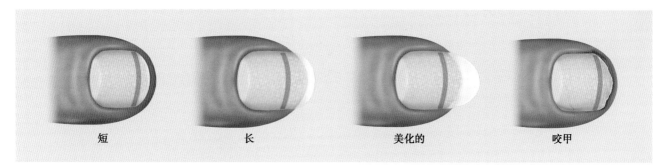

● 图 4.7　甲真皮带的轮廓:与甲半月轮廓的关系。同一片甲的远端边缘轮廓可能有所不同,但甲真皮带的轮廓是恒定的

正如下面的骨骼最终影响甲板的形状一样,甲板的凸度("高度")与甲母质和甲床对下方骨相邻间充质和指骨的形态有关。略微凸出的甲板可能是对手指指骨长而平坦的形态的反映,而足趾上的甲板更加弯曲,则反映了足趾中更短而饱满的趾骨[44]。

4.5.3　远端游离缘的轮廓

在一定程度上,甲板游离缘的长度受环境影响并且是可变的,因此远侧甲板的轮廓也受环境影响并且是可变的。但是,甲远端边缘通常沿着平行或抛物线走向,与真实、恒定的界标(即甲真皮带)的距离是可变的(● 图 4.7)。由于甲真皮带的稳定性,其轮廓是一重要参数。该轮廓反映了甲半月的弧形远端轮廓,通常与之平行,同一个个体中,该轮廓表现出的每一个变化几乎精准地对应着甲半月中的变化。甲真皮带和甲半月远端边缘之间的轮廓对应关系表明,在甲床上皮和甲板完全成熟化的过程中,运动速度是恒定的。因此,甲板-甲床亚单元的外围部分将"晚"到达甲真皮带,不是因为它们离开原发部位的时间晚,而是更靠后的外围(侧面)部分的甲半月和隐匿的甲母质的不同位置。总之,在甲真皮带的部位,甲板每个经线的横截面可能由任何深度、生成时间相同的甲角蛋白片形成。

4.5.4　厚度

已知甲板在近侧较薄而在远侧较厚。厚度相差值和平均厚度都取决于

1. 甲母质的长度,因为甲母质是负责形成真正甲板的唯一结构(该板不包含真甲小皮和甲下角的甲膜组分)。甲板的表层部分来自近端甲母质,而较深的部分来自远端甲母质[7]。

2. 甲板表层和深层之间向前移动的速度梯度是由移动较快的表面和移动较慢的底部引起的。这些速度由增殖较活跃的近端甲母质和较不活跃的远端甲母质决定。

从组织学上讲,甲母质增生梯度的某些迹象是由较厚、较密和较坚固的近端甲母质上皮,以及在浅层(近端衍生)中存在的小甲细胞决定的,与深层(远端衍生)甲板中大而宽的甲细胞形成对比[43,45]。

在动态研究中使用延时放射自显影技术[4,7]时,可以清晰地看到甲母质中这些不均匀的增殖片段,以及甲板各层向前移动的不同速度。当使用氚示踪的甘氨酸时,在连续的相同瞬间的甲角蛋白化平面可以观察到不同的速度,其以逐渐倾斜的方

式向前移动(从平行于甲母质上方到倾斜于甲床上方),这是由于近端甲母质产生的物质更快,而远端甲母质较慢。

甲角化的每个特定瞬时平面中的这种偏斜可以通过其与假想水平线的相对倾斜度来量化(● 图 4.8 中的 a)。每个偏转角代表在给定时刻甲板所有层之间的速度梯度。

随着甲板向前移动,角度的顶点会前进,并且角度的大小

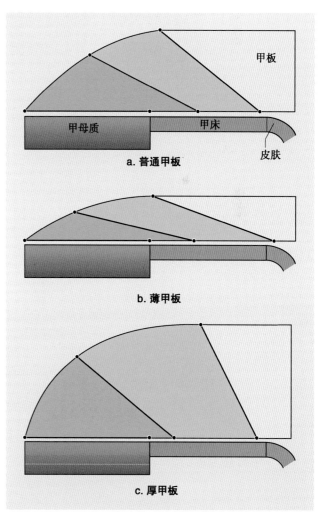

● 图 4.8　甲板的厚度:通过缓慢或快速偏转相同瞬间的甲角化平面显示对表层和深层速度梯度的影响。a. 甲角化的相同瞬时平面的正常速度会产生正常厚度的甲板;b. 缓慢的偏转(例如,衰老)会阻碍甲板堆积,从而导致甲板变薄;c. 快速偏转(例如银屑病)增厚并"刺激"甲板,即使甲母质的成甲膜和甲板的成甲细胞层数量相同

会增加。该可移动角度的顶点由同一瞬时平面的远侧下端终点形成,最初位于甲半月的前边界。随着它沿着甲角蛋白的最下层移动,顶点的位置随之改变,该角蛋白是从甲母质的最远点衍生而来的。

近端上层终点最初位于甲母质的最近端,随后位于由此衍生的甲板角蛋白的最上层。远端下端最终到达甲板的远端边缘,并且比甲角化的相同瞬时平面的近端上端更早到达。尽管速度较慢,但这种较早的到达是由于同一个瞬间平面的远端覆盖距离较短的结果。

在甲区域范围内,偏转角的范围从接近0°到小于45°。假设在甲区域范围内该角度达到90°(同一瞬时平面垂直于甲板的上、下表面),则此时甲板的厚度大约等于甲母质的长度。

就像在海浪中一样,如果上游水流的速度过高,特别是与下游水流的速度不成比例,那么海浪的波峰会很高且猛烈。如果2种速度大致相等,波峰会更低且更平缓。同样,如果在上层和下层的甲板之间存在较大的速度梯度时,甲板的偏转角将会迅速增加,甲也将更快地达到相当大的厚度(图4.8中的c)。同样,如果同一个甲的角度在甲板内的某个距离内保持较小(速度梯度较低),则缓慢的偏转将导致甲板变薄(图4.8中的b),只有经过一段时间后才能达到其全部潜在厚度(如果甲被修剪,可能永远不会)。

因此,在甲母质长度恒定的情况下,甲母质各部分之间的功能差异可以改变甲板的厚度。

关于偏转角的这一假设也有助于解释为什么健康个体、老年[46]等生理变化或甲母质疾病[26]会在甲母质长度不变的情况下导致甲板厚度的改变。该假设还反驳了仅与线性有关而与体积参数(包括厚度)无关的甲板生长的研究。单个甲角化平面的假设演变和偏转模型图见图4.2~图4.9。

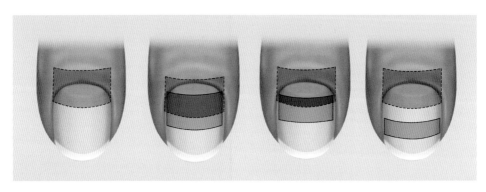

图4.9　甲角化的同一瞬间平面的可能路线:延时放射自显影理想结果的展示。开放区域,甲母质;虚线区域,同瞬时平面

De Berker[10,20,47,48]对甲母质的增殖特性和甲生长的研究做出了重要贡献,这对甲生物学具有重要意义。

4.6　甲板的平面轮廓

尽管近端甲皱襞和新生甲板间存在一定角度(Lovibond角)[49],但如果考虑到近端甲皱襞的边缘水平和甲真皮带大致相似,并且尽管甲板的厚度可变,但甲板的上表面和下表面在很大程度上是平行的,所以甲板的整个轮廓相对平坦。

甲板轮廓最终平坦的原因是复杂且相互关联的,包括甲母质的特殊排列、甲母质的动力学、甲板的分化和生长、相邻软硬结构的成型效果、甲覆盖物提供的黏附性和紧固性,以及支撑甲单元的特殊间充质施加的锚固作用。

4.6.1　甲母质上皮的固有排列

甲母质上皮的网状和基底细胞的垂直轴与基底细胞最上层形成的线不垂直[24]。垂直轴的方向是向外和向前,而不是向上(即它们沿顺着尾部的方向倾斜)(图4.10)。仅这一组织学因素就极大地影响了斜向和离心生长方向的细胞,这些细胞可形成角质形成区和早期甲板,而形成早期甲板的细胞是终甲板的表层部分。

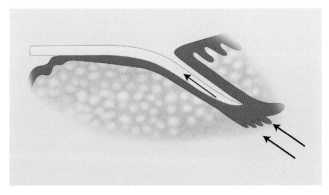

图4.10　甲板的水平倾斜度:甲母质上皮网的倾斜方向导致早期的斜向甲板

4.6.2　甲板生长和甲母质分化的动力学

如前所述,甲的生长方向主要是沿甲板的整个延伸方向离心生长。然而,在甲板的远端部分存在一些向心生长的趋势,可能表现在一些更凸的甲的前斜面上,这不仅反映了甲床对间充质和骨骼的适应性,而且还反映了甲板内固有的弯曲矢量。这些方向是随着甲板以不同速度移动的部分所施加的生长压力的表现。

甲板不同水平的各种速度与在甲母质相应部分中的不同增殖率相关:在近端甲母质中最高,在远端甲母质中较低,在中间甲母质中最低[2]。正如在甲板厚度的调节中一样，更活跃、增长更快的近端甲母质将产生更快速移动的表面层，并且可能更快速地成熟和硬化，甚至不同于那些来源于增生速度较慢的远端甲母质的方式[13,50]。尽管这些表层仍不可分离地黏附在深层，但它们较高的运动速度可能会对整个甲板产生旋转效应（■ 图4.11）。通过这些上层提供的动力，将使甲板的主矢量相对升高或降低。主向量的这种变化可能是极长的人类甲，以及爪子（在具有明显近端甲母质的动物中）趋向于呈曲线甚至螺旋状生长的原因，该过程最初是离心的，随后明显向心。

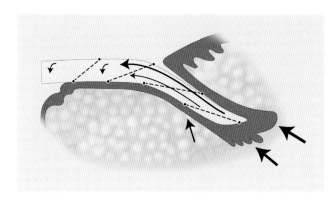

■ 图4.11　甲板的水平斜度：甲板中的主要浅表向量（作为甲母质渐变厚（箭头）的不同扩散速率的影响）决定了甲板在其中、远端过程中向心性（旋转）的增长趋势

4.6.3　外部成型

甲母质的生长压力不均匀地传递到甲板上，这种传递受到来自背侧的甲皱襞[51,52]和腹侧的下指骨（■ 图4.12）的限制。

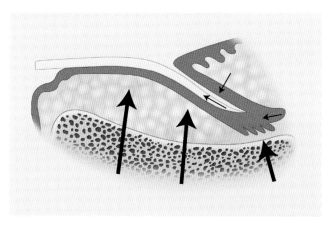

■ 图4.12　甲板的水平斜度：由于近端甲皱襞和骨的压力而形成的外部结构

由于在没有甲皱襞的情况下，甲板也可以相对正常生长[51,53]，因此最重要的因素可能是骨骼提供的成型作用。

就像是甲的枕头一样，指骨的近端或骨骺部分（其"头部"）在甲母质的最近端产生解剖倾斜，使甲根从一开始就向下倾斜（类似雪橇）。尽管甲母质上皮的倾斜在整个文献的许多照片中都有广泛的表现，但其重要性可能被低估了。当这种倾斜加上甲母质网状嵴和基底细胞的固有倾斜时，尽管其近端部

分有明显的向上和向外倾斜，但生成甲的位置在解剖学上倾向于产生具有相对平坦伸展的甲板。

同样，指/趾骨的中部和远侧部分就好像是甲的床垫一样，作为基底进一步促进甲板几乎呈水平方向生长。

显然，指/趾骨在决定甲区域的形状、凸度和延展性，以及甲板轮廓方面的作用被认为是至关重要的，而不是附属的。甲是这些骨头的防护罩或保护套，由于保护远端指/趾头是甲的主要功能之一，因此甲板的形状与被保护对象的形状一致是合乎逻辑的。胚胎期令人深思的骨-甲关系表现为先天性足趾甲错位，即趾甲板暂时与底层骨骼的生长不同步，当骨骼生长更快后，足趾甲会明显重新排列[54]。

4.6.4　黏附至甲床

甲床上皮为甲板提供了附着于甲床的条件，并可促进其活动性，确保甲板可保持其原始的生长方向和平坦度。

甲床上皮非常牢固地黏附在甲板上，即使撕下甲板后，上皮仍会黏附在甲板上，而不黏附在甲间质（"甲真皮"）上[12,16,55-57]。此外，甲床上皮与甲板以相同的速度移动，这已通过3H-胸苷标记的甲母质来源的角质形成细胞向甲床上皮空间内逐渐迁移的动力学显示出来[4,7]。由甲床上皮形成的角质层即使很薄，也具有特殊的黏附特性。甲床上皮对甲板的附着力强于间充质，这可能取决于所产生的角蛋白的甲质。甲床角质层尽管在近端不明显，但在远端较厚且突出，在该处甲床上皮分化为产生甲下角的上皮。这两个角部，尤其是分别作为甲板黏附平面和黏附的甲下角，所提供的黏附性是将甲板引导至甲床相应平坦位置的重要因素（■ 图4.13）。

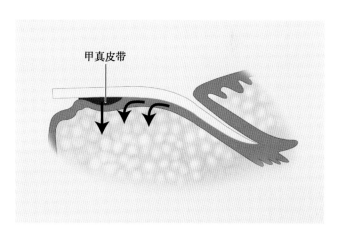

■ 图4.13　甲板的水平斜度：甲板与甲床上皮紧密黏附，由甲床的表皮角质层，特别是甲下角提供黏附点

此外，甲床上皮和甲床间充质（"甲表皮"）的解剖结构[17,18]可使甲板-甲床上皮亚单元在甲间质上平滑前进，而不是使甲板在稳定的、不可移动的甲床上皮上滑动（■ 图4.14）。甲床上皮中嵴的特殊排列可以增强由紧密黏附的甲板和甲床上皮组成的亚单元的同步运动。甲床上皮虽然是顶部平坦的，但具有由纵向嵴组成的波状底部（在横截面上），该底部的纵向嵴彼此平行且与甲板的纵轴平行，并与甲床间充质中的相应纹理相互交叉。这些互补的解剖结构将是通道效应的微观基础，该效应可允许甲板在发育中后期的正常平展运动。

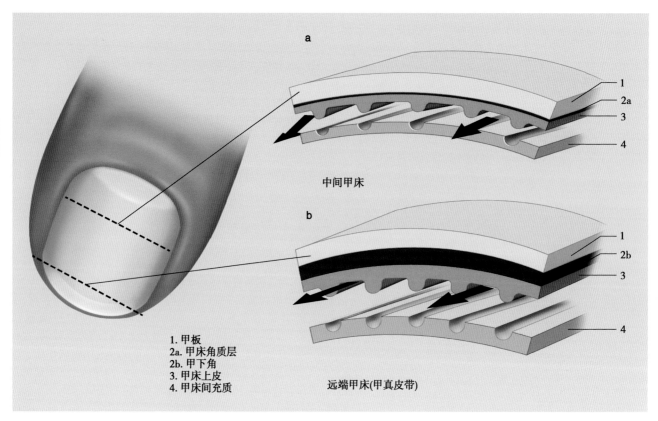

中间甲床

远端甲床(甲真皮带)

1. 甲板
2a. 甲床角质层
2b. 甲下角
3. 甲床上皮
4. 甲床间充质

■ 图 4.14　甲板的水平斜度:移动的甲板-甲床上皮亚单位对波纹状间质的通道效应。a. 可以忽略不计的近端甲床角质层作为甲板和甲床上皮之间的黏附物。b. 两者之间的实质性黏附主要由远端突出的甲真皮带提供。在这两个位置,甲床基质提供的叠瓦作用进一步稳定了甲板的水平度

甲床间充质的完整性相较于甲床上皮,对完整、正常的远端甲板至关重要。断裂的甲床上皮(例如,部分撕脱后)不能独立移动[6],这可能是由于前面的上皮甚至是甲板所提供的前向牵引力丧失的结果。

甲板-甲床上皮亚单元的一致运动可能表明甲床上皮具有一个近端的起点和一个远端的终点。

甲床上皮完全来源于甲母质上皮,而不是自生的独立结构,以下组织学观察结果支持了这种关系。甲床上皮的基底细胞层主要位于甲半月(远端甲母质)附近。此外,该基底细胞层楔入由甲母质角化层顶突状尾端的凹陷所形成的下角之下,这与在毛囊球部基质周围局部变薄的内/外毛根鞘的楔入相似。甲的这一部分是否被称为甲床上皮的生发层,或者是否应将其视为甲母质的一部分,可能与甲床和甲母质的生理相互依赖性无关。此外,甲床上皮细胞的主要层由外观不同的细胞组成,这些细胞没有有丝分裂,没有明显的细胞核,也没有其他非常活跃的原位增殖迹象。这些细胞是一种被动的、几乎是终末期的上皮细胞。3H-胸腺嘧啶核苷的高摄取率同时发生在经典甲母质和甲床上皮的生发层中(与它前面甲床上皮实际上没有摄取相反),并且标记的甲床细胞缓慢向前迁移,这与甲板的前进相一致[2,4],支持前面讨论的假设。

在甲床的远端区域,与甲下上皮相邻处,甲床上皮通过完全的角化成熟而消失。此处的上皮更厚,甲膜角蛋白积累更多,且角蛋白-上皮连接处皱起,非常类似于在毛根鞘角质化中观察到的起皱[42,58]。甲床上皮的远端“生发”区是甲下角[13]或“腹侧甲”[59],它作为甲下角角质层的向外延伸,进而位于甲板的游离缘下方。这可能解释了甲床上皮在甲板、甲床和甲下皮的关键连接处的命运:作为半包绕产物而不是真正的甲板而完全的消失、挤压和脱落。

甲床上皮的功能-贯穿其整个长度尤其是其远端的引导和黏附-都将为甲板提供可移动的支撑并黏附至基底以维持其正常结构和位置。

4.6.5　间充质固定

甲单元下方的致密硬化间质通过将所有覆盖结构连接在一起并使之靠近骨头而发挥稳定甲板结构的作用。它不仅覆盖表层的假表皮(现在也有些人称其为甲真皮),还向下延伸到了更深层的软组织,这些软组织不能等同于真皮。

相比于更靠近远端皮肤的甲皱襞真皮样间质,甲母质和甲床的间质主要由纤维结缔组织和血管组织组成,这些组织并不是典型的乳头状或网状排列。由于缺乏附属器,其并不位于皮下层而是位于骨膜和肌腱上[60,61]。实际上,甲母质和甲床间质具有韧带甚至肌腱样特征。当从矢状面观察时,这甲下间质(■ 图 4.15)可以初步划分为 3 部分:基质-指/趾骨(后)韧带、甲床甲真皮和甲下-指/趾骨(前)韧带。其中甲真皮为其主要构成部分,而近端和远端的部分比较狭窄并且分别将指/趾骨的近端和远端部分与基质和远端甲槽相连。连到横沟的韧带成椭圆形状包绕着甲。这种假想的椭圆形韧带是将甲单元连接到骨头上最重要的固定装置,就像熨衣架周围的钢圈或者使床单紧贴床垫的夹子一样。

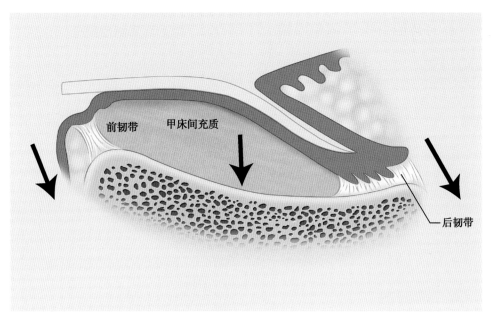

前韧带　　甲床间充质

后韧带

■ 图 4.15　甲板的水平倾斜度:甲区域的间质组织允许锚固近端和远端甲凹槽并支撑甲床

甲床间质,或甲真皮,与皮肤中其他任何地方的真皮都不相似,如果需要进行类比,将其与网状真皮比较几乎是不适用的。相反,这种纤维血管间质近似过度的纤维鞘组织学外观,与毛囊类似。

尽管如此,甲床间质和皮肤真皮具有形成类似乳突的能力,即纵向波纹反映甲床上皮相互隆起的嵴。因为有大量的神经受体(Vater-Pacini 小体和 Meissner 小体),甲床间质具有丰富的神经支配和血管蒂[62-64],其次它还有一个贯穿上层波纹的丰富毛细血管网和显著的淋巴系统。另外,它还遍布血管球体,即在不同热条件下调节远端微循环的特殊神经和肌上皮动静脉瘘管。

这种特殊的间质最终负责维持甲母质、甲床、甲下皮,以及指/趾骨之间的恒定位置关系和临界距离,任何发生于骨、软组织和骨膜的疾病都将会导致甲板出现形态或位置异常[65]。

■ 表 4.6 总结了影响甲板形态和位置正常结构的可能因素。

■ 表 4.6　甲板的轮廓	
维度	因素
甲板的形态	
形状(矩形或方形)	甲母质的宽度
	甲床的长度(到甲真皮带的位置)
凸度	
横向	甲母质的弓状结构
纵向	甲床的斜度
甲真皮带±远端边缘的轮廓	甲半月的半月形轮廓
甲板的厚度	甲母质的长度
	瞬时甲角蛋白平面的偏转角(仅次于甲板表面和深层之间的速度梯度)
	甲板的位置
甲板轮廓的水平度(平台出现)	甲母质乳头状突起的斜度
	甲板生长的离心和向心方向(次要于甲板的快速表面和慢速底部)
	外部成型
	甲皱襞(次要的)
	指/趾骨(主要的):骨头在近端作为甲枕,在远侧作为甲垫
	牢固黏附(附着到甲板)的甲床上皮在甲床间质上滑动的通道效应
	由甲的"甲真皮"和韧带提供的间充质锚固作用:甲母质-指/趾骨,近端(近侧凹槽),指/趾骨-甲下凹槽,远端(远侧凹槽)和外侧韧带

4

4.7　正常甲形态的其他组织学调控因素

除了上述影响甲板位置、形状和平整度的因素外,还有其他影响甲板和邻近组织外观的微观因素。

4.7.1　甲板表面

甲板表面是否光滑、有光泽,首先受到甲母质和近端甲皱襞所形成的边界的制约,其不仅包裹真甲小皮,还通过"熨烫"新生角化层使甲板变得光滑有光泽。

在显微镜下观察甲板活检标本时,大多数没有明显病变的甲都能看到均匀光滑的表面,未发现最上层角细胞的破裂。如果近端甲母质因疾病而改变,例如海绵样变,由于甲细胞表层的生成不均匀性,将会产生具有垂直条纹和无光泽的粗糙甲面。

4.7.2　甲板的完整性和坚固性

正常的甲板是由大约 50 层方向一致、彼此紧密结合的甲细胞层构成,不受诸如渗出液体或占位等的影响。一个固定的核心结构将有助于维持甲板的正常外观,该核心结构是以多层、单一的、近乎均匀的形式存在,不应该有任何外来物质阻断甲板可预测的前进过程。

4.7.3　甲板的黏附性

甲板和甲床之间没有明显的界限,正常情况下除了甲下角(甲真皮带)外,不应存在角蛋白积聚。甲真皮带是甲床上皮细胞角化形成的弧形突。在作者看来,这是甲床上皮在向前延伸的过程中碰撞到甲下皮所形成的结构,并形成皮肤与甲组织的过渡区域,这种远端角质"拉链"对甲板起固定作用,它的破坏常常导致甲分离。

4.7.4　甲板的透明性和半透明性

甲板在某种程度上相当于角膜。角膜是由上皮细胞,以及纤维为主要组分构成的透明结构,而甲板完全由均质化的上皮细胞构成,在这种基质来源下,使得甲板具有透明性和半透明性,就像角膜一样,尽管两者由天然不同的组织发生。在这两种情况下,都不存在过多的细胞、纤维或液体。

4.7.5　甲的黑素细胞组分

甲中的黑素细胞(melanocytes)基本上存在于甲母质中,但其他部位也可存在。一些处于休眠状态,而另一些存在于远端甲母质中,是功能性的。近端甲母质中每平方毫米约有 217 个黑素细胞,远端甲母质中约为 $132/mm^2$,甲床中也含有黑素细胞($45/mm^2$)[37]。然而,从组织病理学角度来看,即使在日常实践中使用常见的黑素细胞免疫过氧化物酶(MART-1,HMB45),通过常规组织学检查,近端甲皱襞的甲床和腹侧也缺乏可见的黑素细胞。值得注意的是,甲板中几乎没有黑色素颗粒是正常的。由甲母质黑素细胞产生的黑色素颗粒在其降解过程中分散成十分细小的颗粒,以至于它们不会改变甲板的透明度或不透明度,也不会使正常个体的甲板颜色变成临床上见到的褐色。如果甲板发生黑素化,它将与甲母质黑素细胞的活化、功能障碍或增殖密切相关。在这些情况下,活组织检查中会看到更多的黑素细胞,病理学家将会评估甲板中是否存在黑素细胞的过度活化或肿瘤增殖。

4.7.6　甲的微生物环境

甲含有主要由球菌组成的细菌群,它们在组织学上相对较少,通常不存在。很少在角质间隙中发现假真菌。然而,这些腐生真菌不被认为是侵入性或致病性的,但它们很难与致病真菌区分。大多数可能是土壤中的霉菌,以大孢子的形式出现。在正常甲中没有发现共生菌丝或酵母菌[66,67]。

4.8　甲疾病的类型

前面的章节讨论了甲的解剖结构。本节将分别从正常情况,以及疾病状态下讨论甲的微观结构。

在这一章节将基于日常临床工作中对甲活检的组织学观察,从疾病的组织学模式角度讨论甲结构的内在异常,而不是常规的以疾病列表的形式呈现。同时也涉及甲母质、甲床和甲皱襞异常对甲板和甲环境造成的影响。

根据显微镜下这些发现的可及性和可用性对标志进行排序。这本身不是组织病理学的章节,而是偏向显微镜检查的背景章节。

甲疾病在显微镜下的临床病理排序是依据这些异常是否会导致营养不良、肿块和色素性病变(■ 表 4.7)。

■ 表 4.7　甲疾病的主要临床病理模式

营养不良	肿块	色素性病变
A. 炎症性疾病	A. 炎性	A. 出血
	肿胀、甲沟炎	甲下和板内出血、碎片出血,血肿
灰指甲	B. 增生	B. 非肿瘤性过度黑色素化
接触性甲炎、甲沟炎	甲板的错位、硬痂(鸡眼)、化脓性肉芽肿、寻常疣	炎症后色素性改变、雀斑(良性黑素细胞活化)
表皮性甲病	C. 变性	
银屑病、扁平苔藓、甲真菌病、疥疮、潜蚤病	局灶性黏液病(指黏液性假性囊肿)	

□ 表 4.7　甲疾病的主要临床病理模式 (续)

营养不良	肿块	色素性病变
毛发性甲病	**D.　囊肿**	**C.　黑色素细胞肿物**
斑秃、扁平苔藓	表皮样囊肿、甲膜囊肿	**黑色素痣**
系统性甲病	**E.　表皮肿物**	单纯性斑痣、交界痣、皮内痣
胶原血管疾病、糖尿病、淀粉样变性、水疱病	**典型的角质病**	**恶性黑素瘤**
B.　遗传性疾病	上皮鸡眼、甲母质癌	原位恶性黑色素瘤（"非典型性黑素细胞增生"）、肢端扁平恶性黑色素瘤
Darier-White 疾病、先天性甲肥厚	**非典型角化病**	**D.　染色/色素**
	光化、砷和放射性角化病	局部吸收，全身吸收
	鲍温病	甲下皮
	角化棘皮瘤	
	癌	
	基底细胞，鳞状细胞，其他：转移性等	
	F.　间质肿瘤	
	软组织肿瘤	
	指纤维瘤、腱鞘巨细胞瘤、血管瘤、神经纤维瘤、卡波西肉瘤	
	硬组织肿瘤	
	外生骨疣、骨质疏松症、内生软骨瘤	

4.9　甲板和甲角附近的甲病组织学模式

随后将根据甲活组织检查作为诊断的初步依据。最基本的甲活组织检查是甲板活组织检查，即甲修剪，或者像足病医生经常做的甲剥离那样。后者相当于甲板纵向扇区的节段性撕脱。

关于这些疾病的详细描述在有关甲疾病的文章或组织病理学章节中论述[68-72]。自 1990 年该书出版以来，这一经典章节一直是本书的一部分[73,74]。

本章节的主要内容在于这些疾病如何影响甲板和周围环境的正常表现。在这方面，我的实验室一直在努力完善的甲病理学分析的最新工具是甲板活检，这种手术是无创和无血的（除非纵向剥离甲板），并且它使得我们有机会观察甲的内部结构。我们收集的标本越多，就可以研究揭示越多的疾病，而无须从甲母质或甲床获得活体组织。这并不意味着剪甲是穿刺或切除活检的绝对替代品，但大多数日常疾病，特别是真菌疾病，不需要更多的侵入性方法。该方法不仅提供角质产物，而且通常提供与它们接触并且在修剪或接近部分撕脱时撕裂的上皮细胞甚至甲母质[75,76]。

这些是甲疾病的主要表现。根据这些组合，大多数诊断可通过多种类型的组织活检标本得出。

作为基线，甲母质和甲床的上皮细胞层很薄，在乳头状固有层的上方，没有异常的渗出或增生。

甲疾病的组织分型反映在活体组织上，其金标准是检查产生甲角的上皮细胞，但同时甲角对甲疾病组织学诊断也十分重要。值得庆幸的是，上皮细胞所产生的病理变化会直接反应在其生成的甲角上。尽管在一些地区对甲单元的活组织病理检查

开展相对学术中心较少，而且对于炎症（尤其是赘生物）的检查过程更是如此，下文将主要阐述甲床炎（onychitis）的发病过程。为简单起见，我们主要关注上皮细胞的活动，而不是其伴随的间质。

甲病的表型都是粗略评估的，因此应该由临床医生进一步阐明。甲板形状的异常包括甲板的凸起和凹陷，最易于通过肉眼检查来确定。甲的厚度更容易用肉眼进行初步评估，但也可以通过显微镜进行细微检查。尽管肉眼检查时这些特征很容易被察觉，但没有可靠的组织学征象。同样，甲板的位置和甲板平整度异常应由临床医师确定。甲母质和指/趾骨的排列是决定甲板位置的条件因素，这也超出了病理学家的知识范围。

以下是可以对甲单元进行非侵入性活检所识别的疾病模式，即从最简单的甲修剪或更复杂的甲板纵向节段剥离。前者剥脱的是角质化的甲组分，而甲板纵向节段剥离，相当于一个小撕脱，经常携带着牢固附着在甲板上的上皮甚至甲母质组分。

在甲修剪或甲板进行剥离后，甲板活检使得我们有机会了解甲基本的组织学特征，如 ▶ 框 4.2 所示。

框 4.2　甲修剪/剥离中的主要甲特征 (甲板活检)
- 甲板营养不良（增厚、甲分裂、背侧和腹侧纹路）
- 过度角化（甲下的、甲上的、皱襞、甲下角化不全）
- 海绵层水肿（甲下的、板内的）
- 存在病原体
- 出血（甲下的、板内的）
- 角蛋白溶解（vs. 脱甲症）
- 中性粒细胞渗出（微脓肿、脓肿增大或形成）
- 结晶（海绵层水肿相关的、尿酸）
- 外源物质：指甲油、淀粉和滑石粉等

4.9.1　甲板营养不良

甲板营养不良(nail plate dystrophy)是甲病理学中最常见的症状。多种甲病会导致甲板正常外观的改变,且这种改变对于多种甲病具有共性。

最常见的外观异常是甲板厚度的变化。甲板变薄意味着甲细胞变小,甲板仍然保持正常的层数,但是每一层的厚度变薄导致甲细胞的总厚度减少。厚度增加是甲板营养不良的常见定义,广义上说,指的是任何使甲板结构的异常,而不仅仅是厚度。因此甲板的增厚以及甲板的其他病变共同构成甲板组织学营养不良。

甲板表面异常(abnormalities of the plate surface)是甲营养不良的另一方面。由于出现凸起、凹陷或凹点,会改变甲板的光滑和光泽度,从而形成不规则的甲表面。异常通常包括光滑表面的中断以及甲襞的改变。凹点可能是由角化不全的甲细胞和/或聚集的中性粒细胞(微脓肿)而形成的。在显微镜下能明显观察到的凹陷或洞,我们称之为"甲龋(nail caries)",至今还未正式命名。它们可能由于较浅的表面膜被细菌溶解或表面角质溶解之后形成的。

更有趣的是,甲板表面粗糙以及缺乏光泽可能继发于未成熟的甲细胞过早地被挤压到甲板表面从而脱落,原本每一层甲板层的细胞数量从甲板的起点到游离缘的终点应该是相同的。在这个早期脱落的过程中,甲板卷曲并向上错位,从而使得卷曲处形成凸起,并相应地导致对应部位的甲板层数减少,形成的凹点或横沟通常充满细胞(球菌)。(○ 图 4.16)

Beau 线(Beau's lines)代表了同一平面上的每一甲细胞大小受其角化过程影响而下降,该角化过程中的影响是由于甲母质中甲生长的中断而造成的。差距越小,最终形成线的横沟就越短,甲母质间接损伤越严重,沟越深。甲细胞越小,所形成的甲板越薄,如果发生完全中断,甲板中会出现一个垂直的缝隙从而导致甲脱落。一些疾病(创伤、感染、严重的医疗疾病、主要外科/麻醉、药物副作用和自身免疫性疾病)与 Beau 线和脱甲症,甚至甲沟炎有关,它们的发生机制最近被统一为一个方式[77]。在甲母质中可能会出现类似但不完全相同的现象,在甲母质上并排的功能性纵向带在其上方和侧方产生较厚的甲板,而在嵌入的"萎缩"带中则产生较薄的甲板,这将导致在甲板表面形成相对丰富的纵向嵴和凹槽。甲板表面过度粗糙不仅仅是发生在甲表面:在甲母质上皮发生甲真菌病的过程中,甲板的下表面会更加严重。

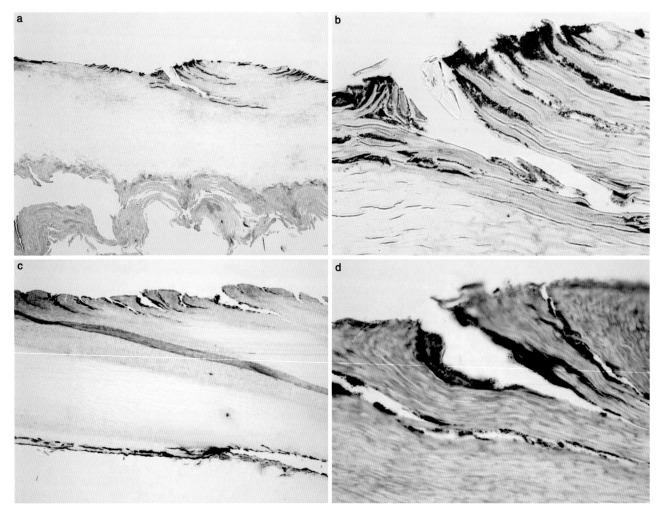

○ 图 4.16　细菌性甲病。a,b.在外翻甲板的最上位置含有球菌(病例一;PAS 染色);c,d.甲板的最上面严重外翻,并在指甲油附近可见深深嵌入的球菌(病例二;PAS 染色)

在甲板完整性的其他异常中，甲板活检最常见的疾病之一就是甲分裂（onychoschizia），如甲板的分层。它可以是单层的，也可以是更常见的多层的。造成甲板开裂的常见原因有干燥症（甲板异常致密）、海绵样变（可能呈层状或者球状）、角蛋白突起（来自甲母质的表皮化部分）、真菌定植形成地壳样甲板层、甲板内球菌的聚集（细菌性甲病）、甲板层角化不全甚至微脓肿。甲分裂的普遍存在表明，除了甲板厚度增加之外，这一征象可能是甲营养不良的主要原因。甲板层的裂缝常常出现在甲分裂之后。甲板碎裂（组织学脆性）的存在反映在甲板的致密性上。例如，在干燥症（xerosis）中，甲板层变得易碎，很容易彼此分离，导致甲分裂或甲细胞过早地脱落。甲母质的角化区产生无核的甲细胞，被视为甲细胞的角化不全。有时，一些甲细胞会携带衰变程度不同的细胞核，将导致甲白斑的出现。

发生甲营养不良的最重要条件是基质上皮的各种炎性过程（广义上说是甲床炎），以及罕见的遗传因素。

海绵型或银屑病样甲床炎
苔藓样甲床炎
交界性甲床炎
创伤性甲床炎
坏死性甲床炎
中性粒细胞性甲床炎
沉积性甲床炎

甲床炎症的模式类似于身体其他部位的皮肤疾病，我们对甲器官的微观解剖结构进行了调整。

在甲中，甲床炎的模式遵循以下概述的主要内容。

在海绵型或银屑病样甲床炎中，甲床的表皮化上皮显示出与具有湿疹表现的皮肤相似的变化，如增生，通常呈银屑病样，有时也呈棘皮样增生。海绵状变性是指上皮细胞内或上皮细胞上方的细胞间水肿。如果在其上方，则海绵状液体可能在角质层中积聚为水疱，或在角化不全的细胞内积聚为痂皮。间质会充血水肿，并伴有炎症浸润，通常为淋巴细胞浸润。

如果上述甲床炎的病灶在上皮层，在苔藓样甲床炎中，甲床层和基质上皮将在上皮和基质界面发生炎性浸润和基质细胞表皮化，异常的角化过度随之而来，并产生异位的角化甲下角。其中一些病理改变是负面的，将形成瘢痕。

外观上与之相关的是交界性甲床炎，基质-细胞交界处的基底细胞层显示出变性征象，主要表现为单个角质形成细胞的空泡化和坏死，变性程度可以使分裂界面形成一个水疱，这是坏死性甲床炎界面改变的一个显著性特点。变性先于甲细胞的大量坏死，就像一种大规模的交界处甲床炎。以上提到的交界性和坏死性甲床炎不倾向于进行甲活检，因为它们在感染的皮肤上诊断较为容易。

外伤性甲床炎通常是由于经历了影响甲和足的大量运动，表现为出血、甲营养不良和甲下角化过度的一种或多种形式（❑ 图 4.17）。

脓液的积聚是嗜中性粒细胞性甲床炎的标志，它通常与感染有关。

外来物质在甲组织中的沉积是沉积性甲床炎的基础。出现淀粉样变是标准，但最近我们描述了痛风中尿酸盐的微观沉积[78]。

甲上皮和基质反应存在一些共同途径。炎症对上皮的影响包括疣状增生和表皮化生。在疣状增生中，上皮组织不仅包括基质和甲床上皮的网嵴延伸，有时还包括上皮轮廓（主要是基质）的波状凸起，甚至是轻微或显著的指状凸起。如果发生了表皮化生，甲上皮的精细组织结构明显不同于表皮，而是变成了现在与表皮相同的基质和甲床的形态。基质中复杂角化上皮和甲床上大部分相对惰性的"软鳞状"非角化上皮，受影响的上皮变成表皮样、正颗粒状和/或正角化上皮，通常较厚，类似于真正的表皮。通常有黏膜覆盖的身体其他部位受到整体损伤时也会经历这样标志性的表皮化生。这种鳞状上皮化生是一种普遍现象，尽管它们的起源不同，但可见于许多甲疾病。虽然不是肿瘤性的，但一些炎症最终会产生瘢痕。前面的过程是肉芽组织纤维化反应的不同阶段。最大的反应是产生假瘤，其上丰富的纤维结缔组织使原发病灶膨胀。

❑ 表 4.8 总结了甲床炎的一般发现。

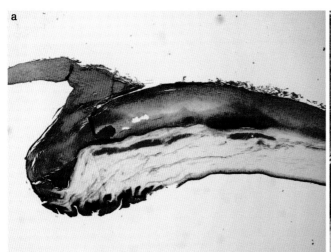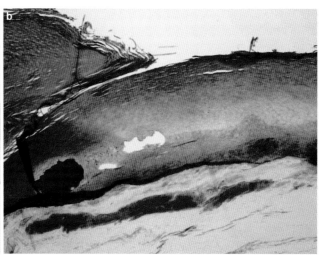

❑ 图 4.17　甲上角化过度是外伤的征象之一。a,b.（HE 染色）甲上角（真甲小皮）达到与下甲板相似的厚度。过去被解释为由近端甲皱襞腹侧造成的"背甲"。在该角和甲板的最上部可见最近的出血。甲母质表现出反应性的高度皱褶。异常的甲上角与表皮来源的假甲小皮（甲上皮）形成的骨刺形成对比

4

■ 表 4.8　甲床炎的一般发现总结

炎症性疾病	显微镜下表现
甲本身	
湿疹性甲床炎(接触性、异位性、营养不良性)	海绵样/银屑病样甲床炎
甲沟炎	中性粒细胞性甲床炎;纤维性肉芽组织
外伤性甲床炎	出血、甲营养不良和甲下角化过度的一种或几种
嵌甲	亚急性或慢性皱褶处皮炎;纤维性肉芽组织
潜蚤病	海绵样/银屑病样甲床炎+跳蚤
皮肤病相关甲病	
银屑病(和 Reiter 病)	银屑病样甲床炎伴海绵状脓疱形成
扁平苔藓	苔藓样甲床炎,伴有高度颗粒化和表皮化
毛发红糠疹	银屑病样甲床炎伴局灶性角化过度和角化不良,血管扩张但不扭曲
条纹状苔藓	苔藓样甲床炎,局灶性,伴海绵水肿
甲真菌病	海绵样/银屑病样甲床炎+真菌
疥疮	海绵样/银屑病样甲床炎+疥螨
毛发相关性甲病	
斑秃	交界面甲床炎伴非特异性组织学改变(海绵样甲床炎)
扁平天疱疮瘢痕化苔藓	苔藓样甲床炎,伴有高度颗粒化和表皮化
系统性疾病引起的甲病	
糖尿病	血管病性甲床炎(小动脉硬化)
淀粉样病变	沉积性甲床炎,基质中可见透明异染刚果红+嗜碱性团块
胶原血管和水疱疾病	交界面甲床炎伴甲分离
	基底上层皮肤棘层松解、细胞间 IgG 和 C3(DIF)
寻常型天疱疮	瘢痕
瘢痕性天疱疮,多形性红斑	红甲
痛风	沉积性甲床炎,有双折射针状晶体(厚切片检查发现)

4.9.2　角质层分离

　　真菌性角质层分离(keratolytic fungi)是甲板溶解的一个很常见的诱因,可能是所有造成甲完整性破坏的因素中最具破坏性的。感染的程度将决定甲分裂是否靠近甲下界面,累及范围可从清洁的甲分离到大面积的深部角质层分离或是广泛的碎裂,就像真菌侵入甲板全层一样。真菌性角质层分离更常见于 PAS 染色阳性的霉菌(不规则的、大的、杂乱分支的生物体)。即使皮肤真菌菌丝同样具有高度的角质层溶解能力,但由较细、规则分枝的菌丝引起的大多数感染都能很好地定居在角内,而不会出现甲板溶解或其他情况。这种相对惰性的存在与霉菌诱导的高度破坏性的影响和念珠菌引起的甲溶解形成对比。

　　细菌也是角质层分离(keratolysis)的一个常见原因,范围从甲分裂到板角破碎,主要在下表面(■ 图 4.18)。

　　甲分离(onycholysis)被认为是一种具有选择性的角质层分离。甲板黏附异常严格来说不是甲营养不良的一部分,可能与甲营养不良有关,也可能与之无关。甲板与甲床的真正分离(例如甲分离)在甲板活检中很难确定,但在临床上容易确定。在极少数情况下,可以在甲的纵向活检中观察到。然而,如果甲下角化过度与甲分离无关,则很难确定显微镜下的裂隙是真正的甲分离还是术后的甲板脱离。当进行甲活检以寻找真菌时,广泛的甲下角化过度通常会破裂,这是显微镜下观察甲分离的最常表现。

　　有时由剪甲引起的分离平面可能与活检前的甲分离类似。同样的情况也可能发生在更深的穿孔或纵向甲活检中。问题在于分离平面是出现在甲板和甲下角之间还是甲下角和甲床上皮之间。不管组织病理学表现如何,临床医生对诊断甲分离起到关键作用,医生对甲床分离的描述将有助于病理学家了解大体检查和显微镜检之间的相关性。

　　脱甲症(onychomadesis)是完全的甲分离,伴有着一条开放的、无限的 Beau 线(可以说是 Beau 平面)。甲脱落没有组织学记录。一些浆液渗出物会附在离体甲板的下表面。如果甲脱落缓慢,如外伤后,在脱落的甲板和新出现的甲板之间会存在一个裂缝。

4.9.3　角化过度

　　这种现象在甲单元是非常普遍的,可发生在它的每个部位。最常见的角化过度障碍是在甲下,但角质层和皮肤皱褶处

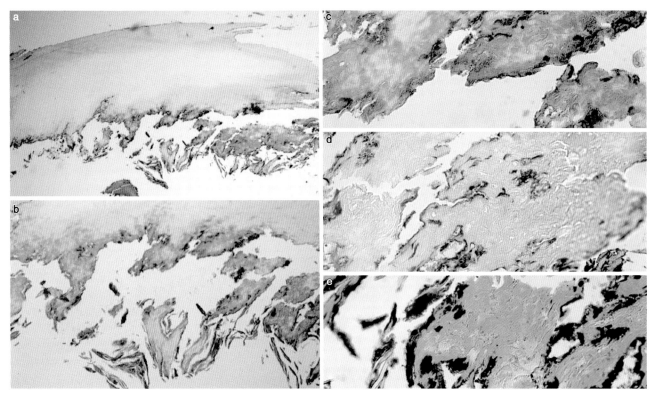

■ 图 4.18　甲细菌病。a-c.（HE 染色）甲板下表面被腐蚀，该图像可比作虫蛀的或腐烂的木头，球菌附近的甲板角质细胞呈嗜酸性；d,e.（PAS 和 GMS 染色）球菌与最下层甲板中分解的角质细胞散布在一起，并密集地附着在裂缝的新表面上

也可以产生过多的角。角化过度可以是正角化，而在甲下通常为角化不全，伴有细胞核潴留。

　　在基底层正常情况下，甲板和甲床上皮之间不应积聚角蛋白，甲床上皮是结合结构，甲板和甲床上皮一起向手指末端分解，前者为游离板，后者为甲下角。如果角蛋白存在于虚拟的板-床平面，则伴有甲下角化过度（subungual hyperkeratosis）。

　　在甲板活检中，剪下的甲会有正常的挤压角，因此不是每种情况都是异常的。如果剪得较深，虽然甲分离的间隙会被填满，但会形成不同程度的异常角，这属于病理过程。如果甲床

角内正常的移行角是均匀一致的，则异常的甲下角化过度角会出现变厚、不均一，并伴有海绵层水肿、角化不全或细菌等现象，角化不全可能成为主要表现。

　　发生在真甲小皮的甲上角化过度是一种尚未被认识到的组织学事件。正常的甲小皮结束于未修剪的甲，位于甲上皮和甲半月的边缘之间，可增厚并持续附着于甲板上，在极少数情况下接近甲板边缘。如果过去一些观察者所指的"腹侧甲"是指增加和早期形成的甲下角，那么甲下角化过度可被认为是真正甲母质起源的甲板上方的"背侧甲"[79]（■ 图 4.19）。

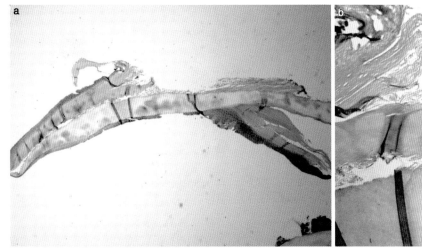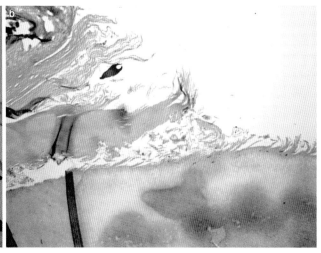

■ 图 4.19　甲癣伴甲下和甲上角化过度。由于甲板似三明治状被夹在广泛的甲上（甲小皮的）角化过度（几乎达到游离甲缘）和凸出的甲下角化过度之间，形成了 3 层远端甲。有一种独特的背侧（甲上）甲真菌病，不是存在于甲板最上方的浅表癣（全部都是 PAS 染色）。a. 在甲板上方，甚至在甲板自由边缘附近，都会出现多余的角状凸起。远端甲下角也很丰富；b. 甲上角（增厚的甲小皮）不同于甲上皮的表皮样角（假甲小皮）；

4

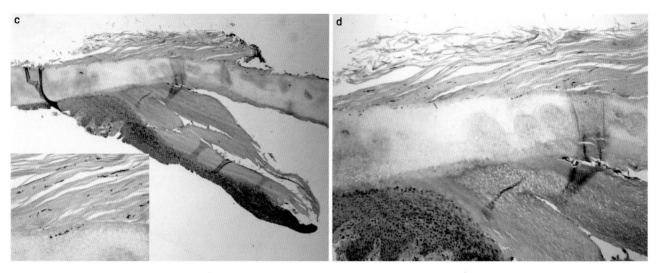

■图4.19(续) c.甲上角达到甚至超过甲真皮带,并与甲根部的甲下角距离相等。插图:菌丝存在于甲上角中;d. 3 个角在甲单元的远端部分重合:甲上、甲板和甲下角

尽管很少进行活检,但甲的遗传性疾病是一组历史悠久的疾病,最好的检查方法是临床而不是显微镜。虽然不像上面所述的甲床炎主要是炎症性的,但它们可以被广泛地称为角化不良性甲床炎,以便在显微镜下进行粗略诊断。

下表是一般表现的总结:

遗传性疾病	显微镜下表现
Darier-White 病	伴有棘层和多核细胞溶解的基底上裂孔的角化不良性甲床炎
先天性厚甲症	伴有甲母质细胞和甲床上皮角化过度乳头状瘤样增生的角化不良性甲床炎
点状角化病	离散柱状角化不全和颗粒层肥厚
黄甲综合征	

4.9.4 海绵层水肿

在甲湿疹性疾病中,海绵样液体在甲板之间渗透,并伴随一系列破坏事件,从简单的开裂(可能不引起严重改变)到甲板在 1 个或多个平面上溶解。积液的严重程度会引起不同程度的甲分裂。

大多数情况下,在甲活检中,特别是在普通的甲板活检中,甲下间隙渗出的海绵样液体是一个非常常见的现象。因此,甲下海绵层水肿(subungual spongiosis)不能作为任何疾病的特征表现。银屑病和真菌感染的甲病程中都会出现海绵层水肿。然而,排除了特定的皮肤病或真菌感染后,海绵层水肿可能是湿疹性甲床炎的标志,这一概念在我作为一名病理学家的实践中被重新提出。海绵状液体不仅聚集在甲下角,也可聚集在甲板上,我称之为板内海绵层水肿(intralaminar spongiosis)。

在所有的海绵状液体中可发现积聚的细小针状固体晶体(不像痛风中的非阴性染色晶体),H&E 和 PAS 染色可证实(■图 4.20)。

4.9.5 甲板着色和变色

由于血液及其产物、黑色素和外源性物质的存在,甲板或其邻近区域可能会变色。

最常见的甲板着色是出血,它的表现形式概括如下:

出血	显微镜下表现
甲下及板内出血	板内和板下充满新鲜或衰老的红细胞
裂片形出血	在最上的波状固有层中充满新鲜或衰老的红细胞条纹
血肿	通常在甲下出现大量血液,但也可出现在甲板内或甲小皮内

正常甲轮廓中没有红细胞外渗。直接出血在肉眼和显微镜下均易于观察。虽然称为甲下出血,但在甲板内甚至甲小皮内发现新鲜血液并不罕见,尤其是在甲小皮受到甲上角化过度的影响时。

与含铁血黄素一样,类胆红素是指尚未被血液中含铁血黄素巨噬细胞处理的陈旧性出血的色素。如甲出血后会出现类胆红素、某些部位青紫色的挫伤,存在铁色素,除非组织巨噬细胞及时处理。通常,在大多数不含甲间质的甲角活检中,不会发现含铁血黄素。在后者中,Perls 染色可以在成纤维细胞和组织细胞中发现含铁血黄素,这种染色不会突出类胆红素。联苯胺染色法是一种很少使用的方法,血红蛋白和类胆红素染色均呈阳性。后者在未染色的薄切片中很容易显示为橙色色素,与黑色素非常不同,黑色素是一种颗粒状、不透明、无光泽的深棕色色素,而不是充满不同程度解体红细胞残余物的积聚物。

大多数甲下出血发生在甲下。然而,甲板内积血(板内出血)并不罕见。在后一种情况下,甲分裂会在甲板的 1 个或几个平面上发生。甲板中的新鲜血液是严重创伤的标志。当出现严重创伤时,出血也可能发生在甲上角(甲小皮出血)。

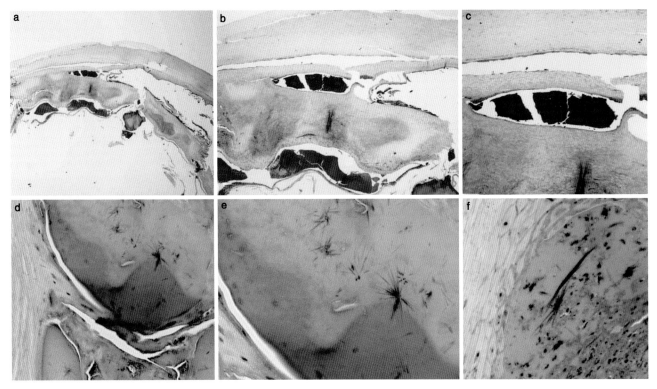

■ 图 4.20　湿疹性甲床炎。(1)海绵状甲分裂。a-c.(PAS 染色)营养不良的甲板含有过多的海绵状液体。除了甲下间隙的海绵状液体池,相当于角膜内水疱,其中一些伴有苍白的小出血,在中间甲板中也有海绵样液体,导致甲板裂开。双层甲分裂既干燥又含有液体。甲板上没有真菌或任何其他渗出物。(2)海绵状晶体;d,e.(PAS 染色)在另一例湿疹性甲床炎的病例中,海绵状液体包含成簇的针状小晶体,这些晶体是固体的,没有双折射,这与痛风不同;f.(PAS 染色)在罕见的海绵状水疱病例中,也含有中性粒细胞,在放射状簇中也有类似晶体。这些晶体的性质还有待确定

在其他甲着色中,黑甲(melanonychia)是最重要的一种。黑甲是由于基质黑素细胞的过度刺激或黑素细胞的原位增殖或侵入甲区域其他地方而产生过多的黑色素。黑素银染色可显示黑色素,呈黑色。遗憾的是,这是一个困难的技术性染色,因为除了黑素颗粒以外的其他颗粒也会染上黑色。一种解决方案是用有色的甲板制作同样的薄切片,这些切片无染色,但有褶皱。与同一水平上的甲细胞相比,黑素颗粒呈现一种无光泽的、相对较均匀的灰黑色色素。偶尔甲板内的有形色素或微小气泡可能与黑色素类似,但敏锐的观察力和经验将有助于鉴别。

非肿瘤性疾病可引起甲的色素病变。黑色素细胞可能会变得异常活跃,并在甲的黑斑处产生比平常更多的黑色素,相当于其他地方的雀斑。

非肿瘤性黑色素增多症的其他病因如下:

非肿瘤性黑色素增多症	显微镜下表现
外源性着色	甲板着色可呈现淡黄色(铜绿假单胞菌)或烟草衍生物的颜色,或褐色(黑色素样真菌色素)
炎症后色素改变	固有层中的噬黑素细胞
良性黑色素斑("良性黑色素细胞激活",雀斑)	基质中黑色素过多而非黑色素细胞过多,在甲板中产生良性的黑色条纹

与黑素斑或雀斑不同,如果黑素细胞数量增加,就会发生黑素细胞瘤(melanocytic neoplasm)。黑素细胞的这种肿瘤性增殖的最低表现是单纯性雀斑样痣,在单纯性雀斑样痣中单个黑素细胞沿着基质和间质的交界处扩散。如形成巢,则形成交界痣。几乎没有听说过甲的混合痣,但可以出现皮内痣。在我看来,甲的不典型痣很可能是发育异常痣。但这并不是一个普遍接受的概念。许多病理学家将非典型痣(本身并不属于恶性肿瘤)归类为另一种解释或命名,这些解释或命名不会评估是否存在非典型痣,也不限定甚至不提及它(例如,身体"特殊部位"的痣、"基质"的痣,等等)。我认为病理学家是 1 名组织检测员,应该向临床医生报告这种黑色素细胞异型性,即使结合患者的年龄、地域和身体情况,这种异型性最终被认为是"正常"的。临床病理评估应由临床医师完成,并应告知其不规则的组织学情况。实际上,许多甲原位黑色素瘤不像鲜红的发育不良痣那样不典型或无细胞,我从未在甲器官中见过这种黑色素瘤(■ 图 4.21)。

如果黑素细胞不典型增生达到间变的程度,便形成位于上皮内的原位黑色素瘤,而侵袭性恶性黑色素瘤会蔓延至固有层或附近的结构,特别是甲皱襞(■ 图 4.22)。

■ 表 4.9 总结了最常见的黑色素细胞增殖。

4

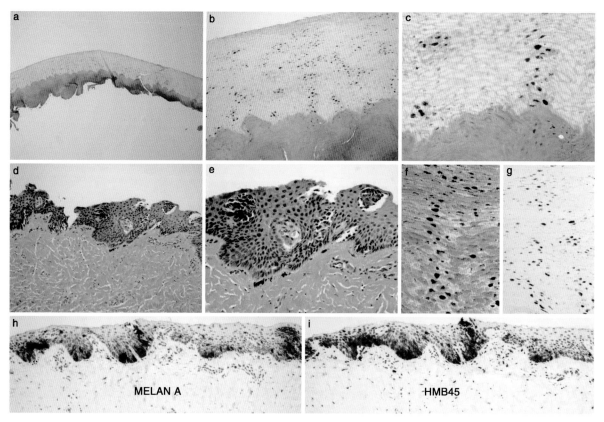

图 4.21 甲母痣引起的黑甲。图示 12 岁男性右拇指病变。a-c. 在最初的甲板活检中,有明显的带状黑甲。垂直堆积的黑色素很可能位于活检组织部分的黑素细胞巢上方(见下图)。d,e. 基质上皮包含间隔规律的黑素细胞巢,这些巢不伴有单个黑素细胞的肿瘤式生长,该过程定义为交界痣。f,g. Fontana-Masson 染色和未染色的薄切片显示局部粗糙,但高度系统化的黑色素。h,i. 免疫组化染色(Melan A 和 HMB45)显示均匀、高度巢状、位置较低的黑素细胞巢,确定为甲母痣

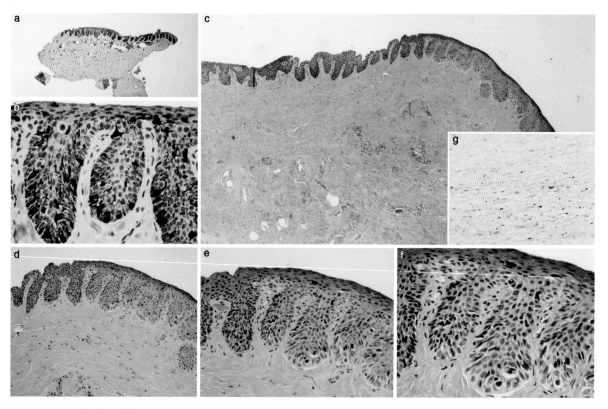

图 4.22 原位恶性色素瘤。a,b. Melan-A 染色的基质活检显示黑素细胞持续生长,不仅在表皮突,而且在乳头板上。高倍镜显示增殖的黑素细胞的树突状外观。c-f. HE 染色切片显示基质上皮的各层(主要是表皮突)都有不典型并深染的黑素细胞。g. 黑甲是由遍布整个甲板的粗糙的、不对称分布的黑色素颗粒构成(插图)

黑色素细胞肿瘤	显微镜下表现
黑色素细胞痣	
后天的、先天性的	
单纯性雀斑样痣	基质中良性黑素细胞雀斑样（单个细胞的）增殖
交界痣	基质中良性黑素细胞雀斑样和巢状增殖
皮内痣	基质层或固有层中良性黑素细胞的增殖
发育异常痣	与一般的痣相比，交界性痣具有更强的不典型性，易与黑色素瘤混淆
蓝色痣	梭形黑素细胞的基质增殖
恶性黑色素瘤	
原位恶性黑色素瘤（"非典型黑色素细胞增殖"）	甲母质、甲床和甲皱襞中非典型/恶性黑素细胞的高密度雀斑样（多数）和巢状（少数）增殖
肢端雀斑样恶性黑色素瘤	甲母质、甲床、甲皱襞及其基质中非典型/恶性黑素细胞的高密度雀斑样和巢状增殖

■ 表 4.9　常见的黑色素细胞增殖

甲上产生黑色素的病变会产生一种特殊的染色模式即黑甲。然而，这些并不是严格的标准，而是为了教学目的而进行的整体简化，特别是在组织学术语上描述黑甲时（见下文）。

黑甲	显微镜下表现
种族的：一般较轻，要么弥漫性分布，要么不均匀的多条带	穿过甲板层但呈细尘状的黑色素沉积，密度低，分布均匀
窄带黑甲：宽度通常小于 3 毫米	带状或融合性（系统性）黑色素沉积，不呈层状，一般位于甲板的下半部分或 1/3 处，分布均匀但密度不一
宽带黑甲：宽度通常超过 3 毫米，或覆盖整个甲板。	粗大黑色素颗粒的无系统性（不规则分布）沉积，密度、形状和形态不一，一般为跨层（甲板各层）

真正的黑甲还是甲板中存在类似黑色的色素是很难区分的。它是甲显微镜检查中常见的假象，可能与影响其他身体系统组织的甲醛色素（formolic pigment）有关。然而，在这些病例中，甲醛色素与以前的出血有关，这一发现在有问题的甲板活检中没有被注意到。银染色（例如 Fontana-Masson 染色）通常难以操作甚至难以解释，除此之外，一种方法是将未染色但重叠的甲板薄切片直接在显微镜下观察。黑色素将呈现明显的黑色，而颗粒状和经常发生折射的人工色素是无色的。在银染色的甲板中很容易识别出黑色素，但在难以鉴别的情况下，即使是未染色的组织学切片也能显示色素。

对于黑甲，基于甲角化的同一平面理论（见上），黑色素在甲板中的位置信息可以构成一个地图，表明这种异常黑色素产生的来源。其基础是甲板活检中的色素片可反映出产生黑色素的甲节（onychometameres）。这是关于甲板形成的个人假设，没有经过实验验证，只是基于光学显微镜的观察和 20 世纪 60 年代甲板生长理论的先驱——著名的 Nardo Zaias 就同位素实验的推论[7]。与胚胎中的体节一样，成人的甲节是指甲母质中一系列同源的弓形或大致横向的片段，这些片段包含一排功能性的角化细胞，它们产生单一片的甲细胞，通过所有甲细胞的紧密结合与甲板一致[80]。从甲根部到甲半月，基质甲节的数量相当于甲板片的数量（■ 图 4.23）。

如上文所述，由于甲板片是相应的基质甲节的产物，每个甲板片都由弓状排列的甲细胞构成，近端基质产生最上层的甲板片，而远端基质产生最深处的甲板片。如果甲节异常，那么后续甲板片中一系列角化细胞的子代也是异常的。50 个左右的甲节依次排列占据 1 厘米或更多的基质，可以产生 50 个左右的甲片，这些甲片可以压缩成一个大约 1mm 厚的甲板。基质动力学使甲板变得平坦和紧凑，不像广泛的角一样向上生长，而是向前生长，接近水平，比基质长 10 倍或更多。着色的基质病变的轮廓测量可以在无血流的甲板活检中进行，银染色的有无可以显示这种病变的黑色素"烟窗"。

需要强调的是，既然甲板的每一片都来自基质中同排的甲细胞，我们可以推测基质中黑色素分泌过剩的区域。这种应用曾被皮肤镜学家描述过，他们使用皮肤镜而不是显微镜可在着色甲板的自由边缘粗略地观察到同样的现象[81]。产生黑色素的病变区的色素会出现在部分或全层的甲板片中，并会填充一个与产生黑色素的甲节所占空间成比例的空间。在良性病变中，异常的基质间隙一般较小；相反，黑色素瘤会占据整个基质。简而言之，如果甲板内的色素是浅表的，则产生黑色素的病变位于最近端母质中，如果黑色素向甲板较深部分靠拢，病变肯定定位于靠近甲半月边缘的远端母质中。甲板着色的"同质性"能够无创性评估病灶在母质中的大小。结合预估的黑色素病变的长度（组织学上累及甲板的百分比）和色素带的宽度，可以估计甚至计算出产生色素病变的位置和大小。甲板边缘的黑色素是由时间和空间组成的一幅画像，它是几周前在母质中已经发生的——并且仍然可能正在发生。这一方法可以成为显微镜下研究纵向黑甲的一个重要资源，可以用它鉴别精细的结构。多年来，这种"黑色素图"使我能够做出判断，间接地投射出母质中产生黑色素病变的位置和大小[80]（■ 图 4.24 和 ■ 图 4.25）。

4

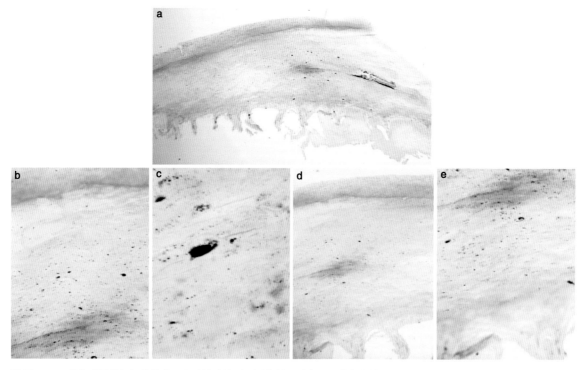

■ 图 4.23   黑色素图的组织学基础:a,b.甲板的每个甲片都是基质中的甲节或成排的角化细胞的产物。甲板,特别是游离缘,就像之前甲板形成的"大爆炸",现在出现在基质中。c.近端母质中产生黑色素的小病变(如近端痣)会漂白甲板上端甲片中狭窄部分的黑色素。d.在远端母质(例如远端痣)中的一小部分将在甲板最深处起到同样的作用。e.贯穿母质长度的病变(例如黑色素斑或早期原位黑色素瘤)产生狭窄或较宽的甲板色素沉着带。如果黑色素分布图粗糙且不规则,则很可能是原位黑色素瘤的结果

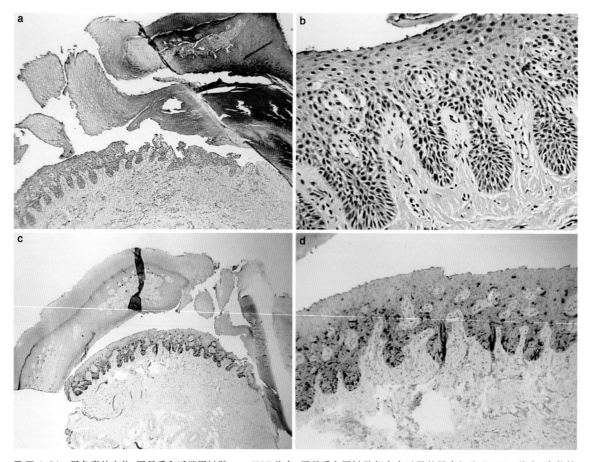

■ 图 4.24   黑色素的定位:甲母质和近端甲皱襞。a. H&E 染色:甲母质和甲皱襞都含有过量的黑素细胞;b. H&E 染色:高倍镜下,基质上皮内可见相对不明显的小黑素细胞,主要分布在下半部;c,d.MART-1(MELAN A)染色:密集的黑素细胞增殖不仅占据甲母质,也占据甲皱襞的外侧(皮肤)(Hutchinson 黑素性甲沟炎)

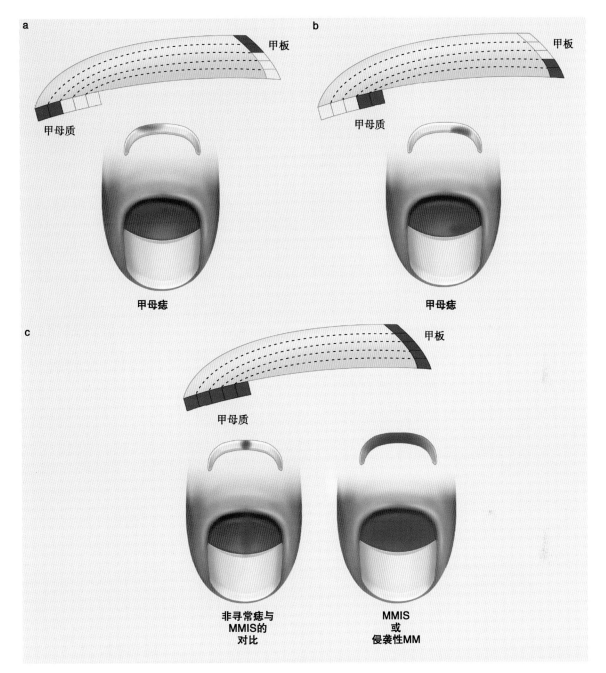

■ 图 4.25 黑色素图:甲银染色。一名 54 岁的女性,由于甲撕脱进行甲板活检,右手示指色素带显示了黑色素分布。粗黑色素颗粒的跨层沉积预示着黑色素瘤,故采取纵向甲母质活检。a. 全甲板黑色素病;b. 甲的上部包含有形状、分布不规则的色素;c. 甲板深层同样出现了黑甲

4.10 其他变色

正常甲中没有染料或可扩散的有色物质。当甲板发生颜色变化时,它们可能是由色素(见下文)或由于残留在甲板角蛋白中的染料或有色液体物质引起的。后者最好的例子是暗色真菌附近出现黄褐色变色。真菌产生的类似黑素样的色素仅弥散到角膜周围。可扩散染色的另一个例子与假单胞菌感染有关。烟草制品在甲表面的吸附会使甲表面呈现淡黄色,但组织学上不会有类似的现象。指甲油在甲板活组织检查中频繁出现,根据 Anolik 等人的描述[82],它可以显示不同的组织学外

观,表现为"弥散性细颗粒状物质的高度着色,或可极化材料的单一线性带构成的层状图案,以及含有较大颗粒点状可极化物质的高度着色"。

4.11 病原体相关疾病

4.11.1 甲细菌病

每个甲板活检都显示少量细菌(球菌)的存在。在显微镜下,当细菌与组织降解,尤其是与炎症渗出物或浸润物的存在

有关时,称为感染。

然而,细菌定植并不总是灾难性的或伴随有渗出物。值得注意的是,当球菌过量时,通常被认为是良性的细菌过度繁殖就可能会成为一种疾病。这种情况建议命名为甲细菌病(ungual bacteriosis),大量细菌定植在甲上本身就可能具有致病性。传统的观点认为,细菌要么是共生的,要么是有传染性的,而无不诱导炎症迹象的定植者。在我对甲板活检进行组织学检查的实践中,很明显的发现许多缺乏真菌的异常甲含有大量的球菌,通常存在于甲板内或甲板下的假膜中,或在甲板内大量聚集。这些球菌不仅数量众多,而且可能具有致病性。当它们长时间扎根在甲角蛋白上时,还可能导致角质层溶解,并且可能会像真菌一样[83],形成生物膜大量填充于甲间隙并覆盖甲表面,诱导类似于真菌疾病的耐药性甲变化。这种机制可能解释了附着在定植甲板下表面的坚韧而致密的球菌层。该生物膜由包含嵌在多糖细胞外基质的微生物组成[84],可增强真菌和/或共生或独立细菌的黏附性、持久性和对治疗的耐受性。细菌本身可能与生物膜的形成有关,这是几年前生物膜研究尚未普及时就认识到的[85]。已确认在皮肤缝合线感染、慢性溃疡,甚至痤疮中存在细菌生物膜[86]。

在极少数情况下,细菌还会令人惊讶地附着在甲板表面,这种情况被称为"甲菌斑",类似于发生龋齿之前的生物膜——牙菌斑[87](□ 图 4.26)。

大量细菌可能会诱发多层甲分裂,或腐蚀甲板的下表面,就像甲"蛀牙"一样,这显然会导致甲分离(□ 图 4.27)。

有时,球菌明显增大,出现渗透性肿胀,常为四联球菌。在最初的观察中,它们被混淆为藻类。后来发现它们可能是异常形式的球菌,可能是 L 型。未发现该大球菌与细菌病的特殊表现有相关性[88]。我们没有发现与甲细菌病(通常被误诊为甲癣)中肿胀球菌的这种表现有任何特异相关性的临床表现。

球菌过多的另一个特征是它们能够持续补充甲角内的溶液。虽然很难排除在细菌出现之前,是否存在其他因素已经造成的甲分离病灶,但很多情况都支持相反的观点,表明细菌引起的甲分离是一种真实的现象。在 20 世纪 70 年代,宫颈涂片中大量的细菌被称为阴道细菌病,但不被认为是一种疾病。1984 年,这种病被定义为"细菌性阴道病",在当时被认为是一种疾病。如今,疾病预防控制中心认为细菌性阴道病是 15～44 岁女性最常见的阴道感染。这可能会发生在甲上,过量的球菌形成团块和假膜时可能开始被认为是致病性的。

细菌不仅存在于甲板内。细菌囊经常出现在甲小皮和甲下间隙。更有趣的是有时在甲床上皮中可看到细菌囊。对于甲剪断和撕脱的观察者来说,很明显,当没有甲真菌病证据时,甲角蛋白中存在大量细菌可被称为甲细菌病。这些大量过度

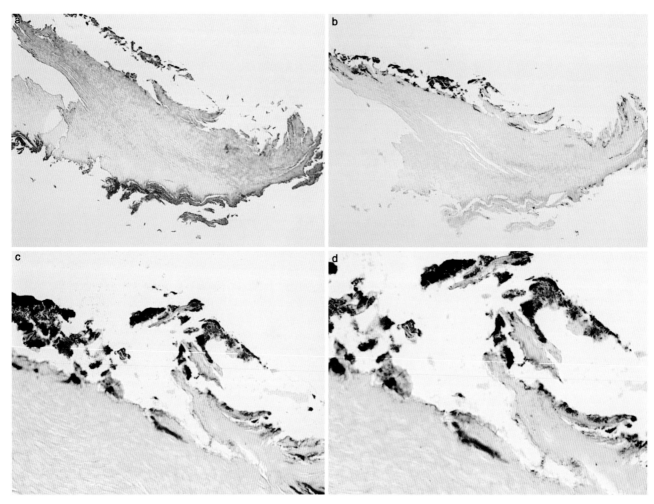

□ 图 4.26 甲板上的细菌斑。a-d.(在甲板的同一标本中,第 1 个切片用 HE 染色,另一个切片在逐渐放大后用 PAS 染色)在甲板的外侧边缘附近有一个嗜碱性膜附着在甲板表面。细菌菌落松散地附着在甲板上。球菌更深地附着在甲板的最上层。球菌似乎有轻度侵蚀性

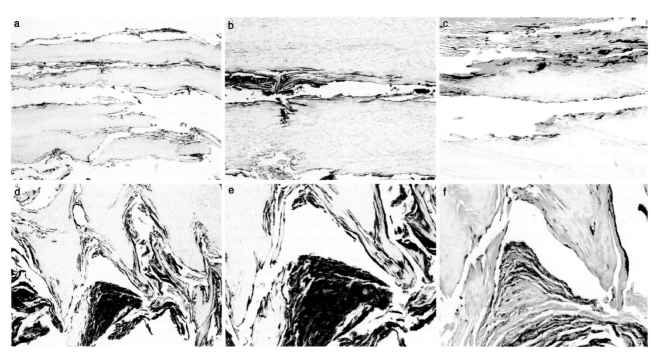

图 4.27　甲细菌病。在有细菌存在而无真菌的情况下，细菌的存在是致病性的，通常会自行分解角质。（1）多层甲分裂。a-c.（PAS 和 GMS 染色）细菌性甲分裂与渗透在甲板各层中的大量球菌相关。没有真菌或海绵层水肿与多发性甲裂相关。（2）细菌性甲下生物膜。d-f.（PAS 和 GMS 染色）甲板的下表面被大量密集的细菌侵蚀，这些细菌寄居在甲板的起伏中，并渗透到甲板分解的最深层

生长的革兰氏阳性球菌类似于那些在普通甲中发现的数量较少的细菌。这一假说提出，是时候考虑如此庞大的细菌群数量本身可能对甲有害，并可能导致甲营养不良、甲分离、甲分裂，甚至甲面龋。虽然可以认为这些细菌是由非细菌性致病因素引起的异常甲腔中的次级定植者，但也有一些事件表明细菌本身是甲异常的罪魁祸首，而不仅仅是作为共生菌。

除了细菌单独存在于甲腔和甲角中，一些由促角质层分离的真菌（可能是霉菌）引起的真菌感染，也伴随着非常密集的细菌混合物，这些细菌使菌丝变得模糊。这种关联可能是共生的，但不能完全排除细菌与真菌在破坏甲板过程中所起的共同致病作用[83]（图 4.28）。

如果这些组织学观察结果可信，则医学护理人员可能会有

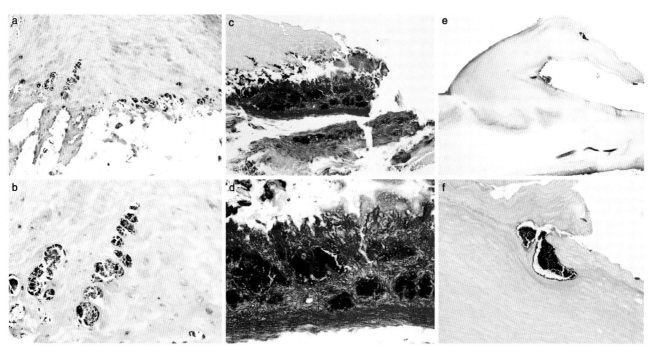

图 4.28　甲细菌病。这 3 个标本说明了细菌和甲板的相互作用。a,b.（1 例，PAS 染色）角质层溶解，菌落密集堆积；c,d.（另一例，PAS 染色）皮肤癣菌瘤，可由所有的霉菌造成，布满密集的球菌菌落，形成假硫酸盐颗粒，像葡萄球菌病；e,f.（另一例，PAS 染色）伴细菌囊（球菌）的真角质层增厚（甲上角化过度）

4

更多资源来应对许多假真菌性但最终是细菌性或湿疹性的甲疾病。除了洗澡和用少量的肥皂清洗脚部达到甲卫生外,还可以使用抑菌或杀菌措施,以改善主要是细菌引起的甲营养不良。

4.11.2 真菌定植

正常甲样本中不存在嵌入甲角蛋白中的孢子和离散的真菌形态。甲真菌病的核心是在甲单元的每个角落都可能存在侵害角蛋白的真菌。它们可能在甲板的表面、部分甲板或全部甲板上、或在甲板与甲下角之间的界面或甲下角上。真菌可能存在于甲床上皮、甲母质或甲皱襞的上方。

甲感染可能与附近的皮肤癣菌症(足癣)合并。真菌可以惰性地包埋在受影响的角上或诱发明显的炎症迹象,如常见的微脓肿。

真菌的数量变化很大,有时候菌丝很少见。当它们靠近甲板-甲床界面时,它们可能会与附着在甲板下表面的甲下角的最上层相混淆:伞状角质细胞也是 PAS 阳性的,我将其描述为"界面壳"以引起注意,它们容易与菌丝混淆。

除现代分子病理学方法外,甲中真菌的粗略分类依赖于真菌的形态学。从结构形状可以推测出皮肤真菌、酵母菌和霉菌的主要类群。只有极少数的情况下,通过菌丝、孢子和分生孢子的特征组织结构,无须培养即可鉴定出稀有物种(■ 图4.29)。

4.11.3 棒状杆菌定植

甲板活检(剪甲)中,病理学家基本上对甲下和甲上角棒状杆菌感染(即红癣)是未知的。阿根廷真菌学家 Pablo Negroni 从临床和微生物学的角度对其进行了全面的定义,他 1976 年以 17 个病例为基础进行了开创性工作,但在那之后于临床上不可重复,更不用说在组织学上了。

在我的实践中,在一些患者身上重新发现了这种疾病的组织学特征。甲红癣虽然不像真菌感染那么常见,但也并不罕见。我们所有的病例在临床上都被认为是甲真菌病。出现甲板营养不良和甲下角化过度,很少有甲上角化过度。鉴定出稀少的或通常是局部大量的球菌和大多数丝状细菌的集合,偶尔有短分枝。PAS 染色(很少有 HE 染色)是发现棒状杆菌存在的第一个线索,如与角融合的嗜碱性颗粒团,与裂隙中常见的球菌不同。合并甲癣较为罕见[89]。

棒状杆菌有时位于横穿几个角质细胞的洞中。尽管 PAS 染色是有帮助的,但 GMS 染色是上述染色中最稳定且普遍呈阳性的,并显示出感染的完整(通常是无光泽的)丝状模式。许多假甲癣的甲带有红斑,医生意识到这种病的存在后就易于诊断。

受感染影响的不仅是甲下角,我们也观察到 1 例罕见的甲上角感染病例(■ 图 4.30)。

然而,大多数病例都涉及甲板和甲下角的甲细胞的特殊球状侵袭(■ 图 4.31)。

4.11.4 寄生虫

在活组织检查中可以看到,甲间隙中存在的寄生虫非常少,因为从实际的临床角度来看,这里既不涉及疥疮,也不涉及潜蚤病。

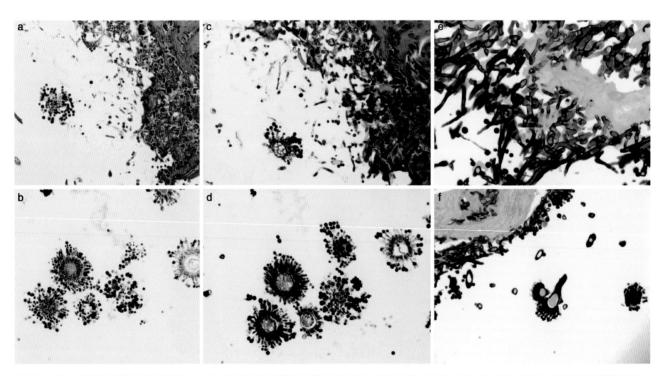

■ 图 4.29 暗色霉菌感染(黄曲霉菌)。a,b.(HE 染色)不规则大菌丝的存在与放射状分生孢子有关。许多孢子都含有棕色黑色素样色素;c,d.(PAS 染色)分生孢子的内部结构更清楚,类似于苍白的月球景观;e,f.(GMS 染色)证明了真菌结构的嗜银性

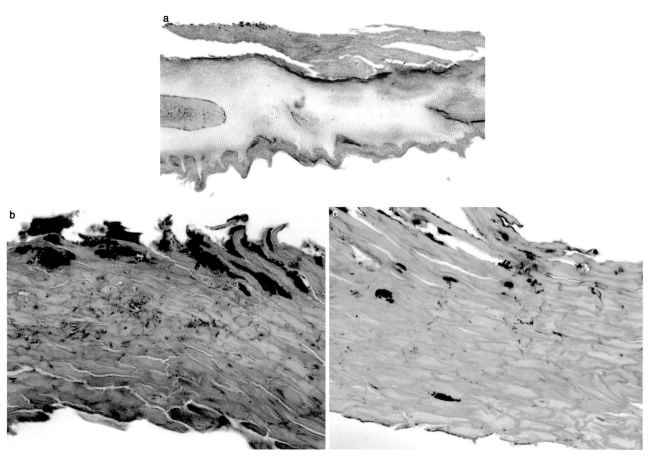

■ 图 4.30　甲上（甲小皮的）红癣。a. 甲板营养不良，甲上角含过多的细菌（PAS 染色）；b. 微小棒状杆菌呈丝状和颗粒状，PAS 染色阳性，表面呈球状（PAS 染色）；c. 在银染色（GMS 染色）上更容易看到丝状棒状细菌的形态

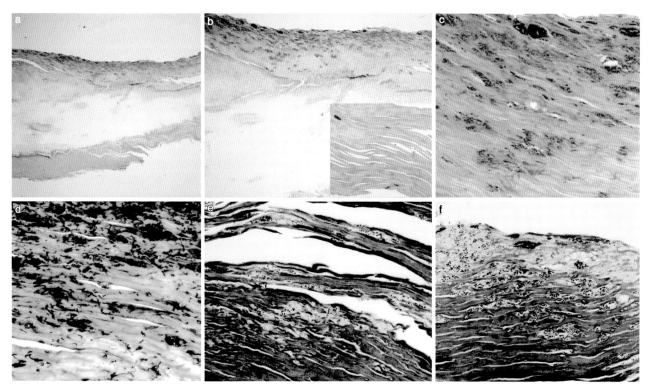

■ 图 4.31　双红斑癣感染。a-c.（PAS 染色）甲板营养不良伴甲下角化过度，上 1/3 有细菌。插图：菌丝在甲下角。球状细菌聚集成球状位于细胞内；d.（GMS 染色）细菌多为丝状，也有颗粒状和球状的；e，f.（Brown-Brenn/Gram 染色）在角内仍然存在棒状杆菌的相同形态，即细胞内呈球状，密集地聚集在一起

4.12　中性粒细胞渗出物

虽然绝大多数微脓肿位于甲下角,但它们也可能渗透到甲板片之间,尤其是侵入性真菌附近。它们的存在会导致甲板完整性和坚固性丧失,甚至可能导致甲分裂。与细菌感染引起的脓肿相比,微脓肿的病因不太明显。如果微脓肿发生在真菌感染的情况下,它们是甲真菌病症状的一部分。经过全力寻找 PAS 和 GMS 染色阳性的真菌后,当发现微脓肿与真菌无关时,应考虑银屑病。

伴有嗜中性粒细胞渗出物(脓液)的明显脓肿很容易联系到细菌性甲沟炎。

4.13　晶体

正常的甲结构中没有晶体。虽然罕见,但甲中最常见的晶体是海绵状相关晶体(spongiosis-related crystals),偶尔在海绵状液体池处可见。它们呈小的、针状的,偶尔呈放射状排列,不折光,GMS 染色阴性,PAS 染色阳性。

在甲中不常见,但至今未描述的是在痛风患者中挤出的尿酸盐晶体。它们存在可疑是因为在 HE 染色的切片上是无定形的、嗜酸性沉积物,当检查厚切片特别是未染色的 10 微米切片时,它们会强烈极化。这遵循了 Beaver 等人的发现,即当组织切片的厚度增加时,其他地方的痛风晶体恢复折射。事实证明,H&E 处理可永久溶解痛风晶体的旧概念是不正确的:较厚的部分提供的支架会使晶体在极化下再次发光。当它们出现时几乎可以肯定存在高尿酸血症[78,90](◎ 图 4.32)。

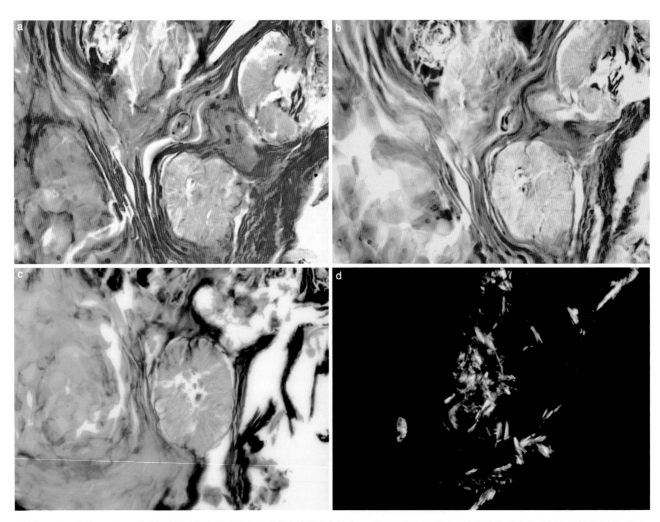

◎ 图 4.32　痛风。a.(HE 染色)针形晶体在甲下角内排列成离散的聚集体;b,c.(PAS 和 GMS 染色)晶体呈放射状排列的阴性针状图像,嵌在浅色嗜酸性基质中。未见相关真菌或炎性渗出物;d. 在偏振光下,它们晶体是双折射的,通常是二向色性的

4.14　异物

在正常剪下的甲内会发现大量外来物质。然而,对于非法医的显微专家来说,它们是可以接受的"甲污垢"的一部分。

甲下角容易充满各种甲"污垢",包括指甲油、淀粉和滑石粉颗粒、布料和植物纤维、啮齿动物毛发、昆虫的一部分,甚至还有更大的和真正的寄生虫,如穿皮潜蚤和马蝇幼虫。虽然甲表面下的物质更有法医学意义,而非医学意义,但上面描述的许多疾病也可能会将它们的组分溢出到甲表面。

4.15 肿物

甲区域的肿块可能是肿瘤或假瘤,构成角化过度、纤维化或骨软骨瘤。它们可能是稳定的、进展性的和具有破坏性的[91-93]。由于这一章不涉及正常的组织学和广泛的病理反应模式,因此不提供插图。在 Jerasutus 著作的经典章节中,包含了许多关于这些实体的插图,此处仅作参考[73]。

许多良性的非肿瘤性肿胀属于一组甲疾病,它们的共同特点是有过多的组织占据空间,但往往是稳定的和非破坏性的。它们的组织学诊断通常获益于活检手段。

这组大规模的实体肿物包括:

肿胀,增生,恶化和囊肿	显微镜下表现
局灶性黏液病(指黏液样假性囊肿)	有间质黏蛋白的腱鞘空泡变性
黏液性汗管瘤化生	汗腺导管上皮和呈线圈状的甲周皮肤中的黏液杯状细胞
甲板错位	甲母质和甲板错位
胼胝(鸡眼)	良性反应性角化过度
寻常疣/跖肌	伴有核或细胞质包涵体的上皮增生
化脓性肉芽肿	纤维连接的和血管反应性圆顶状增生
表皮样囊肿	具有形似表皮的正角质化上皮的潴留或植入性囊肿
甲鞘囊肿	多边形细胞构成的浅色上皮的增生性囊肿
上皮鸡眼(甲下表皮样包涵体)	反应性内生上皮增生形似挂钩和具有表皮样外观的微囊肿

相反,上皮肿瘤性增生往往是角化过度的病变,也可导致甲板营养不良和甲下角化过度。

良性增生和肿瘤起源于基底面和边缘皮肤。由于它们与对应的皮肤相似,因此重点将放在甲区特有的那些皮肤上。其中包括特殊的基质细胞衍生的肿瘤(甲状母质瘤、甲角化棘皮瘤、恶性甲鞘瘤)。

这组导致肿块形成和不同程度角化过度和营养不良的疾病包括:

上皮肿瘤	显微镜下表现
非典型角化病(光化、砷化和辐射)	角质形成细胞的癌前上皮增生,具有异型性
鲍文病	角质形成细胞均匀间变性的恶性上皮内肿瘤
鳞状细胞癌	鳞状恶性肿瘤
普通鳞状细胞癌	大的多边形角化细胞的恶性上皮外和间质瘤
疣状癌	类似于疣的层状角质形成细胞的低度恶性、膨胀性而非明显浸润性肿瘤
角化棘皮瘤	恶性表皮样肿瘤,形成火山口,并具有进行性、破坏性生长的趋势

上皮肿瘤	显微镜下表现
甲床瘤	纤维上皮基质增生,呈指状突起、角化过度,且覆盖甲板的穿孔
恶性增殖性甲鞘囊肿	非典型角质形成细胞的囊肿和集聚物,产生不经颗粒层介导的角
小汗腺汗孔癌	高度浸润性增殖,从单一的孔样细胞到高度多形性的大细胞,伴有导管或黏液形成,广泛坏死和骨侵犯
其他罕见癌:	
基底细胞癌	与对应的皮肤相似的基底细胞恶性肿瘤
转移癌等	腺样、鳞状或未分化的恶性肿瘤,不符合原发模式,可复制母细胞的免疫组织化学特征

间质(软组织)增生是位于甲下或甲周的肿块,包括纤维结缔组织突出物,通常是良性的,但也可能包括恶性间质肿瘤。它们是一种占位性病变,使甲变形,经常改变甲板的位置和排列。

这些产生肿块的病变包括:

软组织肿瘤	显微镜下表现
指纤维瘤	成分比例可变的纤维结缔组织增生(见下文)
腱鞘巨细胞瘤	巨细胞的纤维结缔组织增生
浅层肢端纤维黏液瘤	黏液状、黏液胶原样或胶原基质中,梭形细胞和星状细胞散在、未被包裹、松散或束状增生[94]
血管球瘤	圆形浅色周细胞在扩张的血管间隙周围和许多无髓神经中呈上皮样良性增殖
纤维神经瘤	神经成纤维细胞的纺锤细胞样增殖
卡波西肉瘤	甲床的恶性纺锤形细胞和微血管增生

纤维瘤是最常见的软组织增生类型。纤维瘤包括:①获得性指纤维角化瘤(致密的圆锥形核伴表皮增生);②婴儿指纤维瘤病或复发性婴儿指纤维瘤(束状纺锤样成纤维细胞,伴核旁嗜酸性包涵体);③幼年透明纤维瘤病(在透明间质中有假软骨样外观的结节状纤维母细胞聚集);④甲周纤维瘤或 Koenen 瘤(类似纤维角化瘤,但成纤维细胞较大且呈星状);⑤浸润性纤维角化瘤(有基质分化的甲周纤维瘤)。它们彼此相似,很难区分,除非它们的表现是典型的。

甲框架的硬组织也可以出现增生:支撑和容纳甲器官的腱滑膜、软骨和骨性结构可能会发生退化和增生性疾病,影响到甲板的正常形态和位置(◘ 图 4.33 和 ◘ 图 4.34)。

这些疾病包括:

硬组织肿瘤	显微镜下表现
外生骨疣	纤维软骨覆盖良性骨增生
骨软骨瘤	透明软骨覆盖的良性骨肿瘤
内生软骨瘤	软组织或骨内的良性软骨增生[95]

4

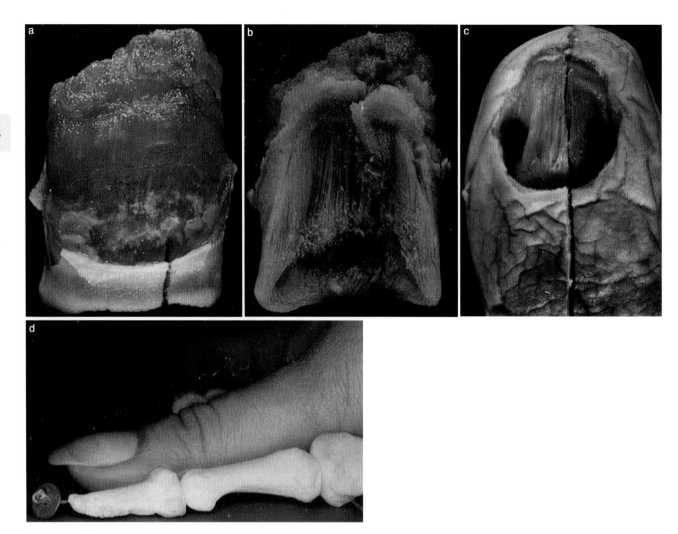

◘ 图 4.33 　a. 甲背脱出：甲板发生退行性（老年性）改变。真正的甲小皮表现为甲的近端边缘附近的萼片，它覆盖在甲背面；b. 同一甲板的腹侧部分，如 a. 所示：甲板背面的纵向蘑菇状条纹反映了甲板和附着的甲床上皮与甲间质之间的波纹相互作用；c. 甲定位：脱出的甲区域显示甲板（现在没有）紧密附着和包围下面的骨结构。远端可见弓形骨结节，其上有类似形状的甲真皮带；d. 作为甲板垫子和枕头的骨头。甲的形状与下面的骨之间有密切的关系。在甲区域的起点和终点的骨突起是韧带插入的位置，韧带使甲区域保持恒定和相对不变

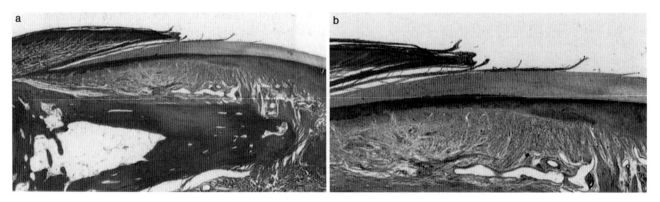

◘ 图 4.34 　a. 组织学（猴子）。近端甲皱襞位于甲半月和甲床交界处的上方。甲上皮或"假甲小皮"位于近端甲皱襞上皮的骨刺中，而真正的甲小皮则在其外的分离膜中；b. 组织学（猴子）。基质上有几层细胞，其中基底细胞层呈乳突状。甲床上皮是均匀的，没有很明显的分层或细胞状，看起来像远端基质的衍生物；

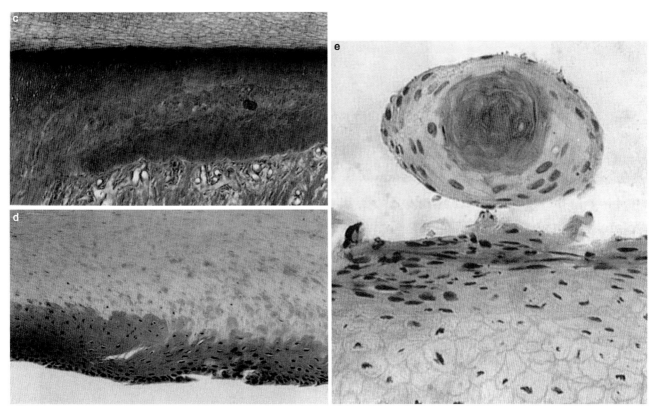

■ 图 4.34（续）　c.甲床。附着在甲板上的完全活跃的鳞状上皮（但不是真正的表皮），在这个层面上没有新的甲板；d.甲床上皮。甲床可见甲角质化，类似于峡部的毛发外毛根鞘；e.甲外凸起。甲床上的甲外上皮生长形成微囊肿，这在甲活检中相对常见，反映了甲床上皮的向前移动

4.16　结论

综上所述，本章试图结合常见的组织学观察、最新的动态研究，以及与毛发单元的类比来理解正常甲板的结构和机制。甲板活检日趋频繁，甲疾病的显微镜下观在了解甲板主要的组织学变化方面起着辅助作用，而不必刻意去强记病理学教科书。活检后的病理可助于发现原位黑色素瘤。目前，甲床炎最好根据临床资料对其诊断。

（黄玉琼　孔一　陈宏翔 译　吴艳 校
李丽　左玉越 审）

参考文献

04章 参考文献

第 5 章 甲单元的结构与功能

Philip Fleckman and Lauren McCaffrey

学习目标:

1. 甲单元由近端甲皱襞(proximal nail fold)、甲母质(nail matrix)、甲床(nail bed)和甲下皮(hyponychium)构成,这4个部分构成了我们通常所说的甲。

2. 在妊娠第 10~17 周,甲单元经复杂的间充质-外胚层相互作用模式发育而成。

3. 甲小皮使近端甲皱襞与甲板背侧密封黏合。一旦这种密封黏合被破坏,将导致近端甲皱襞的腹侧与甲板背侧之间的潜在的空隙形成实际的空隙,并有可能导致慢性甲沟炎。

4. 远端甲母质的活跃黑素细胞数目多于近端甲母质,大多数色素带起源于远端。

5. 当血从甲床或甲下皮的血管外渗至甲床真皮乳头和表皮嵴组成的独特的纵向榫槽式空间结构时形成甲下裂片形出血(splinter hemorrhages)。

6. 甲下皮将甲板翘离甲床的区域密封住。甲下皮是甲分离(onycholysis)的最早损伤部位,也是远端甲下型甲真菌病(distal subungual onychomycosis)皮肤癣菌的入侵部位。

7. 远端指/趾骨位于甲单元的正下方。甲单元的肿瘤压迫可侵蚀指/趾骨,同样,远端指/趾骨的骨肿瘤常表现为甲异常。即使是简单的甲单元外科操作如钻取活组织检查,也可波及至骨膜。因此,应特别注意无菌操作。

8. 指甲平均生长速度为每天 0.1mm(每月 3mm)。因此,正常指甲完全长出约需要 6 个月。趾甲生长速度是指甲速度的 1/2~1/3,完全长出约需 1 年~1 年半。

9. 甲板仅由甲母质生成。近端甲母质形成甲板背侧部分,而远端甲母质形成甲板腹侧部分。甲床的一些细胞也参与甲板腹侧下表面的形成。

10. 甲床的一部分细胞与甲板腹侧的下表面联合,甲床的表皮嵴与真皮乳头相互交错形成榫槽式的空间结构,这些使甲板被固定至甲床上。

5.1　引言

人们对甲的研究最初发表于 19 世纪[1-3]。本章综述了甲单元的胚胎学和发育、解剖和细胞生物学,以及生理学、生物化学、生物物理学和药理学。这里也适当讨论了基础科学研究与临床关系。Zaias 定义了"甲单元"的概念,即我们通常所说的甲[4],由 4 个部分组成。本章后续也将使用这一概念。"甲板"和"甲"的术语可互换使用。

本书致力于甲病的诊断和治疗,以下问题的回答将有助于我们理解甲的基础科学知识。

1. 甲单元是怎样形成的,这一过程是如何调控的? 先天性甲病和甲单元的再生又告诉了我们什么?

2. 甲单元的基础解剖是什么? 如何将其应用到甲病和甲单元相关的外科手术中?

3. 近端甲皱襞如何密封黏合至甲板上? 在慢性甲沟炎病理过程中这密封黏合又是遭到怎样的破坏?

4. 甲单元的色素来源于哪里? 这对我们理解白甲病和甲色素异常有哪些帮助?

5. 如何解释甲的光学特性? 为什么甲半月(lunula)是白

色的?

6. 是什么使甲板向下固定于甲床? 甲分离病理过程中受到怎样的影响?

7. 甲板是如何构成的? 如何影响甲病的诊断和治疗?

8. 哪些因素影响甲的生长速度? 如何解释黄甲综合征中甲生长速度减慢,以及银屑病中甲生长速度增快的病理过程?

9. 是什么将甲的各部分组合在一起? 为什么甲是硬的? 什么原因会导致甲变脆、变薄或开裂?

10. 是什么因素影响药物的经甲渗透? 如何设计有效的外用疗法用于治疗甲床和甲母质疾病?

5.2　甲的胚胎学和发育

甲单元的胚胎学早在 19 世纪末就已被研究[5,6]。Lewis[5]、Zaias[6]、Hashimoto 和同事[7],以及 Holbrook[8]研究了人甲的胚胎学。他们的工作已被综述总结[9,10]。手指在妊娠第 6 周最先被识别到,足趾在第 7 周出现。到了第 8 周,单个指/趾被分开,仅在第 10 周可识别到所谓甲单元最早可见的外部变化。此时,被称为原甲区(primary nail field),一个平滑的、有光泽的、四角形表面,在远端指/趾背部被浅槽勾勒出来。这些浅槽的最远端部位,即远端凹槽(distal groove),勾勒出原甲区的边界。到了第 11 周,可观察到发育良好带有关节的手指。在手指指尖临近远端凹槽的原甲区最远部分为远端嵴(distal ridge),表现为增厚的表皮区域。远端嵴是胚胎中第一个开始角化的部位(形成颗粒层和正角化的(orthokeratotic)角质层)。远端嵴形成甲下皮,密封粘合住甲板翘离甲床的部位[11,12]。同时,位于原甲区近端的原始甲母质细胞,生长为远端指/趾骨。原始甲母质细胞朝远端和腹侧生长,在背侧隔离出一个楔形皮肤成为近端甲皱襞。原始甲母质细胞从远端开始,逐渐向近端发展,分化为甲母质。到了第 14 周,近端甲皱襞处能看到一个可辨认的甲板。此时,整个甲床被角质层覆盖。到了第 16 周,甲板覆盖了甲床的一半。甲板最初是由透明角质颗粒形成。其后,甲板生长到覆盖甲床后,甲板以成人甲板形成的方式形成。到了第 17 周,甲板几乎覆盖了整个甲床。自此,甲单元变化随生长而变化。随着甲板生长超过远端嵴,远端嵴逐渐变平,形成甲下皮。

甲单元的发育与胚胎肢体芽发育和背-腹分化确立密切相关,两者都涉及间充质和外胚层结构之间的信号分子、转录调节因子和生长因子的相互作用[13]。背-腹分化确立至少受到 3 个因素控制:wnt-7a,一种分泌型糖蛋白;en-1,一种含有同源盒(Hox)的转录因子;lmx1-b,另一种 wnt-7a 诱导的转录因子[14]。Hox 基因编码是在发育调控中起关键作用的转录因子[15]。编码 lmx-1b 的基因突变导致甲-髌骨综合征[16]。肌节同源盒基因 *MSX-1* 是另一种 wnt 相关转录因子,它的突变与 Witkop 齿甲综合征有关[17]。Wnt 受体基因 *FZL* 的突变导致甲营养不良[18]。编码 R-spondins(FZL 激动剂)的基因突变会导致无甲症[19]。

Hox C13 基因在甲单元的发育中有关键作用[20],可能通过 *msx2* 或联合 *msx2* 及其下游分子—叉头盒蛋白 N1(*FOXN1*),这种联合作用影响角蛋白或角蛋白相关蛋白的表达(见"甲单元

生物化学"章节)[21]。

5.3　甲的解剖学和细胞生物学

　　甲单元的形态由 Zaias 描述(▣ 图 5.1)[6]。甲单元包含近端甲皱襞、甲母质、甲床和甲下皮(▣ 图 5.1~▣ 图 5.4)。这些结构一起构成甲板,一个平坦的、矩形的、隆起的、半透明的、坚硬的结构,甲板位于指/趾的顶端并可延伸超出游离缘。

　　甲板由紧密堆积、相互黏附、彼此交错的细胞构成,这些细胞无细胞器或细胞核。甲板中的细胞非常扁平,以最短直径垂直于甲板平面(▣ 图 5.5)。甲板细胞自背侧表面有一个渐进性变化,甲板顶部(背侧表面)的细胞,轮廓较直,到了甲板的中层,细胞轮廓变得曲折[22]。存在多种形式的细胞间连接,包括紧密连接、中间连接和桥粒连接[23]。甲板表面的细胞重叠,从"近端背侧向远端掌侧"倾斜[12]。扫描电镜显示到甲板背侧面光滑,但掌侧面不规则[24]。甲板(拇指)厚度,女性大约为0.5mm,男性约为 0.6mm[25]。正常甲远端甲板的厚度排序依次为:拇指>示指>中指>环指>小指[26]。根据放射自显影数据,甲母质的长度决定甲板的厚度[4]。随着年龄的增长甲板厚

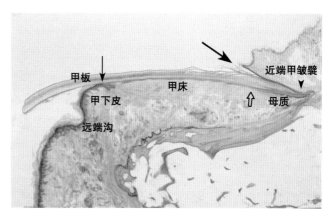

▣ 图 5.3　横贯甲单元的矢状面显微镜下图片(新生儿)。由于甲母质与甲床的连接处(空心箭头示)位于近端甲皱襞的下方,因此看不到甲半月。注意甲小皮(大箭头示)在甲板的表面,从近端甲皱襞的远侧顶端和下表面(顶部)生长出来。小箭头示近端甲皱襞顶部(腹侧面)从正常表皮到甲母质的过渡,伴随着透明角质颗粒的缺失。值得注意的是,与甲母质相比,甲的上皮非常薄。2 种上皮都不含透明角质颗粒。甲床和甲下皮连接处用细箭头标出。透明角质颗粒及正常角化的角质层在此处突然出现(图由 Karen A. Holbrook 提供)

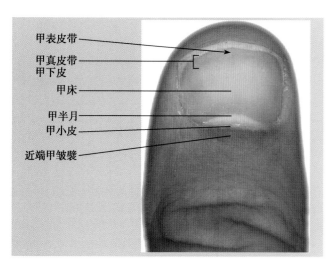

▣ 图 5.1　甲单元的形态。从顶部往下看,甲单元的表面标志

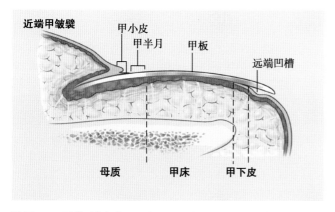

▣ 图 5.2　甲单元的矢状面示意图。甲单元由近端甲皱襞、母质、甲床和甲下皮组成。这些结构一起形成并支持甲板(摘自 Zaias[186]。版权所有:1963,美国医学会,经作者和出版商许可)

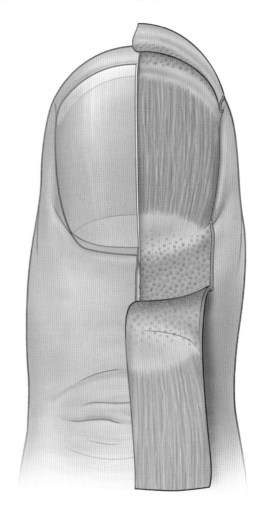

▣ 图 5.4　带有近端甲皱襞、甲母质、甲床和甲下皮反面图像的甲单元示意图。近端甲皱襞、甲母质和甲床的表皮反面被展示出来。甲下皮的表皮向前翻转露出其下方的真皮乳头。注意与甲母质和甲下皮中所见到的普通真皮乳头相比,甲的表皮层与真皮乳头呈平行的、榫槽式的空间排列(摘自Zaias[187]。经作者和编辑许可,美国医学会 1973 年版权所有)

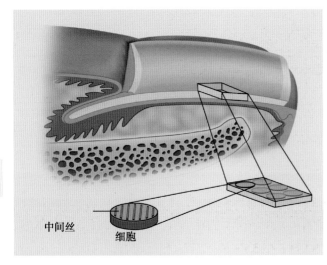

中间丝

细胞

■ 图 5.5   角化甲板中细胞的方向示意图

度逐渐增加,可能是由于甲板内细胞的生长速度减低和细胞大小增加所致[25]。这或许可以解释黄甲综合征的厚甲原因,因为该疾病甲的生长速度非常缓慢[27]。这一观点也得到了甲板背侧细胞的细胞学研究支持,这些研究显示细胞的面积与生长速度有关,细胞面积随着生长速度降低和个体年龄的增加而加大[28]。

随着甲母质细胞的成熟,其形态逐渐被加宽、压扁形成甲板。同时甲板细胞的胞核破碎和溶解,但仍有核膜残留[5,6]。当甲母质中的基底细胞分化时,它们变平、核碎裂并且胞浆变得更加嗜酸性,形成角质形成区(keratogenous zone)[4]。随着基底细胞分化向上形成甲板,中间张力丝增加,并伴有簇集和侧向聚积,最终形成角蛋白模式(keratin pattern)(一种用电子显微镜在皮肤角质层中观察到的形态模式)[29]。可观察到板层颗粒(lamellar granules)挤压内容物至细胞外间隙,也能观察到边缘带(marginal band)(一种在细胞膜内侧由电子致密物形成的条带,也被称作角化的细胞包膜)。除了在孕中期胚胎甲形成过程中外,甲母质内角质形成细胞生成的甲板过程不伴有透明角质颗粒(keratohyalin granules)的产生。尽管在甲单元中发现存在丝聚蛋白原和毛透明蛋白,但是甲母质和甲床中均未见到透明角质颗粒和毛透明蛋白颗粒(■ 图 5.3)。虽然在皮肤附属器毛发中可以观察到毛透明蛋白颗粒,但甲的角化过程与毛发形成的过程类似[30,31]。由于与毛发相似,这一过程可被认为是甲角质化[32],尽管其他人对甲角质化有不同的定义[33]。在板层颗粒排出内容物部位的附近可观察到许多缝隙连接。已有研究表明镧复合物(lanthanum complex)大小的物质可经这些细胞间通道穿过甲板。也许这些通道可以解释为什么甲板比皮肤更容易渗透极性溶剂[34]。

如果去除甲板,3 个潜在的空间将显现出来:近端甲凹槽(■ 图 5.2 和 ■ 图 5.3)和 2 个侧向甲凹槽。皮肤的皱襞、近端和侧向甲皱襞重叠在甲板上共同形成这些凹槽。近端甲皱襞(proximal nail fold,PNF)是远端指/趾背皮肤内陷形成的楔形皮肤褶(■ 图 5.1~■ 图 5.4)。甲板从这个褶皱下面生长出来。PNF 背侧是由指/趾背侧连续的表皮和真皮构成,有汗腺,但没有毛囊和甲脂腺。在 PNF 的远端,皮肤向近端和腹侧反折,向远端指间关节移行约 5~8mm。PNF 的腹侧皮肤非常薄,没有

附属器,且紧密贴合于甲板背侧表面。PNF 腹侧表面的上皮也被称为甲上皮(eponychium)[35]。PNF 顶端的角质层和腹侧面在甲板背侧面伸长出一小段即为甲小皮(cuticle),之后发生脱落(■ 图 5.1~■ 图 5.3)。甲小皮将近端甲皱襞密封黏附于甲板的背面。这些密封黏附的紊乱会使近端甲皱襞的腹侧面与甲板之间产生空隙,可能导致慢性甲沟炎。

PNF 腹侧面形成近端甲凹槽的顶,甲母质形成近端甲凹槽的底(■ 图 5.2~■ 图 5.4)。甲板位于两者之间。事实上,甲母质的顶端恰好起始于近端甲凹槽顶的前部使甲板向指/趾尖弯曲(■ 图 5.3)。甲母质是一层厚厚的上皮,没有颗粒层。由于颗粒层的突然缺失,可以很容易识别从甲上皮至甲母质的过渡(■ 图 5.3)。甲母质细胞可被培养,显示可表达上皮("软")和"硬"角蛋白(详见以下生物化学章节)[36,37]。甲母质细胞的基底面呈指状突起相互交错[30]。尽管以这种相互交错的方式排列,外科手术仍可轻易破坏或移除甲母质。

黑素细胞存在于整个甲结构中,尽管在甲床上皮中数量极少[38,39]。甲母质上皮中的平均黑素细胞数量(常规组织切片上每毫米真表皮连接处的黑素细胞数目)为 4~20[40-42] 个。黑素细胞密度(即每平方毫米上皮细胞片中黑素细胞数目)在每平方毫米甲母质上皮的范围是 100~300 个细胞[39,43]。这与正常无毛皮肤的黑素细胞密度形成对比,正常无毛皮肤的黑素细胞密度为每平方毫米 500~4 500 个[43]。黑素细胞是单一分散的,可以在甲母质上皮全层可检测到,包括角质形成区正下方的浅层[39]。与之相反,甲结构的其他成分如甲床和甲下皮仍保留有黑素细胞的典型基本位置[42]。近端甲母质被认为主要含有休眠的黑素细胞,而远端甲母质含有休眠的和功能分化的(DOPA 阳性)的黑素细胞(■ 图 5.6)[39]。超微结构研究表明,正常高加索人指甲有较少的可识别的黑素小体,亚洲人甲的黑素小体数量较多,大多是未成熟的,而非裔美国人的甲黑素小体数量最多,外观成熟,致密黑素化[44]。高加索人的甲母质黑素细胞数目稀少,且欠发育[30]。活化的(DOPA 阳性)黑素细胞在远端甲母质要比在近端甲母质中更多,这些黑素细胞位于基底层和基底浅层,以单个细胞或与 3~4 个细胞组成小簇群的形式存在[31]。相反,用其他标记分子识别到的休眠黑素细胞在近端甲母质中更多[32]。亚洲人和非裔美国人的远端甲母质含有比高加索人更活跃的黑素细胞,这与毛囊间皮肤相反,在毛囊间皮肤,亚洲人和非裔美国人的色素生成增加,但黑素细胞数量与高加索人相同。例如,日本人的远端甲母质每平方毫米含有数百个发育良好的活跃黑素细胞[33]。与高加索人一样,日本人活化黑素细胞的数目(以及这些黑素细胞多巴反应的强度)在远端甲母质比在近端甲母质要多。研究者推测,近端与远端的这种差异是由于近端甲母质中的黑素细胞受到 PNF 的保护,可抵抗紫外线和其他外源性物质的刺激[43,45]。活化黑素细胞在甲母质中的位置与色素带的位置直接相关,大多数色素带起源于远端甲母质,不涉及近端甲母质[43]。

在甲母质中也识别到朗格汉斯细胞[44],在甲母质和甲床上皮中也发现了 Merkel 细胞存在[46,47]。甲母质被认为是一个相对免疫赦免(immune privilege)部位。与正常皮肤相比,甲母质中存在较少的朗格汉斯细胞、CD4 和 CD8 阳性 T 淋巴细胞、NK 细胞和肥大细胞。已证实甲母质中角质形成细胞和黑素细胞 HLA-Ⅰ 类分子下调,朗格汉斯细胞 HLA-Ⅱ 类分子也表达减

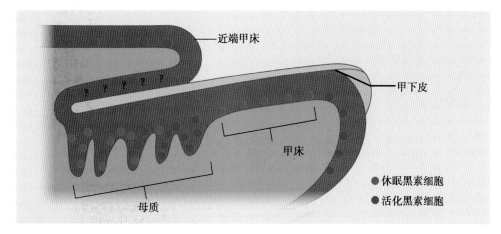

图 5.6　甲单元内黑素细胞分布和活性示意图（最初发表于 Di Chiacchio N 和 Tosti A 合著的黑甲，Springer，2017）

少。此外，局部免疫抑制因子如巨噬细胞抑制因子、转化生长因子-β1、α-黑素细胞刺激素和胰岛素样生长因子-1 的免疫反应性增强。这一现象与在毛囊中证实的免疫赦免类似，可以用作抵制自身免疫反应，但同时有可能会妨碍抗感染免疫[48]。

　　当甲母质延伸到 PNF 边缘之外，即为甲半月（图 5.1～图 5.4）。甲半月是在一些甲上看到的白色半月形区域，但不是所有的甲都有。甲半月的形状决定了甲板的形状[49]。有几种假说解释了甲半月为什么是白色的。Burrows 认为，甲母质没有牢固地附着在下面的结缔组织上，变得分离，因此产生了看起来像白色的反射表面[50]。Lewin[51] 认为平坦、有光泽的表面（与甲远端较粗糙的部分形成对比）、近端甲板的不透明、表皮下层相对无血管，以及真皮胶原的疏松结构形成了甲半月的颜色。Zaias 认为甲半月上的甲板比甲床上薄，甲半月的区域与角质形成区域相一致，后者为甲板形成之前的甲母质细胞胞浆浓缩的区域[4]。Samman 指出当甲拔除（nail avulsion）后，甲半月在甲板和下面的甲床上仍然很明显，表明甲半月的颜色可能是甲板的不完全角化和真皮中疏松的结缔组织综合作用的结果[52]。这一假说可以用高分辨 MRI 观察加以支持，甲半月显示为甲母质下方存在的一个明确区域，且组织学上由疏松结缔组织组成[53]。该区域的血供是由较大的排列规整的血管网提供[54]。Zaias 认为甲半月的颜色与白甲病（leukonychia）的颜色相似，白甲病的甲板中有较多的有核细胞[55]。

　　甲床开始于远端甲母质（甲半月）结束的地方（图 5.1～图 5.4）。类似于甲半月，甲床没有颗粒层，但是与甲母质不同，甲床是一层非常薄的上皮。因此，甲母质结束的地方和甲床开始的地方在组织学上极易分辨（图 5.2 和图 5.3）。甲床真皮乳头和表皮嵴组成独特的、纵向的、榫槽式（tongue-in-groove）的空间排列（图 5.4）。在横断面（冠状面），这种排列表现为真皮乳头和表皮嵴的锯齿状交错结构（图 5.7）。当甲下皮中螺旋盘绕的血管破裂[56]，血液溢出至这些纵向凹槽中形成裂片形出血。如果将甲板拔除，用扫描电镜观察甲板的下表面，人们可以观察到纵向的嵴和凹槽[57]。Rand 和 Baden 推测甲板通过这些凹槽附着在甲床上[58]。目前尚不清楚这些嵴是否属于甲拔除后仍附着在甲板上的甲床表皮[59,60]，还是真正蚀刻进甲板下表面，尽管在甲板的游离缘看不到这些嵴，也不能在扫描电镜观察前完全除去甲板下表面被拔除的表皮

（Montagna W：Personal communication. June 10, 1988）。甲床上皮与其下方的乳头状真皮较深的相互交错联合和甲床的较薄上皮，使得手术移动甲床变得困难。

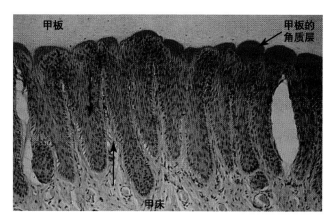

图 5.7　经甲床中线的冠状面（横断面）显微镜图片。锯齿状、相互交错的甲床表皮嵴（向下箭头）和真皮乳头（向上箭头）。苏木素伊红染色，×450（摘自 Zaias[188]，版权所有 1969，美国医学会，经作者和编辑许可）

　　甲床终止于甲下皮开始处的甲板下方（图 5.2～图 5.4）。甲下皮标志着正常掌侧表皮的开始。与 PNF 背侧皮肤一样，这里的皮肤存在颗粒层和外分泌腺，而且上皮发生正常角化。甲下皮由远端表皮嵴发育而来，远端嵴是甲单元[5,6] 以及胎儿所有表皮中第一个开始角化的部位[8]。甲下皮被认为在甲板翘离甲床的区域起防水的作用[12]，因此可以看作是甲小皮（cuticle）的镜像类似物。在最常见的甲真菌病——远端甲下型真菌病中，甲下皮是皮肤癣菌入侵的起始部位[11]。

　　在远端甲板下面，甲真皮带（onychodermal band）毗邻标志甲板与甲下皮分离的白线[61]（图 5.1）。这条窄带通常是 0.5～1.5mm 宽，Terry 描述其为比粉色甲床苍白、略带琥珀色和半透明质地。然而，Stewart 和 Raffle 认为："许多正常的甲真皮带实际上比邻近的远端甲床呈颜色更深的粉红色[62]。"这一条带在黑种人中可能被着色。Terry 推测这个区域的血液供应与甲床的其余部分不同，Martin 和 Platts 研究证实了这一点[56]。在慢性肾功能衰竭、肝硬化和其他慢性疾病中，甲真皮带的面

积明显扩大[61,63-65]。Sonnex 和他的同事[66]也描述了最初由 Pinkus 提出的甲真皮带[1]（⊡ 图 5.1）。甲真皮带是一条细的、横向的白线,0.1～1mm 宽,横贯甲床边缘的颜色加深的粉色条带。作者将该结构描述为指尖皮肤的表皮与甲板下表面的连接点,并提出该结构对于"维持甲黏附的完整性"至关重要。他们认为这是探针从甲板游离缘下表面近端穿过的阻力部位,而且 Terry 认为阻力部位是在甲真皮带的近端边缘。这一切该如何解释呢? 当人伸展手指时,甲真皮带和甲角质带（onychocorneal band）很容易看到。甲板下表面与掌侧指尖表皮的附着结构对甲板与甲床的密封,以及预防甲分离至关重要。如果 Sonnex 和同事的研究经得起证实,那么甲真皮带就是该部位的标记。

甲单元的最远端界限是远端凹槽（⊡ 图 5.2～⊡ 图 5.4）。这一皮肤表皮的凹痕是原甲区的远端边界,是胚胎期甲发育时最早出现的外部变化[6]。

甲单元的基底膜与毛囊间表皮相似并且以相同的方式表达靶抗原[67]。甲床上皮下方的间质拥有特征,被命名为甲真皮（onychodermis）。该区域含有表达 CD-10 的成纤维细胞（CD-10 在侧面甲皱襞的真皮成纤维细胞中不表达）,并且低表达原纤维蛋白（fibrillin）（该蛋白在侧面甲皱襞的真皮中高表达）[68,69]。

远端指/趾骨位于甲单元结构的正下方。伸肌肌腱穿过远端指/趾间关节的背侧表面并附着于远端指/趾骨,临近近端甲凹槽的反面。外侧韧带从远端指/趾骨爪形隆突的棘突延伸至远端指/趾骨基底部的远端指/趾间关节的外侧韧带（⊡ 图 5.8）。Kelikian 和其他学者已经强调了指/趾骨在甲单元正常发育中的重要性[70-72]。因为该部位真皮很薄,而且没有皮下组织,所以位于甲单元的肿瘤可能会发生侵袭,并且压迫侵蚀骨组织。同样,远端指/趾骨的骨肿瘤常表现出指/趾甲异常。即使做简单的甲单元手术如钻取活组织检查也会波及至骨膜,因此,应注意无菌操作。

5.4 甲单元的血液和神经供应

甲单元的血供来自指/趾外侧动脉[73-75]（⊡ 图 5.8）。这些动脉发出中等大小的分支,横跨远端指/趾间关节的背侧面形成浅表拱形结构,为 PNF 和甲母质供应血液。接着,指/趾外侧动脉穿入远端指/趾与骨的掌侧面相邻,并向骨和浅表拱形血管结构发出分支[5,75]。然后,指/趾动脉在骨和侧韧带之间的狭窄空间内绕远端指/趾骨的"腰"在背侧走行,穿过指/趾腹的隔膜。在此,指/趾动脉分支形成近端和远端拱形血管,为甲床和甲母质供应血液。因此,甲母质有 2 个血供来源,浅表拱形血管和近端拱形血管[73,75]。当发生影响指/趾腹血管的疾病时（如硬皮病）,这种结构是有益的。PNF 内有规则分布的毛细血管丛,每 5 毫米 PNF 约有 30 条毛细血管。PNF 毛细血管检查有助于结缔组织病的诊断,在结缔组织病中,可观察到毛细血管扩大、形态变化（延长、变宽或"丛状"的毛细血管袢）、出血或毛细血管消失[76,77]。

指/趾的动脉系统有 2 个解剖学特征,一是真皮深层的弓形吻合动脉,二是供应表皮嵴的多分支浅表终末动脉[74]。动

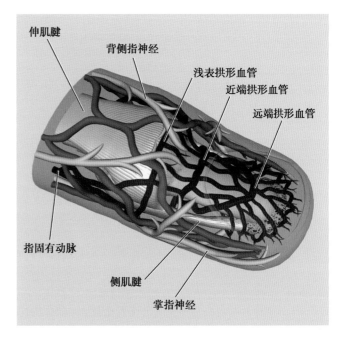

⊡ 图 5.8　甲单元动静脉血供和肌腱示意图。由 Dale Davis, MT, ASCP 根据 Andrew Morgan 博士的描述绘制[33,48,91,97,120]（摘自 Fleckman 和 Allan[78]。经编辑许可,版权所有 2001, Blackwell 出版）

脉有内纵向和外环状平滑肌层,但无内弹力层。甲床的血管系统是独特的,因为它必须在甲板和骨这 2 个坚硬表面之间提供血管结构。

静脉引流伴随着动脉血管,但近端汇合形成 2 条分支静脉,分布在甲板 PNF 的两侧[74]。神经支配类似于动脉供血。在远端指/趾间关节的远端,指/趾掌侧神经分成 3 支,支配甲单元、指/趾尖和远端指/趾腹[78]。尽管触觉主要是通过指/趾腹中的感受器完成,但甲板也起着重要的作用[79]。

甲下皮的下方,纵向嵴突被传统的真皮乳头取代,可见到长的、壁薄、螺旋缠绕的环状宽口径血管[56]。这些血管可能破裂,血液填充于甲床的真皮乳头层与表皮突之间纵向的凹槽形成裂片形出血。除了 PNF,甲单元的其他部位在动脉和深静脉循环中都存在大的动静脉（arteriovenous, AV）吻合。这些 AV 在形态上各不相同,从简单的、未修饰的吻合到复杂的多血管集合[74]。简单的结构可能起到动静脉分流的作用。复杂的结构仅位于甲床和掌侧区域,它们的功能尚不清楚。目前尚不清楚血管球瘤是发生在哪一种结构。

5.5 甲板的生长

甲单元的干细胞位于近端甲母质[72]。有人推测近端甲床存在有甲床干细胞壁龛（参见以下相对于甲床的甲板生长的讨论）。

甲的生长速度已被广泛研究[80,81],也已有综述总结[27]。由于统计分析方法不一致,以及衡量指甲增长的技术不同,尽管受试者内部或受试者之间的差异未能评估,但对甲生长速度的共识已经形成[82]。正常的指甲生长速度从每月不足 1.8mm 到超过 4.5mm 不等,个体之间差异很大,但在同一个家庭的成

员之间较恒定[25]。指甲的平均生长速度是每日 0.1mm（每月 3mm），这对于确定指甲损伤的大致时间和预后预测是有用的[4]。例如，如果一个甲在距离 PNF 处有 1 个 3mm 的边缘环，说明最后一次涂抹指甲抛光剂大约在 1 个月之前。正常的手指甲需要大约 2 个月才能从 PNF 下面长出 5~8mm。因此，1 个正常的指甲在大约 6 个月内完全长出。趾甲的生长速度是指甲的 1/2 ~ 1/3，所以正常的趾甲需要 12 ~ 18 个月才能长出[52]。每年大约产生 3g 重量的指甲甲板[83]。

松鼠猴[59]和人类在甲拔除后再生时生长速度更快（个人观察）。在任何个体中，甲的生长速度与手指的长度成正比[84,85]。优势手的甲生长速度更快，男性比女性的甲生长速度要快[25]。在以下情况中甲的生长速度较平时更快：怀孕[86,87]、咬甲癖[85]、温暖的气候[85,88]、银屑病患者[84]、甲分离（银屑病性和特发性）[89]和甲亢[27]。系统性抗菌药物如特比萘芬和伊曲康唑可增加甲的生长速度，与抗真菌作用无关[27]。甲的生长速度在 10 ~ 14 岁达到顶峰。20 岁以后，随着年龄的增长生长速度开始下降[25,81,84,90]。不爱活动和瘫痪的人，甲的生长速度低于正常水平[81,91]。以下情况甲的生长速度也降低：循环减少[81]、营养不良[92]、黄甲综合征[93]、夜间[94]、哺乳期[81]、急性感染[95,96]、抗有丝分裂药物治疗期间[84]。

关于甲板从哪里形成这一问题是存在争议的[4,52,97,98]。Unna[3]和 Pinkus[1]认为甲板是由甲母质形成的。基于对甲板进行银蛋白染色的染色结果和角化细胞的形态，Lewis 推测甲板是由 3 种不同的甲母质形成[5]。他推测 PNF 顶部的背侧甲母质构成甲板的背部，通常所指的甲母质构成甲板的中间部分，甲床的腹侧甲母质构成甲板的腹侧部分。甲板的腹侧和背侧是由"膨胀-缩紧循环"产生，甲板的中间部分呈"渐变的角化不全"。与甲板中间部分相比，背侧甲板较薄，腹侧甲板的厚度从缺失到中间甲板的 1/3 不等。以下对甲板的不同的研究观察支持了 Lewis 的假说[99]。一是用 Zeiss-Nomarski 差异干涉相差显微镜对甲板进行观察[30]，二是对胎儿甲中透明角质颗粒的超微结构观察[31]，三是对剪下的甲碎屑进行物理性质分析[22]，四是同步辐射 X 射线进行微衍射观察[100]。Johnson 和他的同事提出，通常情况下大约 20% 的正常甲板来源于甲床[101,102]。此外，Zaias 和 Alvarez 使用放射自显影术证明松鼠猴的甲板完全是专门由甲母质生成的[103]。他们发现甲母质的最近端形成背侧甲板，而远端甲母质形成甲板的腹侧部分。这一研究遭到日本学者 Hashimoto 的质疑[30]。Norton 用 3H 标记的甘氨酸和胸腺嘧啶核苷掺入至人趾甲板，证实了 Zaias 的工作并回答了日本学者的质疑[98]。Samman 报道了其他证据支持甲板是由甲母质专门形成的[75]。Caputo 和 Dadati[23]，以及 Forslind[22]也指出在超微结构上甲板是一种均质型的结构，没有证据显示它是由 3 种不同的甲母质形成；Forslind 和他的同事[104,105]，Robson 和 Brooks[106]使用电子探针微分析技术（即分析电子显微镜）显示甲板的背侧和中间部分在干重、硫含量、钙或钾含量上没有差异。Hashimoto[30]报道提出成人甲板的所有部分角质化程度均类似。用甲相关角蛋白的单克隆抗体染色也证实甲板完全是由（通常所指的）甲母质形成[36,107]（参见生物化学章节）。还有最后一个困惑，Samman 提出尽管在正常情况下甲板完全由甲母质形成，但在某些病理情况下，在甲板下方的甲床会形成一个腹侧甲板[52,108]。De Berker 等人报道，甲

背腹轴线上的细胞数量增加仅发生在甲母质（而不是甲床），其中 80% 是由甲母质的近侧半边部分形成。他们还发现甲板的厚度会随着甲的长度增加而变厚，所以甲床是否会引起甲板厚度增加，这一问题并未完全得到解答[109]。

为什么人们付出如此多的努力依然不能清楚认识甲母质，甲板又是从哪里来？Lewis 通过组织化学观察来解释甲沟炎（腹侧甲母质炎症）和甲床疾病（银屑病和远端甲下型甲真菌病）中的甲板营养不良。Samman 不能证实背侧甲板的存在，但是支持甲疾病中会出现腹侧甲板。Zaias 和 Norton 的数据是无可辩驳的。在正常情况下，甲板主要由甲母质形成，甲板下表面很小一部分细胞来源于甲床。这些定性的发现通过定量研究得以支持[109]。与背侧甲母质不同，PNF 疾病（甲沟炎）出现背侧甲板营养不良最好的解释是顶端和近端甲母质炎症引起，而顶端和近端母质是背侧甲板的来源[103]。病理条件下是否存在腹侧甲板仍有待证实。

为什么甲向前长而不是向上长？Kligman 推测近端甲板陷凹（cul-de-sac）逼迫甲母质细胞向前生长[110]。他发现将甲母质移植至前臂可产生一个垂直的硬角蛋白圆柱，且具有甲的组织学特征。Hashimoto 发现胚胎甲的甲母质细胞长轴指向上并朝向远端[7]。Baran 基于手术切除的 PNF 和缺乏骨结构的前臂移植物进行的观察，对 Kligman 的观点提出了异议[111]。Kikuchi 通过对先天性异位甲的观察支持了 Kligman 的假说[112]。Dawber 和 Baran 总结了文献并得出结论，所有的假设都只有部分是正确的[82]。人们认可 Kligman"关于甲板生长的主题值得进一步思考"的评价[113,114]。

甲板是如何生长的，以及甲板与甲床在甲生长过程中的关系，是直接关系到甲分离（onycholysis）和甲生长的临床问题。Silver 引用了 Pinkus 观察裂片形出血的讨论，后者发生在甲板和甲床之间，并随着甲板的生长向前移行[114]。如果甲板只是在甲床上部移动，渗出的血液就不会移动。因此，甲床的上部必须与甲板一起移动。Krantz 去掉甲板一侧的远端 2/3，在下面的甲床上做了记号，观察到这些记号向前移行[115]。由此，他得出结论，甲板没有在甲床上"滑动"，而是两者一起向前生长。Kligamn 移去了甲半月远端的一条横向的甲板，使得在远端甲床上有一条甲板没有连接到近端甲板[116]。他观察到甲板的远端条带在甲板创面愈合之前向前移行并脱落，因此得出结论是甲下皮在拖拽着甲板。Zaias 观察到甲拔除后产生的痂是由甲再生而脱落，而不是随着甲床生长向前移行[59]。Zaias 重复了 Kligman 的实验，但没有发现甲板的远端条带向前移动[117]。他认为 Kligman 的观察是基于创伤的结果。他还重复了 Krantz 的实验，去掉了甲板的整个半侧，而不是一侧的远端 2/3。Zaias 观察到，虽然近端甲床的记号如 Krantz 报道的那样移出，但远端甲床的记号并没有。他的结论是，近端甲床向外移动，可能是由于"向前（再生）甲板的压力"，或者是因为创伤，但远端甲床和甲下皮没有移动。Norton 的观察支持细胞从甲母质向近端甲床移动[98]。最近，Zaias 报告了甲板生长机制及其与甲床关系的数据[4]。从数据中他得出结论，"甲床起始处标记的基底细胞（近端甲床）向远端移动，并沿着整个甲床的全长分化到（甲板的）下表面"。甲母质细胞和甲床细胞的生长速度或运动是一致的。Zaias 推测位于甲母质远端有一个特定区域细胞用于甲床的再生（甲疾病委员会年会，2004 年 2 月 5 日）。

是什么因素使甲板黏附于甲单元上？甲床在甲板附着至其下方的结构上有显著作用。当人的甲板被拔出时，遇到大部分阻力在于甲床（个人观察和 Samman 提出的观点）[52]。Zaias 和其他人观察到甲床的大部分上皮仍然黏附在被拔出甲板的下表面[59,60]。Zaias 认为尽管甲床与甲板的质量无关，但是甲板下表面的一些细胞确实来源于甲床[4]。甲板游离缘下方的一些细胞来源于甲下皮[12,116]。甲床一小群细胞连接至甲板的下表面，以及甲床嵴突与真皮乳头相互交错的榫槽式的空间排列使甲板附着于甲床上[58]。甲板的远端区域被甲下皮/角质带封闭起来。令人疑惑的是如果甲板的下表面直接由甲床形成，并且甲板牢固地附着在甲床上，那么甲板是如何移动的？甲板在甲床上滑行么？引用 Hashimoto 的话，"很难想象甲床只是为近端的甲板产生提供了一个滑行的平面"[30]。甲床是随着甲板一起长出来的，还是有其他的黏附和分离机制，类似于角质形成细胞分化和在表皮内向上移行细胞之间桥粒连接的建立和解离？甲床是把上面附着的甲板"拉"出来的，还是在甲母质形成新的甲板时把甲板"推"出去？甲床嵴突和真皮乳头的独特空间排列如何有助于甲板的贴附和移行？这些问题仍有待进一步回答。

5.6　甲单元的生物化学

甲板是由什么组成的？许多研究人员已经研究了甲板的组成，认为甲板作为一种上皮产物，反映人体矿物质的代谢。第 2 个推测是甲板缓慢生长缓解暂时的因素，这些因素干扰血清矿物质水平，也干扰对机体整个矿物质代谢情况的了解。最近研究人员应用分子技术增加了对甲板蛋白质的了解。他们的发现已经在其他地方进行了总结（参见表 1，Fleckman，2005 年第 3 版），现重点讲述如下。

甲板的成分可分为无机和有机 2 种。无机元素可分为微量金属和电解质（血浆和其他体液中循环的离子）。测定甲板中的无机元素存在技术困难。外部（环境）污染和所用技术的准确性可能导致每个研究者所报告的数值范围出入较大，或许解释了不同的调查人员之间报告存在的差异。不同的去除环境污染物的洗涤程序可能会使研究人员之间的报告差异变得复杂，还会导致所研究的甲板中提取的元素不同[118]。在某一元素的测量中，已经报告了受试者之间的巨大差异[119]、同一个体的手指之间的 2 倍差异[120]、一个甲板的不同切片之间有 25% 的差异、同一甲的连续片段之间不同的时间也有巨大差异[121]。遗憾的是，尽管测量结果有如此大的差异，但数据的统计评估往往没有报道。因此，报道的观察结果的意义是值得怀疑的。某些技术（如发射色谱仪和火花源质谱仪）对于检测标本中小样本含有的几种金属（包括有毒金属，如砷）很有用，但很不敏感，无法检测到代谢性疾病中发生的微小变化。更灵敏的技术，如化学法、火焰光谱法和原子吸收光谱法，更适合于检测较小的变化[119,120,122]。

尽管测量甲板中的无机元素在技术上存在困难，但已有许多有趣的观察报道：男性甲板中的钙和锌含量高于女性，镁含量低于女性[122]；儿童甲中的镁和钠高于成人甲[115,121]；Wilson 病患者的甲板中铜含量增加[123]。据报道，青少年的甲板中铁含量

降低，缺铁性贫血患者的铁含量下降[124]或无变化[125]。2 名慢性透析患者的甲中镁含量升高[120]，蛋白质能量营养不良儿童甲板中的钠和钙含量高于正常儿童，镁含量低于正常儿童[106,126]。囊性纤维化患者甲板钠浓度升高，对于汗液测试结果不确定和居住在偏远地区的患者疾病诊断是有帮助的[127,128]。甲板中氟元素的含量反映氟化物的摄入量[129]。甲板中的砷水平在暴露后的几个小时内升高，可以用来证明急性和慢性砷中毒[130-132]。在砷暴露的情况下，甲可能会出现真性白甲症的横纹状条带（Mee 氏线），根据正常的指甲生长速度，可以估计暴露的时间。通过分析剪下的甲的重金属，包括砷，可进行确认[133]。

有机元素较易量化。虽然从专业角度分析，碳是唯一的有机元素，但硫和氮也包括在内，虽然在甲板中它们几乎只存在于氨基酸中[134]。新生儿含氮量较低[135]，高加索人青少年甲含氮量略高于非洲裔美国人青少年，但不受营养状况的影响[136]。在甲板中，硫几乎只存在于氨基酸的胱氨酸中[134]，这是 2 个半胱氨酸残基经氧化后含有二硫键的产物。Hess 检测到关节炎患者甲中胱氨酸的浓度降低[137]。Klauder 和 Brown 发现在一些皮肤病和全身性疾病中，甲中的硫含量会降低，但他们得出的结论是测定病甲或全身疾病患者甲中硫浓度是没有价值的[134]。据报道，铀矿工人的甲板胱氨酸含量减少[138]。胱氨酸含量不随种族、饮食习惯或怀孕而变化[139]，但当出现反甲（koilonychia）时，甲中的胱氨酸含量可能会减少[140]。

甲板类似于毛发和表皮，含有一组坚韧的、纤维状的蛋白，称为角蛋白（源自希腊语中"角"的意思）[141]。早期对羊毛的研究发现了 2 个成分，纤维蛋白和围绕着纤维蛋白的无规则结构的球状基质蛋白，这些蛋白统称为角蛋白。随后，研究人员确定这些纤维状蛋白只是一个结构蛋白大家族的一部分，这些结构蛋白关系到细胞的完整性，又称为中间丝（intermediate filaments）[142]，而且开始将"角蛋白"一词特指纤维状蛋白。球状基质蛋白现在被称为角蛋白相关蛋白。与纤维状角蛋白相比，基质蛋白含有较高水平的含硫氨基酸胱氨酸。研究羊毛的化学家推测，基质蛋白将纤维蛋白结合在一起，其中胱氨酸的二硫键起到了类似胶水的作用。甲的蛋白质与羊毛相似，根据溶解度、氨基酸组成、电泳迁移率和 X 射线衍射图谱可分为纤维状角蛋白、球状（非纤维状）角蛋白相关蛋白[143]。与表皮角质层相比，甲板的蛋白质有很大不同。表皮角质层的角蛋白不仅表达模式明显不同[143-146]，而且在角质层中也没有发现高硫基质成分存在。

纤维状角蛋白属于中间丝蛋白，中间丝蛋白用于细胞骨架的构建[147]。目前已报道的角蛋白超过 50 种[148]。角蛋白可以分为 2 组——酸性和中性-碱性角蛋白，它们两者都是成对表达，每组 1 种。角蛋白对（keratin pairs）的表达随组织和分化阶段的不同而不同。例如，表皮基底浅层表达的角蛋白对与食管基底浅层的不同，与表皮基底层表达的角蛋白对也不同。头发和甲中发现了许多"硬"角蛋白。甲单元既表达"硬"角蛋白，也表达其他上皮中可见的角蛋白[36,107,145,149,150]（● 图 5.9）。已证实在先天性厚甲症（pachyonychia congenita）患者中至少有 5 种角蛋白突变[151-153]。这些疾病的小鼠模型为研究角蛋白在正常和病甲中的作用提供了可能性。GJB6 突变，该基因编码连接蛋白 30[154]和卷曲蛋白 6（FZD6）。FZD6 基因[155]与一种厚甲症表型相关。

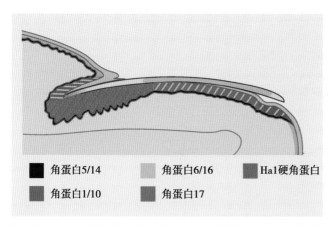

◎ 图 5.9 甲单元中角蛋白表达模式。红色:角蛋白 5 和 14 表达在基底层;绿色:角蛋白 1 和角蛋白 10 表达在 PNF 基底浅层和指尖掌侧表皮;紫色:"硬"角蛋白(包括 Ha 1)散在表达于甲母质基底浅层的上部;蓝色:角蛋白 6、16 和 17,表达于甲床上皮的基底浅层。示意图故意加厚了甲床上皮以显示角蛋白 6、16 和 17 的有限表达[36,107]

Baden 研究了正常甲板的蛋白质,并发现一种(低硫)角蛋白的遗传变异[156]。该变异出现在大约 5% 的受试人群中,并且似乎是常染色体显性遗传。这可能反映了角蛋白的多态性[157]。Gillespie 和 Marshall 证实甲板中存在高硫和低硫的蛋白质,并发现不同种属之间纤维状蛋白有相当大的差异,但高硫的基质蛋白电泳图谱保持不变[158]。Marshall 用双向电泳对甲的角蛋白和基质蛋白进行了鉴定,结果表明角蛋白和基质蛋白都存在遗传变异[159]。当存在角蛋白变异时,也可发现基质蛋白变异,但是,当基质蛋白变异时,可不伴有角蛋白变异。甲板的物理性质与蛋白变异没有关系。来自人类基因组计划的数据显示头发中存在许多尚未被识别的角蛋白相关蛋白[160],我们有理由推测可能会发现与甲单元角蛋白相关的类似蛋白。微管相关蛋白 2 是另一种细胞骨架相关蛋白,其表达局限于甲母质的浅层以及毛囊的伴随层[161]。这一发现的意义尚不清楚。

发现存在于表皮角质层[162]和甲板中的角化细胞外包膜是一种化学物质抵抗的结构[31]。从甲板分离出富含角化细胞外膜的蛋白质成分,结果发现它们含有相对高水平的脯氨酸[163]。胱抑素 M/E(cystatin M/E)是一种调节结构蛋白的交联的半胱氨酸蛋白酶抑制剂,它被认为在甲单元的终末分化和角化过程中发挥作用[164]。

5.7　甲板的生物物理特性

甲板的 X 射线衍射研究显示纤维状蛋白(角蛋白)面向甲板平面,且垂直于(纵向)生长轴[165-168]。不同于甲板平面,新生的甲板中纤维走向并不沿着特定的轴线。随着甲板的生长,纤维方向与甲板游离缘平行[166]。

正常厚度的甲板可以透射大约 30% 的境界射线和 85% 的 X 射线[169]。境界射线的透射率与甲板厚度直接相关。用境界射线穿过厚甲治疗甲床病变是无效的,应使用浅层 X 射线。

甲板的含水量在 10% ~ 30% 变化[143,170],与相对湿度直接相关[143]。在高湿度的环境时,甲板比角质层含有更少的水分[143]。水合的甲板的物理性质会发生改变,低含水量(< 16%)的甲板较脆,而高含水量(≥ 25%)的甲板较软[171-173]。水通过甲板的扩散速度大约是腹部皮肤的 10 倍[143,174,175]。由于角质层厚度约为甲板厚度的 1/100,因此水通过甲板的扩散常数是大部分皮肤的数百倍。尽管去除脂质可降低角质层的含水量并增加水分的经皮肤扩散,但是不影响皮肤的保水能力和经甲板的水分扩散[166]。在甲板上涂上一层凡士林或指甲油,可以阻止经甲板水分丢失[176,177]。

5.8　甲单元的药理学

由于水分可从甲板中扩散出来,甲板对水的渗透性大于角质层[34]。正烷醇(N-alkanols)因其不同的极性被用作模式化合物。与角质层不同,甲对正烷醇的渗透系数随着化合物疏水性的增加而降低。如果烷醇渗透性可以外推到其他低分子量有机物上,那么极性较大的化合物可能会非常容易地穿过甲板到达甲板下的组织中[178]。系统给药的药代动力学研究表明药物可迅速扩散至整个甲板[179-182]。研发能增强吸收用于治疗甲下疾病(如甲床银屑病和远端甲下型甲真菌病)的新药,目前取得的数据令人鼓舞[183-185]。

致谢　Robert Underwood 和 Marcia Usui 协助制作◎ 图 5.1 和 ◎ 图 5.3。Jan Biesbroeck 协助制作◎ 图 5.6。基于 Andrew Morgan 博士的工作,Dale Davis 制作了◎ 图 5.8。

（苗芳　雷铁池 译　史玉玲 校
黄玉琼　金子淋 审）

参考文献

第6章　甲银屑病

Dimitris Rigopoulos and Stamatis Gregoriou

学习目标：

1. 能够诊断甲银屑病,包括对伴有皮肤和/或关节表现、或仅有甲损害的患者的诊断。
2. 能够根据每个患者的临床表现、受累甲数量、皮肤损伤表现,以及是否伴有银屑病关节炎选择最有效并安全的治疗手段。
3. 能够通过严重程度指数之间的差异,评估有关甲银屑病的临床试验。

6.1　概述

甲银屑病(nail psoriasis)是斑块型银屑病的一种常见表现,对患者的生理和心理都造成了极大的影响。根据大多数已发表的银屑病患者人群中的流行病学调查研究,甲受累的患病率为 7%～56%,终身发病率高达 80%～90%[1]。在没有银屑病皮肤表现和关节表现的人群中,甲银屑病的患病率为 0%～6%[2]。

银屑病关节炎和甲银屑病密切相关,有观点认为这是同一疾病自然进程中不同阶段的表现,若甲银屑病不加以干预治疗,则会出现关节损害。此外,甲银屑病可能继发于远端指间关节周围附着点(即甲支撑韧带的延续)的炎症[3]。

甲银屑病患者的生活质量显著低于仅有皮肤损害的银屑病患者[4]。在治疗满意度、治疗时间和压力指标中,甲银屑病患者满意度更低,治疗时间更长,压力也更大。甲银屑病患者在皮肤科、骨科或风湿科的平均就诊次数同样明显高于仅有皮肤损害的银屑病患者[4]。甲银屑病也会导致患者很长时间不能工作[5]。在调查报告中,甲银屑病患者认为甲损害是令人困扰的(86%)、难看的(87%)和疼痛的(59%)[6]。在不同甲病患者生活质量调查中,甲银屑病患者的生活质量评分与甲真菌病、甲异色症和外伤相似。受累甲的数量是影响患者身体和心理负担的主要因素,与甲疾病种类关联不大[7]。

甲银屑病最常影响优势手拇指指甲,其次影响与手功能最相关的其他指甲[8]。

6.1.1　临床特征

甲母质和/或甲床的炎症是甲银屑病患者出现临床特征的主要原因,指甲比趾甲更易受累[9]。甲母质受累的临床特征主要表现为甲凹点、甲脱落、白甲、Beau 线、甲半月红斑和甲碎裂。甲床受累的临床特征主要表现为甲分离、裂片形出血、甲下角化过度和油滴斑。在不同研究中,各类甲特征的患病率各不相同。甲银屑病中,指甲以甲凹点和甲分离最为常见[10-12],趾甲以甲下角化过度和甲分离常见,而甲凹点和白甲相对较少[13,14]。

6.2　甲母质征象

甲凹点(nail pits)是甲板上的凹陷,随甲生长向甲游离缘移动[15,16](◨ 图 6.1 和◨ 图 6.2)。甲凹点可以短暂出现,在某些情况下也可长时间存在。甲凹点没有特定的分布方式,较深,主要影响指甲[13,17]。近端甲母质炎症导致角化不全,这些角化不全细胞脱落形成甲板凹陷[18]。凹陷内残留的角化不全细胞在皮肤镜下可见,如同凹陷内的鳞屑。甲凹点患病率无性别差异,但年龄大于 40 岁患者患病率是 20 岁以下的 2 倍[17]。甲凹点超过 20 个提示可能为银屑病,大于 60 个即可确诊银屑病[17]。在 Baran 银屑病严重程度评分中,甲凹点的数量纳入评分项并与甲银屑病严重程度相关[19]。值得注意的是,当凹陷较为严重时可出现糙甲样外观。当病变影响更大面积甲母质时,会以与甲凹点同样的方式形成甲板横向槽沟。

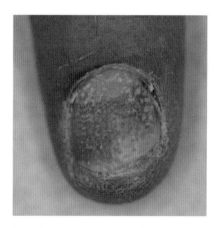

◨ 图 6.1　银屑病甲凹点

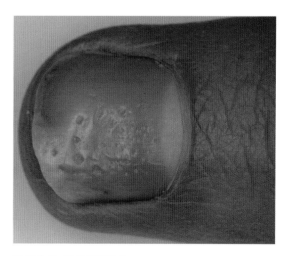

◨ 图 6.2　银屑病甲凹点

白甲(leukonychia)是由于甲母质中段或远端炎症造成的甲板出现不透明白色斑状损害。与甲凹点相反,角化不全细胞仍保留在甲板中,因此甲表面没有形成凹陷[18]。白色外观是由于光线在甲板角化不全部位反射所造成的[18,20]。

Beau 线是甲母质受到偶发性的刺激后表现在甲板上的横向槽沟。

甲下血管炎症可能导致血管扩张及血液成分改变。研究提示这些因素与甲半月红斑形成有关[21]。此外,银屑病可造成甲板可视度变化及血管改变[21,22]。甲板变薄可能合并甲床红斑[23]，另外甲母质中间或腹侧炎症也可能出现甲半月红斑[24]。

　　甲碎裂（nail crumbling）是由甲营养不良、甲板增厚，以及甲床角化过度所导致的，严重时会导致甲脱落[25]（◘ 图 6.3 ~ ◘ 图 6.5）。甲碎裂是银屑病影响整个甲母质的征象，是慢性和/或严重甲银屑病的临床表现[20,26]。

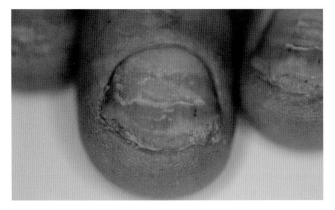

◘ 图 6.5　甲碎裂伴甲凹点和甲脱落

6.3　甲床征象

　　甲板分离及甲板下空气聚集导致特征性白色外观[15]（◘ 图 6.6），即出现甲分离（onycholysis）。同时，甲下皮异常角化导致角蛋白积聚，降低甲板与甲床的黏附力[15,18]。甲分离最先侵犯甲远端或缘缘，逐渐进展至甲母质[26,27]。指甲甲分离伴边缘红斑是甲银屑病的特征性表现[28]。在趾甲中，甲分离与甲下角化过度密切相关[28]。鉴于同形反应（koebner phenomenon），创伤和刺激都会加重甲分离症状。细菌和真菌的继发感染会使指/趾甲呈现铜绿假单胞菌感染的绿色或念珠菌感染的绿棕色改变[16,27]。

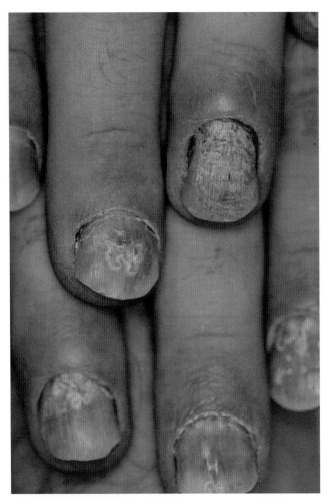

◘ 图 6.3　甲凹点伴甲碎裂

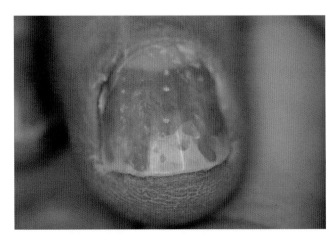

◘ 图 6.6　银屑病甲分离

　　裂片形出血（splinter hemorrhages）是继发于显著炎症或栓塞的甲床毛细血管破裂所导致的血液渗出，在甲板下纵向分布[29]（◘ 图 6.7）。这是甲银屑病的一个非特异性表现，主要为甲板远端约 2~3mm 长的线型结构。

　　甲下角化过度（subungual hyperkeratosis），是甲板下角蛋白聚集形成导致的，主要是由于未发生脱落的细胞沉积在远端甲床上[30]（◘ 图 6.8 和 ◘ 图 6.9）。主要累及远端甲床和甲下皮。

　　甲下角化过度更易发生在趾甲，并且牢固地附着于增厚的甲板上[31]。空气进入增厚的远端甲板使银屑病中甲下角化过度呈银白色，如果出现继发感染，则外观会出现不同的改

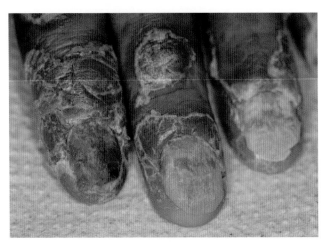

◘ 图 6.4　银屑病甲碎裂

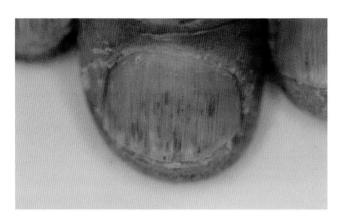

▣ 图 6.7　银屑病甲裂片形出血

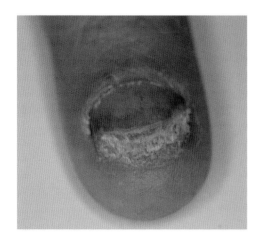

▣ 图 6.8　银屑病甲下角化过度

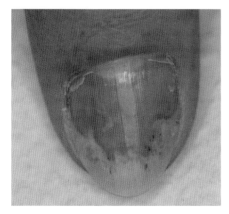

▣ 图 6.9　银屑病甲"鲑鱼斑"

变[26]。甲下角化过度的宽度与甲银屑病严重程度相关,且被建议纳入 Baran 甲银屑病严重度指数中[19]。

　　油滴斑或鲑鱼斑(salmon patch)是甲床上大小形状不规则的黄色或红棕色斑[32](▣ 图 6.9),可分布在甲床中央、甲剥离周围或靠近甲游离缘[33],与淋巴细胞、中性粒细胞、角化不全细胞浸润,以及糖蛋白聚集有关[18,32]。

　　Zaias 认为甲凹点是最常见的银屑病甲损害,其次是油滴斑、甲分离、甲下角化过度、甲板异常和裂片形出血[34]。

　　然而,Tham 等人的研究发现与上述观点有所不同,Tham

的研究显示:甲凹点是甲银屑病中最常见的征象(68%),其次是甲分离(67%),甲下角化过度比甲分离更少见,只见于 25% 的患者,油滴斑是最罕见的甲损害征象,仅仅只表现在 18% 患者中[35]。

　　关于最常见的指甲银屑病临床表现的不同结果在最近的文献中有报道。Palmou N 等人的报告中显示最常见症状为甲凹点(96.54%),其次是甲分离(27.1%)、裂片形出血(21.2%)、甲碎裂(9.6%)、甲下角化过度和白甲(7.7%),而油滴斑未观察到[11]。

　　Puri N 等人的报告显示常见症状的顺序依次为甲凹点(70%)、甲分离(52%)、甲下角化过度(40%)、裂片形出血(12%)和油滴斑(10%)[12]。

　　最后,van der Velden 等报告到目前为止,最常见的临床症状是甲分离和裂片形出血(93.9%),其次是甲凹点(73.5%)、油滴斑(67.3%)、甲下角化过度(46.9%)、甲碎裂(42.9%)和白甲(40.8%)[10]。

　　根据上述这些报道,可见研究人群的规模大小、皮疹的严重程度,以及银屑病关节炎的共病状况都影响着甲银屑病不同临床征象在人群中的分布情况。

　　当银屑病影响甲周皮肤时,称为银屑病性甲沟炎(▣ 图 6.10、▣ 图 6.11)。这在银屑病关节炎累及甲时也较为常见。

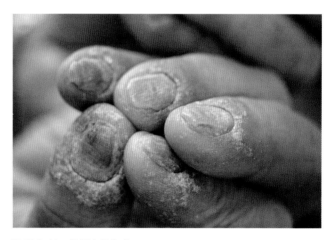

▣ 图 6.10　银屑病甲沟炎

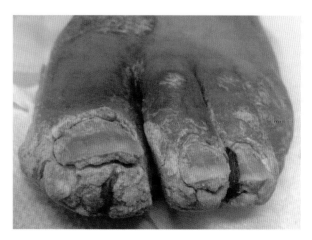

▣ 图 6.11　银屑病甲下角化过度及甲沟炎

甲周表皮的慢性炎症导致甲皱襞近端游离缘增厚、甲小皮及甲皱襞腹侧与下方甲板黏附缺如[36]。这使得许多外界物质，如死亡的表皮细胞、污垢和微生物进入甲皱襞下的缝隙，进而加重炎症并增加出现甲板增厚和营养不良的可能性。

甲脓疱在连续性肢端皮炎患者中局限于单个受累指/趾甲，而在掌跖脓疱病中可累及多个指/趾甲。患者可在甲板被脓疱破坏或抬起后出现不适和疼痛(○图6.12)。

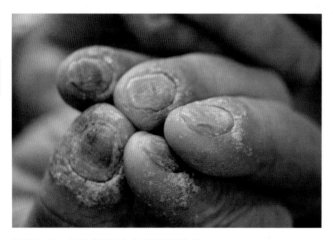

○ 图6.12 银屑病甲下角化过度及甲沟炎

6.4 皮肤镜-毛细血管镜-超声波-光学相干断层扫描

甲银屑病的皮肤镜检查研究较少。偏振光皮肤镜在检查中可达到更好的诊断效果。超声凝胶是皮肤镜观察甲的最佳介质[37,38]，而酒精能使甲下皮毛细血管成像最佳。皮肤镜检查可以协助诊断甲银屑病[39,40]。

使用偏振光皮肤镜可见甲凹点，非偏振光皮肤镜仅显示充满凝胶的周围有白色边界的凹陷。

对于仅有甲分离不伴有其他症状的甲银屑病患者，皮肤镜检查可见白色均质区域，也可观察到多条细的纵向白色条纹。即使在未见明显临床症状的甲中，也可观察到甲分离区域周围的红色或橙色边界[41]。

裂片形出血表现为纵向棕色、紫色至黑色的标记。典型特征是存在与头皮银屑病中相同的弯曲扩张的毛细血管环[42]。

甲下皮的皮肤镜检查要求的放大倍数较高，通常需要使用视频皮肤镜。甲下皮和近端甲皱襞皮肤镜检查被用于评估疾病的严重程度。研究发现银屑病患者皮肤镜下该区域的毛细血管数量与直径明显减少[37,43-46]。

视频皮肤镜是皮肤镜的升级，需要在使用皮肤镜时配备镜头放大倍率范围为×10～×1 000倍的摄像机[47]。获得的影像可在屏幕中显示，并可以存储在计算机内。Iorizzo等人[42]的一项研究表明，使用视频皮肤镜检查可观察到甲银屑病扩张、曲折、延长和不规则分布的甲下皮毛细血管。每个患者的毛细血管密度不同，并且与疾病严重程度呈正相关。

超声波检查显示相较于健康对照组，银屑病患者表现为甲床的血管增多、甲床厚度增加、甲板增厚、肌腱末端炎症，以及

关节内出现亚临床无回声液体[48]。即使在临床表现没有出现显著甲改变的银屑病患者中，该检查也可观察到甲床和甲板厚度增加[49]。

光学相干断层扫描(optical coherence tomography，OCT)是比超声检查分辨率更高的检查手段，检查可见甲床显著增厚。甲床表现为非均质、被侵蚀且与下方表皮不规则融合，这些征象与甲下角化过度的临床表现相关[50]。OCT可以发现无临床症状的、甚至超声检查无法发现的甲早期改变的细微异常[51]。

甲银屑病甲皱襞毛细血管镜的特征不一致，这也反映了该病的多样性[52]。Zaric等人曾报道，有皮肤损伤、甲损害和关节炎的银屑病患者甲皱襞毛细血管环的大小减小[53]，而Salli等人报道了残毁性银屑病关节炎患者的甲皱襞毛细血管密度特征性降低[54]。

6.4.1 临床鉴别诊断

甲银屑病可伴或不伴有皮肤表现。当患者同时有皮肤及甲受累，需要考虑其他有类似表现的疾病，如毛发红糠疹、手部湿疹或Sezary综合征，这些甲征象有利于明确诊断。当仅有甲改变时，由于甲银屑病与其他甲疾病症状相似，诊断较困难。当多种症状累及多甲时有利于甲银屑病的诊断，反之，仅有单个或少量甲表现为甲凹点或甲分离时较难明确诊断。

甲凹点不仅仅出现在甲银屑病中，斑秃和湿疹患者也常出现甲凹点[55]。正常甲由于外伤或特发性病因也会出现少量凹点。在脓疱性角化不全症、寻常型天疱疮、结节病、皮肌炎、药物性红皮病、二期梅毒、Reiter病、慢性肾病和慢性甲沟炎中偶有甲凹点的报道[56]。

由于炎症累及甲板中间和腹侧，所以银屑病甲凹点比其他甲疾病中的甲凹点更深[24]。有观点认为，如果出现超过20个甲凹点，则应考虑甲银屑病诊断，若超过60个甲凹点，则可确诊甲银屑病[17]。斑秃的甲凹点小而浅，通常排列成几何图形，可能与点状白甲、脱甲症或糙甲有关。湿疹中的甲凹点粗糙且不规则[57]。在梅毒、Reiter病或药物不良反应中可以看到单个大的甲凹点[58,59]。糖尿病患者经常在中指和无名指出现小的甲凹点[60]。特发性病因通常诱发孤立的甲凹点。

甲下角化过度在甲银屑病和甲真菌病中很常见，也可见于湿疹、扁平苔藓、毛发红糠疹和皮肤T细胞淋巴瘤[61,62]。甲下角化过度常与甲分离相伴出现[61]。银屑病的甲下角化过度通常为银白色，甲真菌病中的甲下角化过度会沿着真菌出现纵向条纹[63]，接触性皮炎的甲下角化过度通常累及优势手前三指[63]，毛发红糠疹的角化过度较易累及甲远端，几乎不影响近端甲下皮。

甲银屑病的指甲分离会出现特征性的甲分离边缘红斑[55]。甲分离也可能是特发性的，在从事家务劳动的女性中较常见，与长期接触潮湿、刺激性物质或过度修剪指甲相关。随后，定植在甲皱襞处的细菌和酵母菌(包括假单胞菌)引起典型的甲绿色改变。不规则形状的甲分离("过山车样甲分离")通常与过度修剪指甲有关[61]，可合并条状白甲[64]。理发师和屠夫易出现职业性甲分离。银屑病或特发性甲分离的甲生长速度快于正常速度，但特发性甲分离患者非受累甲的生长速度稍低于正常生成速度，甲银屑病患者的非受累甲则反之[65]。

指甲甲分离也可见于手部湿疹和扁平苔藓。在扁平苔藓中，甲分离通常与脆甲症合并，如果同时有翼状胬肉则可确诊。汗疱疹可导致多甲远端甲分离[64]。趾甲的甲分离通常与过度活动或穿不合脚鞋造成的创伤及甲真菌病相关[61]。蹞趾甲分离通常是由于第二趾的挤压造成，这种情况下甲分离发生在甲的侧面[61]。若存在甲下出血，则证实为创伤性的诱因[62]。

在远端甲下型甲真菌病中也可见甲分离。趾甲甲真菌病和甲银屑病鉴别较难，若存在其他的症状如黄斑可有助于明确诊断。48% 的患者同时患有甲真菌病和甲银屑病[55,56]，这两种疾病可能会加重彼此的病情。甲银屑病被认为是甲真菌病的危险因素[67]，伴有甲真菌病的甲银屑病患者的病情加重可能与 Koebner 反应有关[68-71]。健康的甲由坚实的甲板、甲下皮屏障、抗菌肽和甲的快速生长共同保护[72]。所有上述因素和甲形态在银屑病中均有所扰乱，因此甲银屑病患者更易患有甲真菌病[73-76]。

药物会引起甲分离和光照性甲分离。多西他赛会引起多甲出现疼痛出血性甲分离和甲下脓肿[73]。光照性甲分离主要与补骨脂素和四环素摄入有关[62]，但也和吸收其他常见药物，如现代抗精神病药相关[74]。光照性甲分离主要表现为 Segal 三联症的光敏、甲分离和甲变色[61,75]，甲分离区呈现独特的出血色[64]。大多数甲都会被累及，但通常不累及拇指。药物引起的光照性甲分离有 4 种类型：Ⅰ 型甲分离累及多个甲，远端凹陷且近端有边界清晰的色素沉着；Ⅱ 型累及单个甲，远端最宽处有圆形凹口，近端有棕褐色色素沉着；Ⅲ 型累及多甲，在甲床中心有红色或黄色的圆形斑点，不累及侧缘及远端；Ⅳ 型为使用盐酸四环素后导致的甲下大疱[60,76]。四环素或补骨脂素引起的光照性甲分离可有痛感[56]。

部分系统性疾病，如甲状腺功能亢进会引起甲分离[77]。仅涉及单个甲的甲分离需要排除甲下肿瘤，可引起甲分离的肿瘤包括甲下外生骨疣、甲下纤维瘤、鳞状细胞癌，甚至黑色素瘤[64]。放射性检查和病理活检有助于明确诊断[62]。其他引起甲分离的罕见因素包括疱疹、线状苔藓和结缔组织病。

近端裂片形出血是部分系统性疾病的征兆，包括感染性心内膜炎、肾脏或肺部疾病、糖尿病、血管炎和抗磷脂综合征[78]。疼痛可以帮助区分系统性病因，但可能不会一直存在[79]。血液透析和腹膜透析会引起裂片形出血[80,81]，四环素也会诱发裂片形出血[82]。除甲银屑病外，创伤是引起裂片形出血的最常见原因[83]。远端裂片形出血可见于甲真菌病和湿疹中[62]。

健康个体或易受到甲损伤的老年人中也可能出现裂片形出血[84]。

油滴斑和甲半月红斑是甲银屑病的特异性症状[85]。如果同时伴有甲凹点和甲碎裂，可以明确诊断银屑病[26]。

6.4.2　组织学特征

甲银屑病的有些组织病理特征与皮肤银屑病相似，有些是特征性的变化[86]。

甲凹点起始于小面积的海绵样水肿，伴有淋巴细胞和少量中性粒细胞浸润，从而影响角化进一步导致角化不全。随着甲

生长，角化不全细胞部分脱落导致甲凹点[24,26]。

甲母质中部角化不全引起甲板变白，临床上表现为白甲。可存在中性粒细胞浸润。角化不全区通常形成从近端区域延伸到表浅远端区域的斜柱。下方的甲母质上皮可完全正常，有时可见伴淋巴细胞和中性粒细胞浸润的轻度海绵样水肿。

甲半月红斑表现为甲母质轻度棘层增厚、海绵样水肿、中性粒细胞外泌和轻度角化不全。陈旧的甲母质和甲床病变可能会发展成正角化或正角化和角化不全交替层[86]。

鲑鱼斑或油滴斑类似于银屑病皮肤损伤中的斑块[26]。表皮海绵样水肿和棘层增厚，伴有表皮突延长和真皮乳头毛细血管扩张。扩张的毛细血管破裂导致红细胞在乳头层积聚，临床上表现为裂片形出血，可见嗜酸性粒细胞。常见含有中性粒细胞的广泛角化不全，即 Munro 微脓肿[86]。

银屑病甲下皮和远端甲床的病理与油滴斑相似。角化不全区域与下方上皮黏附不紧密，并经常与之分离形成肉眼可见的甲下空隙即甲分离。白甲中可见到血管周围淋巴细胞浸润、毛细血管扩张、棘层增厚，以及伴有中性粒细胞浸润的角化不全。陈旧病灶在颗粒层区域倾向于变得更加正角化性[87]。

甲碎裂是严重甲银屑病影响整个甲母质的结果。仅残留部分甲时，常伴有中性粒细胞微脓肿。近端甲皱襞的甲银屑病引起慢性甲沟炎，临床上表现为甲皱襞增厚、升高，以及表皮的丧失。近端甲皱襞的腹侧面与下方甲之间的连接消失，甲板变薄并包含角化不全柱[86]。

脓疱型银屑病的特征性海绵状脓疱也可出现在甲银屑病中[88]。甲母质和/或甲床上皮增厚，中性粒细胞迁移并聚集，在角质形成细胞之间形成大的海绵状脓疱。

连续性肢端皮炎以受累甲坏死脱落为特征。病理上，甲脓疱型银屑病的特征均会体现，包括真皮乳头严重水肿、大量中性粒细胞外移形成表皮内脓肿。中性粒细胞脓肿中含有蛋白水解酶，使得表皮浅层坏死[88]。

甲银屑病的组织学特征见◘ 图 6.13 ~◘ 图 6.16。

6.4.3　评分系统-严重程度指数

目前有几种不同的疾病严重程度指数用于评估疾病严重程度[89,90]。定性评估耗时少但通常带有主观性，数值或定量评估更客观，但也更耗时。

Rich 和 Scher[91] 在 2003 年发布了一个数值量化、可复制和客观的评分指数，称为甲银屑病严重程度指数（nail psoriasis severity index，NAPSI）。迄今为止，该指数已在临床试验[92-96]和日常实践中广泛使用。

通过假想的水平和纵向线条将甲分为 4 个象限，然后评估每个象限是否存在甲母质征象（甲凹点、白甲、甲半月红斑、甲碎裂）和甲床征象（甲分离、油滴斑、甲下角化过度）。银屑病关节炎和脓疱型银屑病的症状未纳入评估。近端甲皱襞银屑病也被排除在外，但需要评估其伴有的皮肤损伤。1 个象限中若没有任何甲床和甲母质银屑病征象则得分为 0，如果 1 个象限中有征象则计 1 分，如果 2 个象限中有征象则计 2 分，如果 3 个象限中有征象则计 3 分，如果 4 个象限均有征象则计 4

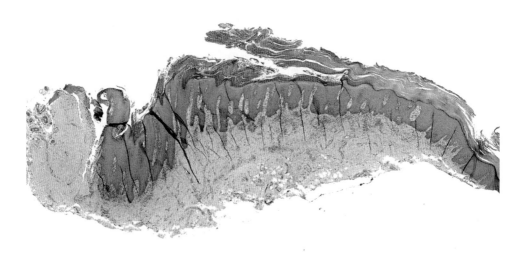

■图6.13　甲单元纵向切片显示表皮银屑病样增生(HE染色,×20)

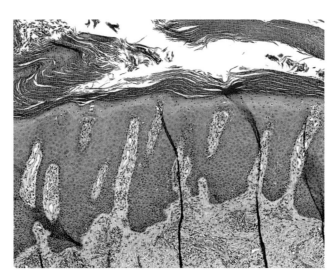

■图6.14　表皮银屑病增生,伴有颗粒层减少、棘层增厚、表皮突增宽和角化过度(HE染色,×40)

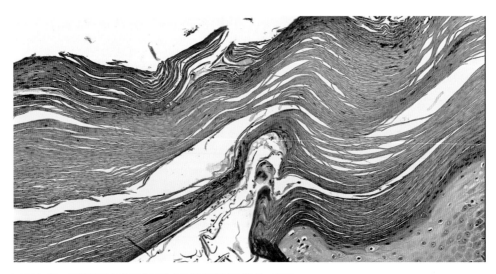

■图6.15　高倍镜见角化不全区的中性粒细胞(HE染色,×200)

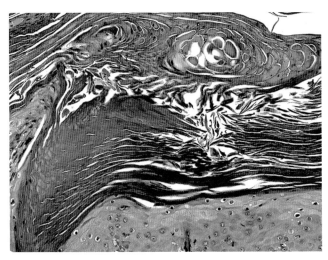

● 图 6.16 高倍镜见局灶浆痂和伴有中性粒细胞浸润的角化不全灶（HE 染色，×200）

分。如果在同一甲的同一象限存在多个相同类别的征象（甲母质或甲床），则得分保持不变，若同一甲的同一象限存在多个不同类别的征象（甲母质和甲床），则此象限得 2 分。每个指甲的最高评分为 8 分（甲床征象 4 分、甲母质征象 4 分），所有指甲总分最高 80 分。如果包括趾甲，则总分最高增加到 160 分[97]。

"目标甲"是指评测时病变最严重的甲，目标甲 NAPSI 评分可作为计算总 NAPSI 评分的替代方案。这种情况下，对每种征象进行评分，每个象限的最高得分为 8 分，整个甲的最高得分为 32 分。Parrish 等人[98]对目标甲 NAPSI 评分增加了定性评估，每个征象均需要进行定性评估，表示为 0~3（0＝无，1＝轻度，2＝中度，3＝严重）。因此目标甲 NAPSI 最高评分提高到 96 分，从而使评估更精确，在临床实践中也被更广泛地应用。

Cassell 等人提出了"改进的 NAPSI"[96]。甲凹点、甲分离、油滴斑和甲碎裂按照严重程度分为 0~3 级。白甲、裂片形出血、甲下角化过度和甲半月红斑被分为存在或不存在。每个指甲的分数范围为 0~13 分，所有指甲的分数总和是 0~130 分。

近期，经过多中心努力，开发了一种名为 NAPPA 的新型评估工具[99]。NAPPA 分为 3 个部分：

1. NAPPA-QoL（quality of life，生活质量）是一份评估患者生活质量的问卷。问题集中在过去 1 周出现主诉的强度，并以五选项量表（评分为 0~4）进行评分。

2. NAPPA-PBI（patient benefit index，患者受益指数）在治疗前后以五选项量表对 24 个治疗目标的重要性进行评估。

3. NAPPA-CLIN（clinical，临床）是 NAPSI 的简版，仅评估指甲和趾甲中病变最轻和最重的 4 个甲，而不是全部 20 个甲。此评分与总 NAPSI 得分高度相关。

Baran[19]根据病理部位对临床征象进行分类，进而设计了一个量化评分系统。临床医生对每个临床征象的严重程度进行分级，并汇总得出最终分数。甲征象可以源于近端甲母质（甲凹点、Beau 线、甲脱落和缺失、糙甲）、中部甲母质（白甲）、甲半月远端的甲下组织（甲下角化过度、甲分离、裂片形出血、油滴斑），或累及整个甲。其中，裂片形出血被认为是外伤性的，不被纳入评估分级，甲脱落和缺失也不计入此评分。

Ortonne 等人[6]开发了一个十项问卷，评估甲银屑病对患者功能状态和生活质量的影响。在一项包含 4 000 名患者的

研究中，女性、银屑病病史较短和双重部位受累都与 NPQ10 分数显著升高相关，预示着更严重的功能损害。NPQ10 与 DLQI 显示出良好的一致性，但该量表尚未在纵向研究中进行验证。

6.4.4 治疗

银屑病的治疗方案要多于几乎所有其余皮肤病的总和。尽管最近有治疗上的进步，但是甲银屑病这一常被忽视的疾病的治疗仍然是困难的，有时是不切实际、令人厌烦的，甚至在某些情况下治疗结果是不令人满意的。缺乏指南和高质量的循证医学证据是显而易见的问题，因此治疗甲银屑病是每个临床医生都必须面对的挑战。

甲银屑病的治疗应该是个体化的（我们应该总是去治疗患者个体本身而不是疾病），这取决于甲的受累部位、是否伴有皮肤和/或关节损害、生活质量（有指甲受累时）、共病情况、患者年龄和性别，以及工作生产能力等。

在开始任何治疗之前，有一些针对患者手部和甲护理的常规措施，包括在潮湿工作环境和接触刺激性液体时佩戴棉质手套、使用保湿剂、避免外伤，以及避免穿过紧的鞋或高跟鞋，以免趾甲受到外伤，引起同形反应，加重现有甲银屑病或诱导新损害出现；患者应保持短甲以防止甲分离加重、切勿使用器械从甲下方取出碎屑、避免咬甲，可以使用彩色甲油，但是应该避免使用含有甲醛丙酮和甲苯的甲油去除剂，以及人造甲片。轻度甲银屑病患者的症状会自发改善，医生应叮嘱患者避免过于焦虑[100-105]。

以下情况推荐局部治疗，包括轻度甲银屑病不合并银屑病关节炎；当仅少数甲受累、甲床受累不推荐系统治疗时和与系统治疗联合治疗时。医生应谨记由于甲板影响药物吸收，甲银屑病局部治疗效果不如银屑病皮肤损害的局部治疗效果，而且甲生长缓慢，甲症状改善需要更长时间（3~9 个月），因此局部治疗时患者依从性较差。

如果临床征象是由甲母质受累引起，则外用药物应该用于近端甲皱襞，如果是甲床受累，则应在局部治疗前去除甲分离的部分，否则药物的渗透作用将受到限制甚至缺失。

尽管目前局部治疗缺乏循证医学证据，且在有些情况下治疗效果不佳，但这并不意味着这些治疗无效。

局部治疗包括：

- 局部应用糖皮质激素
- 维生素 D 类似物
- 他扎罗汀
- 氟尿嘧啶
- 地蒽酚
- 他克莫司
- 局部 PUVA
- 激光和强脉冲光
- 光动力治疗
- 联合治疗
- 其他

有文献报道局部使用玉米油溶解的 70% 口服环孢素溶液治疗甲银屑病是一种安全、有效且在美观上广为接受的替代疗

法,但是尚未得到其他作者的证实,且我们的经验证明是无效的,故这种治疗方式已被废弃[106]。

6.5　糖皮质激素

局部外用糖皮质激素一般以霜剂或乳膏的形式使用,每日1~2次,可以选择封包或不封包。通常需要在剪掉分离甲的甲床或甲皱襞处使用4~6个月的强效或超强效激素。

如果长期使用,可能会产生皮肤萎缩、周围皮肤的毛细血管扩张、快速耐药和指/趾骨萎缩等副作用。外用糖皮质激素对甲下角化过度治疗效果不佳,因此可使用40%尿素封包进行甲清创术移除病变区域后治疗甲床。鉴于糖皮质激素治疗成本低,且新型"现代"糖皮质激素不良反应率较低,以及每日使用1次十分方便,局部外用糖皮质激素仍然是治疗银屑病甲损害极佳的、可能是一线的治疗方法。

糖皮质激素也可皮肤损伤内注射使用,尽管某些情况下由于强烈的痛感,患者对此持消极态度,但一些医生仍认为这是一种优先选择的治疗方法。有趣的是,尽管这种方法在医生中得到了广泛的应用,但目前仍缺乏有关这种方法的有效性和安全性的大型对照研究。曲安奈德注射液是最常用的糖皮质激素,浓度范围为2.5~5mg/ml,每个部位的注射量为0.05~0.1ml,且最多4个注射点。由于该治疗主要对甲银屑病甲母质征象(如甲凹点、甲碎裂)起效,故通常使用30g的针在近端甲皱襞注射,每月1次或每2个月1次,连续5~6个月。如果病变累及甲床,则须在甲床侧缘甲皱襞进行注射[107,108]。一项研究显示,0.1ml曲安奈德注射液(10mg/ml)每2个月注射1次,在甲下角化过度(100%)、甲凹点(57.7%)和甲分离(40.5%)方面均具有优异的疗效[109]。在另一项含19名患者的研究中,挑选4个位点每点注射0.1ml,必要时2个月后重复,随访患者9.4个月后甲下角化过度(100%)、甲条纹(94%)和甲板增厚(83%)观察到显著的效果,但甲分离(50%)和甲凹点(45%)的效果不佳。Dermo-jet注射器由于设备灭菌问题和注射时少量血液"溅回"的可能,目前已被废弃[107]。此外,还有1例使用Port-O-Jet(无针高压注射器)治疗后出现表皮包涵囊肿,造成患者截指的病例报告[110]。可在注射前30~60分钟使用2.5%利多卡因或2.5%丙胺卡因乳膏封包或贴片,或者在某些情况下也可以使用远端阻滞麻醉,以缓解患者疼痛,增加患者依从性,此外,冰或制冷喷雾也被报道可使指/趾端冷却从而减轻疼痛感[111]。副作用包括皮肤萎缩、色素沉着、囊肿形成、肌腱断裂和甲下出血[110]。

在最近的文献中已经报道了新型旧药,例如糖皮质激素,或新的给药模式,可以有效地治疗甲银屑病。1项早在1999年和2项在最近发布(2012年)的研究显示,持续16周每周2次外用8%氯倍他索甲油,对于银屑病的甲母质和甲床征象都是有效且安全的,可以认为这是甲银屑病局部治疗的不错选择[112-114]。高浓度糖皮质激素和漆膜媒介可确保药物通过甲板渗透进增强药效。离子电渗疗法,可以通过使用少量电荷来增强药物的渗透性,每周1次,持续12周,可用于增加甲银屑病患者地塞米松的吸收。研究纳入了27名患者,通过NAPSI评估疗效,结果显示81%对这种方法耐受良好的患者有改善[115]。

6.6　维生素D类似物(卡泊三醇-他卡西醇)

卡泊三醇(calcipotriol),合成的维生素D类似物,可以抑制角质形成细胞的增殖和分化,并抑制T细胞活性和细胞因子的生成,每日2次,分别在甲板、甲下皮、甲分离移除后的甲床及甲皱襞处使用4~6个月,主要对甲下角化过度有效。

Tosti等人在一项随机双盲研究中,报道了在使用卡泊三醇5个月后,甲下角化过度减少49%[116]。在另一项最近发表的研究中,24名患者每日2次于甲皱襞和甲板处外用卡泊三醇,持续12周,不使用封包,结果显示指甲的治疗效果优于趾甲,且甲下角化过度、甲分离和甲变色的治疗效果更好[117]。在甲板、甲皱襞和甲下皮处每周5次(工作日)外用卡泊三醇,每周2次(周末)外用丙酸氯倍他索,6个月和12个月时评估显示疗效非常好(第6个月指甲改善72%,趾甲改善70%;第12个月指甲改善达到81%,趾甲改善73%)[118]。

在一项对15名脓疱型银屑病患者的研究中,每日2次使用卡泊三醇(用于甲和甲周组织),结果显示经过3~6个月治疗后60%(9/15)的患者有效[119]。在同一研究中,卡泊三醇作为维持治疗,用于6名对系统性维生素A治疗(阿维A酯或阿维A 0.5mg/(kg·d),平均治疗时间为6个月)有治疗反应的脓疱型银屑病患者,能够有效防止严重的复发。在上述所有研究中,指甲均比趾甲的治疗效果好。

他卡西醇(tacalcitol),合成的维生素D3类似物,在24位羟基化,不同于骨化三醇中在25位羟基化,已成功用于治疗15例银屑病甲营养不良患者。患者每日使用药膏1次,连续治疗6个月后,甲母质和甲床征象都有显著改善[120]。

在一项随机、双盲试验中,比较了10例甲银屑病患者使用骨化三醇(3μg/g)软膏或倍他米松二丙酸酯(64mg/g)软膏的疗效和安全性。主要统计指标是甲厚度的减少值,结果显示用骨化三醇治疗的甲厚度减少了38%,倍他米松二丙酸酯治疗组减少了35%(两者之间无统计学差异)[121]。

6.7　他扎罗汀

0.1%他扎罗汀(tazarotene)凝胶是一种合成的类维生素A,可有效抑制角质形成细胞的过度增殖、分化和炎症。

在一项31例患者的随机对照平行试验中,睡前在2组目标人群的指甲上分别采用封包或不封包的方式使用他扎罗汀凝胶或安慰剂,持续使用21周后结果显示,他扎罗汀可更大程度地减少甲分离(封包组及未封包组)和甲凹点(封包组)[122]。睡前在甲板、甲皱襞和甲周皮肤不封包使用0.1%他扎罗汀凝胶48周,发现有76%的患者显示出非常好的疗效。指甲的治疗效果优于趾甲,且耐受性较好(仅轻度红斑、近端甲皱襞剥落,烧灼感)[123]。在另一项试验中,23例患者使用0.1%他扎罗汀凝胶,另23例在封包下使用0.05%的氯倍他索乳膏,持续使用12周,并继续随访12周。统计学结果显示2组NAPSI评分均有显著改善,但随访期结束时,他扎罗汀组的患者甲下过度角化有轻微复发[124]。他扎罗汀凝胶可引起轻度皮肤刺激,伴有使用区烧灼感和皮肤干燥脱屑。在最近发表的一项小型研究中,6 名患者每晚 1 次使用 0.1% 他扎罗汀凝胶封包治疗,持续 6 个月,治疗期结束时改善率达到 87.9%[125]。

6.8　氟尿嘧啶

氟尿嘧啶(fluorouracil),抑制胸腺嘧啶的合成,目前报道的使用方法包括单独使用(在不同载体中的浓度为 1% 或 5%)、与 20% 尿素联合使用或与尿素和丙二醇联合使用。通常在治疗 4 个月后,甲下角化过度、甲分离和油滴斑的症状有明显改善(但一项研究表明,甲分离症状在治疗后加重)。但所有使用氟尿嘧啶治疗的研究中,都显示甲脱落、色素沉着和皮肤刺激有较高的发生率[126,127]。

6.9　地蒽酚

地蒽酚(anthralin),具有抗炎和抗增殖特性,一项日本研究表明,使用含 0.4%~2% 地蒽酚的凡士林乳膏每日 1 次,30 分钟后清水冲洗干净,持续 5 个月,近 60% 的患者的甲下角化过度、甲分离和甲凹点症状出现了明显改善,主要的不良反应是甲板的可逆性色素沉着[127]。

6.10　他克莫司

0.1% 他克莫司(tacrolimus)软膏(具有免疫抑制作用),在一项研究中被证明安全有效,该研究中 21 例甲银屑病患者睡前在甲皱襞无封包用药,持续 12 周。他克莫司被证实对使用药物的甲母质征象和甲床征象均有效,无局部或全身不良反应的研究报道[128]。

他克莫司是一种高分子量物质,目前不清楚其如何渗透甲板和甲皱襞皮肤,可能与他克莫司的亲脂性和软膏制剂成分相关(它延缓药物经甲和经皮的水分转运,从而增加了药物经甲渗透),这些数据需要通过对更多患者样本进行双盲研究来确认。

6.11　局部 PUVA

目前仅有 1977 年和 1987 年 2 篇文献报道银屑病甲对局部 PUVA 治疗反应良好。在近端甲皱襞使用 1% 的 8-甲氧基补骨脂素溶液,然后使用 UVA 照射,每周 2~3 次。该疗法对甲分离的效果可能优于甲凹点[129,130]。

一项使用尸体甲的近期研究表明,UVB 被甲板完全阻挡,且仅有极少量的 UVA 能穿透甲板,这可能解释了 PUVA 对甲银屑病的效果有限和临床医生对其缺乏兴趣的原因[131]。

6.12　激光和强脉冲光治疗

在一项纳入 20 例甲银屑病患者的研究中发现,脉冲染料激光(pulse dye laser,PDL)可以在首次治疗 6 个月后有效改善甲床和甲母质征象,并且耐受良好。在长脉宽组和短脉宽组中疗效无明显差异,但长脉宽组疼痛水平更高[132]。在另一项 5 例患者的研究中,患者每月接受 1 次 595nm PDL 治疗,持续 3 个月,治疗前后 NAPSI 评分有明显统计学差异,且对甲床损害(甲分离和甲下角化过度)的治疗反应最好[133]。

一项近期的病例报告显示 595nm PDL 每月 1 次,连续 3 个月,对甲银屑病甲母质和甲床征象均是有效且安全的[134]。

在一项比较准分子激光和 PDL 对甲银屑病治疗效果的单盲对照研究中发现,准分子激光治疗甲银屑病的效果不如 PDL(通过比较 NAPSI 下降率)且更耗时。另一方面,作者证实了 PDL 在甲银屑病患者的治疗中的显著效果[135]。

在一项对 20 例患者进行强脉冲光(intense pulsed light,IPL)治疗的研究中,IPL 治疗每 2 周 1 次,持续 6 个月(平均治疗 8.63±3.6 次)。所有患者连续随访 12 月,治疗前和治疗后 1 个月计算 NAPSI 评分。该研究显示甲床征象改善了 71.2%、甲母质征象改善了 32.2%,治疗后 6 个月有 3 名患者复发。因此强脉冲光治疗是一种有效的治疗方式,安全且易于操作[136]。

6.13　光动力学治疗

在一项 14 例患者的光动力治疗(photodynamic treatment,PDT)与单纯 PDL 治疗的对照研究中,患者一只手采用光动力治疗,即在甲板上使用甲基氨基戊酸(methylaminolaevulinic acid,MAL)封包 3 小时,然后 PDL 595nm 照射(7mm,6ms,9J/cm^2,每个甲上 3 个脉冲),同一患者另一只手仅予以同参数 PDL 595nm 照射,每月 1 次,持续 6 个月。结果表明 2 种治疗方法均有效且治疗效果相似,因此 MAL 并没有增强 PDL 的治疗作用,也没有疼痛的不良反应出现[137]。

6.14　联合治疗

每日睡前在甲皱襞、甲板和甲下皮使用卡泊三醇和倍他米松软膏 1 次,连续 12 周,相较于治疗前 NAPSI 平均改善 72%,其中对甲下角化过度和甲分离效果最好[138]。另一项纳入 15 例同时有甲母质和甲床银屑病的患者的研究中,联合使用 8% 氯倍他索甲油和他卡西醇(合成维生素 D3 类似物),患者周一至周五使用他卡西醇封包,周末睡前使用 8% 氯倍他索甲油,连续 6 个月,结果显示相较于治疗前 NAPSI 平均改善 78% 且耐受良好[139]。在一项纳入 19 例患者的单盲、患者内左右对照研究中,对 PDL 联合 0.1% 他扎罗汀凝胶(外用每月 1 次,疗程 6 个月)和 0.1% 他扎罗汀凝胶单独使用进行疗效对比,结果显示联合治疗的疗效显著优于单独治疗组[140]。

6.15　其他治疗

采用含有羟丙基壳聚糖的非药物性水溶甲油,涂抹以及溶剂挥发后在指甲表面形成一层膜,根据它常规涂抹在受损甲上时对甲碎裂和甲脆性的性能和功效,可用于改善甲银屑病症状。该研究共有 28 例患者被纳入疗效分析,结果显示与治疗前相比,甲凹点减少 72%,白甲减少 66%,甲分离减少 63%,NAPSI 评分减少 65%[141]。

通常不建议单独使用系统药物治疗甲银屑病。

建议系统药物用于合并严重的皮肤或关节损害、受累广泛或顽固的甲银屑病患者。

系统治疗的适应证包括累及多甲或所有甲的甲银屑病、合并伴有或不伴有关节炎的中度或重度皮肤症状,以及甲脓疱性银屑病(连续性肢端皮炎)。

系统治疗药物包括:
- 阿维 A
- 环孢素 A
- 甲氨蝶呤
- 生物制剂

可以作为单一疗法或与强效局部治疗(卡泊三醇或糖皮质激素)联合使用,以减少系统治疗的剂量和持续时间,或维持疾病缓解。

富马酸酯(可将银屑病中以 Th1 为主的 T 细胞应答调整到 Th2 型模式并抑制角质形成细胞的增殖来发挥作用),其在德国已获准用于治疗皮肤银屑病,据报道具有良好疗效,并且在 1 例病例报告中报道对甲银屑病也有效[142]。目前仍需要进一步的研究来确定该药物对甲银屑病的疗效。

Grenz 射线(在德语中是"边界"的意思,因为它的生物学效应介于 X 射线和紫外线之间)是低能量的电磁辐射,不会穿透超过 2mm 的皮肤,由于用该方法治疗甲银屑病的患者数量不多,故缺乏有效性证据。安全性也是不确定的,长期使用可能导致周围皮肤发生恶性肿瘤[143]。少数甲银屑病的患者使用了浅表放射疗法,但疗效维持时间短暂[144]。电子束治疗 12 例甲银屑病患者(每周 0.75Gy,连续 8 周),患者症状仅短期改善(6 个患者在 6 个月后复发,9 个患者在 1 年后复发)[145]。

这些治疗方式已不再用于银屑病甲疾病。

6.16　阿维 A

阿维 A(acitretin)治疗甲银屑病的剂量为 0.2~0.3mg/(kg·d),低于皮肤银屑病的治疗剂量,以避免如甲脆性增加、甲变薄、假化脓性肉芽肿和无甲症样病变等不良反应。在 Tosti 等人发表的一项研究中,对 36 例患者使用低剂量阿维 A(0.2~0.3mg/(kg·d))治疗 6 个月,NAPSI 评分降低了 41%(目标甲平均 NAPSI 评分降低了 50%)[93]。一名 73 岁患有严重的指甲和趾甲银屑病的女性患者,在接受阿维 A 联合外用尿素甲油治疗 6 个月后,症状显著改善[146]。

Piraccini 等曾使用 0.5mg/(kg·d) 的阿维 A 来治疗少数脓疱型甲银屑病患者,疗效较好,但复发率较高[119]。

医生和患者应谨记,阿维 A 治疗起效缓慢,需耐心等待。

6.17　环孢素 A

环孢素 A(cyclosporin A,CyA)通过抑制 T 细胞活性和减少

炎性介质产生而起作用,其疗效在治疗皮肤银屑病的研究中已被间接研究。在一项多中心研究中纳入了 90 例具有甲征象的银屑病患者以研究 CyA 疗效,3mg/(kg·d) 作为起始剂量,10 周后逐渐将剂量增加至 5mg/(kg·d) 后停用,或 3mg/(kg·d) 连续使用 10 周,然后在接下来的 12 周内逐渐减少剂量至停用。该研究结果显示,第一组甲受累减少 26.2%,第二组减少 46.0%[147]。近期一项纳入了 7 例患者的回顾性研究中发现,3mg/(kg·d) 的环孢素 A 治疗甲银屑病,持续 12 周后 NAPSI 评分降低 37.9%(23.0~52.9),24 周 NAPSI 评分降低 71.8%,而在第 48 周时降低 89.1%[148]。同一作者报道了在 70 例接受 3mg/(kg·d) 环孢素 A 治疗 8 周的患者中,甲银屑病的甲母质和甲床征象都得到长期的改善[149]。另一项研究包含 54 例皮肤和甲银屑病患者,一组接受环孢素 A 3.5~4.5mg/(kg·d) 单药治疗,另一组接受环孢素 A 3.5~4.5mg/(kg·d) 联合卡泊三醇乳膏治疗,每日 2 次,治疗 12 周后,联合治疗组甲下角化过度、甲分离和甲凹点症状改善 79%,单药治疗组改善 47.6%,停药 24 周后,联合治疗组 37% 的患者出现复发,而单一疗法组复发率达 52.9%[150]。在一项纳入了 16 例皮肤银屑病累及甲患者的研究中,以 3mg/(kg·d) 的环孢素 A 治疗至症状改善,然后减量至 1.5mg/(kg·d) 维持治疗,90% 以上的患者得到了明显改善且对疗效满意,随访期内(4~15 个月)的 7 名患者均未复发[151]。在一项随机对照试验中,17 例甲银屑病患者接受 5mg/(kg·d) 的环孢素 A 治疗 24 周,与使用同样高剂量和相同时间的其他研究结果相似,疗效中等,指甲的 NAPSI 降低 45.2%,趾甲的 NAPSI 降低 37.2%,且主要是甲床征象改善[152]。

综上所述,环孢素 A 是一种有效的甲银屑病治疗方法,并且未见任何严重不良反应报告,因此可以将其视为一种安全的治疗方法。

迄今为止,文献中还没有皮肤损伤内注射环孢素 A 治疗甲银屑病的数据。

6.18　甲氨蝶呤

目前,甲氨蝶呤(methotrexate,MTX)治疗甲银屑病的研究较少。

据报道,在 1 名患有严重 20 甲银屑病的 11 岁女性患者中,使用低剂量的甲氨蝶呤(每周 5mg)治疗,持续 9 个月和 13 个月后指甲和趾甲分别开始起效[153]。Reich 等使用甲氨蝶呤治疗甲银屑病,24 周后 NAPSI 评分降低 36.8%,52 周后降低 39.3%[154]。在一项回顾性研究中[148],9 例甲银屑病患者接受了初始剂量为每周 5mg 的甲氨蝶呤,此后以每周 7.5~25mg 的剂量治疗 48 周,治疗后第 12 周时 NAPSI 评分降低 7.3%[3,8-10],第 24 周时降低 30.8%(2~43),在第 48 周时降低 34.9%(21.9~48.0)。在一项单盲随机试验中,17 例甲银屑病患者接受甲氨蝶呤 15mg/d 治疗,持续 24 周,指甲的 NAPSI 评分降低 49.3%,趾甲的 NAPSI 评分降低 43.1%,甲母质症状改善明显[152]。

有报道称 1 名患者使用皮内注射甲氨蝶呤,每周 2.5mg,连续 6 周,甲下角化过度和甲凹点显著改善,且 2 年内未复发[155]。

6.19　生物制剂

较新的皮肤银屑病治疗方法包括抗 TNF-α 药物（阿法赛特（alefacept），全人源重组融合蛋白；阿达木单抗（adalimumab），人单克隆抗体；依那西普（etanercept），融合蛋白；英夫利昔单抗（infliximab），嵌合单克隆抗体）、抗 IL-12、IL-23 药物（布雷奴单抗（briakinumab），人单克隆抗体；乌司奴单抗（ustekinumab），全人源性重组单克隆抗体）、磷酸二酯酶 4 抑制剂（阿普斯特（apremilast））和抗 IL-17A 药物（司库奇尤单抗（secucinumab）和依奇珠单抗（ixekizumab）均是全人源性单克隆抗体）（◘ 表 6.1）。尽管目前缺乏明确的适应证指征，但大多数此类药物对治疗甲银屑病的疗效已有研究。一项基于医疗记录的回顾性研究纳入了 12 例应用英夫利昔单抗、14 例应用阿达木单抗和 13 例应用依那西普治疗的患者[156]，分别于第

0、12、24 和 48 周记录 NAPSI。在第 12 周时，与基线相比，英夫利昔单抗组的 NAPSI 改善 48.0%（范围：40.2% ~ 66.6%），阿达木单抗组 NAPSI 改善 35.0%（范围：25.0% ~ 52.6%），依那西普组 NAPSI 改善了 41.7%（范围：39.5% ~ 46.4%）。在第 24 周时，英夫利昔单抗组 NAPSI 改善了 80.4%（范围：66.6% ~ 90.2%），阿达木单抗组改善了 70.2%（66.6% ~ 80.2%），依那西普组改善了 76.1%（62.5% ~ 85.5%）。在第 48 周时，英夫利昔单抗、阿达木单抗和依那西普各组的 NAPSI 分别改善了 95.1%（范围：89.5% ~ 97.3%）、89.5%（75.0% ~ 94.8%）和 92.8%（84.3% ~ 96.0%）。随访期间（p = 0.000）及治疗期间（12 周，p = 0.000；24 周，p = 0.001；48 周，p = 0.000）所有抗 TNF-α 单抗 NAPSI 改善率均具有统计学意义。因此，该研究结果显示所有抗 TNF-α 药物均可显著改善 NAPSI 评分，其中英夫利昔单抗疗效最好，其次为依那西普和阿达木单抗。

◘ 表 6.1　甲银屑病的经典治疗（仅纳入进行 NAPSI 评估的文献）

药物名称	剂量	治疗周期	疗效（NAPSI 评分下降百分比）	参考文献
阿维 A	0.2 ~ 0.3mg/（kg·d）	6 个月	41%	[62]
	初始：25mg/d	6 ~ 12 周	12 周时 18.5%	[67]
	维持：25mg，每周 2 ~ 4 次	12 ~ 48 周	24 周时 40.5%	
			48 周时 51.7%	
环孢素	3mg/（kg·d）	48 周	12 周时 37.8%	[67]
			24 周时 71.8%	
			48 周时 89.1%	
	5mg/（kg·d）	24 周	45.2%（指甲）	[70]
			37.2%（趾甲）	
甲氨蝶呤（口服或皮下注射）	第一周试用剂量：5mg	48 周	12 周时 7.3%	[67]
			24 周时 30.8%	
	维持：每周 7.5 ~ 25mg		48 周时 34.9%	
	每周 15mg	24 周	43.3%	[70]
	每周 15mg	52 周	24 周时 36.8%	[75]
			52 周时 39.3%	

另一项近期由 Bardazzi 等人发表的开放性回顾性研究[157]纳入了 54 名患有甲银屑病及中重度皮肤损害的接受生物制剂治疗的患者，其中使用依那西普 18 例、阿达木单抗 16 例、英夫利昔单抗 14 例、乌司奴单抗 6 例。

在第 36 周时，88.89% 的依那西普组患者、93.75% 的阿达木单抗组患者、85.71% 的英夫利昔单抗组患者和 83.33% 的乌司奴单抗组患者达到了 NAPSI-75，且所有患者自第 12 周开始出现症状改善。

这两项研究的数据证实了所有生物制剂在治疗甲银屑病方面均有效，且疗效几乎相同。下面将分别分析每种生物制剂的疗效。

6.20　阿法赛特

在 2005 年发表的一项纳入 6 名甲银屑病患者的小型研究

中，以每周 15mg 的剂量肌肉注射阿法赛特。尽管结果显示效果显著（NAPSI 评分降低了 30% 以上），但仅有 3 例患者症状改善，且所选仅为轻度银屑病患者（NAPSI 评分低于 7 的患者占 67%）[158]。

在另一小型研究中，纳入了中度以上甲银屑病患者（NAPSI 评分大于 15），在每周 15mg 阿法赛特肌肉注射治疗 3 个月后，有 2 名患者病情好转，2 名患者病情无变化，1 名患者加重[159]。

另外，有 15 名患者接受每周 15mg 持续 12 周的阿法赛特治疗，其中 39% 的患者在中止治疗 12 周后 NAPSI 评分降低[160]。

这些涉及该药物在甲银屑病中疗效的小样本临床研究尚不能得出确切结论，且不幸的是，目前该药物已停用[161]。

6.21　依那西普

有 564 例银屑病患者接受了 25mg，每周 2 次，持续 54 周或 50mg，每周 2 次，持续 12 周的依那西普皮下治疗。结果显示在

12 周时的 NAPSI 评分改善率达 29%，在 24 周时达 51%，在第 54 周时，有 30% 的患者获得完全缓解（169 例）[162]。在一项开放随机研究中，有 69 名中至重度皮肤和甲银屑病患者接受依那西普治疗，治疗方案为前 12 周 50mg，每周 2 次，后 12 周 50mg，每周 1 次，或 24 周 50mg，每周 1 次。

治疗终点为目标甲 NAPSI 评分改善。第 24 周时，第一组 57.0% 的患者和第二组 68.6% 的患者目标甲达到 NAPSI-75[163]。

这些研究证明了依那西普治疗是一种有效且安全的治疗甲银屑病的方法，但临床医生应告知患者该药物起效可能比其他生物制剂慢。

6.22　阿达木单抗

一项在 9 个欧洲国家进行的由 van den Bosch 等人所开展的前瞻、开放性、非对照研究纳入了 244 名银屑病关节炎和甲营养不良患者，治疗持续 12 周，结果显示阿达木单抗在 NAPSI 总评分上，除了对关节和皮肤受累有效外，还明显改善了甲银屑病的临床症状。12 周时，平均 NAPSI 得分降低约 57%。对 103 例患者延长 8 周治疗，平均 NAPSI 得分降低约 91%[164]。在一项小型队列研究中，对 7 例皮肤和甲受累银屑病患者、14 例甲和关节受累银屑病患者进行阿达木单抗（45mg，每月 2 次）皮下注射治疗，使用 NAPSI 评分在第 0、12 和 24 周分别进行疗效评估。6 个月后，在第 1 组患者中，指甲银屑病的 NAPSI 评分降低了 85%，趾甲银屑病则降低了 71.5%；在第 2 组患者中，指甲和趾甲 NAPSI 评分分别降低了 86% 和 64%。在这项研究中，患者的生活质量问卷调查显示生活质量负担从初始的 61.10±17.38 降低至 24 周时的 15.652±8 453（69% ~ 83.5%，平均 74%）（◘ 图 13.2a 和◘ 图 13.2b）[165]。Leonardi 等人进行的一项纳入 36 名患者的随机、安慰剂对照、双盲研究表明，NAPSI 评分在第 28 周时改善达到 54%[166]。

Thaci 等[167] 在 2015 年发表了一项阿达木单抗对 BELIEVE 人群头皮和甲疗效的子分析。在第 16 周时，甲银屑病 NAPSI 评分较基线平均下降 39.5%，另一重要疗效参数 DLQI 降低了 74.31%（从基线水平的 14.4 降至 3.7），证明阿达木单抗对甲银屑病疗效显著。

6.23　英夫利昔单抗

25 名甲银屑病患者接受了 5mg/kg 英夫利昔单抗的输注治疗，第 22 周时所有患者均达到 NAPSI-75[94]。在一项为期 50 周，针对中至重度银屑病患者（n=373）的Ⅲ期随机双盲临床试验中，NAPSI 评分证实英夫利昔单抗对甲银屑病治疗有效。从 0 周到第 24 周，英夫利昔单抗的 NAPSI 平均改善率达 56.3%[168]。在一项非盲非随机研究中，伴有甲受累的 13 例银屑病关节炎和 5 例重度斑块型银屑病患者接受了英夫利昔单抗输注治疗，NAPSI 评分用于评估甲疗效，DLQI 评分用于评估这 18 例患者的生活质量，所有 18 例患者的平均 NAPSI 评分从治疗前的 55.78 降低至治疗 38 周时的 3.28（几乎完全清除，改善率达 94%），且所有患者的国际生活质量调查问卷得分均显著降低

（从 66.28 降至第 38 周时的 19.11，改善率 75.5%），这反映出患者对甲外观的改善的满意度[169]。在一项针对亚洲人群的随机、双盲、安慰剂对照多中心研究中，英夫利昔单抗用于治疗 28 例皮肤银屑病和银屑病关节炎患者，第 10 周时英夫利昔单抗组 NAPSI 评分的改善为 1.4±2.2，而安慰剂组则为 0.3±1.0；在第 66 周时，NAPSI 评分改善则进一步提高到 2.6±2.0[170]。

在一项纳入 48 例甲银屑病患者（其中 71% 同时患有银屑病关节炎）的开放性研究中，英夫利昔单抗治疗组第 14 周时 NAPSI 评分改善近 62.5%，在第 22 周时则进一步提高至 81%，在第 38 周，有 29.2% 的患者获得了 NAPSI-90 的改善[171]。

6.24　乌司奴单抗

在一项大型的双盲、随机、安慰剂对照的多中心试验中，纳入了 545 例患有指甲疾病的患者，并根据药物治疗方案和研究设计方案进行乌司奴单抗治疗。NAPSI 评分、甲病医师全球评估（Nail Physician's Global Assessment，Nail PGA）和受累甲数量是评估药物疗效的指标。第 12 周，在 45mg 药物处理组，NAPSI 评分相比基线水平改善了 26.7%，在 90mg 组患者则达到 24.9%，显示了该药物的早期疗效，疗效在第 24 周时继续增加（分别为 46.5% 和 48.7%）。Nail PGA 预期在第 24 周时改善，而从第 12 周起，许多受累甲就已得到改善[172]。在另一项纳入 27 名患者的研究中[173]，共有 83 个受累甲，在使用乌司奴单抗治疗 40 周后，观察到 NAPSI 评分降低了 90%，有趣的是，这项研究还显示患者生活质量指数（QoL）在治疗 40 周时改善了 80%。乌司奴单抗对甲病的快速缓解在许多研究中都有报道，其中令人印象最深刻的是 2010 年发表的一项病例报告[174]，该作者报道甲损害在第 1 次注射乌司奴单抗 4 周后明显改善，在第 2 次注射 4 周后即第 8 周完全缓解，这一现象引出了一个问题，即使用乌司奴单抗可能影响甲的生长速率。

2012 年 Igarashi 等人在一项双盲、安慰剂对照研究中，评估了在日本乌司奴单抗治疗中重度斑块型银屑病患者的安全性和有效性[175]。158 例患者随机在第 0、4 周和每隔 12 周时分别接受乌司奴单抗 45mg，90mg，先安慰剂再于第 12 周时转用乌司奴单抗治疗。该作者报道在第 64 周时，45mg 组和 90mg 组的 NAPSI 平均改善百分比分别为 56.6%±43.2% 和 67.8%±7.5%。他们还指出在第 12 周时，与安慰剂组相比，治疗组目标甲 NAPSI 评分改善较低且无统计学意义。

Vittiello 等[176] 报道了乌司奴单抗用于甲银屑病的治疗经验。该研究纳入 13 名曾尝试多种治疗方式且疗效不佳的中重度银屑病和银屑病关节炎患者，予以标准的乌司奴单抗治疗方案。5 名患者因体重大于 90kg 接受了 90mg 乌司奴单抗单药治疗。8 名患者接受 45mg 乌司奴单抗联合每周 15 ~ 30mg 甲氨蝶呤（6 名患者）或每日 2 次 100mg 环孢素 A（2 名患者）治疗。第 12 周时，由于趾甲生长缓慢且无法评估症状改善情况，仅进行了指甲的 NAPSI 评分。13 例患者的平均 NAPSI 评分和改良的 NAPSI（mNAPSI）评分分别从第 0 周的 22.3 和 6.3 降低至第 12 周的 14.8 和 5.2，因此，NAPSI 评分和 mNAPSI 评分降低的平均百分比分别为 31.8% 和 13.3%。5 例接受乌司奴单抗单药治疗的患者的 NAPSI 评分降低了 37.6%，然而，其中有 1 人出

现了甲损害的加重;6 例使用乌司奴单抗联合 MTX 治疗的患者的 NAPSI 评分降低了 27%;2 例使用乌司奴单抗联合 200mg 环孢素 A 治疗的患者表现出甲银屑病完全缓解。Patsatsi 等[177]在一项开放、非对照研究中评估了乌司奴单抗在 27 例甲银屑病患者中的有效性,药物以标准方案给药,结果显示 NAPSI 中值从 0 周的 73.0 降低至第 16 周的 37.0、第 28 周的 9.0、第 40 周的 0.0。NAPSI 得分在第 16 周降低了 49%,在第 28 周时降低了 88%,这证明了乌司奴单抗对指甲银屑病的快速缓解效应。

6.25　司库奇尤单抗

在一项随机、双盲、安慰剂对照的 Ⅱ 期临床方案试验亚组分析中,受试者被随机分配(1∶2∶2∶1)接受 3 种 150mg 司库奇尤单抗皮下注射诱导方案之一(单次诱导(0 周)、每月诱导(第 0、4、8 周)或早期诱导(第 0、1、2、4 周)或安慰剂[178]。在患有手和/或足部银屑病的亚组(n=131)中,用第 12 周时受试者所达到的 IGA 反应的百分比(与 0 周比较,0 分(清除)或 1 分(极少)伴≥2 点改善)进行疗效评估。在患有指甲银屑病(0 周综合评分≥1)的亚组(n=304)中,以从 0 周到第 12 周的综合评分平均百分比变化来评估疗效。

在第 12 周,应用早期诱导方案的手部和/或足部银屑病患者的 IGA 应答率明显高于安慰剂组(54.3% vs.19.2%,p=0.005)。综合指甲评分在早期诱导和每月诱导方案中均得到改善,但在安慰剂组中则恶化(相对于基线(SE)的平均百分比变化:-19.1%(6.12)和-10.6%(7.06) vs.14.4%(11.92);早期诱导与安慰剂组之间 p=0.010、每月诱导与安慰剂组之间 p=0.027)。司库奇尤单抗在上述研究中具有良好的耐受性。

结果显示在这项短期评估中司库奇尤单抗对指/趾甲银屑病具有良好疗效。Reich 等人[179]在 2015 年温哥华世界大会的学术壁报展示了 16 周司库奇尤单抗治疗对伴有显著甲受累的中重度斑块型银屑病患者的有效性。65 名患者皮下注射 300mg 司库奇尤单抗后,观察到平均指甲 NAPSI 评分相较于基线变化 -45.3%(67 名患者皮下注射 150mg 司库奇尤单抗,NPASI 变化为-37.95%,安慰剂组患者的 NAPSI 变化为-10.8%)。

6.26　依奇珠单抗

在一项 Ⅱ 期临床试验的回顾性研究中,评估了依奇珠单抗治疗甲银屑病的有效性,该研究包含了 20 周的随机安慰剂对照(RCT)试验和 48 周的开放延长试验(open-label extension,OLE)[180]。在 RCT 期 0 周时有 142 例中重度斑块型银屑病患者,患者被随机分配在第 0、2、4、8、12 和 16 周皮下注射安慰剂、10mg、25mg、75mg 或 150mg 依奇珠单抗。在 OLE 期,所有患者每 4 周接受 120mg 依奇珠单抗治疗,用 NAPSI 评估甲银屑病。0 周时有 58 名(41.0%)患者患有甲银屑病(NAPSI>0),这些病例均被纳入此研究的分析评估。

2015 年发表的报道显示 75mg 和 150mg 组的甲银屑病患者的 NAPSI 相对于基线有显著改善,分别为-26.3(63.8%;p=0.003)和-23.1(52.6%;p=0.009),而安慰剂组则为 0.4

(-1.7%)。在 OLE 期第 48 周时,51.0% 的甲银屑病患者获得完全缓解(PSSI=0 或 NAPSI=0)。

因此,依奇珠单抗是治疗皮肤和甲银屑病患者的有效选择。

6.27　阿普斯特

近期有文献报道[181],患有银屑病和甲损害的患者口服阿普斯特(30mg,每日 2 次),在第 16、32 和 52 周记录这些患者的 NAPSI 评分改善情况。在第 16 周,患者的甲母质和甲床征象均有改善,阿普斯特治疗银屑病的有效性和安全性评价(efficacy and safety trial evaluating the effects of apremilast in psoriasis 1,ESTEEM 1)研究中 NAPSI 评分的平均值降低 22.5%,ESTEEM 2 研究中的则达到 29%。在第 32 周时,2 组的 NAPSI 平均值分别降低为 43.6% 和 60%,在第 52 周时则分别为 60.2% 和 59.7%。随着时间推移,甲银屑病可获得持续改善。因此,对皮肤和甲受累的银屑病患者进行口服治疗时,阿普斯特是一种有效的选择。

6.27.1　评估银屑病关节炎的重要性及方法

银屑病关节炎(psoriatic arthritis,PsA)是脊柱关节病(spondyloarthritides,SpA)的一种亚型,且是银屑病最常见的相关合并症。与仅有皮肤受累的银屑病患者相比,PsA 患者更容易患有甲损害[182]。银屑病患者甲损害的出现可能是未来发展为 PsA 的征兆[183],若没有及时治疗 PsA,可能会导致关节受损,最终导致严重的残疾。

近期的影像学研究加深了我们对肌腱末端炎症导致关节和甲损害并存的发病机理的认识。MRI 扫描发现 PsA 中远端指间(distal interphalangeal,DIP)关节的活动性关节炎会延伸到关节之外,至肌腱末端、韧带、骨骼和其他囊外结构,直至甲[184]。甲母质通过伸肌腱、屈肌腱和侧副韧带的纤维与 DIP 紧密相连[185],这些都是 PsA 中 DIP 关节常涉及的肌腱末端结构,由此导向肌腱末端炎症与甲母质炎症相关假说。磁共振成像研究还显示,与无甲受累的患者相比,甲受累的 PsA 患者更有可能患有 DIP 关节炎[186]。研究还使用超声波探讨了甲损害和附着点炎之间的联系,一项近期的研究在 PsA 和银屑病患者中观察到伸肌腱增厚与甲损害的联系[187]。此外,另一项研究表明,如果银屑病患者伴有甲损害,通过超声检查发现亚临床附着点炎的可能性增加,从而支持了炎症具有系统性这一观点[188]。并且有趣的是,使用改良的 NAPSI 评分评估,甲损害严重程度与亚临床附着点炎的严重程度也存在关联。

普通人群 PsA 的发生率为 0.1%,无明显性别差异,50 岁高发[189]。已发表的研究中因使用的研究方法不同,银屑病患者人群中 PsA 的患病率也有所不同。总体而言,大约有 20% 的银屑病患者会发生 PsA[190,191]。银屑病患病时间增长与罹患 PsA 的风险增加有关[192]。大多数情况下,银屑病首先出现皮肤损害,数年后出现关节炎[193]。小部分 PsA 患者不出现皮肤银屑病,有时甲损害可能是 PsA 唯一可见的皮肤表现。可见的甲银屑病征象为早期诊断 PsA 提供了机会,从而可预防随后的关节破坏。因此,早期评估甲银屑病患者是否患 PsA 具有非常重要的临床意义。

PsA 的症状包括受累关节疼痛、肿胀和僵硬。晨僵持续时间大于 30 分钟,与其他炎症性关节炎相似。这些症状可能是偶发性的,有时可能完全缓解,也有可能逐渐加重。常见的炎症部位包括附着点炎(肌腱或韧带插入点)、指/趾炎(整个指/趾肿胀)和累及中轴骨骼的炎症。PsA 有许多典型的周围性关节疾病模式[194],包括主要的远端指间关节受累、残毁性关节炎(高度破坏性关节炎,伴有骨溶解和指/趾移位)、类似于类风湿性关节炎的对称性多关节炎、非对称性少关节炎和类似于强直性脊柱炎的重要中轴骨骼疾病。患者可能会从一种模式演变

为另一种模式,并且可能具有不止一种类型的特征,相关的系统症状包括慢性疾病会出现的不适、疲劳和贫血。

银屑病关节炎的血液检查也可能显示包括 ESR 和 CRP 在内的炎症指标升高,但与类风湿性关节炎相比指标更可能正常。类风湿因子通常为阴性,但存在银屑病关节炎特征时,阳性不能排除银屑病关节炎的诊断。手和脚的 X 线检查有助于诊断并评估骨损伤。

CASPAR 标准不是诊断标准,但可以在研究中帮助选择同质患者群体(◘ 表 6.2)[194]。研究发现,相当大比例的银屑病

◘ 表 6.2　治疗甲银屑病的生物制剂(仅纳入 NAPSI 评分评估的研究)

药品名称	剂量	持续时间	疗效(NAPSI 评分降低百分比)	参考文献
依那西普	50mg,每周 2 次,持续 12 周,随后,	12 周	29%	[24]
	25mg,每周 2 次(连续或暂停治疗)	24 周	51%	
		54 周	100%(30% 的患者)	
	50mg,每周 2 次,持续 12 周,随后,	24 周	57%	[88]
	50mg,每周 1 次,持续 12 周			
	或者			
	50mg,每周 1 次,持续 24 周	24 周	68.6%	
	50mg,每周 2 次,持续 12 周,随后,	24 周	76.1%	[95]
	50mg,每周 1 次	48 周	92.8%	
英夫利昔单抗	在第 0、2、6 周和每 8 周静脉注射 5mg/kg	10 周	28.3%	[91]
		24 周	61.4%	
		50 周	67.8%	
		10 周	26.8%	[92]
		24 周	57.2%	
		38 周	94%	[93]
		24 周	70.2%	[95]
		48 周	95.1%	
		22 周	81%	[97]
阿达木单抗	每 2 周皮下注射 40mg	24 周	70.2%	[95]
		48 周	89.5%	
		12 周	57%	[98]
		20 周	91%	
		24 周	85%	[19]
		28 周	54%	[6]
乌司奴单抗	45mg	40 周	90%	[101]
	45mg	64 周	56.6%	[102]
	90mg		67.8%	
	90mg	12 周	37.5%	[103]
	45±15～30mg 甲氨蝶呤,每周 1 次		27%	
	45±100mg 环孢素,每日 2 次		100%	
	45mg	24 周	46.5%	[104]
	90mg		48.7%	
	45mg	40 周	100%	[105]

患者伴有未诊断的银屑病关节炎[195,196]。已经开发出了许多简单的筛查工具,可以帮助皮肤科医生、家庭医生和其他护理人员确定将哪些人从风湿病评估中筛出。包括银屑病流行病学筛查工具(psoriasis epidemiology screening tool,PEST)[197]、多伦多银屑病关节炎筛查(toronto psoriatic arthritis screen,ToPAS)[198]、银屑病关节炎筛查和评估(psoriatic arthritis screening and evaluation,PASE)工具[199]、银屑病和关节炎问卷(psoriatic and arthritic questionnaire,PAQ)[200]和银屑病患者的早期关节炎问卷(early arthritis for psoriatic patients,EARP)[201]。

银屑病关节炎的严重程度不同个体差异度较大,可能仅是自限性单关节炎,也可能是导致关节畸形、残疾和疼痛的进行性破坏性关节炎。即使在风湿病专家中,也很难区分银屑病关节炎和骨关节炎等疾病。因此应根据特定患者的关节炎和银屑病严重程度来制订个体化治疗。有充分的证据表明,目前可用的新型生物制剂疗法均可以防止关节炎损害的进展[202,203]。

PsA 的诊断标准为炎性关节疾病(关节、脊柱或肌腱末端)(必要条件),且满足以下评分为 3 分或 3 分以上:

- 风湿科医师或皮肤科医生诊断为现存皮肤银屑病或头皮银屑病(2 分)
- 患者、家庭医生、皮肤科医生、风湿科医生或其他合格的医疗保健提供者证实的银屑病病史(1 分)
- 银屑病家族史即患者一级或二级亲属患有银屑病(1 分)
- 体格检查发现的典型银屑病甲营养不良,包括甲分离、甲凹点和甲下角化过度(1 分)
- 通过酶联免疫吸附法或比浊测定法等确认类风湿因子阴性(1 分)
- 当前存在的指/趾炎(指/趾肿胀)或风湿科医生确诊的指/趾炎病史(1 分)
- 影像学证实关节旁新骨形成,表现为手或脚 X 线平片上关节边缘附近的不清晰骨化(不包括骨赘形成)(1 分)

6.28　儿童甲银屑病

儿童银屑病患者的甲银屑病患病率高达 40%[204]。近期

一项对 16 篇儿童银屑病研究进行的 meta 分析得出的结论是,在 4 853 个银屑病儿童中,有 762 名(15.7%)伴有甲受累,3 355 名白种人群患儿中有 343 名(10.2%)伴有甲受累。同一作者调查了希腊和意大利两家医院历时 10 年的儿童银屑病伴甲受累情况,甲受累率分别为 19.4% 和 15.5%[205]。

儿童甲银屑病患病率无性别差异,且与皮肤银屑病和银屑病关节炎类型无明显关联。目前尚无儿童单一局限于甲的银屑病相关患病率数据,可能与其仅表现为轻微甲凹点和趾甲增厚、容易被儿童和父母所忽视有关。甲凹点通常累及少数甲,多甲同时出现明显的甲营养不良比较少见。儿童的甲分离通常与甲下角化过度有关,在指甲和趾甲中均可见到,通常有多甲受累。裂片形出血、油滴斑基本不出现在儿童趾甲。咬指甲在儿童中是一种常见的习惯,可能加重甲银屑病指甲的甲分离和甲下角化过度。

鉴别诊断包括远端甲下型甲真菌病和湿疹。甲真菌病在儿童中非常少见,常局限于单个甲,可疑病例可行真菌学检查以明确诊断。特应性皮炎可累及手和甲,引起轻度的甲分离和甲下角化过度。先天性甲沟炎表现为甲增厚、甲弯曲度增加,20 个甲均可受累[206]。通过家族史和相关检查结果可明确诊断。

儿童甲银屑病较罕见的特征包括甲板增厚、脓疱型角化不全和糙甲。多个趾甲甲板增厚致修剪困难,可能是幼年甲银屑病的初始特征。脓疱型角化不全通常限于单个甲,多见于拇指或食指,表现为单侧轻度银屑病样改变[207]。在大多数患者中,甲征象伴有或于指尖红斑、鳞屑和水疱后出现,鉴别诊断包括湿疹。脓疱型角化不全可自发消退或进展加重。糙甲或 20 甲营养不良是一种获得性良性近端甲母质炎症[208]。受累甲表面有规则、纵向、平行的浅表条纹分布,伴有细小鳞屑。甲变薄伴反甲及角化过度很常见。糙甲可能会累及单个、多个或所有甲,病因可能是斑秃、银屑病、湿疹或扁平苔藓。在缺乏既往史或临床资料的情况下,没有组织病理学检查则很难进行诊断,但是通常不建议进行甲活检,因为糙甲通常会随着时间的推移而自行改善。

临床要点

- 检查所有 20 个甲
- 评估甲银屑病的特征以检测炎症来源:甲母质、甲床和/或近端甲皱襞
- 检查膝盖、肘部、头皮和皮肤皱褶,是否有红斑和鳞屑
- 询问关节疼痛史并检查指/趾炎
- 评估足底皮肤以排除掌跖角化病
- 询问家族或个人银屑病病史
- 真菌学检查排除甲真菌病
- 建议在湿作业和接触刺激性液体时使用内面有棉衬的手套
- 强调避免修剪甲时造成创伤、不穿高跟鞋或过紧的鞋子的重要性,其可防止因 Koebner 现象从而造成甲银屑病的进一步加重
- 建议患者不留长甲,及时剪短甲分离部分以便进行局部治疗
- 建议使用彩色甲油遮盖,但不建议使用含有甲醛丙酮和甲苯的甲油清洗剂及人造甲片

- 轻度甲银屑病可能会自发缓解
- 局部治疗适用于不伴银屑病关节炎的轻度甲银屑病、仅有极少数甲受累、系统治疗有禁忌,以及联合系统治疗时。由于甲渗透性差,甲银屑病局部治疗效果不如皮肤银屑病。由于甲生长速率慢,显著的甲情况改善需要 3~9 个月的局部治疗时间
- 甲凹点患者外用局部药物时应用于近端甲皱襞
- 局部强效糖皮质激素、卡泊三醇-倍他米松复合凝胶和他扎罗汀 3 种药物,已在大量研究中证实安全有效,可以推荐使用
- 当甲银屑病累及多甲,伴有中至重度皮肤症状和/或关节炎和脓疱型银屑病时,应使用系统治疗
- 阿维 A 是治疗脓疱型甲银屑病的首选药物
- 甲氨蝶呤起效需几个月时间,应与患者提前沟通
- 所有生物制剂都能显著改善甚至完全治愈甲银屑病症状,对于患有皮肤银屑病和/或关节炎的患者应予以考虑

病例展示:甲银屑病

临床病史

一位28岁的女性因4个指甲和5个趾甲"甲营养不良"1年就诊。她是一名办公室助理,日常多使用电脑办公。平日喜穿高跟鞋。她有一个孩子,平时会做很多家务,包括洗衣服、换尿布、准备饭菜。她每周修剪1次甲。甲有疼痛症状,因此她尝试过外用保湿霜,但未见缓解。她的家庭医生考虑是真菌感染所致,并予以其局部抗真菌软膏治疗,使用几周后,她的甲外观和症状都没有明显改善。该患者身体健康无任何既往病史。其祖父有皮肤银屑病史。

体格检查

体格检查可见所有受累指/趾甲都有甲凹点,3个指甲有甲分离,3个趾甲有甲分离和甲下角化过度。2个指甲上有油滴斑,2个指甲上有裂片形出血,4个指甲均有甲沟炎。两肘部有2块小面积红斑块伴鳞屑,枕部头皮有类似皮肤损伤。否认关节疼痛。症状特征与甲银屑病伴轻度皮肤受累一致。

治疗

银屑病诊断确诊后,提出如下治疗方案。首先,患者停止修剪甲,在做家务时佩戴棉质内衬的乙烯手套,并尽可能减少不必要的家务。患者无法在上班时间减少打字,但同意剪短甲,并使用彩色甲油进行遮盖,该患者也同意开始穿低跟鞋。

给予该患者卡泊三醇-倍他米松复合凝胶,用于皮肤损害和受累甲。该患者认同一种制剂治疗不同类型的损害的方案,特别是在持续使用几个月才能看到明显甲情况改善的情况下,这样治疗简单容易。建议其在指/趾甲近端甲皱襞和甲床可触及的部分用药。

患者1个月后复诊。此时皮肤损害基本消退,建议其继续在头皮和肘部每周2次间断用药。3个月后的随诊显示指/趾甲均有中度改善,尤其是甲下角化过度和甲分离,但甲凹点仅有轻度改善。由于她疲于涂药且在上个月已开始间断涂抹甲。患者询问她是否可以间歇性涂药,经医生批准调整为2日1次使用药物。3个月后随访患者的症状有显著改善,此时建议患者改为每周1次用药,如果病情加重及时复诊。

❓ 复习题

1. 银屑病甲凹点:
   A. 如果在指甲和趾甲上发现≥20个甲凹点,则确认诊断
   B. 如果一个指甲出现≥20个甲凹点,会导致糙甲
   C. 是由于甲母质炎症导致的角化不全细胞脱落造成的
   D. 是角化不全部位甲板上光反射的结果
   E. 是甲床血管充血并沿着甲板扩散造成的

2. 当为甲银屑病开局部治疗处方时,临床医生应:
   A. 建议即使在非病变甲中也应使用外用制剂,以防止由于起止点炎症发展成为甲银屑病
   B. 如果临床特征显示甲母质受累,建议移除甲分离部分
   C. 使患者确信局部治疗全身吸收少且安全,1~2个月可见症状改善
   D. 建议避免穿紧的鞋或高跟鞋,以避免趾甲外伤引起Koebner现象,从而加重现有的甲银屑病或诱发新的损害
   E. 建议患者从甲下取出角化过度的碎片,因为它有诱发甲真菌病的倾向

3. 在对甲银屑病进行系统治疗时,临床医生应谨记:
   A. 环孢素是治疗Hallopeau连续性肢端皮炎的首选方案
   B. 所有的生物制剂在治疗甲银屑病方面的疗效大致相同
   C. 甲氨蝶呤是系统治疗中起效最快的药物
   D. 阿维A的处方剂量应高于皮肤银屑病的治疗剂量,以便对甲银屑病有疗效
   E. 治疗甲银屑病最安全的方法是脉冲染料激光

✅ 答案和解析

1. 正确答案是C。甲凹点是角化不全细胞脱落的结果。甲凹点≥20个时可考虑银屑病诊断,≥40个可诊断银屑病。多个甲凹点可能导致糙甲,但没有具体确定的数量。白甲是角化不全甲板部位光反射的结果。裂片形出血是甲床血管充血和破裂的结果。

2. 正确答案是D。临床医生应建议患者避免穿过紧的鞋或高跟鞋,以免导致趾甲的长期损伤,从而加剧现有的甲银屑病,或导致新发皮肤损伤出现。目前没有关于甲银屑病的预防性治疗的数据,健康甲的预防性治疗更是如此。去除甲分离部分是预防甲银屑病恶化的一般措施之一,且在所有情况下都应该做到,而不仅仅是在甲床或甲母质征象存在的情况下。局部治疗银屑病是安全的且全身吸收极少,但需要长期治疗超过3~6个月才可见效。拔除角化过度的甲下碎屑可能会导致外伤和随后的甲银屑病恶化加重。对于甲银屑病患者来说,其他的常规措施包括保持短甲以避免外伤、做家务时佩戴棉质手套,以及避免过度修剪指/趾甲。建议使用彩色甲油进行遮盖,但应避免使用含有丙酮或甲醛的甲油清洗剂。

3. 正确答案是B。如文献报道,依那西普、英夫利昔单抗、阿达木单抗、乌司奴单抗、司库奇尤单抗,以及更新的生物制剂如依奇珠单抗和古塞奇尤单抗对甲银屑病都有很好的治疗效果。阿维A而不是环孢素,被认为是治疗Hallopeau连续性肢端皮炎的首选方案。在使用甲氨蝶呤治疗几个月后才可以改善甲银屑病。阿维A治疗甲银屑病的推荐剂量为0.2~0.3mg/(kg·d),低于皮肤银屑病的推荐剂量。由于医学文献中仅有少数病例报道,目前没有使用脉冲染料激光治疗甲银屑病的安全性数据。

(史玉玲 译　雷铁池 校

陶青霄　刘欣欣 审)

参考文献

06章 参考文献

第7章 甲扁平苔藓

Bianca Maria Piraccini，Michela Starace，Cosimo Misciali，
and Pier Alessandro Fanti

学习目标：

1. 能够在临床上诊断甲扁平苔藓并与其他甲病相鉴别。
2. 认识甲扁平苔藓的典型组织病理学特征。
3. 根据患者的年龄、病情严重程度和对既往治疗效果来制订最佳治疗方案。

甲扁平苔藓(lichen planus,LP)并不罕见,大约 10% 的成人皮肤扁平苔藓会出现甲异常,但在大多数病例中甲 LP 与皮肤或黏膜病变无关,只有不到 1/4 的患者在检查后才能发现轻度的口腔 LP。与头皮 LP(毛发扁平苔藓)的关系是例外的。甲 LP 与毛发扁平苔藓的共同特点是都具有侵袭行为,这种行为可能导致瘢痕形成。然而,甲 LP 导致瘢痕并不常见[15]。

甲 LP 男女发病率相近,好发于 40~49 岁或 50~59 岁[25],偶见于儿童[29]。最近的一篇文章报道了大约 14% 儿童皮肤 LP 会累及指甲[13]。有证据表明 LP 本质上是由表达自身抗原的 T 细胞介导、引起基底层角质形成细胞异常的自身免疫性疾病[22]。患者(尤其是儿童)偶可伴发其他自身免疫性皮肤病,包括斑秃、银屑病和甲状腺炎[13,29]。

甲 LP 可导致手部活动能力受损、有损美观、慢性病程难以治愈并可多次复发,极大地影响了生活质量。

7.1　临床特征

（ 表 7.1）

LP 可累及多个甚至全部甲,严重程度各不相同,大拇指症状最严重。指甲比趾甲更容易受累。LP 的炎性浸润可累及甲组织的所有成分,可累及某种单一组成成分或多个成分,依所累及区域导致的功能改变或毁损的不同而产生相应的症状。甲 LP 以甲母质受累最常见。

表 7.1　甲 LP 的临床特征

类型	临床特征
"典型"甲扁平苔藓	纵嵴和纵裂伴有甲板变薄
甲母质	纵嵴和纵裂伴有甲板变厚(趾甲)
	背侧翼状胬肉
	斑点状甲半月
甲床	甲分离
	弥漫性甲床过度角化(肥厚性 LP)
甲粗糙不平	甲板纵向细纹,上覆细小鳞屑
特发性甲萎缩	甲板完全或部分缺失,伴背侧翼状胬肉
YNS 样 LP	足趾甲严重的甲增厚和变黄
大疱糜烂性 LP	甲板缺失,甲床糜烂,甲周皮肤炎症明显
甲套脱	甲及周围组织部分或全部撕脱
甲 LP 伴甲周组织受累	近端甲皱襞和远端髓内红斑性角化过度性斑块

根据炎症损伤的严重程度和部位不同,临床上甲 LP 可表现为 5 种不同的变异型:

- "典型"甲扁平苔藓(甲母质、甲床,或甲母质+甲床),约占病例的 80%;
- 甲粗糙不平(trachyonychia),约占病例的 8%;
- 特发性甲萎缩(idiopathic atrophy of the nails),占不到 5% 的患者;
- 黄甲综合征(yellow nail syndrome,YNS)样 LP,罕见;
- 大疱糜烂性 LP(bullous-erosive LP),极罕见。

7.1.1　典型甲 LP

甲母质 LP 是最常见的类型,表现为甲变薄,并伴有纵嵴和纵裂(脆甲症(onychorrhexis))[6,7,24]。纵向的甲损伤具有一定的特征性。甲变薄,并出现深的纵裂,达到远端边缘,短且不规则(图 7.1)。斑点状的甲母质炎症导致甲板内不同程度的变薄和嵴的产生(图 7.2)。症状的严重程度因甲而异(图 7.3 和 图 7.4)。在严重的情况下,甲板显著变薄,似鳞片样出现在甲床上(图 7.5)。大约 25% 的患者可以看到甲半月区不规则的红色(斑点状甲半月),但这并不是甲 LP 所特有的,尤其是在大拇指(图 7.6 和 图 7.7)。甲母质扁平苔藓的所有临床特征在手指甲中最为明显,而在足趾甲中纵嵴和纵裂作为孤立征象较为罕见(图 7.8),因为它们最常见的是伴有甲板增厚,临床诊断困难(图 7.9)。

甲母质 LP 可能会导致背侧翼状胬肉(dorsal pterygium),这表示甲母质有局灶性瘢痕形成。部分甲母质的破坏和甲板生成缺失导致背侧皮肤与甲床粘连,这在临床上表现为近端甲皱襞的 V 形延伸,它将甲板分成两部分(图 7.10 和 图 7.11)。背侧翼状胬肉的发生并不常见,与甲 LP 的持续时间无关。背侧翼状胬肉可保持稳定,或变宽(表明甲母质瘢痕进展)(图 7.12)。

LP 累及甲床会导致甲分离,这不是甲 LP 所特有的,通常与甲母质受累有关(图 7.13 和 图 7.14)。甲表现为甲分离伴或不伴甲下角化过度。当甲分离是主要症状时诊断甲 LP 很困难,需要病理检查(图 7.15)。甲床 LP 较少引起肥厚性 LP,其发生是由于甲床均质性角化过度而导致的弥漫性甲增厚(图 7.16)。

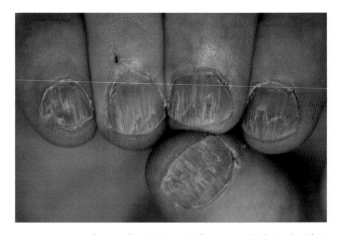

 图 7.1　甲母质 LP 的典型特征:甲变薄,可见深纵裂,达到远端甲缘,短且不规则

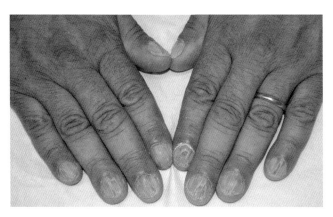

■ 图 7.2 甲母质 LP：斑点状的甲母质炎症在不同甲和同一甲内引起不同程度的症状

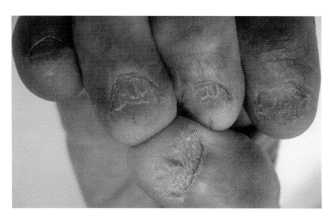

■ 图 7.5 严重的甲母质 LP：甲板严重变薄、变短，远端裂开

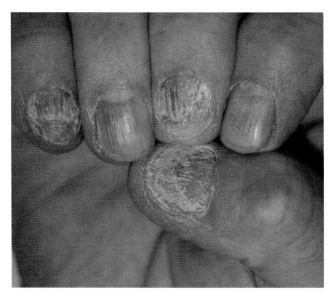

■ 图 7.3 甲母质 LP：甲纵裂伴轻度甲板变薄，因甲而异

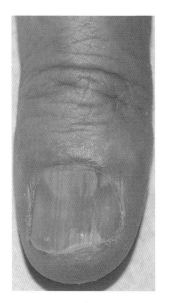

■ 图 7.6 甲母质 LP：甲半月斑驳的红色反映远端甲母质炎症

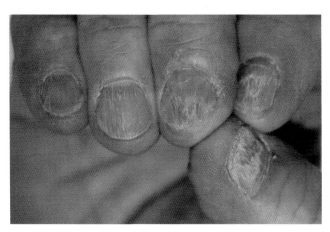

■ 图 7.4 甲母质 LP：甲纵裂伴轻度甲板变薄，因甲而异

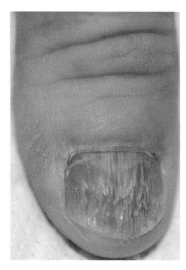

■ 图 7.7 甲母质 LP：甲半月斑驳的红色伴有指甲变薄和纵裂

7

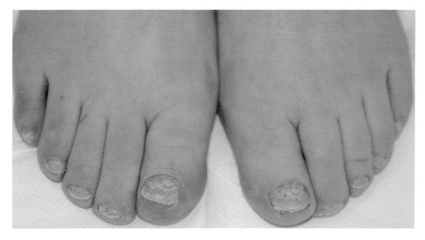

■ 图 7.8　趾甲 LP：甲变薄且脆，有纵裂

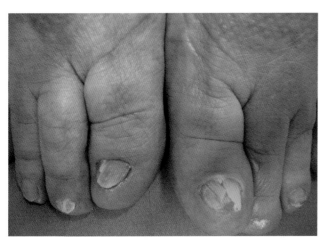

■ 图 7.9　趾甲 LP：远端裂开的纵裂与甲板增厚有关，甲变黄

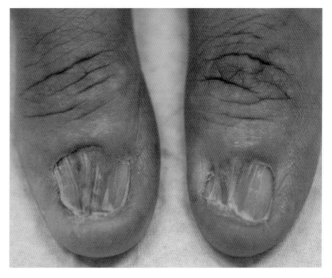

■ 图 7.11　甲 LP：背侧翼状胬肉是由部分甲母质破坏引起的，表现为近端甲皱襞的 V 形延伸，将甲板分成两部分

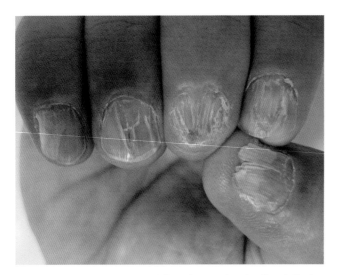

■ 图 7.10　甲 LP：纵裂伴甲板变薄和裂开，因甲而异。第 3 个指甲显示背侧翼状胬肉，表现为从近端甲皱襞的 V 形延伸，将甲板分成两部分

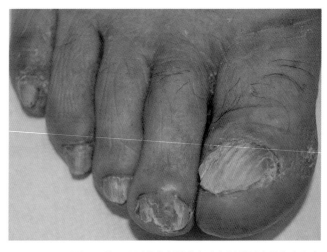

■ 图 7.12　趾甲 LP：第二趾甲的背侧翼状胬肉与甲增厚和黄色变色有关，伴有其他趾甲甲板的纵裂

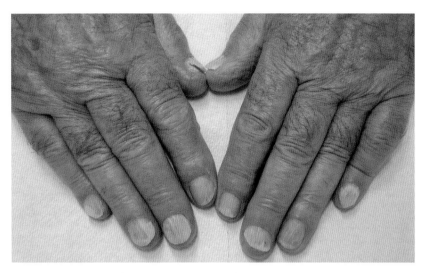

▣ 图 7.13　甲床 LP：甲床受累导致甲分离和甲下角化过度。甲板的纵裂表明相关的甲母质损伤

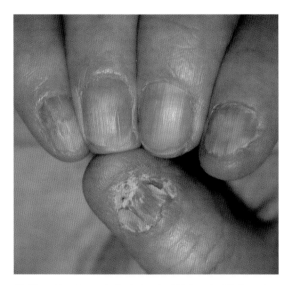

▣ 图 7.14　甲 LP：部分甲因甲床受累表现为甲分离和甲下角化过度，第一指甲因甲母质 LP 表现为变薄和纵裂

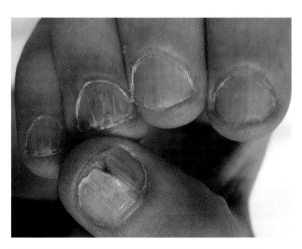

▣ 图 7.15　甲 LP：甲床受累伴有甲分离和甲下角化过度

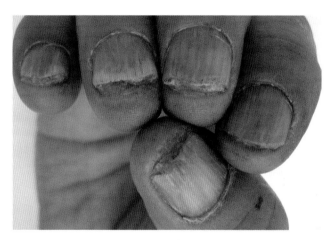

▣ 图 7.16　肥厚性甲 LP：甲增厚是由于甲床局部炎症浸润引起的均质性甲床角化过度

7.1.2　甲粗糙不平

（参见▶第 10 章）

当 LP 以轻度弥漫性方式累及甲母质时，就会产生甲粗糙不平[21]。一个、几个或所有甲表现为不透明的甲板，因为纵向条纹被细小的鳞屑所覆盖，通常甲会有轻微变薄（▣ 图 7.17 和 ▣ 图 7.18）。在这些病例中，只有对甲母质进行病理检查，才有可能诊断甲 LP。在大约 16% 的活检病例中，甲粗糙不平是由 LP 引起的[18,25]。甲 LP 引起的甲粗糙不平是良性的，不会导致翼状胬肉的发生。

7.1.3　特发性甲萎缩

这种扁平苔藓的亚型很罕见，几乎只见于亚洲人，有时可能是遗传性的[23,25,26]。其特点是在儿童时期起病，几个甲翼状胬肉急性快速发展伴进行性萎缩，没有主观症状或其他皮肤症状。受累甲可见甲板全部或部分缺失，伴有背侧翼状胬肉

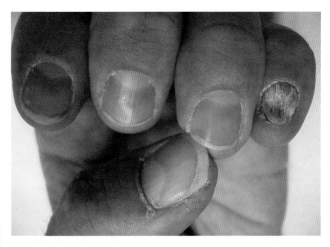 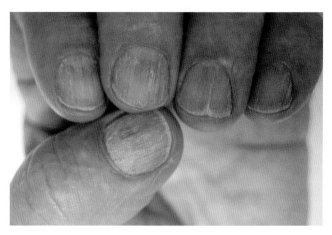

■ 图 7.17　第五指甲 LP 所致甲粗糙不平：甲板变薄且甲板不透明，因为纵向条纹被细小的鳞屑覆盖

■ 图 7.18　甲 LP 所致的甲粗糙不平：甲显示出纵向条纹，被细小鳞屑覆盖

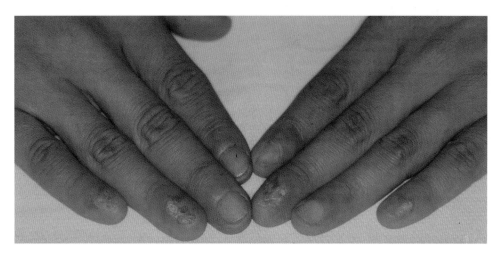

■ 图 7.19　特发性甲萎缩：自儿童时期出现的几个甲的变宽或整体性的翼状胬肉和萎缩

（■ 图 7.19 和 ■ 图 7.20）。近端甲皱襞可出现萎缩和毛细血管扩张。

7.1.4　黄甲综合征样 LP

在足趾甲中，LP 的临床症状与甲明显增厚有关，而甲纵裂明显者罕见。甲通常呈黄色，特征类似于黄指甲综合征（■ 图 7.21 和 ■ 图 7.22）[28]。需根据手指甲的症状来明确诊断。

7.1.5　大疱性/糜烂性甲 LP

大疱性甲 LP 是 LP 的一种罕见而极端的变异型，在甲母质和甲床形成大疱性和/或溃疡性病变，导致甲板完全脱落和甲瘢痕形成，可影响指甲[10]或足趾甲（■ 图 7.23）：甲板缺失、甲床糜烂和甲周皮肤明显的炎症导致甲全部脱落。

甲 LP 少见的临床表现包括甲套脱（nail degloving），甲套脱指的是甲及其周围组织的部分或全部撕脱，这在 1 例甲 LP 中有报道[3]。甲 LP 累及甲周围组织，表现为瘙痒性红斑鳞屑性和/或角化过度性斑块，在近端甲皱襞和远端髓内形成清晰的边缘[27]。甲 LP 可能会激活甲母质黑素细胞，导致出现一条纵向的黑甲带[4]。当 LP 引起的甲营养不良经过治疗消退时，甲色素沉着通常会变得明显（■ 图 7.24）[8]。

7.1.6　儿童甲 LP

儿童甲 LP 比成人少见，通常引起较轻微的指甲改变[29]。多数情况下，儿童甲 LP 具有成人典型甲 LP 的临床特征，即指甲变薄并伴有纵嵴和纵裂，以及远端裂开，这是因为甲母质受累，可累及 1 个（■ 图 7.25）或多个/所有甲（■ 图 7.26），并且由于甲床受累而伴有甲分离（■ 图 7.27）。翼状胬肉的形成在儿童中很少见，且与病程无关。甲粗糙不平（■ 图 7.28）和特发性甲萎缩在儿童甲 LP 中也可能出现。

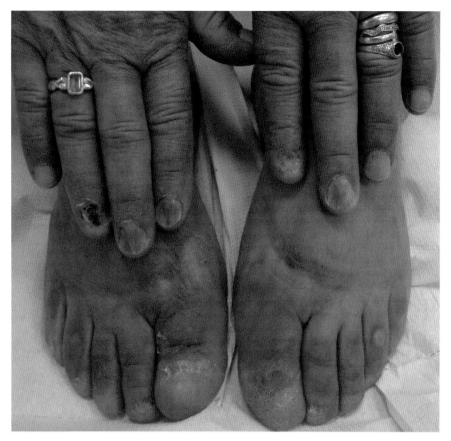

■ 图 7.20　特发性甲萎缩:累及的手指显示甲板完全或部分缺失,伴有背侧翼状胬肉

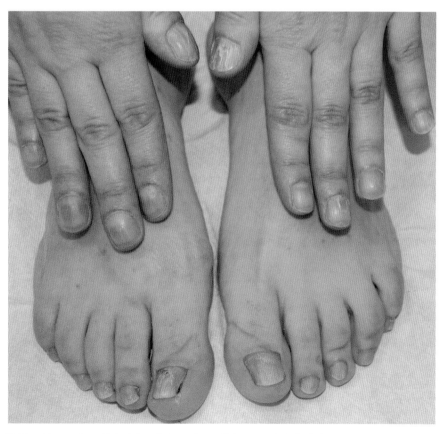

■ 图 7.21　趾甲 LP 伴有甲明显增厚,导致甲呈黄色及甲过度弯曲,类似黄甲综合征

7

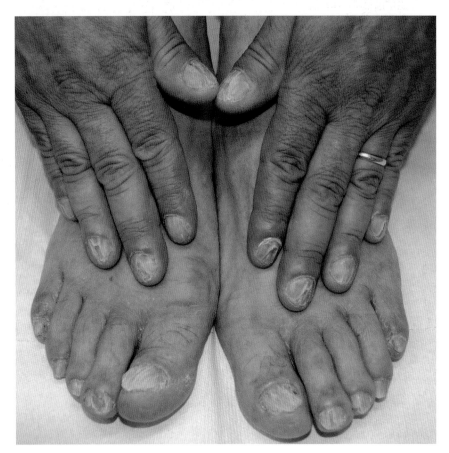

◘ 图 7.22   趾甲 LP 伴有甲明显增厚,导致甲呈黄色及甲过度弯曲,类似黄甲综合征

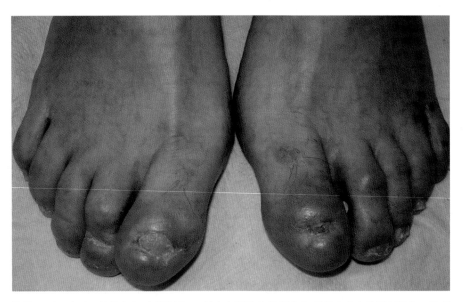

◘ 图 7.23   大足趾甲的大疱/糜烂性甲 LP:甲床糜烂导致瘢痕形成,并伴有永久性甲板缺失。注意第五趾上的糜烂性病变

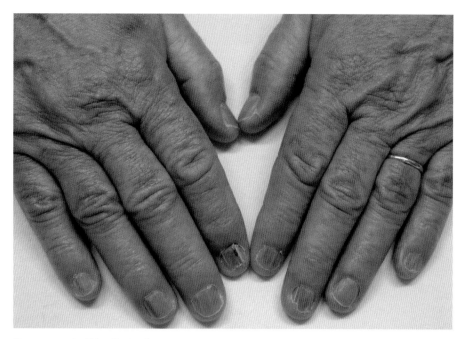

■ 图 7.24　右手第二指甲和第四指甲的纵向黑甲与甲 LP 有关。炎症浸润引起甲母质黑素细胞活化

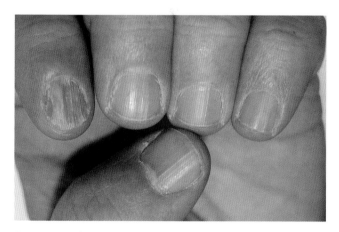

■ 图 7.25　1 例 12 岁儿童的甲 LP：纵嵴和纵裂仅累及第二指甲

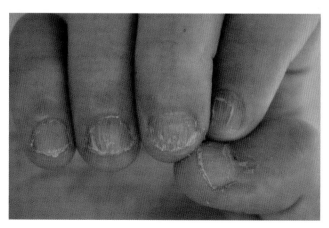

■ 图 7.26　1 名 9 岁儿童甲 LP 由于甲母质受累而出现纵嵴、纵裂和远端裂开

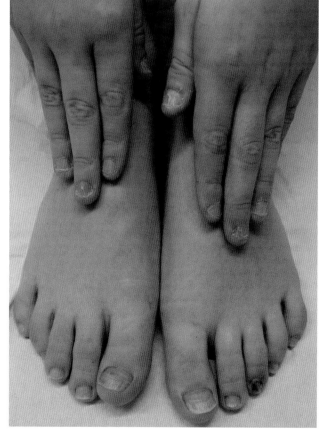

■ 图 7.27　1 例 10 岁儿童的甲 LP：甲最明显的症状是甲板纵嵴和纵裂，以及远端裂开，而因甲床 LP 引起的甲分离在足趾甲中很常见

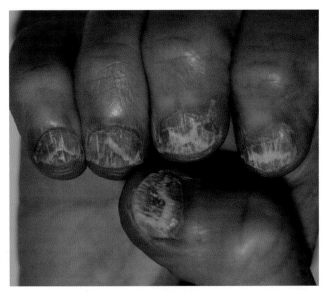

■ 图 7.28 1例 8 岁儿童因甲 LP 引起的甲粗糙不平:指甲可见细小条纹被细小的鳞屑覆盖,由于水平裂开而较脆

7.2 临床鉴别诊断

(►框 7.1)

在有皮肤 LP 患者中甲 LP 的诊断可能很容易,但当疾病仅限于甲时就很难诊断。甲 LP 的症状与其他甲疾病的症状相似。

除甲 LP 外,甲板的纵嵴和纵裂还可能是由以下原因引起的:

- **甲老化** 随着年龄的增长,甲纵嵴增加,如果甲非常干燥和脆弱,有时可能会出现纵裂,通常不会出现甲变薄。
- **甲银屑病** 提示甲 LP 的指甲明显变薄和指甲纵向改变在甲银屑病中很少见,仔细的临床检查必不可少,难以鉴别时还需要进行活检。
- **系统性淀粉样变** 可累及甲,并产生类似于甲 LP 的临床症状,通常伴有裂片形出血[17]。这些患者的皮肤损害和淀粉样变的全身性症状相关,甚至甲受累可能是最明显的临床症状。需要纵向甲活检及刚果红染色来显示甲母质和甲床中的淀粉样物质沉积。
- **移植物抗宿主病**(graft-versus-host disease,GVHD) 手指背侧翼状胬肉、甲纵嵴和远端裂开是典型的特征,通常与皮肤损害相关[19]。
- **先天性角化不良** 皮肤的网状色素沉着和甲改变通常出现在 10 岁以下。甲异常常包括纵裂和纵嵴、甲变薄和甲萎缩。
- **线状苔藓** 苔藓样甲改变限于 1 个或 2 个指/趾,且局限于甲的一侧,通常在指/趾上有线状分布的丘疹。

背侧翼状胬肉,表明甲母质局灶性破坏,可见于:

- **大疱性疾病** 通常在近端甲皱襞有大疱性/出血性病变的病史,常伴有皮肤和/或黏膜损害;
- **指/趾缺血** 见于指/趾,具有典型的冰冷特征,有雷诺现象病史;
- **甲外伤性损伤** 意外或手术损伤。在这些病例中,病变是孤立的,病史典型。

肥厚性甲 LP 和趾甲 LP 所引起的甲增厚需区别于:

- **银屑病甲** 常导致多个甲的甲板/甲床增厚,须进行活检以助鉴别诊断。
- **甲真菌病** 典型表现有甲变黄和甲分离及甲下角化过度,可与甲 LP 鉴别。
- **黄甲综合征** 常累及多个甚至所有甲,甲增厚、黄绿色改变和横向过度弯曲,通常与甲生长受阻有关。

甲粗糙不平也可由以下疾病导致:

- 银屑病甲;
- 湿疹;
- 斑秃患者伴发的甲改变。

大疱性 LP 需与甲板缺失、出血的炎症性疾病及肿瘤性疾病相鉴别:

- 大疱性疾病;
- 甲床化脓性肉芽肿;
- 鳞状细胞癌;
- 黑素瘤。

需进行病理检查以确诊。

框 7.1 根据临床症状,甲扁平苔藓需与以下疾病鉴别

纵嵴和纵裂:
- 甲老化
- 甲银屑病
- 系统性淀粉样变
- 移植物抗宿主病
- 先天性角化不良
- 线状苔藓

背侧翼状胬肉:
- 大疱性疾病
- 指/趾缺血
- 创伤

肥厚性指甲 LP 和趾甲 LP 所致的甲增厚:
- 银屑病甲
- 甲真菌病
- 黄甲综合征

甲粗糙不平:
- 银屑病甲
- 湿疹
- 斑秃患者伴发的甲改变

大疱性扁平苔藓:
- 大疱性疾病
- 甲床化脓性肉芽肿
- 鳞状细胞癌
- 黑素瘤

7.3 诊断

除非患者的皮肤黏膜有 LP 的临床表现,否则甲 LP 的诊断须进行活检。主要有 2 个原因:第一,即使患者有显著的临床表现,如甲板变薄伴有纵裂和远端开裂,在临床上也难与甲银屑病进行鉴别;第二,为避免永久性瘢痕形成,甲 LP 患者需使用系统药物或病灶内药物治疗,用病理学方法佐证诊断有助于提高患者的依从性。表现为甲粗糙不平的患者无瘢痕形成风险，且其治疗方式的选择不依赖于活检结果，因此这类患者无需进行组织病理学评估。

共聚焦显微镜[5]、甲镜等其他仪器也可用于评估甲 LP，但无法确诊。

7.3.1　甲镜检查（甲皮肤镜检查）

对于疑诊的 LP，皮肤镜可作为现有诊断方法的补充，使用皮肤镜可更好地观察到甲改变的临床特点[11,16]。皮肤镜可使 LP 所致甲板纵裂的可视化程度提高（● 图 7.29），且皮肤镜下可见新形成的近端甲板，可在短时间内对疾病进程进行评估（● 图 7.30）。

观察甲板改变应使用干式皮肤镜，观察颜色改变则最好以凝胶作为中间介质，这有助于观察正常粉色区域内呈不规则红色斑片状的红色甲半月（● 图 7.31 和● 图 7.32）。皮肤镜可清楚呈现甲背侧翼状胬肉的发生机制，因为镜下可见 V 形延伸的近端甲皱襞将甲板分为 2 个区域，内有毛细血管（● 图 7.33）。

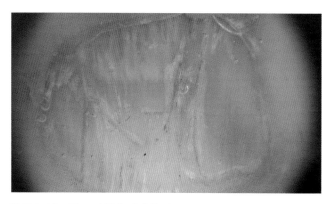

● 图 7.31　甲 LP 皮肤镜：高倍镜下（40 和 50×）示甲板变薄，甲母质不规则红斑（斑点样甲半月）

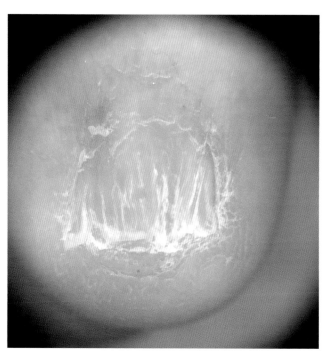

● 图 7.29　皮肤镜下甲 LP 甲板纵裂和远端开裂的可视化程度提高

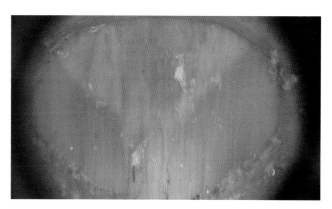

● 图 7.32　甲 LP 皮肤镜：高倍镜下（40 和 50×）示甲板变薄，甲母质不规则红斑（斑点样甲半月）

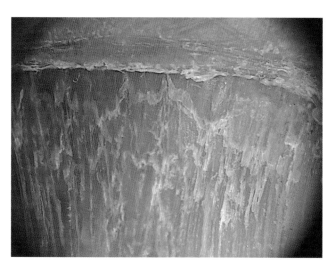

● 图 7.30　甲 LP 皮肤镜：观察近端甲板可在短时间内评估疾病进程

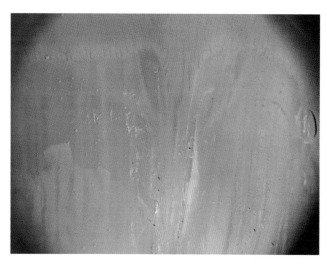

● 图 7.33　皮肤镜示甲背侧翼状胬肉，镜下可见 V 形延伸的近端甲皱襞将甲板分为 2 个区域，内有毛细血管

7.3.2　组织学特征

典型的甲扁平苔藓组织学特点是在甲母质(● 图 7.35)和/或甲床(● 图 7.36),以及真皮有致密带状的淋巴细胞浸润(● 图 7.34),伴有甲母质上皮细胞角化过度、颗粒层增厚和棘层肥厚,亦可见弥漫性颗粒层增厚和不规则的上皮增生。在病程长的病例和特发性甲萎缩中,可观察到甲母质萎缩、上皮颗粒层增厚,以及真皮浅层噬色素细胞。

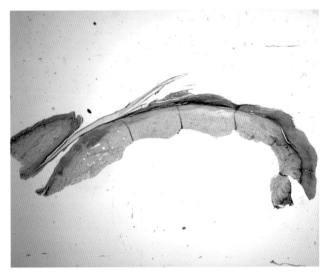

● 图 7.34　甲 LP 组织学特点:甲母质真皮层淋巴细胞的致密带状浸润,伴有甲母质上皮细胞角化过度、颗粒层增厚和棘层肥厚

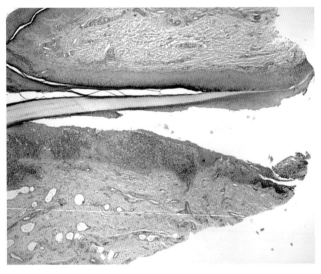

● 图 7.35　甲 LP 组织学特点:甲母质真皮层淋巴细胞的致密带状浸润,伴有甲母质上皮细胞角化过度、颗粒层增厚和棘层肥厚

甲粗糙不平的组织学类型有 3 种:海绵状、银屑病样和苔藓样。

苔藓样型的组织学表现为甲母质和甲床真皮层淋巴细胞呈薄的带状浸润。甲母质的角质区可见颗粒层,并在薄的甲板

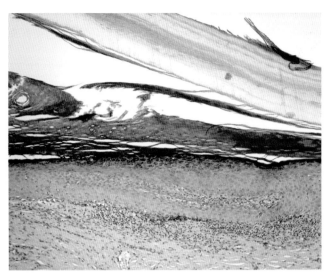

● 图 7.36　甲 LP 组织学特点:甲床真皮层淋巴细胞的致密带状浸润,伴有角化过度和颗粒层增厚

中有角化缺陷和细胞核。

大疱性扁平苔藓组织学检查可见表皮与真皮之间有明显的局灶性分离,间质内有致密的炎性细胞浸润,主要由淋巴细胞、组织细胞及浆细胞组成。甲母质和甲床上皮细胞可见明显的海绵形成,伴角化过度、角化不全,以及棘层肥厚(● 图 7.37)。

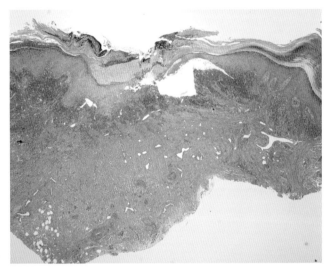

● 图 7.37　大疱性/糜烂性甲 LP 组织学特点:表皮与真皮有明显的局灶性分离,表皮基底层空泡变性,并有以淋巴细胞为主的炎症细胞浸润

7.4　治疗

甲 LP 治疗较为困难,并非所有的患者都对治疗有反应。目前尚无最佳治疗方法,根据受累甲数目多少可分别选择系统性或病灶内糖皮质激素治疗。糖皮质激素治疗在约 2/3 的患者中有效,甲症状可完全或近乎完全消退[15,24]。仅有的一

项甲 LP 患者的长期随访研究中,未发现可预测甲 LP 患者治疗效果的影响因素(例如年龄、性别、病程、严重程度、伴有皮肤/黏膜 LP)[15]。指甲比趾甲的治疗效果更好、起效速度较快。对系统性糖皮质激素治疗无效的患者通常对其他治疗亦无效。

皮肤镜下观察甲板近端 3mm 处可评估患者的疗效,这将比肉眼观察更早地发现症状改善与否。

病灶内糖皮质激素治疗　可用于受累甲不多于 4 个的甲 LP 患者。曲安奈德在生理盐水中稀释至 10mg/ml,每月分别注入甲周 4 个部位,5~6 次注射后方可见明显改善(◎ 图 7.38)。

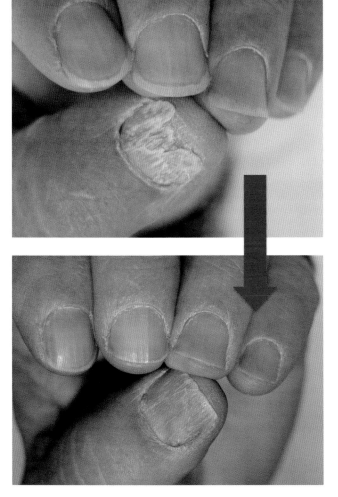

◎ 图 7.38　拇指甲 LP 患者每月病灶内注射曲安奈德:5 个月后甲症状显著消退

系统性糖皮质激素治疗　肌肉注射曲安奈德(每月 0.5~1.0mg/kg,持续 3~6 个月后逐渐减少),成人及儿童甲 LP 患者均适用,耐受性好[24,29]。口服泼尼松 60mg/d,或隔日服用 0~5mg/kg(◎ 图 7.39)。

硫唑嘌呤　为提高对治疗无应答者的疗效,可在系统使用糖皮质激素效果不显著时每日 100mg 联合应用[15]。

阿维 A 酯　0.3~0.4mg/(kg·d),可用于对系统性糖皮质

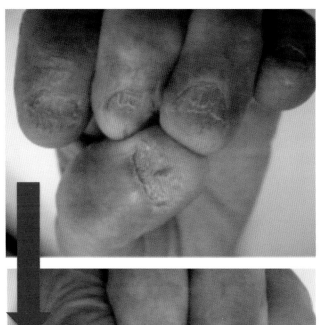

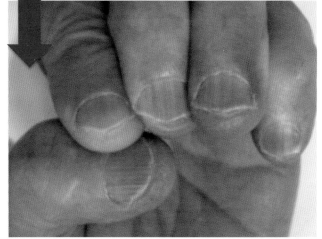

◎ 图 7.39　甲扁平苔藓患者系统性肌内注射曲安奈德(每月 0.5mg/kg):6 个月后完全治愈

激素治疗无效的患者,可单独使用或联合糖皮质激素局部应用于甲皱襞[15]。

口服阿利维 A 酸　近期发现口服阿利维 A 酸对甲扁平苔藓患者有效[1,7,14]。起始量 30mg/d,3 个月后减量至 10mg/d 并长期维持。

7.4.1　长期转归

对于一开始就对糖皮质激素治疗无效的患者(约 20%)和无反应性复发的患者(约占治愈患者的 30%)来说,大部分甲 LP 患者长期预后不佳。瘢痕及背侧翼状胬肉形成相对少见,且与病程长短无关[15]。部分患者甲改变缓解后会出现纵向黑甲[8],这种甲色素沉着是扁平苔藓所致的炎性浸润激活甲母质的黑素细胞引起的。

在长期随访中发现,使用系统性糖皮质激素治疗的甲 LP 患者约 20% 会出现手指或足趾的远端甲下甲真菌病(◎ 图 7.40)[15]。其甲真菌感染的可能易感因素包括糖皮质激素治疗、年龄,以及扁平苔藓本身。

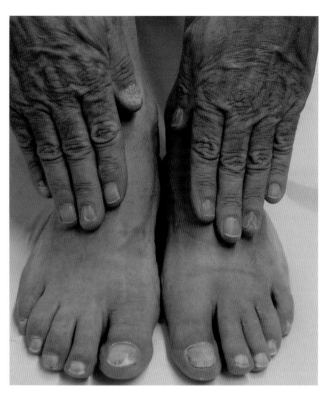

■ 图 7.40　54 岁复发性甲 LP 患者,定期接受系统性曲安奈德肌内注射,大脚趾红色毛癣菌感染所致的远端甲下甲真菌病

7.5　甲扁平苔藓与金属过敏的关系

金属过敏亦对 LP(尤其是口腔 LP[20])的发生有一定影响。仅少数患者在牙科金属置换术后口腔症状有改善,且普通人群中金属过敏较常见,因此这一假设难以证实。事实上,如果引起扁平苔藓症状的苔藓样反应是过敏导致的,那么避免与致敏物接触就可以使皮肤损伤完全消退。

仅有少量报告表明金属过敏与孤立的甲 LP 之间有临床联系,即暴露于金属与甲临床症状相关,而避免与致敏物接触后甲 LP 症状消失[2,9,30]。

在近期的一项研究中,甲 LP 患者接受针对金属过敏的斑贴试验,发现甲 LP 患者斑贴试验反应阳性较口腔 LP 患者更常见,在研究的 10 例甲 LP 患者中有 6 例在去除包含金属的牙科修复材料或接受系统性色苷酸二钠治疗后,甲 LP 症状得到改善[12]。应用场发射电子显微术(field emission scanning electron microscopy,FESEM)联合能量色散谱,在少数这些患者的甲中追踪到了金属,作者因而推测,包含在牙科材料中的金属可经系统吸收并随后沉淀于甲组织,从而参与甲扁平苔藓(nail lichen planus,NLP)的发生。

尽管现有证据不足以证明甲扁平苔藓与金属过敏的联系,但是询问患者病史时应当包括甲病变的发病及牙科手术史,若发现可能的联系,则应建议患者进行针对牙科修复材料的斑贴试验。金属植入体难以去除,需要视具体情况而定。

病例展示

临床病史

患者女,46 岁,经多次就医和治疗后,仍无法明确诊断及改善甲症状,遂转入我中心就诊。患者既往经营花店,健康状态良好,常练习赛跑。数年前发现手指甲有异常改变后,她选择工作时带上棉手套以隔离水并避免可能导致甲损害的外伤。由于远端甲缝常因工作时杂物嵌入并导致疼痛,甲外伤其实很常见。既往治疗包括局部应用糖皮质激素洗剂和霜剂、局部应用抗真菌指甲油和洗剂,均未见效。

体格检查

体格检查发现手指甲及足趾甲(包括双侧大足趾)均有异常改变(图 7.41 和 图 7.42)。手指甲明显变薄,上有延伸至远端甲缘的纵裂和纵嵴,可见较多裂缝和裂开。大足趾甲可变黄增厚,横向过度弯曲,表面较多纵嵴。无界面介质的甲镜下可见手指甲纵嵴起自近端甲皱襞,达远端甲缘。

左手小指指甲纵向活检:组织病理学检查苏木精-伊红染色示甲母质和甲床呈带状炎性浸润,浸润细胞主要为小淋巴细胞、少量组织细胞和基底角质形成细胞空泡变性,并有少量胶样小体。基于上述改变,该患者诊断为甲扁平苔藓。该患者皮肤、头皮,以及黏膜部位未见扁平苔藓改变。

治疗

患者每月 1 次肌内注射曲安奈德 0.5mg/kg,并每日局部应用含羟丙基壳聚糖(hydroxypropilchitosane)的指甲油以助甲板水合及防护。3 个月后,皮肤镜下可见手指甲新生甲板平滑生长并增厚,足趾甲未见改变。于是我们增加了 3 次曲安奈德肌内注射,在第 6 个月的随访中可见手指甲症状明显改善,甲板厚度变为正常,纵嵴变得不明显,远端甲缘已无裂开。足趾甲厚度及曲度减少。系统性治疗剂量逐渐降低至停药,外用指甲油持续使用。每 6 个月定期回访,2 年后该患者仍无任何甲扁平苔藓复发迹象。

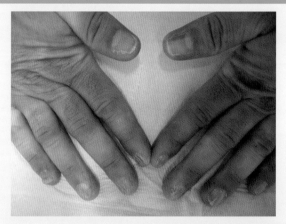

■ 图 7.41　46 岁女患者甲 LP

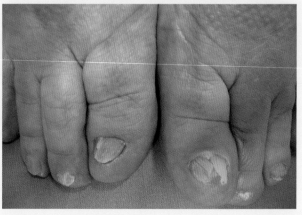

■ 图 7.42　46 岁女患者足趾甲 LP

注意事项
- 甲扁平苔藓的诊断依赖甲板变薄、纵嵴，以及纵裂等症状，甲母质瘢痕形成时可导致翼状胬肉发生。
- 确诊需要病理学检查。
- 该病可显著影响美观并导致手部功能受损。
- 甲 LP 治疗困难。

思考题

1. 甲扁平苔藓最常见的临床表现是?
   - A. 甲粗糙不平
   - B. 背侧翼状胬肉
   - C. 甲板变薄、出现纵裂
   - D. 甲剥脱
   - E. 甲分离

2. 背侧翼状胬肉的正确描述是?
   - A. 远端甲床附着于甲板腹侧面，远端甲沟封闭
   - B. 近端甲皱襞出现结节
   - C. 近端甲皱襞呈 V 形延伸，将甲板一分为二
   - D. 近端甲皱襞疣状损害
   - E. 甲分离、甲下角化过度

3. 甲扁平苔藓的最佳治疗药物是?
   - A. 糖皮质激素
   - B. 阿维 A 酯
   - C. 依那西普
   - D. 环孢素 A
   - E. 阿利维 A 酸

答案和解析

1. 正确答案选 C。甲母质局部苔藓样浸润导致甲板变薄，出现纵裂，常累及多个指/趾甲，手指甲较足趾甲更常见，尤其是大拇指。其他选项不正确，描述的是甲扁平苔藓的其他少见表现。

2. 正确答案选 C。背侧翼状胬肉是指甲母质局部瘢痕形成，背部皮肤黏附于甲床。其他选项不正确。A 选项腹侧翼状胬肉(又名甲胬肉)是系统性结缔组织疾病的典型表现;B 选项近端甲皱襞结节通常由甲肿瘤(最常见于黏液样囊肿)引起，圆形肿块可压迫其下方的甲母质;D 选项近端甲皱襞疣状损害常见于 HPV 感染，可能是线状苔藓的症状，也可能是鲍温病的表现;E 选项甲分离和甲下角化过度是不同类型的疾病累及甲床及甲下皮的症状，包括感染性疾病、炎症性疾病和创伤性疾病。

3. 正确答案选 A。根据受累甲数目，选择系统性或病灶内糖皮质激素治疗甲扁平苔藓，对 2/3 的患者有效。其他选项是当糖皮质激素治疗 6 个月仍未见症状改善时可使用的二线治疗方案。阿利维 A 酸 30mg/d 可用于其他治疗均无效时。

（梁闫　谌芳琪　黄长征 译　林能兴 校
黄玉琼　金子淋 审）

参考文献

07章 参考文献

第8章　糙甲症

Audrey A. Jacobsen and Antonella Tosti

学习目标：

1. 描述糙甲症的临床特征及与之相关的常见疾病。

2. 以临床诊断为主，不需要进行甲母质活检。

3. 了解糙甲症的不同治疗方案，它是一种可能自发消退的良性疾病。但是，该病为慢性，如果决定开始治疗，治疗的过程是漫长的。

主要特征

糙甲症（trachyonychia），又称"粗糙甲"、"20 甲营养不良"，甚至"砂纸样甲"，用来形容甲脆而薄，呈弥漫性纵嵴，通常伴有甲面失去光泽。糙甲症这一术语最早在 1950 年由 Alkiewicz 提出[1]。后来，Hazelrigg 等在 1977 年的病例报道中，将 6 例患同样疾病的儿童的甲变化定义为 20 甲营养不良[2]。然而，20 甲营养不良的描述并不准确，因为糙甲症可以累及任何数量的甲（■ 图 8.1）。

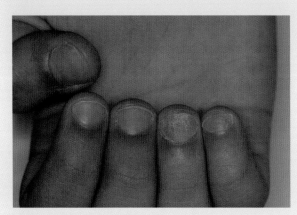

■ 图 8.1   累及 1 个指甲的糙甲症。20 甲营养不良的名称可能不恰当，因为糙甲症可以累及任何数量的甲

糙甲症的发病通常是隐匿性的，可以发生在任何年龄，但在儿童中最为常见，更常影响到 20 个甲[2]。糙甲症可以是特发性的，也可以与其他一些皮肤疾病或全身疾病相关，其中最常见的是斑秃。特发性糙甲症的患病率尚不清楚[3]。3.65% 的斑秃患者患有糙甲症[4]，甲改变可以在斑秃症状之前或之后出现。虽然 1%~10% 的扁平苔藓患者会表现出营养不良的甲改变[5]，但这通常不是糙甲症。在一项对 15 名患有甲扁平苔藓儿童的回顾性研究中，只有 2 名儿童表现出真正的糙甲症[6]。除斑秃和扁平苔藓外，糙甲症还与其他一些皮肤病及全身疾病有关（■ 图 8.2），列在 ▶框 8.1 中。

在某些家族中，糙甲症可以以常染色体显性方式遗传[7-9]。对一位母亲和她女儿的遗传分析表明，该基因位点可能位于 46、XX、t(6q13;10p13) 的平衡易位中，但这也可能是一个巧合。已报道的几个同卵双胞胎中有 20 甲营养不良的病例，支持了糙甲症与遗传的相关性[10,11]。然而，糙甲症的遗传相关性与斑秃的遗传模式更为相关，其可发生在一个家族的几个成员中[12]。

糙甲症的治疗目前还不是很清楚，但通常是为了美观，如果有可识别的潜在疾病则针对潜在的疾病进行治疗。糙甲症是一种良性病变，不会形成甲瘢痕，但症状可能需要几年的时

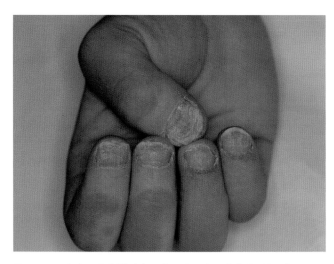

■ 图 8.2   白癜风中的糙甲症。除斑秃和扁平苔藓外，糙甲症还可见于其他一些自身免疫性和遗传性疾病中

框 8.1   与糙甲症相关的疾病

- 淀粉样变病[13]
- 特应性皮炎[14]
- 化疗药物[15,16]
- 血液性疾病（如，特发性血小板减少症）[17]
- 寻常型鱼鳞病[18,19]
- 免疫失调多发性内分泌病性肠病 X 连锁综合征（Immune dysregulation polyendocrinopathy enteropathy X-linked syndrome, IPEX）[20]a
- 免疫球蛋白 A 缺乏症[21]
- 色素失禁症（Bloch-Sulzberger 综合征）[22]
- 寻常型天疱疮[23]
- 原发性胆汁性肝硬化[24]
- 反射性交感神经营养不良[25]
- 结节病[26,27]
- 白癜风[28-30]

a除 IPEX 外，该患者还会伴有普秃

间才能改善（■ 表 8.1）[3]。

■ 表 8.1 对糙甲症的主要特征进行了总结。

■ 表 8.1   糙甲症的主要特征

流行病学	未知，但在儿童中更常见
常见相关疾病	斑秃、扁平苔藓、银屑病
临床表现	质脆、不透明、粗糙，有较多的纵嵴（砂纸样甲）
	轻度患者甲出现浅的嵴和凹点，但仍有光泽
诊断	临床；不需要甲母质活检
组织病理学	海绵状水肿、炎性细胞外渗最为常见
治疗	目前没有有效的治疗方法；治疗通常是为了改善美观

8.1　临床特征

　　糙甲症的临床表现取决于营养不良的严重程度。Baran 等人描述了不透明和有光泽 2 种临床变异类型[31]，其中不透明型病情更为严重。不透明型者，由于浅表的细小的平行纵向条纹，导致甲变脆、薄而粗糙，并有较多的纵嵴出现(■ 图 8.3)。还可以观察到甲板表面的薄鳞屑和甲小皮角化过度。然而，在轻度或有光泽的糙甲症中，甲仍保持一定的光泽，表现为浅表的嵴并可见多个几何形状的点状凹陷(■ 图 8.4)。点状凹陷可以反射光线，使甲看起来有光泽。匙状甲在 2 种临床变异类型中都可以观察到。同一患者不同甲的严重程度可能不同，不透明型和有光泽型甲有时并存[3]。手指甲比足趾甲更容易受到影响。

　　在评估是否存在糙甲症时，首先需要将其与其他几种疾病(包括脆甲症、老年性甲、斑秃、银屑病和扁平苔藓)进行鉴别。脆甲症无典型的甲纵嵴和粗糙感，但会有一些纵向浅表的甲脆裂。老年性甲也会出现轻微的纵嵴，但不会像糙甲症那样累及整个甲板(■ 图 8.5)。斑秃虽然通常与糙甲症有关，但并不总是表现为真正的糙甲症。在一项对 272 名儿童斑秃的研究中，1/3 的患者有甲凹陷，但只有 12% 的患者被诊断为糙甲症[34]，二者很难区分，因为斑秃的几何状浅表的点状凹陷与有光泽型糙甲症的表现非常相似。最后，甲扁平苔藓与糙甲症有很大的不同，前者会引起纵裂和翼状胬肉，这在糙甲症中不会出现(■ 图 8.6)[35]。

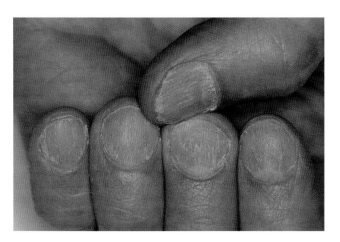

■ 图 8.3　不透明的糙甲症。甲脆、薄、粗糙、无光泽，多个纵嵴

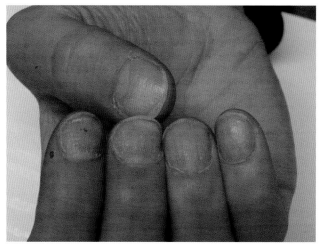

■ 图 8.5　老年性甲。老年性甲可能会与糙甲症混淆，但纵嵴只是轻微的，不会累及整个甲板

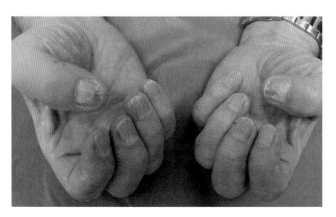

■ 图 8.4　有光泽的糙甲症。表面呈浅表的嵴和几何状点状凹陷，可反射光线，使甲保持一定光泽

　　Tosti 等人认为甲母质中炎症的持续时间和范围与糙甲症的严重程度有关[32]。当炎症严重且持续存在时，甲板的损伤是弥漫性的，导致不透明型糙甲症。相反，轻度间歇性炎症会造成多灶性损害，而不是弥漫性损害，从而形成有光泽型糙甲症[3]。

　　糙甲症与疼痛或其他主观症状无关，给患者带来的苦恼往往是美观问题。由于甲板的孔隙增加，使用某些化学品和染料可能会使甲染色并出现色素沉着。此外，在甲非

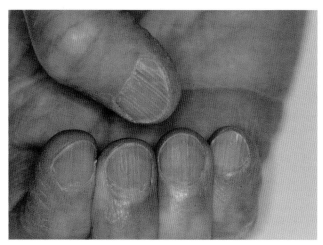

■ 图 8.6　典型甲扁平苔藓。扁平苔藓可引起纵裂和翼状胬肉的形成，这在糙甲症中不会出现

　　文献中有几个病例误诊为糙甲症和 20 甲营养不良[36-38]。这些甲并没有表现出糙甲症特定的临床特点，但因为 20 个甲都存在营养不良的变化就诊断为糙甲症而误诊。许多其他疾病也可造成广泛的甲营养不良，包括炎症和全身疾病、外胚层疾病和感染。

常薄和脆弱的情况下，患者可能难以维持日常的手部功能[33]。

8.2　组织病理学

通常不推荐甲母质打孔或纵向甲活检的病理诊断，因为糙甲症是一种良性病变，即使是由扁平苔藓引起的，也不会造成甲瘢痕。糙甲症最常见的组织病理学特征是甲上皮海绵状水肿和炎性细胞外渗[4,32,39,40]，常见于特发性糙甲症及与斑秃相关的糙甲症。糙甲症的病理表现也可表现为甲母质扁平苔藓和甲母质银屑病的特征。有关于斑秃患者中糙甲症伴有扁平苔藓的罕见报道[4,41]，这表明 2 种疾病可以同时发生在同一患者中[12]。

有趣的是，在糙甲症中观察到的组织病理学改变，不管是什么潜在的病因，在近侧甲母质和腹侧近端甲皱襞中病变似乎更明显，这提示甲母质中炎症反应是不均匀的，临床表现与疾病严重程度有关[12]。

8.3　治疗

目前还没有标准的循证医学的治疗方法，糙甲症的治疗具有一定挑战性。但是，一般情况下糙甲症是一种自限性、无瘢痕的疾病，除非是美观原因，否则不需要治疗。在 12 例患者中，无论治疗与否，50% 的患者在 6 年内可完全缓解或明显好转[42]。但是，在特发性病例中，特别是没有伴随皮肤或黏膜病变的患者，以及童年发病时间超过 6 年的患者，糙甲症自愈的可能性较小[42]。在治疗糙甲症时，要记住这是一种慢性疾病，可能需要长期治疗。

外用糖皮质激素是使用最广泛但未经证实的治疗方法。外用他扎罗汀凝胶、外用 5-氟尿嘧啶、系统用糖皮质激素、维 A 酸、环孢素、卡泊三醇/二丙酸倍他米松软膏、补骨脂素加 UVA，以及于近端甲皱襞病灶内注射曲安奈德，效果各不相同。对于银屑病引起的糙甲症，阿维 A 是一个很好的选择[33]。在伴有普秃的糙甲症患者中，口服托法替尼治疗甲损害，症状改善良好[43]。对不同治疗方式的应答率见表 8.2。由于治疗通常是为了美观，因此可以采用更为保守的方法来改善甲外观，如严重的糙甲症使用温和的润肤剂、有光泽的糙甲症使用甲油。

▢ 表 8.2　糙甲症的治疗

治疗方式	文献报道的病例
生物素（2.5mg/d）	2 名患儿在治疗 6 个月后有改善[44]
卡泊三醇/二丙酸倍他米松软膏	39 名患者共 432 个甲受累；98.6%（426/432）的甲在治疗 6 个月后明显改善[45]
羟氯喹	1 例患者以 250mg，每日 2 次，治疗 30 周后痊愈[46]
保守方法：温和润肤剂，甲油伪装	温和的润肤剂可改善不透明糙甲症的甲表面；甲油改善有光泽的糙甲症的甲外观[3]
环孢素	15 名患者中有 13 名患者口服 2~3.5mg/(kg·d)，6 个月后有明显改善[47]
	5 名银屑病患者经过 2~3 个月 3mg/(kg·d) 的治疗后好转[48]
近端甲皱襞内注射曲安奈德	2 例伴有节段性白癜风的患者病情好转[49]
	4 名儿童患者经过 4 个月，每月 2 次的治疗后病情得到改善[50]
	19 位患者中有 11 位改善了 75%～100%
	治疗 6 个月后有所改善[51]
甲板敷料	1 名患儿每周换药，3 个月后临床效果良好[52]
补骨脂素加 UVA（PUVA）	1 名患者在治疗 7 个月后有所改善[53]a
	1 名伴有原发性胆汁性肝硬化患者在治疗 6 周后好转[24]
维 A 酸类	1 例银屑病患者服用 0.3mg/(kg·d) 每日剂量治疗 3 个月后病情好转[33]
系统糖皮质激素	1 名儿童患者接受微量倍他米松口服治疗 6 个月后痊愈[54]
	1 名患者在泼尼松龙减量治疗 4 周后好转[55]
托法替尼	1 例普秃患者在治疗 5 个月后病甲几乎消失[43]
他扎罗汀凝胶	1 例患者 20 个甲在治疗 3 个月后临床和功能有明显的改善[56]
5% 5-氟尿嘧啶乳膏	1 位并发银屑病的患者治疗后好转[57]b

a 这位患者表现为典型的银屑病甲，而不是糙甲症[3]

b 专家意见是该患者的临床照片中未显示出糙甲症的临床特点[3]

病例展示

临床病史

一名 8 岁男孩因"甲粗糙"被转诊到甲诊所就诊。他的母亲说，她是在 9 个月前给他修剪甲后开始注意到这些变化。患者否认疼痛，但诉在学校和课外活动中感到尴尬。患者喜欢弹钢琴和踢足球。这位母亲尝试了数周的非处方外用抗真菌药物和氢化可的松乳膏，但几乎没有任何效果。患者有白癜风病史，但其他方面健康状况良好，没有服用任何药物。

体格检查

体格检查显示一个发育中等的男孩，20 个甲均出现营养不良。甲薄而脆，甲小皮角化过度。大多数甲都失去了光泽，质地粗糙，有弥漫的纵嵴。有一些甲看起来仍有光泽，但有多个小的几何状点状凹陷。

进一步的皮肤检查中发现，手部、四肢和躯干上有境界清楚、大小不一、大致对称分布的色素脱失斑片。体格检查结果符合白癜风

临床要点[58]

- 糙甲症可表现为不透明和有光泽的临床类型。
- 糙甲症的诊断是根据临床特征，不需要进行甲母质活检。
- 糙甲症是一种良性病变，可以自发消退。
- 糙甲症最常见的原因是斑秃、扁平苔藓和银屑病。
- 糙甲症有多种治疗方案，但因为这是一种无瘢痕的疾病，所以应保守治疗。
- 甲外其他部位的体格检查有助于识别相关的原发性皮肤病。
- 对修剪的甲进行组织学检查是排除甲真菌病的一种有效的方法。

复习题

1. 糙甲症的临床特征包括以下所有症状，除了：
   - A. 薄、脆、不透明的甲
   - B. 甲表面浅表凹点呈地图状，保持其光泽
   - C. 甲纵裂，伴有翼状胬肉形成
   - D. 甲粗糙，甲小皮角化过度

2. 一位 7 岁的普秃患者，有 5 年不透明、质脆的甲病史，20 个甲上多个纵嵴。甲小皮角化过度，甲板上可见部分薄的鳞屑。如果要进行甲母质活检，最可能看到的组织病理学表现是什么？
   - A. 角化过度伴角化不全伴甲床上皮增生
   - B. 海绵状水肿及炎性细胞外渗进入甲上皮
   - C. 海绵状水肿及肉芽肿伴病灶角化
   - D. 基底上棘层松解伴炎性细胞外渗

3. 46 岁女性患者，主诉"甲脆"。在检查时，注意到她的甲很薄，几何状点状凹陷和浅表的甲纵嵴，但仍然保持着光泽。对于这位患者的甲的治疗，最好的建议是什么？

合并糙甲症的诊断。

治疗

在诊断糙甲症后，不一定会根据患者的意愿制订治疗计划。糙甲症不是一种瘢痕性的疾病，通常是自限性的，可在数月或数年后自愈。然而，由于美观原因，许多患者更倾向于接受某种治疗。值得注意的是，无需进行甲母质活检，因为通常可以依据临床表现做出诊断。

应告知患者母亲和患者，这种情况不会导致永久性的甲变形，并且很可能会随着时间的推移而自愈。患者得到的建议是，他可以继续弹钢琴、踢足球，这不会对甲造成伤害。由于目前还没有可靠的循证医学证据来治疗糙甲症，建议推迟治疗。这位母亲和患者都认为侵入性的治疗方法（如在甲皱襞内注射曲安奈德）目前是不可取的，因为这样会让患者感到不舒服。患者每隔 4~6 周应到诊所复诊进行治疗评估。

- A. 由于会有瘢痕形成，如果不接受治疗，她的甲将保持营养不良
- B. 在近端甲皱襞局部注射曲安奈德将会改善她的病情，而且不会有副作用
- C. 她的甲很有可能在不经过任何治疗的情况下随着时间的推移而改善，并且使用甲油可能会对她的甲外观有所帮助
- D. 虽然她的甲可能需要几个月的时间才能改善，但有许多基于循证学的治疗方法可供选择

答案和解析

1. 正确答案选 C。纵裂伴翼状胬肉形成见于甲扁平苔藓，而不见于糙甲症。
2. 正确答案选 B。这位患者患有与普秃相关的糙甲症。当糙甲症为特发性或与斑秃相关时，最常见的组织病理学表现为海绵状水肿伴炎性细胞外渗。
3. 正确答案选 C。有光泽的糙甲症是良性的，通常不需要治疗就能自行消退。这不是一种瘢痕性疾病，也没有基于循证医学的治疗方法。

（喻娟娟　林能兴　译　黄长征　校
刘欣欣　陶青霄　审）

参考文献

08章 参考文献

第 9 章　甲真菌病：临床方面

Aditya K. Gupta，Melissa A. MacLeod，and Antonella Tosti

学习目标：

1. 认识不同类型甲真菌病（onychomycosis）的临床表现。
2. 确定与每种类型甲真菌病最相关的微生物。
3. 理解真菌性黑甲症如何影响临床表现。

甲真菌病（甲癣）是由皮肤癣菌（dermatophytes）、酵母菌（yeasts）或非皮肤癣菌霉（non-dermatophyte molds）引起的指/趾甲真菌感染[28]。研究显示，大多数感染是由皮肤癣菌引起的，尤其是红色毛癣菌（Trichophyton rubrum）和须癣毛癣菌（T. mentagrophytes），分别占所有感染的46%和22%[13,15]。甲真菌病是一种常见病，约占所有指/趾甲问题的50%[10,15]。足趾甲比手指甲更容易被感染。一项包含15 000例患者的研究发现，发生在足趾甲与手指甲的甲真菌病比例为19∶1[15]。最长的脚趾通常最容易受到鞋子挤压，也更容易受到创伤[7]。大多数情况下患者的主诉都是甲的外观受损，即使甲板变形可能会引起疼痛[21]。甲真菌病有几种亚型。Zaias[28]首次对甲真菌病进行分型，共描述了4型：①远端甲下型甲真菌病（distal subungual onychomycosis）；②白色浅表型甲真菌病（white superficial onychomycosis）；③近端甲下型甲真菌病（proximal subungual onychomycosis，PSO）；④念珠菌型甲真菌病（Candida onychomycosis）。Baran等人[2]对这项工作进行了扩展，描述了5种类型的甲真菌病，并非基于病原体，而是基于指/趾甲感染的模式和部位，这些类型包括：①远端侧位甲下型甲真菌病（distal and lateral subungual onychomycosis，DLSO）；②浅表型甲真菌病（superficial onychomycosis）；③近端甲下型甲真菌病；④甲内型甲真菌病（endonyx onychomycosis，首次由Tosti等人[27]描述）；⑤全甲损毁型甲真菌病（total dystrophic onychomycosis，TDO）。本章将详细描述这些类型的甲真菌病（参见 https://www.youtube.com/watch? v=wvzMrhxvMXo[30]）。

9.1　甲真菌病的类型

9.1.1　远端侧位甲下型甲真菌病（DLSO）

甲真菌病最常见的临床表现是DLSO[13,28]。这种类型的甲真菌病有3个主要的临床特征：甲下角化过度，甲分离，有时发生甲沟炎。这三种表现通常是相辅相成的[2]。感染开始于甲下皮的角质化层和远端或外侧甲床，并向近端扩散到甲母质[7]。一种理论认为，甲床表皮的轻度炎症可导致发生过度角化（甲下角化过度），这种过度角化可能会使甲板分离并抬起（甲分离）至45°[28]。然而，在指甲中，甲分离可能伴随轻微角化过度[1]。甲板分离也可向近端发展，最终累及腹侧部分[21]。随着病程延长，甲板逐渐变厚、碎裂。甲板抬起所产生的空间为细菌和霉菌提供了温床，尤其是铜绿假单胞菌和普通变形杆菌，可引起黄棕色改变[8,28]。最终，感染的微生物（通常是皮肤癣菌）造成含有空气的缝隙，可在甲板中表现为不透明条纹，或者表现为沿着甲床脊的窄条带[16,19]。足癣通常表现为远端和外侧甲下甲真菌病，主要由红色毛癣菌引起[28]；但也可能由二密螺旋体[2]、须癣毛癣菌、断发癣菌和絮状表皮癣菌引起[8]（■图9.1和■图9.2）。

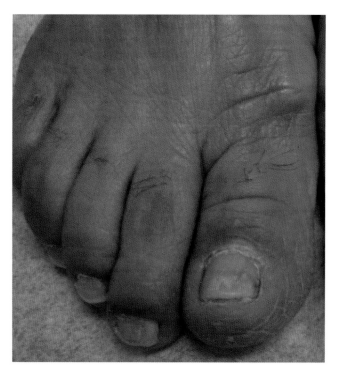

■ 图 9.1　脚趾上的 DLSO

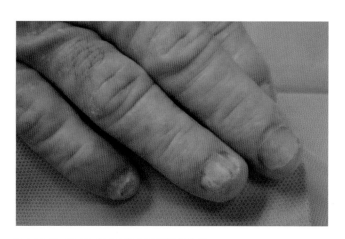

■ 图 9.2　DLSO 趋于全甲损毁型伴甲沟炎

远端和外侧甲下甲真菌病也可能包括一些念珠菌性甲真菌病的类型，在以前念珠菌性甲真菌病是一个单独的类别[28]。这种类型的甲真菌病可能表现为甲下角化过度、甲分离和甲沟炎，这也是Baran等人有时将其归类为DLSO的原因[2]。念珠菌性甲真菌病十分罕见，通常由白色念珠菌或近平滑念珠菌引起[13]，好发于患有慢性皮肤黏膜念珠菌病（chronic mucocutaneous candidiasis，CMC）的患者，累及脚趾甲和手指甲，甲板直接受累，甚至甲全层都受影响[7]。甲床出现增厚，近端和外侧甲皱襞可能出现肿胀，形成脚趾或手指的鼓槌状外观[7]，如果感染反复发生，可能出现Beau线（指/趾甲横沟）和甲板毁损[7]。

9.1.2　浅表型甲真菌病

浅表型甲真菌病基于色素沉着不同分为2种类型：白色浅表型甲真菌病（superficial white onychomycosis，SWO）和黑色浅表型甲真菌病（superficial black onychomycosis，SBO）。在这 2 种类型中，感染开始于甲板，然后发展到甲床和甲下皮[8]。浅表型甲真菌病的炎症程度极低，因为其不累及活体组织[8]。白色浅表型甲真菌病表现为指/趾甲表面的斑点状、不透明白色区域，逐渐融合覆盖甲板整个表面，变色部分可使用手术刀片刮除[21]。随着病程的延长，甲板变得易碎，质地柔软，白色变色区域可变为黄色[8]。白色浅表型甲真菌病主要发生于脚趾甲，通常由须癣毛癣菌引起（90%的病例），但也可能由一些非皮肤癣菌霉菌引起，包括枝顶孢霉属、土曲霉和尖孢镰刀菌[2,15]。黑色浅表型甲真菌病是一种罕见的甲真菌病，它和 SWO 具有相同的感染模式，但不同之处在于感染微生物（通常为红色毛癣菌或双间柱顶孢）后发生黑色素沉着[2]。有趣的是，红色毛癣菌也可引起 SWO[2]。浅表型甲真菌病与 DL-SO 一样，可与足癣同时发生或发生于足癣之后[1]（■ 图 9.3 和 ■ 图 9.4）。

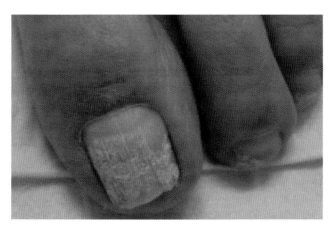

■ 图 9.3　趾甲 SWO

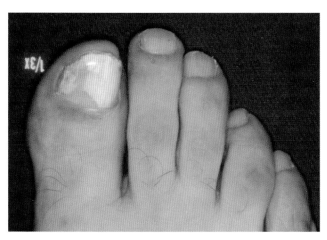

■ 图 9.4　镰刀菌引起的甲真菌病

　　Piraccini 和 Tosti 描述了由镰刀菌属和曲霉菌属引起的霉菌感染发生的深部 SWO[22]。这种深部类型是甲真菌的感染在广度和深度上发生扩散引起的，指/趾甲迅速变得易碎和不透明，伴有白黄色/棕色变色。在该类型中，菌丝向深处侵入指/趾甲，有时到达指/趾甲的腹侧部分。在儿童中，红色毛癣菌引起的 SWO 感染可能因其甲板薄而表现为弥漫受累。弥漫性感染也可在人类免疫缺陷病毒（human immunodeficiency virus，

HIV）患者中出现。这种深部形式可能难以与近端甲下型甲真菌病相鉴别（■ 图 9.5）。

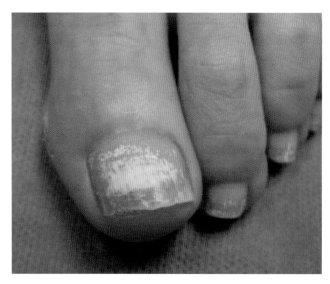

■ 图 9.5　霉菌引起的趾甲深部 SWO

9.1.3　近端甲下型甲真菌病（PSO）

　　近端甲下型甲真菌病是一种罕见的甲真菌病类型，脚趾甲和手指甲的发病率几乎相同[7]。感染开始于近端甲襞角质层，穿透甲板的新生部分，近端甲板和甲半月变色（白色），而远端甲板保持不变，甲板保持完整。随着指/趾甲生长，变色向远端移动[28]。感染通常停留在指/趾甲深层，不累及甲板表面[21]。然而，在某些情况下，感染也可能到达浅表甲板，类似 SWO，但这种情况通常只发生在指甲或儿童较薄的趾甲[1]。随着病程延长，还可能出现甲下角化过度、脱甲症（onychomadesis，近端甲板脱落）和整个甲板脱落[7]。在某些情况下，甲沟炎（包括念珠菌性甲沟炎和非皮肤癣菌霉菌性甲沟炎）也可能发生。前者可能由念珠菌引起继发性指/趾甲受累，导致甲板外侧边缘出现不透明的甲分离线[2]。相反，曲霉菌引起的霉菌性甲沟炎会导致近端甲板变黑/变绿[2]。近端甲下型甲真菌病主要由红色毛癣菌引起，但也可能由玫瑰毛癣菌、须癣毛癣菌、许兰毛癣菌、断发毛癣菌和絮状表皮癣菌引起[1,7,8]。近端甲下型甲真菌病最常见于获得性免疫缺陷综合征（acquired immunodeficiency syndrome，AIDS）患者，也许可以作为 HIV 感染的早期标志[8,10]。在这些 HIV 患者中，PSO 通常是由 HIV 感染前所感染的足癣引起的[1]。PSO 还可能与其他导致免疫功能低下的疾病相关[17]，如红斑狼疮[26]。然而，PSO 也可能发生于没有任何明显体征的免疫功能低下的情况（■ 图 9.6 和 ■ 图 9.7）。

9.1.4　甲内型甲真菌病

　　对于甲内型甲真菌病，感染微生物通过甲下皮到达甲板，方式与 DLSO 相同[27]。然而，甲内型的感染会穿透甲角蛋白（浅层和深层），而不会感染甲床[2]，甲下皮也保持正常，不含菌丝[27]，这会引起乳白色斑块和板层分裂发生，但没有甲下角

9

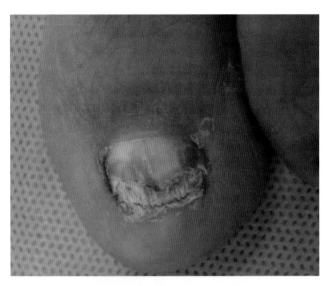

■ 图9.6　红色毛癣菌引起的PSO

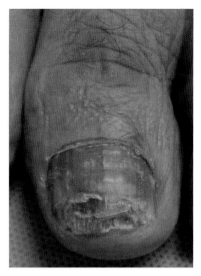

■ 图9.8　红色毛癣菌引起的趾甲TDO

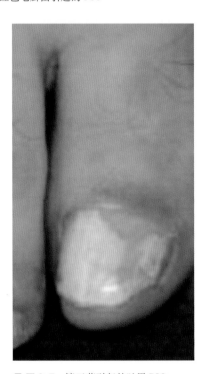

■ 图9.7　镰刀菌引起的趾甲PSO

化过度或甲分离[1,2,27]。白色变色是由于在全甲板厚度的缝隙内充满了真菌，影响了光的衍射[1]。甲内型甲真菌病最常由对角蛋白具有高亲和力的苏丹毛癣菌和紫色毛癣菌引起[1,27]。

9.1.5　全甲毁损型甲真菌病(TDO)

全甲毁损型甲真菌病可以是继发性，也可以是原发性[28]。继发性TDO是上述各型甲真菌病发展的最终结果，甲板被破坏，发生完全性甲毁损，进而导致增厚、异常的甲床伴有角化性甲碎屑[1,2]。原发性TDO仅发生在具有CMC或HIV患者中，累及指/趾甲的所有部分和甲皱襞[2,28]，甲板变厚，呈不透明的黄褐色，软组织增厚引起远端指/趾骨肿胀，形如棒状[1]（■ 图9.8）。

9.2　真菌性黑甲症

真菌性黑甲症(甲状暗色丝孢菌病)是一种少见的由真菌感染引起的棕黑色指/趾甲色素沉着，通常由双间柱顶孢引起(88%的病例)，该菌因生成黑色素而呈深色[12]。然而，真菌性黑甲症还可由21种不同种类的暗色真菌和8种非暗色真菌(如红色毛癣菌)引起[12]。棕黑色色素沉着可以是弥漫性的，如双间柱顶孢、黑曲霉菌、互隔交链孢霉，或是皮肤真菌感染后更常见的纵向色素沉着[12]。在纵向黑甲症中，色素沉着通常在指/趾甲的远端较宽，在近端逐渐变细，并可能有几个尖状的延伸部分。真菌性黑甲症可发生于多种类型的甲真菌病，如黑色浅表型甲真菌病、红色毛癣菌引起的DLSO、念珠菌引起的PSO等[12]。例如，未治疗的红色毛癣菌释放不同程度的黄麦格素，这种霉菌毒素在培养时表现为深色[25]。真菌性黑甲症的治疗可能非常困难，因为这些菌对真菌治疗有很强的抵抗力。

9.3　皮肤癣菌瘤

皮肤癣菌瘤是甲真菌病的一种不常见的临床表现，它表现为甲板纵向黄色条带或圆形黄色/白色区域[23]，在DLSO、SWO和TDO中皆有报道[20]。显微镜下，皮肤癣菌瘤表现为皮肤癣菌菌丝形成的厚真菌团块[3,23]，这些团块可能发生在甲板内和甲板下[5]，并且通常在外观上有些异常，它们往往有着更厚的壁，团块的生长部分与甲板粘连[4]。Burkhart等人[4]推测这些团块可能是由附着在表面的真菌聚集形成生物膜引起的，它们产生细胞外多聚糖，这使治疗变得困难。这些特点与皮肤癣菌瘤治疗的顽固性一致，皮肤癣菌瘤通常需要通过手术切除受累甲板[4]。皮肤癣菌瘤与曲霉肿相似，曲霉肿是一种顽固、致密的异常真菌团块，由曲霉球菌引起，可能发生在鼻窦或肺部[23]（■ 图9.9）。

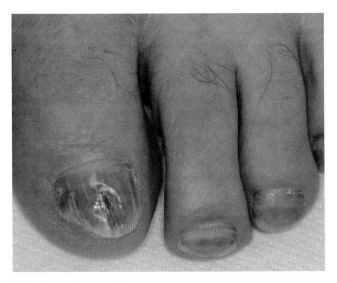

图 9.9 甲板近端皮肤癣菌瘤

9.4　双足-单手综合征

甲真菌病也可表现为双足单-手综合征。一般情况下,在撕脚皮或者抠趾甲的手出现手癣前,双足/趾甲的皮肤癣菌感染可能已经存在数年了[6,29]。为了支持这一传播理论,通过 PCR 对红色毛癣菌进行基因分型表明,在大多数患者受累的足部和手部发现了相同的分离株[29]。一旦传播到手上,患者可能更想去寻求治疗。在频繁使用手的职业中,可能还需要穿保护性、封闭性的鞋子,这增加了对皮肤癣菌的易感性[6]。双手受累并不常见,如果多个指/趾甲出现 PSO,应考虑免疫抑制状态[6]。

9.5　继发性指/趾甲受累

不同类型的非皮肤癣菌霉菌、真菌和酵母菌,可能作为腐生菌而不是病原体存在于指/趾甲。这种情况可能发生在指/趾甲外伤导致甲分离后,或者发生在受甲癣、厚甲症或特发性甲剥离影响的指甲中[2]。事实上,霉菌似乎需要先有疾病或创伤才能侵入指/趾甲[21,24]。其次,随着年龄的增长,指/趾甲也可能受到侵犯。老年患者常见双侧大脚趾甲畸形伴黄褐色变,但不伴其他指/趾甲变化或足部鳞屑[21],这种表现通常由短帚霉菌引起[21]。在继发性甲受累的情况下,去除病原体不会改善指/趾甲的状态。

9.6　儿童甲真菌病

甲真菌病在青春期前相对少见,相比之下男性更为常见,且随年龄增长患病风险增加,在有足癣病史、甲真菌病家族史、兄弟姐妹较多、居住在较小房屋和农村地区的儿童中发病风险也会增加[11,14]。儿童可能会出现各种形式的甲真菌病,尽管由红色毛癣菌引起的 DLSO 仍然是儿童最常见的类型[18],但实际上 SWO 在儿童中比成人中更常见[9]。近端甲下型甲真菌病在

成人和儿童中均不常见,出现时可能表明患儿免疫功能低下[9]。儿童患甲癣的可能性一般比成人低,因为他们的指甲生长更快,指甲更小,足癣、指甲创伤导致感染的可能性更低,在可能感染的环境中出现的时间也更少[11,18]。

> **临床要点**
> - 指/趾甲远端边缘下的碎屑和甲分离体征可能是 DLSO
> - 皮肤癣菌瘤好发于中重度 DLSO
> - 超过 50% 的甲板出现白色变色但不是从近端开始,提示 SWO 或甲内型甲真菌病
>
> 患者病史(如免疫抑制)有助于提示除 DLSO 以外的甲真菌病(PSO)

? 思考题

1. 甲真菌病最常见的临床表现是:
   A. 远端侧位甲下型甲真菌病
   B. 近端甲下型甲真菌病
   C. 白色浅表型甲真菌病
   D. 全甲毁损型甲真菌病
2. 在不存在甲下角化过度或甲剥离的情况下,甲真菌病表现为远端白色斑块,很可能是:
   A. 远端侧位甲下型甲真菌病
   B. 甲内型
   C. 近端甲下型甲真菌病
   D. 白色浅表型甲真菌病
3. HIV 患者易患哪种类型的甲真菌病:
   A. 全甲损毁型甲真菌病
   B. 近端甲下型甲真菌病
   C. 白色浅表型甲真菌病
   D. 以上都是

✓ 答案和解析

1. 正确的答案是 A。DLSO 影响远端和外侧甲板;靠近甲皱襞和甲床为真菌提供了一种容易接近的途径。这与罕见的 PSO 相反,PSO 和 TDO 更常见于免疫功能低下的人群,如 HIV 和 AIDS 患者。
2. 正确的答案是 B。这里的关键是没有甲下角化过度或甲剥离,这是 DLSO 的显著特征,而 SWO 观察到破碎的软指/趾甲。PSO 影响近端甲板,并可向远端延伸,而甲内型起源于甲床低处。
3. 正确的答案是 D。TDO、PSO 和 SWO 都是甲真菌病的类型,在免疫功能低下者中都易发生。

（窦一民　冯爱平　译　薛斯亮　校
江建　孔一　审）

参考文献

09章 参考文献

第 10 章　甲真菌病：实验室检查

Mahmoud Ghannoum and Nancy Isham

学习目标:
1. 学习采集用于直接涂片镜检和培养的甲标本的正确方法。
2. 比较常规鉴定法和分子生物学鉴定法。
3. 了解药敏试验在规范抗真菌治疗中的重要性。

10.1　致病菌

　　甲真菌病(onychomycosis),顾名思义,即为甲的真菌感染,可以由皮肤癣菌(dermatophyte)、非皮肤癣菌性霉菌(non-dermatophyte moulds,NDM),以及念珠菌(Candida spp.)引起。在温带地区,甲真菌病主要由包括毛癣菌属(Trichophyton)、表皮癣菌属(Epidermophyton),以及小孢子菌属(Microsporum)在内的皮肤癣菌引起,其中红色毛癣菌(T. rubrum)最常见,其次是须癣毛癣菌(T. mentagrophytes)和絮状表皮癣菌(E. floccosum)。而在炎热潮湿的地区,甲真菌病的致病菌以念珠菌和非皮肤癣菌性霉菌更常见,后者中以帚霉属(Scopulariopsis)、柱霉属(Scytalidium),以及新柱霉属(Neoscytalidium)为主要甲真菌致病菌,而枝顶孢属(Acremonium)、曲霉属(Aspergillus),以及镰孢属(Fusarium spp.)也可成为甲真菌病的机会致病菌,需对患甲做连续培养并从中分离,证实致病菌。对于手/足频繁浸泡在水里的人,酵母菌中的白念珠菌(C. albicans)、近平滑念珠菌(C. parapsilosis),以及季也蒙念珠菌(C. guilliermondii)易引起其近端甲感染和甲沟炎[1-4]。

　　为了提供规范的抗真菌治疗,鉴定每例甲真菌病的致病菌尤为重要。例如,特比萘芬长期以来都被作为治疗皮肤癣菌病的药物金标准;唑类药物(伊曲康唑或新型唑类药物伏立康唑、泊沙康唑)治疗可能对非皮肤癣菌性霉菌更有效;同时,特比萘芬对于念珠菌感染效果欠佳[5-8]。详见▶第 13 章和 14 章中关于局部和系统治疗的讨论部分。

10.2　标本采集

　　能否从甲真菌病标本中获得真菌培养阳性结果面临诸多挑战。通常,非皮肤癣菌类真菌在趾甲真菌感染中占比不到10%。因此,理论上临床诊断为甲真菌病者,其 KOH 湿片法(真菌涂片镜检)阳性时,真菌培养阳性检出率至少达到 90%,但实际上 KOH 阳性检出率与真菌培养阳性率之间的相关性仅约为 50%。皮肤癣菌培养失败、细菌或腐生霉菌污染都可能导致真菌阳性检出率低[9]。耗时耗财耗费精力却得到真菌培养阴性结果,无疑令人沮丧。

　　因此,从患甲中采集合格的标本(我们将其定义为“从正确的部位取得适量的标本”)是甲真菌病临床诊断中真菌学判定的前提。“正确的部位”是指在不引起患者不适的前提下尽可能从患甲近端收集甲下碎屑(⊙图 10.1~⊙图 10.3)。

　　以下几点将会直接影响患甲皮肤癣菌体外培养的生长能力。

　　从“错误的部位”采集大量的标本有害无益,错误的部位包括:

　　1. 甲板——甲板并不是远端甲下甲真菌病(distal subun-

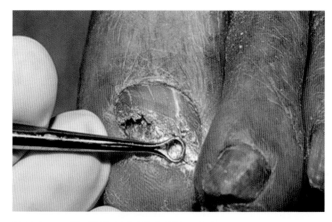

⊙ 图 10.1　尽可能从患甲近端收集甲下碎屑

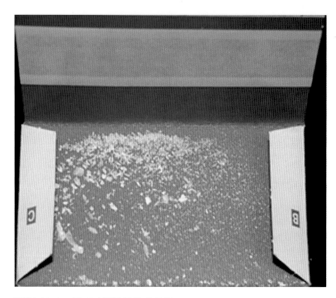

⊙ 图 10.2　甲下碎屑的最佳采集量

gual onychomycosis,DSO)真菌感染的主要来源,相反它却是污染菌的重要来源。因此,从甲板取样是导致标本无效的原因之一。

　　2. 远端甲下碎屑(即甲下最远端外层碎屑)——远端甲下碎屑可能包含早期真菌感染(随后朝近端发展)的残留物质。因此,远端屑中可能包含衰亡真菌丝,真菌涂片镜检(KOH湿片法)可能为阳性,但并不是好的培养活菌的来源,可导致真菌培养阴性结果。

　　3. 剪下的甲——剪下的甲包含的菌丝太老,一般无法存活。此外,剪下的甲由于暴露于环境中,更可能携带污染菌和腐生霉菌。因此,将剪下的甲作为临床标本有以下 2 个弊端:①真菌培养阴性;②污染菌生长占优势,掩盖了甲真菌病致病菌(皮肤癣菌)的存在。

　　4. 细菌和腐生霉菌的生长速度较皮肤癣菌快。细菌传代仅需 15 分钟,污染的腐生霉菌大约 2 小时传代 1 次,然而皮肤癣菌则需要 4.5 小时才能传代 1 次。因此,在采样之前,甲若没有经过适当的清洗和修剪,会导致采得的标本在平板培养过程中,污染菌过度生长而皮肤癣菌无法生长(⊙图10.4)。

　　遵循如下所示标准操作流程(standard operating procedure,

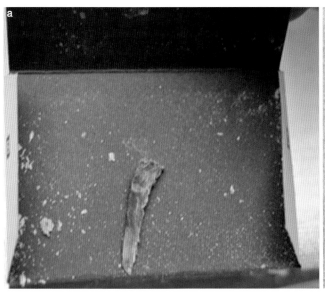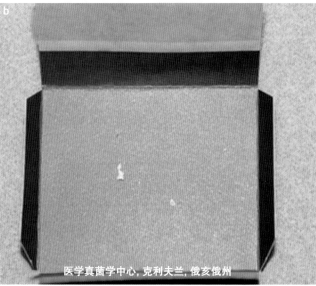

■ 图 10.3　标本采集错误示范：a. 包含剪下的甲；b. 标本采集量不足

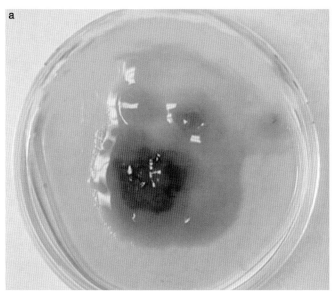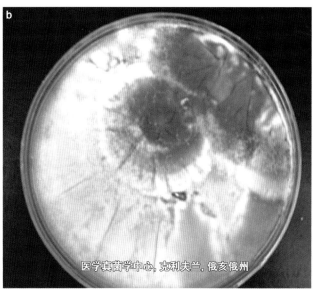

■ 图 10.4　污染的培养基：a. 细菌；b. 腐生霉菌

SOP），能最大程度确保操作成功：

1. 甲标本采样过程中应戴手套。定植于皮肤上的常驻菌群（如近平滑念珠菌）是重要的污染源。

2. 使用无菌器械修剪甲，并收集甲下碎屑。在器械灭菌之前，请勿使用同一器械采集不同患者的甲屑标本。使用无菌器械可降低污染率。

3. 采集甲屑前，请用温水清洗甲及甲周皮肤，并用干净毛巾擦干。随后，使用即时打开的酒精棉擦拭甲及甲周皮肤，并自然干燥。

4. 将指甲剪至距离甲下皮 1mm 以内（即甲游离缘下增厚的表皮角质层处）——采集的标本中不应包含剪下的甲。若甲未修剪好，则无法获得足量的真菌标本，因此需要将甲板修剪至能采集到足够后续分析的甲屑标本为止。

5. 使用另一块即时打开的酒精棉擦拭修剪过的甲，并自然干燥。

6. 使用 1mm 或 2mm 的无菌锯齿刮匙将外层浅表甲屑刮掉，弃之。

7. 使用即时打开的酒精棉彻底擦拭刮匙。

8. 在甲下放置一个标本收集信封（如 Dermapak®）。

9. 使用干净无菌的刮匙刮取充足的近端甲下碎屑标本（■ 图 10.1）。

10. 确保在标本信封上标注 2 个患者识别码、医生姓名，以及采样日期。

11. 在室温下，将标本及随附申请单递交至检测实验室。

10.2.1　皮肤镜学

虽然从甲近端取材是获取活菌的最佳方式，但甲下采样过程较为痛苦。使用皮肤镜指导电钻局部取材能大大降低患者不适感[10]。

10.3　标本处理

10.3.1　常规方法

常规的实验室诊断方法包括标本的真菌涂片镜检结合真菌培养。标本送至实验室后,取部分甲屑标本至滴有 10% KOH 的载玻片上,于显微镜在普通光源下观察是否存在皮肤癣菌有隔菌丝、关节孢子或出芽酵母细胞。钙荧光白染色能够提高检验的灵敏性,但需要在荧光显微镜下观察(◘ 图 10.5)。

剩余标本分别接种于 2 种真菌培养基上:①通用真菌固体培养基,如能增强菌落色素沉着的马铃薯葡萄糖琼脂培养基(为防止细菌污染,每升培养基需含有 0.125g 氯霉素和 0.03g 庆大霉素);②皮肤癣菌特异性培养基,如添加放线菌酮(抑制

腐生霉菌生长)的 Mycosel 培养基。

将以上培养皿密封后,置于 30℃ 培养箱中培养 4 周,无菌落生长,才能判定为皮肤癣菌阴性。添加放线菌酮、庆大霉素,以及金霉素的皮肤癣菌试验培养基(dermatophyte test medium, DTM)是一种快速检测皮肤癣菌的培养基,但由于易出现假阳性结果,即很多非皮肤癣菌也能使培养基变红,且分离菌株在该培养基上经常展现非典型的菌落和微观特征,故不推荐使用[11]。

皮肤癣菌的鉴别基于其菌落特征(表面和背面形态)和微观结构。首先准备干净的透明胶带,将其在菌落表面进行按压,随后贴于含有 10% KOH 或乳酚棉蓝的载玻片上,用于鉴定真菌的大分生孢子、小分生孢子的形态和大小,以及其他结构特征。甲屑中常见的皮肤癣菌举例见◘ 图 10.6、◘ 图 10.7 和◘ 图 10.8。

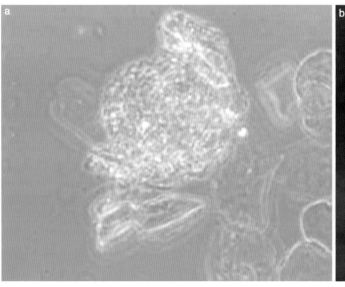
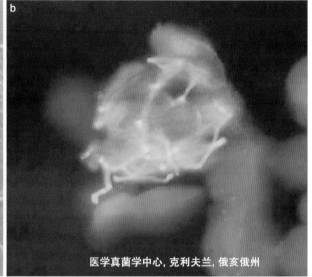

◘ 图 10.5　皮肤癣菌有隔菌丝:a.普通光源下;b.荧光显微镜下

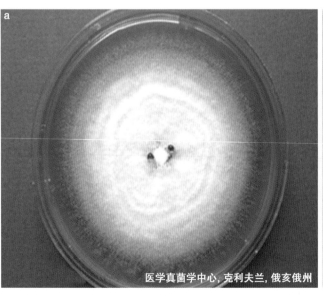
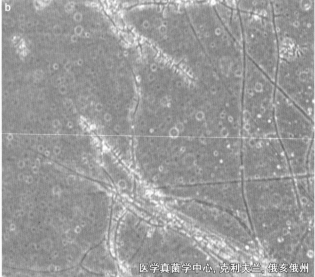

◘ 图 10.6　红色毛癣菌:a.菌落表面-可见红色色素;b.微观结构-沿透明菌丝形成泪滴状小分生孢子

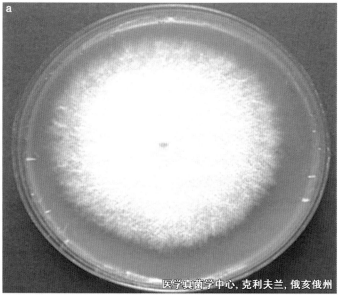

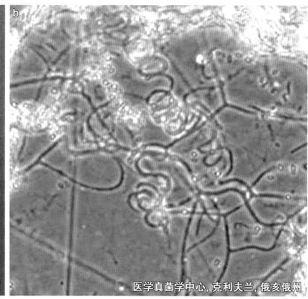

医学真菌学中心, 克利夫兰, 俄亥俄州

医学真菌学中心, 克利夫兰, 俄亥俄州

■ 图 10.7　须癣毛癣菌：a. 菌落表面；b. 微观结构-形成泪滴状和圆形小分生孢子

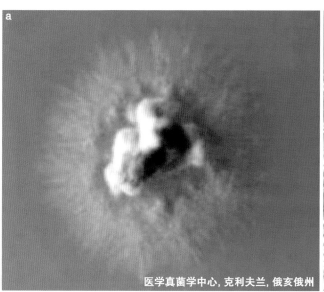

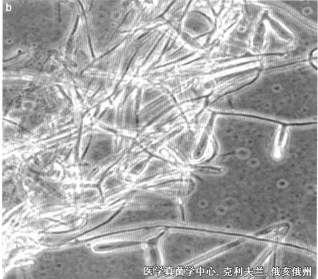

医学真菌学中心, 克利夫兰, 俄亥俄州

医学真菌学中心, 克利夫兰, 俄亥俄州

■ 图 10.8　絮状表皮癣菌：a. 菌落表面；b. 微观结构-棒状大分生孢子，无小分生孢子

鉴定皮肤癣菌的其他补充方法：毛癣菌琼脂培养基培养、尿素酶试验以及毛发穿孔试验。毛癣菌琼脂培养基包含不同种类的维生素以及氨基酸并以此来鉴定不同种的毛癣菌。与毛癣菌在基础对照培养基上生长迟滞相比，在补充培养基上生长良好，可证明不同种的皮肤癣菌对维生素，以及类氨基酸成分的不同需求。例如，由于断发毛癣菌（T. tonsurans）对硫胺素具有特殊偏好，因此它在毛癣菌 4 号培养基上生长比在毛癣菌 1 号培养基上更旺盛。以下清单列举了几种毛癣菌琼脂培养基组成成分[12]：

- #1-基础培养基（无维生素的酪蛋白氨基酸琼脂）
- #2-#1 琼脂培养基+肌醇
- #3-#1 琼脂培养基+肌醇+硫胺素
- #4-#1 琼脂培养基+硫胺素

- #5-#1 琼脂培养基+烟酸
- #6-基础培养基（无维生素的硝酸铵琼脂）
- #7-#6 琼脂培养基+组氨酸

鉴定皮肤癣菌的另一种生化试验是尿素酶试验（urease test）。尿素在 Christensen 培养基上水解，导致 pH 升高并产生氨，指示剂变色。例如，尿素酶试验中，须癣毛癣菌会呈现出鲜艳的粉红色（阳性），而红色毛癣菌则无颜色变化（阴性）[12]。此外，须癣毛癣菌毛发穿孔试验阳性，是其区别于红色毛癣菌的另一个特征（■ 图 10.9）。

常规检测方法也用于鉴定非皮肤癣菌类甲致病菌，例如，属和种由菌落特征和微观结构共同决定。和皮肤癣菌一样，确定微生物产生繁殖体的方式至关重要。■ 图 10.10、■ 图 10.11、■ 图 10.12 列举了几种非皮肤癣菌性霉菌的形态特征。

10

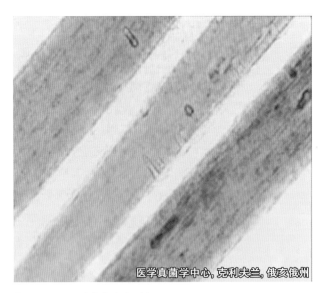

■ 图 10.9 毛发穿孔试验阳性

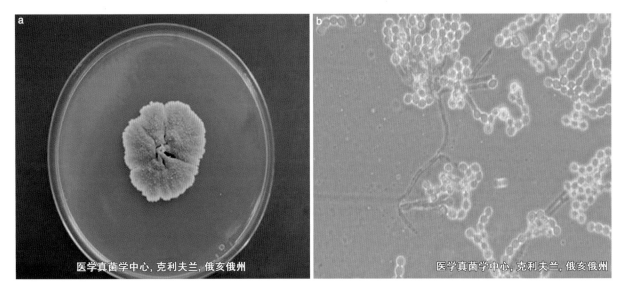

■ 图 10.10 帚霉菌:a.菌落表面;b.微观结构-成链排列的刺状小分生孢子

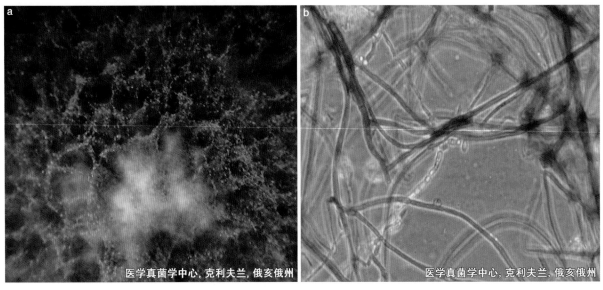

■ 图 10.11 新柱霉菌:a.菌落表面;b.微观结构-暗色关节孢子

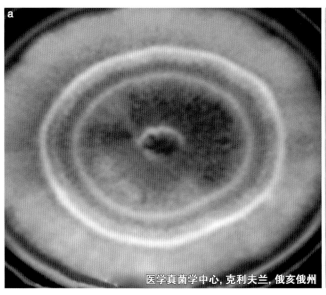
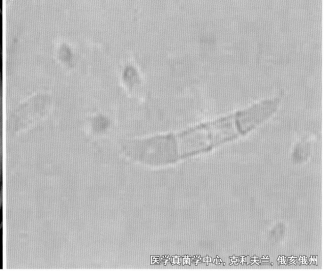

医学真菌学中心,克利夫兰,俄亥俄州　　　医学真菌学中心,克利夫兰,俄亥俄州

◪ 图 10.12　镰孢菌:a.菌落表面;b.微观结构-大分生孢子(×40)

还有许多方法可用于鉴定引起甲真菌病的酵母菌分离株,尤其是白念珠菌[13]。其中,芽管试验(germ tube test)是白念珠菌的基本鉴定方法:在胎牛血清中孵育时,该菌能形成细长的结构,在形成假菌丝或真菌丝的过程中,其增殖端首先形成该结构[14](◪ 图 10.13)。而念珠菌显色培养基(ChromAgar Candida)的引入能够简化甲真菌病标本的培养过程,即根据念珠菌在该培养基上形成色素颜色的不同来鉴定白念珠菌和其他念珠菌[15]。对于不太常见的菌种,许多实验室基于菌种对不同碳水化合物(作为唯一碳源)的吸收能力不同,依靠人工方式对菌种进行鉴定。也可使用一些自动化商业系统,这些系统在识别常见的酵母菌时都非常准确[16]。

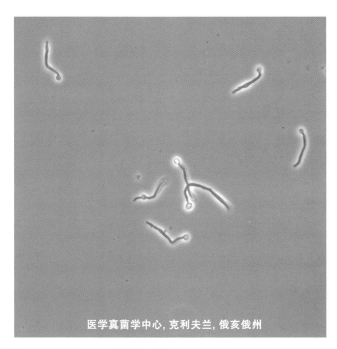

医学真菌学中心,克利夫兰,俄亥俄州

◪ 图 10.13　白念珠菌的芽管形成

10.3.2　非常规方法

10.3.2.1　反射式共聚焦显微镜

反射式共聚焦显微镜(reflectance confocal microscopy,RCM)可用于检测甲板中的有隔菌丝和/或关节孢子。Pharaon 等人使用手持式反射式共聚焦显微成像仪从 58 名甲真菌病患者中成功诊断了 46 例为甲真菌病(阳性率 70.3%),并且发现其中 9 例甲真菌病患者治疗后经手持式反射式共聚焦显微成像仪判定为痊愈,且其真菌鉴定也为阴性。该方法的主要优势在于临床医生不需要真菌实验室,在诊室就可使用手持式反射式共聚焦显微成像仪快速诊断甲真菌病,并且判断甲真菌病的疗效[17]。

10.3.2.2　组织学方法

剪下的甲可采用过碘酸雪夫(periodic-acid schif,PAS)或六胺银染色(gomori methenamine silver,GMS 染色)来确定是否存在真菌成分。在检测真菌成分方面,这些永久染色剂比 10% KOH 更敏感。报道显示,永久染色剂和 KOH 的敏感性分别约为 90% 和 60%[18-21]。组织学检查还可能发现角化不全和胞浆小球的存在,可提示与真菌感染相关的炎症过程[22]。此外,组织病理学检查也有利于鉴别甲真菌病和甲银屑病[23]。

然而,组织学方法也有不足之处。首先,用这些染液制备标本比传统 KOH 检测更耗时,剪下的甲需要石蜡包埋并切片。更重要的是,这些方法会使用福尔马林、苯酚等具有致癌性及对皮肤有急性刺激作用的化学品。此外,这些方法并不总能鉴别致病真菌和因环境污染而出现的腐生霉菌,有可能导致误诊[22]。最后,真菌培养对于鉴定感染致病菌以确定合适的治疗方案非常重要,而染色技术不能提供鉴定。

10.3.2.3　分子生物学鉴定方法

使用分子生物学方法也可鉴定不同的皮肤癣菌,它比表型特征鉴定更稳定、精确[24,25]。使用重复寡核苷酸(GACA)(4)为引物的一步法可以准确鉴定常见菌株,包括犬小孢子菌（*Microsporum canis*）、须癣毛癣菌、红色毛癣菌和紫色毛癣菌（*T. violaceum*）。此外，这种方法还可鉴别须癣毛癣菌分离株的不同变种[26]。分子方法与传统方法相比的优势在于不依赖菌体的培养生长。然而，由于其具有极高的灵敏度，任何污染 DNA 的扩增都可能造成假阳性。另一个缺点是聚合酶链反应（polymerase chain reaction，PCR）扩增鉴定的真菌可能并不是真正感染的病原真菌，因为 PCR 还会扩增死亡细胞的 DNA。

近来，基于实时定量聚合酶链反应（quantitative real-time PCR，qPCR）的方法试图通过关注基因转录而不是基因本身，以弥补这一缺点。使用分子方法鉴定皮肤癣菌的最初报道之一是基于 PCR 方法，使用引物扩增编码真菌核糖体小亚基 18S rRNA 的基因[27]。这些引物能结合真菌中的同源序列，却与植物和动物中相应 DNA 片段有所差异，从而使其与其他真核生物或原核生物的交叉反应达到最小化。扩增片段包括 581 个碱基对和物种特异性可变区。这些引物可以扩增包括红色毛癣菌、须癣毛癣菌和絮状表皮癣菌在内的 7 种皮肤癣菌，以及几种酵母菌的 DNA，但不能扩增 42 种常见人类皮肤标本的 DNA。此外，来自植物和动物的其他 DNA 标本也并不显示扩增反应。在后续研究中，来自同一团队的研究者使用 TR1 和 TR2 引物鉴定了几种酵母菌、霉菌和 7 种常见皮肤癣菌[28]。除此之外，这些研究者收集了 69 份常规皮肤及甲标本，结果显示在检测皮肤癣菌时，PCR 比真菌培养更敏感。在 38 个阳性标本中，PCR 检测出 35 例，而培养法只检测出 28 例，这表明 PCR 检测法具有潜在临床意义。

基于 PCR 分析的关键在于分离 DNA 样本。在提取 DNA 之前甲标本必须用酒精清洁，以去除污染物。然后用引物 TR1 和 TR2 扩增 18S rRNA 对应的 581 个碱基对区域。限制性核酸内切酶 Hae Ⅲ 酶切扩增子会产生特征性的条带图谱，可鉴别红色毛癣菌分离株。2 种或更多限制性核酸内切酶组合酶切可鉴别皮肤癣菌、酵母菌和霉菌[29]。

虽然 PCR 法对于鉴定皮肤癣菌非常敏感，但在临床实验室中，该方法因运行检测的基础设施成本高昂及缺乏足够的参考数据库而受阻。随着 PCR 检测成本的降低，其实用性也将会提高。

10.3.2.4 基质辅助激光解吸/电离飞行时间质谱

基质辅助激光解吸/电离飞行时间质谱（matrix-assisted laser desorption/ionization time of flight mass spectrometry，MALDI-TOF MS）是近年发展起来的一种能鉴定微生物物种水平的诊断工具。与传统依赖长时间培养得出的生化结果不同，MALDI-TOF MS 最初被证明可以直接从琼脂平板上生长的菌落中正确鉴定细菌和酵母菌[30]。最近，这项技术被用于鉴定包括皮肤癣菌在内的丝状真菌菌种。已发表的研究表明，利用 MALDI-TOF MS 系统正确鉴定常见皮肤癣菌菌种极具潜力，其正确率高达 98%。对于罕见菌种的鉴定，如苏丹毛癣菌（*T. soudanense*），还需进一步扩增数据库条目[31,32]。

10.3.2.5 蛋白质组学分析

利用蛋白质组学分析，Mehul 等人明确了红色毛癣菌在甲标本中的分泌蛋白标志物。研究者从甲床内鉴定出 4 种红色毛癣菌的分泌性蛋白酶，包括枯草杆菌蛋白酶样蛋白 6（Sub6，Q9UW97）、枯草杆菌蛋白酶样蛋白酶 7（Sub7，

Q8NID9）、二肽基肽酶 5（DppV，Q9UW98）和亮氨酸氨基肽酶 2（Lap2，Q5QHG6）。其中，在所有感染甲床标本中都能检测到 Sub6，但在受创伤、甲银屑病或其他致病真菌感染的甲中均不能检出。甲标本中红色毛癣菌 Sub6 的检测与真菌培养结果相比显示出良好的敏感性和特异性。因此，Sub6 可被认为是红色毛癣菌感染甲的诊断标志物[33]。

10.4 皮肤癣菌的药敏试验

临床甲标本中分离出的皮肤癣菌不常规做药敏实验，但对治疗失败者却值得做药敏试验。在确立药敏测试方案时，必须保证终点再现性和耐药性检测。早期研究证明用琼脂大量稀释法和肉汤微量稀释法测试皮肤癣菌药物敏感度时，后者始终显示出更低的最小抑菌浓度（minimal inhibit concentration，MIC），这更符合通常治疗所达到的皮肤组织的药物浓度[34]。其他研究比较了不同接种物（如菌丝碎片与不同浓度的分生孢子悬浮液）对 MIC 结果的影响[13,35]。测试皮肤癣菌敏感度的方法还需要进一步发展和标准化。

一项实验室间合作研究中采用了 CLSI M-38A2 标准[36]的部分内容作为规范，在此之前，皮肤癣菌的药敏试验并没有标准化方法[37]。为了发展这一方法，需建立常见皮肤癣菌的最佳生长环境。

常见皮肤癣菌的最佳生长环境包括使用 RPMI-1640 培养基，在最佳温度 35℃ 培养 4 日[38]。然而，皮肤癣菌的特殊问题是红色毛癣菌在标准真菌分离培养基上很难形成分生孢子。最终发现燕麦琼脂培养基是诱导红色毛癣菌分离株产生分生孢子的最佳培养基[39]。

后续多中心实验目的在于确定常见皮肤癣菌的实验室间及实验室内 MIC 测试的再现性。6 个独立实验室使用 TREK Diagnostics 公司（Thermo-Fisher，Westlake，OH）生产的 3 种批号的冷冻微量滴定板测试了 5 个皮肤癣菌盲对。菌种包括红色毛癣菌、须癣毛癣菌、断发毛癣菌、絮状表皮癣菌，以及犬小孢子菌。用马铃薯葡萄糖琼脂培养基（potato dextrose agar，PDA）对各皮肤癣菌分离株进行传代培养，在 30℃ 条件下培养 4~5 日或直到形成良好的分生孢子为止。

用谷物（燕麦）琼脂培养基取代 PDA 对红色毛癣菌分离株进行传代培养，以诱导分生孢子产生。用无菌棉签轻拭菌落表面，以获得分生孢子的无菌盐水悬浮液。将悬浮液静置 5~10 分钟，使用血细胞计数器计数分生孢子（对于红色毛癣菌菌株，由于燕麦琼脂转移造成的浑浊而不适用于麦克法兰标准）。分生孢子的工作悬浮液在 10ml RPMI 1640 中制备，使其最终浓度达到每毫升 $1 \times 10^3 \sim 3 \times 10^3$ 菌落形成单位（colony forming units，CFU）。取出微量滴定板并解冻。使用多通道移液管将 100μl 细胞悬浮液接种在每个药物浓度孔和生长对照孔内，最终每个孔内溶液为 200μl。在 35℃ 条件下培养 4 日后，目测与生长对照组相比抑制生长达到 50% 和 80% 时的平板，记录 MIC 结果，单位为 μg/ml。

对于每种分离株（红色毛癣菌、须癣毛癣菌等）的实验室间一致性测量值是由 1、2、3 倍稀释度（如 0.5、1.0 和 2.0μg/ml）中的终点百分比来确定。对于实验室间整体分离株群的一致

性、盲对测试结果的一致性判定也依照同样的原则。如果这 3 个稀释度下结果一致,则被认为具有一致性。

最近的研究中,在实验室内和实验室间比较,80%生长抑制时的终点 MIC 再现性都非常高。氟康唑和伊曲康唑在 3 个稀释度中一致性百分比较低,但均未低于 87%。重要的是,所有位点都可以在提供的 2 对特比萘芬耐药的红色毛癣菌分离株中检测出抗药性。

一项后续实验室间研究建立了将红色毛癣菌 ATCC MYA-4438 和须癣毛癣菌 ATCC MYA-4439 作为质控菌株,以 CLSI M38-A2 为标准的皮肤癣菌药敏试验[40]。

几种测定法可用于白念珠菌和其他念珠菌的药敏试验。许多大型实验室都有鉴定酵母菌分离株并进行药敏试验的自动化系统。另外,琼脂扩散试验[41]和 E-test 系统可能更具性价比。然而,一些念珠菌株的"拖尾现象"导致某些抗真菌药物(如氟康唑、泊沙康唑等)的终点测定困难[42,43]。CLSI M27-A3 微量肉汤稀释法可使终点在拖尾现象出现时更易辨别[44]。另一可行的是装有氧化还原指示剂的商用微量稀释盘,可通过由蓝色变为粉色的颜色改变使其结果具有可读性[45,46]。

标准圆盘扩散法和 E-test 条带法也可用于某些抗真菌药包括两性霉素 B、伊曲康唑、泊沙康唑、伏立康唑和卡泊芬净对非皮肤癣菌性霉菌菌株的药敏试验。然而这种方法在美国仅用于科学研究。

10.5　皮肤癣菌临床试验的实验室相关问题

除其他问题外,开发新型甲真菌病药物的挑战在于把真菌学治愈终点当作监管标准。目前,管理指南规定真菌学治愈标准是直接涂片和培养结果均为阴性[47]。最近一项 meta 分析研究表明在治疗结束(end-of treatment,EOT)和后续第 52 周随访时,大多数甲下碎屑标本培养均为阴性,然而,这些培养阴性的标本约 75% 为 KOH 镜检阳性[9]。这个矛盾最符合逻辑的解释是甲下的残留试验药物被转移到培养基上并抑制了真菌生长。在此情况下,不可能鉴别真阴性和假阴性培养结果。

避免药物残留最实用的方法就是在足够的洗脱期(3~6 个月)后再评估疗效终点,这时药物可随着甲生长被逐渐清除。然而,清除药物残留并不能完全解释为什么当甲标本培养阴性时直接涂片阳性的比例很高。另一个解释是真菌结构虽然可见但不能存活。目前,大多数临床实验室仍使用传统 KOH、KOH 荧光染色(如钙荧光白)或永久染色来进行甲下碎屑的真菌直接涂片检查,这些方法均不能鉴别镜下的真菌细胞是否存活。虽然甲真菌病在治疗结束及后续随访期间甲标本直接涂片阳性均应被认为真菌学治疗失败,但直接涂片阳性的甲标本中可能较高比例为受损伤或没有活力的真菌(■ 图 10.14)。

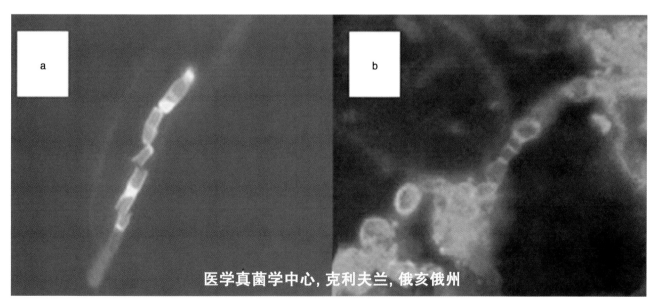

医学真菌学中心,克利夫兰,俄亥俄州

■ 图 10.14　损伤的有隔菌丝:a.破碎的菌丝和 b.肿胀的菌丝

直接涂片阳性高百分比的另一个解释是甲生长缓慢。人类的足趾甲需要 12~18 个月才能完全长出[48]。随着生命的延长,甲的线性增长速率会下降 50%[49]。此外伴随着环境改变和某些药物也可能导致甲生长加快或减慢[49,50]。因此,在治疗结束后 3~6 个月再进行真菌学评估可减少含死亡真菌的残余甲下碎屑,从而产生直接涂片阴性结果。综上所述,包括直接涂片阴性和皮肤癣菌培养阴性在内的真菌学治愈的定义,局限性太强,并不能反映真正的真菌治愈率。

? 思考题

1. 应选取何种适当标本以诊断远端甲下甲真菌病?
   - A. 甲板最远端的甲下碎屑
   - B. 剪下的甲和甲下碎屑
   - C. 最靠近甲床的甲下碎屑
   - D. 剪下的甲
   - E. 整个甲板
2. 皮肤癣菌分子生物学鉴定法的缺点之一是什么?
   - A. 此试验在检测甲标本中真菌成分时特异性不强

B. 需要特殊仪器

C. 鉴定皮肤癣菌时只能精确到菌属

D. 得到结果需约 3~4 周

E. 基因数据库不包含皮肤癣菌菌种的参考数据

3. 为什么目前临床试验中的真菌学治愈定义不合适？

A. 培养受到污染时可能出现假阳性结果

B. 治疗数周后很难得到良好的标本

C. 由于过于昂贵，不可能对所有标本均进行真菌涂片和培养。

D. 无活力的菌丝可能导致直接涂片假阳性结果。

E. 临床研究中经药物治疗后皮肤癣菌的菌落外观发生改变，因此培养结果并不可靠

✅ 答案和解析

1. 正确答案选 C。最靠近甲床的甲下碎屑更可能含活菌丝而不太可能携带细菌和腐生霉菌污染物。远端甲的甲下碎屑更有可能携带细菌和腐生霉菌，两者的生长速度在培养基中远超皮肤癣菌生长速度，同理剪下的甲也可能携带细菌和腐生霉菌。取甲板整块标本做检查的方法太极端，绝大多数患者并不需要这样做。

2. 正确答案选 B。大多数常规实验室没有开展这些试验所需的环境和仪器。虽然分子生物学鉴定法比传统培养更为迅速，目前的数据库也能鉴定皮肤癣菌到属/种层面，但该技术仍仅限于大型研究机构使用。

3. 正确答案选 D。目前的方法不能鉴别直接涂片中的真菌是否具有活力。虽然有时甲真菌病患者经治疗后患甲外观上痊愈，难以收集甲下碎屑进行真菌涂片检查，但标本中的皮肤癣菌在显微镜下仍会显示出独特的形态。真菌涂片的正确鉴定最终取决于真菌实验室人员的专业知识。

（刘馨遥　张牧秋　冉玉平 译　柴宝 校

金子淋　黄玉琼 审）

参考文献

第 11 章　甲真菌病：局部治疗与设备

Shari R. Lipner and Richard K. Scher

学习目标：

1. 描述 FDA 批准的甲真菌病局部治疗方法，包括推荐的疗程及治愈率。
2. 了解获批的甲真菌病药物治疗标准与激光治疗标准的差别。
3. 探讨非皮肤癣菌性甲真菌病的治疗证据。

11.1　引言

甲真菌病治疗的最终目的是清除致病真菌，新生甲恢复正常状态。足趾甲受累时，系统治疗疗程一般为 3 个月，局部治疗为 1 年。2 种治疗方法均要求病甲完全长出。应告知患者本病治疗疗程很长，即指甲≥6 个月（生长速度为每月 2~3mm），趾甲 12~18 个月（生长速度为每月 1~2mm）[1]。同时，不是所有病例均能获得完全正常甲，例如，甲母质受累的严重甲真菌病，即使抗真菌治疗完全清除致病菌，永久性甲营养不良仍将持续存在。

虽然缺乏严格的治疗指南，但局部单一药物治疗常用于浅表型甲真菌病、受累甲板面积<50% 且无甲母质受累的远端侧位甲下型甲真菌病（distal lateral subungual onychomycosis，DLSO），甲板厚度应<2mm、最多累及 3~4 个病甲[2]。图 11.1 显示适用于局部治疗的甲真菌病。清创术可作为较严重的甲真菌病局部治疗的辅助手段[3]。部分医生选择对儿童甲真菌病采用局部治疗，因为儿童甲薄、生长速度快[4]。此外，局部治疗联合系统治疗可提高疗效，在初期真菌清除后延长局部治疗，可减少复发或再感染[5]。图 11.2 显示不适合局部治疗的甲真菌病。局部抗真菌治疗甲真菌病的常见适应证汇总见▶框 11.1。

在甲真菌病临床试验中，几个常用术语如下：真菌学治愈是指 KOH 镜检阴性和真菌培养阴性；完全治愈是指真菌学治愈，且甲外观完全恢复正常；临床治愈是指无甲单元受累，而临床治疗成功是指<5%~10% 甲单元受累。

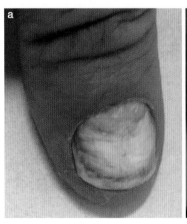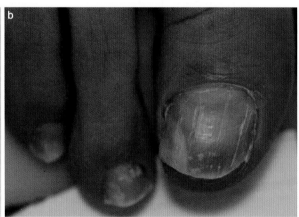

■ 图 11.1　适合局部治疗：a. 浅表型甲真菌病；b. 远端侧位甲下型甲真菌病：受累甲板面积<50%，无甲母质受累，甲板厚度<2mm

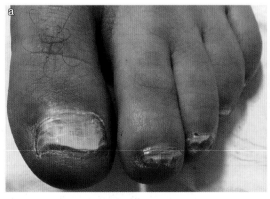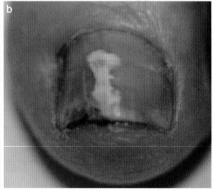

■ 图 11.2　不适合局部治疗：a. 远端侧位甲下型甲真菌病：角化过度，受累甲板面积>50%，甲母质受累，全部足趾甲受累；b. 皮肤癣菌瘤

框 11.1　局部抗真菌治疗常见的适应证
- 表浅型甲真菌病
- DLSO
  - 受累甲板面积<50%
  - 无甲母质受累
  - 甲板厚度<2mm
- 病甲数目最多 3~4 个
- 较严重病例需联合清创术
- 儿童甲真菌病
- 联合系统治疗
- 预防复发或再感染

11.2　历史

20 世纪中期以前,局部治疗一直是治疗甲真菌病的主要手段。1938 年,砂纸、高锰酸钾浸泡和 Castellani 石碳酸品红涂剂用于治疗甲真菌病,而甲醛蒸汽用于消毒鞋子和手套[6]。20 世纪 50 年代和 1981 年后期,FDA 分别批准了灰黄霉素(griseofulvin)和酮康唑(ketoconazole)系统治疗甲真菌病,从而很大程度取代了局部治疗。此后,伊曲康唑(itraconazole)和特比萘芬(terbinafine)分别于 1995 年和 1996 年获得 FDA 批准,环吡酮胺(ciclopirox)是首个获批的甲真菌病局部治疗药物(1999年),艾氟康唑(efinaconazole)和他伐硼罗(tavaborole)于 2014 年获批。

11.3　甲拔除

甲拔除(nail avulsion)是一种将甲板与甲床部分或完全分离的技术,甲板可通过剪、切或化学物质拔除。全甲拔除仅在少数情况下使用,其稳定疗效未获证实。全甲拔除后由于缺乏甲床的反压力,可能会发生嵌甲的副作用。假体可减少甲床消失的概率,特别是有助于维持远端足趾的正常形状。虽然甲拔除可单独用于治疗甲真菌病,但联合抗真菌药物具有更好疗效[7]。

化学拔甲在欧洲比美国更为常用。甲板在正常情况下附着于下方的甲床,而化学物质可用于分离它们[8]。尿素软膏封包 1~2 周,再用甲剥离器或剪刀去除残留甲。这种方法相对无痛,出血和感染危险最小。然而,尿素常有难闻气味,具有刺激性,且单独使用疗效欠佳,联合局部抗真菌药可提高疗效。

外科拔甲是治疗甲真菌病的另一种方法,目前很少使用。需要局部麻醉,使用止血带保持术野干净,潜在副作用包括术后疼痛、甲床变窄、远端甲沟炎和感染[9]。外科拔甲禁用于糖尿病、外周和胶原血管病、自身免疫性疾病、凝血功能障碍、甲沟炎患者。联合局部抗真菌药可提高疗效。

11.4　局部治疗

与系统治疗相比,局部治疗具有下述优点:首先,没有系统治疗的副作用或药物相互作用;其次,无须进行实验室监测;最后,不良反应少见,即使发生,也位于局部,易于处理。

传统上,设计有效的甲真菌病局部治疗药物具有很大挑战性。由于甲板厚实,结构致密,含有大量二硫键连接的角蛋白纤维,药物必须具备合适的分子量、亲脂性和角蛋白结合特性,才能充分穿透甲板到达感染部位[10]。长期甲真菌感染常伴有角化过度,致使药物进入甲板更加困难。此外,漫长的疗程(局部治疗通常为 1 年)和避免使用指甲油可能会降低患者的依从性。未清除的残余菌丝或孢子可能导致治疗后出现高复发率[11]。

局部治疗甲真菌病的药物目前有 2 种剂型,即搽剂和溶液。搽剂具有防止水分经甲流失的优势,从而抑制休眠和耐药孢子芽生。这种特性在理论上使真菌对活性药物更敏感,可防止或减少复发[12]。搽剂主要经甲途径到达感染部位,即将药物涂于甲板背面,再穿透甲板到达下方的甲床。新型的甲溶液制剂一般具有黏稠度低、甲穿透能力强的特点,可同时经甲和甲下途径,通过毛细管作用进入甲板与甲床间隙,从而发挥作用[13]。

11.5　阿莫罗芬(amorolfine)

阿莫罗芬属于吗啉类抗真菌药物,在欧洲已获批用于甲真菌病治疗,但在美国尚未获批。阿莫罗芬抑制麦角固醇合成途径中 $\Delta14$ 还原酶和 $\Delta7$-$\Delta8$ 异构酶,从而耗竭真菌细胞膜中麦角固醇[14]。阿莫罗芬对皮肤癣菌、非皮肤癣菌性霉菌、酵母菌具有抑菌和杀菌活性。需要重点关注的是,阿莫罗芬浓度在甲板上层比下层高,并随甲板厚度增加而降低。5% 阿莫罗芬甲搽剂,每周 1~2 次外用,指甲、趾甲疗程分别为 6 个月、9~12 个月[15]。在随机研究中,无甲母质受累患者经 6 个月有效治疗,9 个月时完全治愈率为 38%~54%。2 项研究显示,清创术后外用 5% 阿莫罗芬搽剂,每周 1~2 次,疗程 6 个月,真菌学治愈率为 60%~71%。这些疗效数据优于其他局部治疗药物,可能是由于临床试验时间不同,而非阿莫罗芬疗效更好,其他后期临床试验不能复制这些结果,治愈率明显较低。5% 阿莫罗芬甲搽剂联合口服药物可能优于单独外用药物或口服药物。例如,一项随机对照研究显示,5% 阿莫罗芬甲搽剂联合特比萘芬口服(250mg,每日 1 次)的临床治愈率高于单用特比萘芬口服(59.2% vs. 45.0%),但未报道完全治愈率[16]。

阿莫罗芬治疗甲真菌病具有几个优点。例如,阿莫罗芬在甲板中保留时间比 8% 环吡酮胺甲搽剂更持久,性价比更高[2]。此外,与其他局部药物需每日用药相比,每周用药可提高患者依从性[17]。但是,使用阿莫罗芬的不便之处是在每次用药前需要对甲板进行酒精脱脂并锉薄甲板。此外,与目前使用的其他局部药物一样,尚不清楚同时使用甲化妆品是否影响药物疗效[15]。由于缺乏妊娠期用药资料,而且大剂量用药对实验动物有胚胎毒性,故妊娠期应避免使用;由于系统性吸收微不足道,故哺乳期可安全使用。不良反应局限在用药部位,包括烧灼感、瘙痒、发红、刺激和疼痛。

11.6　环吡酮胺（ciclopirox）

环吡酮胺属于羟基吡啶酮类药物，具有广谱抗菌活性及抗炎、抗过敏作用，抑制皮肤癣菌、念珠菌、部分非皮肤癣菌性霉菌，以及许多革兰氏阳性、革兰氏阴性需氧菌和厌氧菌[18]。环吡酮胺的作用机制尚未完全阐明，但体外实验表明其抑制几种金属依赖酶（如细胞色素）、参与氧化损伤、影响营养物质吸收，以及蛋白质和核酸合成。在拔除的甲真菌病足趾甲上外涂 1 次放射标记环吡酮胺，发现最大渗透深度为 0.4mm，甲板中药物浓度随甲深度而降低。1999 年 FDA 批准 8% 环吡酮甲搽剂用于治疗免疫功能正常的甲真菌病患者，成为美国首个甲真菌病局部治疗药物。推荐用于甲板及其周围 5mm 皮肤，每日 1 次，指甲、趾甲疗程分别为 24 周、48 周。完全治愈率分别为 5.5% 和 8.5%，而安慰剂组分别为 0% 和 0.9%[19]。真菌学治愈率分别为 29% 和 36%。在过去的 15 年中，对于有口服抗菌药物禁忌证，或需要首选局部治疗以避免血液学监测及潜在的系统性副作用的患者，环吡酮胺是 FDA 唯一批准的选择。

环吡酮胺治疗有 2 个缺点，即疗程长和用药不便。例如，搽剂必须每日外涂，持续 1 周后用酒精清除，再用指甲钳修剪、锉平甲板。此外，说明书还规定，每个月需要医护人员对感染甲进行清创。环吡酮胺在 FDA 妊娠期药物分类中归于 B 类，大剂量药物不引起实验动物胚胎畸形，除非潜在的益处高于风险，否则不建议用于孕妇。尚不清楚环吡酮胺是否分泌至乳汁，哺乳期妇女应慎用。不良反应为局限性，包括甲周红斑、用药部位刺激和烧灼感[19]。

11.7　艾氟康唑（efinaconazole）

艾氟康唑属于唑类抗真菌药，加拿大（2013 年 10 月）、美国（2014 年 6 月）批准 10% 艾氟康唑溶液治疗由红色毛癣菌和须癣毛癣菌引起的足趾甲甲真菌病。艾氟康唑抑制真菌羊毛甾醇 14α-脱甲基酶，该酶参与真菌细胞膜成分麦角固醇的生物合成。在 2 项随机对照研究中，患者分别用 10% 艾氟康唑溶液或赋形剂治疗 48 周，在 4 周洗脱期后，治疗组完全治愈率分别为 17.8%、15.2%，而对照组为 3.3%、5.5%；治疗组真菌学治愈率为 55.2%、53.4%，对照组为 16.8%、16.9%；最常见副作用为嵌甲、用药部位皮炎、水疱、疼痛，但两组间差异无统计学意义[20]。嵌甲可能是由于甲床消失，而非药物引起。10% 艾氟康唑溶液，每日 1 次，疗程 48 周，使用附带的用量控制刷将药物涂至患病足趾甲，包括甲板下、甲皱襞、甲床和甲下皮[21]。10% 艾氟康唑溶液有 4ml、8ml 瓶装，每日 2 滴涂于踇趾甲，其他足趾甲 1 滴[21]。艾氟康唑归于 C 类妊娠期用药物，孕妇禁用。该药可在多次皮下用药后的哺乳大鼠乳汁中检出，故哺乳期妇女应慎用[21]。

11.8　他伐硼罗（tavaborole）

他伐硼罗属于新型苯并氧杂硼（benzoxaborole）成员，2014 年 7 月 FDA 批准 5% 他伐硼罗溶液治疗由红色毛癣菌和须癣毛癣菌引起的足趾甲甲真菌病。该药具有新颖的作用机制，即通过真菌氨酰 tRNA 合成酶抑制蛋白质合成[22]。在 2 项相同的随机、双盲、赋形剂对照 III 期临床研究中，每日外用 5% 他伐硼罗溶液或赋形剂 1 次，治疗足趾甲甲真菌病 48 周，在 4 周洗脱期后，治疗组完全治愈率分别为 6.5%、9.1%，对照组为 0.5%、1.5%；治疗组真菌学治愈率为 31.1%、35.9%，对照组为 7.2%、12.2%；最常见副作用是用药部位表皮脱落、红斑和皮炎，但两组间治疗相关不良反应的发生率差异无显著性[23,24]。5% 他伐硼罗溶液，每日 1 次，疗程 48 周，应用尖头玻璃滴管将药物滴于病变足趾甲及其末端下面。5% 他伐硼罗溶液有 4ml 和 10ml 瓶装。他伐硼罗归于 C 类妊娠期药物，尚不清楚是否通过乳汁分泌，故孕妇和哺乳期妇女须慎用。

与环吡酮胺相比，新型外用药物艾氟康唑和他伐硼罗具有几个优点，可能影响患者结局。首先，虽然缺乏头对头研究直接比较这些药物，但艾氟康唑和他伐硼罗的完全和真菌学治愈率似乎优于环吡酮胺。其次，环吡酮胺治疗时需要每周清除搽剂和锉平病甲，每月由医护人员进行病甲清创，但艾氟康唑和他伐硼罗治疗不需要。◘ 表 11.1 总结了甲真菌病局部治疗的要点。◘ 表 11.2 描述了甲真菌病局部治疗的注意事项。

◘ 表 11.1　甲真菌病目前局部治疗要点

药物	作用机制	疗程	完全治愈率	真菌学治愈率
5% 阿莫罗芬甲搽剂a[15]	抑制麦角固醇生物合成途径中 Δ14 还原酶和 Δ7-Δ8 异构酶	指甲：每周 1~2 次，24 周	38%、54%（6 月）	60%、71%（6 月）
		趾甲：每周 1~2 次，36~48 周		
8% 环吡酮胺甲搽剂b[19]	抑制细胞色素酶，参与氧化损伤，影响营养吸收及核酸和蛋白质合成	指甲：每日 1 次，24 周	5.5%、8.5%（48 周）	29%、36%（48 周）
		趾甲：每日 1 次，48 周		
10% 艾氟康唑溶液[21]	抑制麦角固醇生物合成途径中的羊毛甾醇 14α-脱甲基酶	指甲：不适用	17.8%、15.2%（48 周）	55.2%、53.4%（48 周）
		趾甲：每日 1 次，48 周		
5% 他伐硼罗溶液[24]	抑制真菌氨酰 tRNA 合成酶	指甲：不适用	6.5%、9.1%（48 周）	31.1%、35.9%（48 周）
		趾甲：每日 1 次，48 周		

a 患者必须每周修剪并锉平病甲；在欧洲可用，美国不可用。b 患者必须每周修剪并锉平病甲，每月由医护人员进行病甲清创

11.9　即将上市的甲真菌病外用药物

特比萘芬甲溶液(terbinafine nail solution,TNS)已进行 3 项Ⅲ期临床试验(2 项赋形剂对照,1 项活性药物对照)。第 1 项试验比较了 TNS 组和赋形剂对照组,每日 1 次,连续 24 周;第 2 项试验采用相同用药方式,疗程 48 周;第 3 项试验比较了 TNS 和 5%阿莫罗芬甲搽剂,每日 1 次,连续 48 周。总体而言,TNS 组完全治愈率与赋形剂组相当,TNS 疗效不优于 5%阿莫罗芬甲搽剂。最常见副作用是头痛、鼻咽炎和流感[25]。

卢立康唑(luliconazole)属于咪唑类抗真菌药,对皮肤癣菌和非皮肤癣菌具有杀菌活性。2005 年以来,该药在日本用于治疗浅部真菌病,如皮肤癣菌病、念珠菌病和花斑糠疹[26]。美国 FDA 近期批准 1%卢立康唑乳膏,用于治疗红色毛癣菌、絮状表皮癣菌引起的浅部真菌感染(包括足癣)。体外研究显示,卢立康唑对皮肤癣菌的抗菌活性优于阿莫罗芬、吖啶酮胺和特比萘芬[27]。1 项随机、双盲、Ⅱ/Ⅲ期研究目前正在进行中,旨在明确 10%卢立康唑溶液治疗轻中度足趾甲 DLSO 的有效性和安全性[28]。

11.10　儿童甲真菌病局部治疗

儿童甲真菌病极为少见,全球发病率为 0.1% ~ 0.87%[29,30]。儿童甲真菌病发病率低于成人的原因可能是甲生长较快,甲表面积较小,接触真菌较少,足癣发病率较低。

目前缺乏 FDA 批准的儿童甲真菌病治疗方法,但儿科医生习惯于超说明书使用 FDA 批准的成人治疗药物。口服和外用药物可与物理方法联合使用,如清创、拔甲。儿童甲真菌病局部治疗指南与成人相似,即病甲数目少、甲受累<50%、无甲母质病变,或禁忌口服治疗。虽然疗程为 6~12 月,但由于儿童甲薄、生长快,完全治愈时间可能提前[31,32]。

1 项随机、双盲、赋形剂对照试验纳入 40 名 16~20 岁甲真菌病患者,评估环吡酮胺甲搽剂疗效。32 周时,环吡酮胺组真菌学治愈率为 77%,有效率(IGA 评分≤2 分、真菌培养阴性)为 71%,而对照组有效率为 22%。最后,随访 1 年,92%治愈者无复发[32]。

阿莫罗芬治疗儿童甲真菌病的数据来自 2 篇病例报道。1 例 3 岁 HIV 阳性患儿,左足 2~5 趾甲发生红色毛癣菌引起的浅表白色甲真菌病,外用阿莫罗芬 4 周即有疗效[33]。另 1 例为 20 个月甲真菌病女婴,外用 5%阿莫罗芬搽剂,每周 2 次,6 个月治愈[34]。

新型的外用药物艾氟康唑和他伐硼罗,也可超说明书用于儿童甲真菌病,但迄今未见临床试验或病例报道。

11.11　设备

激光是甲真菌病的潜在治疗方法,具有禁忌证少、副作用小、疗程短和患者依从性好的优点。激光的体内外抗真菌作用机制尚待阐明,目前理论包括热能、自由基产生、影响细胞代谢、毛癣菌中黄麦格霉素和黑素吸收能量。激光治疗的应用基于选择性光热作用,即靶组织(真菌感染)与周围组织在激光能量吸收和热导率上存在差异。如果在脉冲之间留出时间使组织松弛和冷却,对周围结构损害将会很小[35]。

11.11.1　激光治疗的体外数据

掺钕钇铝石榴石(neodymium-doped yttrium aluminum garnet,Nd:YAG)激光是 FDA 批准用于甲真菌病治疗的最大激光设备,其以连续或脉冲模式照射靶组织,能量随脉冲持续时间缩短而增加。有研究报道,将 20 例甲真菌病患者足趾甲屑分成 2 组,一组使用 300J 或 450J 1 444-nm Nd:YAG 激光处理,另一组为非处理对照组,300J、450J 激光处理组菌落形成单位(colony-forming units,CFU)分别减少了 75.9%、85.5%,两组差异无显著性,扫描电子显微镜显示 450J 激光处理组真菌菌丝断裂[36]。另一项研究观察了 1 064-nm Nd:YAG 激光体外效果及热能作用,发现当菌落在 50℃下放置 15 分钟时,可观察到红色毛癣菌被杀死,但用激光直接处理体外真菌菌落使其温度达到 40℃时不能显示相同的杀菌效果[37]。

11.11.2　激光治疗的临床试验

目前缺乏大样本随机对照试验分析激光治疗甲真菌病的疗效,相关数据主要源于小样本研究。这些研究测试了 Nd:YAG 激光、调 Q 激光、半导体激光和点阵 CO_2 激光,结果好坏不一,评估终点不一致,一般为治疗后肉眼可见病甲清除和/或达到真菌学治愈。此外,大多数研究的疗程为 24 周或更短,难以得出完全治愈、复发的结论。

11.11.3　短脉冲 Nd:YAG 激光

短脉冲 Nd:YAG 激光(short pulse Nd:Yag lasers)的脉宽为 100~3 000μs,包括 FDA 批准的 PinPointe™ FootLaser™、Cutera GenesisPlus™、CoolTouch VARIA™ 和 Sciton JOULE ClearSense™ 激光。几项研究证实短脉冲 Nd:YAG 激光治疗甲真菌病有效。一项初步研究纳入 8 例真菌培养或 PAS 染色确诊的甲真菌病患者,采用 LightPod Neo Nd:YAG 激光(脉宽 0.65ms)治疗 2~3 次,每日外用抗真菌乳膏,激光治疗后 4 个月,可观察到 7 例真菌培养阴性[38]。在另一项研究中,13 例甲真菌病患者(37 个病变趾甲)用 Nd:YAG 激光(脉宽 0.3ms)平均治疗 2.4 次,作者应用基线时和治疗后 24 周外观正常甲长度与足趾甲总长度的比值评估疗效,结果显示 81%病甲获得"完全清除"或"中等至显著清除",其中"完全清除"(KOH 直接镜检阴性)比例为 51%[39]。还有一项研究纳入 21 例真菌培养或 PAS 染色确诊的甲真菌病患者,分别采用 1 064-nm 激光、1 319-nm 激光或宽带光治疗 4 次,每次治疗间隔 1 周。6 个月随访显示,20 例真菌培养阴性,甲外观明显改善[40]。

其他研究显示短脉冲 Nd:YAG 激光治疗甲真菌病无效。例如,分别在 0、1、2、3、7 周使用 Nd:YAG 激光治疗 10 例甲真菌病患者(14 个病变趾甲),能量密度 16J/cm²,脉宽 0.3ms,发现 8 个病甲外观改善,但与真菌学治愈无关[37]。另一项试验纳入27例培养确诊的足趾甲甲真菌病患者，按照2:1比例随机分为JOULE ClearSense Nd:YAG激光组或对照组，治疗2次，每次治疗间隔2周。在3个月和12个月随访中，激光组和对照组在真菌学治愈率和甲外观上无显著性差异[41]。

11.11.4　长脉冲Nd:YAG激光

长脉冲Nd:YAG激光（long pulse Nd:Yag lasers）在欧洲已获批治疗甲真菌病，但在北美尚未获得批准。这些激光的脉宽在毫秒级别，由于产生非特异性加热，必须同时使用冷却系统。

许多小样本研究显示长脉冲Nd:YAG激光治疗甲真菌病有效。一项临床试验纳入33例甲真菌病患者（154个病甲），用1064-nm PinPointe FootLaser激光（脉宽30ms）治疗4次或8次，每次治疗间隔1周。治疗后8周、16周、24周随访发现2组的新生甲板与基线百分比分别为63%～68%、62%～67%、51%～53%，两组间差异无显著性。此外，24周真菌检查阳性率高于8周，提示快速复发[42]。在另一项研究中，采用1064-nm长脉冲Sciton ClearSense激光（脉宽0.3ms）治疗13例甲真菌病患者（43个病甲）5次，每次治疗间隔4周。治疗后4周随访显示，甲营养不良外观至少改善50%，完全治愈率为9.3%[43]。一项小规模研究评估了Nd:YAG激光（脉宽0.5ms）治疗12例DLSO患者3次的效果，治疗后6个月随访显示，50%患者无变化或加重，25%患者增加了6次治疗后，病甲改善超过70%，达到临床治愈[44]。

一项研究比较了长、短脉冲激光治疗甲真菌病的疗效。分别用Elite激光（脉宽40ms）、PinPointe Footllaser激光（脉宽100μs）对10例甲真菌病患者的左、右蹋趾甲进行治疗，同时每日外用环吡酮胺，用甲真菌病严重性指数（onychomycosis severity index，OSI）评价疗效。结果显示在3个月、6个月和9个月时OSI评分比基线分别下降3.8分（15%；$p=0.006$）、4.8分（19%；$p=0.0002$）和2.9分（12%；$p=0.04$），6个月时OSI评分最低，2种激光的临床疗效差异无显著性[45]。

11.11.5　调Q激光

调Q激光（Q-switched lasers）的脉宽在纳秒级别，使储存能量以短而强的脉冲形式迅速释放，每个脉冲产生的最高峰值功率优于长、短脉冲Nd:YAG激光。FDA批准Light Age Q-Clear™激光治疗甲真菌病。

一项研究评估了调Q激光治疗甲真菌病疗效。采用1064/532nm Q-clear Nd:YAG激光治疗131例真菌培养确诊的甲真菌病患者2次，治疗前行病甲清创术，3个月随访时95.4%病例真菌培养阴性，50%患者病甲临床改善至少50%[46]。

11.11.6　双波长半导体激光

双波长半导体激光[dual-wavelength diode laser（Noveon）]通过半导体连续发射870nm、930nm光，联合每日外用特比萘芬和清创术已经用于甲真菌病的治疗。34例培养阳性或PAS染色阳性的单侧或双侧蹋趾甲真菌病患者，被随机分为激光治疗组（25例，26个趾甲）或激光功率为零的对照组（9例，11个趾甲），分别在1、14、42、120日共进行4次治疗，180日随访发现，激光治疗组和对照组分别有17个趾甲（65%）和1个趾甲（9%）出现3mm清晰的线状甲生长[47]。

11.11.7　点阵CO₂激光

点阵CO_2激光（fractional CO_2 laser）已用于治疗24例KOH直接镜检确诊的甲真菌病患者，共治疗3次，每次治疗间隔4周，同时足部每日外用阿莫罗芬乳膏，治疗后3个月随访，12例（50%）患者真菌培养阴性伴有病甲临床治愈[48]。

11.11.8　FDA批准用于治疗甲真菌病的激光

在本书出版时，FDA已批准几种激光用于治疗甲真菌病，包括PinPointe™ FootLaser™（PinPointe USA，Inc.）、Cutera GenesisPlus™（Cutera，Inc.）、Q-Clear™（Light Age，Inc.）、CoolTouch VARIA™（CoolTouch，Inc.）和JOULE ClearSense™（Sciton，Inc.）。重要的是要了解FDA批准这些激光是为了甲真菌病达到"暂时性美容改善"。FDA批准这些设备是基于已获批甲真菌病治疗设备技术规格的"实质等同性"，而不是基于临床试验。由于这些设备所遵循的评判标准与药物完全不同，故无法比较它们的疗效。值得注意的是，当设备参数达到治疗水平时会引起大多数患者疼痛。此外，迄今的数据未显示一致性疗效。

11.11.9　光动力治疗

光动力治疗（photodynamic therapy，PDT）是一种基于光化学反应的技术，对甲真菌病具有潜在治疗作用。可见光激发局部应用的光敏剂，如血红素前体、氨基酮戊酸（aminolevnlinic acid，ALA）和甲基氨基乙酰丙酸（methyl-aminolevulinate acid，MAL），它们会导致原卟啉Ⅸ（protoprophyrin Ⅸ，PpⅨ）聚集，PpⅨ与红光共同作用导致活性氧产生，从而引起选择性组织破坏[49]。体外研究显示，红光作为光源的PDT抑制红色毛癣菌生长。PDT治疗甲真菌病的临床试验较少。由于目前缺乏随机对照研究评价PDT治疗甲真菌病疗效，故所有证据来自病例报道和小规模试验。一项研究用PDT治疗30例足趾甲被红色毛癣菌感染的患者，甲板用尿素预处理10日后拔除，甲床外用20% 5-ALA，封包3小时，570～670nm红光照射，共治疗3次，每次治疗间隔2周，18个月临床治愈率为36.6%[50]。一个主要缺点是疼痛，部分病例在治疗时需要间断休息[50]。FDA尚未批准PDT用于治疗甲真菌病。

11.11.10　低温等离子体

等离子体治疗（plasma therapy）是甲真菌病治疗的一个新兴领域。等离子体是由强电场脉冲电离气体分子产生，包括携带电流的离子和电子，以及化学活性物质，如臭氧、羟自由基、一氧化氮。热等离子体如Bovie刀和氩等离子电凝仪，已在医学应用几十年。最近，低温等离子体（气体温度接近室温）技术已用于慢性创面治疗和嫩肤。由于低温等离子体电流小、用时短，不会引起明显的气体或组织加热，不会造成破坏。体外研究显示，每日重复使用表面微放电技术产生的冷常压等离子体，可抑制红色毛癣菌生长[51]。此外，在体外模拟的甲模型中，冷常压等离子体对红色毛癣菌有杀菌作用[52]，等离子体处理志愿者的感染甲板，也可抑制红色毛癣菌生长[52]。尽管等离子体治疗甲真菌病的作用机制尚未完全阐明，一项豚鼠模型实验研究显示等离子体产生氮氧自由基，激发氮分子，从而在体外和真菌感染皮肤损伤中抑制真菌孢子活性[53]。在一项初步研究中，低温等离子体用于治疗 19 例足趾甲甲真菌病患者，临床、真菌学治愈率分别为 53.8%、15.4%。该方法安全，无明显副作用，仅 1 例患者发生甲烧焦（无长期后遗症）。大多数患者认为甲真菌病得到改善，对治疗感到满意[54]。

11.12 非处方治疗

鉴于患者需要安全、有效和价廉的甲真菌病治疗方法，人们重新对天然和非处方替代品产生兴趣。体外研究显示茶树油、Vicks VapoRub™、天然松柏树脂漆、*Ageratina pichinchensis* 提取物和臭氧化葵花籽油可抑制一些引起甲真菌病的皮肤癣菌、非皮肤癣菌和霉菌。目前已有一项或多项临床试验评估这些药物治疗甲真菌病的疗效，多为小规模初步研究。由于试验设计的差异，无法进行结果比较，也不能与目前 FDA 批准的治疗方法进行比较。然而，这些治疗方法安全性较好，不良事件非常罕见，最常见的是皮肤刺激或轻微疼痛[55]。

11.13 非皮肤癣菌性甲真菌病

非皮肤癣菌性霉菌（non-dermatophyte mold, NDM）是甲真菌病的重要致病菌，在全球范围内约占甲真菌感染的 10%。镰刀菌属、枝顶孢属是最常见的非皮肤癣菌，而帚霉属、柱顶孢属和曲霉属少见[1]。尽管尚无随机对照试验评估局部治疗对 NDM 甲真菌病的疗效，体外研究数据和病例报道仍可获得一些见解。

最小抑菌浓度（minimum inhibitory concentration, MIC）是指抗真菌药物在过夜孵育后抑制真菌生长的最低浓度。

虽然 MIC 值有一定参考价值，但不能反映体内情况。体外试验中药物可自由接触真菌，故只有当药物能到达感染部位时，低 MIC 值才有意义。

一项研究分析了艾氟康唑及其对照药物对不同皮肤癣菌和非皮肤癣菌的体外抗菌活性。镰刀菌属：艾氟康唑、环吡酮胺、阿莫罗芬的 MIC 分别为 0.5~2μg/ml、1~>4μg/ml、>4μg/ml。枝顶孢属：艾氟康唑、环吡酮胺、阿莫罗芬的 MIC 分别为 0.13~0.5μg/ml、0.13~2μg/ml、0.13~1μg/ml。帚霉属：艾氟康唑、环吡酮胺、阿莫罗芬的 MIC 分别为 0.13~0.5μg/ml、0.5~1μg/ml、0.063~0.5μg/ml。曲霉属：艾氟康唑、环吡酮胺、阿莫罗芬的 MIC 分别为 0.007 8~0.5μg/ml、0.25~>4μg/ml、>4μg/ml[56]。他伐硼罗对茄病镰刀菌和烟曲霉的 MIC 分别为 2μg/ml、0.25μg/ml[57]。

局部治疗非皮肤癣菌性甲真菌病的体内研究很少，数据来自个案报道和病例分析。镰刀菌感染者，3 例外用环吡酮胺有

效，而 2 例联用化学拔甲和外用特比萘芬无效。枝顶孢感染者，2 例联用化学拔甲和外用特比萘芬有效，3 例外用环吡酮胺后 2 例有效，1 例用 MAL-PDT 治疗 3 次后痊愈。短帚霉感染者，6 例外用环吡酮胺后 5 例有效，3 例联用化学拔甲和外用特比萘芬后 1 例有效。曲霉感染者，2 例外用环吡酮胺后 1 例有效，1 例联用化学拔甲和外用特比萘芬有效[58]。

11.14 总结

甲真菌病是一种常见甲疾病，常影响患者的身心健康。虽然系统治疗通常有效，但存在药物相互作用的风险、严重副作用且需要实验室监测。其他治疗方法包括甲拔除和局部治疗，其中 2 种外用药物已在去年面世。甲真菌病治疗是一个活跃的研究领域，新的局部治疗、激光治疗、非热能激光设备，以及 PDT 目前正在开发中。

临床要点

▣ 表 11.2 甲真菌病局部治疗的注意事项

开始治疗前需实验室检查（KOH 直接镜检、真菌培养或 PAS 染色）确诊

告知患者治疗期间应避免使用指甲油

当使用环吡酮胺时，建议患者每周修剪病甲，每月由医生进行清创术，从而达到最佳疗效

当使用艾氟康唑时，建议患者用指甲刷将药物涂抹至病甲及甲板下、甲皱襞、甲床和甲下皮

当使用他伐硼罗时，指导患者每日用尖头玻璃滴管将药物滴于病变足趾甲及其末端下面

病例展示

女性患者，34 岁，右足第一、二趾甲异常 2 年。走路时无疼痛，也不影响穿鞋。自述因他人担心传染，在健身房更衣室内行走很尴尬。18 个月前曾用特比萘芬治疗，但 4 周后因肝脏问题而停用。曾尝试晚上外涂茶树油治疗 6 个月，但 3 个月前因疗效欠佳而停用。患者每周都做足疗以"掩盖她丑陋的趾甲"。患者不愿意服药，希望专业医生予以激光或其他治疗。右第一趾甲真菌培养为红色毛癣菌。20 个指/趾甲经检查发现，右足第一、二趾甲有甲分离和甲下角化过度，受累面积分别为 25%、40%，甲板厚度小于 2mm；右足趾缝、足跖有脱屑。趾缝鳞屑 KOH 直接镜检显示大量有隔菌丝。

根据临床表现和实验室检查结果，患者诊断为红色毛癣菌引起的甲真菌病及足癣。由于以前出现肝功能问题，患者禁忌使用特比萘芬，希望避免系统药物治疗。虽然可以选择激光治疗，但应告诉患者 FDA 批准的激光治疗是为了甲真菌病"暂时性美容改善"，而不是治愈，且可能伴有疼痛。FDA 批准的外用药物，如环吡酮胺、艾氟康唑和他伐硼罗，也是合理的治疗选择。在讨论了治愈率之后，应告知患者这些外用药物可能需要每日使用并维持 1 年，同时避免使用甲化妆品。妊娠期和哺乳期应避免使用上述药物。当使用环吡酮胺时，建议修剪、清创病甲。足癣也需外用药物治疗，以防止再次感染和复发。

❓ 思考题

1. 男性患者,58 岁,左姆趾甲异常 5 年。体检显示左姆趾甲甲分离和甲下角化过度,KOH 直接镜检发现有隔菌丝。在商讨治疗方案后,予以 5% 他伐硼罗溶液治疗,并建议每日使用药物大约持续:

    A. 3 个月

    B. 6 个月

    C. 9 个月

    D. 12 个月

2. 女性患者,35 岁,要求用短脉冲 Nd:YAG 激光治疗左姆趾甲甲癣,真菌培养为红色毛癣菌。在开始治疗之前,需告知患者获得 FDA 批准的激光治疗是用于:

    A. 3 次治愈甲真菌病

    B. 病甲暂时性美容改善

    C. 3 次治愈甲真菌病,但需每 8 周维持治疗

    D. 6 次治愈甲真菌病

3. 女性患者,29 岁,因真菌培养为红色毛癣菌引起的足趾甲甲真菌病就诊,优先选择局部治疗。患者目前有怀孕打算,你的建议是:

    A. 环吡酮胺、艾氟康唑和他伐硼罗均可在妊娠期安全使用

    B. 只有艾氟康唑和他伐硼罗可在妊娠期安全使用

    C. 环吡酮胺、艾氟康唑和他伐硼罗在妊娠期不能安全使用,但可在哺乳期应用

    D. 环吡酮胺、艾氟康唑和他伐硼罗在妊娠期或哺乳期均不能使用

✅ 答案和解析

1. 正确答案选 D。1 年。临床试验显示患者需治疗 48 周,足趾甲需要 12~18 个月才能完全长出。

2. 正确答案选 B。病甲暂时性美容改善。FDA 批准这些设备是基于已获批甲真菌病治疗设备技术规格的“实质等同性”,而不是基于临床试验。

3. 正确答案选 D。妊娠期或哺乳期不应使用环吡酮胺、艾氟康唑和他伐硼罗,因其在妊娠期和哺乳期妇女中安全性尚不清楚。

（冯佩英 译　樊翌明　汪琦 校

金子淋　黄玉琼 审）

参考文献

11章 参考文献

第 12 章　甲真菌病的系统治疗

Bárður Sigurgeirsson

学习目标：

1. 能够选择合适的系统用药治疗甲真菌病。
2. 能够识别局部和全身预后因素，并据此调整治疗方案。
3. 能够识别甲真菌病复发的潜在危险因素，并指导患者如何将再感染的风险降至最低。

12.1　甲真菌病为什么需要治疗？

甲真菌病应被视为一个医学问题而不是美观问题[1]。然而，患者的个人偏好可能会影响是否接受治疗的决定。甲真菌病是一种感染性疾病，在考虑治疗方案时，合理治疗方案的选择应基于一些医学因素（▶框 12.1）。

框 12.1　甲真菌病患者潜在并发症

- 疼痛[2,10,11]
- 生活质量降低[2,3]
- 穿鞋困难[4]
- 腿部蜂窝织炎[5,6]
- 甲瘀斑（可能伴疼痛）
- 嵌甲（趾甲内生）[7-9]
- 自身敏感性湿疹
- 特应性疾病加重[12-21]
- 甲板部分或完全缺失[22]
- 其他健康人感染（家庭、运动设施、游泳池）[23]
- 身体其他部位皮肤真菌感染的来源

甲真菌病也会引起并发症，并且可能非常痛苦。一项研究结果显示，33% 的患者感到疼痛，51% 的患者有行走不适，13% 的患者工作和其他活动受限[2]。甲真菌病患者通常会感到自卑和尴尬，因此不愿意参与社交和休闲活动[2,3]。生活质量评分（Quality of live，QOL）显示治疗成功后患者的自我感觉和自信心均有提升[4]。许多患者面临穿鞋困难（82%）和难以修剪甲（75%～85%）的问题[4]。甲真菌病患者发生感染，特别是腿部蜂窝织炎感染的风险相对其他患者更高[5,6]。由于足癣和甲真菌病都是最容易治疗的危险因素，因此，仔细的筛查和治疗足部皮肤真菌病可以帮助消除这些导致腿部细菌性蜂窝织炎发生的特定危险因素，尤其是对于还伴有其他危险因素的患者。

当甲感染真菌后通常会变脆，因此不能像正常甲一样抵挡创伤，可能导致甲下瘀斑伴疼痛。

患甲真菌病的趾甲容易长到周围侧边甲皱襞中，在引发患者疼痛的同时还可能导致甲内生或嵌甲，这在长期患有甲真菌病患者的新甲长出过程中并不少见[7-9]。据估计高达 20% 的患者经历过这种趾甲新生的副作用[8]。

感染的甲就像一个"真菌库"，如果不经过充分治疗，会导致反复的浅表真菌感染，如足癣、股癣、体癣、面癣和头癣。因此，甲真菌病需要医学治疗。

12.2　治疗目标

治疗的目的是清除真菌和恢复正常甲。治愈后应采取措施防止复发，确保长期治愈（❏图 12.1）。达到临床治愈（100%

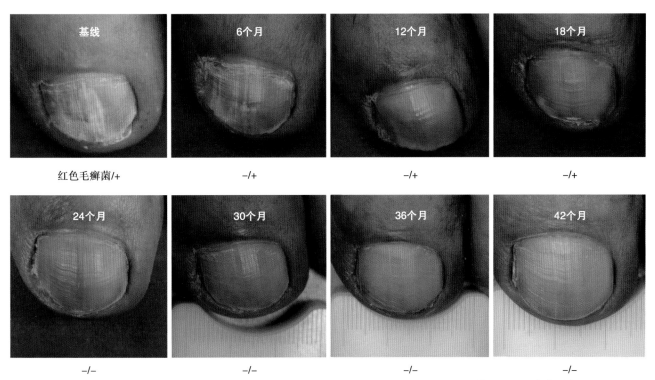

基线	6个月	12个月	18个月
红色毛癣菌/+	-/+	-/+	-/+
24个月	30个月	36个月	42个月
-/-	-/-	-/-	-/-

❏ 图 12.1　54 岁的健康男性。真菌镜检阳性，红色毛癣菌生长。患者口服抗真菌药物治疗 3 个月。在第 3 个月时，真菌培养为阴性（照片未展示），此后仍为阴性。直到第 15 个月，真菌镜检呈阳性（照片未展示）。真菌培养和镜检在此后的随访期内均呈阴性。第 15 个月时达到临床治愈，且在之后的随访期中甲均正常。这是一个治疗成功的病例，证明对甲真菌病患者长期随访的必要性。真菌培养/镜检；TR：红色毛癣菌，-阴性，+阳性

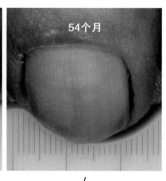

48个月　　　　　　54个月

–/–　　　　　　　–/–

◘ 图 12.1（续）

正常甲）的可能性不高,因为甲在感染前可能已不正常,甚至可能因为不正常而被感染。因此,最终的目标—完全治愈(100%正常甲,真菌培养和镜检阴性)可能并不能实现。在大多数情况下,采用现代药物治疗可以清除真菌,但也可能需要与其他方法相结合。一个由多学科组成的专家组曾提出,治疗的标准应该放宽,并允许最小限度的残余甲改变[24]。因此,向患者解释清楚为何即使治疗成功甲也不一定能完全恢复正常是很重要的,尤其是趾甲受累的患者。

12.3　甲真菌病的系统用药

12.3.1　灰黄霉素

　　灰黄霉素(griseofulvin)是第一种用于治疗甲真菌病的口服抗真菌药,但由于治愈率低、治疗时间长和不良反应等原因已很少使用。灰黄霉素对皮肤癣菌有效,但对霉菌和酵母菌无效。需每日给药,连续数月,直至甲长出来,通常需至少 9~18 个月的治疗。由于疗效差,给药疗程长以及副作用,在成人甲真菌病的治疗中不再推荐使用该药。在美国,FDA 批准灰黄霉素用于儿童患者的治疗。儿童的甲生长速度更快,因此其疗效优于成人。灰黄霉素的疗效没有特比萘芬(terbinafine)好,但特比萘芬并没有被 FDA 批准用于儿童。当儿童患者使用灰黄霉素治疗效果不佳时,超说明书使用特比萘芬进行治疗可能是合理的。

12.3.2　酮康唑

　　酮康唑(ketoconazole)是第一个广谱抗真菌药,虽然有效,但因其安全性问题不再推荐用于甲真菌病的治疗。

12.3.3　伊曲康唑

12.3.3.1　药理学

　　伊曲康唑(itraconazole)是 20 世纪 80 年代晚期问世的一种口服、易吸收的三唑类药物,与咪唑类的酮康唑具有相似活性,但肝毒性更低。伊曲康唑可抑制真菌细胞膜上麦角甾醇形成过程中的细胞色素 P-450 依赖性去甲基化(14-α-脱甲基酶)过程(◘ 图 12.2)[25],具有很强的亲脂性,在肝脏中代谢,代谢产物通过尿液和胆汁排出。

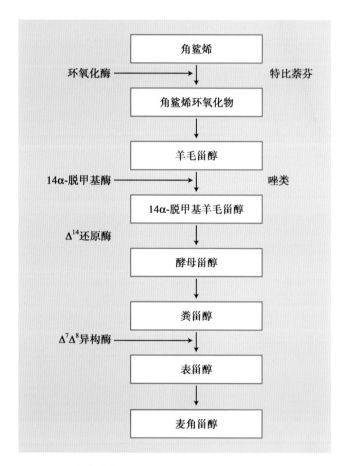

◘ 图 12.2　抗真菌药的作用机制

　　伊曲康唑对所有主要的浅部真菌病原体如皮肤癣菌和酵母菌均有抑菌作用。该药口服吸收好,由于其高度的亲脂性,组织中的药物浓度要高于血浆[26]。它与富含角蛋白的组织有很强的结合力,因此在停药后,甲中仍可能有长时间的药物残留,这使其有多种给药方案。这些药理学特性使初治方案由最初的伊曲康唑连续用药向间歇/冲击疗法逐渐演变。对于甲真菌病,通常给予每次 100mg、每日 2 次、每月使用 1 周、连续 3 月的方案。有时需要更长时间的治疗。如果采用持续治疗,则每日给予 200mg,持续 3 个月。

　　高脂饮食可增加药物的生物利用度,与降低胃酸的药物同服,其生物利用度可能会降低[27]。

已经证明伊曲康唑在开始治疗 1 周内即可出现在甲远端[28,29]。从治疗的第 1 个月到停止治疗后的第 3 个月/第 6 个月(分别在指甲/趾甲中),伊曲康唑对皮肤真菌和念珠菌的治疗浓度均高于最低抑菌浓度(minimal inhibitory concentration, MIC)[30]。

与连续服用伊曲康唑相比,间断给予伊曲康唑时血浆中的药物浓度峰值更高,但总药物暴露量更低,甲中的浓度也较低。尽管如此,在至少 6 个月内,甲中伊曲康唑浓度也远高于 100ng/g[30](远高于大多数致病真菌的最低抑菌浓度)。伊曲康唑在甲中的半衰期较长,停药后数月内仍可在甲中检测到伊曲康唑。

12.3.3.2　安全性

伊曲康唑对大鼠有胚胎毒性和致畸作用[31],妊娠期不应使用[32]。育龄期妇女服用伊曲康唑应采取避孕措施。母乳中会排出极少量伊曲康唑[32],因此哺乳期妇女禁用。

伊曲康唑一般耐受性良好,不良反应通常为轻到中度,且较为短暂。短期治疗的副作用发生率为 7%,但随着治疗时间延长,副作用的发生率上升到 12.5%[31,33,34]。采用伊曲康唑间断给药方案的患者发生不良反应的风险似乎更低[35]。最常见的副作用是头痛和胃肠道症状,如恶心、消化不良、腹痛、腹泻、腹胀[36]。皮疹、瘙痒、荨麻疹、急性全身发疹性脓疱病和中毒性表皮坏死松解症等皮肤症状较为少见[36]。0.3%~5% 的病例可出现肝功能指标的升高[31,32],包括致命性急性肝衰竭病例在内的严重肝毒性病例非常罕见[32]。对于接受伊曲康唑治疗超过 1 个月的患者,建议进行肝功能监测[32]。

伊曲康唑在肝脏中由 CYP3A4 酶系统代谢,因此有很多潜在的药物相互作用(表 12.1)。相互作用的药物分类如下:禁用药(2 周洗脱期)、不推荐使用药物(2 周洗脱期)或慎用药(需仔细监测)。

表 12.1　伊曲康唑药物相互作用。按药物类别列出可能因与伊曲康唑联用而引起血药浓度升高的药物。基于伊曲康唑的欧盟药品说明书[32](summary of product characteristics,SPC)。此列表可能不完整。建议读者查阅制造商的处方资料,查明是否有其他药物使用禁忌

药物分类	药物
禁与伊曲康唑联用	
镇痛药	阿法美沙醇(levacetylmethadol,levomethadyl),美沙酮(metthadone)
抗心律失常药	丙吡胺(disopyramide),多非利特(dofetilide),决奈达隆(dronedarone),奎尼丁(quinidine)
抗寄生虫药和抗原虫药	卤泛群(halofantrine)
抗组胺药	阿司咪唑(astemizole),咪唑斯汀(mizolastine),特非那定(terfenadine)
抗偏头痛药	麦角生物碱,如双氢麦角胺(dihydroergotamine),麦角新碱(ergometrine,ergonovine),麦角胺(ergotamine),甲基麦角新碱(methylergometrine,methylergonovine)
抗肿瘤药	伊立替康(irinotecan)
抗精神病药,抗焦虑药和催眠药	鲁拉西酮(lurasidone),口服咪达唑仑(midazolam),匹莫齐特(pimozide),舍吲哚(sertindole),三唑仑(triazolam),喹硫平(quetiapine)
钙通道阻滞剂	苄普地尔(bepridil),非洛地平(felodipine),乐卡地平(lercanidipine),尼索地平(nisoldipine)
心血管药物,其他	伊伐布雷定(ivabradine),雷诺嗪(ranolazine)
利尿剂	依普利酮(eplerenone)
胃肠道药物	西沙比利(cisapride)
降脂药	洛伐他丁(lovastatin),辛伐他丁(simvastatin)
其他	秋水仙碱(colchicine),有肾脏或肝脏损害的患者
不推荐与伊曲康唑联用	
α 受体阻滞剂	坦索罗辛(tamsulosin)
镇痛药	芬太尼(fentanyl)
抗菌药	利福布汀(rifabutin)
抗凝剂和抗血小板聚集药	利伐沙班(rivaroxaban)
抗惊厥药	卡马西平(carbamazepine)
抗肿瘤药	达沙替尼(dasatinib),尼洛替尼(nilotinib),曲贝替定(trabectedin)
心血管药物	阿利吉仑(aliskiren)
免疫抑制剂	依维莫司(everolimus)
呼吸系统药物	沙美特罗(salmeterol)
泌尿系统药物	伐地那非(vardenafil)
其他	秋水仙碱

◘ 表 12.1　伊曲康唑药物相互作用。按药物类别列出可能因与伊曲康唑联用而引起血药浓度升高的药物。基于伊曲康唑的欧盟药品说明书[32]（summary of product characteristics，SPC）。此列表可能不完整。建议读者查阅制造商的处方资料，查明是否有其他药物使用禁忌（续）

药物分类	药物
与伊曲康唑慎用	
镇痛药	阿芬太尼（alfentanil），丁丙诺啡舌下片（buprenorphine），羟考酮（oxycodone）
抗心律失常药	地高辛（digoxin）
抗凝剂和抗血小板聚集药	香豆素（coumarins），西洛他唑（cilostazol），达比加群（dabigatran）
抗糖尿病药	瑞格列奈（repaglinide），沙格列汀（saxagliptin）
抗寄生虫药和抗原虫药	吡喹酮（praziquantel）
抗偏头痛药	依来曲普坦（eletriptan）
抗肿瘤药	硼替佐米（bortezomib），白消安（busulphan），多西他赛（docetaxel），厄洛替尼（erlotinib），伊沙匹隆（ixabepilone），拉帕替尼（lapatinib），三甲曲沙（trimetrexate），长春碱（vinca alkaloids）
抗精神病药，抗焦虑药和催眠药	阿普唑仑（alprazolam），阿立哌唑（aripiprazole），溴替唑仑（brotizolam），丁螺环酮（buspirone），氟哌啶醇（haloperidol），咪达唑仑Ⅳ（midazolam Ⅳ），哌罗匹隆（perospirone），喹硫平，雷美替胺（ramelteon），利培酮（risperidone）
抗病毒药	马拉韦罗（maraviroc），茚地那韦（indinavir），利托那韦（ritonavir），沙奎那韦（saquinavir）
β 阻滞剂	纳多洛尔（nadolol）
钙通道阻滞剂	其他二氢吡啶类，包括维拉帕米（verapamil）
胃肠道药物	阿瑞匹坦（aprepitant），多潘立酮（domperidone）
免疫抑制剂	布地奈德（budesonide），环索奈德（ciclesonide），环孢素（ciclosporin），地塞米松（dexamethasone），氟替卡松（fluticasone），甲泼尼龙（methylprednisolone），雷帕霉素（rapamycin）［又称西罗莫司（sirolimus）］，他克莫司（tacrolimus），西罗莫司脂化物（temsirolimus）
降脂药	阿托伐他汀（atorvastatin）
选择性五羟色胺再摄取抑制剂（selective serotonin reuptake inhibitor，SSRI），三环类及相关抗抑郁药	瑞波西汀（reboxetine）
泌尿系统药物	非索罗定（fesoterodine），咪达那新（imidafenacin），西地那非（sildenafil），索利那新（solifenacin），他达拉非（tadalafil），托特罗定（tolterodine）
其他	阿利维 A 酸（alitretinoin）（口服制剂），西那卡塞（cinacalcet），莫扎伐普坦（mozavaptan），托伐普坦（tolvaptan）

动物研究和临床病例报道表明，伊曲康唑可能有负性肌力作用，因此可能与充血性心力衰竭有关。在给有充血性心力衰竭风险的患者开药时，应该考虑到这一点[37]。

12.3.3.3　疗效

关于伊曲康唑的疗效已经开展了一些开放和随机对照试验的全面研究[7,38-67]。在一篇包含 7 项持续使用伊曲康唑治疗足趾甲真菌病研究的 meta 分析中，共纳入 1 131 名患者，其结果显示真菌学疗效为 59%（95% 置信区间［confidence interval，CI］:54% ~ 64%）[68]。与之类似，对 6 项研究中的 318 名患者结果进行相同分析，间断使用伊曲康唑的真菌学治愈率为 63%（95% CI:56% ~ 70%）[68]。在一项随机双盲研究中，间断使用伊曲康唑（3 次冲击）治疗的真菌学、临床和完全治愈率分别为 38%、32% 和 23%[39,40]。治愈率显著高于特比萘芬。在一项类似设计的研究中，使用特比萘芬和伊曲康唑治疗后，真菌培养呈阴性的患者数分别为 79 人（92%）和 56 人（67%）[44]。伊曲康唑不是皮肤癣菌性甲真菌病患者的首选药物，但在特比萘芬治疗失败或有特比萘芬使用禁忌证的患者中，伊曲康唑是一

种有价值的替代药物（◘ 图 12.3）。

12.3.4　特比萘芬

12.3.4.1　药理学

特比萘芬是一种于 1979 年研制出的丙烯胺类抗真菌药，通过抑制角鲨烯环氧化酶（◘ 图 12.3）耗竭真菌细胞壁的麦角甾醇，从而发挥作用[69,70]。麦角甾醇缺乏会产生类似于唑类抗真菌化合物的抑菌效果。由于麦角甾醇的生物合成途径被破坏，角鲨烯在细胞中蓄积，因此可对易感的真菌细胞产生进一步的毒性作用，从而发挥杀菌作用[71]。特比萘芬对真菌的角鲨烯环氧化酶具有高度选择性，对哺乳动物的角鲨烯环氧化酶几乎没有作用，这解释了其并没有与作用机制相关的副作用。特比萘芬是目前唯一口服的、杀真菌的抗真菌药物。

特比萘芬的抗真菌活性已在许多研究中得到评估。它是一种广谱抗真菌药物，对皮肤癣菌具有最强的抗菌作用，对大多数曲霉菌和短曲霉菌有作用，但对酵母菌（包括大多数念珠

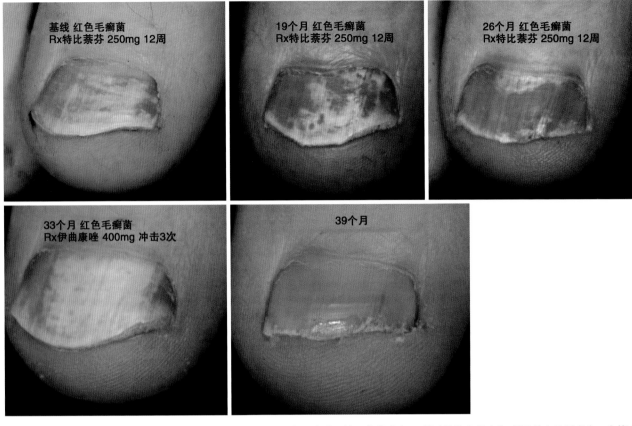

□ 图 12.3　35 岁,健康男性。真菌镜检阳性,真菌培养结果为红色毛癣菌。特比萘芬治疗 12 周后虽然有所改善,但甲并未达到痊愈。在第 19 个月时,给予特比萘芬强化治疗 12 周。第 26 个月时,再次给予特比萘芬治疗 12 周,症状有进一步的改善。但在第 33 个月时,临床表现恶化,真菌培养仍呈阳性,采用伊曲康唑每日 400mg 的方案,3 个冲击疗程后治疗成功

菌)作用较差[72-75]。特比萘芬口服后吸收迅速(70%),99% 与血浆蛋白结合,积聚在皮肤和脂肪组织中,并缓慢释放[76]。成人口服剂量为每日 250mg。考虑到疗效和经济因素,特比萘芬的理想治疗方案是每日 250mg,持续 12 周,但有些患者可能需要更长的治疗时间。

特比萘芬通过甲床和甲母质扩散到甲板[77,78]。在使用特比萘芬标准治疗 3 个月后,从治疗开始后的第 2~36 周,甲板中的浓度始终远高于皮肤癣菌的最低抑菌浓度[79]和最低杀菌浓度(minimum fungicidal concentration,MFC)[80,81]。这就解释了为什么相对较短的 12 周疗程对趾甲的甲真菌病即有效。

12.3.4.2　安全性

特比萘芬不常引起显著的药物相互作用[79]。本药在肝内广泛代谢,约 70% 经粪便排出。体外研究表明,特比萘芬抑制 CYP2D6 肝酶的代谢,因此对服用三环类抗抑郁药、SSRI 抗抑郁药、单胺氧化酶(monoamine oxidase,MAO)抑制剂和 β-受体阻滞剂的患者可能有重要影响(□ 表 12.2)。特比萘芬能增加丙咪嗪和去甲替林的血药浓度[82,83]。

关于监测服用特比萘芬患者肝功能的必要性一直存在争议。在美国的临床试验中,服用特比萘芬的患者中有 3.3% 出现无症状性肝酶异常,而安慰剂组仅有 1.4%[22,84]。由于肝炎可在既往没有肝脏疾病的情况下发生,目前 SPC 建议对既往有或无肝脏疾病的患者(治疗前和治疗 4~6 周后)[82]都进行监测。这项建议可能在各国并不完全一致,并可能会随着时间而变化。请参考最新版的 SPC。

□ 表 12.2　特比萘芬药物相互作用。此列表可能不完整。建议读者查阅厂家的处方资料,明确是否有其他药物使用禁忌证

药物相互作用类型	
降低抗真菌药物浓度	利福平(rifampin)
	苯巴比妥(phenobarbitol)
增加联合用药浓度(可能与临床相关)	华法林(warfarin)
	特别是三环类抗抑郁药
适用于主要由 CYP2D6 酶代谢的药物	去甲替林(nortriptyline)
	丙咪嗪(imipramine)
	地昔帕明(desipramine)
	β-受体阻滞剂
	选择性 5-羟色胺再摄取抑制剂
	抗心律失常药(包括 1A,1B 和 1C 类)
	单胺氧化酶抑制剂
	烟酰胺(nicotinamide)
增加抗真菌药浓度的药物	西咪替丁(cimetidin)
可能会降低活性的药物	环孢素(ciclosporine)

特比萘芬一般耐受性良好,但并不意味着不会发生不良事件[85]。在一项对 25 884 名患者进行的大规模非受控上市后监测研究中,有 10.4% 的患者出现不良反应,最常见的是胃肠道反应(4.9%)和皮肤反应(2.3%)[85]。皮肤最常见的反应是湿疹、瘙痒、荨麻疹和皮疹[85]。严重不良反应(serious adverse events,SAE)很少发生[36]。在一项基于丹麦国家不良反应数据库(The National Adverse Reaction Database)的研究中,对 SAE 进行了为期 10 年的观察[86]。在此期间,有 263 名患者报告了因服用特比萘芬而发生不良反应。10 例患者出现味觉障碍。肝胆疾病(n=7)和肝酶升高(n=22)共占报告者的 15%。胃肠道疾病(n=17)和全身性疾病(n=17)各占 9%[86]。

虽然特比萘芬被认为是一种相对安全的药物,但偶尔也会发生严重的不良事件。在 JAMA 皮肤病学杂志最近的一篇社论中报道说,"每 50 000~120 000 次治疗中,就有 1 例由特比萘芬治疗引起的临床明显肝损伤",大多数病例在停药后可完全缓解[87]。同一篇社论指出,有一个常见的"误解"(患者和医生都认为如此),即口服特比萘芬是一种危险的药物[87]。1990—2002 年美国肝移植的回顾性数据显示,没有患者因接受特比萘芬治疗而进行肝移植[88]。

12.3.4.3 疗效

大多数研究(其中多数是大规模的双盲比较性研究)和综述[68,103]显示特比萘芬的完全治愈率、临床治愈率和真菌学治愈率均较高[39-41,44,46,47,89-102]。在一项大型随机试验中,其真菌学治愈率、临床治愈率和完全治愈率分别为 75.7%、53.6% 和 45.8%[39,40]。一项 meta 分析中纳入了 18 项随机试验,包含 993 名患者,合并后的真菌治愈率为 76%(95% CI:73% ~ 79%)[68]。相应的临床治愈值为:15 个试验,1 199 名患者,临床治愈率达 66%(95% CI:61% ~ 72%)[68]。一项 meta 分析纳入了 8 项间断性伊曲康唑治疗和连续使用特比萘芬治疗的比

较性研究,结果表明,特比萘芬真菌治愈率更高,其优势比为 2.3(95% CI:1.7~3.0;p≤0.000 1)[104]。

有 4 项试验对特比萘芬与伊曲康唑进行了比较[39,40,44,65,105],这些研究被纳入一项回顾性研究中[103]。试验结束时,特比萘芬治疗组真菌培养和镜检均为阴性的观察值与伊曲康唑组相比有显著统计学优势(RR=1.64;95% CI:1.48~1.81)[103]。在特比萘芬与伊曲康唑治疗甲真菌病的对比(lamisil versus itraconazole in onychomycosis,L. I. ON)研究中比较了特比萘芬与间歇性伊曲康唑给药的疗效,结果显示特比萘芬的治愈率约为伊曲康唑的 2 倍,72 周时真菌治愈率分别为 76% 和 38%[39,40]。在另一项研究中,特比萘芬与连续性伊曲康唑给药进行了比较,相近地,真菌学治愈率分别为 81% 和 63%[44]。

很少有关于特比萘芬和氟康唑的头对头研究。Havu 的研究中比较了特比萘芬给药 12 周与氟康唑 150mg 每周 1 次,连续给药 12 周或 24 周的疗效,研究结束时,真菌学治愈率分别为 89%、51% 和 49%[106]。特比萘芬治疗成功的病例见 ▣ 图 12.4。

12.3.5 氟康唑

12.3.5.1 药理学

氟康唑(fluconazole)是一种口服双三唑类抗真菌药物,于 1982 年被研发出来,用于治疗皮肤癣菌、念珠菌感染,以及系统性真菌病。它与其他唑类抗真菌药一样,可抑制麦角甾醇生物合成过程中的相同步骤(▣ 图 12.2)[80]。尽管氟康唑的最低抑菌浓度很高,但它对引起皮肤真菌病的大多数真菌都有效[107],体外药物敏感性是该药物一个较差的预测抗真菌疗效的因子。与许多其他唑类和特比萘芬相比,氟康唑与血浆蛋白的结合力

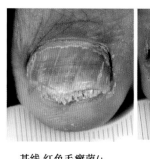
基线 红色毛癣菌/+

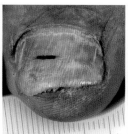
1个月 红色毛癣菌/+

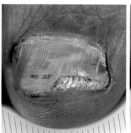
2个月 –/+

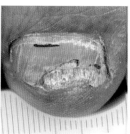
3个月 –/+

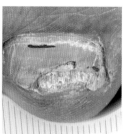
4个月 –/+

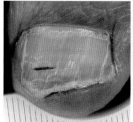
6个月 –/+

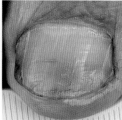
9个月 –/–

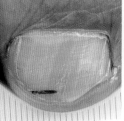
12个月 –/–

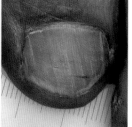
18个月 –/–

▣ 图 12.4 特比萘芬治疗成功的病例。患者为 56 岁健康男性。真菌镜检阳性,红色毛癣菌生长。患者给予特比萘芬每日 250mg,持续 3 个月。真菌培养在治疗第 2 个月转阴,此后仍为阴性,真菌镜检至第 9 个月才转阴,此后培养和镜检在观察期内均为阴性,因此达到真菌学治愈的标准。12 个月时达到临床治愈标准。真菌培养/镜检;TR:红色毛癣菌,-阴性,+阳性

不强,大部分以原型排出,而且半衰期较长,因此可每周给药 1 次。其代谢稳定,可通过尿液(91%)和粪便(2%)排出[108],因此需要根据肌酐清除率调整剂量[109]。

氟康唑的治疗方案可用每日 100~200mg 的连续疗法,也可用每周 150mg 的间歇疗法。与伊曲康唑相比,氟康唑药物相互作用较少,但副作用与伊曲康唑一样罕见,主要表现为胃肠道不适。然而已有念珠菌属耐药的报道,特别是克柔念珠菌和近平滑念珠菌。白念珠菌耐药也有报道,尤其是在 HIV 感染/艾滋病患者中多见。

12.3.5.2　安全性

氟康唑是 CYP2C9、CYP2C19 的强效抑制剂,应避免与通过这些酶代谢的药物联用,或在联用时密切监测。它也是 CYP3A4 的中效抑制剂,不应与口服降糖药、苯妥英钠、环孢素、利福平、茶碱或特非那定联合使用(◘ 表 12.3)。

◘ 表 12.3　氟康唑药物相互作用。此列表可能不完整。建议读者查阅制造商的处方资料,查明是否有其他药物使用禁忌证

药物相互作用类型	氟康唑
降低抗真菌药物浓度 增加合用药物的浓度	利福平
	阿普唑仑
	阿米替林(amityptiline)
	阿司咪唑*
	钙通道阻滞剂
	西沙比利*
	环磷酰胺
	环孢霉素
	地西泮(diazepam)
	H1 拮抗剂?
	厄贝沙坦(irbesratan)
	氯沙坦(losartan)
	美沙酮
	咪达唑仑
	去甲替林
	匹莫齐特*(pimozide)
	苯妥英钠
	奎尼丁*
	喹硫平
	利福布汀
	他汀类药物
	磺胺甲噁唑(sulfamethoxzalone)
	磺酰脲类药物
	他克莫司
	特非那定*
	茶碱
	三唑仑
	华法林
	齐多夫定(zidovudine)
增加抗真菌药浓度的药物	氢氯噻嗪和其他噻嗪类利尿剂
可能降低合用药活性的药物	口服避孕药
其他	红霉素*(erythromycin)

禁止同时使用标有*的药品,主要是因为有发生心律失常的风险

氟康唑通常耐受性良好,已报道的药物不良反应包括轻度的胃肠道功能紊乱、皮疹、头痛和腹泻[107,110,111]。在一项 meta 分析中,氟康唑每周 150mg 和氟康唑每周 300~450mg 组中,因任何不良事件而中止治疗的合并风险分别为 1.98%(95% CI:0.05~3.92)和 5.76%(95% CI:2.42~9.10)[35]。因肝功能指标升高而停药的风险为 0.4%~0.9%,发生风险取决于给药剂量[35]。由于数据有限,长期治疗是否需要监测肝功能仍存争议[112]。

氟康唑在甲中的浓度随着治疗时间的延长而增加,并与剂量相关[113]。其在趾甲中的浓度似乎高于指甲[114]。氟康唑在甲中的有效浓度保留时间没有伊曲康唑和特比萘芬长[27,113,115],因此治疗时间需要更长。氟康唑对皮肤癣菌和念珠菌有效[116,117]。一般建议持续使用氟康唑直到病甲完全长出,这意味着治疗趾甲需要 6~9 个月(可能更长),而指甲则需要 6 个月。

12.3.5.3　疗效

氟康唑的疗效没有特比萘芬和伊曲康唑研究彻底[118]。3 项安慰剂-对照研究评估了每周给予 150~450mg 不同剂量氟康唑的疗效差异[107,110,111]。所有的研究结果都证明氟康唑优于安慰剂。Scher 的研究纳入 362 例趾甲真菌病患者,分为每周 150mg、200mg 和 450mg 治疗组,疗程结束时真菌治愈率分别为 47%、59% 和 62%[107],相应的临床治愈率分别为 28%、29% 和 36%。氟康唑治疗甲真菌病疗效的其他研究结果也与此相似[41,106,110,119,120]。Gupta 对 59 例由非皮肤癣菌性霉菌-短帚霉菌引起的甲真菌病患者进行研究[121],患者分别给予灰黄霉素、酮康唑、伊曲康唑或特比萘芬治疗,最终达到临床治愈的患者数分别为灰黄霉素 3 例(3/12),氟康唑 8 例(8/12),酮康唑 10 例(10/12),特比萘芬 11 例(11/12),伊曲康唑 12 例(12/12)。

最近 Gupta 的一篇综述回顾了所有已发表的研究和一项开放标签研究[122],以确定氟康唑的最佳治疗方案[123]。在这篇综述中,没有证据表明高剂量的氟康唑能显著提高疗效,即使每周的使用剂量从 150mg 增加 3 倍至 450mg[123]。剂量越大,不良反应越常见。因此,现有证据不支持氟康唑的使用剂量高于每周 150mg[123]。临床经验表明,对每周 150mg 治疗无反应的患者可以尝试更高的剂量。氟康唑治疗的持续时间对疗效有显著影响,6 个月以上的疗程比 6 个月以内的疗程真菌学和临床治愈率更高[123]。见◘ 图 12.5。

12.3.6　未注册的新药

12.3.6.1　阿巴康唑

阿巴康唑(albaconazole)是一种新型广谱唑类抗真菌药物,对酵母菌、丝状真菌和皮肤癣菌具有体外抗菌活性,包括与甲真菌病相关的最常见微生物。阿巴康唑的半衰期很长,可 1 周给药 1 次[124]。在最近的临床 Ⅱ 期研究中,患者每周服用 400mg 阿巴康唑,治疗 36 周时,54% 的患者达到真菌学治愈,52 周时病甲完全清除或几乎完全清除[124]。

12.3.6.2　泊沙康唑

泊沙康唑(posaconazole)是另一种新型唑类药物,对大多数甲真菌病的致病真菌有效[125]。它在甲真菌病治疗中应用有

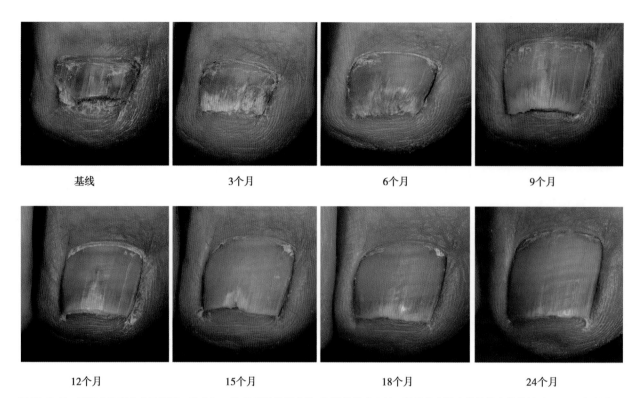

基线　　　　　3个月　　　　　6个月　　　　　9个月

12个月　　　　　15个月　　　　　18个月　　　　　24个月

◙ 图12.5 氟康唑治疗成功的病例。患者为一名40岁的健康女性,患甲真菌病5年。她的家庭医生给予特比萘芬每日250mg治疗了10个月,但治疗后真菌镜检仍呈阳性,足底皮肤和趾甲真菌培养结果为红色毛癣菌。她肝功能正常,未服用任何其他药物。之后改为氟康唑每周150mg(基线照片)。12个月时,剂量增加到每周300mg,大部分受累的趾甲已用指甲剪去除。15个月时停止治疗。15、18、24个月时真菌镜检及培养均为阴性。治疗期间肝功能正常。通常氟康唑仅推荐使用9~12个月,但该患者的反应缓慢,且其之前对特比萘芬治疗没有反应。24个月时,每隔1周用阿莫罗芬搽剂对该患者进行预防性治疗

限,但正如预期的那样,它对甲真菌病是有效的[126]。

12.3.6.3 VT-1161

VT-1161是一种真菌CYP51的强效口服选择性抑制剂[127]。这可能意味着与唑类药物相比,其副作用更小。VT-1161可阻断真菌细胞膜的重要组成部分——麦角甾醇的产生。体外和体内研究表明,VT-1161对念珠菌和皮肤癣菌具有广谱抗菌活性。这种药物目前正处于甲真菌病治疗的II期试验中。

12.3.7 口服抗真菌药的治疗剂量和方案

成人抗真菌药物的剂量总结于 ◙ 表12.4。

◙ 表12.4 抗真菌药物成人剂量

药物	指甲	趾甲
特比萘芬	250mg/d,6周	250mg/d,12周
氟康唑+	150mg,每周1次,直到病甲完全长出。通常需3~6个月a)	150mg,每周1次,直到病甲完全长出。通常需9~12个月a)
伊曲康唑,连续	200mg/d,6周	200mg/d,12周
伊曲康唑,冲击	200mg×2/d,服药1周停3周,冲击2次	200mg×2/d,服药1周停3周,冲击3次

a对于治疗效果差和/或有几种不良预后因素的患者,可以考虑使用高剂量氟康唑每周300mg甚至更高剂量450mg。氟康唑并非在所有国家均注册用于甲真菌病的治疗

12.3.7.1 特比萘芬剂量

在无禁忌证的前提下,特比萘芬因其疗效最佳、副作用小、药物相互作用风险低且成本效益高,通常是治疗皮肤癣菌所致甲真菌病的首选[87]。

欧盟药品说明书(SPC)建议成人和儿童应在治疗前和开始治疗后的4~6周检查肝功能,但该项建议可能因国家而异。如果出现肝损伤的生化或临床证据,应中断特比萘芬治疗。如患者出现恶心、厌食、疲劳、呕吐、腹痛或黄疸、尿液发黑或粪便颜色变浅(◙ 表12.5)等任何肝病症状,应立即报告。

特比萘芬治疗指甲和趾甲真菌病的成人标准剂量为每日250mg,疗程分别为6周和12周[82]。

尽管没有得到美国食品药品监督管理局(Food and Drug Administration,FDA)或欧洲药品管理局(European Medicines Agency,EMA)的批准,但有研究报道冲击疗法是有效的[102,128]。一些医生认为冲击疗法更安全,但一项大规模的随机双盲研究并不支持这种观点[102]。冲击疗法的总体疗效似乎较低,但不能排除个别患者采用冲击疗法的疗效较好。

老年人无须调整剂量[129]。服用西咪替丁等药物的患者可能需要调整剂量。有些患者在给予标准剂量治疗3个月后仍未痊愈,因此应在开始治疗6个月后进行疗效评估。在那时一些患者可能会因延长治疗时间和/或重复的强化疗法获益[130]。但3个月标准疗法的延长方案需要重复进行肝功能检测(liver function tests,LFTs),且强化治疗未经FDA或EMA批准。

◘ 表 12.5　使用抗真菌药物的警告和禁忌证

禁忌证	
氟康唑	对氟康唑或其他唑类过敏者。孕妇禁用。◘ 表 12.3 中所列不应与氟康唑合用的药物
特比萘芬	对特比萘芬有过敏史者。孕妇禁用
伊曲康唑	对伊曲康唑或其他唑类过敏者。禁与伊曲康唑同服的药物，见◘ 表 12.1。孕妇禁用
警告和监测	
氟康唑	肝功能不全者禁用。实验室检查或临床症状提示肝功能不全时停药。需监测患者临床症状和评估实验室检查。可能会出现皮肤反应。孕妇禁用
特比萘芬	可发生肝功能衰竭。监测患者临床症状和实验室检查结果。治疗前应进行血液检测。可出现中性粒细胞减少症。出现味觉和嗅觉障碍时应立即停药。如果出现药物反应的迹象或症状，停止用药。可出现严重的不良反应，如 Steven-Johnson 综合征、中毒性表皮坏死松解症等
伊曲康唑	可发生心律失常。肝毒性罕见。对患者进行临床和实验室评估，然后进行血液检测。如果出现肝病的临床症状和体征，停止用药并重复检查肝功能。因为这种药物可与多种药物发生相互作用，需要详细阅读◘ 表 12.1 或 SPC
黑框警告	
氟康唑	无
特比萘芬	无
伊曲康唑	不应用于心功能不全患者
	有几种药物是禁用药。见◘ 表 12.1 或 SPC

特比萘芬可经乳汁分泌，因此母乳喂养的妇女在哺乳期不应接受特比萘芬治疗[82]。动物实验中胚胎毒性和生育能力的研究表明，特比萘芬对妊娠或新生儿健康无不良影响，但没有使用特比萘芬治疗孕妇的临床经验[82]。因此，不推荐妊娠期甲真菌病患者使用特比萘芬。

由于特比萘芬在肾功能损害的患者中尚未得到充分的研究，因此在对这些患者进行特比萘芬治疗时，应给予足够的关注和监测。

12.3.7.2　伊曲康唑剂量

大部分学者建议，即便是没有明显肝功能损伤危险因素的无症状患者，在需要长期服用伊曲康唑时，也应在治疗期间监测肝功能（◘ 表 12.5）[32,131,132]。肝功能指标升高患者、活动性肝病患者或既往有肝功异常病史的患者不宜服用伊曲康唑[32]。伊曲康唑是 CYP3A4 的有效抑制剂，这为药物相互作用提供了可能（◘ 表 12.1）。

伊曲康唑可连续给药，每日 200mg，或间歇给药，每次 100mg、每日 2 次，连用 1 周，每 4 周 1 次（冲击疗法）[32]。间歇治疗和持续治疗的疗效相当，但间歇治疗药物接触较少。因此，大多数医生更喜欢间歇疗法。甲真菌病的标准给药剂量为每日 200mg，持续 6 周或 2 次冲击（200mg，每日 2 次，连用 1 周，每 4 周 1 次），趾甲真菌病为每日 200mg，连用 12 周或 3 次冲击疗法（◘ 表 12.4）[32]。

12.3.7.3　氟康唑剂量

氟康唑是甲真菌病的一种替代疗法。对患者而言，其优势在于每周只需用药 1 次，但该方法治疗时间长且疗效较低。因此，氟康唑是继特比萘芬和伊曲康唑之后治疗皮肤癣菌甲真菌病的第 3 种可选择药物。其推荐剂量是每周 150mg，直到新甲完全长出（◘ 表 12.4）。这意味着至少需要 6~9 个月或更长的疗程来治疗趾甲真菌病。据作者经验，有些患者甚至需要更长的疗程。氟康唑并未在所有国家都被注册用于治疗甲真菌病。

在美国，它尚未被批准用于甲真菌病治疗，但一些医生已经将其超适应证用于甲真菌病治疗。氟康唑可同时抑制 CYP3A4 和 CYP2C9，因此可能存在药物相互作用（◘ 表 12.5）。虽然短期治疗期间无须监测肝功能，但在患者开始治疗前和长期服用氟康唑治疗期间，应谨慎并检查肝功能。

12.3.8　儿童用药剂量

除已报道的其他致病菌外，红色毛癣菌是引起儿童甲真菌病的最常见致病菌。儿童甲真菌病最常见的鉴别诊断是银屑病、特应性皮炎、脂溢性皮炎、斑秃、扁平苔藓和先天性甲营养不良[133]。在治疗儿童甲真菌病前应先检查是否还有其他部位的真菌感染，当伴随其他部位真菌感染时局部治疗通常是不够的。当儿童被感染时，其他家庭成员也应进行检查。

儿童抗真菌药物的剂量总结于 ◘ 表 12.6。

◘ 表 12.6　儿童甲真菌病的治疗剂量

药物	剂量
氟康唑	3~6mg/kg（4.5mg）直到甲恢复正常。每周 1 次
伊曲康唑	>50kg:200mg，每日 2 次，7/28 日，2~3 次冲击（趾甲 3 次，指甲 2 次）
	40~50kg:100mg，每日 2 次，7/28 日，2~3 次冲击（趾甲 3 次，指甲 2 次）
	20~40kg:100mg，每日 1 次，7/28 日，2~3 次冲击（趾甲 3 次，指甲 2 次）
	<20kg:5mg/kg，每日 1 次，7/28 日，2~3 次冲击（趾甲 3 次，指甲 2 次）
特比萘芬	>40kg:每日 250mg，6~12 周（趾甲 12 周，指甲 6 周）
	20~40kg:每日 125mg，6~12 周（趾甲 12 周，指甲 6 周）
	<20kg:每日 62.5mg，6~12 周（趾甲 12 周，指甲 6 周）

与成人相比,儿童局部治疗的成功率更高,因此通常先尝试局部治疗。在对儿童进行系统用药前,需要仔细考虑治疗获益是否大于潜在副作用的风险。

特比萘芬在许多国家已被注册可用于 2 岁以上(>12 公斤)的儿童。其剂量为体重小于 20 公斤的儿童每日 62.5mg,20~40 公斤的儿童每日 125mg,40 公斤以上的儿童按照每日 250mg 的成人剂量给药[82,133,134]。疗程与成人相同。

关于伊曲康唑在儿童中的使用,现有数据较有限。伊曲康唑用于儿童时推荐冲击疗法,因为该疗法的药物暴露量更少。对于成年患者,指甲需 2 次冲击治疗,趾甲需 3 次冲击治疗。在儿童患者中,伊曲康唑可作为胶囊或口服溶液(并非所有国家都有)服用。以下剂量表仅供参考,开始治疗前应查阅 SPC。对于体重超过 50 公斤的儿童:200mg,每日 2 次;40~50 公斤:100mg,每日 2 次;20~40 公斤:100mg,每日 1 次;对于体重不足 20 公斤的儿童:每日 5mg/kg[135,136]。指甲冲击治疗 2 次,趾甲冲击 3 次。

氟康唑的使用剂量为 3~6mg/kg,每周 1 次,直到甲恢复正常,指甲的治疗需要 12~16 周,趾甲需要 18~26 周甚至更长[135]。根据药品专论,针对氟康唑提出了以下剂量方案:3mg/kg(儿童患者)相当于 100mg(成人),6mg/kg(儿童患者)相当于 200mg(成人),12mg/kg(儿童患者)相当于 400mg(成人)[136]。因此,标准成人剂量的儿童等效剂量为每周 4.5mg/kg。

谨慎、安全的做法是在治疗前和治疗 6 周后对所有患儿进行血液学检查,包括血细胞计数、生化检测(包括肝功能检测)。如果治疗时间超过 3 个月(如氟康唑),应每 2 个月重复 1 次血液学检查。

12.3.9　联合治疗

系统用药联合其他治疗方式,如手术、清创或局部用药可能会提高疗效。这在具有局部不良预后因素的患者中尤其明显,如皮肤癣菌瘤、甲增厚、侧壁受累、甲纵行条纹、角化过度、甲母质受累或甲分离[137]。

12.3.9.1　系统治疗联合外用药物

自 1966 年以来,已有局部外用药物和系统治疗的联合疗法[138],如今越来越倾向于采用这种能提高疗效的治疗手段。在某些病例中联合治疗可能存在药物协同作用,特别是不同作用机制的药物联用时,可能提供更广泛的抗真菌谱。这可能加快药物反应以及提高治愈率。

当每种药物单独使用均不能有效富集于病灶处时,不同的药物和给药模式可使互补药物渗透到被感染的组织处;口服药物可迅速扩散并积聚在甲床上,而局部用药能有效地穿透甲板,并防止甲本身再次感染[139]。

疗效

口服药物联合阿莫罗芬(amorolfine)局部治疗甲真菌病已被广泛研究[140-147]。

Baran 等在一项开放性研究中将 147 名患者随机分为 3 个治疗组,特比萘芬联合用药组 12 周时的整体治愈率明显高于特比萘芬单独治疗组(72.3% vs. 37.5%)[147]。在甲母质受累

的甲真菌病患者(相比而言,更难治疗)中也开展了一项类似的研究[144],这项研究证实了联合用药的优越性,联合用药组的总体疗效(达到真菌学治愈和残留甲改变小于 10%)为 59.2%,而特比萘芬单独用药组为 45%[144]。Lecha[146]证实了阿莫罗芬与伊曲康唑联合应用的价值。

特比萘芬与环吡酮(ciclopirox)合用的真菌学治愈率为 30/34(88.2%),而特比萘芬单独治疗组为 22/34(64.7%)[148]。两组的完全治愈率无显著差异。Gupta 等对严重甲真菌病患者(受累面积>60%)开展了研究[149],联合用药组的真菌学治愈率为 70.4%,而特比萘芬单独用药组为 56%[149]。氟康唑和阿莫罗芬的联合用药只有一项研究[150]。该项研究中,先给予患者每周 150mg 氟康唑,直到受累病甲少于 1/3 时停用氟康唑,改为阿莫罗芬(序贯治疗),并持续到治愈。23 例患者中只有 4 例治疗失败(治愈率为 83%)[150]。

但并不是所有的研究结果都证明联合治疗更具优越性[143,145]。

剂量

并非所有患者都需要联合治疗,当患者存在一个或多个不良预后因素导致治疗困难时,可考虑联合治疗。联合治疗也可用于真菌感染后对治疗反应不佳或混合感染者。口服药物以标准剂量给药 12 周,外加局部给药。如果一开始就同时系统给药结合局部给药,称为"平行联合治疗"(parallel combination treatment)[139]。另一种情况是已经开始口服治疗的患者,但在某个阶段的反应并不理想,此时加用局部外用药可能提高治疗效果,称为"序贯联合治疗"(sequential combination treatment)[139]。口服药物按标准剂量服用 3 个月,然后加用外用药,直至痊愈。

12.3.9.2　系统治疗联合外科手术

将已感染的甲部分移除后可促进药物渗透到感染区域。这种治疗方法很少单独使用,多与口服或外用药物联合,或三者合用。另一种情况是趾甲疼痛或有口服药物禁忌证时,外科手术可在局部没有感觉的情况下去除部分甲(清创)或在局麻下切除整个甲板(拔甲术)。当部分甲感染时,通常情况下切除部分甲板就足够了。它也可用于局部有不良预后因素的患者,如皮肤癣菌瘤、甲侧缘受累、甲板增厚角化过度或甲纵行条纹[137]。甲部分切除通常可在没有局部麻醉的情况下使用指甲钳剪去(❏ 图 12.6)。双指甲钳是修剪甲的好工具。近年来发现碳化钨旋转锉可用来去除甲真菌病的病甲,并有望提高治愈率[151]。同样,局部用药联合手术激光也可提高治愈率[152]。

12.3.9.3　总结

尽管目前的对照研究很少,且并非所有研究都能证明联合用药可增加疗效,但与单独口服药物相比,外用药物和口服药物的联合使用可能会提高疗效。大多数的研究都是关于特比萘芬与阿莫罗芬联用,但是将其他口服药物与外用药物联合可能也有效。如果没有使用特比萘芬和阿莫罗芬的禁忌证,这是目前可选择的组合。其他组合也可以选择。艾氟康唑(efinaconazole)是一种新的外用药物,与目前市场上的外用药物相比似乎有更好的疗效,因此它与口服药物合用时可提高治愈率,但需要进一步的研究。

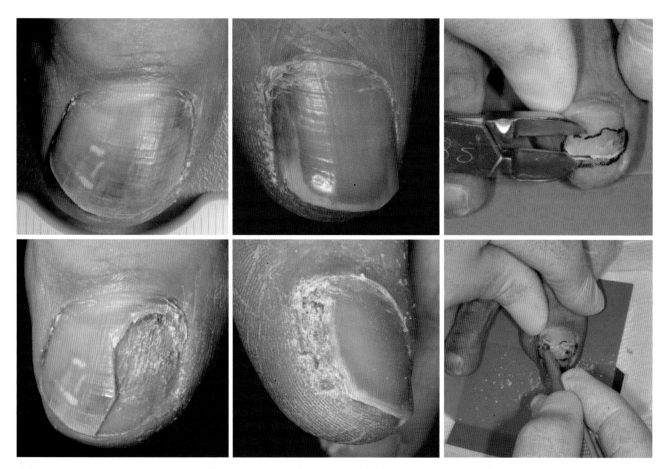

■ 图 12.6　接受手术治疗的患者示例。上图为治疗前,下图为治疗后。只使用了指甲钳和刮匙。感染部分被移除时是取样进行真菌镜检和真菌培养的好时机

12.4　如何选择合适的治疗方案?

　　了解与低治愈率相关的因素有助于医生根据患者的个体情况制订治疗方案,此外另有部分患者可能容易复发。因此,甲真菌病的治疗选择取决于几个因素,例如,临床表现、感染的病原体、年龄、其他医学问题、感染的严重程度、预后因素和合并用药(▶框 12.2)。在决定治疗前,必须通过实验室检查来确诊,通常是真菌镜检和培养,尽管也有其他检查可选择,如 PCR 和组织学(PAS 染色)。医生的治疗选择如下(▶框 12.3)。局部治疗和器械治疗在第 11 章讨论。虽然外科手术是几十年来唯一可用的治疗方法,但现在除了姑息性的目的外,很少单独使用,其与其他治疗方式联合使用可能有效。

框 12.2　基于以下几个因素选择合适的治疗方案
- 感染的病原体
- 感染的严重程度
- 年龄和患者的其他特征
- 口服药的疗效
- 临床表现
- 口服药的潜在副作用
- 有/无不良预后因素
- 合并用药

框 12.3　甲真菌病患者的治疗选择
- 外用药
- 系统用药
- 仪器治疗
- 外科手术治疗(仅在联合其他治疗方法或作为姑息疗法时使用)
- 联合治疗

12.4.1　感染的微生物

　　在开始治疗之前,必须确定感染的病原体。

12.4.1.1　皮肤癣菌

　　如果培养结果为皮肤癣菌,且有口服药物的适应证,则应选择治愈率最高的药物。根据疗效,特比萘芬是首选治疗方案,其次是伊曲康唑和氟康唑。见■ 图 12.7 和■ 表 12.7。

12.4.1.2　霉菌

　　非皮肤癣菌的霉菌(molds)常被认为是无害的污染物,不会影响临床结果[153]。英国制订了非皮肤癣菌性甲真菌病的诊断标准[154]:从 3 个连续的甲样本中分离出同种霉菌,在同一培养基上至少接种 5 个点,且 KOH 真菌镜检呈菌丝阳性。许多学者认为这些标准过于严格,本文作者认为,如果存在其他标准,2 个连续样本中存在一个霉菌就足够了。

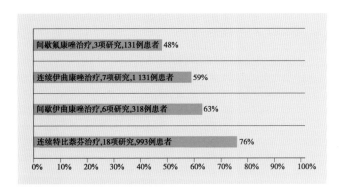

间歇氟康唑治疗,3项研究,131例患者 48%

连续伊曲康唑治疗,7项研究,1 131例患者 59%

间歇伊曲康唑治疗,6项研究,318例患者 63%

连续特比萘芬治疗,18项研究,993例患者 76%

0% 10% 20% 30% 40% 50% 60% 70% 80% 90% 100%

◘ 图 12.7 根据 Gupta 的总结,系统抗真菌药物治疗甲真菌病的真菌治愈率[68]

◘ 表 12.7 甲真菌病治疗的药物选择。如果存在局部不良预后因素,如甲分离或皮肤癣菌瘤,应结合手术治疗

微生物培养	建议药物或药物联合治疗
皮肤癣菌	口服特比萘芬。对于预后不良的患者,应考虑联合治疗,如果 6 个月时培养呈阳性,后期甚至可能需要额外的强化治疗
霉菌	特比萘芬或伊曲康唑。轻微病变者可考虑局部治疗。如果口服治疗反应不佳,可考虑加用外用药物
假丝酵母菌	伊曲康唑、氟康唑甚至是外用药。如果反应不佳,考虑联合用药
混合感染	特比萘芬。作者认为与一种外用药联合治疗是有价值的

对于未侵犯近端或外侧甲皱襞的轻度病例,将甲磨锉后涂上局部搽剂即可。如果 6 个月内效果不佳,则应增加口服抗真菌药物。也可以采用化学剥脱法。已有单独口服特比萘芬或伊曲康唑治疗成功的报道(◘ 表 12.7)[155,156]。口服抗真菌药物的最低抑菌浓度变化很大,其结果往往难以预测。间歇性口服特比萘芬 500mg/d,每月 1 周,连续 3 个月,已取得治疗成功,尤其是对曲霉菌感染的患者[157],但该方案的安全性尚未得到彻底研究。氟康唑也被报道对镰刀菌感染有效[158]。

12.4.1.3 酵母菌

尽管甲板通常不会被假丝酵母菌(yeasts)侵入,但广泛的甲分离通常与假丝酵母菌感染有关[159,160]。对于这类感染患者,避免接触刺激物、指甲油、刺激性肥皂和食物,尤其是柑橘类,或避免物理创伤和潮湿的工作环境是很重要的。这些患者通常有假单胞菌的再感染,然后甲变绿。如果有甲分离症,分离部分必须去除,甲床每日使用局部抗真菌药物治疗[160]。

甲分离和慢性甲沟炎会增加酵母菌培养阳性的概率(尤其是念珠菌)。酵母菌在这 2 种疾病的发病机制中是否发挥重要作用现存争议。多数学者一致认为,大多数情况下,酵母菌是一种腐生物,可引起继发感染。然而,当按照避免污染菌的标准方案培养出酵母菌时,在难治性病例中应考虑治疗酵母菌。

在大多数情况下,酵母菌不是主要的病原体,除非患者存在免疫抑制。在真正的假丝酵母菌感染所致甲真菌病患者中,真菌侵入甲板导致甲营养不良。在这些情况下,通常可通过 KOH 或 PAS 染色看到假丝。该类患者必须口服伊曲康唑或氟康唑(◘ 表 12.7),特比萘芬无效。顽固性病例应采用口服药、局部外用药和外科治疗联用方案。

如果伴有慢性念珠菌甲沟炎,甲皱襞通常会发炎,因此除了局部抗真菌药物外,局部使用糖皮质激素有助于减轻炎症反应。口服氟康唑已被证明有效。

与霉菌一样,培养出念珠菌并不一定意味着诊断念珠菌性甲真菌病。研究者无法确定从临床健康甲和患病甲中分离出念珠菌属或其他酵母菌的频率有任何显著差异[161]。当念珠菌属(除白念珠菌外)是主要病原菌时,它必须在重复分离的培养基中作为单一病原菌生长(没有其他伴随的病原菌),并且直接镜检必须提示酵母菌假菌丝呈阳性[162]。如果满足其他标准,单次分离出单一的白念珠菌即可诊断[162]。PAS 染色也有助于区分原发性和继发性念珠菌感染。原发性感染直接累及甲板(和甲床)。

12.4.2 局部预后因素

有几项甲局部和患者个人的特征可用于预测治疗成功的概率(◘ 表 12.8)。

◘ 表 12.8 决定感染严重程度的因素(预后因素)

患者因素	血液循环不良:外周血管疾病,糖尿病
	吸收不良
	既往有甲真菌病病史
	免疫抑制
	性别
	年龄
	药物依从性差
局部因素	甲侧缘受累
	广泛的甲分离
	皮肤癣菌瘤或甲纵行条纹
	甲板增厚
	广泛的角化过度
	甲母质受累
	甲生长缓慢
	甲的其他疾病
	外伤导致甲损伤
	角化过度致甲增厚
真菌学	真菌、细菌、病毒的混合感染
	难治性病原体,如念珠菌和一些霉菌
	抗真菌药物抵抗
严重性指数(上述列表中的所有/部分因素)	评分越高,预后越差

12.4.2.1 感染的严重程度

甲的受累程度越严重不代表越难治疗,还需考虑其他因素。遗憾的是,许多临床试验并没有报告感染的严重程度,但在几项试验中有提及不良预后因素,▣ 表 12.8 中的不良预后因素可用作排除标准。

12.4.2.2 指甲与趾甲

一般来说,手指甲更容易治疗,且通常治疗时间更短(▣ 表 12.4)。与趾甲相比,指甲真菌病的治疗成功率更高,部分原因可能是指甲比趾甲更薄、生长更快。其他因素如指甲的血液循环可能比趾甲更好等也可能影响疗效。

12.4.2.3 甲受累程度

甲真菌病累及甲的百分比通常被认为是一个重要的预后因素,可用于选择治疗类型,并作为临床研究纳入标准的一部分[163]。通常根据甲的受累程度将感染分为:轻度≤25%,中度26%~74%,重度≥75%。虽然人们普遍认为甲受累越少,治疗效果越好,但在临床研究中很难证明这一点。在一项对496名患者采用特比萘芬或间歇伊曲康唑治疗的研究中,结果显示治愈率与甲的受累程度无关(OR:1.003;95% CI:0.995~1.010)[130]。在一项局部外用特比萘芬的研究中,受累面积<40%的患者治愈率更高[164]。当使用局部外用药治疗时,这一因素可能更为重要。

12.4.2.4 甲侧缘受累程度

甲侧缘受累的患者难以治疗(▣ 图 12.8)[165,166],这可能是因为在侧缘发生甲分离或有角化过度的囊或管形成,药物很难渗透到该空间。如果发生侧缘甲分离,口服抗菌药物的浓度可能低于甲板中部1/3处,因为该处甲板与甲床之间的黏附性更好。

12.4.2.5 甲分离

广泛的甲分离可能会阻止局部药物到达甲板。这也可能导致口服抗真菌药物从甲床到邻近腹侧甲板的输送量减少[135],因为甲床和甲板之间有一层空气隔热层(▣ 图 12.9)。可能的治疗策略包括广泛修剪病变甲板,或补充治疗,如前面章节所述的侧缘甲真菌病。有轻微的甲分离和没有侧缘受累的甲真菌病,口服抗真菌药的治疗效果更好。

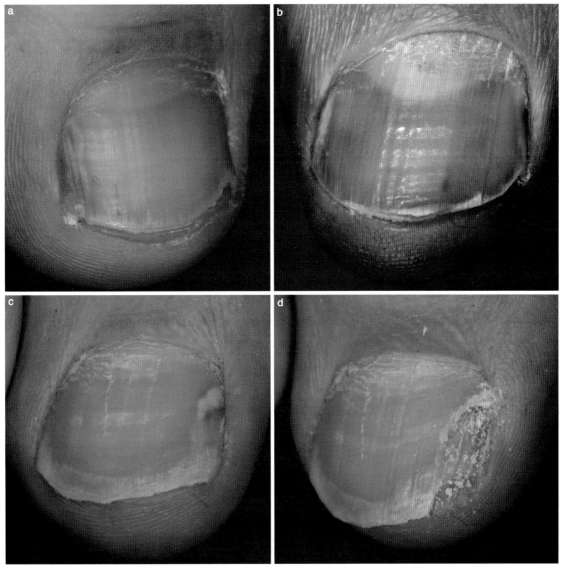

▣ 图 12.8 侧缘受累患者示例(a、b 和 c)。虽然甲受累面积不大,但这些患者治疗困难。建议手术切除受累区域(d,其中受累区域已从 c 图中的甲上去除)

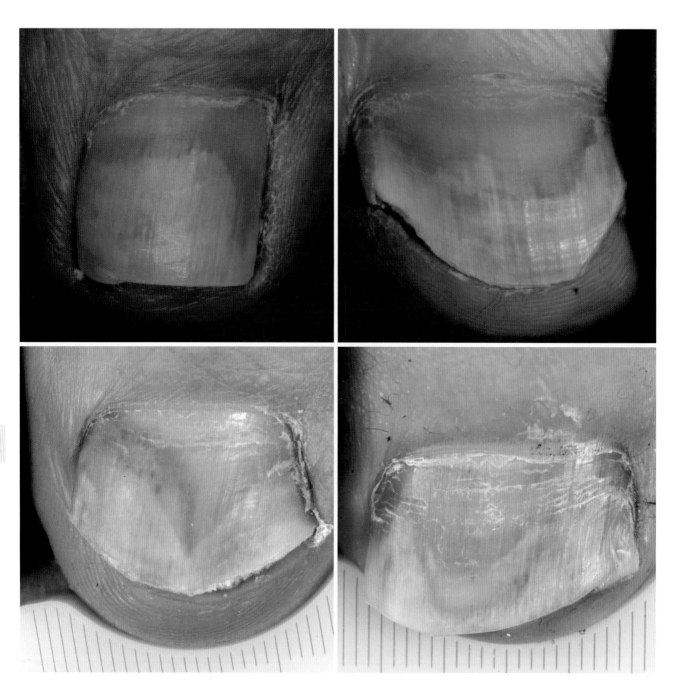

● 图 12.9　甲分离症患者示例。部分分离的甲可以用指甲钳轻易地去除。此类示例可在● 图 12.8 中看到

12.4.2.6　甲厚度

甲板增厚或甲下角化过度的患者治疗是很困难的,因为在增厚的、角化过度的甲中,药物很难达到足够浓度(● 图 12.10)。文献中经常提到这一点,但缺少统计学数据支持[167,168]。最近的一项研究中显示,趾甲增厚的患者治愈的可能性较小,但结果并没有统计学意义[166]。

12.4.2.7　甲母质受累程度

感染扩展到甲母质通常被认为是一个不良预后因素[147]。甲母质受累可能会影响甲生长或甲的其他物理特性。在一项研究中,199 例甲真菌病患者中有 134 例(67%)累及甲母质[166]。在分析预测治愈因素时发现,累及甲母质未达到治愈

的患者 OR 值为 2.591(95% CI:1.261~5.322)[166]。

12.4.2.8　皮肤癣菌瘤或甲纵行条纹

Roberts 和 Evans 首先描述了这种实体物[169]。皮肤癣菌瘤由角化过度的团块和密集的皮肤癣菌菌丝组成,这些菌丝壁厚,外观异常[169],临床表现为一个致密的黄色区域,与周围的感染灶界限清楚。这种实体物质中真菌密度较高,抗真菌药的浓度会更低。Roberts 和 Evans 认为有必要切除皮肤癣菌瘤或甲纵行条纹。在一项对 199 名患者采用特比萘芬治疗的研究中,皮肤癣菌瘤的治疗效果明显较差(OR = 3.453;95% CI:1.170~10.192)[166]。现已普遍接受皮肤癣菌瘤对治疗的负面影响[84,168,170,171]。一般建议在药物开始治疗前手术切除皮肤

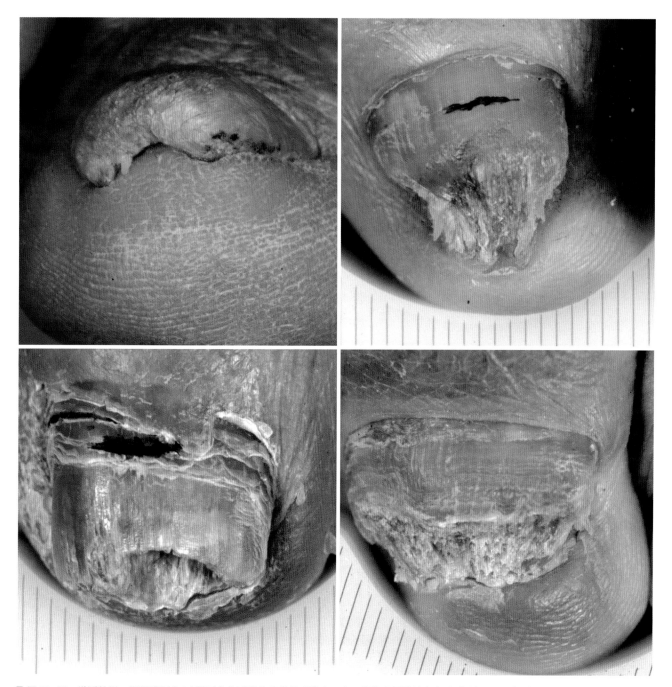

■ 图 12.10　增厚的甲。甲板增厚和/或甲下角化过度的患者很难治疗。由于药物必须从甲床渗透到甲板,因此在增厚的、角化过度的甲中达到足够的浓度可能更困难。建议在开始治疗前,尽可能多地去除增厚的、角化过度的甲

癣菌瘤(■ 图 12.11)。

12.4.2.9　甲再生速度

通常认为,与生长缓慢的甲相比,生长速度更快的甲可能会有更好的治疗反应[172]。临床结果支持这一观点,即甲生长速度更快的患者治疗效果可能更好[173]。最近的一项研究也证实了这一点(OR = 1.549；95% CI：1.103 ~ 2.176)[166]。这是因为甲生长速度较快的患者,被感染部分可能会更早地脱落。郑等人的研究表明,甲生长快速者治愈率更高[174]。

12.4.2.10　其他疾病累及甲

如果合并有其他共存疾病,如银屑病,治疗的反应可能会较差,但这一点尚未被彻底研究。即使真菌已被成功清除,但病甲可能永远不会恢复正常的外观,因为伴随疾病会导致甲的改变,也可能增加感染风险。

12.4.3　年龄及患者的其他特征

12.4.3.1　年龄

一些与年龄有关的因素可使甲的外观和物理特性发生改变,且甲的改变在老年患者中更常见[175-178]。因此,甲变化和甲真菌病一般在老年人中更常见[177,178]。

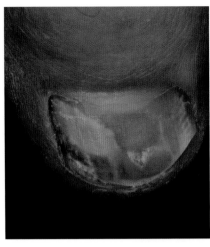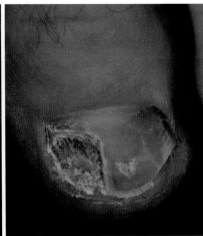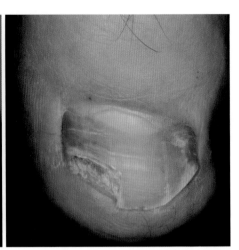

| 皮肤癣菌瘤切除后第0日 | 7周后开始治疗 |

图 12.11 图示一位表现为皮肤癣菌瘤的 20 岁健康男性。由于已知皮肤癣菌瘤是一个不良预后因素,它在系统治疗开始前就已切除。镜检阳性,培养为红色毛癣菌。在取样和切除皮肤癣菌瘤 7 周后,即使在此期间没有使用任何药物甲也有显著改善。开始口服特比萘芬治疗。只使用指甲钳和刮匙,不需要局部麻醉

年轻患者对治疗的反应更好[174]。在一项研究中,24 名年龄在 18~64 岁的患者接受间歇性伊曲康唑治疗,结果显示年龄是唯一与治愈率相关的因素[179]。在另一项研究中,与 18~40 岁的患者相比,65 岁以上的患者达到治愈的可能性明显降低 (OR = 3. 702;95% CI: 1. 407 ~ 9. 743)[166]。老年患者的甲生长缓慢、循环不良、同时服用其他药物,且可能出现免疫抑制,因此需要更长时间的治疗。

12.4.3.2　性别

男性患者似乎更难治疗[166,180],其原因尚不清楚。现已知在大多数国家,甲真菌病男性患病率更高[130,181],但很少有研究比较性别之间的治愈率。这可能是因为男性的甲更常受到创伤,而且他们可能会在病情进展至更严重时才就诊。患者的依从性可能也是一个问题。

12.4.3.3　一次以上甲真菌病病史

有既往感染史的患者治愈的可能性较小[166],该类患者无法通过之前的标准疗程达到治愈,因此也很难通过另一种标准疗程治愈。这可能也是具有易患甲真菌病群体的一个标志。

12.4.3.4　治疗开始后 24 周培养阳性

治疗开始后 24 周培养结果呈阳性与治疗失败相关[130,166]。这可能有助于识别出难以治疗的患者,从而选择更适合的治疗方法。因此,治疗 24 周后的培养结果可用来识别标准疗程治疗可能无效的患者。如果 24 周时培养呈阳性,可以考虑进行强化治疗。

12.4.3.5　其他因素

糖尿病或多汗症者、有阳性家族史者、或有基础的甲病如外伤和甲沟炎的患者,恢复率均较低。郑等建议,60 岁以上的老年患者、新生甲生长速度较慢的患者、有拇指或踇趾损伤及嵌甲患者、糖尿病患者、多汗症患者、治疗前或治疗中有甲外伤的患者、有银屑病或毛发-牙-骨综合征 (tricho-dento-osseous syn-drome,TDO) 表现的患者、由念珠菌或白念珠菌所致的甲真菌病患者等,应延长治疗时间以提高疗效,减少复发[174]。最近有研究表明,10% 艾氟康唑溶液外用对超重或肥胖的患者疗效较

差[180],这是否也适用于系统给药尚不明确。

12.4.4　药物相互作用

有些药物会影响合用药的药代动力学特性。虽然药物间的相互作用不同,但这并不意味着 2 种药物不能同时服用。有时一种药物会降低另一种药物的疗效,但在某些情况下,抗真菌药物或合用药的浓度反而会增加,从而导致毒性。通常情况只需密切监测这两种药物的效果,但在其他情况下必须调整剂量。大部分情况下,通过检查药物在肝脏中的转化情况,即可预测药物之间的相互作用。有些药物禁止合用。与特比萘芬相比,唑类药物之间的相互作用更为常见。药物相互作用在每种药物的相关章节中有更详细的介绍。见 表 12.1、 表 12.2、 表 12.3 和 表 12.5。

12.4.5　临床表现

远端侧位型甲真菌病是最常见的类型[177,182]。许多临床试验已经将其他类型排除,因此报道的治愈率通常是指这种类型。其他研究或是没有指出研究的甲真菌病类型,或是将所有亚型集中在一起。冰岛的一项预后型研究结果显示,不同亚型患者的预后没有差异[166],但这一点尚未得到充分的研究证实。我们这里仅假设不同临床类型的甲真菌病治愈率相似。临床经验表明,浅表白色型更容易治疗,有时仅需局部治疗。

12.4.6　严重程度

为了协助制定甲真菌病的治疗方案,学者们尝试采用指数综合权衡所有的不良预后因素。指数越高,预计治疗难度越大。俄罗斯学者提出的 SCIO 指数[183],考虑了患者的临床类型、甲受累程度、角化过度程度、受累甲位置分布和年龄。该指

数的评分范围为 1~30,指数越高表示甲真菌病越严重。作者根据该指标提出了 6 种不同的治疗方法。在线计算器的推出极大地方便了该指数的使用(http://www.onychoindex.com)。BaranHay 严重程度指数评估了 10 个不同的因素:受累程度、甲板增厚、甲面沟纹、甲分离、部位、是否存在甲沟炎、甲变黑、患者的年龄、存在伴随的诱发疾病和病原体的类型[22]。该指数的优点是它同时考虑了局部和全身因素,但尚未在临床中广泛应用。最新的指数是基于一项共识会议的结果,会议的目的是开发一个客观的、可重复的数字分级系统来描述远端甲下型的范围和累及程度[171]。该指数根据甲受累程度、远端边缘受累程度给出 1~5 分,对于有皮肤癣菌瘤或超过 2mm 的甲下角化过度者,额外加 10 分[171]。作者把这个指数称为"甲真菌病严重程度指数"(the onychomycosis severity index,OSI)。小于等于 5 分为轻度,6~15 分为中度,16~35 分为重度。OSI 的优点在于简单、易用,但缺点是它不评估患者的全身因素或感染微生物的类型。另外,OSI 没有给出甲侧缘受累时的得分,许多学者认为该因素对甲真菌病的治疗疗效有相当大的预测价值。评估甲真菌病严重程度的指标仍需改进。在临床试验中使用严重程度指数可以客观地衡量疾病的严重程度,并使不同试验的结果更具可比性。在临床工作中使用严重程度指数将有助于治疗的决策过程。

12.5　复发

　　尽管有几种有效的治疗药物,但治疗成功后再次复发并不少见。每位治疗过甲真菌病患者的临床医生都遇到过有长期反复感染病史的患者。复发有时被分为复发和再感染。复发的定义是同一期疾病在过去的时间内再次出现,而再感染的定义为由新的感染引起的同一疾病的新发作[184]。复发表明最初的感染没有得到充分的治疗,如果治疗得当,理论上至少是可以预防的。冰岛对 151 名接受特比萘芬或伊曲康唑治疗的患者进行了 5 年的随访,结果显示伊曲康唑治疗组的真菌学和临床复发率明显高于特比萘芬治疗组(分别为 53% vs. 23% 和 48% vs. 21%)[38]。复发大多数发生在前 3 年。最近的一项 meta 分析也表明,与特比萘芬治疗组相比,伊曲康唑治疗更有可能导致真菌复发[185]。伊曲康唑治疗的患者再次感染的可能性更大,这是不合理的,所以 2 种药物的治疗差异必须用复发率的差异来解释。特比萘芬的杀菌活性可能使其在低浓度下即可更有效地杀灭真菌,这可能是该药治疗后复发率较低的原因。伊曲康唑具有抑菌作用,即使暂时产生阴性的真菌学结果,也不一定能杀灭真菌。

　　其他一些研究表明复发很常见[186-188]。一些学者声明,临床中的实际复发率要高于文献报道,这一概率可能高达 50%[189]。

12.5.1　预防再感染

　　识别出那些高再感染风险的患者是很重要的。具有甲真菌病易感因素的患者也容易再感染(▶框 12.4)。如果 1 名患者同时具备这些因素,临床医生应特别警惕。

框 12.4　甲真菌病的易感因素(初发和再感染)

甲真菌病的易感(风险)因素(和再感染)

- 年龄——随年龄增大而增加[190,200-203]
- 性别——男/女 = 1.6[202]
- 糖尿病[204-207]
- 银屑病[190,208]
- 慢性疾病[190,209]
- HIV 和免疫抑制[210-212]
- 外周血管疾病[213-215]
- 遗传因素[216-219]
- 运动[198,220-222]
- 近距离生活[223-225]
- 足癣[226,227]

　　最显著的诱因是足癣[190]。因此,指导患者正确识别并及时治疗足癣是非常重要的。如果患者有 1 个或多个危险因素,可以考虑预防性治疗。搽剂可用于预防,给药频次可低于活动性感染者的治疗频次[142]。许多学者还建议在袜子中同时使用局部抗真菌药散剂。双足应保持凉爽、干燥,以降低足癣和随后患甲真菌病的风险。如果有其他家庭成员被感染,建议他们也接受治疗,以降低交叉感染的风险。现已证明鞋可能是一个重要的真菌储存库,理论上可以使已经接受抗真菌药物治疗成功者再次感染[191-193]。因此,建议对鞋子进行消毒,以尽量降低潜在的再感染风险。短波紫外线可用于鞋子消毒,市面上也有这种消毒装置[193]。最简单的方法可能是使用特比萘芬喷雾或散剂[194]。最近一项研究表明,对于被红色毛癣菌感染的皮屑定植的鞋垫,特比萘芬除菌很成功[194]。1% 的特比萘芬喷雾剂和散剂效果良好。

　　袜子可能是再感染的另一个来源[192]。"衣篮模拟"试验表明,大约 10% 的感染性物质在衣物储存期间可从受污染的纺织品转移到无菌纺织品上,这表明在储存过程中有很高的感染风险[195]。40℃ 的家庭洗涤不能杀死真菌,因此有可能造成纺织品的交叉污染[196]。清洗需要在 60℃ 的温度下进行高温清洗,以消除真菌病原体[196]。

　　更衣室和公共浴室是常见的感染源。一项研究中随机抽取某大型游泳池的访客进行检查,其中 40% 的人怀疑有临床甲真菌病,并且每 4 名访客中就有 1 人检出真菌[197]。在这项研究中,26% 的男性和 15% 的女性存在有甲真菌病的真菌学证据。当对更衣室进行检查时,地板上的真菌污染在男性更衣室更为常见,表明地板的污染与皮肤真菌感染之间存在双向交互作用[198]。在这种情况下,通过加强清洁和采取个人措施防止皮肤真菌脱落或附着在脚上,感染的发生率可能会降低[198]。在同一研究中,清洁的有效性得到了证实,所有的清晨样本都是在早高峰之前采集的,但有 2 个样本为阴性[198]。必须假定,需要使用公共淋浴的工作具有同样的再感染风险。

　　应建议到公共浴室、游泳池和其他体育设施场所的患者在所有公共区域使用人字拖或其他防护鞋[189,199]。

　　应指导患者定期消毒指甲剪。此类工具不应共用[189,199]。

12.5.2　预防复发

目前还不清楚哪些因素可能导致复发。这些患者一开始没有得到充分的治疗,导致真菌病原体未能得到彻底清除。即使临床症状已经消退,也可能复发。以下临床症状,即使在真菌学阴性的情况下,也提示治疗不成功:1 甲板残留的主要改变(>10%)与皮肤癣菌感染相符;2 甲呈白色/黄色或橙棕色/甲内或甲下有斑片或条纹;3 甲侧缘分离,可见清晰的甲板碎片;4 甲板侧缘/甲皱襞边缘角化过度[24]。在 24 周时,培养阳性表明治愈的可能性很低[130,166],这可以作为需要加强治疗的一个依据。

已经注意到,与伊曲康唑相比,采用特比萘芬治疗的患者复发的可能性更低[38,185]。这可能是因为特比萘芬是一种杀菌药物[130]。因此,至少对于有不良预后因素的患者最好选择杀菌药物治疗。

有不良预后因素的患者更容易复发。因此,在开始治疗之前,应注意识别这些因素。依从性差也会增加复发的风险。

当足趾甲的疾病采用传统的 3 个月系统疗法后仍难以治愈时,可在第 6 个月考虑使用全身给药进行额外的冲击或"强化"治疗以减少复发的机会[99,166,199,228-230]。目前还不清楚这种附加疗法需要多长时间。在一项研究中,有甲真菌病临床症状的患者,按标准疗程口服抗真菌药物 18 个月后,以开放的方式给予特比萘芬治疗[38]。约 90% 的患者在 5 年随访结束时,达到真菌学治愈。这表明大多数未能通过标准疗程全身治疗的患者可以通过加强治疗获得成功。加强治疗平均需要延长 4.3 个月的治疗时间,治疗时长范围为 2~11 个月[38]。虽然还需要进一步的研究使证据更充分,但需要延长治疗时间的患者可能至少需要增加 3 个月疗程。

12.6　提高甲真菌病的治疗效果

甲真菌病的治疗仍有进一步改善的空间。目前已有新的药物即将出现,包括口服和外用药,但尚不清楚是否可提高治愈率。然而,有几种策略可以提高现有治疗方法的治愈率。

1. 通过真菌镜检、培养、组织学或 PCR 等客观检查明确诊断。

2. 治疗药物和可能的联合治疗方案应该基于真菌检查的结果。

3. 不要忽略合并症和潜在的药物相互作用。

4. 存在局部不良预后因素时,如皮肤癣菌瘤、甲增厚、侧缘受累或广泛的甲分离,可采用手术或化学去甲。使用严重程度指数可能有益并确保一致的临床决策。

5. 有不良预后因素的患者在第 6 个月时可考虑联合治疗和额外的强化疗法。

6. 在第 6 个月时检查真菌。如果培养阳性,考虑给予口服抗真菌药强化治疗 3 个月。

7. 教育患者防止再感染。如果患者有 1 个或多个危险因素,应考虑在治愈后使用局部药物(搽剂和/或药膏)进行预防性治疗。

8. 如果存在系统用药的禁忌证,可以考虑使用激光或光动力疗法(photodynamic therapy,PDT)。

9. 不断阅读文献寻找新的信息。

思考题

1. 下列哪个陈述是错误的?
   A. 氟康唑和伊曲康唑是 CYP3A4 酶体系的强效抑制剂
   B. 伊曲康唑和喹硫平不应同服
   C. 如果利福平和特比萘芬同时使用,特比萘芬的浓度可能会降低
   D. 儿童特比萘芬的正常用量为 40 公斤以上者 250mg/d,持续 12 周
   E. 特比萘芬是皮肤癣菌感染的甲真菌病患者首选治疗药物

2. 以下哪一项关于甲真菌病患者联合治疗(口服和外用药同时给药)的说法是正确的?
   A. 所有患者都应使用
   B. 可产生更广泛的抗真菌谱和可能的拮抗作用
   C. 在整个治疗期间应同时给予口服和外用药物
   D. 所有的研究都证明接受联合治疗的患者可获得更高的治愈率
   E. 特比萘芬和阿莫罗芬是研究最广泛的联合疗法

3. 关于特比萘芬,以下哪一种说法不正确?
   A. 它属于丙烯胺类药物
   B. 它是抑菌药
   C. 它是杀菌药
   D. 开始治疗的 1 周内可在甲中检测到
   E. 约 70% 经肾脏排泄

答案和解析

1. 正确答案是 A。氟康唑是 CYP3A4 的中效抑制剂,而伊曲康唑是该酶系统的强效抑制剂。

2. 正确答案是 E。

3. E 不正确。约 70% 的特比萘芬经粪便排出

临床要点

- 正确诊断。并非所有甲营养不良者都患有甲真菌病。采用实验室检查
- 根据真菌学、患者特征和合用药选择治疗方案
- 寻找不良预后因素,可采用外科手术去除局部不良因素,如皮肤癣菌瘤
- 对患者进行随访。在 6 个月时培养阳性是一个不利的预后因素,这样的患者需要进一步治疗
- 教育患者预防复发

典型病例展示

　　患者是 1 名 36 岁的健康男性(⬛ 图 12.12)。他没有服用任何药物。该患者热爱运动,10 年前曾有甲真菌病病史,曾使用特比萘芬成功治疗。他通常外用特比萘芬治疗趾间和足尖病变。2 年前,他注意到左足趾甲远端变黄。在接下来的几个月里,这种变色逐渐侵及近端。他还注意到左足底皲裂和鳞屑的增加。有时他感到深部皲裂疼痛,局部外涂润肤霜和特比萘芬治疗。皮肤通常可有暂时的缓解,但趾甲持续恶化。患者决定就诊。在临床检查中,左足底的皮肤有明显的干燥和皲裂。4、5 趾间有鳞屑。左足趾甲侧缘呈淡黄色,几乎延伸至近端甲皱襞。可见甲纵行条纹。临床

诊断为足癣和甲真菌病。样本取自足底和趾甲。所有的样本镜检均为阳性,并培养出红色毛癣菌。基于真菌培养结果,且无药物禁忌证,开始使用特比萘芬治疗(a)。3 个月后(b)有明显改善。在治疗开始后 6 个月复查。但当时(治疗开始 7 个月后)达到临床治愈,真菌检查呈阴性(c),因此患者不得不重新安排预约时间。12 个月后没有变化(d)。患者接受了如何防止复发的教育。由于既往曾有甲真菌病病史,且患者热爱运动,因此采用隔周 1 次对所有的趾甲外涂阿莫罗芬的预防性治疗。此外,还指导患者在足癣发生时及时治疗。

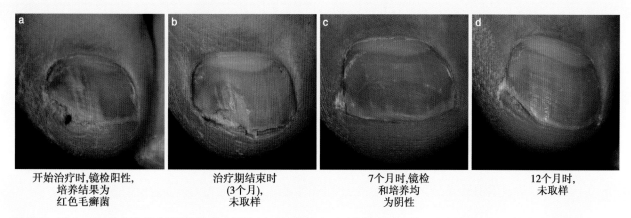

开始治疗时,镜检阳性,
培养结果为
红色毛癣菌

治疗期结束时
(3 个月),
未取样

7 个月时,镜检
和培养均
为阴性

12 个月时,
未取样

⬛ 图 12.12　a. 开始治疗时,真菌镜检阳性,培养结果为红色毛癣菌;b. 治疗期结束(3 个月),未取样;c. 7 个月,镜检和培养结果均为阴性;d. 12 个月,未取样

（李丽　柴宝 译　刘馨遥　张牧秋
冉玉平 校　左玉越　江苏 审）

参考文献

第 13 章　急性和慢性甲沟炎

Adam Ⅰ. Rubin and C. Ralph Daniel Ⅲ

学习目标：
1. 了解急性甲沟炎和慢性甲沟炎临床特征差异。
2. 学习急性甲沟炎和慢性甲沟炎选择最佳的治疗方法。
3. 了解可以用于预防和治疗甲沟炎的行为干预措施。

13.1　引言

甲沟炎（paronychia）是指 3 个甲皱襞（1 个近端，2 个外侧端）中的 1 个或多个发生炎症和/或感染，当其持续存在 6 周及以上时被称为慢性甲沟炎，急性甲沟炎也可发展为慢性甲沟炎。引起甲沟炎的原因有很多，本章将重点讨论单纯甲沟炎，其他皮肤病（如银屑病）、系统性疾病或药物治疗、疣、肿瘤、遗传疾病等引起的甲沟炎不在讨论范围内（▶框 13.1）。

> **框 13.1　急性甲沟炎的主要特征**
> - 甲皱襞轻度疼痛性肿胀，可能与脓液或脓肿形成有关
> - 急性甲沟炎最常见的病因是金黄色葡萄球菌感染
> - 在开始抗生素治疗前行细菌培养对治疗有指导意义
> - 在儿童中，引起急性甲沟炎的原因可能是吮吸手指，而成人甲沟炎大多是由咬甲引起

甲沟炎最常发生在近端甲皱襞，但也常见于外侧端。物理损伤或由于接触刺激物，如甲装饰物（包括人工指甲）、频繁接触水、洗涤剂、生食品、清洁材料和碳氢化合物等引起的 Koebner 现象都可以导致甲板和甲皱襞之间的连接受损，从而导致甲沟炎发生[1,2]。频繁地刺激甲小皮的行为，比如经常美甲等，会破坏甲单元的正常解剖结构，导致甲沟炎发生。此外，咬指甲（咬甲癖）和不断地剥或拔指甲（剔甲癖）也会损害甲，导致甲沟炎发生。对于儿童来说，过度吮吸手指可能是导致甲沟炎的罪魁祸首。创伤是导致足趾甲沟炎最常见的原因。Bahunuthula 等在对慢性甲沟炎的研究中发现，70 例进行斑贴试验的患者中有 19 例（27.1%）呈阳性，表明这可能是导致病情进展的 1 个因素[4]。

接触水是甲沟炎的致病因素之一，因此日常活动频繁接触水的人更易患甲沟炎。经常接触水可能与日常的工作有关，如调酒师、卫生保健专业人员或清洁专业人员（▶框 13.2）。游泳等娱乐活动也可能会频繁接触水。询问患者是否存在过度洗手现象也很重要。其他容易患上甲沟炎的职业还包括食品处理员、厨师、面包师和洗碗工[3]。Tosti 等人的研究表明，对食物的急性超敏反应可能是一些食品处理员患慢性甲沟炎的原因[5]。此外，大多数甲沟炎患者为女性。

甲沟炎通常可以直接诊断，但有时也需与其他疾病鉴别。当累及多个指/趾甲时，主要的鉴别诊断包括甲银屑病和累及甲的慢性湿疹。当涉及单一甲时，特别是常规治疗无效时，需要考虑是否合并恶性肿瘤。一些罕见的侵袭性指乳头状腺癌、

> **框 13.2　与慢性甲沟炎发生相关的职业**
> - 医疗保健专业（医生、护士、牙医、牙科保健师等）
> - 家庭主妇
> - 调酒师
> - 理发师
> - 洗碗工
> - 厨师
> - 食品处理员
> - 清洁行业（清洁工及家政工人）
> - 服务员
> - 花匠
> - 渔民
> - 技工
> - 雕刻师
> - 画家
> - 鞋匠

鳞状细胞癌、Bowen 病、角化棘皮瘤、皮肤白血病和来源于其他原发肿瘤的皮肤转移癌，均可表现为类似甲沟炎的特征[6-15]。

13.2　急性甲沟炎

急性甲沟炎（acute paronychia）的主要特征见▶框 13.1。

13.3　临床特征

急性甲沟炎多见于手指甲。任何破坏甲皱襞密闭性创伤都可能会使微生物、接触物、水和过敏原接触到甲皱襞内的敏感部位。拔"倒刺"是引起指甲急性甲沟炎的常见原因，一旦甲皱襞密闭性被破坏，微生物侵入就可能会引起继发感染。

在儿童中，吸吮手指可能是急性甲沟炎发生的原因。对成年人来说，咬甲癖也会引起急性甲沟炎。急性甲沟炎最常见的病原体是金黄色葡萄球菌[16]，"携带"金黄色葡萄球菌和耐甲氧西林葡萄球菌在美国较为常见。鼻子是常见的带菌部位，"挖鼻孔"、问候式握手和频繁洗手是导致手上感染细菌常见的行为。因此葡萄球菌很容易侵入甲，引起急性甲沟炎。其他病原体感染如化脓性链球菌、啮蚀艾肯菌、单纯疱疹病毒、铜绿假单胞菌、肺炎克雷伯菌和大肠杆菌则较少见[17]。

急性甲沟炎的临床症状和体征主要表现为感染，包括红斑、压痛、疼痛、肿胀和排脓（◘ 图 13.1），有时可见甲周皮肤脓肿。由于耐甲氧西林金黄色葡萄球菌较为常见，在急性甲沟炎初期（或慢性甲沟炎的急性加重期）或在患者对治疗反应较差时，进行细菌培养和药敏试验是明智的选择（◘ 图 13.2~◘ 图 13.5）。

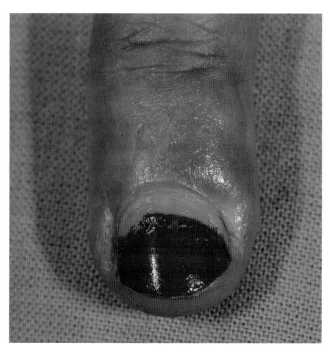

■ 图 13.1　急性甲沟炎：初诊。侧端甲皱襞可见脓液，侧端和近端甲皱襞肿胀

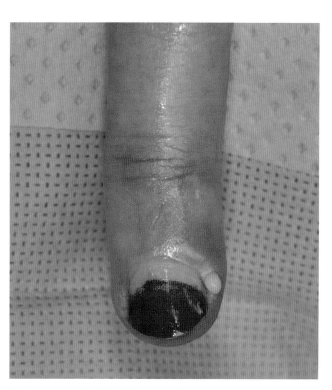

■ 图 13.3　11 号手术刀片切开后，脓液流出，进一步将脓液全部挤出

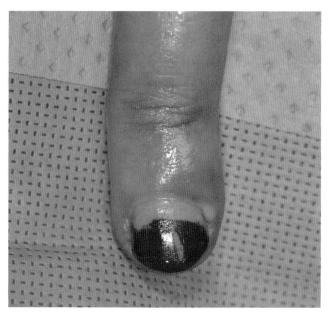

■ 图 13.2　手指消毒后，放于无菌单上，拟进行脓肿的切开和引流

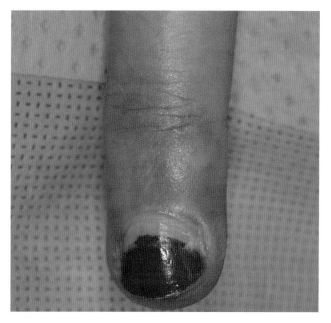

■ 图 13.4　指甲切开引流后外观

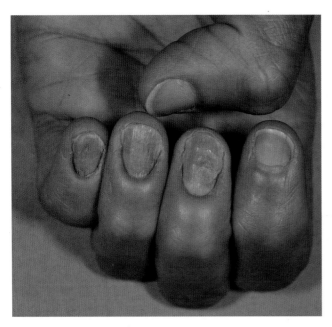

图 13.5 慢性甲沟炎:多个手指表现为慢性甲沟炎特征。近端甲皱襞肿胀、甲小皮缺失,以及受累甲板改变。相比之下,第二指指甲外观正常,无水肿,甲板正常,甲小皮完整

13.4 组织病理学

一般来说,诊断急性甲沟炎不需要活检,但感染过程中会出现化脓性炎症。

13.5 急性甲沟炎的治疗

急性甲沟炎的治疗重点是清除形成的脓肿及抗生素治疗(▶框 13.3)。如果在甲皱襞或甲板下看不到脓肿,可以用温盐水或醋酸铝(1:80 Domeboro)浸泡 10~15 分钟,每日 3~4 次,同时口服抗葡萄球菌的抗生素[17,18],临床症状消退后应继续治疗 1~2 周。每次浸泡治疗后需局部外用抗生素(详情如下)。

> **框 13.3 急性甲沟炎的治疗**
> - 若有脓肿形成,须切开引流
> - 一线治疗是口服对葡萄球菌敏感的抗生素,包括头孢氨苄、克林霉素、阿莫西林克拉维酸
> - 如果怀疑是耐甲氧西林金黄色葡萄球菌感染或细菌培养发现耐甲氧西林金黄色葡萄球菌,则应使用克林霉素、复方新诺明或其他对应微生物谱的抗生素
> - 每日用盐水浸泡患指数次可以缓解病情

如果有脓肿存在,须通过引流清除病灶。如果脓肿位于甲皱襞上方,可以用手术刀将脓肿切开,引流脓肿内容物;如果脓肿位于甲床,可以剔除部分甲板,排出积聚的脓液。探针可用于切开任意位置的脓肿[19]。根据脓肿的大小可适当选择冲洗和纱布填塞,约 48 小时后可去除填塞,并用温水浸泡[17]。有研究认为 Burrow 溶液、醋和氯己定浸泡也可能有效[20,21]。

在抗生素的选择上,头孢氨苄、克林霉素和阿莫西林克拉维酸对急性甲沟炎患者的大多数致病菌有效[22,23]。近期发现,耐甲氧西林金黄色葡萄球菌对克林霉素和左氧氟沙星的耐药性增强,而对复方新诺明、四环素、庆大霉素和莫西沙星耐药的报道较少[24]。如果怀疑是口腔菌群感染,应选择阿莫西林克拉维酸或克林霉素等广谱抗生素[25]。如果怀疑是耐甲氧西林金黄色葡萄球菌感染,克林霉素或复方新诺明是较好的治疗选择[17,26,27],口服治疗耐甲氧西林金黄色葡萄球菌的其他选择还包括多西环素、米诺环素和利奈唑胺(■ 表 13.1)[27]。氟喹诺酮类药物如左氧氟沙星和莫西沙星对耐甲氧西林金黄色葡萄球菌感染可能也有效,但耐药性在逐渐增加[28,29]。

■ 表 13.1 耐甲氧西林金黄色葡萄球菌感染口服药物治疗[27]

克林霉素	300~450mg,1 日 3 次
多西环素	100mg,1 日 2 次
利奈唑胺	600mg,1 日 1 次
米诺环素	100mg,1 日 2 次
复方新诺明	每次 1~2 片,1 日 2 次

如果急性甲沟炎病情较轻,可局部外用抗菌制剂,也可联合外用糖皮质激素类。局部外用抗生素建议莫匹罗星、庆大霉素和杆菌肽/新霉素/多粘菌素 B 联合应用[25]。Wollina 对 20 名不需要系统应用抗生素或手术的急性甲沟炎患者进行了研究,并比较了联合应用夫西地酸(抗生素)和倍他米松-17 戊酸酯软膏与单独应用庆大霉素软膏的效果。在本研究中,联合应用夫西地酸和倍他米松-17 戊酸酯软膏组累积疼痛评分降低 50% 所用的时间为 3.5±2.0 日,单独应用庆大霉素软膏组为 5.1±3.1 日。因此作者认为,与单纯局部使用抗生素治疗急性甲沟炎相比,联合外用抗生素和糖皮质激素治疗更为有效[30]。前文所述的浸泡疗法也可作为轻症患者的辅助治疗。

疼痛明显时,可以口服对乙酰氨基酚或非甾体抗炎药止痛[25]。

如果急性甲沟炎患者对治疗反应较差,则应考虑其他疾病,例如骨髓炎(行影像学检查)和恶性肿瘤(行活检)。

13.6 慢性甲沟炎

慢性甲沟炎(chronic paronychia)的主要特征见▶框 13.4。

> **框 13.4 慢性甲沟炎的主要特征**
> - 甲皱襞的肿胀和炎症持续超过 6 周
> - 常伴发甲板营养不良,出现横脊
> - 出现绿色改变可能是与假单胞菌感染相关
> - 手指比足趾更易受累
> - 潮湿、接触物和物理损伤是患慢性甲沟炎的主要原因
> - 多见于家庭主妇和其他经常接触水的职业
> - 治疗的重点是避免环境诱因,并使用药物治疗炎症及预防潜在的念珠菌继发性感染
> - 病情顽固的患者,特别是只累及单个指/趾甲时,应考虑其他诊断可能,可采用培养、影像学检查(X 射线/MRI)和甲活检等辅助检查协助诊断
> - 在顽固性病例中,斑贴试验有助于确定引起接触性皮炎的物质
> - 可因对念珠菌超敏反应而导致病情加重

13.7　临床特征

慢性甲沟炎多见于手指甲,少见于足趾甲。当症状和体征持续超过 6 周时,就会演变为慢性甲沟炎[3],急性甲沟炎治疗不充分也可发展为慢性甲沟炎[31]。慢性甲沟炎的临床表现为甲皱襞肿胀,通常与甲小皮破坏有关。甲沟炎的炎症反应使甲本身和周围皮肤有触痛感,当甲单元的完整性被破坏时,其就成为微生物的入口,进而导致难以治愈的炎症。多数情况下,近端甲皱襞会受到影响,随着持续的炎症,甲板上的近端甲皱襞回缩并留下一个可见的间隙。随着时间的推移,慢性甲沟炎可出现急性加重。受到炎症挤压会导致相连的甲板出现异常,最常见表现为甲板上出现平行的脊线(Beau 线)。如果病情严重,甲板可能会在近端出现完全分离(脱甲病)。指甲的生长速度为每日长 0.1~0.15mm,均为趾甲生长速度的 2 倍,通常可以通过测量甲板的受累程度来估算甲沟炎的持续时间。

当发生假单胞菌感染时,受累的指/趾甲可呈现绿色。

对甲沟炎进行病情评估时,完整的病史(见问卷)是第一个重要的诊断依据。在检查时,一定要对患者所有的 20 个甲进行检查。除常见因素外,还有许多其他因素都可能造成甲沟炎,例如药物反应和其他局部反应。维 A 酸类诸如阿维 A 酯和异维 A 酸也会导致慢性甲沟炎[32,33]。在治疗艾滋病时,蛋白酶抑制剂茚地那韦和拉米夫定可导致慢性甲沟炎[34,35]。用于治疗恶性肿瘤的新型表皮生长因子抑制剂(西妥昔单抗、帕尼单抗、马妥珠单抗、吉非替尼、厄洛替尼、拉帕替尼、阿法替尼)也可能是导致慢性甲沟炎的原因之一[36-43]。

对慢性甲沟炎进行分级,有助于更好的记录病情。Daniel 等已经发表了 1 份关于慢性甲沟炎严重程度的分级方案[44](▶框 13.5)。

框 13.5　Daniel 等制订的甲沟炎严重程度的分级方案[44]

- 1 级:近端和/或侧位甲皱襞出现轻度红肿,甲小皮破坏
- 2 级:近端和/或侧位甲皱襞红肿明显,甲小皮密闭性受损
- 3 级:近端甲皱襞红肿,甲小皮缺失,有不适感,伴甲板部分改变
- 4 级:近端甲皱襞红肿,甲小皮缺失,有触痛/疼痛,伴甲板广泛改变
- 5 级:4 级基础上进一步加重包括慢性甲沟炎急性加重(急性甲沟炎)

念珠菌感染是否是慢性甲沟炎的病因或加重因素目前仍有争议[2,45],因为在进行细菌培养时常可发现念珠菌[2]。糖尿病等免疫抑制状态可使患者更易于发展为慢性甲沟炎[46,47]。在一项研究中,Bahunuthula 等人对 65 名患者进行了念珠菌过敏原的点刺试验,其中 31 名患者出现阳性反应(47.6%),因此念珠菌超敏反应可能是慢性甲沟炎发生的一个诱因[4]。

13.8　组织病理学

对于慢性甲沟炎,通常依据临床表现即可作出诊断,并不需要活检。慢性甲沟炎的组织病理学缺乏特异性。Stone 和 Mullins 描述了 5 例慢性甲沟炎患者的组织病理学特征[48],包括甲皱襞下方明显的棘层肥厚和部分角化不全。真皮上部可见大量弥漫、致密、均匀的浆细胞和少许淋巴细胞浸润。在真皮中下部,炎症细胞浸润在血管周围。甲皱襞外侧表皮中可见轻度棘层肥厚。5 例患者中 1 例为慢性甲沟炎急性加重期,组织病理表现出与上述相似的特征,不同之处在于表皮也可见水肿,整个真皮可见致密的炎症细胞浸润。

13.9　慢性甲沟炎的治疗[2]
（见患者资料和▶框 13.6）

框 13.6　慢性甲沟炎的治疗

- 找出并消除或尽量减少诱因
- 避免潮湿,接触刺激物和甲小皮外伤
- 避免过度刺激
- 在潮湿环境中工作时,垫有棉衬垫的乙烯基或橡胶手套,这些物品可以在药店或商店里买到
- 避免外用非处方药治疗甲小皮
- 在治愈之前要避免美甲(无论是专业的或自行美甲),且甲不宜过长
- 外用抗炎药物是有效的(局部糖皮质激素,他克莫司),局部抗念珠菌感染可作为辅助治疗
- 局部应用环吡酮具有抗细菌、抗炎和抗真菌的特性,对慢性甲沟炎有效
- 顽固病例可手术治疗

慢性甲沟炎的治疗包括 2 个方面:去除刺激因素和甲皱襞炎症的治疗。如果刺激因素持续存在,病情改善会十分困难。经常接触水是最主要的刺激因素,需要注重手的保护,最好的方法是在潮湿环境中工作时戴垫有棉衬垫的乙烯基或橡胶手套,这种手套和衬垫可以在药店或商店里买到。一些食物如西红柿和柑橘类水果也可能产生刺激,所以在接触这些食物时也要注意手部保护。此外,还应避免直接接触其他刺激性物质,如洗涤剂等。

专业美甲或自行美甲可能是造成甲创伤的主要原因,特别是在美甲过程中刺激过强时。在甲完全恢复前,应避免再次美甲。修剪甲小皮并不是一个好习惯,尤其是用金属锉刀或者橙木棒进行甲小皮修整。如果想要修整甲小皮,可以用一块湿润的温毛巾轻轻地将它们往后推,应避免外用非处方药治疗甲小皮。此外,在甲完全恢复之前,应该避免使用指甲油。

除了这些行为干预外,药物治疗对治疗慢性甲沟炎也有效。最主要的方法是在甲皱襞上局部外用糖皮质激素,糖皮质激素这将有助于减轻炎症、促进甲皱襞与甲板间密闭性的重建。在慢性甲沟炎中,常可见念珠菌感染,因此局部外用抗念珠菌的抗真菌药物可以加快治愈进程。然而,如前文所述,慢性甲沟炎是一种炎症性疾病且不具有传染性,因此相对于治疗原发疾病,抗真菌治疗只能作为辅助治疗而不是主要的治疗方法。如只进行单纯抗念珠菌治疗而不处理炎症,通常不能改善病情。研究表明,与抗真菌治疗相比,局部外用糖皮质激素对

慢性甲沟炎具有更好的疗效,这也证明了慢性甲沟炎是一种炎症性疾病,更可能是刺激性皮炎的一种异型,而不是一种感染或甲真菌病。Tosti 等人在对 45 例慢性甲沟炎患者的研究中表明与口服特比萘芬或伊曲康唑相比,使用局部糖皮质激素治疗更能够使病情得到改善或治愈,且差异具有显著性。在这项研究中,念珠菌的存在与疾病活动性无关,18 名患者中只有 2 名患者念珠菌被根除[49]。病情严重的患者,可能需要系统应用抗真菌药物治疗念珠菌感染[50]。Daniel 等人对 16 例慢性甲沟炎患者进行了检测,有 90% 的患者在培养后检测出了酵母菌[2]。

局部外用中效糖皮质激素联合抗真菌药是治疗慢性甲沟炎的基础。如果是中度到重度的甲沟炎,可以考虑皮损内注射糖皮质激素,通常耐受良好[51]。对于病情严重的患者,可以考虑短期系统应用糖皮质激素以快速缓解症状[25,51]。

Daniel 等人在对 17 例慢性甲沟炎患者的研究中发现,严格避免刺激并每日 2 次局部外用 0.77% 环吡酮 6~12 周,可使患者症状完全消失[2]。0.77% 环吡酮外用制剂对皮肤真菌和酵母菌具有杀灭作用,对细菌具有抗菌作用(对革兰氏阳性菌和革兰氏阴性菌(包括铜绿假单胞菌)有较低的最低抑菌浓度),并且具有抗炎作用[2]。

局部外用他克莫司是一种已被证实可以改善慢性甲沟炎炎症进程的替代治疗。Rigopoulous 等人对 45 例慢性甲沟炎患者进行了研究,比较了 0.1% 的他克莫司软膏、0.1% 的倍他米松 17-戊酸酯软膏和润肤剂的疗效,患者接受治疗 3 周后,又进行了 6 周的随访,并对所有患者进行了慢性甲沟炎的预防措施指导。与润肤剂组相比,他克莫司和倍他米松组在治愈率或症状改善率上均具有显著的提升[52],相比之下,作者认为应用他克莫司的优点是没有长期外用糖皮质激素的副作用。

如果同时伴假单胞菌感染,可表现为甲板出现绿色改变,可以外用抗假单胞菌药物。如果出现继发性假单胞菌感染,有多种有效的治疗方法,包括局部应用氟喹诺酮类或氨基糖苷类药物[50],抗菌溶液如稀醋酸、稀漂白剂和氯己定浸泡也被报道过是有效的[50],局部外用庆大霉素也被证明对继发假单胞菌感染治疗有效。

如果是因系统用药引起的甲沟炎(如前所述),最重要的是要考虑是否可以降低致病药物的剂量或者是否可以停止用药。这对某些药物具有可行性,但如果是抗癌药物,停药是不太可能的,还是需要通过额外使用药物治疗甲沟炎。与患者所处的其他科医生会诊将有助于确定是否有可能改变药物治疗计划。

对于非常严重和顽固性的患者,手术干预对于慢性甲沟炎的治疗是有效的。然而,只有在其他治疗失败时才会考虑手术治疗。

Keyser 和 Eaton 最先提出的甲上皮袋形缝合术(eponychial marsupialization)可作为治疗慢性甲沟炎的一种有效的手术方法[53]。这个方法是用手术切除近端甲皱襞的一块新月形皮肤。Bednar 和 Lane[54] 对 25 例慢性甲沟炎患者的 28 个患指/趾进行了甲上皮袋形缝合术和拔甲。他们发现,所有甲规则的手指(足趾)都可以通过单独的袋形缝合术达到治愈效果,而那些甲不规则的手指(足趾)则可以通过甲上皮袋形缝合术联合拔甲以实现治愈。在他们的研究中,患有慢性甲沟炎的 28 个手指(足趾)中有 27 个治愈。

Baran 和 Bureau 描述了一种通过切除近端甲皱襞治疗慢

性甲沟炎方法,且术后不影响指甲美观[55]。Grover 等对 30 例甲板不规则的慢性甲沟炎患者进行了研究,将患者分为 2 组,每组 15 例,行近端甲皱襞整体切除联合拔甲或不联合拔甲。他们发现,近端甲皱襞整体切除联合拔甲组 70% 的患者被治愈,而单独近端甲皱襞整体切除组只有 41% 的患者被治愈[56]。

Pabari 等描述了一种治疗甲沟炎的"瑞士卷"技术(Swiss Roll 技术)。用这种方法,将甲皱襞任意一侧切开后甲皱襞会被抬高,对任何可能具有潜在感染性的物质取样后冲洗该区域,然后将甲皱襞置于一张非黏附性的、被卷成"瑞士卷"形状的敷料上,最后用固定缝线将甲皱襞固定在皮肤上。经过数日的治疗后,如果伤口清洁,固定缝合线可拆除,甲皱襞会回到原位,然后进行二期愈合。虽然作者没有提供详细的疗效数据,但他指出这项技术有"极好的治愈率"[57]。

13.10 儿童注意事项

儿童甲沟炎最常见的病因是吮吸手指[58],其他导致成人甲沟炎的病因并不适用于儿童,因为这 2 个年龄群体在日常生活中有不同的生活习惯。治疗方法与前文所述相同。如果儿童急性甲沟炎需要口服抗生素,应考虑使用覆盖口腔菌群的抗生素。由于儿童有吮吸手指的倾向,当标准治疗无效时,则应在鉴别诊断中考虑疱疹性瘭疽(herpetic whitlow)[59],因为单纯疱疹病毒很容易从口唇疱疹病灶附近转移到甲单元。但如何让儿童停止吮吸手指可能是一个难题,使用夹板固定手指可能会有效[60]。

13.11 小结

急性和慢性甲沟炎有一些相同的特征,也有相同的发病机制,即甲的正常封闭性被破坏,从而导致甲皱襞炎症和/或感染。在这两种疾病中,查明病因并减少或消除病因非常有助于疾病的治疗。急性甲沟炎和慢性甲沟炎的治疗方法不同。一旦确定环境刺激物、创伤源和接触物后,通常可以很快控制和改善甲沟炎症状。对于大多数顽固性慢性甲沟炎的患者,手术干预有良好的效果。

临床要点

- 对于治疗无效的甲沟炎,可以考虑进行影像学检查和/或活检以判断是否合并其他疾病,以及是否有潜在的骨髓炎
- 对于急性甲沟炎,在治疗前应进行细菌培养,因为耐甲氧西林金黄色葡萄球菌的感染率正逐年上升
- 根据我们的经验,行为纠正对改善慢性甲沟炎的效果最显著。慢性甲沟炎是一种炎症性疾病,避免刺激和抗炎药物治疗效果最好。系统性抗念珠菌治疗只在极少数情况下有效
- 要确定甲沟炎的可能病因,询问患者的职业、爱好和美甲的频率很重要。特别需要关注咬甲(咬甲癖)和自身造成的甲损伤(剔甲癖)问题,因为这些可能都不是患者自主意识的行为
- 对于大多数慢性甲沟炎来说,局部用药和避免刺激会使病情改善

病例

1 位 30 岁的妇女因"甲营养不良"3 个月,由她的初级保健医生转诊至甲诊所就诊。她喜欢每月接受 1 次专业美甲,包括"甲小皮护理"。她在一家保险公司工作,每日的例行工作是电脑工作和打字。她还需要照顾孩子,经常进行洗衣、换尿布和做饭等家务工作。自述指甲疼痛,曾自行用过润肤霜,但效果不佳。她的初级保健医生怀疑是真菌感染,并开始使用局部抗真菌药膏,使用几个星期后未见明显的甲外观或症状的改善。她唯一使用的药物是每日服用复合维生素。既往体健,无任何特殊病史。

体格检查

体格检查发现手部近端甲皱襞肿胀发炎,多个指甲甲小皮缺失,部分受累甲板上出现水平沟脊,足趾甲未受累,身体其他部位没有皮疹。体格检查结果符合甲沟炎,根据持续时间进一步确定了慢性甲沟炎的诊断。

经进一步询问,发现患者每日多次洗手,大多数日子都会在家里为家人准备晚餐,并且她在准备食物和洗碗时并未佩戴手套。患者在接受专业美甲时,其中包含的一个步骤就是用金属锉刀修整甲小皮。

治疗

确诊为慢性甲沟炎后,进一步确定了治疗方案。首先,要求患者指甲痊愈至少 1 个月后再做美甲。如果以后要继续做美甲,也要避免对甲小皮的刺激。自己带美甲工具去美容院也是一个很好的方法,可以避免潜在的传染源。告知患者在进行潮湿的工作和准备食物时该如何保护手,特别推荐乙烯基手套里垫棉垫。不鼓励其他的甲小皮护理。

除了纠正行为外,还需要同时进行药物治疗。首先,在发炎的甲皱襞处外用中效糖皮质激素——0.1% 曲安奈德软膏,每日 2 次,持续 2 周。局部使用抗真菌药物,硝酸益康唑乳膏,每日 2 次,持续 1 个月,以清除念珠菌感染。

患者 1 个月后复诊。近端甲皱襞肿胀明显改善,甲板营养不良仍然存在。随访 3 个月后,新的甲小皮已经形成,在指甲的近半部分可以看到正常的甲板。随着症状持续改善,建议患者后续随访根据甲护理情况决定。

❓ 复习题

1. 急性甲沟炎最常见的病原体是:

   A. 金黄色葡萄球菌

   B. 单纯疱疹病毒

   C. 念珠菌

   D. 铜绿假单胞菌

   E. 化脓性链球菌

2. 慢性甲沟炎基础的治疗是什么?

   A. 系统应用糖皮质激素

   B. 系统应用抗真菌制剂

   C. 避免刺激

   D. 手术去处病甲

   E. 近端甲皱襞整体切除术

3. 对慢性甲沟炎的患者来说,关于使用指甲油和美甲的最好的建议是什么?

   A. 在接受慢性甲沟炎治疗的同时,可以继续使用指甲油和美甲

   B. 直到甲治愈后的 1 个月,患者应该停止使用所有的指甲油和美甲

   C. 可以用凝胶指甲油美甲,但要避免使用人造丙烯酸甲

   D. 在治疗慢性甲沟炎的同时,美甲的频率应该减少到每 6 周 1 次

   E. 在慢性甲沟炎的治疗期间,可以偶尔使用指甲油和在婚礼等特殊场合做美甲

✔ 答案和解析

1. 正确答案是 A。急性甲沟炎最常见的病原体是金黄色葡萄球菌。列出的其他微生物也可引起急性甲沟炎,但不常见。由于耐甲氧西林葡萄球菌的发病率不断上升,在开始治疗前进行细菌培养是明智的,以确保充足的抗菌药物谱覆盖率。初期治疗较好的选择包括头孢菌素、克林霉素和阿莫西林克拉维酸。如果怀疑耐甲氧西林金黄色葡萄球菌感染,可以考虑多种口服药物,包括克林霉素、复方新诺明、多西环素、米诺环素和利奈唑胺。

2. 正确答案是 C。对于慢性甲沟炎的改善,制订一个避免刺激的方案非常有必要。通常清除环境中的刺激物后,特别是那些与手接触的刺激物并停止破坏甲正常封闭区域的循环刺激,慢性甲沟炎可以得到改善。水通常是罪魁祸首,频繁的洗手、准备食物和频繁接触水的职业活动可能是问题根源。在严重情况下,可以系统应用糖皮质激素在短期内缓解慢性甲沟炎的症状。系统应用抗真菌药通常不会改善慢性甲沟炎。对于顽固性病例,可以进行外科治疗包括手术切除病甲(甲上皮袋形缝合术治疗或联合手术切除整个近端甲皱襞),但对于绝大多数患者来说并不是标准治疗。

3. 正确答案是 B。慢性甲沟炎是由甲单元正常的封闭性被破坏引起。暴露于刺激物包括频繁接触水,是主要原因。甲创伤另一个常见原因是美甲,且被认为是一个重要的创伤诱因。在美甲的过程中,通常会进行甲小皮护理,常使用金属锉刀等各种器械将修整甲小皮。由于慢性甲沟炎的治疗目标是重建甲单元结构的正常封闭性和解剖关系,所以在甲治愈的 1 个月内,最好避免美甲和使用指甲油,以免对甲造成创伤。除了美甲和使用指甲油会对甲造成创伤外,指甲油中也可能含有刺激性成分,可能会延长慢性甲沟炎的治愈时间。

在慢性甲沟炎的治疗期间,患者想在特殊场合美甲和使用指甲油是可以理解的,但我们的目标是让甲最有效地恢复到正常状态,而要实现这一目标,就要避免美甲和使用指甲油,直到甲痊愈后 1 个月。偶尔美甲或使用指甲油都有可能延长治疗时间,如果在美甲的过程中发生了感染,在慢性甲沟炎的基础上,还可能引起急性甲沟炎。

（孙勇虎 译　王新　曹双林 校　孔一　江建 审）

参考文献

13

第 14 章　单纯性甲分离与甲床消失

Adam Ⅰ. Rubin and C. Ralph Daniel Ⅲ

14.1　引言

甲分离(onycholysis)是指甲板与甲下组织分离,多发生于甲远端。远端甲分离(distal onycholysis)是指甲板在甲下皮的位置与甲床发生分离。近端甲分离较少见。脱甲症(onychomadesis)是指甲板从甲母质的近端分离。甲分离也可以发生在甲单元的外侧。临床上最常见的是单纯性甲分离。

甲分离的原因很多,本章主要介绍单纯性甲分离,其他病因诱发的甲分离(如银屑病等皮肤病、病原菌感染如甲真菌病和酵母菌感染、系统性疾病、药物、疣、肿瘤、遗传因素等)本章暂不讨论。单纯性甲分离见◘图14.1~◘图14.3。

甲分离多发生于指/趾甲的远端,也常见于侧端,如甲真菌病或其他疾病诱发的甲分离。将甲分离进行分级有利于在病历中更好地记录病情[1]。甲分离的发生,一定是某些因素破坏了甲板和支撑结构的连接。

甲分离是皮肤科医生及其他科室临床医生在临床中经常遇到的疾病。如果是发生在指的甲分离,通常有美甲产品、水、洗涤剂、生食、洗剂用具、烃类物质等的接触史或者发生过创伤。如果是发生在趾的甲分离,创伤和甲真菌病是最常见的原因。

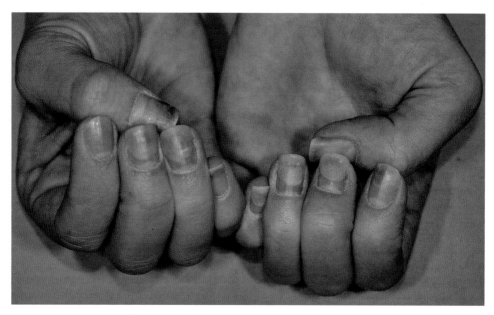

◘ 图14.1　这位年轻女性当过酒保,她的手经常暴露于水中。可见多个指甲的甲分离。有些指甲上的红色是残留的指甲油。甲单元远端的分离区域呈白色

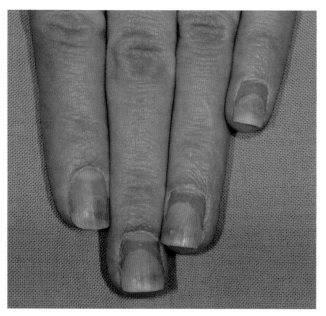

◘ 图14.2　这张近景图显示了多个指甲的广泛性甲分离

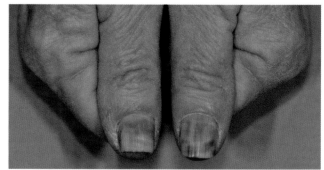

◘ 图14.3　这个患者也有多个指甲的甲分离。我们可以看到双手拇指指甲的广泛性甲分离,合并假单胞菌的继发感染,导致拇指指甲呈现绿色。被称为绿甲综合征

14

14.2　诊断

诊断的第一步是获得详细的相关病史（详见▶第 2 章的甲调查问卷）。20 个甲都要进行检查以寻找出规律。当遇到单个甲表现出慢性和/或顽固性甲分离时，医生必须要考虑到肿瘤的可能性，应进行活检，如有可能也需进行影像学检查。但是，多个甲受累并不能排除某个甲发生肿瘤，特别是鳞状细胞癌。当诱因不明时，炎症性皮肤病（如银屑病）的活检以及微生物的培养是必不可少的。

由于甲真菌病可引起甲分离，因此通过检查验证这种可能性是非常重要的。取修剪的指/趾甲进行组织学检查和真菌培养会提供最有用的信息。

14.3　甲床消失（disappearing nail bed）

甲分离的时间越长，甲板重新附着就越困难[2]。正常的甲床没有颗粒层。当甲分离持续存在，甲床可发生上皮化并逐渐发展为类似于指/趾尖的皮纹（指纹）[2]，这种现象被命名为"甲床消失"[2]。附着的甲板有助于保持指/趾的正常形状，并对指/趾起到保护作用。甲床消失的时间越长，越有可能出现指/趾末端畸形，尤其是趾甲。 图 14.4~ 图 14.7 给出了甲床消失的例子。最近也有关于甲床消失的新数据发表[3]。

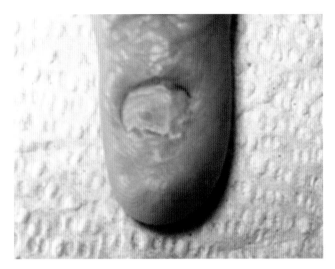

图 14.6　创伤导致的甲床消失

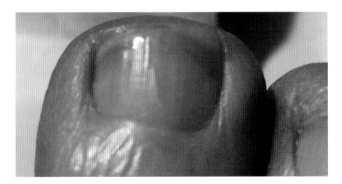

图 14.4　正常的右足第二趾外观，为与图 14.5 形成对比

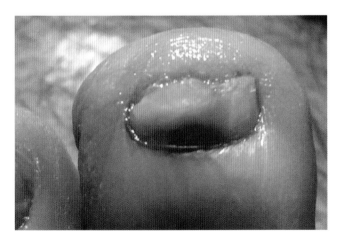

图 14.5　图 14.4 患者的左足第二趾外观，因甲银屑病导致甲床消失

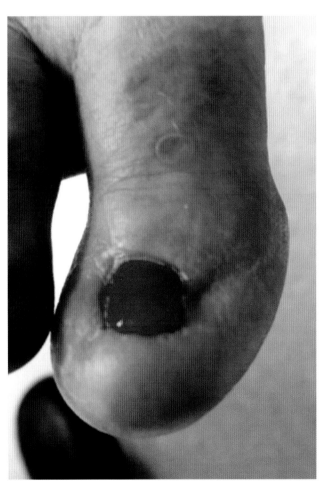

图 14.7　跗趾的甲床消失，病因是慢性的红色毛癣菌甲真菌病。跗趾内侧的瘢痕是创伤导致的，与此无关

与指甲相比，趾甲更容易出现甲床消失。最近的研究表明甲床消失更常见于年长者，尤以男性患者多见。相较于甲床变窄，甲床消失更易引起甲床变短[3]。趾甲甲床消失最常见的原因是甲真菌病。甲床消失时，趾甲变短最常见的原因是钩甲，其次是钳形甲。指甲甲床消失最常见的原因是咬甲癖[3]。甲床消失时，指甲变窄的最常见原因是创伤和钳形甲[3]。

到目前为止,只有 1 篇文献报道试图通过手术的办法矫正消失的甲床[4]。

14.4 治疗

单纯性甲分离的主要治疗措施如下:

1. 单纯性甲分离的首要治疗是避免或减少诱因,诱因可以通过病史和/或检查来确定,如水/接触性刺激物/过敏原(类同形反应)。以及避免创伤,如物理性创伤(同形反应)[5-8]。

2. 使用本章提供的患者资料可以帮助患者了解治疗甲分离的多种方法。

3. 在不引起疼痛的情况下,甲留得越短越好。修剪受累甲时,应剪到甲和甲床附着的部位。双动指甲钳可助于修剪分离甲的后侧区域。需要记住,与甲床分离的甲相当于一个杠杆。如果甲远端受伤,可能会传递给近端更大的力量[6-8]。

4. 对于使用美甲产品的患者,最好避免使用美甲产品,直至甲恢复正常至少 1 个月。之后恢复使用美甲产品时,最好由透明外观的产品开始,逐渐过渡到其他产品。对那些易于出现甲分离的患者,最好避免应用所有的非处方甲硬化剂、所有含甲醛的产品、丙烯酸甲、胶水、所有的人造甲和紫外线治疗的甲产品[6-8]。

5. 应该尽量减少与水接触,尤其是避免经常使用洗手器。从事湿性工作时,必须佩戴可重复使用的乙烯基手套(Allergan

公司),或直接从油漆店购买。一次性乳胶手套,尤其是有粉包装,不得用于干、湿性工作。对那些似乎无法避免在家里频频洗手的患者,建议他们整日佩戴轻薄的棉手套,以避免接触促使他们洗手的"污垢"从而减少洗手频率。

6. 在分离的甲上常见酵母菌继发定植,尤其是白色念珠菌和近平滑念珠菌[6-9]。对此是否进行治疗尚存在争议[6-9]。培养分离的甲时,常可发现酵母菌[6,8]。一旦发现念珠菌,可局部外用环吡酮胺洗剂或硫康唑溶液。也可尝试其他广谱局部抗真菌药物,推荐使用溶液或洗剂,1 日 2 次。如果是顽固性甲分离,且培养检测出酵母菌定植,可口服氟康唑每周 1~2 次,可改善病情。采用这种方法进行治疗时,需持续用药 2 个月,然后再对患者病情进行重新评估。

7. 较老的治疗方法包括将 4% 的百里酚溶入 95% 乙醇或氯仿中,以及 15% 磺胺醋酰溶入 50% 乙醇中。

8. 由于酵母菌定植常与甲分离共存,另一种方法就是假定存在酵母菌,为患者开具局部抗真菌药物的处方,修剪甲至甲床附着点后,让患者每日用药 2 次,持续 1 或 2 个月。之后再重新评估。

9. 我们常会遇到对细菌过分恐惧的患者,他们频繁洗手,或接触过多洗手液。应建议他们购买并佩戴轻便的白色棉手套,让手保持"干净"。

10. 在局部的抗真菌药物中,溶液是最佳选择,洗剂是第二选择。

11. 在顽固性病例中,口服氟康唑可能是有效的,尤其是培养出念珠菌和/或找到假菌丝时。

临床要点

- 为改善甲分离,需要找到、去除、或减少诱因
- 严格地避免接触有刺激性的湿气是最有效的治疗
- 保持指甲修短。对于皮肤科医生而言,双动指甲钳是必不可少的,能在疼痛最小的情况下修剪指甲
- 修剪趾甲后,趾甲边缘应是平的,而不是圆的
- 避免甲单元的创伤,压迫非附着的甲,可能通过力传导使甲分离恶化
- 慢性甲分离可能会导致甲床消失
- 念珠菌的作用存在争议,但局部外用抗真菌药副作用小、可能

有益

- 对于罕见或顽固性甲分离病例,需要考虑进行检测,如培养、影像学和/或活检,尤其是单个甲受累时
- 我们常会遇到对细菌过分恐惧的患者,他们通常频繁的洗手,或使用过多的洗手液。应建议他们购买并佩戴轻便的白色棉手套,让手保持"干净"
- 在顽固性病例中,口服氟康唑可能是有效的,尤其是培养出念珠菌和/或找到假菌丝时
- 在局部的抗真菌药物中,溶剂是最佳选择,其次是洗剂

病例展示:单纯性甲分离

临床病史

1 例 28 岁的女性患者因甲分离就诊于皮肤科。她有 3 个孩子,年龄在 8 个月至 6 岁。她在医院里兼职当护士。甲分离 2 年,逐渐加重。在此期间做过美甲,并用过指甲油。无其他的皮肤病病史。

体格检查

多个指甲存在甲分离,受累面积为甲单元的 10%~60%。甲无其他原发性皮肤病受累的迹象。躯干、四肢也没有原发皮肤病。趾甲正常。

诊断

单纯性甲分离。

辅助检查

剪下的指甲进行了组织学检查,没有发现真菌,支持临床诊断。

治疗

纠正不良行为,重点在于避免接触刺激物。依据本章中的详细患教资料予以指导。此外,指导她将分离甲剪至甲和甲床的附着处,并将环吡酮胺乳膏外用于受累甲床,每日 2 次,疗程为 1 个月。嘱其在指甲好转之前勿使用美甲产品。

随访

2 月后随访,患者病情好转。再过 2 个月,需再次复诊。复诊前,需坚持避免诱因,不使用美甲产品。

思考题

1. 为什么患者在从事湿性工作时佩戴防护性手套对于治疗和预防单纯性甲分离是很重要的?
   - A. 手套可以让佩戴者手握物体时用力更少,从而降低对甲的压力
   - B. 环境中的灰尘进入到甲下,手套可以预防此种情况发生
   - C. 手套让甲受到的创伤减少
   - D. 佩戴手套让湿性工作更高效,从而减少工作需要的时间,降低对甲的影响
   - E. 过多地接触水是一种刺激,破坏甲单元的正常密闭性

2. 目前认为甲床消失发生的原因是:
   - A. 甲床形成了瘢痕,使甲板无法附着
   - B. 存在骨重塑,影响了趾的形状
   - C. 甲床上皮形成了颗粒层,皮纹出现
   - D. 长期的甲癣阻碍甲板附着于甲床
   - E. 反复的创伤使得甲板不能完全附着于甲床

3. 1 例表现为多发性指甲分离的老年患者,治疗后受累甲都缓解并恢复正常,只有 1 个指甲病情恶化。最好的处理方式是?
   - A. 开始系统抗真菌药物治疗
   - B. 甲单元活检
   - C. 建议用胶水让甲板附着于甲床
   - D. 告诉患者这是预料中的结果
   - E. 安抚患者指甲改善需要更长时间

答案和解析

1. 正确答案是 E。对患者而言,按照湿性工作时手套使用

说明保护双手是很重要的,因为过多地接触水是一种刺激,影响甲下皮处甲单元的正常密闭性,从而导致甲分离。改善甲分离需通过保护甲不受水的影响来重建甲的自然密闭性。其他答案是错误的,它们没有强调保护性手套的主要功能,因手套和甲分离的预防和治疗相关。

2. 正确答案是 C。正常情况下,甲床上皮没有颗粒层。目前认为,甲床消失的原因是在慢性甲分离中,甲床上皮中出现了颗粒层,甲床部位出现皮纹。其他答案是错误的。瘢痕形成和甲床消失无关,骨重塑可能见于长期激素应用中("指/趾消失")。甲真菌病和反复性创伤可能在甲床消失中发挥一定作用,但不是直接机制。

3. 正确答案是 B。当单个甲出现甲分离、经证实有效的治疗方法不能使其改善时,必须考虑到这是由甲单元的肿瘤引起的。为明确诊断,需进行甲单元活检,检测甲床和其他可能受累的甲单元区域。充分治疗单纯性甲分离可能反映出长期的潜在问题,如上文描述的那样。此外,在老年患者中尤其要想到单个甲受累可能是由甲单元肿瘤引起的。其他选项是错误的,不能找到累及单个甲的其他原因。

(温广东 译　杨志波 校　刘鑫 魏芬 审)

参考文献

14章 参考文献

第 15 章　美甲化妆品的利与弊

Anna Q. Hare and Phoebe Rich

学习目标：

1. 采取预防措施,谨慎避免某些行为、材料和操作,让美甲沙龙服务变得安全又美好。

2. 美甲材料相关的最常见的不良反应是过敏性和刺激性接触性皮炎。甲增强剂中的成分引起的过敏性接触性皮炎常见于眼睑、面部和口周。

3. 美甲沙龙服务过程中的大多数不良反应是由于甲单元的保护屏障被破坏,该屏障主要包括内外侧甲皱襞的甲小皮和甲下皮。

指甲美容(nail grooming)和装饰是一个巨大的产业,在美国文化中这也是个人仪容的一个重要组成部分。仅在 2015 年,美国的美甲沙龙(nail salon)行业就创造了超过 85 亿美元的收入。在美国,光滑且有光泽的指甲是非常受欢迎的,因为这表示他们很健康,有些人甚至认为这代表了更高的社会地位。美甲被数百万女性所推崇,对许多人来说,光顾美甲店是一种令人愉悦的社交活动,许多人每 2 周或每月去 1 次。美甲店常见的服务包括修指甲、修趾甲、美甲延长和指甲强化。在这个庞大且分散的行业中,美甲相关并发症的发生率很难评估,所幸大多数顾客都没有出现相关并发症。

美甲沙龙服务与指甲强化服务对很多女性来说尤为重要,它们可以帮助掩盖或修饰一些指甲的缺陷,如指甲油和填充剂可以帮助抚平因老化、凹陷和脆弱症而受损的甲表面。人造指甲可以掩盖指甲形状的异常,如拇指较短(球拍状甲)、甲板表面不规则,以及甲营养不良。丙烯酸指甲油可以保护近端甲皱襞,有效避免具有习惯性抽动障碍及剔甲癖或咬甲癖的患者避免自我创伤。

美甲化妆品(nail cosmetics)虽可以用来帮助修饰易碎、柔软、开裂或损坏的指甲,但也可能导致以下这些情况的发生,如指甲油虽然可以覆盖由于各种原因引起的指甲出血和变色,包括银屑病甲和甲分离,但也有可能最终加重甲分离。指甲油虽可为柔软、脆弱或易碎的指甲提供了一个耐用、柔韧和防潮的外部保护层,但指甲油溶剂及其清除剂的脱水作用却会增加指甲的脆性。

为了安全地引导和最大限度地利用这一重要行业,临床医生和患者都必须了解美甲服务的适用范围及其利与弊。尽管数百万的女性在美甲店使用美甲化妆品时没有出现问题或不良反应,但仍有一些重大的潜在问题必须得到认识、诊断和管理。美甲领域存在的问题或不良反应不仅可能与所用的美甲化妆品的成分有关,还可能与美甲的操作程序、技术和仪器有关。

15.1　美甲化妆品的材料及其弊端

美甲过程中使用的材料种类繁多,包括用于涂抹指甲、制造人造指甲、去除指甲或甲周皮肤、卸除美甲和指甲强化所用的各种化合物,通常分为指甲油、甲增强剂、延长剂(包括丙烯酸和凝胶),以及各种"去除剂(removers)"。大多数与美甲化妆品成分有关的皮肤问题是由刺激性接触反应或过敏反应造成的。当某种致敏性物质与皮肤接触时,就容易引起皮肤的 IV 型超敏反应。最初的致敏作用可能发生在第 1 次或第 2 次接触后,而反复的接触造成的过敏反应可能在接触后的一两日内出现。反复接触刺激物,不管是短时间的接触还是较长时间的接触都可能引起刺激反应,具体情况取决于材料性质。美甲化妆品的刺激反应通常发生在甲周围的甲皱襞、甲下皮和手指远端掌侧皮肤上,比如在涂抹指甲油、浸泡丙酮或涂抹甲小皮去除剂时会刺激这些部位。许多美甲制剂为接触性刺激物,可导致或加重甲分离和慢性甲沟炎[1],因此,采取适当的预防措施避免触碰这些刺激物至关重要(见 表 15.1 和 框 15.1)。

表 15.1　美甲化妆品成分带来的问题

产品	问题类型	症状/体征	致病因素
指甲油	接触过敏	局部和远处瘙痒(面部,颈部)	甲苯磺酰胺树脂、镍珠
	接触刺激	甲分离、甲沟炎	有机溶剂
	黄染	黄甲	指甲油染料
	角蛋白颗粒	指甲表面有柔软,白色的碎裂或磨损痕迹	底漆、长时间使用指甲油、过度卸除美甲
甲增强剂	过敏性接触性皮炎(甲沟炎)	瘙痒、发红、指甲周围有鳞屑、甲分离	丙烯酸酯
甲硬化剂	刺激性或过敏性接触	灼烧、感觉异常、甲分离	甲醛
甲小皮去除剂	刺激	甲沟炎	氢氧化钠、氢氧化钾
美甲过程中产生的问题			
操作/过程	**问题类型**	**症状/体征**	**致病因素**
锉削(filing)和抛光(buffing)甲板表面	甲板变薄	甲分裂(图 15.8)	指/趾甲锉削
			指/趾甲抛光
甲小皮和甲下皮的切割和处理	创伤	疼痛、肿胀、分泌物、趾周红斑和甲分离	用于破坏甲周密闭屏障的锋利工具,例如钳子或指甲签(橘木制成)
	甲分离		
	甲沟炎		
使用未经消毒的器械进行上述操作	甲周及甲下组织的细菌、真菌、病毒感染,引起甲沟炎或脓肿	疼痛、肿胀、分泌物、趾周红斑	未经正确消毒的指甲工具上的细菌、病毒和真菌

15

框 15.1 关于安全使用美甲产品和服务的建议

1. 确保您的美甲师和美甲店已获得执业许可证
2. 在接受美甲沙龙服务前,请先洗手(或洗脚)。避免循环足浴,因为设备的过滤器和管道上可能滋生细菌和非典型分枝杆菌
3. 询问沙龙内用具的卫生和消毒情况,并自行评估清洁情况
4. 自备工具,尤其是指甲锉刀和其他无法消毒的物品
5. 如果在沙龙服务后出现任何皮肤瘙痒或灼痛感,则可能表示对某些美甲产品的成分有反应,应停止使用该产品。如果症状持续或再次出现,请咨询皮肤科医生
6. 美甲延长要尽量短,以最大程度地减少外伤的风险
7. 请勿让技术人员损伤您的甲小皮,因为这会破坏保护屏障。请勿在准备延长指甲过程中磨削指甲表面,因为这会使指甲变薄弱。如

果您在美甲过程中被割伤或划破,这很有可能会导致指甲围感染,请及时就医
8. 不要让美甲粘合剂(nail adhesives)和丙烯酸酯材料接触指甲周围的皮肤
9. 尽量采用合适的浸泡的方法以去除指甲上的材料,避免通过削、刮或以其他方式伤及指甲(浸泡后指甲会更柔软)
10. 避免接触无气味的丙烯酸指甲(即水晶指甲)或紫外线固化后的指甲的锉屑,因为它们可能含有未反应的材料
11. 所有湿法作业都要戴上手套,以保护指甲并避免与美甲相关的感染
12. 如果您的美甲操作需要将紫外线照射到指甲上,请在手背上涂抹防晒霜,或者穿戴无指手套,以保护皮肤免受紫外线的伤害

指甲油(nail polish 或 nail enamel)也叫甲漆(nail lacquer),是刷在甲板上增加光泽和颜色的液体。指甲油中含有使产品变得坚硬和坚固(成膜剂,硝化纤维素)、提高粘合性(树脂)、增加柔韧性(增塑剂)、产生黏度(增溶剂)、添加和稳定颜色(着色剂和悬浮剂)等多种不同功能的成分。底漆指甲油(base coat)和面漆指甲油(top coat)在成分上是相似的,但底漆可能含有更多的树脂以提高附着力,而面漆含有更多的硝化纤维素和增塑剂以提高光泽和弹性。

指甲油可引起过敏性接触性皮炎(allergic contact dermatitis,ACD),典型的表现为颈部、面部、手部和眼睑的瘙痒性皮炎[2]。指甲油中的主要过敏原是甲苯磺酰胺甲醛树脂(toluene sulfonamide formaldehyde resin,TSFR),也叫甲苯磺酰胺树脂[3]。TSFR 是一种可以成膜的柔性树脂,与硝化纤维素结合使用(硝化纤维素单独使用时很脆),可以制成光滑的、有光泽的、柔韧的薄膜。TSFR 被广泛认为是一种过敏原,目前已被大多数消费品牌淘汰,但它可能仍存在于美甲沙龙的抛光剂或网上购买的美甲产品中。随着指甲油持续变硬,溶剂在 24~36 小时内缓慢蒸发,指甲涂层中的过敏原有足够的时间接触身体其他部位,因此这种接触性过敏可发生在面部和颈部[4,5]。北美接触性皮炎小组(North American Contact Dermatitis Group,NACDG)在 2008 年报告中阐述,在 2007~2008 年进行斑贴试验的 3 000 人中约 65% 的人斑贴试验呈阳性,其中 16% 的人 TSFR 呈阳性[3]。一些指甲油中可发现镍珠,虽然少见,但也可能导致潜在的过敏反应。

除了过敏性接触性皮炎,使用指甲油还会导致其他不良反应。长期涂抹指甲油,尤其是颜色深的指甲油,可能会把甲板染成黄色(图 15.1)。长期使用指甲油还会使甲板表面产生粗糙不平的白色条纹和斑点,称为角蛋白颗粒(图 15.1)[6],这与甲板变脆有关。虽然最初认为角蛋白颗粒的产生是长期使用指甲油造成的,但电子显微镜检查显示这些颗粒周围伴有轻微的创伤,这提示角蛋白颗粒的产生更可能是因为不恰当的刮除指甲油的方式造成的[7],并且我们已经发现过度刮除指甲油确实会导致这种情况发生。这种情况在外观上与浅表白斑型甲真菌病相似,但不应与之混淆,后者是由于皮肤真菌导致甲板表面出现浅层破裂。

邻苯二甲酸酯(pthalates),尤其是邻苯二甲酸二丁酯(dibutyl phthalate,DBP)和邻苯二甲酸二乙酯(diethyl phthalate,

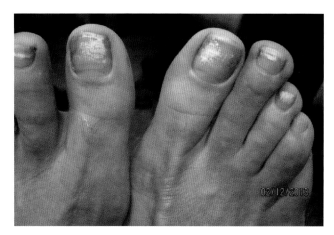

图 15.1 指甲油中的黄色染料引起的角蛋白颗粒伴甲板变黄

DEP)作为一种增塑剂被用于包括指甲油在内的许多消费产品中,以减少产品开裂和软缩。目前尚不清楚邻苯二甲酸酯是否会危害人类健康,FDA 仍在密切监测美甲化妆品和其他消费产品中该物质的含量,尤其是在婴儿和儿童洗发水中的含量。

甲增强剂(nail enhancements)和美甲延长剂(nail extensions)可应用于指甲上以强化和延长指甲。延长部分由塑料或玻璃纤维尖端组成,通常用氰基丙烯酸酯胶粘附在指甲的末端以延长指甲。然后在这些尖端涂上某种材料,形成光滑、有光泽且耐用的指甲。在某些情况下,可以使用可拆卸的材料或模具来塑造衔接指甲游离缘的附着物。在没有添加延伸尖端时,这种涂抹到指甲表面的材料称为覆盖层,这种材料通常包括以下 4 种类型:

1. 包膜(wraps):由乙烯树脂、丝绸、亚麻或玻璃纤维组成,用氰基丙烯酸酯胶粘在指甲上。

2. 水晶指甲(acrylic nails):即丙烯酸指甲,是将丙烯酸酯聚合物粉末和丙烯酸酯液态单体混合而形成的一种可雕刻材料,将该材料应用于指甲上(单独使用,或带有塑料尖端延伸部分,或覆盖在方便去除的不粘甲材料上),然后进行雕刻,可形成光滑的表面(图 15.2)。

3. 凝胶指甲(gel nails):含感光成分的丙烯酸凝胶产品,使用时调制成浓稠的凝胶状,再在紫外线照射下固化。"虫胶(shellac)"是丙烯酸凝胶和指甲油的混合物,使用的步骤(包括涂抹和去除)与凝胶指甲相似(图 15.2 和 图 15.3)。

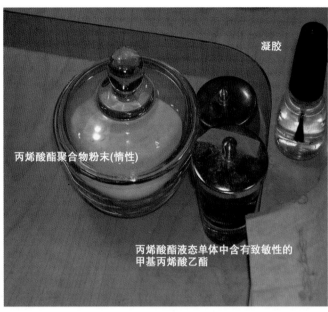
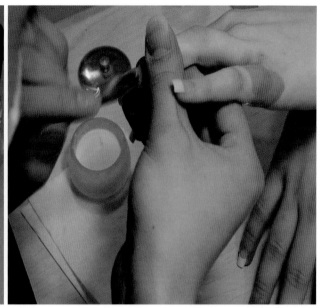

凝胶

丙烯酸酯聚合物粉末(惰性)

丙烯酸酯液态单体中含有致敏性的甲基丙烯酸乙酯

■ 图 15.2 丙烯酸酯在指甲上的应用:将粉末和液体涂在指甲上并使其固化

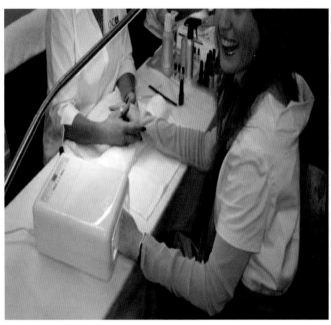
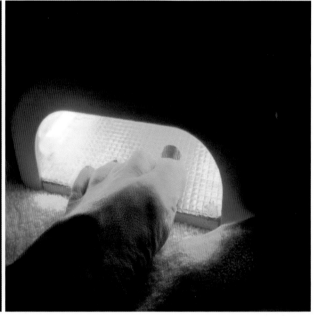

■ 图 15.3 美甲店中使用的将指甲油固化的紫外灯

4. 水晶指甲和凝胶指甲混合型:这种最新的产品是将改良的氰基丙烯酸酯凝胶涂在指甲上,然后浸入丙烯酸粉末中(丙烯酸粉末提前用活化剂硬化)。

美甲化妆品中最常见的过敏原是丙烯酸酯类,它们被广泛应用于上述所有增强剂中。丙烯酸酯接触指甲周围的皮肤,可引起对丙烯酸酯过敏的患者甲周皮肤的瘙痒或灼烧感(■ 图 15.4)。最常见的丙烯酸酯单体是甲基丙烯酸乙酯(ethyl methacrylate,EMA),这些单体易于聚合并能与多功能甲基丙烯酸酯迅速反应,形成高度交联的非反应性聚合物,从而形成丙烯酸指甲(水晶指甲)的光滑硬质外壳。EMA 的致敏作用虽然不如其前体物质甲基丙烯酸甲酯(methyl methacrylate,MMA)那样强,但 EMA 仍然可以作为导致过敏性接触性皮炎的致敏

原。因为这种聚合反应速度很快,所以 EMA 单体在尚未聚合时的窗口期非常短,而在这期间它会发挥致敏作用。丙烯酸酯在使用过程中,可能会在单体快速聚合之前接触到甲周皮肤,因此应注意避免在使用过程中接触皮肤[8,9]。一些无刺激性味道的丙烯酸材料由于表层的氧抑制作用需要更长的时间才能完全聚合,并且可能会保持几个小时的黏性,因此在使用过程中应该避免接触表层和避免飞溅,以免发生过敏反应[7]。

有证据表明,在过去的 10 年里,由接触丙烯酸酯导致的过敏案例一直在增加[10]。如果怀疑患者对丙烯酸酯过敏,那么他对甲基丙烯酸乙酯和甲基丙烯酸-2-羟基乙酯(2-hydroxyethyl methacrylate,HEMA)都具有较高的敏感性(分别为 91% 和 80.6%),建议他做更大规模的过敏原测试,以提高鉴定过敏原

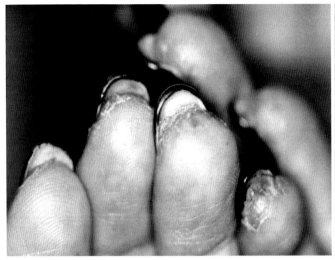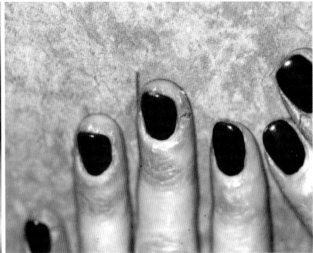

图 15.4　丙烯酸指甲（水晶指甲）导致的刺激性接触性皮炎

的准确性和范围[11-14]。值得注意的是，虽然许多丙烯酸酯类之间会发生交叉反应，但氰基丙烯酸酯（一种用于将塑料尖端粘合到指甲上以延伸或覆盖在指甲板上的增强粘合剂）并不与丙烯酸酯发生交叉反应。因此，对氰基丙烯酸乙酯过敏的患者可以耐受丙烯酸指甲（水晶指甲）中的甲基丙烯酸乙酯[12]。

美甲时为了去除指甲油和凝胶指甲需要使用美甲清洁剂，即卸甲水。最常使用的溶剂是丙酮，因为它是目前可用的溶剂产品中对人体的生理危害最小的溶剂[7]，这些溶剂能够以不同的速度溶解指甲油和增强剂。因为氰基丙烯酸酯的指甲油是不交联的，因此只需短时间的浸泡和摩擦即可轻松去除。但凝胶指甲和丙烯酸指甲（水晶指甲）都是交联聚合物，对溶剂的溶解耐受性很强，可能需要花费长时间浸泡才能将其安全去除——水晶指甲约需 40 分钟，凝胶指甲约需 60 分钟[7]。一般情况下，为了加快去除过程人们会选择将这些美甲锉平。这些卸甲水的溶剂会使甲板脱水，过度使用会导致甲分离和脆甲症[6]，甚至会引起甲周皮肤的刺激性接触性皮炎。

部分丙烯酸指甲（水晶指甲）卸甲水含有乙腈，乙腈毒性较高，如果儿童不小心摄入就有可能导致严重的疾病甚至死亡。因此，消费者产品安全委员会和《毒品预防包装法》要求应将这些卸甲水放在儿童保护容器（childproof containers）中，并做好危险标识。

甲小皮去除剂是一种含有氢氧化钠或氢氧化钾的乳膏，旨在溶解、去除附着在近端甲板表面甲小皮上多余的角蛋白。甲小皮去除剂具有刺激性，可引起局部刺激性接触性皮炎。甲小皮在近端甲皱襞形成重要的保护屏障能够阻止感染性物质渗透，因此该部位的甲小皮不应被去除或损坏。

15.2　美甲的方法和工艺流程

在指甲美容和改善指甲外观时通常会遵循一系列的程序

和步骤，并且会使用到多种美甲工具。与美甲护理相关的潜在问题既可能发生在专业的美甲沙龙店里，也可能发生在自己家中，因为人们自己也可以进行这些操作。在修剪指甲和趾甲的过程中，指甲钳、指甲锉、电钻和修甲刀片是美甲师在美甲过程中经常使用的一些专业工具。使用这些工具会削薄甲板、伤害脆弱的甲沟组织，导致甲沟炎和甲分离。如果工具清洗不当，则会导致传染性病原体的传播。

美甲所引起的感染性并发症与皮肤屏障被破坏、微生物侵入、使用未经过正确消毒的美甲器械有关。在修剪指甲的过程中如剪断或夹捏甲小皮、剔除硬茧或使用锋利的金属或木制工具在甲周及甲下进行剐蹭，都会破坏这些保护人体的天然屏障，造成微生物的入侵，因此以上这些操作都应该避免。这些甲周的小伤口很容易被葡萄球菌或链球菌感染，导致严重的甲沟炎或甲下脓肿（图 15.5）。因此，器械消毒在美甲流程中至关重要，但是有一些经常被使用到的器械无法对其进行正确消毒，如多孔器械（即指甲锉和抛光器），这会导致它们成为传播感染性病原体的载体。虽然目前此类感染的发生率尚不清楚，但已屡见报道。

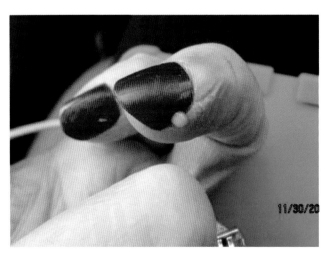

图 15.5　美甲后甲周的葡萄球菌感染

在美甲沙龙店之外，美甲装饰也可导致各类创伤发生。美甲过长可导致甲床的损伤。一些粘合在指甲表面的产品，其外壳十分坚硬，可防止受伤时指甲发生弯曲或折断，但它们被反复按压或突然被撞击，可造成甲床和甲板的创伤性分离而导致甲分离（◑ 图 15.6）。

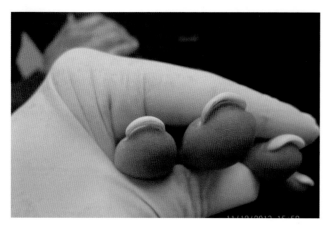

◑ 图 15.6　由坚硬的水晶指甲导致的甲分离

涂抹指甲前的其他操作步骤也可能造成甲板的损伤、变薄和弱化。例如，涂甲前需要对甲板进行打磨或抛光，以提高涂层的黏附性，从而延长美甲保存的时间。尽管甲板是"死"的，用锉刀打磨边缘以使指甲尖端光滑和定型是完全安全的，但对甲板表面进行打磨甚至抛光的做法会削薄和弱化原有甲板，故应尽量避免对甲板表面进行操作。此外，打磨或抛光甲板还会使指甲变得干燥，在增加溶剂渗透的同时导致指甲进一步脱水。事实上，使用能够促进粘合的底漆足以达到粘合的效果，过度处理甲半月上的甲小皮还可能会导致点状白甲病，表现为甲板上随甲板生长的白色斑点。根据 ▶ 框 15.1 所列出来的建议，可以帮助患者避免在使用美甲化妆品时出现的许多问题。

15.3　美甲化妆品中的争议

15.3.1　紫外灯固化安全吗？

近年来随着黑色素瘤和其他皮肤肿瘤发病率的上升，用于固化美甲材料所使用的紫外灯的潜在风险备受关注。众所周知，紫外线辐射会造成细胞损伤，增加皮肤细胞癌变的风险。理论上，用紫外灯固化美甲材料就会存在这种风险。然而，研究已经反复证实，如果使用得当，紫外线固化灯（◑ 图 15.3）并不会晒黑或灼伤皮肤，也不会增加患皮肤癌的风险[15]。一项研究表明紫外线的危害是自然光的 11～46 倍[16]，另有研究表明根据使用的灯的类型不同，在中波紫外线（UVB）中曝光相当于自然光曝光额外增加 17～26 秒曝光时间，在长波紫外线（UVA）中曝光额外增加 1.5～2.7 分钟曝光时间[7]。总之，人们普遍认为，正确使用紫外线固化灯并不会晒黑或灼伤皮肤，也不会增加患皮肤癌的风险，但在用紫外灯照射时使用防晒霜或无指手套来保护手背和手指亦是可取的。

15.3.2　美甲沙龙的安全性

美甲师在美甲沙龙店里给客户涂美甲产品需要花很长时间。美甲沙龙店应遵守国家职业安全与健康研究所（National Institute for Occupational Safety and Health，NIOSH）和职业安全与卫生管理局的指导方针，所使用的材料应符合材料安全数据表（material safety data sheets，MSDS）的标准[17]。

空气质量和通风情况是美甲沙龙店安全性的主要关注点之一，并不是所有的美甲沙龙店都通风良好。挥发的有机气体（甲基丙烯酸乙酯、甲苯、醋酸丁酯等），以及丙烯酸粉末的粉尘对呼吸道都是有害的。有迹象表明，一些美甲沙龙店的工作人员可能由于暴露在店内的一些挥发性有机溶剂和甲基丙烯酸酯中，进而出现神经认知障碍的症状[18,19]。

虽然很多美甲沙龙店中这些物质的浓度仍然低于职业卫生标准[20]，但我们对长期的、低水平的暴露造成的影响并不完全清楚，现状仍然令人担忧[21]。美国一些州的新法规要求安装通风系统，还有一些州已经启动了表彰和奖励项目，用以改善美甲沙龙店的空气质量和安全性，并取得了一些成效[22]。然而，在通风性和安全性方面，目前普遍采取的措施与技术上可行的措施之间仍有相当大的差距。

15.3.3　甲脆化（brittle nails）

甲脆化目前尚无统一的、公认的定义。在一项横断面研究中，评估了 138 名女性对甲脆化的认识、医生对她们指甲脆性的判断，以及导致甲脆化的可能原因。与指甲脆性关系最密切的概念是脆甲症（onychorrhexis）[23]，一般来说，脆甲症是一种自然的衰老过程（◑ 图 15.7），但同时也受其他因素的影响。与甲分裂（onychoschizia）（远端板层剥离）最相关的行为是过度洗手（◑ 图 15.8）。很明显，甲的完整性是由内部因素和外部因素共同决定的（◑ 表 15.2）。内部因素决定了甲的构造，外部因素决定了甲破裂的速度。由于生长速度慢、病因难以识别，甲脆化的改善可能需要一个漫长的过程，但是改善潜在的内部因素并最大程度地减少外部因素可能会有所帮助。

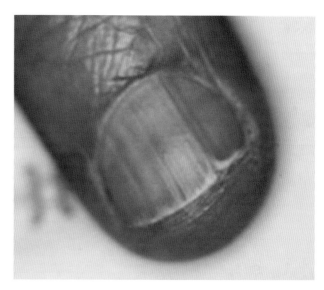

◑ 图 15.7　远端呈 V 形裂开的脆甲症

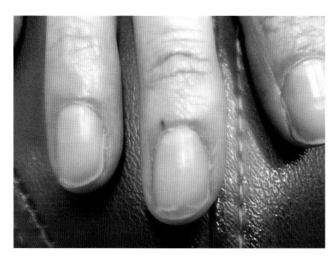

■ 图 15.8　甲分裂

■ 表 15.2　导致甲脆化的因素

内部因素	外部因素
药物治疗(维 A 酸)	过度接触水,反复干湿交替
维生素缺乏症	接触洗涤剂
贫血	溶剂(如指甲油清洗剂)
营养不良	过度打磨或抛光指甲表面
慢性疾病	引起指尖磨损的工作
局部缺血	
甲状腺功能减退	
甲母质的炎性疾病(银屑病、扁平苔藓、斑秃、毛囊角化病)	

临床要点
- 美甲过程中出现的问题可能与美甲的过程(如剔除甲小皮)有关,也可能与美甲材料导致的过敏性或刺激性反应有关
- 不要让技师剔除指甲的甲小皮,不要在指甲的边缘过度剔蹭,应保护甲周密闭屏障的完整性
- 人工美甲应尽量短些,以最大程度地减少长指甲的杠杆作用和由

此导致的甲分离
- 如在美甲时或美甲后出现疼痛或灼伤,请洗去该产品,并及时咨询皮肤科医生
- 如果在美甲过程中使用了紫外线,请使用防晒霜或无指手套保护手背的皮肤

病例展示

　　患者女,50 岁,患有急性重度甲营养不良,表现为指尖瘙痒、灼烧感。检查发现有甲分离、甲床角化过度,在甲周及手指远端发现鳞屑性小水疱(■ 图 15.9)。

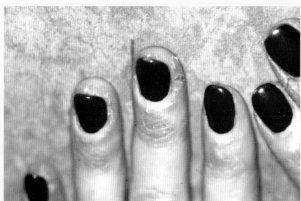

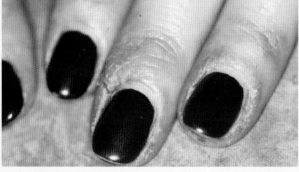

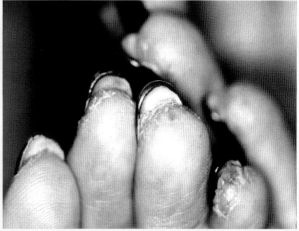

■ 图 15.9　患者为 50 岁女性,表现为严重的急性甲营养不良,并伴有指尖瘙痒和灼烧感。检查发现在她的甲周及手指远端有鳞屑性小水疱,伴有甲分离和甲床角化过度

患者表示无银屑病或特应性皮炎的个人史和家族病史,职业是高中教师。最近在参加家庭婚礼之前在一家美甲店做了水晶指甲。

我们怀疑是过敏性接触性皮炎,对美甲化妆品中发现的几种丙烯酸酯进行了斑贴试验。患者对几种最常见的过敏原均呈阳性反应,包括甲基丙烯酸乙酯、甲基丙烯酸-2-羟基乙酯(2-HEMA)和甲基丙烯酸-2-羟基丙酯(2-HPMA)。

对患者采用的治疗方法包括去除患者所有的水晶指甲,并在她的甲周和指尖局部使用中强效的外用糖皮质激素药膏。治疗 4 个月后,患者的皮肤和指甲恢复正常。

❓ 思考题

1. 对丙烯酸指甲(水晶指甲)产生过敏性接触性皮炎的人,相关的过敏原是以下哪一种?
   - A. 丙烯酸聚合物粉末
   - B. 液态丙烯酸单体
   - C. 甲小皮去除剂
   - D. 紫外灯
   - E. 指甲油清除剂

2. 以下哪种美甲沙龙服务操作最不可能引起不良反应?
   - A. 剔除甲小皮
   - B. 用金属工具清洁指甲的游离缘
   - C. 轻轻磨削指甲板的游离缘,使指甲板光滑
   - D. 使用长的水晶指甲,并使其延长范围远超指尖

✔ 答案和解释

1. 正确答案是 B,液态丙烯酸单体。
2. 正确答案是 C。

(陈嵘祎　杨斌 译　段晓茹 校

江建　夏芸 审)

参考文献

15

第 16 章　黑甲

Eckart Haneke

学习目标：

1. 多达 3/4 的甲下黑素瘤可以观察到黑甲,因此黑甲是一个重要的体征。
2. 狭义上讲黑甲是因为黑素沉积在甲板所致。
3. 真正的黑甲的原因可以是正常休眠状态的甲母质黑素细胞活化(功能性黑甲)、雀斑样痣、色素痣或者是在甲母质生长的甲下黑素瘤。
4. 黑甲的鉴别诊断是多样的,需要鉴别的包括甲下血肿、反复出血、真菌性黑甲、铜绿假单胞菌、克雷伯菌,以及变形杆菌引起的微生物性色素沉着,还有硝酸银及其他多种深色染料和药物引起的色素沉着。
5. 纵向黑甲的治疗取决于可疑的诊断,与此同时要始终谨记没有任何临床体征可以安全地排除黑素瘤。

16.1　定义

甲呈棕色或黑色被称为黑甲(melanonychia)。尽管在临床上大多数医生将黑甲理解为黑色素沉着,但这条术语只描述了颜色,而没有包括色素。

黑甲可能是先天性或获得性,可能是弥散的、线形的或者斑点状的,可能是整体的或是局部的。线形的黑甲可能是纵向的,也可能是横向的。在一定程度上,形态学可以提示黑甲的发病机制。

16.2　黑甲的解剖学基础

甲单元内包含数量及活化状态不同的黑素细胞。近端甲皱襞背侧面皮肤与指/趾背侧皮肤相似。近端甲皱襞背侧的色素沉着(也被称为 Lifa 征)在深肤色人群中并不少见,此类人群通常黑素细胞的活化比例很高。近端甲皱襞腹侧面黑素细胞活化较少。正常甲母质每毫米基底层大概有 6.5(4~9)个黑素细胞[1,2],近端甲母质中每平方毫米有 217 个黑素细胞,远端甲母质中每平方毫米有 132 个黑素细胞[3]。近端甲母质中的黑素细胞比远端甲母质中黑素细胞活化更少,后者约一半会生成黑素[3]。甲床每平方毫米包含约 45 个黑素细胞,但是有些学者称没有在甲床中发现黑素细胞[4,5]。同样在甲下黑素瘤中,甲母质中显示有许多黑素细胞,甲床缺乏黑素细胞,而甲下皮又包含许多黑素细胞。

无论在甲母质、甲床或甲下皮,黑素细胞在浅肤色个体中通常是休眠状态,换而言之,它们不会产出大量的黑素,但是在深肤色人群和亚洲人中,黑素细胞可能会变得更为活跃[6]。正常甲母质中的角质形成细胞,与表皮中的角质形成细胞一样能够降解一定数量的黑素小体。只有当黑素超过一定量,才会到达甲母质的生角质区,并进入正在生长的甲中。因为甲母质是产生甲板的唯一结构,所以只有甲母质黑素细胞才能形成含有黑素的纵向条带,而甲床黑素细胞即使数量显著增加或者功能显著增强,也始终保持在甲板以下,被认为是黑点。甲周皮肤的黑素细胞在功能上增强和数量上增加则会出现棕色斑点,称哈钦森征(Hutchinson's sign)。哈钦森征通常见于黑素瘤,很

少见于先天性痣或者其他情况。

16.3　流行病学

在浅肤色的白种人中黑甲相对罕见,在深肤色人种中黑甲多是生理性,随着年龄增长黑甲发病率会增加[6]。在一次对 1 000 名健康人的深色甲的连续检查中,没有检测到 1 条由黑素诱发的甲棕色条带[7]。法国人群中黑甲患病率估计为 1.4%[8]。

按照(病因)降序排列,纵向黑甲的原因包括甲母质黑素细胞功能活化、雀斑样痣、色素痣和黑素瘤。横向黑甲基本是由甲母质黑素细胞暂时活化所致,例如肿瘤的化疗或者其他药物的激活。

黑甲的发生没有明显性别的差异。

在白种人中大多数纵向黑甲出现在 6 个月到 6 岁之间,但较晚发生的也不少见。发病年龄对于预后来说很重要(见 ▣ 表 16.1 和 ▣ 表 16.2)。

黑甲在指/趾的分布与指/趾的使用和甲的大小相关,拇指的指甲最常受到影响,然后是第二、三、四、五手指。迄今为止,在足趾中,跗趾最常被影响。除了小趾外,其他较小的趾罕见黑甲。在皮肤光型Ⅲ型或者更高的人群中,小趾通常是摩擦性黑素沉着的部位。甲黑素瘤在拇指、跗趾、中指、示指的发生率依次降低,而其他所有指/趾的甲黑素瘤的发生率更低。

▣ 表 16.1　纵向黑甲的年龄相关性预后分类

黑甲的发病年龄	性质/预后
新生儿,婴儿	良性
儿童	几乎是良性
青少年	通常是良性
30 岁以下的成人	可疑恶性
40 岁以下的成人	可能为恶性
40 岁以上的成人	很可能为恶性

▣ 表 16.2　黑甲的甲母质病理与年龄的相关性

甲母质病变	儿童	成人
黑素细胞活化	相对罕见	常见,因为皮肤类型、药物和机械刺激
雀斑样痣[9]	30%[10]	12%[11]
色素痣	48%[10]	12%[11]
黑素瘤	非常罕见	66%~75%

16.4　发病机制

如上文所述,甲母质黑素细胞产生的黑色素可能会超过甲母质角质形成细胞所能降解的黑色素,然后黑色素会从甲母质

的基底层转移至前角化区和生角质区,最后成为新甲的组成成分,新生甲板黑色素会增加并且形成纵向条带。在大多数情况下,纵向黑甲开始时难以被察觉,但横向黑甲通常会突然出现,其棕色条带也可能相对较早地消失。横向黑甲是甲母质中黑素细胞功能性活化的特征性信号,而纵向黑甲可能由于黑素细胞的功能亢进和/或数量增加导致。在甲中出现反映化疗的横向棕色条带的情况并不少见。

甲母质中黑素细胞数量增加的原因尚未可知,大多数病例为单一条带。与此相反,种族性的甲色素沉着是甲母质黑素细胞活化所致,见于 30% 的日本人、50% 的西班牙人、80% 的印度人,以及几乎所有的成年非洲黑人和非洲裔美国人[2]。大量的化学和物理因素都可以诱发纵向黑甲。跚趾经常会存在慢性摩擦,该类黑甲被称为摩擦性黑甲[12]。咬甲[13,14]和其他重复性机械创伤可能会引起黑色条带。药物可能会激活甲母质黑素细胞[15]。全身性因素可以诱导黑甲,例如妊娠、内分泌/激素疾病[16]、药物、光化学治疗、维生素 B_{12} 缺乏症或者是 Laugier-Hunziker-Baran 综合征[17],多个甲的创伤经常也会诱发多发性黑甲。皮肤病也可导致黑甲,例如扁平苔藓、红斑狼疮,以及 Bowen 病等。尤其在深肤色个体中,其他涉及甲的炎症性皮肤病也会导致黑素细胞活化,并且很难区分色素沉着性甲真菌病和真菌感染刺激诱发的黑甲。

创伤和慢性刺激是否在甲黑素瘤的病因中起重要作用仍然有争议[18-20],但是创伤已经被证实是预后不良的危险因素[21]。

16.5　黑甲的评估

黑甲在浅肤色人中容易被发现(◙ 图 16.1),在深肤色人种中,生理上甲的着色背景为一定程度的棕色,因此黑甲可能会被忽视(◙ 图 16.2)。这就是为什么皮肤类型在甲的棕色条带的评估中是非常重要的。

大多数患者在甲的近端和远端会出现或多或少的相同颜色的均质性的条带(◙ 图 16.3)。在成人获得性黑甲中,它的宽度很重要,尽管窄的条带不能排除早期甲下黑素瘤,但它比宽度大于 5mm 的条带的恶性可能性小。条带内的颜色必须仔细评估,因为条带通常由狭窄的棕色线条组成,背景色明显。在灰色背景中有规则的灰色至浅棕色条带是功能性黑甲/黑素细胞活化的特征(◙ 图 16.4),尽管不全是这样,但通常情况下甲母质雀斑样痣(matrix lentigo)和甲母痣(matrix nevi)中条带为更深的棕色(◙ 图 16.5),并且背景可能是灰色或者更常见的棕色。在深色皮肤类型中,棕色和黑色的背景在功能性黑甲中也很常见[22]。甲母痣会在棕色背景上出现棕色线条,有时还会呈现出棕色至黑色的小点(◙ 图 16.6),这反映了黑素经上皮清除现象和痣细胞巢内含物进入甲板的过程。甲母痣出现在儿童身上不需要担忧,但甲母痣出现在成人身上是警示性信号,因为在这个年龄群体中,甲母痣比儿童群体中的"活跃性"要小得多。甲黑素瘤的特征是在棕色背景上,有不规则宽度和间距的棕色线条,这些线条在纵向上也是不规则的(◙ 图 16.7)[23]。另外不对称性是恶性肿瘤的典型标志(◙ 图 16.8)。必须强调的是,早期甲下黑素瘤只有一条窄的条带,条

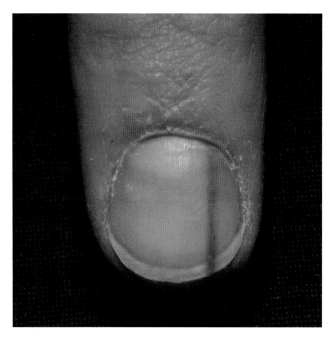

◙ 图 16.1　1 例浅肤色挪威女性中指的纵向黑甲

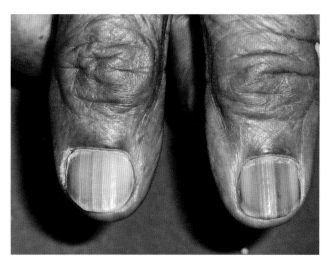

◙ 图 16.2　1 例老年泰国男性拇指上的棕色纵向条带

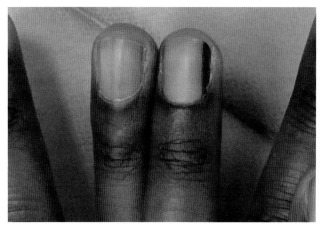

◙ 图 16.3　1 例 32 岁泰米尔女性小指上规则的深棕色条带

16

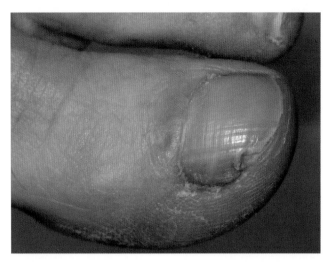

■ 图 16.4 由于黑素细胞活化所致的黑甲,在灰色背景上表现为细小的棕色线条

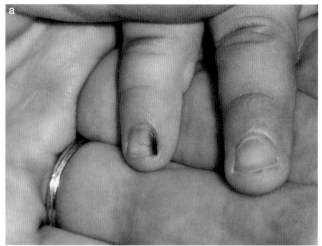

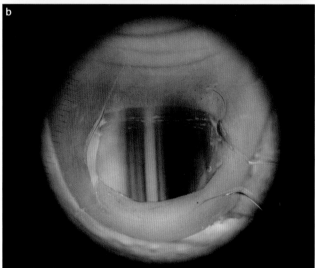

■ 图 16.6 甲母痣形成的深棕色条带。a. 2 岁男孩的临床照片;b. 3 岁男孩甲母痣的皮肤镜检查,在拇指甲上显示的不对称棕色和深棕色平行线条(感谢瑞士的 L Parmentier,Sierre 博士提供)

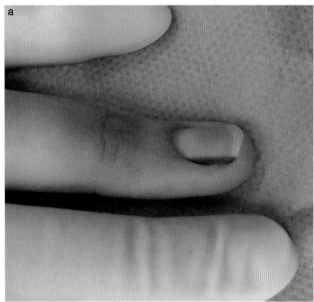

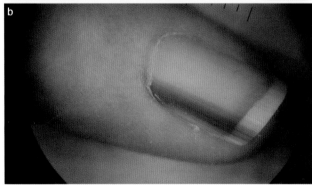

■ 图 16.5 由于雀斑样痣在手指甲上形成的纵向黑甲。a. 术前视图;b. 皮肤镜检查所示,棕色背景上呈现规则棕色线条

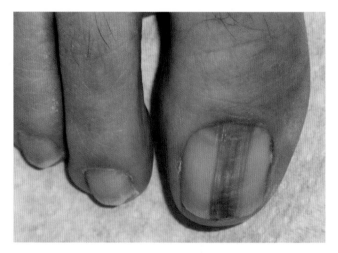

■ 图 16.7 由甲母质黑素瘤引起的黑甲,近端宽度较大表明黑素瘤生长活跃

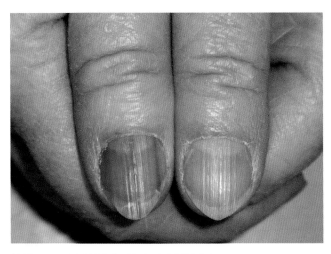

■ 图 16.8　原位黑素瘤引起的不对称性黑甲

带看起来仍然可能对称，但是这种对称性只能从一个方向判断，换句话说就是条带的横径上对称。近端宽度大于远端宽度是横向生长相对较快的标志，而近端变暗表明甲母质中病变的黑素细胞呈现纵向生长，由黑素细胞产生更多的黑素或者形成更密集的甲母质黑素细胞群（■ 图 16.7）。

皮肤镜检查是一项有价值的辅助诊断技术，因为它可以更精准地评估黑甲的细小结构。借助皮肤镜可以看见肉眼不可见的甲周色素沉着，这种所谓的微哈钦森征（micro-Hutchinson sign）对于甲下黑素瘤的诊断非常重要。皮肤镜检查应该以"干"为起始，即无须光学介质，因为这样可以看见甲板表面的细节。紧接着是"湿"的皮肤镜检查，最好使用光学耦合凝胶，因为甲板的曲度导致使用液体接触介质无法使皮肤镜与目标紧密贴合。皮肤镜检查有一定的主观性[24]，它只能观察到色素性条带，这意味着只能看见一个空间维度。黑甲的黑素细胞病灶常隐藏在近端甲皱襞和甲板之下，进行术中和切除后即刻甲母质皮肤镜检查是相对新的侵入性技术（■ 图 16.9）。在掀起近端甲皱襞并且将甲板从甲母质分离出来后或者选择更大

的放大倍数，用皮肤镜观察手术标本，黑素细胞灶才能被观察到[25-28]。为了克服黑甲皮肤镜检查评估的主观性，目前已研发有 100% 敏感性和 92% 特异性的纵向黑甲的自动评估系统。颜色的混杂程度是恶性黑甲诊断的重要鉴别因素[29]。

六点检查表被提出用来帮助鉴别良恶性黑甲。提出的 3 项临床标准和 3 项皮肤镜检查标准中，临床标准得 1 分，皮肤镜检查标准得 2 分。临床标准：患者年龄大于 30 岁（1 分），短病程即少于 5 年（1 分），最近 3 月内明显的变化（1 分）；皮肤镜检查标准：多种颜色的背景（2 分），不规则的线条/条带（2 分），伴有平行嵴模式的哈钦森征（2 分）。得分 5 分及以上的为可疑甲黑素瘤[30]。

棕黑色色素沉着、球状、点状、无结构区域和粗大条带的多组合模式被认为是黑素瘤的可疑征象。有报道称围手术期激光共聚焦扫描显微镜可以在切除术后即刻区分甲母质黑素瘤和良性病变[31]。

另一个有助于诊断甲下黑素瘤的是 ABCDEF 规则[32]。

1. 年龄（age）和种族：大多数甲黑素瘤发生年龄在 40~70 岁，大多数为亚洲人（Asians）、非洲人（Africans）、非洲裔美国人（African-Americans）和美洲原住民（native Americans）。

2. 棕色（brown）至黑色（blank）条带，宽度（broader）超过 3~5mm，边界（border）不规则或模糊不清。

3. 变化（change）：宽度和生长速度快速增加，尽管进行"适当的治疗"，甲营养不良没有改善。

4. 指/趾（digits）：受累部位拇指>踇趾>示指；通常是单个指/趾受累，多指/趾受累少见。

5. 色素沉着范围（extension）：甲周色素沉着，即哈钦森征。

6. 黑素瘤或发育不良性色素痣的家族（family）或个人史。

这个规则不适用于儿童、年龄小于 30 岁的人、患有无黑色素性黑素瘤和甲床黑素瘤患者。

实际上，每种情况必须建立在个案的基础上，综合所有的病史、人种和临床特征来评估黑素瘤的临床风险。

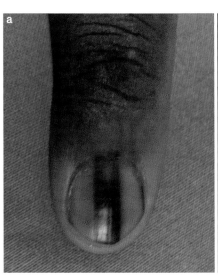
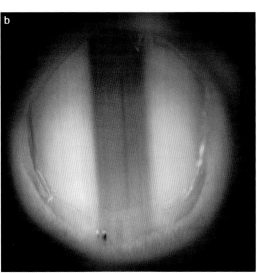
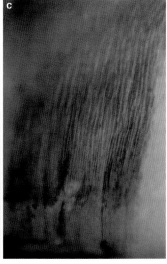

■ 图 16.9　甲母质雀斑样痣引起的黑甲。a. 术前视图；b. 皮肤镜检查显示棕色和深棕色平行线条；c. 术中甲母质雀斑样痣的皮肤镜检查（感谢 Nilton Di Chiacchio, Sao Paulo 教授提供）

16.6 黑甲的分型

如上文所述,我们区分了 4 种黑素来源性黑甲的临床类型。在 137 名患者中,有超过 10% 的黑甲是由恶性黑素瘤引起的,所以区分这些不同类型很重要[33]。

16.6.1 黑素细胞活化引起的黑甲

这是黑甲中最常见的类型,在成人中几乎占单个指/趾纵向黑甲的 3/4[34],一些学者列出了超过 100 种病因[35]。在深肤色人中黑甲是生理性的,大约 75% 的 20 岁人群会有黑素细胞活化黑甲,50 岁以上人群中该比例达到 95%(❑ 图 16.10)[21,36]。浅肤色白种人这种现象相对少见,只有 1%。黑素细胞活化引起的黑甲常见于成人,因此应该要引起关注。黑甲经常出现在多个甲上,这源于造成黑甲的原因。摩擦、咬甲癖、剔甲癖、药物、皮肤和全身疾病是造成多指/趾黑甲的主要常见原因(❑ 图 16.11),但实际上导致黑甲的原因常常是未知的(❑ 图 16.12)。摩擦是第四、五趾甲侧部浅棕色色素沉着的常见原因,但它也可以出现在第一趾上,特别是与第二趾挤压时[37]。对足部的异常进行仔细检查会找到提示病因的线索。咬甲癖引起的黑甲更多出现在儿童和青少年中。代谢紊乱例如维生素 B_{12} 缺乏症可能引起甲棕色条带[38]。药物会诱发甲黑素过度沉着,最常见的为细胞毒制剂,尤其是羟基脲[39],但其他药物也是常见的罪魁祸首[40]。尽管甲阻挡了大部分紫外线辐射,但补骨脂素(psoralen)联合 UV-A 治疗可能会引起甲母质黑素细胞活化[41]。与大多数情况不同的是,我们可以观察到 α-促黑素(melanocyte stimulating hormone,MSH)类似物会导致多指/趾的黑甲[42]。在感染中,众所周知艾滋病会导致纵向黑甲,但也可通过齐多夫定(zidovudine)治疗[43]。各种激素紊乱会引起甲色素沉着,特别是涉及促肾上腺皮质激素(adreno-corticotropic hormone,ACTH)、MSH、肾上腺和 Addison 病的激素紊乱患者[16]。

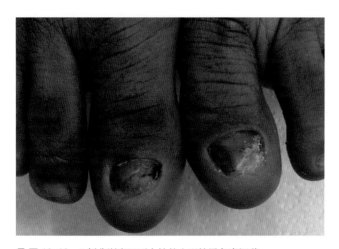

❑ 图 16.10　1 例非洲裔巴西女性的生理性甲色素沉着

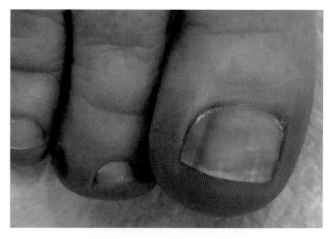

❑ 图 16.11　1 例秘鲁女性的摩擦性黑甲

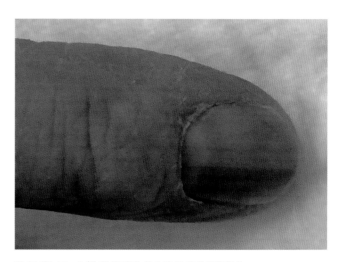

❑ 图 16.12　1 例 68 岁浅肤色女性的黑素细胞活化

16.6.2 甲母质雀斑样痣引起的黑甲

甲母质雀斑样痣约占儿童纵向黑甲的 30%[44],成人纵向黑甲的 9%[10]。在大多数情况下,与功能性黑素细胞活化相比,雀斑样痣引起更强的色素沉着和更清晰的、界限分明的棕色条带。条带通常由灰色至棕色背景上均匀分布的棕色线条组成(❑ 图 16.13)。斑点不是雀斑样痣的特征。如果黑甲出现多条条带,应该检查口腔和生殖器黏膜,因为在 Laugier-Hunziker 综合征中可见黏膜黑斑。黏膜黑色斑点合并黑甲被称为 Laugier-Hunziker-Baran 综合征(❑ 图 16.13)。罕见病 Peutz-Jeghers 综合征中也可以看见甲深棕色条带。

16.6.3 甲母痣引起的黑甲

色素痣约占儿童甲棕色条带的 48%,成人甲棕色条带的 12%[10,44]。甲母质中的色素痣通常会在甲板上产生一条规则的棕色条带。大多数色素痣是交界性的,复合痣罕见(除非是先天性的)。皮肤镜检查见棕色线条的背景通常是棕色的,特别是幼儿黑甲可见棕色至深棕色斑点,它们代表色素性痣细胞的巢状分布,复合痣除外[11](❑ 图 16.14)。

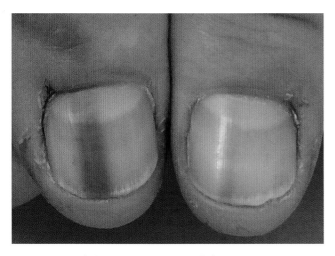

■ 图 16.13　1 例有 Laugier-Hunziker-Baran 综合征的 27 岁女性的黑甲

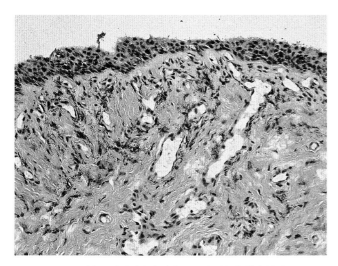

■ 图 16.14　1 例 14 岁女孩的复合性甲母痣引起的纵向黑甲

先天性色素痣可能面积大、颜色深，引起棕色至黑色的黑甲，并伴有甲周色素沉着，这是痣广泛延伸的标志。先天性痣通常是复合痣，且是否会恶化成甲黑素瘤尚不清楚。

根据定义，蓝痣的特征为致密的真皮胶原组织中的梭形色素性黑素细胞（普通型或单纯型），或者是真皮中圆形至上皮样深色色素细胞延伸至较深处（细胞型）。因为这些细胞缺乏表皮成分，所以无法为甲母质中的甲形成细胞提供色素，因此也无法产生纵向黑甲。但是，也有一些蓝痣相关的黑甲报告，它们可能是复合痣。

16.6.4　黑素瘤引起的黑甲

黑素瘤是最严重的甲疾病（■ 图 16.15）。与人们普遍的观点不同，甲黑素瘤并不少见，在浅肤色个体中，大约 1.5% ~ 2.5% 的黑素瘤是甲黑素瘤，但甲的表面积占比远远少于 1%，因此在肤色白皙的人群中，黑甲作为黑素瘤的局部表现说法有些不足。在深肤色个体中，大约 20% 或更多黑素瘤是位于甲部（■ 图 16.16）。但是以绝对人数计算，甲黑素瘤在浅肤色和深肤色人群中一样常见。据估计，黑素瘤是 5% ~ 10% 的纵向黑甲的原因，而大约 2/3 ~ 3/4 的甲黑素瘤会发展

成纵向的棕色条带。尽管事实上大多数甲黑素瘤因为出现相关性黑甲而清晰可见，但是它们通常很晚才被诊断，因此预后不良[45-47]，这表明医生和患者对此都很大意。甲黑素瘤的 5 年生存率在 16% ~ 87%。

黑素瘤导致的黑甲通常不规则，线条间距不等，不呈现一条直线，这反映了黑素瘤内的生长改变。当条带宽度小于 3mm，黑素瘤处于疾病早期，不规则可能不明显，但当宽度大于 5mm 时，不规则变得明显起来。近端宽度大于远端宽度的条带表明甲母质病变的宽度明显增加。色泽变深可能是因为有更多富含色素的黑素瘤细胞或者是黑素瘤细胞纵向生长，导致出现较厚的富含色素的甲板（■ 图 16.7）。黑素瘤中褐黑素对比真黑素比值更高[48,49]，这可能是成人原位甲黑素瘤在混杂颜色中呈现出更偏向于红棕色的原因[50]。

与黑甲相关的甲周色素扩散称为哈钦森征，代表着表皮内黑素瘤放射状生长阶段（■ 图 16.17），这是甲黑素瘤最重要的临床体征之一，即使它微小到只有通过皮肤镜才能看见，叫"微哈钦森征"。在非黑素瘤中微哈钦森征非常罕见[51]，可见于 Peutz-Jeghers 和 Laugier-Hunziker-Baran 综合征（单一病例）[52]、先天性色素痣[53]、色素沉着性 Bowen 病、X 线治疗后[54]、甲营养不良[55]、米诺环素治疗[56] 和获得性免疫缺陷综合征[57,43]。深色的甲板色素沉着可能会透过甲小皮显露出颜色，这是假性微哈钦森征（pseudo-Hutchinson sign），但甲小皮可能含有色素，导致难以区分，可通过向后推甲小皮或者甚至稍微抬起一点甲小皮进行区分。

"恶性哈钦森征"和良性哈钦森征，以及假哈钦森征必须要进行鉴别。哈钦森征被定义为甲周黑色素沉着。恶性哈钦森征是由黑素瘤引起的；良性哈钦森征见于先天性色素痣，罕见于获得性甲色素痣、Laugier-Hunziker 综合征，以及其他由于黑素细胞增殖引起的疾病[58]；而假哈钦森征是"明显"的色素沉着，主要是位于深层的色素可透过甲小皮导致视觉假象。良性甲下皮哈钦森征的特征是规则纤维模式和平行沟模式，而恶性哈钦森征表现为类似肢端雀斑样痣黑素瘤的非典型色素网和平行嵴模式[30,59,60]。

浅肤色成人（译者注：此处指白种人）的任何新的获得性黑甲要怀疑甲黑素瘤（见■ 表 16.1），特别是在以下情况时：边界模糊不清；黑甲发生于甲创伤后；伴有任何轻微的甲营养不良

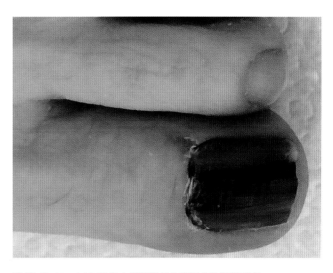

■ 图 16.15　1 例 66 岁女性跨趾的色素沉着性甲黑素瘤

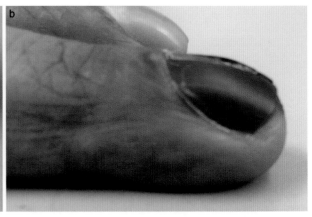

■ 图 16.16   1 例印度男性被忽视的黑素瘤,初诊时已经发生转移。a. 背侧视图;b. 侧视图

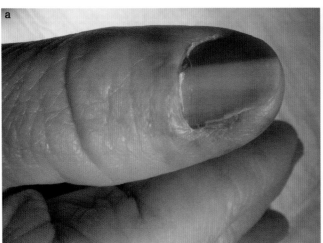
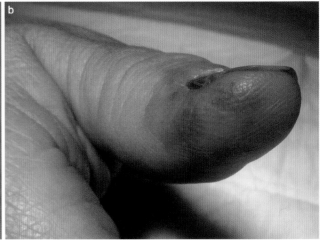

■ 图 16.17   拇指的黑甲和哈钦森征表明是甲原位黑素瘤。a. 背侧视图;b. 尺侧顶部视图

或突然出现黑甲条带变黑或变宽;在拇指、踇趾、示指、中指甲上有棕色条带;有黑素瘤或多发性的发育不良性色素痣的个人史或家族史。颜色深浅度不是判断良性或恶性病变的指标,条带宽度大于 5mm 是可疑的,但即使是 2mm 宽的条带也可能是黑素瘤(见 ABCDEF 规则),患者发生多发甲黑素瘤非常罕见[61]。

16.7   深肤色人群和亚洲人群的黑素瘤

在非洲、南亚、澳大利亚原住民后裔的深色皮肤个体中,带状和弥散状的黑甲很常见(■ 图 16.2 和■ 图 16.3)。困难在于区分哪些是黑素瘤,因为甲黑素瘤在浅肤色人群和深肤色人群中发病率相同。据称,在这些患者中黑甲在颜色和分布上遵循一定的模式,而在颜色或者宽度上突出的单个黑色素条带可能是黑素瘤的征兆[62,63]。在这些情况下,建议活检且最好是切除性活检。

16.8   婴儿和儿童黑甲

婴儿和儿童的甲棕色条带在深肤色个体中相对常见,但在白种人中罕见。黑甲大多数出现在 2~6 岁,但是包括新生儿期在内的任何年龄阶段都会受累(■ 图 16.18a 和■ 图 16.18b),

新生儿黑甲是先天性色素痣的特征。临床上条带浅至深棕色,很少是黑色,它的宽度可能从 1~10mm 以上不等,甚至占据整个甲。条带有规则的轮廓,通常显示平行的边界,但是宽度和颜色的变化,以及缓慢扩大可能会导致三角形形状的形成。甲的变薄和断裂是由于甲母质上皮中大量痣细胞和痣细胞巢所致。事实上,从临床上看婴儿和儿童的黑甲可能和成人的甲黑素瘤很相似。近端甲皱襞的远端部分可能呈深色,这是假性哈钦森征。

在横断面上,大多数病例在组织结构上是对称的。沿着黑色条带可见不规则间距上的深棕色斑点,这些斑点是色素痣细胞巢经甲消退的表现。许多婴儿的黑甲在数年之内保持稳定,然后逐渐或多或少地消退甚至完全消失[64]。据报道色素痣的消失不是因为色素痣细胞退化,而是因为黑素的生成减少[65]。

先天性甲色素痣通常是累及远端指/趾的主要部分,呈现出深棕色或黑色(■ 图 16.19),消退不是先天性色素痣的特征属性。甲或者整个远端指/趾骨可伴有畸形[66-69]。

组织学上,儿童甲雀斑样痣和甲母痣均可见轻度至中度的细胞异型性(■ 图 16.20)。黑素细胞明显向上迁移(■ 图 16.21)。每毫米甲母质上皮的黑素细胞数量可能很多,因此在成年人中黑素瘤可能是更加占优势的。一些学者避免对儿童做甲黑素瘤的诊断,称这种现象是非典型性黑素细胞增生[36,70],对此目前仍有争议。

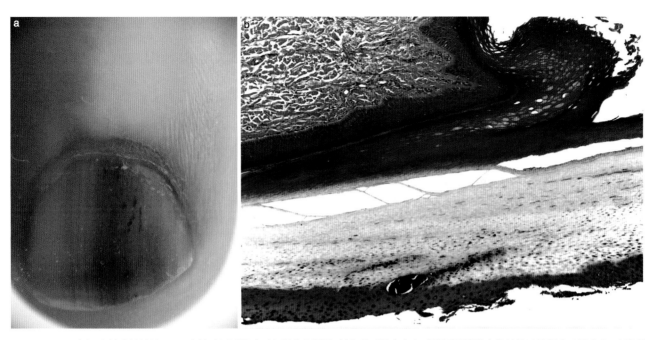

■ 图 16.18　1 例 2 岁男孩的黑甲。a. 2 岁男孩因甲母痣引起深棕色黑甲；颜色通过甲小皮和近端甲皱襞游离缘的最远端部分显露出来；皮肤镜检查显示出多发深棕色斑；b. 组织病理学显示色素和色素痣细胞巢经甲清除

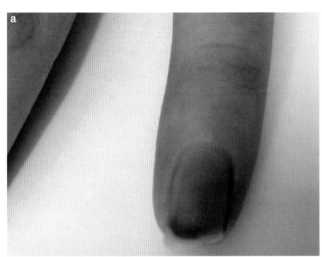

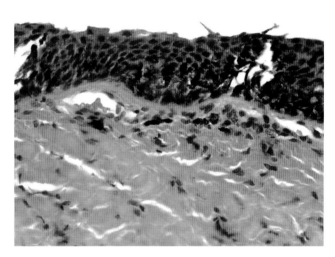

■ 图 16.20　1 例 2 岁男孩甲母痣中轻度黑素细胞异型性

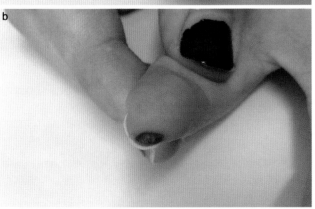

■ 图 16.19　1 例 16 岁女孩远端甲床先天性色素痣遮盖了甲下皮。a. 透过甲的上方视图；b. 在甲游离缘下观察时的临床视图

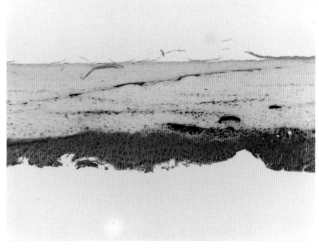

■ 图 16.21　1 例小男孩的痣细胞巢和单个黑素细胞向上迁移及经甲清除

16.9　诊断方法

　　组织病理学是诊断的金标准,但这需要数量充足和质量优良的切片,不容易获得。

　　2种主要的活检技术基于其诊断的可靠性可能有不同的应用潜力(见▶第2章)。

16.9.1　甲板活检

　　剪甲板是一项在技术上很简单的方法,可以获得一些诊断材料,而问题从甲材料的加工开始:是固定还是不固定、是需要预处理还是在过程中处理、需要特殊染色吗?

　　甲的修剪通常是以横向甲板活检的方式进行。这必须在随附的实验室表格中注明,为实验室技术人员指明切片方向。垂直于甲生长方向的切面显示出色素带的全部宽度,因此提供了

大部分信息。福尔马林固定可以使甲更加坚硬。如果标本是没有粘连的软组织,就没有必要使用福尔马林固定。无论是之前有没有进行福尔马林固定的甲,浸泡在香柏油中都会使之软化[71,72],尽管还有至少20种软化技术可以提高甲切片的质量,但是就我们的经验而言这是最好的方法。塑料包埋通常能够获得没有碎裂的切片,但这种方法对于常规使用来说太昂贵。甲通常包埋在石蜡中,切片厚度为4~6μm。苏木精-伊红染色(hematoxylin and eosin staining,H & E)对色素显示不明显,即使在临床上很明显的黑甲也是如此(◨图16.22)。Fontana嗜银染色是显示黑素的最佳方法,但必须要小心不要与甲的非特异性银沉积相混淆,与微小颗粒状的胞质内人黑素不同,甲中的银沉积通常是弥漫性的。此外应注意,当切片没有完全被封闭在包埋介质中且抽出空气时,切片可见类似于黑素颗粒的黑点(◨图16.23)。尽管甲内黑素瘤细胞可能偶尔显示黑素细胞标志物阳性,但免疫组化不易显示黑素。因此,甲板组织病理学可以显示色素沉着的性质,但不能确定其病因,除非找到甲内黑素瘤细胞。

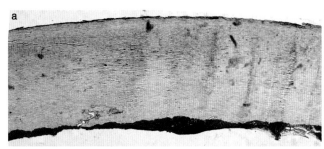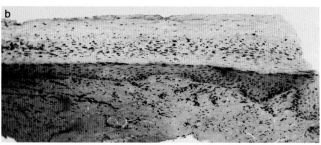

◨图16.22　H & E染色切片中可见甲板内色素。a.剪下的甲弥漫性甲色素沉着;b.甲床活检显示在甲的下半部分有大量甲板色素沉着,高倍镜显示黑素集中在甲细胞中,而不是在单个黑素细胞中,这种病理表现不能说明病变一定在甲母质中

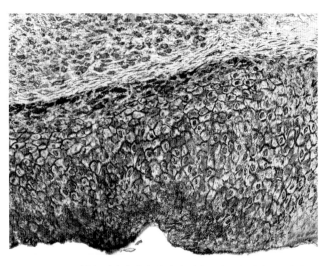

◨图16.23　因为切片未完全包含在介质中而产生的小气泡;临床诊断为蹬趾甲曲度过大;PAS染色,×200

16.9.2　甲活检

　　甲活检包含了引起甲棕色条带的黑素细胞病灶所在的甲单元的软组织。黑甲的病理机制清楚地表明甲活检必须包括甲母质,而甲床的活检对于纵向黑甲的诊断无效[73]。活检可以按钻孔、梭形、(外侧)纵向或薄层切削的方式进行(◨图

16.24)。所有这些活检都需要足够的麻醉。

　　1. 环钻活检。环钻活检取条带的起始处,通常在近端甲皱襞之下。环钻可以穿透甲皱襞下柔软的上层甲板,然后用弯曲的尖头虹膜剪或者梯形剪把组织从其下层骨上剪下。在活检过程中,通常甲板会从甲母质上撕裂下来并且隐藏在环钻上,使用一个弯曲90°~100°的小注射针很容易将甲板从环钻中分离出来。环钻的直径不能超过3mm,这样只会留下一个小的伤口,通常可以无疤痕愈合,只留下一条狭窄的红色条带(尤其是远端甲母质,近端甲母质全层活检愈合后可出现开裂的甲板形态),不需要缝合微小的甲母质伤口。标本固定在4%的中性福尔马林中,如果甲板分离,可以将甲板装活检瓶中一并送实验室。

　　2. 梭形甲母质活检是较宽条带更好的活检方式。将近端甲皱襞从下面的甲板分离并反折。甲板的近端1/3从甲母质中分离出来并横向切割,使之以横向形式打开。这样的方式可以检查甲母质中所有病变。采用头戴式放大镜可比裸眼观察更仔细,术中也可使用皮肤镜。横向切取的纺锤状或者新月状的标本转移到滤纸上,固定在福尔马林中。用可吸收的6~0号线缝合伤口,将抬高的甲板放回原位以使伤口达到最佳的愈合效果。H & E染色、Fontana嗜银染色和黑素细胞免疫染色是常用的染色方法。

　　3. 外侧纵向甲活检对位于甲外侧1/4~1/3的病变是最理想的。它包括近端甲皱襞、甲母质、甲床、甲板和甲下皮(◨图16.25),除了色素沉着以外,外侧甲皱襞完好无损。为了防止

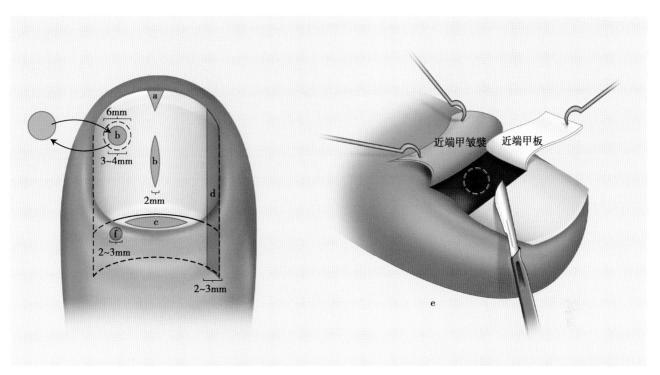

■ 图 16.24 黑甲的活检技术。(a)甲修剪;(b)甲床活检:环钻活检和纵向梭形活检,在环钻获取甲床标本之前,先选择更大的钻头去除甲板,这样有助于取出更深层次的结构,并且甲板可以放回原位;(c)横向甲母质活检;(d)外侧纵向甲活检;(e)薄层切削甲母质活检,近端甲皱襞双侧切开并翻转,甲板近端部分横向切开,并薄层切削黑素细胞病变处甲母质;(f)甲母质环钻活检

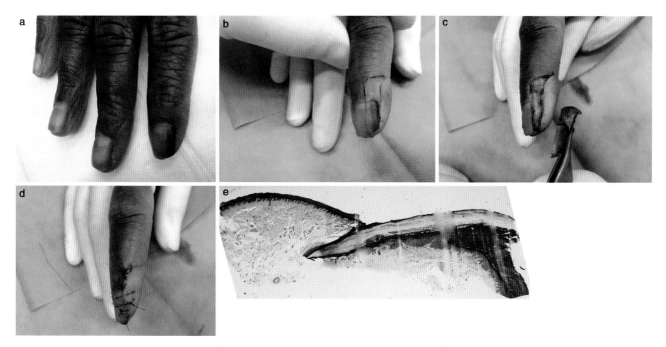

■ 图 16.25 1 例 48 岁泰米尔女性黑甲外侧纵向甲活检。a.右侧示指的临床表现;b.黑甲外侧纵行活检切除包括近端甲皱襞、甲板和甲下皮,外侧从甲沟切开,注意活检的最近端部分稍稍向外近端倾斜以免留下甲母质角;c.活检缺损和手术标本;d.用 5~0 聚丙烯缝合线(Prolene®)缝合缺损,外侧甲皱襞的最近端部分的针法是在甲皱襞表面以下单纯间断缝合;e.活检标本的组织切片,扫描放大,注意包括整个甲母质和所有甲的亚单位

活检后生成甲刺,必须小心不能留下外侧甲母质角。对甲和外侧甲皱襞进行缝合可以重新形成正常的外侧甲皱襞形状,活检后甲板变窄。切除侧对位不良常见。活检组织固定在福尔马林中,纵向切取 4μm 切片。不推荐进行中线或正中附近的纵向甲活检,因为这样的活检方法总是会导致甲裂。

4. 薄层切削活检是为了使活检后甲营养不良的危险度降到最小。如上所述,近端甲皱襞和甲板被反折,可见甲母质中的病变。在甲母质病变的周围做一个边缘足够安全的浅切口,然后手术刀保持与甲母质表面平行。用轻柔的压力进行切割,切下包含整个黑素细胞病变的甲母质薄层,转移到滤纸片上并铺开。两者都浸入固定剂中,形成完美的、平整的手术标本(■ 图 16.26)。绘制甲单元模式图有助于组织定位,切片和染色照常。

5. 细胞涂片可取自侵蚀性病变。在乙醇丙酮固定之后,H&E 染色和黑素细胞标志物的免疫组织化学可以帮助明确黑素瘤的诊断(■ 图 16.27)。

所有的活检技术都有缺点:钻孔活检的标本非常小,在实验室中经常难以确定方位;梭形甲母质活检标本非常窄,必须沿着其长轴切割,标本大小受到术后甲营养不良风险的限制;外侧纵

向甲活检只适用于外侧黑甲;所有的分离和剪除甲板的技术都存在丢失甲母质上皮主要部分的风险,因此导致评估不准。

甲母质组织病理学检查需要经验[74],为了获得经验必须看大量的标本。正如上文所述,为了尽早诊断原位阶段的甲黑素瘤,必须在疾病早期多做甲母质活检。没有其他诊断方法能够足够安全且明确地排除或者确定甲黑素瘤。明确黑素细胞的分布特点非常重要,远端甲母质中的黑素细胞集中分布在上皮最下面 2 层细胞内,而近端甲母质中可见黑素细胞分布在 2~4 层[3]。正常的甲黑素细胞很小,在 H&E 染色切片下很难看见。甲母质黑素细胞通常呈细小的树突状结构,HMB45 和 Melan A 是最佳的免疫标记物,S100 通常不染色。Sox100 和 MITF 可以显示黑素细胞核,比起 Melan A 和 HMB45,这些黑素细胞核标志物标记的黑素细胞更少(■ 图 16.28)。任何形态异常的黑素细胞均要怀疑黑素瘤,除非是在儿童良性甲母质雀斑样痣或色素痣中看见极其异常的黑素细胞(■ 图 16.29)。

尽管哈钦森征代表甲黑素瘤向甲周扩散(■ 图 16.30),但不推荐从甲皱襞/甲下皮处做诊断性活检,因为组织学改变是很微小的,并且也无法得出黑素瘤的明确诊断。这也暗示了组织学诊断早期甲黑素瘤或从黑素瘤边缘进行诊断存在困难。

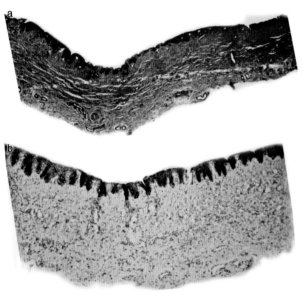

■ 图 16.26 薄层切除的甲标本;低倍镜下的病理显示了所有相关的黑素细胞结构,且有足够的甲母质下结缔组织可用于评估下面的真皮成分。a. H&E 染色切片;b. Melan-A 抗体染色切片

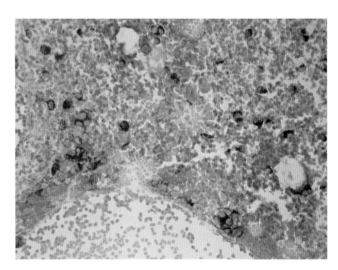

■ 图 16.27 渗出性甲床黑素瘤的细胞涂片;单个细胞或细胞簇的 HMB45 免疫组化结果阳性

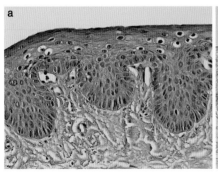
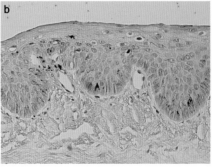
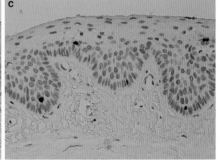

■ 图 16.28 黑素细胞活化的甲母质的组织病理学变化;除了 f 外,所有染色显示了甲母质的相同区域。黑素细胞的正常数量与黑色素的增加之间的对比可以诊断为功能性黑甲。a. H&E 染色;b. Fontana 嗜银染色;c. S100;

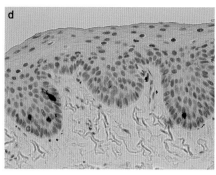
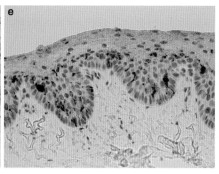
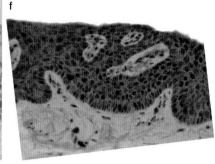

● 图 16.28（续）　d. Melan A；e. HMB45；f. Sox10 不同黑素细胞标志物的染色结果

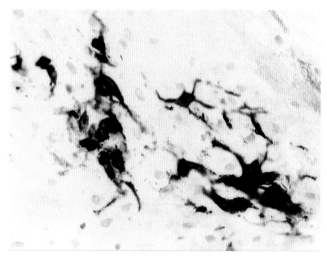

● 图 16.29　1 例 2 岁男孩黑甲，甲母质中可见带有粗大树突的巨大的黑素细胞

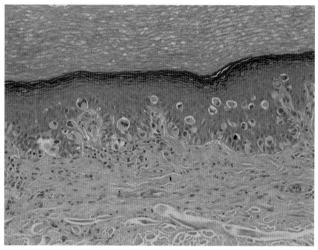

● 图 16.30　哈钦森征的组织病理学清晰显示原位黑素瘤

16.10　甲黑素瘤的组织病理学

功能性黑甲、雀斑样痣和色素痣中微观改变在上文已经提及。因为甲黑素瘤的组织病理学诊断很难，所以这里将详细介绍。分子生物学数据显示黑素瘤的定位比经典的组织学分类更重要，由于会涉及潜在突变，因此将所有的甲黑素瘤归为肢端雀斑样痣型是合理的，尽管其中一定比例的甲黑素瘤可能表现出肢端雀斑样痣黑素瘤、浅表扩散性黑素瘤或结节性黑素瘤的特征。

在完全发展和进展期甲黑素瘤的病例中，皮肤黑素瘤的所有病理标准在甲单元中也可以找到。甲母质上皮显示非典型黑素细胞以雀斑样和巢状的模式进行增殖，以及在上层表皮层中的黑素瘤细胞从进入甲板处以佩吉特病样扩散（pagetoid spread）。甲内痣细胞巢在儿童中很罕见，但甲中单个黑素细胞几乎可以确定黑素瘤的诊断。甲黑素瘤细胞免疫标志物通常是阳性的，但也不全如此。侵袭性黑素瘤细胞可形成大小不同的不规则细胞带，有丝分裂的比率通常很低。肿瘤侵袭深度大于 0.5~1mm 很罕见，这主要与甲营养不良、上覆上皮扁平或者缺失，以及表浅溃疡有关。甲黑素瘤骨侵犯很罕见[75,76]。一项研究发现，厚度小于 4mm 的黑素瘤不太可能附着或者侵袭骨，肿瘤厚度小于 4mm 时与骨的距离至少 0.9mm[77]。据我们的经验，大多数甲下黑素瘤不表现为强烈的炎性浸润，这与其他一些学者的观察相反。

大约 1/4 的甲黑素瘤是无黑素的，它们大部分位于甲床。无黑素性甲黑素瘤的临床诊断具有相当大的挑战（● 图 16.31），尽管组织病理表现在大多数病例中很明显，但是由于诊断较晚，发现时经常是浸润性肿瘤（● 图 16.32）。

诊断早期或原位黑素瘤是具有挑战性的，特别是判断黑素瘤的边缘。困难在于"非典型黑素细胞增生"这个表达模糊、不易把握，也就是说黑素细胞的数量增加、核更大、细胞多形性和核深染、核仁更大、树突更长、更饱满，以及更多的有丝分裂等这种表达不具体[59]。Amin 等人[1] 借助计算甲母质上皮每毫米黑素细胞的数量判断良恶性，黑素细胞密度为 40 或者更高是很可疑的［平均每毫米 59 个（39~136）］，良性黑素细胞性增生平均为 15 个（15~31）。严重的细胞异型在原位黑素瘤中很罕见。就我们经验而言，黑素细胞计数不是诊断早期甲黑素瘤的实用方法，尤其是对于儿童。另一项发现表明在早期和进展性甲下黑素瘤中甲床相对缺乏黑素细胞，但甲母质和甲下皮中黑素细胞密集。正常的黑素细胞树突细长，而黑素瘤细胞树突粗壮[74]。甲下皮中黑素细胞通常散在分布，但是在甲下黑素瘤边缘的黑素细胞可能呈现出滤泡间上皮的分布模式。这在 H & E 染色切片中不常见，但黑素细胞标志物可清晰标记显示。正如前文所述，在大多数病例中哈钦森征代表了黑素瘤在甲周表皮内扩散，但是在微观形态上的变化非常微小（● 图 16.33）。

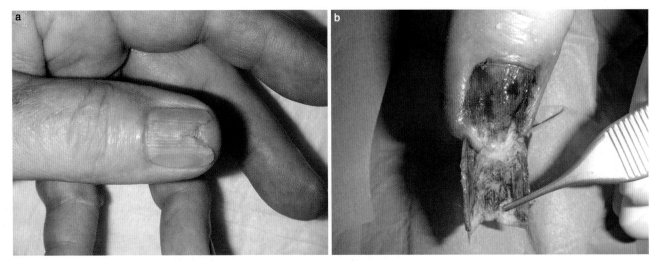

■ 图 16.31　1 例 68 岁男性无黑素性甲床黑素瘤。a.甲营养不良以及甲下轻微角化性病变；临床怀疑是甲下纤维角化瘤；b.近端甲撕脱后，可见斑块状出血性病变，首先考虑甲下鳞状细胞癌

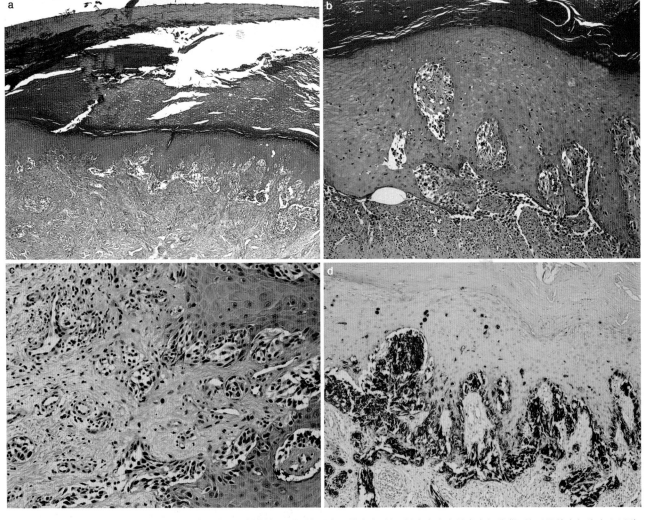

■ 图 16.32　无黑素性甲下黑素瘤的组织病理学。a.低倍镜显示近端甲床区域表皮下部、甲床真皮有黑素瘤细胞巢，并可见单个细胞向上迁移现象；b.中等倍数放大显示中部甲床区域有细胞巢和单个黑素瘤细胞；c.高倍镜下远端甲床在真皮和表皮中有黑素瘤细胞巢；d. Melan A 显示在真皮、表皮和交界处的黑素瘤细胞

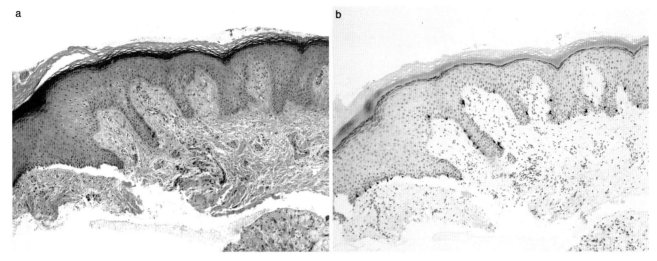

● 图 16.33 1 例 52 岁患者甲下原位黑素瘤的哈钦森征。a. H&E 染色显示的正常甲周皮肤；b. Melan A 染色显示，在表皮基底内黑素细胞仅有密度上的轻微增加

侵蚀性甲黑素瘤的涂片可以显示黑素瘤细胞。在 H&E 染色切片中黑素瘤细胞难以辨认，但 S100、Melan A、或者是 HMB45 的免疫组化可以证实黑素瘤的诊断（● 图 16.27）。

儿童甲下黑素瘤非常罕见[78,79]。除了极少数发生转移的病例[68]，一些学者对儿童甲下黑素瘤的存在表示怀疑。根据 Ackerman 所言，目前没有证实对成人和儿童黑素瘤采取不同的诊断标准是合理的[80]。在文献中，也没有给出儿童和成人明确的年龄界限。

通过比较基因组杂交，分子遗传学研究已经证实黑素瘤存在基因的丢失和获得。肢端雀斑样痣黑素瘤明显不同于带毛发皮肤的黑素瘤，15 例肢端雀斑样痣黑素瘤中均可检测到基因扩增，但是 15 例浅表播散型黑素瘤中只有 2 例检测到基因扩增，约 50% 的基因扩增位于染色体 11q13 区。细胞周期蛋白 D1 是最有可能位于此处的候选基因[81]。肢端雀斑样痣黑素瘤的 *BRAF* 癌基因突变率为 15%，明显低于躯干黑素瘤的 53%。因此这些分子遗传学分析表明肢端雀斑样痣黑素瘤包括甲下黑素瘤在遗传上是不同的，这与它们的组织生长模式无关[82-87]。

16.11 鉴别诊断

正如引言中所述，许多代谢紊乱和其他原因都会使甲变成棕色至黑色。

最重要的鉴别诊断是那些黑素沉着的病例，如前文所述。

一些角质形成细胞的病变可能是色素沉着性的，并形成由浅到深的棕色纵向条带，通常延伸至甲或者肿瘤的游离缘。

色素性甲母质瘤（pigmented onychomatricoma）经常被观察到[88]。由于肿瘤本身产生甲板物质，所以黑素会到达增厚的甲游离缘（● 图 16.34）。色素为颗粒状，Fontana 嗜银反应深染。甲的横向切片显示了甲板中特征性孔道，这些孔道内衬有甲母质上皮生成的角质成分，因为它经常随着时间的推移而消失，因此在甲远端部分有时不明显。甲母质瘤的丝状突起显示甲母质瘤比正常组织含更多的黑素细胞，这可以用黑素细胞标志物来证明。纤维间质与更常见的无色素性甲母质瘤相同。

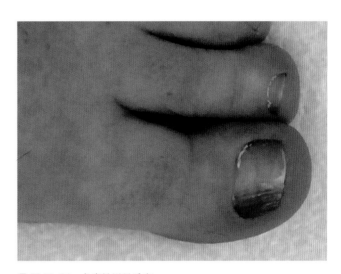

● 图 16.34 色素性甲母质瘤

一种独特的色素性甲母质纤维瘤被报告长在 1 例黑人女性患者右脚第四趾上，该病的组织病理除了没有丝状突起其他与甲母质瘤非常相似[89]。

甲细胞母质瘤（onychocytic matricoma）很可能与甲下脂溢性角化病（subungual seborrheic keratosis）相似[90,91]。甲母质中的大部分嗜酸性细胞呈棘皮症样增厚，具有前角质形成细胞的形态，甚至可形成角珠，它们会导致局限性的甲增厚表现为纵向甲肥厚[92]。色素沉着是甲细胞母质瘤的特征，但不是唯一特征。裂片状出血在甲细胞母质瘤中常见，皮肤镜检查可见假性角囊肿。

甲母质细胞癌（onychocytic carcinoma）被认为是甲细胞母质瘤对应的恶性疾病，它可能也有色素沉着[93]。

甲下甲床角化引起的甲黑线在临床上与纵向黑甲较相似，但所报道的 2 个病例颜色更深[94]。角化性隆起被认为与脂溢性角化病的假性角珠类似，假性角珠是由生长中的甲拖拽角蛋白丝而形成。

甲乳头状瘤（onychopapilloma）是远端甲母质相对常见的病变，它在甲板下形成纵向角蛋白嵴，使甲板轻微变薄。大多数甲乳头瘤是乳白色至淡黄色的，通常有裂片形出血，并导致远端甲下 V 形甲剥离(◘ 图 16.35)，常见甲边缘裂开。颗粒状黑素引起的色素沉着在临床可能表现为浅棕色至棕色的甲变色[95]，其细胞成分是不同的。

Bowen 病(鳞状细胞癌)可呈现色素沉着[96-98]，尤其在深肤色个体中，该原位癌内可以有黑素细胞密集分布[99,100]。临床上通常可以看见棕色条带，但是 Bowen 病累及皮肤的周围也可见色素沉着，类似哈钦森征(◘ 图 16.36)。HPV56 似乎更被认为是甲 Bowen 病色素沉着的原因[101,102]，尽管在 Bowen 病中已经检测到 HPV16 型和 67 型[103]。

基底细胞癌甚至也会引起纵向黑甲[104]，并报道有 1 例转移性甲下鳞状-黑素细胞肿瘤[105]。

甲下异位毛发可能与甲乳头状瘤十分相似，会导致甲纵嵴，偶尔伴有色素沉着[106-109]。在理发师和美发师中，甲下有断发是一件相对常见的事情，属于甲下有异物[110,111]，甚至可以导致甲下肉芽肿[112]。

血液是导致甲颜色变深最常见的物质。原因包括：单一的急性创伤(患者容易记住)；或者反复的小创伤，例如摩擦和各种体育运动(◘ 图 16.37)。除了极罕见的甲下血管瘤出血，其他出血表现不是纵向而是占据甲的一个区域。皮肤镜检查可见血肿的远端边缘经常出现小血管球或者红色条带，常呈微红色[113]。甲下出血不会延伸到甲板游离缘——这可能是最重要的鉴别体征。摩擦性甲下血肿常在踇趾的一边，呈纵向椭圆形，边缘稍有模糊。为明确诊断，可以在甲板上打一个小孔，刮下色素，使用联苯胺试纸条(Hemostix®)在小试管内进行血液测试。组织学检查铁常为阴性，主要因为此处的血液不能被降解为含铁血黄素，所以普鲁士蓝(Prussian blue)或 Perls 染色法不足以诊断甲下血肿[114,115]。联苯胺染色或者专利蓝染色可以显示甲下血肿的真实性质[116]。

真菌性黑甲可由多种真菌引起(◘ 图 16.38)。在温带性气候下，红色毛癣菌黑色变种(*Trichophyton rubrum var nigricans*)是最常见的原因[117]，念珠菌属(*Candida spp.*)也可能导致棕色甲[118-120]。在亚热带和热带地区，霉菌(molds)和暗色真菌(dematiaceous fungi)会导致甲色素沉着[121-124]。与人黑素引起的棕色条带不同，真菌性黑甲是远端甲下甲真菌病的一种特殊形式，表现为长的窄楔形并伴有远端基底较宽的条带。组织病理学上，剪下的甲在 H & E 染色切片上显示的是由弥漫性黑色色素形成的淡黄褐染色(◘ 图 16.39)，PAS 染色见真菌成分。

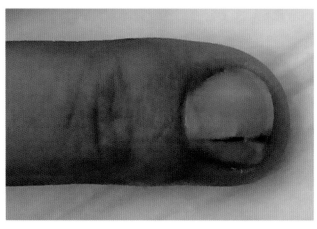

◘ 图 16.35　甲乳头状瘤中片状出血引起的纵向深色线条

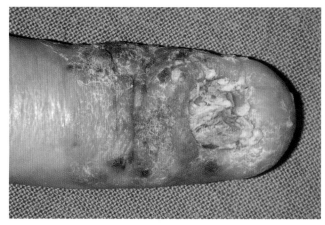

◘ 图 16.36　1 例 38 岁妇女右侧示指的色素性 Bowen 病

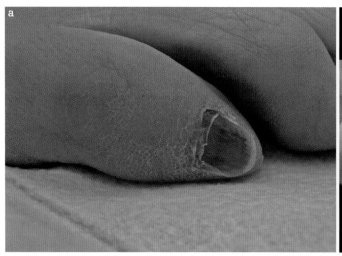

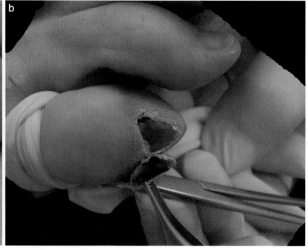

◘ 图 16.37　1 例 63 岁男性全甲下出血，不记得有过创伤，也不记得何时，以及如何出现的棕色条带。a. 临床照片；b. 小心拔下甲板后，可以看见附着于甲板下表面，以及甲床的棕色着色。棕色物质的刮屑溶解到 1 滴水中，与 Hemostix® 产生阳性联苯胺反应，而 3% 的过氧化氢则完全清除了甲床上的血痂

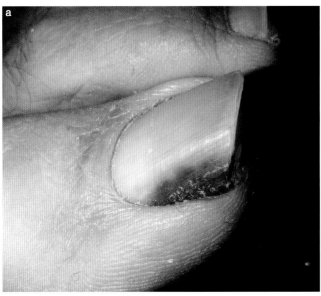
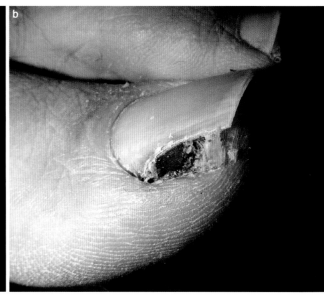

■ 图 16.38　真菌性黑甲。a. 从近端甲床开始并延伸到甲游离缘的 1 条几乎是黑色的纵向条带,这证明了色素确实存在于甲板中;b. 切除色素性甲板后,可见黑色角化性肿块内含大量色素性真菌

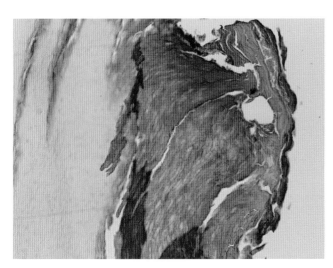

■ 图 16.39　有黑色色素沉着条带的甲切片。甲深层和底部角化部位的 H&E 染色显示了甲板呈弥漫性浅黄褐色,甲下角化过度深层部分呈更浅的棕色

Fontana 嗜银染色可见真菌细胞胞质内色素颗粒。黑曲霉(Aspergillusniger)甲真菌病的颜色来自于黑曲霉菌素[125]。

双间柱顶孢(Scytalidium dimidiatum)会引起甲和皮肤变色,还可以引起棕色浅表性甲真菌病。与红色毛癣菌黑色变种不同,双间柱顶孢拥有色素性细胞壁。

细菌性色素沉着是黑甲的另一个原因。铜绿假单胞菌(Pseudomonas aeruginosa)定植在甲表面或者是甲下表面,当铜绿假单胞菌位于近端甲皱襞下时,会导致伴有局限性甲小皮缺失的轻度甲沟炎(paronychia),这些菌经常生成生物膜(■ 图16.40)。假单胞菌(Pseudomonas)产生绿至黑色的色素,色素可溶并扩散分布在邻近于定植区的甲板中[126]。临床上,这种黑甲与黑素产生的规则纵向条带明显不同。

一些肠道细菌,例如奇异变形杆菌(Proteus mirabilis)和克雷伯菌属(Klebsiella spp.)所产生的硫化氢与环境污染的金属产生深灰至黑色的色素沉着[127,128]。

对于使用高锰酸钾进行消毒和伤口治疗的人来说,甲和周围皮肤常见出现弥漫性棕色着色。这种棕色可以在抗坏血酸(维生素 C)溶液中用力摩擦去除,这是因为二氧化锰可还原成无色的氧化锰。

焦油也会使甲染色,可用温水和肥皂去除,但通常会有残留物留在侧甲沟里。脂肪性油膏或凡士林有助于去除黑色焦油,同样矿物油也可以被其去除。

硝酸银不管是硝酸银固体或是溶液都会使甲染成墨黑色。它先是白色然后在可见光下迅速变黑。根据接触浓度和时间,可在甲板上层组织学切片中见圆形银染颗粒。甲中颗粒位置越深,颗粒则越小。

甲下异物可能是深色的(■ 图 16.41)或者因为小的纵向血肿而呈现深色。

羟氯喹会诱导甲着色,主要在甲床,没有特征性条带。色素在网状真皮内呈黄色至棕色,无屈光性,粗大颗粒状,巨噬细胞内外均可见。组织学上,可以采用 Fontana 嗜银染色和 Perls 染色[129]。甲床染色也是黄褐病少见的特征。银沉着病可以导致灰蓝色甲半月。

无黑素性甲下黑素瘤诊断极具挑战。化脓性肉芽肿、鳞状细胞癌、疣、肉芽组织、异物、骨疣,以及局限性角化过度性甲病看起来都与无色素性甲下黑素瘤相似,尤其是渗出性甲裂病变高度可疑。

黄甲综合征(yellow nail syndrome)甲可见弥漫性黄绿色着色,趋向于远端颜色会更深(■ 图 16.42)。一定程度上这可能由于指甲生长极其缓慢,甲长时间暴露在外界物质中所致。在其他甲生长十分缓慢的情况下,也可见甲变脏甚至染成黑色(■ 图 16.43)。

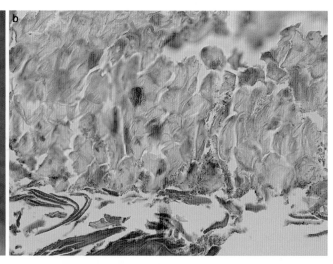

■ 图 16.40 由铜绿假单胞菌引起的黑绿色的甲染色。a.临床照片;b.甲下表面的组织病理显示浅黄褐色的甲细胞和假单胞菌的生物膜

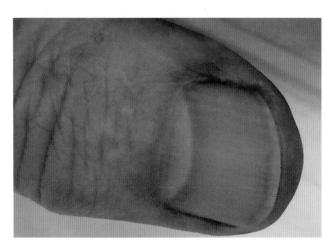

■ 图 16.41 外侧近端甲皱襞的灰棕色染色类似哈钦森征。组织病理学显示软组织中有小的黑色颗粒,类似于文身

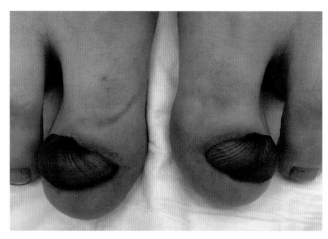

■ 图 16.43 1 例 37 岁女性未治疗的先天性跚趾甲畸形,逐渐进展为甲弯曲,几乎全甲黑甲

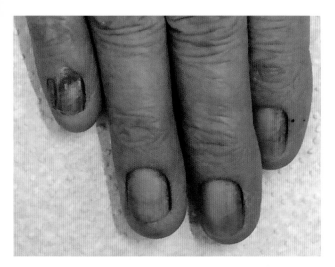

■ 图 16.42 1 例 60 岁男性的黄甲综合征。小指甲深染,所有指甲呈远端不断加深的绿色,甲生长极慢,甲小皮自然消失

16.12 治疗

虽然黑素造成的先天性甲棕色至黑色条带通常是良性的,但是成人的情况有所差别。在非洲人、非洲裔美国人、印度人、东亚和南亚人、澳大利亚原住民和美洲印第安人后裔的深肤色个体中有些获得性黑甲是生理性的。30 岁以上浅肤色白种成年人的单个获得性甲深色条带高度可疑黑素瘤,无足够证据证明情况下必须视为潜在的黑素瘤进行治疗。甲周色素沉着(哈钦森征)、深色条带宽度大于 5mm、甲营养不良(即使非常轻微),以及流血进一步提示黑素瘤,而规则和对称的条带提示良性结果,但是诊断的金标准仍是组织病理学。根据条带在甲单元内的位置、条带宽度和患者年龄可选择上述不同活检术中的一种,完全切除黑素细胞病灶是可选择的治疗方法。

儿童黑甲通常采用随访观察。棕色条带有一定概率会在 12~14 岁消退[41]。条带突然变宽或者变黑时应进行活检,最好进行薄层切削术,安全边缘为扩切 2~4mm。这样可以对黑素细胞病灶进行完整的组织病理学检查,而且还有治疗作用[130]。大多数儿童黑甲在组织学上为交界性色素痣或雀斑样痣[131]。

　　成人获得性纵向黑甲应进行活检,除非有明确的病因例如药物或者摩擦,以及能确定的功能性黑甲。我们建议以扩切3~5mm 为安全边缘进行薄层切削,这可以检测整个病变,并且对几乎所有良性病变都有治疗作用。

　　当切取标本的组织病理学检查提示恶性病变时,多数病例为早期原位黑素瘤。我们推荐切除整个甲单元,且边缘至少要距离甲单元解剖学边界 6mm[132,133]。这也是早期侵袭性黑素瘤的可选择治疗方法[134,135]。手术缺损可留待二期愈合,或在伤口愈合后选择当日/延迟的植皮重建[135,136,156]。治疗后功能性和美容性效果极佳,瘢痕与甲原来的形状类似[136]。其他选择有邻指、手掌,以及远端皮瓣移植[134]。

　　当获得性黑甲出现(微)哈钦森征,则必须要高度怀疑黑素瘤。另外大多数的此种病例是原位黑素瘤或者早期侵袭性黑素瘤。因为隐匿性恶性黑素细胞在病灶周围广泛分布导致边缘黑素瘤频繁复发,所以手术安全边界应在哈钦森征的周围10mm 处[137]。由于这种黑素瘤及其周围都很容易切除,也不会增加转移的风险,所以这不是一个严重的事件,且不会降低患者的生存机会,因此这种情况下不需要截肢。

　　单个甲的纵向黑甲,即使是最轻微的甲营养不良,也要高度怀疑甲黑素瘤。甲营养不良可能是表皮耗损的结果[138],这是甲母质上皮密集分布黑素瘤细胞或黑素瘤细胞片的表现。这种至少需要充分的活检,有时还需要甲单元完全切除。

　　伴有自发性渗出或者出血性肿块的黑甲通常是侵袭性黑素瘤的体征。截肢与否取决于肿瘤浸润深度,厚度达 0.5mm的黑素瘤可通过上文所述的局部广泛切除来治疗[139,140],但目前仍有争议[141]。较厚的黑素瘤通常采用远端关节切断术治疗,但截肢比广泛切除结果是否更好仍有待证明[142]。对于肿瘤与骨距离较小的病例,骨切开可能是一种治疗选择[143]。对比 317 例不同程度截肢治疗的黑甲患者的病程,结果并未发现掌骨/掌指(跖趾)水平截指/趾优于在第一或第二指/趾骨间、远端指/趾间,甚至关节远端终末指/趾骨内截指/趾[144-149]。因此可以推断黑素瘤切除时间才是关键点,只要没有转移性扩散局部切除已经足够——但是当原发肿瘤之外已经有黑素瘤,局部切除就不能控制了。因此问题在于截指/趾是否能够挽救已经存在(微小)转移的甲黑素瘤患者的生命,目前为止这个问题没有明确答案,患者及每个甲肿瘤必须按具体情况具体分析。

16.13　预后

　　在文献中,通常认为甲黑素瘤的预后很差。这不足为奇,因为在大量案例中肿瘤垂直厚度很厚。在来自苏格兰的 100例甲下黑素瘤病例系列研究中,肿瘤的平均 Breslow 厚度为

4.7mm,总体 5 年生存率为 41%[145]。在来自英国的 24 例甲黑素瘤病例系列研究中,肿瘤平均厚度也为 4.7mm[150]。在爱尔兰,5 年生存率估计为 10%~30%[151]。一项跨度超过 96 年的病例系列研究显示,甲黑素瘤的诊断延迟了 2.2 年,即有约50%的病例出现区域淋巴结和远端转移[152]。所有研究有力地证明了肿瘤厚度和侵袭程度是影响预后的关键因素,出现骨侵袭预后极差[153,154]。根据许多其他学者的观点,切除的程度与肿瘤有无进展、疾病特异性生存期无明显关系[155]。因此,尽可能将手术范围限制在局部广泛切除是合乎逻辑的[134-136,139,140],这个方法在 62 例甲下黑素瘤的对比研究中得到证实,在此研究中一半患者采取截肢术进行治疗,还有一半采取"功能性"手术[155~157]。

❓ 思考题

1. 最容易区分由黑素引起的纵向黑甲与甲下出血的体征是
   - A. 颜色
   - B. 甲变色宽度
   - C. 甲板表面改变
   - D. 棕色条带延伸至甲板游离缘
   - E. 患者年龄

2. 纵向黑甲最常见的原因是
   - A. 甲母质黑素细胞活化
   - B. 甲母质雀斑样痣
   - C. 甲母痣
   - D. 甲黑素瘤
   - E. 出血

3. 甲黑素瘤预后差的原因是
   - A. 甲肢端黑素瘤是一种侵袭性很强的黑素瘤亚型
   - B. 甲黑素瘤很难诊断
   - C. 甲黑素瘤通常诊断很迟
   - D. 甲黑素瘤没有得到根治
   - E. 隐匿性转移可能超出了区域淋巴结范围

✅ 答案和解析

1. 正确答案选 D。黑甲,无论是因为黑素细胞活化、雀斑样痣、色素痣,或者是黑素瘤,都是由于黑素细胞持续产生黑色素,提供色素给甲母质中的角质形成细胞,角质形成细胞迁移至生角质区并最终转化为甲板细胞。当这些富含色素的甲细胞生长出来,便能在包括甲游离缘的整个甲上看到纵向色素沉着。

2. 正确答案选 A。甲母质黑素细胞活化在深肤色个体中是生理性事件,也有可能是由慢性创伤例如摩擦和压力、许多药物尤其是细胞抑制剂和抗逆转录病毒药物、光动力疗法、与激素有关的事件如怀孕、Addison 病、营养不良,以及更多其他因素引起。

3. 正确答案选 C。虽然普遍认为甲黑素瘤具有极强的侵袭性或者很难诊断,但事实不是这样。根本原因是诊断

延迟才导致甲黑素瘤预后差。在浅肤色的白种人中,大约 1/3 的甲黑素瘤是有色素沉着的,由此产生的棕色条带很容易看见。当棕色条带出现在大于 30 岁的成年人身上时,则应怀疑是黑素瘤,除非有其他证据证明——诊断的金标准是组织病理学。

（蒋佳怡　王大光　译　陈朝丰　于波　校

金子淋　黄玉琼　审）

参考文献

第 17 章　红甲

David de Berker

学习目标:

1. 理解红甲的病因和发病机制。
2. 认识甲乳头状瘤的主要诊断依据。
3. 能针对不同临床表现的红甲进行诊断并掌握治疗方案。

17.1　引言

红甲(erythronychia)是由不同疾病以不同的形式导致甲下

组织变红的一种临床表现,皮肤损伤可为单指/趾或多指/趾。红甲可为起源于甲母质或甲床的纵行条纹,或为甲母质或甲床中的局灶性皮肤损伤。局灶性皮肤损伤很少累及部分及整个甲母质和甲床,也很少累及多个甲母质或甲床。由于红甲的临床表现具有多样性,分类比较困难。红甲常见的临床表现已列见下 ◘ 表 17.1,该表也是本章节讨论的核心内容。

对于红甲的纵行损害的临床表现,我们可以利用一种模式对其进行疾病的评估和管理[3]。其已包括了多种疾病的诊断,如果有其他的临床表现,则还需要考虑其他诊断[4,5]。

◘ 表 17.1　红甲的分类

纵行红甲		起源	近端甲板的改变	甲下血管的改变	远端甲板的改变	游离缘软组织的改变	实例
	单指/趾病变	甲母质	甲板变薄,可能会导致甲板翘起	血管充血	伴 V 型缺损的甲裂倾向	远端甲下角化	血管球瘤、甲下黏液样变、甲乳头状瘤、Bowen 病、黑色素瘤、病毒疣、偏瘫[1]
	多指/趾病变	甲母质	甲板变薄,最终形成碎片	血管扩张、充血	开裂和形成碎片	不同的甲下角化	扁平苔藓、Darier 病、Hopf 疣状肢端角化病[2]、移植物抗宿主病、淀粉样硬化性萎缩、先天性角化不良、结节性硬化症、特发性多指性纵行红甲
	单指/趾病变	甲床	甲板抬升	有血管压迫和邻近血管的扩张、充血	如果掀开指甲可见弥散性甲床角化过度	无变化或见隆起性肿瘤	甲床肿瘤包括血管球瘤、纤维瘤、外生性骨瘤
	多指/趾病变	甲床	甲板抬升				结节性硬化症患者的纤维瘤
近端红甲							
	单指/趾全甲母质病变	甲母质	无变化或发生物理位移	血管扩张	如果甲母质病理性改变具有破坏性或有较大的影响,甲板则可变薄或开裂	无特异性,如果表面出现严重炎症时,会出现甲脱落	局部感染、外伤或广泛性的甲下肿瘤,例如黏液囊肿
	多指/趾全甲母质病变	甲母质	无变化	血管扩张	甲变薄或附着力降低	相关甲变薄	结缔组织疾病、心血管疾病、盘状红斑狼疮、呼吸系统疾病、肝病
甲床红甲							
	单指/趾的全甲床病变	甲床	无变化或甲分离	血管扩张	无变化	无变化或角化过度	感染、创伤、甲床肿瘤
	多指/趾全甲床 +/- 全甲母质病变	甲床 +/- 甲母质	无变化或甲分离	血管扩张	无变化	无变化或角化过度	一氧化碳中毒、伴有横向条纹带的白甲症(Muehrcke's)
甲板变红		局限于甲	根据外用药物的使用情况	无变化	无变化	无变化	化妆品或其他用途的指甲油和染料的残留物(例如伊红)

17

17.2　纵行红甲（longitudinal erythronychia）

17.2.1　单指/趾（局限性）纵行红甲

17.2.1.1　源于甲母质

　　该疾病早期被描述为局灶性[6]或疣状角化不良瘤[7]和多核性远端甲下角化病[8]。de Berker 和 Baran[9]描述了该病在中年患者中的典型表现：甲上缓慢形成红色条纹，甲板游离缘质地松脆，当甲钩住衣服或类似物时会有不适感（❏ 图 17.1）。Jellinek[3]提出了一个有效的方法，该方法是根据局灶性纵行红甲或多指/趾性纵行红甲的 2 种临床表现以鉴别红甲的类型。已有较多的关于该内容的优质综述[4,5]。

　　根据临床症状，是否将甲乳头状瘤作为疾病诊断依据仍具有争议性[10]，但是局限性纵行红甲（localized longitudinal erythronychia，LLE）的远端有一个疣状角化结节作为一种最为常见的临床表现，符合这个诊断（❏ 图 17.2），且在阐述 LLE 时将会继续使用该关键术语。然而，并不是所有甲乳头状瘤患者都有纵行红甲。在对 47 例患有甲乳头状瘤患者的回顾性研究中发现[11]，25 人表现为纵行红甲，其他患者表现为黑甲[12]、白甲和孤立性的裂片形出血。患有甲乳头状瘤同时伴有黑甲仅在 Fitzpatrick 皮肤分型为Ⅳ~Ⅵ的人中报道过，因为其黑素细胞处于活化状态[11]。

　　虽然青少年的病史可以追溯到 11 岁，但大多数患者为 30~60 岁[13]。条纹通常起源于远端甲母质，并与甲床和甲母质之间模糊的 V 形线重合，最好通过皮肤镜进行检查。该病不会因甲异常而直接引起疼痛，且对冷不敏感。该病的病程发展非常缓慢，以至于发现就可能已经有 2~3 年病史了，如对其进行一段时间的观察可发现 12 个月内也可能仅表现出非常细微的进展。大多数纵行条纹的横向宽度为 1~3mm，当条纹延伸到甲远端游离缘时，甲容易开裂，且易产生反映甲板层状结构的小薄层。在红色条纹的纵轴上，常见裂片形出血，且裂片形出血大多数发生在甲床的远端部分（❏ 图 17.2a~c）。在指甲游离缘的凹槽处有一个直径约 2mm 的小而硬的角化结节。这个结节有时会变小，或在剪甲后随甲脱落。

17.2.1.2　源于甲床

　　与甲母质病变相比，甲床病变更容易引起甲床局灶性变红，而不伴有远端纵行红甲。甲床病变不会影响甲母质的功能，因此甲通常不会因为发生甲床病变而变薄。虽然甲床上较为常见的是甲下纤维瘤，甲下黏液囊肿瘤较少见，但是肿瘤是造成纵行红甲（longitudinal erythronychia，LE）具有多种分型的主要原因，甲母质中的肿瘤也一样。

　　红色条纹是由于血管与周围组织和上覆甲板相互作用而直接引起病变周围发生血管改变。甲可能会被起或反过来压迫下面的甲床，因为病变发生在甲母质外，所以甲板的厚度也不会改变。与其有关的甲床肿瘤有甲床血管球瘤或甲下外生骨疣。

　　影像学：透照法、超声和 MRI 检查均助于诊断。X 射线可用于外生骨疣的诊断，有时也可用于血管球瘤的诊断。对于外生骨疣，需进行正位和侧位的 X 片拍摄。治疗手段为手术治疗。

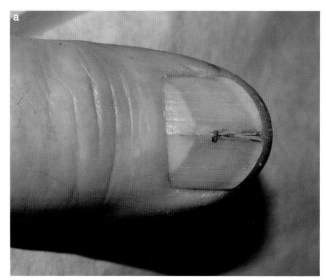
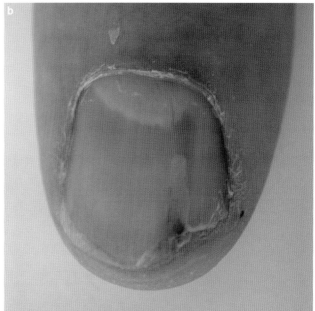
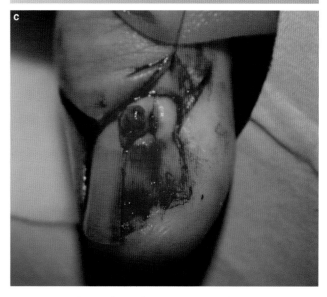

❏ 图 17.1　纵行红甲来源于典型的 a. 甲乳头状瘤，也可来源于在 c. 手术中发现的 b. 甲母质下血管球瘤

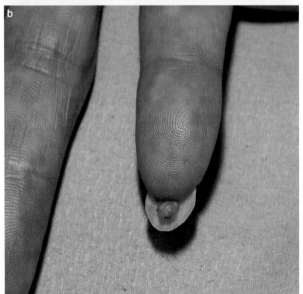

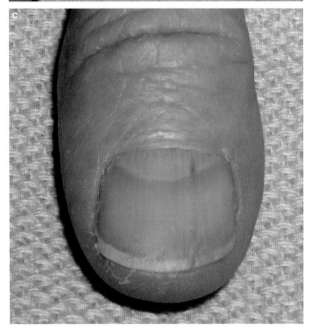

17.3 皮肤镜检查

皮肤镜是一个评估远端甲母质、甲床和远端指甲下间隙的好工具[11]。凝胶可以减少甲表面的反光,从而更好地检查甲床和甲母质。凝胶有助于缓解皮肤镜对甲的直接压迫,而皮肤镜的压力可能会压迫一些可以提供诊断价值的血管。甲近端,在甲床甲母质边缘有一缺损,可见 LE 微妙的延伸到甲母质(❏ 图 17.3a、b 和❏ 图 17.5a),但这一延伸很少超过甲母质远端的 30%。在甲床内,可见组织变红和不同程度的裂片形出血,这一点皮肤镜检查比肉眼观察更有优势。游离缘的检查是将皮肤镜垂直于指尖以检查甲下间隙。大多数情况下,诊断甲乳头状瘤必须具有甲下角化的临床表现,但不是所有分型的 LE 都会出现甲下角化。

在对其他甲进行检查后,尽管病甲中可能存在成对的条纹,但发现大部分的红色条纹是单独 1 条的,特别是在并未发现扁平苔藓和 Darier 病特征时,我们需要寻求更为完善的皮肤检测。

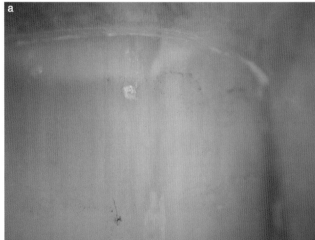

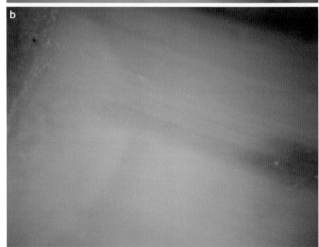

❏ 图 17.2 a.皮肤镜检查显示远端甲下结节,伴有相邻甲床条纹出血;b.原位鳞状细胞癌的甲床中更不典型性条纹和更大范围的出血;c.甲乳头状瘤呈现出宽度为 1mm 的纵行红甲(由医学博士 N.Jellinek 提供)

❏ 图 17.3 a、b.甲近端纵行条纹在甲床和甲半月的边缘形成一个界限模糊的 V 形缺口

17.4 发病机制[9]

通常,由于甲母质功能改变,原发病变部位的甲板生成减少,从而导致甲板局灶性变薄(◙ 图 17.4)(◙ 表 17.2)。这种病理变化可发生在表皮、真皮和皮下组织中。由于甲生长是从近端甲母质向游离缘生长,当病变为局灶性或在甲母质内时,病甲表现是固定不变的,这就形成了纵向红甲。当甲生长至游离缘时,它既是最古老的,同时又容易受到最大程度地损伤。除了失去了甲上皮的保护,它同时也失去了来自下方甲床的支持作用,这种情况意味着变薄的甲板在远端容易开裂(◙ 图 17.5),并在近端可以形成 V 形缺损的梯形改变(◙ 图 17.6)。与局部甲母质异常、甲板变薄,以及临床红甲这三联征相关的第 4 个体征也很常见,即在指尖的甲缺损下可能发现一个角化小结节,有时该体征可能会缺失,并不是总与上述三联征同时出现的。然而,纵行红甲是结节存在的必要条件,但结节不是孤立存在。该结节在组织学上为疣状表现,是在没有任何明显病毒因素的情况下出现乳头瘤样增生,因而被命名为甲乳头状瘤。无论是单指/趾还是多指/趾,在 Darier 病(毛囊角化病)和 Hopf 疣状肢端角化病中均可发现同样的甲下远端结节[14]。其他引起局部甲母质异常的红甲的病因,如扁平苔藓或甲发育不良,很少表现出远端甲下角化,尽管有类似的案例[15]被报道过(◙ 图 17.7)。

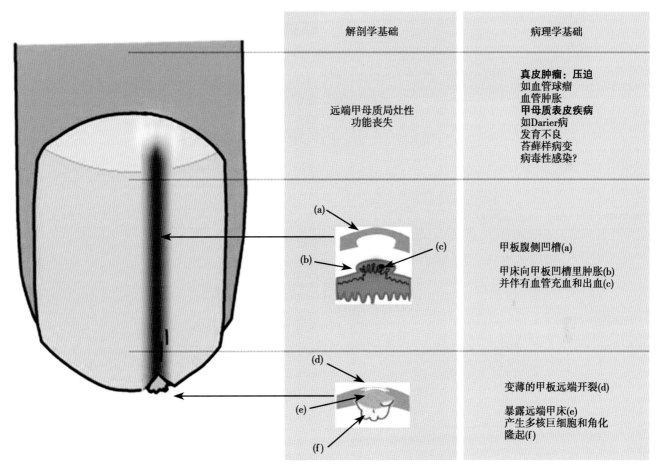

	解剖学基础	病理学基础
	远端甲母质局灶性功能丧失	**真皮肿瘤:压迫** 如血管球瘤 血管肿胀 **甲母质表皮疾病** 如Darier病 发育不良 苔藓样病变 病毒性感染?
(a) (b) (c)		甲板腹侧凹槽(a) 甲床向甲板凹槽里肿胀(b) 并伴有血管充血和出血(c)
(d) (e) (f)		变薄的甲板远端开裂(d) 暴露远端甲床(e) 产生多核巨细胞和角化隆起(f)

◙ 图 17.4 伴有甲乳头状瘤的纵行红甲的发病机制图式

◙ 表 17.2 红甲的发病机制:均存在不同程度的甲板生成减少

病理学	机制	病理学	机制
甲乳头状瘤	表皮内疾病	移植物抗宿主病	真皮-表皮交界处炎性疾病伴有瘢痕形成
Darier 病	伴有皮肤棘层松解的表皮内疾病	先天性角化不良	真表皮交界处的疾病
扁平苔藓	真皮-表皮交界处的炎性疾病伴有瘢痕形成	朗格汉斯细胞组织细胞增生症	真表皮恶性炎性细胞浸润
血管球瘤和甲下黏液假性囊肿	膨胀性团块,伴有与压迫相关的甲母质失活	淀粉样变	真皮浸润,失去对上覆表皮的支持
Bowen 病	伴有角质细胞分化缺失的表皮内疾病		
原位黑素瘤(无色素性)	伴有不规则色素沉积和黑素细胞异常分化的表皮内疾病		

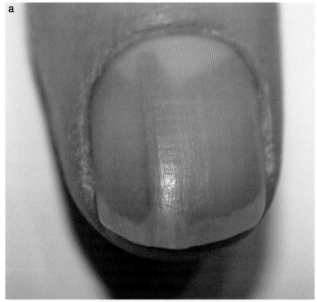

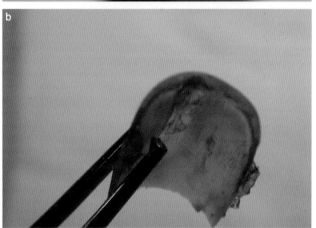

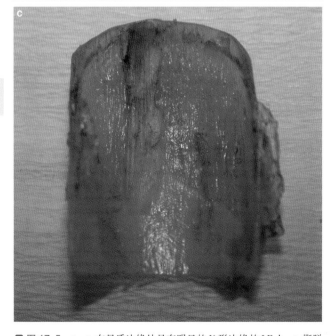

■ 图 17.5　a~c. 在母质边缘处具有明显的 V 形边缘的 LE;b~c. 撕脱的甲板揭示纵行红甲上方的甲实质的变化

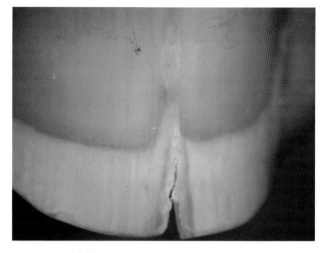

■ 图 17.6　游离缘的 V 形开裂

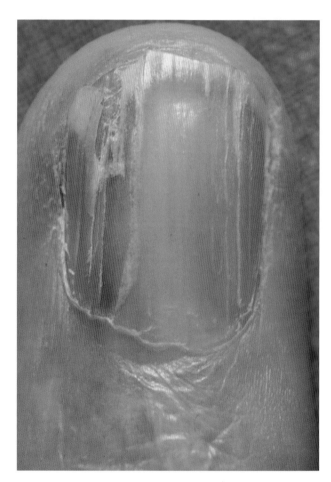

■ 图 17.7　扁平苔藓伴有一纵行缺口的甲板

17.5　鉴别诊断

在临床中,需要解决的问题是:

- 红甲的孤立的静息状态缺损是否具有更重要的医学意义?
- 红甲自身会引起疾病吗?
- 红甲是其他甲病变表现中的一种吗?
- 红甲可能是皮肤癌吗?

　　临床症状和病史通常能将甲乳头瘤与血管球瘤（◐ 图 17.1b）或甲下黏液囊肿（◐ 图 17.8）（腱鞘囊肿）（◐ 表 17.3）鉴别开来。

　　单指/趾纵行红甲的诊断需要问诊，这有助于鉴别血管球瘤与甲乳头状瘤。问诊内容包括病程持续时间、病程变化和其所引起的不适感。这种不适感可能是直接性的疼痛，也可能与肿瘤这一节中所列出的内容一致（◐ 表 17.3）（良性肿瘤），即疼痛、冷敏、局部压痛、可通过抬高患肢以缓解疼痛。甲下黏液囊肿很少会引起直接的疼痛[17]，但是，支起的甲会翘在侧边甲皱襞产生钳形作用，当甲向内生长时会引起局部疼痛。更常见的是甲下黏液囊肿会导致肿胀感，可引起疼痛。甲下黏液囊肿是一种与远端指/趾间关节炎相关的病变，可能由此引起疼痛。在这种情况下，手术不一定能缓解不适感（◐ 图 17.9）。

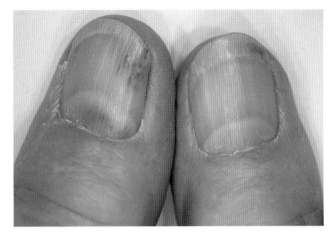

◐ 图 17.8　左侧为甲下黏液囊肿（腱鞘囊肿），引起甲半月发红，甲板改变和裂片形出血

◐ 表 17.3　甲乳头状瘤与血管球瘤和甲下黏液样假性囊肿的鉴别诊断			
特征	血管球瘤	甲乳头状瘤	甲下黏液囊肿
直径>5mm	少见	几乎均<5mm	常见
存在远端甲下角化	无	有（虽然可能脱落但能重新长回）	无
Love 试验：在指甲下变色灶上施加压力，以最大的压痛点定位肿瘤	>75% 有痛感[16]	无痛感	指/趾可能会敏感，但很少有明显的疼痛
In Hildreth 试验：用止血带捆绑手指可减轻或消除手指的痛感	>75% 有效[16]	不适用	无区别
冷敏试验：将手指放在冰浴里会引起疼痛	100% 有用[16]	无	不太可能为疼痛
透照法：最好使用笔式手电筒或其他聚光 LED 光源	无，透射区域致密	无	有
甲板翘起，形成钳形甲	少见	无	常见
红色条纹内裂片形出血	无	常见	少见
甲板破裂：通常只是部分破裂且与甲母质的病理改变有关，通常距离病变位置较远	通常>5mm	范围：从无甲裂到开裂至甲床中部	常见。范围：从无甲裂到全甲裂
超声	实体瘤，由于分辨率不足，可能会出现非特异性的结果	病变通常太小而不能得到有价值的结果	充满液体，通常清楚地显示出病理特征
X 线检查：X 线不能直接显示病变，但可以看到相关的骨骼特征	有时表现为远端指/趾骨凹陷。有助于排除外生骨疣	无变化	在相关关节处可能显示出关节炎的影像

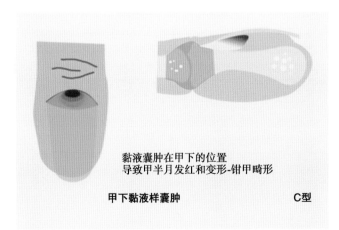

黏液囊肿在甲下的位置
导致甲半月发红和变形-钳甲畸形

甲下黏液样囊肿　　　　　　　　　　　C 型

◐ 图 17.9　黏液样囊肿的发病机制图解

　　临床检查可以显示血管球瘤和甲下黏液囊肿中甲母质出现的局灶性病变，两者的病变程度较甲乳头状瘤中严重。该病变通常为蓝色或红色，并比在甲乳头状瘤中 1~3mm 的病变宽

（◐ 图 17.1a、图 17.2c 和◐ 图 17.8）。该病变逐渐变为覆盖在甲床上的纵行条纹，形成红甲。甲板的变化包括甲母质上近端甲板隆起（◐ 图 17.10）、远端甲板变薄，以及沿甲床的任何肿瘤所处位置的甲板破裂、远端甲下无角化。透照可以显示出甲下黏液囊肿内的组织间隙充满了透明液体（◐ 图 17.11），而在血管球瘤中无这些表现。为了方便检查，应调暗房间亮度，且聚光灯（如笔式手电筒）检查的效果比皮肤镜好，虽然有时仅用皮肤镜检查就足矣。

　　有单指/趾 LE 表现的不常见的疾病有恶性肿瘤和孤立性血管畸形[18]和异常[19]。LE 是原位黑色素瘤[20,21]和鳞状上皮细胞癌[22-25]公认的早期表现形式。据报道，原位黑色素瘤的症状类似于单指/趾扁平苔藓，即伴有甲板不同程度的破坏且无明显的色素沉积。对 58 例 SCC 进行回顾性分析，发现 3 例患者表现出 LE[25]，含 35 例患者的研究中有 3 人患 LE[23]，而有一项早期含 16 个病例的研究中发现有 2 例患者出现 LE[22]。也有报道称其组织学表现与基底细胞癌相似，但组织病理学只是相似，并不能做出准确的诊断[10]。免疫抑制会增加甲周 SCC 和 LE 较早发病和复发的风险，故医生应评估患者的免疫状态[26,27]（▶框 17.1）。

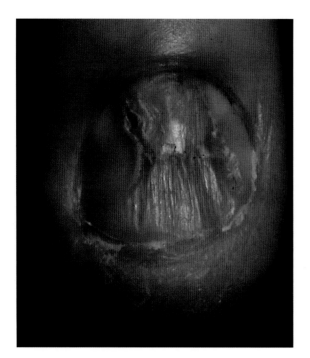

■ 图 17.10 伴有甲板破裂的甲下黏液囊肿

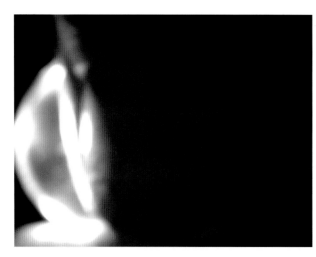

■ 图 17.11 透照下的甲下黏液囊肿

框 17.1 由局灶性恶性肿瘤引起的纵行红甲,需加以关注的临床表现

可能是由局灶性恶性肿瘤引起的纵行红甲,需加以关注的临床表现(没有这些指征并不能确定为良性诊断如有疑问,请教经验丰富的人或进行活检)

- 横向宽度>3mm
- 宽度增加
- 单指/趾
- 甲板的损毁
- 疼痛[27]
- 条纹或病源异质性
- 无远端甲下结节
- 甲床甲母质连接处无 V 形缺口
- 无相关的皮肤疾病
- 有生殖器疾病或高危 HPV(人乳头状瘤病毒)(HPV16 或 HPV18)疾病的病史[27]
- 吸烟[27]
- 患者>35 岁[25]
- 处于免疫抑制状态[26]

17.6 甲乳头状瘤的治疗

治疗需清除远端甲母质中的异常病灶,这也可为需要后续手术治疗的其他病理学提供诊断样本。单纯切除甲床或切除远端甲下结节[9],疗效不佳,并可能遗漏相关的病变。需翘起甲板进入甲板下,通常采用陷门拔甲术(trap door avulsion)[28],以尽量减少对近端甲皱襞的损伤。为了掀起甲,需使用起卸器以剥离指甲与甲床之间的连接。值得注意的是,该工具只可以在纵行病变的两侧使用,而不能直接在病变处使用,因为后者可能会损伤甲床和甲母质的表皮,从而难以评估其组织改变(■ 图 17.12a)。通过开至近端和外侧甲皱襞的交界的斜切口可以掀起近端甲皱襞,近端甲皱襞或许还附着在甲板上(陷门拔甲术),或许随着甲撕脱后脱落(■ 图 17.12b)。所取的标本是 1 根细长的纵行甲床条状物,与远端的 70% 甲母质相连,并向下取至骨头。最宽处通常约为 2.5mm 宽,由于临床上甲下组织几乎看不到异常,所以确切的切除点通常与甲板下表面相应的皮肤损伤位置一致(■ 图 17.12c)。在甲拔除前,用记号笔在甲床标记甲下表面的细小皮肤损伤的位置,以帮助手术中确定位置。用 6.0 的可吸收缝合线缝合切口。缝合始于甲床并且主要在甲床部位进行,以避免对甲母质造成不必要的张力及损伤。刮除该病灶也可行,后期的复发和长期甲裂的风险更低,但该术式尚未进行长期的评估。

将甲板复原,并缝合甲皱襞的切口。如果在麻醉中没有使用肾上腺素,那么手术中的某些环节需要用到止血带。第 1 次换药时,在换药前抬起并压迫患指一段时间可减少出血量和硬痂的形成。

术后可选择使用抗生素,但需考虑患者的意愿、免疫状态、职业和甲的术前状态。在知情同意书中,应阐明手术的风险之一是会有甲长时间的开裂,且开裂的情况会比之前更严重。虽然与治疗目的相反的情况总是出现,但还需告知患者会存在这种情况。如果有术后感染,则很大可能会出现甲裂进一步恶化(■ 图 17.12d)。术后 3~6 个月,患者普遍会经历一段指尖敏感度改变的时期,这一点术前应向患者强调。

在愈合期间,甲通常会脱落,新甲前缘可能会出现一个明显的 V 形缺口,但这并不是最终愈合的表现,应对甲的日后愈合保持积极乐观的态度。如果前缘到达游离缘,而缺口并没有往外生长,用强力胶或胶带固定 2~3 个月可有助于促使缺口向外生长(■ 图 17.13a~c)。

如果围手术期时发现甲下肿块,则可采取该术式的其他变式。当掀起甲板时,甲下肿瘤就会在软的甲母质下隆起(■ 图 17.14)。血管球瘤和甲下黏液样囊肿均有这样的特点,而甲乳头状瘤没有。在这种情况下,可采用甲母质隆起的一侧做一切口的术式,以探查甲下肿块。如果发现肿块,将其切开取出(■ 图 17.1e)(详见血管球瘤章节),修复甲母质而不切除其任何其他部分。如果没有发现肿块,则将切口改为上述椭圆形切口的一半,并像甲乳头状瘤一样进行手术治疗。

如果在作切口时发现了黏液样囊肿的黏液样胶状物,则可扩大切口,以便探查由胶状物聚集而形成的甲母质下腔。然后轻轻地刮除并灼烧空腔的近端深部,以促进甲母质下关节附近的瘢痕组织形成。甲母质的处理需非常谨慎并且要避免灼伤,但可用 6.0 的可吸收缝线缝合甲母质切口。

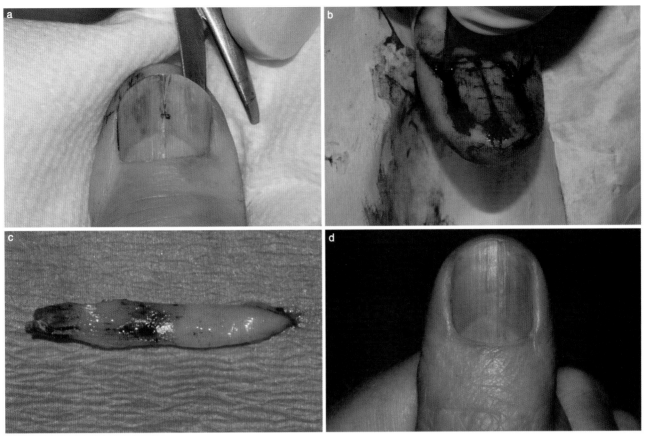

■ 图 17.12　a. 在纵行病变的任何一侧使用水平起卸器，以避免损伤组织和改变组织学特征；b. 可以用斜切口将指甲提起至甲襞外侧和近端的连接处；c. 1 条切至骨的细长甲床和远端甲母质条状物，闭合切口使用可吸收单纤线或可快速吸收多纤线缝合，缝合主要在甲床上进行，以使关闭甲母质的切口时带来的创伤最小化；d. 术后指甲正常长回，未见任何开裂和缺损，但指甲开裂的风险必须纳入手术的知情同意书之中

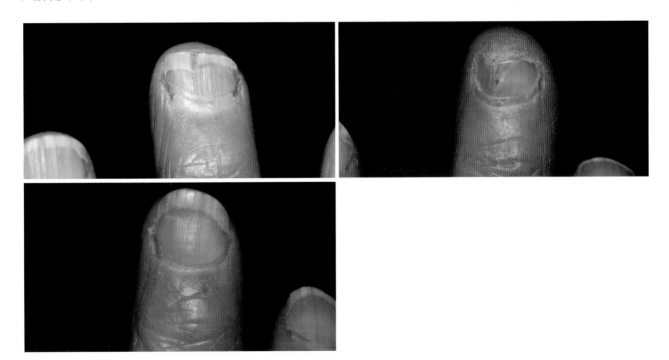

■ 图 17.13　a. 红甲伴有远端开裂；b. 术后远端裂口可能会增宽，在最初几个月情况会更严重；c. 用胶带或胶水固定甲，修剪防止钩住衣物，甲裂有望最终愈合

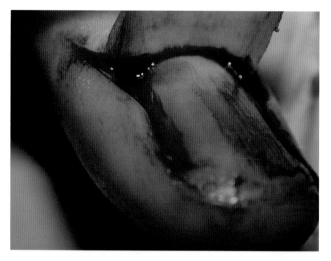

■ 图 17.14　掀起甲板,可在甲母质上看到一个隆起,提示可能是血管球瘤等甲下肿块

17.7　组织学(■ 图 17.15a~d)

　　尽管远端甲下结节更引起关注,但相应的组织学改变是发生在甲母质上[9,11]。甲母质可以表现为化生,或有立方形的嗜酸性角质形成细胞的增生[9-11],可能伴有甲床棘层肥厚和角化不全。颗粒层很少出现,除非甲裂导致甲分离,进而引起上皮角化。无甲分离时,可见颗粒层缺失,这在甲床组织学中很常见。血管可能会扩张,数量也可能会增多。远端过度角化部位可见多核巨细胞,有时伴有出血[11]。在无多核巨细胞的情况下,这种结节被比作甲的"子代"[29]。

　　在这种或类似病理改变中,存在着不同程度的皮肤棘层松解现象,这引发了有关术语及诊断界限的争论[7,8,30]。更重要的是,红甲需用组织学检查来排除其他诊断,红甲缺乏不典型增生、黑色素细胞异常和苔藓样炎症的特征。虽然命名为甲乳头状瘤,但它并不像病毒疣。

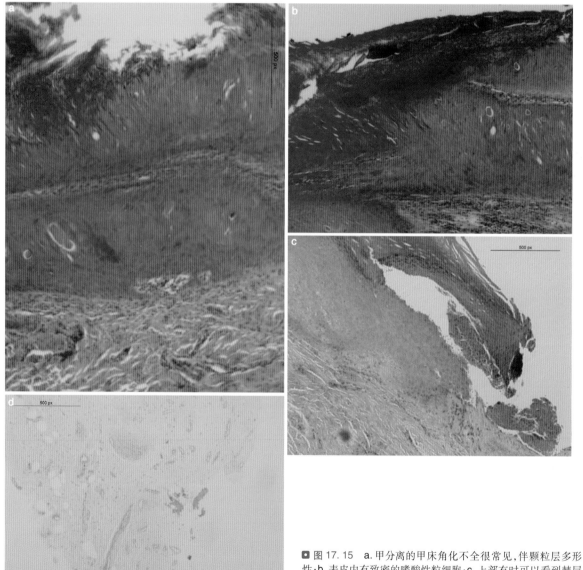

■ 图 17.15　a.甲分离的甲床角化不全很常见,伴颗粒层多形性;b.表皮内有致密的嗜酸性粒细胞;c.上部有时可以看到棘层松解;d.真皮内小血管增多及扩张

17.8　纵行红甲和其他红甲的分型

17.8.1　多指/趾纵行红甲

17.8.1.1　源于甲母质

任何引起甲板在纵轴上不同程度地变薄都可能导致不同形式的纵行红甲。发病机制的重要部分是,甲的正常部分会压迫甲床,而在病变区域的压迫较正常区域少,因此甲床和血管可以向其延伸。加上该区域的甲板变薄,甲板更加透明,使这区域呈现红色。但当甲板变得不透明时,即使甲板相应地萎缩,也不会出现甲红。如有时可在 Darier 病中发现甲发生萎缩情况下出现纵行白甲,这在 Huriez 硬化性萎缩性苔藓更常见[31]。

多指/趾纵行红甲是一种类似孤立性纵行红甲的分型,但只发生于多个指/趾上,被命名为特发性多指/趾纵行红甲[32]。在多指/趾纵行红甲中条纹很窄,可为单条或多条。早期对其描述包括条纹中出现远端甲下角化伴开裂和在某些情况下出现远端甲 V 形脱落。多指/趾纵行红甲分型的组织学表现与苔藓样变不同。早期报道的 5 位患者中,有 2 位出现疼痛。皮肤科的一项流行病学研究发现[33],246 例患者中有 3 例伴有偶发性多指/趾纵行红甲,其中第 4 例没有纳入研究中。红色条纹的宽度可宽至 6mm,无疼痛,也无远端甲下角化。在某些情况下,抬高手臂,红甲症状就会消失。

扁平苔藓、移植物抗宿主病[34,35]、Darier 病[14]、淀粉样变[36]、多发性原发性肿瘤(如血管球瘤)或萎缩性的遗传疾病(如先天性角化不良)均可在甲上出现多条条纹。前 2 种疾病出现甲条纹最为常见,起初可能只发病于单指/趾上。扁平苔藓的发病年龄和表现特征与 Darier 病不同,但这 2 种疾病均伴随着相应的皮肤特征表现且具有明显不同的病史(□ 表 17.4:LP 和 Darier 病的甲呈现出的不同特征)。对于症状比较轻的

□ 表 17.4　扁平苔藓和 Darier 病甲上的红甲特征

	扁平苔藓	Darier 病
纵行红甲	非均质的红色条纹,在不同指/趾上的不同发病阶段中通常伴有其他疾病	轻症时,甲上出现相对均质的红色条纹
远端甲下结节	未发现	经常出现在 2~3mm 宽的条纹中
甲裂	病变范围大,可能会发展到完全甲脱落	程度通常比较轻,可能出现部分甲脱落
远端甲下结节	很少出现	常见于某些特定分型中
甲皱襞性疾病	发生紫变时,提示非甲组织病变的诊断	非特异性炎症
翼状胬肉的形成	更复杂病的公认并发症	不是公认的疾病

病例,需仔细加以区分,对于症状明显的病例,可直接诊断。从病理学的角度来看,它们是由于甲形成过程中的不同阶段异常所致。Darier 病是表皮内棘层松解所引起的,因此是一种表皮内疾病。扁平苔藓出现在真皮表皮交界处,并在真皮形成瘢痕。血管球瘤和其他良性甲下肿瘤均是皮下肿瘤或皮内肿瘤,他们通过压迫上方的甲母质以影响甲板的生成。压迫会抑制正常的甲上皮功能,从而抑制甲板的生长。该过程通常是可逆的,因此切除肿瘤可以恢复局部软组织结构和甲板的功能。

血管球瘤是一种良性肿瘤,是由甲下血管中血管球体的平滑肌细胞所组成(参见良性肿瘤章节)。多发性肿瘤和单发性肿瘤临床表现相同,但多发性肿瘤并不常见。肿瘤在甲下的位置多变,可以处于甲母质和/或甲床下面。血管球瘤出现的时候通常不同步,可能在发现新的肿瘤时,初发的肿瘤已经自愈了。治疗手段为手术治疗。在一个非常不典型的病例中,报道了脚趾有多个甲下黏液样囊肿,而无红甲,可能存在着其他的影响因素[37]。

17.8.1.2　源于甲床

甲床来源的红甲是 LE 罕见病变形式,主要见于多发性甲床良性肿瘤。肿瘤应比较小,且在纵轴上有明显的界限,才能形成 LE。常见的是结节性硬化症的多发性甲下纤维瘤,它可以形成一条纵行的红色条纹,这条条纹被称为红色彗星[38],延伸至甲床的一部分,可以看到明显的血管纹理。

17.8.2　近端红甲

17.8.2.1　单发性全甲母质

单个甲母质泛红提示局灶病变,发病时间是病史采集中的重要部分。急性病程时,可以看到由外伤(□ 图 17.16)、感染或其他局部疾病引起的炎症表现。慢性病程时,则很可能是甲下肿瘤,例如血管球瘤或黏液样假囊肿,需进行上述所提的问诊和评估。明确诊断单个指/趾的孤立性甲下慢性病变时,可能需要进行活检加以诊断,以排除恶性肿瘤。

17.8.2.2　多发性全甲母质:红色甲半月

当累及多个指/趾时,病因[39]包括各种炎性疾病、处于正常或病理生理状态。有些疾病是急性的,例如心力衰竭,可以通过缓解系统性病因进行治疗。多形性红斑被认为是一种时限性的炎性诱因[40]。结缔组织疾病是更常见的病因之一,包括类风湿性关节炎[41]、系统性红斑狼疮[42]和 Sjogren 病(干燥综合征)[41,43]。对寒冷刺激反应时,手指可出现颜色快速改变的过程,表现出不同的颜色,包括红色。

固定的红色甲半月的组织学改变具有非特异性,如远端甲母质的真皮乳头处轻微扩张的血管密度增大[42]。对 3 例呼吸系统疾病和 1 例肝病患者的红色甲半月进行活检也显示出非特异性特征,小动脉血流及扩张的特点相较于血管解剖学的变化更能影响临床表现[44]。

17.8.3　甲床红甲

17.8.3.1　单指/趾甲床红甲

在很多皮肤疾病中均可引起单指/趾甲床发红,常见的有

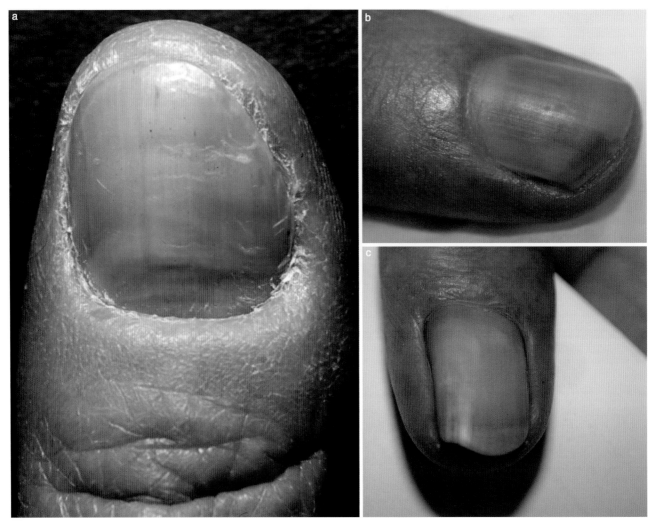

■ 图 17.16   可见单个指/趾近端红甲,并伴有炎症和损伤,如 a. 习惯性抽搐,或伴有局灶性血管瘤,例如 b. 血管球瘤,c. 甲下黏液囊肿,指甲形状可能改变,还可能出现其他症状,例如,指甲侧面嵌入肉内引起的疼痛

扁平苔藓、结缔组织疾病、银屑病或异型增生(例如原位鳞状细胞癌)。全面评估有助于临床诊断,单指/趾病变可能会累及多指/趾。但是,如果诊断仍不清楚,并且涉及单指/趾,则应警惕,在无明确诊断的情况下不应保留单指/趾的慢性甲单元病变的诊断。不能确诊的单指/趾病变通常是晚期甲下恶性肿瘤的典型表现,而活检是诊断的唯一方法。

17.8.3.2   多指/趾甲床红甲

许多甲床的红甲可以是斑片状的,这可能与甲分离有关,也可能是有序的,在 Muehrcke 线或半甲处可见横向条纹带中的一部分。这些横向条纹与系统性疾病的病理表现出的浅色的横向条纹明显不同。甲分离通常提示银屑病或有外伤,外伤感染后会使病情更加复杂。在某些情况下,红色条纹可能可以反映出甲分离边界。有些人会刮除聚集的甲下碎片,特别是在银屑病中。该过程会引发损伤、炎症反应、同形反应这一循环,并伴随银屑病的恶化。值得重视的是,不应在银屑病患者甲下使用器械,但可以使用非损伤性的清洗工具,例如柔软的甲刷。

损伤的其他表现可能不太明显,如甲光滑边缘的丢失,在甲上可见甲床中线处有弧形或三角形的红斑。尽管对该病变的描述并不准确,但简而言之,如果甲在硬的表面反复摩擦,远端的指甲就会被磨损,甲床就会出现炎性反应[45]。其他表现包括人工皮炎表现之一的故意自残[46]。

在游离缘没有磨损的情况下甲分离的照片中,可以看见甲中线炎性甲裂,甲床边缘为红棕色。该病会引起疼痛,但拇指常不受累,这与拇指很少直接暴露在光线下有关。这种病通常与四环素等药物的使用有关[47]。

17.8.3.3   疾病管理

活检既有助于确定病程,又能确保指/趾可在一定时间内免受光照和人为损伤。在大多数情况下,仅凭病史足以进行诊断及用药(请参考书中光照性甲分离章节)。如果认为可能存在创伤性假象,尽管远端甲床活检可以补充这一过程,但横向评分也可能有助于探讨该问题(请参阅案例研究)。

病例展示

远端甲床发红和甲停止生长

病例分析

46 岁的律师,右手指甲异常。甲游离缘光滑,背侧有一个光滑的弧线,发红的边缘平行于游离缘,深入甲床大约 3mm,仅见于病变的手指。患者称除了拇指外,这只手的其他指甲从未长过,拇指相对完好。另一只手的手指和足趾大部分甲都是正常的。并未有什么特别的嗜好和明确的创伤来源,无药物治疗史,无银屑病病史,大体检查未见有炎症性皮肤病的表现。

印象

指甲游离缘有某种形式的外伤。无法通过讨论确定这一点,并且患者对他们正在参与创建这一问题的想法持抵触态度。

挑战

明确病变,并提供治疗。如果发病机制是外伤,那么治疗的一部分就是帮助患者回忆创伤来源。

解决方案

在甲板上刻一个横向标记,深度约达 1mm,并延长到甲板中间的 70% 处。将其定位在长轴的约一半处,这样它预计会在大约 2 个月内长出来。对另一只手受累的 2 根手指和 1 根无受累的手指进行相同的操作。拍摄基线位置,在指甲上涂睫毛膏并将多余的部分擦掉,这样有助于突显线条,便于拍照。患者可以通过拍照记录情况并将照片发送给主治医生,或者直接去门诊看病。

结果

在病变的手指上,中线的横纹会因外伤而变扁平,这与其他手指是不同的。这有助于说明 2 件事情:第 1 点是横纹在指甲上向前移动,说明指甲正在生长;第 2 点某种形式的创伤正在出现。临床医生完成了自己的使命,患者可能也已经自愈了。或者,下一步可能需要使用外科胶布缠绕 1 个或多个病变手指的指尖,患者可能根据需要 1 日更换几次外科胶布。胶布是创伤的保护屏障,也是创伤发生时提醒患者注意的一种方式。

❓ 思考题

1. 孤立性纵行红甲并有远端甲下结节的最常见病因是:

    A. Darier 病

    B. 血管球瘤

    C. 甲乳头状瘤

    D. 银屑病

    E. 结缔组织疾病

2. 下述对于甲乳头状瘤的陈述中哪一项是不正确的:

    A. 指甲远端可能开裂,形成 V 形裂口

    B. 最常见的症状是纵行红甲

    C. 甲乳头状瘤可见纵行白甲

    D. 甲乳头状瘤表现出黑甲是由于甲床出血

    E. 甲母质病变通常见于远端甲母质内

3. 下述对于红甲影像学的描述中,哪一项是错的:

    A. 血管球瘤可被透射

    B. 超声没有足够的分辨率以界定甲乳头状瘤的病变

    C. X 线可显示出血管球瘤的骨质变化

    D. 在大多数情况下,超声能有效地显示出黏液囊肿

    E. 甲乳头状瘤的皮肤镜检查,会发现甲床和甲母质的交界处有轻微的缺损

✅ 答案和解析

1. C. 甲乳头状瘤

    Darier 病可能具有相似的单发性病变,表现出纵行红甲和远端结节,但常发生于 2 根手指或多指。血管球瘤不会表现出远端甲下角化。银屑病可能表现出远端甲下角化过度,但相应的红斑并不是纵向的。结缔组织疾病的病变同银屑病。

2. D 是错误的

    甲乳头状瘤相关的纵行黑甲中色素沉积的情况很少见,仅在菲茨帕特里克皮肤类型 Ⅳ ~ Ⅵ 的人中报道过。在这种情况下,色素似乎是由于黑色素细胞的活化而不是出血引起的。但是,纵行红甲和甲乳头状瘤常可见裂片状出血,但不会表现出黑甲。

3. A 是错误的

    黏液囊肿可被透射,但血管球瘤由于过于致密而不能被透射。甲乳头状瘤由于没有轮廓清楚的肿瘤灶,因此在超声上不易识别,相反,甲下黏液囊肿体积更大,并充满对比明显的液体,超声可很好地识别。在血管球中,较大的肿瘤可能会因压迫作用而导致下方骨面的凹陷。皮肤镜检查是诊断纵行红甲,尤其是诊断乳头状瘤的好方法,它将有助于显示甲母质甲床连接处的模糊处。

（段铱　曹育春 译　吴波　陆原 校

黄玉琼　金子淋 审）

参考文献

17章 参考文献

第 18 章　甲痛

Avner Shemer

学习目标：
1. 将甲痛依据不同的特征进行分类。
2. 根据甲痛的分类选择相关的检查,有助于正确诊断。
3. 根据诊断确定最合适的治疗方案。

　　多种炎症性和血管性疾病以及创伤均易引起甲痛(painful nail)。然而疼痛是一种主观的感受,多种已明确可引起疼痛的甲病对部分患者来说可能是没有症状的。同样,通常不会引起疼痛的甲病也会使部分患者感觉疼痛。

　　引起甲痛的疾病可分为以下几类[1]：
- 创伤
- 炎症/感染
- 肿瘤
- 血管性疾病
- 丘疹鳞屑性疾病

　　我们将简要概述这些疾病。

18.1　创伤

18.1.1　冻伤/低体温症

　　低体温症(hypothermia)是指核心体温低于 35℃。冻伤(cold injury)可能是由于意外或故意暴露于低温下造成的,即使暴露时间很短,也可能会影响包括皮肤和甲在内的多个器官。冻伤的症状根据其严重程度而不同[2],从疲劳、关节僵硬、恶心、瘙痒,到幻觉、昏睡甚至昏迷。足趾和手指末梢是最容易发生冻伤的部位,常因冻伤而导致皮肤变蓝、变红或变灰(具体取决于肤色)。因为甲紧邻手指或足趾末梢,所以甲会有痛感。避免暴露于低温环境中可以显著缓解甲痛,并使手指(足趾)和指/趾甲的颜色恢复正常。

18.1.2　刺

　　刺(splinter)是位于皮肤下由木头、金属、玻璃或塑料形成的异物,若未取出异物,可能会感染并产生分泌物(脓液),引起疼痛加剧、发红、肿胀或红色条痕等症状。甲下方的刺非常疼痛且很难取出,一旦出现就需要由专业的甲外科医生手术切除。

　　甲下刺通常不易看到,触摸或按压该部位时有明显痛感,常须用放大镜或显微镜仔细观察才能辨认。如果甲下的异物是金属,那么 X 射线可用于辅助诊断。异物持续存在一段时间后,可能会继发感染,出现发红、肿胀,以及分泌物渗出,此时建议同时使用全身和局部抗生素治疗,必要时还需要考虑手术治疗(❑ 图 18.1)。

18.1.3　挤压/挤压伤

　　挤压伤(crush injury)是当身体某一部位受到压力时产生的损伤,通常是由重物挤压身体的某一部位造成的。这种类

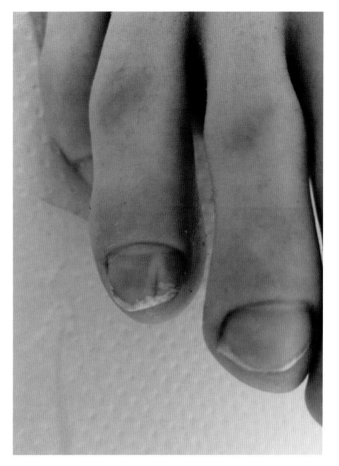

❑ 图 18.1　甲床与甲板间异物,伴周围组织继发感染

型的损伤可能会导致出血、瘀伤、骨折、神经损伤和对受压组织的损伤。如果甲床(nail bed)或甲母质(nail matrix)损伤,就会出现疼痛,疼痛程度可以较轻,也可以很重,但通常会在相对较短的时间内缓解。除疼痛症状外,甲会发生可逆性或永久性变形,而这种变形最终是可逆性还是永久性则取决于挤压/挤压伤的位置和严重程度。患者的创伤史将有助于诊断(❑ 图 18.2)。

18.1.4　甲下血肿

　　甲下血肿(subungual hematoma)是指甲板下的血液淤积,通常是由于不合脚的鞋反复挤压或急性创伤造成的。血肿可导致厚脆甲(onychochauxis),即甲变厚变脆而无畸形。不论血肿大小,都可能引起剧烈的疼痛。甲下血肿也被称为跑步者趾、网球趾或滑雪者趾。

　　出血可能会导致甲板下颜色变深。根据血肿的大小,可以通过钻孔或去除甲板来缓解血肿对甲的压力[3]。

18.1.4.1　小甲下血肿

　　小甲下血肿(small subungual hematoma)(血肿面积小于甲床面积的 25%)[4]和无痛性甲下血肿不需要干预治疗,因为血肿最终会被吸收。如果甲下血肿覆盖甲床的面积超过 25% 或可引起疼痛,则应通过钻孔或拔甲来缓解。在某些病例中,如果血肿较大,尚需给予引流处理。还需鉴别急性创伤和反复微

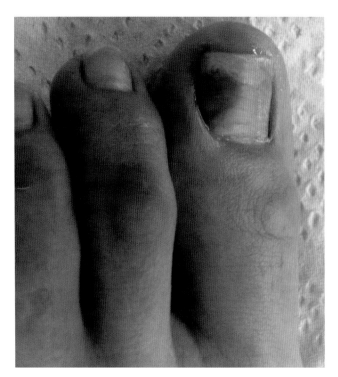

● 图 18.2 甲创伤伴继发感染

小创伤。

18.2　炎症/感染

18.2.1　肢端骨质溶解

肢端骨质溶解(acroosteolysis)是手指或足趾远端的骨组织破坏,可引起甲痛。该病可能是由炎症诱发的,如化学性炎症或自身免疫性炎症,也可能是感染诱发的,如病毒、真菌或细菌感染。但要注意并非所有的感染都会引起炎症,也不是所有的炎症都由感染引起。只有通过仔细检查才能做出正确的诊断。有时位于手指或足趾远端的轻度肿胀需要通过辅助检查,如 X 射线/CT/MRI 结合骨显像才能做出正确诊断。对不同的细菌、病毒和真菌直接涂片和培养后,根据病原体制订最终的治疗方案。

18.2.2　急性骨髓炎

急性骨髓炎(acute osteomyelitis)是主要发生在儿童和成人的血源性骨感染,通常是由骨或软组织损伤引起的慢性感染。若骨髓炎(急性型和慢性型)位于骨远端或远端边缘的外侧,甲可能会出现痛感,甲区的痛感是由于骨髓炎区的疼痛辐射至甲而产生的。通过辅助检查如 X 射线(最早在病情发生后几周才有所改变)、MRI 结合骨显像可得到准确的诊断。

通常采用抗菌治疗,有时可能也需要固定和治疗骨。

18.2.3　化妆品反应

假指甲和甲醛等不同的美容方法都可能导致甲痛。

疼痛可发生于甲的不同位置,如甲床、近端或侧缘甲皱襞。

甲痛可能由过敏性接触性皮炎或不同的化妆品成分导致的原发性刺激引起。根据患者既往病史及化妆品斑贴试验可诊断。

治疗方法为局部外用糖皮质激素乳膏,联合或不联合使用抗菌剂(取决于是否存在继发感染)。患者应禁止再次接触该致病成分。

18.2.4　疱疹性瘭疽

疱疹性瘭疽(herpetic whitlow)是指疱疹病毒 HSV-1 或 HSV-2 引起的手指感染[5]。早期症状为疼痛和灼热感,随后出现红斑、水肿和红斑基础上的溃疡或破裂的水疱。症状通常在 2~3 周内缓解。该病的诊断通常不难:仔细检查红斑区域,会发现该区域有几个(小)水疱。如需确诊可以从未破裂的水疱中取疱液进行培养。

疱疹性瘭疽是一种自限性疾病,也可口服抗病毒药物进行治疗。

18.2.5　甲内生/嵌甲

嵌甲又名甲内生(ingrown toenail 或 onychocryptosis),是导致甲痛最常见的疾病之一,因甲生长时损伤甲周表皮或甲床而引起。

一般认为嵌甲是由于甲生长时嵌入甲周表皮所致,但也可能是由于足趾皮肤生长过长所致。该病早期可出现甲周表皮微生物炎症,继而出现肉芽肿,最终表现为包埋甲的肉芽肿病变。虽然手指和足趾都可能出现嵌甲,但最常见的部位是足趾。为有效防止嵌甲继发感染,需在疾病早期采取特殊护理并保持该区域的清洁[6]。感染征象包括甲周红肿、脓液渗出和带血的水样分泌物,其主要症状为病灶侧(可能是双侧)甲基底部肿胀。

不应将嵌甲与其他类似的疾病相混淆,如凸甲(convex nail)、甲内翻(involuted nail),以及甲沟或甲板下的鸡眼、胼胝或异物。

根据前述的典型临床表现,嵌甲的诊断较容易。

嵌甲的治疗方法取决于病情的严重程度。轻、中度患者可保守治疗,用温水和盐水浸泡,外用抗菌软膏,使用牙线或沟夹板提供甲生长的路径。如果小的嵌甲保守治疗无效或嵌甲较严重,可能需要手术治疗。嵌甲的外科治疗是由皮肤科专科医生和足科医生一起完成的。该手术通常需要在具备局部麻醉和特殊手术器械的手术室中进行。如果治疗后嵌甲仍反复发作,可以用化学物质或切除术破坏甲的两侧,即甲母质切除术(matrixectomy)。

18

18.2.6　逆生性甲

逆生性甲(retronychia)是一种罕见的近端甲皱襞区嵌甲,引起近端甲皱襞区一定程度的炎症反应[7]。逆生性甲的病因尚不完全清楚。"retronychia"这个名词源于拉丁语"retro(逆向)"及希腊语"onychia(甲)"的组合。这是一个近端甲板向近端甲皱襞下方逆行生长的过程,可能会引起一定程度的甲痛。有时会发生继发感染,近端甲皱襞区出现浆液性血性分泌物,因此可感受到另一种性质的甲痛。通过仔细的临床检查,以近端甲皱襞肿胀或凹凸不平及甲板近端隆起来进行诊断。逆生性甲需要手术治疗。

18.2.7　甲沟炎

甲沟炎(paronychia)是一种非常常见的疾病:甲周围的皮肤发生炎症反应,可能与感染有关[8]。根据炎症的性质,甲沟炎分为急性甲沟炎和慢性甲沟炎。急性甲沟炎通常是因甲小皮或甲皱襞受到直接或间接创伤使得病原体易于侵入并导致感染而引起。单纯性慢性甲沟炎可由急性甲沟炎治疗不当引起,也可由对刺激物或过敏原的多因素炎症反应引起。发炎区域的感染可能是由细菌或真菌(通常是念珠菌属)引起的。单纯性慢性甲沟炎通常持续时间超过 6 周且累及三面甲皱襞中的一面或多面。

慢性甲沟炎可被铜绿假单胞菌污染而呈青灰色(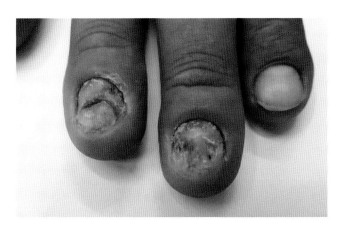图18.3)。

▣ 图 18.3　慢性甲沟炎。甲板厚而粗糙,甲小皮缺如

18.2.7.1　病因和危险因素

急性甲沟炎治疗不当可引发慢性甲沟炎。急性甲沟炎通常疼痛剧烈,尤其是受到轻微压力时。但在慢性甲沟炎中,甲疼痛罕见。甲小皮通过将手指/足趾的皮肤与甲融合在一起,从而起到屏障作用,抵御外界病原体、刺激物或过敏原。过度洗手、强迫性频繁咬甲或剔甲、强迫性去除甲小皮、吮吸手指、频繁接触化学物质、使用涉及化学品应用的人造甲等多种情况都可导致甲小皮受损。经常性接触水的人群如游泳运动员、洗衣工、清洁工、洗碗工、食品处理员、面包师、厨师等更容易患单纯性慢性甲沟炎。甲小皮的缺失会导致甲板与甲皱襞分离,可使各种真菌和细菌易于侵入甲皱襞下方。

念珠菌属在慢性甲沟炎中的作用是具有争议性的。在由念珠菌属感染引起的慢性甲沟炎中,仅进行局部或系统性抗念珠菌治疗通常不能达到治愈的效果。但在未给予抗真菌治疗的情况下,通过其他治疗方法恢复甲单元的正常生理结构仍然与治愈念珠菌感染有关。与系统性抗真菌治疗相比,局部外用糖皮质激素治疗单纯性慢性甲沟炎效果更好,提示单纯性慢性甲沟炎不是一种甲真菌病而属于多种类型的皮肤炎症。与甲真菌病等其他皮肤病类似,慢性甲沟炎在糖尿病患者中更常见。

药物治疗也可以诱发单纯性慢性甲沟炎。事实上,维 A 酸类药物如阿维 A 酯、异维 A 酸,以及包括拉米夫定和茚地那韦(特别是在艾滋病患者的治疗期)在内的蛋白酶抑制剂也可能引发甲沟炎。西妥昔单抗(Cetuximab)是一种用于治疗实体肿瘤的抗表皮生长因子受体(anti-epidermal growth factor receptor, anti-EGFR)抗体,也会导致指甲和趾甲的甲沟炎。

18.2.7.2　临床表现

单纯性慢性甲沟炎的典型临床表现为甲板周围皮肤发红、肿胀、近端甲皱襞回缩,以及邻近甲小皮缺如。还可观察到甲板颜色和厚度变化、甲板的横向表浅凹陷(Beau 线)和甲板与甲母质近端分离,这些可能是由于甲母质损伤所致,又称为脱甲症(onychomadesis)。甲和甲周围的皮肤通常是伴明显疼痛的。

单纯性慢性甲沟炎的严重程度可发生变化。Daniel 等人提出了以下分级标准:

- Ⅰ级:近端或侧缘甲皱襞出现轻度发红和肿胀,导致甲小皮损伤,这一阶段通常无疼痛感,仅有轻度不适感。
- Ⅱ级:近端或侧缘甲皱襞明显发红和肿胀,甲小皮屏障破坏,该阶段有轻微的不适感至疼痛感。
- Ⅲ级:近端甲皱襞发红、肿胀,甲小皮缺如,有不适感至轻度到中度的疼痛感,部分甲板发生改变。
- Ⅳ级:近端甲皱襞红肿,甲小皮缺如,压痛或疼痛感,甲板发生广泛改变。
- Ⅴ级:是Ⅳ级基础上的进一步加重,包括慢性甲沟炎的急性加重(急性甲沟炎),严重不适或剧烈疼痛。

显然,不同等级间存在着明显的变异性。因为这种变异性,慢性甲沟炎的许多临床表现可被描述。该分级标准有助于选择正确的治疗方法以获得最佳的治疗效果。慢性甲沟炎通常会影响 1 个或几个指甲,易累及优势手的拇指、第二和第三指甲。单纯性慢性甲沟炎可能无明显疼痛感,某些情况下单纯性慢性甲沟炎可能会被不同类型的细菌感染,导致单纯性慢性甲沟炎由无痛甲进展为疼痛性甲。

18.2.7.3　诊断和鉴别诊断

典型的单纯性慢性甲沟炎通过临床观察即可得出诊断。不典型临床表现及不同的分级标准有时可能会导致诊断较困难。单纯性慢性甲沟炎的诊断依据是:①病史,如接触水、修指甲、接触肥皂或其他化学物质的工作习惯,或应用已知可导致单纯性慢性甲沟炎的药物,如系统应用维 A 酸类药物、抗EGFR 抗体和抗逆转录病毒药物;②对甲皱襞的检查;③病程,慢性单纯性甲沟炎的病程需不少于 6 周。鉴别诊断需考虑嵌甲、累及远端指/趾的银屑病或慢性湿疹、Reiter 综合征、鳞状细胞癌或恶性黑色素瘤。如果典型的单纯性慢性甲沟炎疗效不佳,那么发生肿瘤性病变的可能性增加,应进行活检辅助明确

诊断。

18.2.7.4 治疗和预防

单纯性慢性甲沟炎的治疗措施取决于其病因、病情严重程度，以及是否存在致病性真菌和/或细菌。首先，患者必须避免所有的易感因素，如接触过量的水和刺激性及过敏性成分。对于药物引起的甲沟炎，治疗将取决于药物的类型。由 EGFR 抑制剂引起的甲沟炎的治疗应系统性应用抗生素如多西环素（强力霉素），而因茚地那韦所致的甲沟炎则应停用茚地那韦。如果存在致病性念珠菌，特别是白色念珠菌，局部和/或系统性抗念珠菌药物治疗可控制感染并减轻疼痛感。治疗可治愈甲沟炎还是仅清除甲沟炎本身潜在的感染，目前仍存在争议。局部联合使用糖皮质激素和抗真菌药物对单纯性慢性甲沟炎患者治疗有效。系统性应用糖皮质激素用于重度或难治性单纯性慢性甲沟炎患者。对多种治疗均无效的单纯性慢性甲沟炎患者可通过外科手术切除病变甲皱襞。

当所有临床表现消退后，可通过避免特定诱因来预防复发。患者应避免修剪甲小皮及接触在甲沟炎中起作用的刺激物，减少过度接触水的活动，持续有效地控制糖尿病，还可通过避免手指吸吮或向后推移近端或侧缘甲皱襞导致甲小皮缺如来减少机械性创伤。患者应该保持正确的甲卫生习惯包括正确的甲修剪，通过使用润肤霜来维持甲及其周围组织的正常生理状态。及时预防感染也有助于保持甲单元的健康。

18.2.8 Prosector 疣或疣状皮肤结核

Prosector 疣（prosector's wart）或疣状皮肤结核（tuberculosis verrucosa cutis）通常是由于外源性接种结核杆菌至皮肤而产生的，其临床表现类似于疣。当疣状结核出现在甲下或甲周围时，可能会产生疼痛。

可通过活检和相关的细菌染色确诊（ ◘ 图 18.4）。

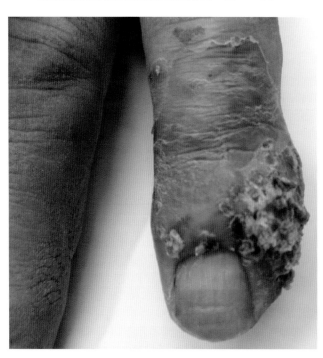

◘ 图 18.4 指骨远端外侧鳞状细胞癌

18.2.9 结节病

结节病（sarcoidosis）是一种炎症性疾病，其肉芽肿病变主要发生在肺部和胸腔内淋巴结。

结节病的临床表现随器官受累程度和严重性而不同，如下所示[9]：

- 无症状（胸部影像学偶然发现）：约 5% 的病例；
- 全身性症状（发热、食欲缺乏）：45% 的病例；
- 肺部症状（劳力性呼吸困难、咳嗽、胸痛和咯血（罕见））：50% 的病例；
- Löfgren 综合征（发热、双侧肺门淋巴结肿大和多关节痛）：常见于斯堪的纳维亚患者，少见于非洲裔美国人和日本患者。

皮肤表现可能包括：

- 结节性红斑；
- 伴有疼痛的红斑性结节的下肢脂膜炎（常伴有 Löfgren 综合征）；
- 冻疮样狼疮（最特异的相关皮肤损伤）；
- 面颊或鼻部紫红色皮疹（常见）；
- 斑丘疹性皮肤损伤（罕见）。

大多数情况下需要活检进行诊断，通常通过支气管镜进行支气管内膜活检。在胸片正常的患者中，也可能获得阳性结果。组织学主要表现为非干酪样肉芽肿且真菌和分枝杆菌特殊染色阴性。

当结节病累及指端或足趾端时，可能会引起局部疼痛。

18.2.10 甲下瘭疽

甲下瘭疽（subungual whitlow）是指甲板（多见于指甲，少见于趾甲）下脓液淤积，可能会导致甲痛。甲下瘭疽是甲床及其下组织的一种急性疼痛性化脓性炎症。

通过临床检查即可得出诊断，因甲板是透明的，可以看到聚集的脓液。

最常见的细菌是葡萄球菌属或链球菌属。

应尽早行手术治疗，否则可能会出现并发症。

在甲板上（或在甲板下，根据位置而定）排出积脓。甲钻孔可能是一种替代疗法。

18.2.11 皮下脓肿

皮下脓肿（subcutaneous abscess）是位于皮下组织的脓肿，当其位于甲板下方时，可能会引起甲痛。

疑似诊断可由皮下脓肿上方的皮肤肿胀而得出，肿胀区呈红色或淡黄色。超声检查可能有助于诊断[10]。

脓肿可由细菌、真菌或寄生虫感染而产生。通常使用烟卷式引流（penrose drain）或纱布来引流脓肿，一般引流需至少持续 24 小时。

18.3 骨肿瘤或伴有骨反应的肿瘤

18.3.1 动脉瘤样骨囊肿

动脉瘤样骨囊肿(aneurysmal bone cyst, ABC)是一种发生在骨骼中的囊性病变。动脉瘤样骨囊肿是良性的,但会导致骨骼功能障碍并影响周围组织。临床上囊肿部位有疼痛感。

诊断采用超声、X 射线,以及 MRI。

治疗方法主要包括病灶内刮除术、整体切除或广泛切除、选择性动脉栓塞和刮除术。

根据受累骨骼的不同,动脉瘤样骨囊肿可能伴有畸形无力、活动受限、反应性斜颈和甲痛(当病变骨骼位于手指或足趾时)。

18.3.2 内生软骨瘤

内生软骨瘤(enchondroma)是一种良性的软骨肿瘤,可发生在骨骼内,特别是在手部或足部等部位的较小的骨骼,此时可引起甲痛。手足内生软骨瘤的症状是手指肿大、病理性骨折或畸形。

通过 CT 扫描或 MRI 检查提示脓液可疑似诊断,确诊需软骨活检。

在某些情况下,内生软骨瘤可能是癌性的。在临床上很难区分癌性和非癌性内生软骨瘤。

18.3.3 表皮样囊肿

表皮样囊肿(epidermoid cyst)是由外胚层组织发育而来的良性囊肿,可发生在四肢皮肤或甲下。有时可无明显症状,但也可能会感到疼痛和/或分泌脓液。

表皮样囊肿可能是由于创伤或手术引起的,也可能是由于身体某穿孔部位附近的毛孔堵塞而产生的。在 Gardner 综合征中,表皮样囊肿可能位于头部和颈部[11]。表皮样囊肿可继发细菌感染,临床表现类似于丘疹。

甲下囊肿可能会出现甲改变,如甲分离和甲下角化过度,这些临床表现可能会被误诊为银屑病或甲真菌病。囊肿可能会引起甲病变,如红斑、水肿、压痛和疼痛。

18.3.4 指/趾黏液囊肿

黏液囊肿(myxoid cyst)是一种良性神经节囊肿,通常位于远端指/趾关节(distal interphalangeal, DIP)背侧,紧邻近端甲皱襞。通常发生在手指,但也可能发生在足趾。黏液囊肿出现的病因尚不清楚。黏液囊肿通常易发于 60 岁人群中。临床上,指甲可表现为纵沟(凹陷),而在近端甲皱襞上方有一个圆形坚硬的结节(直径几毫米,通常为 1 个),呈肤色,有时呈淡红色,质硬无痛感。结节内含有冻胶状的半透明黏液,呈透明色或淡黄色。这种类型的囊肿通常是没有症状的[12],但有时会因为压迫邻近神经而感到不同程度的疼痛。通常通过临床表现即可得出诊断,但确诊还需超声、CT 扫描或 MRI。治疗上主要采用外科手术,但可能会出现甲板残余变形。其他治疗方案包括冷冻疗法、糖皮质激素注射、硬化剂注射。

角化棘皮瘤(keratoacanthoma)是一种类似于鳞状细胞癌的肿瘤,也常被称为角化棘皮瘤型鳞状细胞癌(squamous cell carcinoma, SCC)。角化棘皮瘤常被当作鳞状细胞癌。

角化棘皮瘤可表现为疼痛的结节性病变并可影响远端甲下组织和骨,因此有时可引起甲痛[13]。

如临床上考虑角化棘皮瘤,应行皮肤活检术。

在极少数情况下,角化棘皮瘤可发展为浸润性癌或转移性癌(图 18.5~图 18.7)。

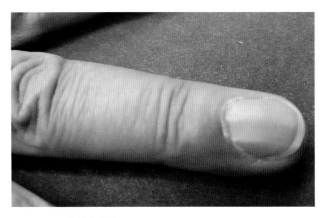

图 18.5 指黏液囊肿

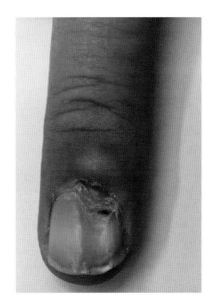

图 18.6 指黏液囊肿。甲板凹陷、近端甲皱襞变形

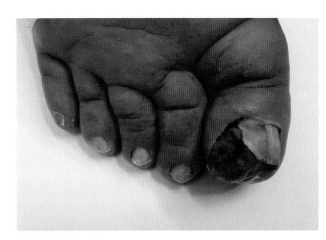

图 18.7 严重的嵌甲伴外侧甲皱襞肉芽组织增生

18.3.5　平滑肌瘤

平滑肌瘤(leiomyoma)是起源于平滑肌的良性软组织肿瘤,可分为以下亚型:多发性毛发平滑肌瘤、孤立性毛发平滑肌瘤、血管平滑肌瘤(孤立性)和生殖器平滑肌瘤(孤立性)。

平滑肌瘤很少癌变,主要发生在子宫、小肠和食道。平滑肌瘤的主要症状是疼痛。

极少数情况下,平滑肌瘤可发生在四肢远端(邻近甲)并可引起甲痛。

组织病理活检可提供准确的诊断。

18.3.6　脂肪瘤

脂肪瘤(lipoma)是软组织良性肿瘤。脂肪瘤大小多在 1~6cm,6cm 以上的较为少见。

脂肪瘤一般不引起疼痛,但当压迫神经特别是甲周围的神经时,可能会产生疼痛。当产生疼痛时,通常通过单纯切除术[14]去除脂肪瘤并进行组织学确诊。大多数脂肪瘤切除后不会复发。

18.3.7　甲床角化

甲床角化(onychophosis)是指甲皱襞外侧或近端包括甲皱襞与甲板之间的区域(即甲小皮所在区域)局限性或弥漫性角化过度,可能会导致不适和轻微的疼痛。此病通常是由于鞋过紧或反复的微小创伤所致,最常累及第一和第五足趾[15]。治疗上使用手术刀刮除组织并将组织送去做组织病理学检查。

应做 PAS 染色以排除近端甲真菌病,保持甲皱襞清洁。

18.3.8　骨样骨瘤

骨样骨瘤(osteoid osteoma)是一种约 1.5cm 或更小的良性肿瘤,主要发生在长骨,如股骨和胫骨。最常见的症状有疼痛(以夜间为主)、跛行、肌肉萎缩、弓形畸形、肿胀,以及骨骼生长加快或减慢。

少数情况下,骨样骨瘤可发生在靠近甲的位置并导致甲痛。确诊需行骨活检[16]。

18.3.9　骨瘤,外生骨疣

骨瘤(osteoma)或外生骨疣(exostosis)是指主要由创伤引起的,在活跃生长期发生的骨良性生长过度。甲下骨瘤是位于甲床下的骨瘤,会导致甲痛、肿胀,有时还会形成甲溃疡。

骨瘤的大部分症状是由组织压迫和周围肌肉炎症所致,也可由骨瘤细柄断裂所致。

外生骨疣应与甲下病毒性疣相鉴别。进一步明确诊断需行前后位和侧位 X 射线检查。

治疗方法是手术切除外生骨疣(◘ 图 18.8~◘ 图 18.10)。

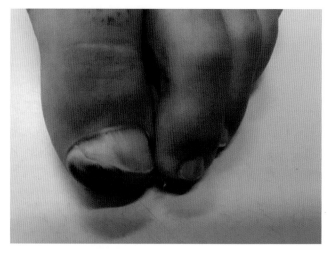

◘ 图 18.8　甲下外生骨疣的临床表现,甲皱襞外侧可见一个结节

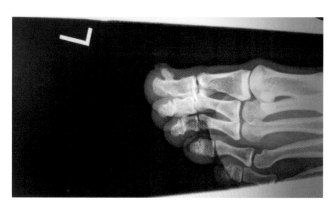

◘ 图 18.9　甲下外生骨疣的 X 射线,结节的骨性起源始于远节趾骨

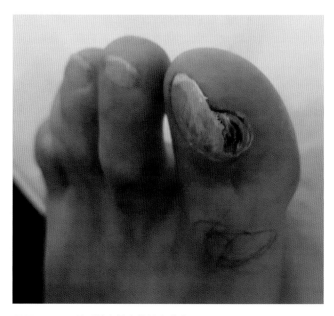

◘ 图 18.10　甲下外生骨疣伴甲真菌病

18.3.10　甲下鸡眼

甲下鸡眼(subungual corn)是指发生在甲板下的鸡眼,其可导致甲板分离和甲痛。治疗需要手术拔甲以暴露并去除鸡眼。组织病理学检查用于确诊。

腐蚀剂可用于清除鸡眼组织并预防复发。

18.3.11　甲下血管球瘤

甲下血管球瘤(subungual glomus tumour)是起源于血管球的良性肿瘤,位于甲板下或近端甲母质区下方,特点是当暴露在寒冷中时常伴有痛感[17]。该病的疼痛特征为阵发痛并被认为可能是这种血管球瘤的一种特殊病症现象。甲下血管球瘤还可导致甲床抬高或其他线性变形(通常表现为甲纵沟)。

治疗方法是手术切除,并将切除的组织送组织病理学检查。

18.3.12　甲下神经纤维瘤

甲下神经纤维瘤(subungual neurofibroma)是位于甲床下的良性神经肿瘤。

神经纤维瘤被分为两大亚类:皮肤型和丛状型。

丛状型神经纤维瘤是来源于所有神经元增殖的周围神经良性肿瘤(WHO Ⅰ级),是 1 型神经纤维瘤病(neurofibromatosis type 1,NF1)的特征性病变,累及主要神经分支发出的单个或多个神经束。

在临床上,表现为浅表的皮肤/皮下病变,但病变几乎可发生于身体的任何部位。症状可能与局部占位效应有关。

约30%患者伴有 1 型神经纤维瘤病,5%~10% 的患者有恶变风险。

通过超声、X 射线或 CT 检查辅助诊断。

皮肤型神经纤维瘤起源于皮肤神经,被分为 3 种亚型:①离散性皮肤神经纤维瘤[18]:表现为皮肤上离散的肉质肿块,大小不一;②离散性皮下神经纤维瘤:表现为皮肤上的隆起;③深部结节性神经纤维瘤:由真皮下组织和器官构成。

18.3.13　软骨肉瘤

软骨肉瘤(chondrosarcoma)是一种骨和软组织癌,也称为肉瘤。软骨肉瘤是最常见的骨骼系统癌症。当软骨肉瘤的生长影响甲及远端指骨下方时,可能会导致缓慢的甲变形及甲突发性疼痛。

确诊需组织病理学分析,治疗方法为外科手术。

18.3.14　甲下疣

由乳头状瘤病毒引起的疣可发生于身体的不同部位,当其发生在甲下时,称为甲下疣(subungual wart)。甲下疣可出现在趾甲或指甲下,由于该部位难以触及,需要使用更复杂的治疗方法。甲下疣可损伤甲床并导致永久性变形和分离。按压甲会引起疼痛。不同的治疗方法包括鬼臼树脂、二氧化碳激光治疗、电凝、X 射线、液氮和超声波治疗。这些方法都被认为可产生较好的治疗效果。

众所周知,甲下疣难以清除,易复发且复发后的面积通常更大。

通常依据组织病理学来诊断。

18.4　血管性疾病

18.4.1　冻疮

冻疮(chilblains)是具有痒感和痛感的小血管炎症,身体暴露于寒冷后,会导致皮肤上(主要是手或足)出现红色/紫色的肿块。冻疮可引起整个足趾或手指出现疼痛感,因此会导致甲出现痛感。

18.4.2　急性缺血

急性缺血(acute ischaemia)是由于突发血流不足引起的,并可导致以下一种或多种症状:疼痛、麻痹、苍白、感觉异常、变温和无脉。急性缺血的主要病因是栓塞或血栓形成,有时由创伤引起。首先受到影响的是较小的血管,即手指/足趾周围的血管,因此很可能会感受到疼痛,特别是甲痛。

18.4.3　雷诺现象/雷诺病

雷诺现象(raynaud's phenomenon)是手指或足趾的复发性血管痉挛,常因压力或寒冷暴露而发生。雷诺现象可分为 2 种类型,即原发性雷诺现象和继发性雷诺现象,它们是完全不同的。原发性雷诺现象又称雷诺病,仅表现为血管痉挛,而继发性雷诺现象常伴发其他疾病,主要是自身免疫性疾病。2 种类型都可引起不同程度的甲痛。

为了防治雷诺现象,应穿戴保暖的手套和袜子。根据病情,可能还需要使用钙通道阻滞剂、α-受体阻滞剂、血管扩张剂,甚至手术治疗。

18.4.4　类风湿血管炎性病变

类风湿性血管炎(rheumatoid vasculitis)是类风湿性关节炎的一种并发症,血管发炎导致皮肤上可能会出现结节、皮疹和溃疡。当甲周围的小血管受累时,会导致甲周围疼痛。

当类风湿结节发生于甲附近时,患者可能会感觉到剧烈疼痛。组织病理学检查可用于明确诊断。

18.4.5　系统性硬化病

系统性硬化病(systemic sclerosis)是一种会导致皮肤变厚

变硬,出现红肿、紧绷和瘙痒的血管性疾病。手指或足趾附近的小血管症状会更明显,可能会引起肿胀并导致甲周围疼痛。

表现为手指僵硬,活动不灵活(尤其是累及手指时),还可能出现溃疡,溃疡会进一步加剧疼痛感。

当这些症状出现在甲周时,甲或甲周区会感到剧烈的疼痛。

18.5　丘疹鳞屑性疾病

18.5.1　银屑病

甲银屑病(nail psoriasis)多见于重症患者。甲银屑病与皮肤损伤持续时间呈正相关,其严重程度与皮肤及关节受累的严重程度亦呈正相关。有 1%～5% 的患者无银屑病皮肤损伤而仅有甲改变。银屑病所致甲改变根据病变部位不同有几种不同的表现。

甲单元(甲床、甲母质)中银屑病病灶所在部位将导致不同的临床表现,例如,甲母质银屑病常表现为甲凹点、白甲、甲半月红斑和轻至重度的甲变形。甲床银屑病则表现为"油滴状"裂片形出血、甲下角化过度、甲分离或上述症状的组合。每种甲病变可以单独存在,也可能任意组合出现,即甲银屑病的临床表现不仅取决于特定的部位,还取决于银屑病在该部位的严重程度。由于甲银屑病的临床表现差异较大,部分临床表现因与甲真菌病相似而被列入鉴别诊断中,但甲凹点等其他临床表现则不包括在内。因此,每位临床上与甲真菌病相似、有不同甲病变的银屑病患者都应该接受真菌学检查,因为银屑病和甲真菌病可能同时存在。适当的抗真菌治疗不一定能治愈所有受累甲,可能只有部分有效甚至全部无效,疗效无法预测。

有研究提示在甲真菌病和银屑病并存的患者中存在 Koebner 现象且抗真菌治疗可以清除受累甲的银屑病皮肤损伤。但必须告知患者系统治疗(尤其是特比萘芬,而非伊曲康唑)可能会加重现有的银屑病。一般情况下,应避免系统性使用特比萘芬治疗。

一般甲银屑病越严重,出现甲痛的概率就越大。银屑病甲的诊断需结合甲的总体外观及甲周围的皮肤和小关节是否受累来综合判断。甲床活检可以辅助诊断,但所有患者都应该做真菌学检查,以排查是否存在银屑病与甲真菌病并存情况。最常见的误诊情况之一是:如果在银屑病甲中发现了真菌,可能会被误以为是只是真菌感染(标准的真菌学检查只诊断真菌,而不能检测其他类型的感染)。因此,除了诊断真菌感染之外,医师还必须仔细检查,包括行组织病理学检查,排查是否合并银屑病。

18.5.2　扁平苔藓

扁平苔藓(lichen planus)是最常见的丘疹鳞屑性疾病之一[19]。扁平苔藓是一种炎症性皮炎,人群中发病率低于 1%。临床上,表现为紫红色丘疹或斑块,表面覆有细小的黏性鳞屑,

丘疹/斑块通常呈多角形,也可表现为其他形状。扁平苔藓有多种亚型。扁平苔藓引起的甲改变可以是无痛性的,也可以是疼痛性的且影响日常生活。与银屑病类似,扁平苔藓可仅发生在甲,不累及身体其他部位。诊断主要依赖于组织学检查。治疗方法可采取局部使用一些软膏如阿维 A(acitretin)和甲氨蝶呤(methotrexate,MTX),或使用对甲有治疗效果的生物制剂,如阿达木单抗(adalimumab)、依那西普(etanercept)、乌司奴单抗(ustekinumab)和司库奇尤单抗(secukinumab)。病情严重的患者应给予甲周糖皮质激素注射治疗(图 18.11)。

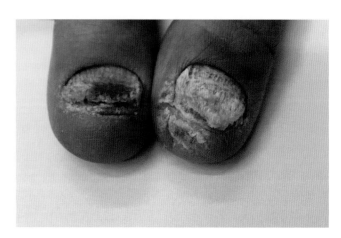

图 18.11　甲银屑病

18.5.3　毛发红糠疹

毛发红糠疹(pityriasis rubra pilaris,PRP)是一种相对罕见的丘疹鳞屑性疾病[19],大致分为 5 个亚型。一般表现为毛囊丘疹角化过度,表面覆有细小鳞屑。

病变易累及甲且临床表现类似于甲真菌病。如果毛发红糠疹患者同时患有甲真菌病(真菌学检查),需注意 2 个问题:甲真菌病是单纯的甲真菌病吗? 有没有可能是 2 种疾病,即甲真菌病合并毛发红糠疹? 因此,应尽量避免皮肤毛发红糠疹邻近甲母质或甲床,以避免甲受累(手部湿疹亦如此)。还应行真菌学检查及适当的抗真菌治疗。毛发红糠疹甲病变皮肤损伤缺乏特异性,甲的组织病理学检查对诊断的价值有限。因此,如果皮肤也表现为毛发红糠疹(组织学诊断),那么可将甲病变与毛发红糠疹关联分析。本疾病的治疗类似于甲银屑病,包括局部治疗和系统治疗。此外,还应考虑到甲真菌感染的可能。

18.5.4　Darier 病

Darier 病(Darier disease)是一种引起皮脂溢出部位角化过度性丘疹、甲异常和黏膜改变的遗传性疾病。可有痒痛感[20],甲上可能会出现红色或白色的条纹。

对病变的甲和皮肤进行活检有助于诊断。治疗方法是系统性应用阿维 A 联合局部使用糖皮质激素。该病也可能伴有真菌感染,应行真菌学检查,如有真菌感染,应积极抗真菌治疗。

临床要点

▣ 表 18.1　甲病的分类。疾病进展的表现、确诊的相关检查、疼痛特征和推荐的治疗

治疗	疼痛特征	辅助检查	疾病进展	
保守治疗或外科手术	急性或慢性	X 射线（评估骨损伤）	急性或反复的微小创伤	创伤
根据病原体	慢性	细菌、病毒和真菌（直接涂片和培养）	逐渐进展	炎症/感染
根据病情	渐进	活检	逐渐进展	肿瘤
根据病情	渐进	活检	逐渐进展	血管性疾病
根据病情	渐进	活检	逐渐进展	丘疹鳞屑性疾病

病例展示

临床病史

　　1 名 45 岁的健康男性患者主诉右侧踇趾甲疼痛 3 月余，近期感病情加重。疼痛为持续性，行走或运动时加剧。非甾体抗炎药可暂时性缓解疼痛。

体格检查

　　无炎症反应期（▣ 图 18.12）。踇趾内侧远端触诊时敏感、疼痛。患者既往常修剪趾甲。

　　由于无明显诱因引发持续性疼痛，患者行 X 射线检查（正侧位）。X 射线未发现异常，无骨病理改变（▣ 图 18.13 和▣ 图 18.14）。

　　进一步使用磁共振成像（MRI）评估病情。当患者行 MRI 检查时，提示嵌甲（▣ 图 18.15）。

　　2 个月后的临床表现也可得出临床诊断（▣ 图 18.16）。

治疗

　　保守治疗包括甲抬高术和局部使用糖皮质激素。如果有继发感染的指征，应给予适当的抗菌治疗。当出现疼痛的肉芽组织时，可选择多种外科治疗方法，如甲板内侧切除术，化学性或外科性甲床部分切除术。

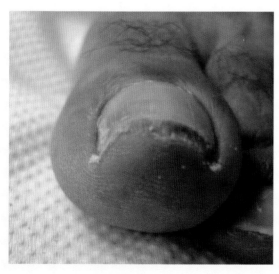

▣ 图 18.12　嵌甲初期表现

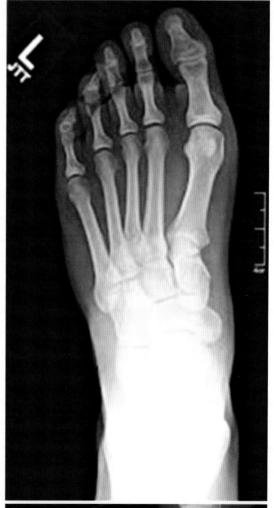

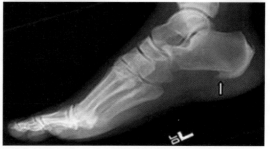

▣ 图 18.13 和 18.14　图 18.12 患者的 X 射线未见异常

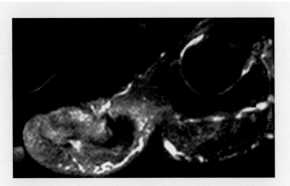

● 图 18.15　嵌甲患者 MRI 影像学表现，X 射线未检查出这些异常表现

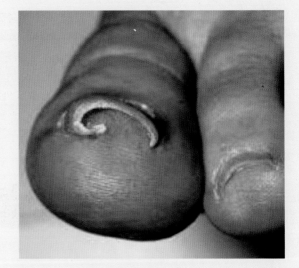

● 图 18.16　嵌甲典型的临床表现

❓ 思考题

1. 趾甲疼痛最常见的病因之一是：
   A. 嵌甲
   B. 黏液囊肿
   C. 纵行黑甲
   D. 甲真菌病
   E. 软骨肉瘤

2. 以下哪种情况的特征是阵发性疼痛，尤其是暴露于寒冷环境之后？
   A. 急性甲沟炎
   B. 甲下血管球瘤
   C. 甲下神经纤维瘤
   D. 急性骨髓炎
   E. 甲床角化

3. 下列哪种甲病需要影像学检查（X 射线、CT 扫描、磁共振成像）才能得出诊断？
   A. 慢性甲沟炎
   B. 疱疹性瘭疽
   C. 甲真菌病
   D. 外生骨疣/骨瘤
   E. 甲下疣

✅ 答案和解析

1. 正确答案是 A。趾甲疼痛最常见的病因之一是嵌甲。黏液囊肿很少发生于趾甲，且不常伴有痛感。纵行黑甲通常不痛。由真菌引起甲板感染称为甲真菌病。甲真菌病最常见的临床亚型是远端侧位甲下型甲真菌病（distal and lateral subungual onychomycosis，DLSO）。不常见的亚型是近端甲下型甲真菌病（proximal subungual onychomycosis，PSO）和白色浅表型甲真菌病（superficial white onychomycosis，SWO）。甲内型甲真菌病是甲真菌

病中一种罕见亚型。不同的亚型可并存。甲真菌病通常是无痛的。甲真菌病的诊断依据于真菌学检查。软骨肉瘤是一种罕见的骨和软组织癌。肿瘤逐渐增长。来自肿瘤对甲板的机械压力会产生疼痛和甲变形。此时趾甲会出现突发性疼痛。

2. 正确答案是 B。甲下血管球瘤。甲下血管球瘤是一种起源于血管球的良性肿瘤，位于甲板下或近端甲母质区下方。血管球瘤通常是有痛感的，特别是当暴露在寒冷中时。这种疼痛是阵发性的并被认为是血管球瘤的一种特有病征。治疗方法为手术切除肿瘤。急性甲沟炎是指由感染引发的甲周围皮肤的急性炎症。急性甲沟炎的疼痛是持续性的，而非阵发性。甲下神经纤维瘤是一种来源于神经组织的良性肿瘤。只有当局部产生占位效应后才会出现疼痛且疼痛为持续性。急性骨髓炎是骨感染，表现为从病变区辐射至甲的持续性疼痛。甲床角化是甲皱襞过度角化的组织，可能会引起轻微的持续性疼痛，可位于外侧或近端甲皱襞。甲床角化常见于老年人。

3. 正确答案是 D。外生骨疣（骨瘤）是指甲床下骨的良性过度生长，引起疼痛、肿胀，有时还会导致甲溃疡（● 图 18.1）。外生骨疣应与甲下疣相鉴别。确诊需行影像学检查（X 射线、CT 扫描、磁共振）。慢性甲沟炎可由急性甲沟炎治疗不当或对刺激物和过敏原的多因素炎症反应引起。发炎部位的感染可能是由细菌或真菌（通常是念珠菌属）引起的。诊断通常基于临床检查，无须影像学检查。疱疹性瘭疽是指由 1 型或 2 型疱疹病毒引起的手指感染。临床症状表现为疼痛和灼热感。诊断常由临床观察得出。确诊无须影像学检查。甲真菌病是一种真菌感染甲板疾病。甲真菌病有多种临床亚型。甲真菌病的诊断依赖于真菌学培养，而非影像学检查。甲下疣是由人乳头瘤病毒引起的。疣位于甲下使其难

以正确诊断。诊断常基于临床表现。如诊断不明确,应行甲床活检,无须影像学检查。

（王新　曹双林 译　孙勇虎 校

陈熹　曾馨 审）

参考文献

第 19 章 非黑素细胞性色素异常

Molly Hinshaw

学习目标：
1. 探讨甲色素性疾病的评估方法。
2. 识别黑素细胞激活的临床特征，并将其与黑素细胞增殖导致的病变区分开来。
3. 描述与甲色素沉着活检相关的术前、术中和术后的注意事项。

19.1　引言

　　非黑素细胞性甲色素沉着症（non-melanocytic pigmentary disorder）是一组疾病，它包括所有不是由于甲内黑素细胞增加所引起的甲色素沉着病。相反，甲黑素细胞性色素沉着症是指由于甲中黑素细胞数量增加而表现为甲色素沉着的疾病，例如痣和黑色素瘤。

　　明确鉴别非黑色素细胞性和黑色素细胞性色素性甲病的一个方法是对所有色素异常的甲单元（nail unit）进行活检。由于通过体格检查往往能把这两大类（非黑素细胞性和黑色素细胞性）甲疾病准确地区分开来，因此这种非特异性的活检方法是不可取的也非必要的。当体格检查不能确诊时，则有必要进行病理活检。

　　在本章中，我们将讨论通过体格检查、病史采集和辅助检查的方法来确认甲单元色素紊乱的原因[1-6]。甲单元对内源性和外源性刺激的反应方式有限，其中之一就是产生色素。有多种不同的刺激可以导致色素产生，因此在进行诊断时需要考虑多种鉴别诊断。一些诱导黑素细胞在甲单元产生黑色素的刺激因素将在本书的其他章节进行更详细的讨论。其中包括：黑甲（即甲的黑色素细胞性病变，第 16 章）、抗癌疗法中的甲反应（第 29 章）、甲对抗生素、抗疟药和其他药物的反应（第 30 章）、对食物和毒物的甲反应（第 31 章），以及自发性甲疾病（第 32 章）。有关这些疾病更深入的讨论，请参阅这些章节。

　　因为抑制甲单元中激活的黑素细胞产生黑色素的手段有限，所以非黑素细胞性甲色素沉着症的治疗具有挑战性。尽管如此，我们会对一些有助于治疗非黑素细胞性甲色素沉着症的方法进行讨论。

19.2　甲色素性疾病的评估

主要特点	对甲背部和末端进行检查
临床特征	记录色素的分布和颜色，甲板和/或皮肤的任何相关异常
组织病理学	黑素细胞激活过程中黑色素的增加；黑素细胞肿瘤中黑素细胞增加；着色真菌
治疗	治疗取决于临床检查，可能需要活检，取决于临床病理相关性

19.2.1　体格检查

　　黑甲（melanonychia）的评估从甲单元的体格检查开始。在评估所有甲时，应注意所累及的甲的数量和位置、色素沉着的颜色、是否存在相关的甲皱襞色素沉着以及是否存在相关的甲板异常。在多种临床情景中，全面的皮肤检查，系统回顾，与色素沉着同时出现的用药史，职业性及接触性暴露，以及外伤史都可能是有用的，但是首先要通过对甲单元本身的评估来指导临床诊治。

　　甲色素性疾病的性质取决于色素的颜色、分布和分界以及其他相关的甲单元异常。皮肤镜检查是一种有用的工具，通过观察黑甲的细微特征可以鉴别黑素细胞激活和黑素细胞病变[7-12]。

　　应评估和记录色素的分布（受累的甲的位置及病变大小）和颜色（灰色、棕色、红色、黑色、蓝色、紫色、绿色）（◘ 图 19.1）。甲色素的颜色最好从指甲背侧或趾甲腹侧观察。甲单

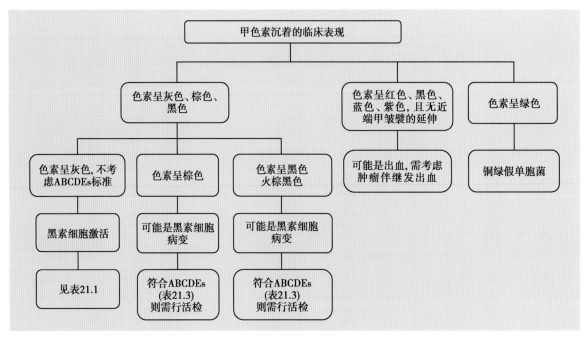

◘ 图 19.1　体检发现甲色素沉着的原因。甲色素性疾病的系统临床路径有助于确证试验和明确诊断

元的背侧或腹侧视角也有助于确定色素沉着的宽度、甲皱襞受累情况、甲板异常,且有利于进行皮肤镜检查。

灰色背景色是黑素细胞激活的典型特征(■ 图 19.2a),这种良性特征可在临床人群中被观察到,且人数在不断扩增。灰色背景色可以是均匀的,也可以是细而规则的纵向条纹。黑素细胞激活见于有色人种患者[13,14]。甲的色素异常也可能由多种诱因引起,包括创伤、炎症、药物治疗、妊娠、全身感染(人类免疫缺陷病毒/艾滋病、川崎病)、遗传因素、职业性/接触性刺激物和过敏原(■ 表 19.1)[15-32]。因此,应进行详细的病史采集和相关的体格检查,以评估黑素细胞激活的诱因。

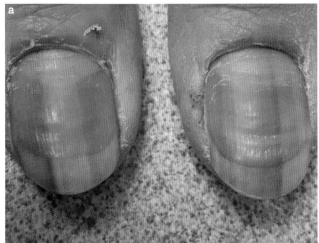

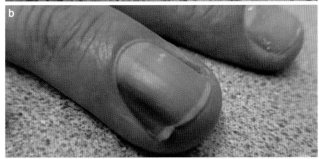

■ 图 19.2　a.一位西班牙裔女性指甲和趾甲的黑素细胞激活。注意纵向黑甲的灰色/棕色;b.一名 40 多岁白人男性的交界性黑素细胞痣。注意甲的棕色色素沉着

■ 表 19.1　**黑素细胞激活的原因。多种临床环境中黑素细胞被诱导产生色素**

创伤	营养:B$_{12}$ 缺乏
药物:多种,包括四环素类,羟基脲,抗疟药,抗逆转录病毒药物,化疗药物	炎症:职业性/接触性刺激物和过敏原
系统性疾病:艾滋病、内分泌改变,如 Addison 病、库欣病、甲状腺功能亢进、系统性红斑狼疮和正常妊娠	肿瘤(通常与甲板异常有关,如角化过度、甲分离):鳞状细胞癌、甲床瘤、纤维黏液瘤
遗传:Laungier-Hunziker 综合征,Peutz-Jeghers-Touraine,豹皮综合征(LEOPARD syndrome)	物理因子:辐射,PUVA

黑甲中的棕黑色色素沉着是典型的黑素细胞病变所产生的色素,特别是雀斑、痣或黑色素瘤(■ 图 19.2b)。区分黑甲是因黑色素生成增加(黑素细胞激活)还是因甲单位黑素细胞增殖(黑素细胞肿瘤)而引起,可作为界定患者黑甲性质和后续治疗措施的第一个分支点。

在从背、腹侧观察甲以确定色素的分布和颜色后,应从甲的末端(游离缘)视角进行检查。这一视角可进一步将甲色素沉着的起源定位于近端甲母质、远端甲母质、甲床或甲板异常(■ 图 19.3a～图 19.3b)。具体地说,当黑色素出现在甲板的背侧时,它就起源于甲板的近端甲母质。相反,当黑色素在甲板的腹侧可见时,我们就知道它起源于远端甲母质。游离缘视角也有助于分辨细微的甲板异常和甲床异常或肿瘤。

据报道,许多良性和恶性的非黑素细胞肿瘤可表现为甲色素异常。这些疾病包括鳞状细胞癌、甲下胼胝、纤维黏液瘤和甲床瘤(onychomatrixoma)(■ 表 19.1)[33-37]。这些表现为黑甲的非黑素细胞肿瘤通常伴甲板改变,如相关的甲分离(onycholysis)或角化过度。因此,这些相关甲板异常的综合变化应考虑肿瘤导致色素异常的可能,并立即进行活检以明确诊断。

皮肤镜检查是一个有用的工具,将在第 33 章详细讨论。皮肤镜检查也有一定局限性,其中包括操作者的经验。新的技术及设备目前正在研究中,未来这些技术可能会更好地帮助明确甲色素性病变的性质。当对甲色素病变的生物学特性有疑问时,应进行活检。

到目前为止,讨论的甲色素沉着的成因是黑色素。植入的植物材料或毛发等异物也可导致出现纵向黑甲的临床表现[38]。导致非黑素细胞性甲色素沉着的其他两个常见原因是:出血和外源性色素。甲下出血可呈蓝色、黑色或紫色,边缘呈圆形,一般不会像黑色素那样延伸到甲板游离缘[9]。当色素出现在甲板表面时,我们就知道它是外源性的或是甲板表面的细微创伤(■ 表 19.2)。为了确认外源性色素是否为导致患者非黑素细胞性色素沉着的原因,应请患者在停止接触甲色素沉着的可疑因素 1 个月左右后进行临床检查。在随后的检查中,你会发现色素的近端边缘呈近端甲皱襞的形状,且在色素近端有未受影响的新生甲。

制定一个常规方法来系统地评估甲,有助于医生更敏感地察觉到值得关注以及需要活检的变化特征。在每次就诊时,可对受累的甲或所有甲的背侧及末端进行摄影记录,因为甲的生长相对缓慢,细微变化可能会被忽略[39]。

19.2.2　病史

病史可以为甲色素性疾病的体检结果提供有用的信息。与确定患者黑甲病诱发因素相关的是发病前的事件。特别是,越来越多的全身性药物与黑素细胞激活导致的黑甲发病有关[40-70]。尽管一些药物如四环素类、抗疟药、抗逆转录病毒药物、羟基脲和其他化疗药物是更常见的诱因,实际上,几乎所有的药物都应被考虑为可能的诱因。补骨脂素联合使用 A 波段紫外线暴露疗法(PUVA)和低剂量外照射也会导致黑甲[71,72]。

如果在体格检查过程中发现甲中的黑素细胞激活,那么需慎重考虑相关的系统性疾病如甲状腺功能亢进症和结缔组织病,并且应该进行全面的系统回顾。如果在体格检查过程中,

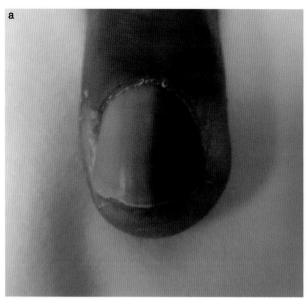
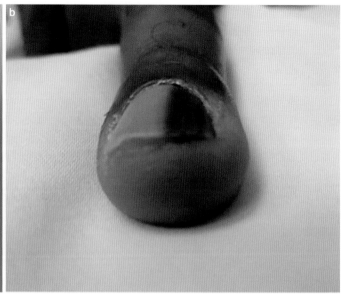

■ 图 19.3　a-b. 甲单元的体格检查。a. 背侧视角有助于确定色素沉着的宽度、甲皱襞的累及情况、甲板异常和皮肤镜检查的表现。注意病变的褐色及黑色改变。切向切除具有异常特征的复合黑色素细胞痣；b. 甲板游离缘视角。此视角有助于确认微小的甲板异常、甲床异常、色素性疾病的位置和皮肤镜检查表现。黑色素沉着于甲板背侧，与近端甲母质中产生色素的病变相对应

■ 表 19.2　有助于区分由黑素细胞激活、黑素细胞病变和出血引起的甲色素性沉着的临床检查结果

提示黑色素是导致甲色素沉着的原因	提示黑素细胞病变是甲色素沉着的原因	提示出血是甲色沉着的原因	提示外源性因素是甲色素沉着的原因
色素呈灰色	色素呈棕色	色素呈黑色、紫色、蓝色	色素在甲板的表面，而不是左边列出的
从近端甲皱襞延伸至甲游离缘	从近端甲皱襞延伸至甲游离缘	并非从近端甲皱襞延伸至甲游离缘	并非从近端甲皱襞延伸至甲游离缘
呈纵向或扩散的色素	呈纵向或扩散的色素	呈球状或弥漫性色素	呈不规则分布
可有甲皱襞受累	可有甲皱襞受累	甲皱襞一般不受累	可有甲皱襞受累
多个指甲、趾甲同时受累	通常只有一个甲受累	通常只有一个甲受累	

在甲表面发现色素，那么可能是外源性色素造成的，如对苯二酚、烟草、铁、色汗症，也可能是因为接触到了维生素 C 或者胡桃[73-75]。任何可以使甲母质发炎或受损的物质都会导致色素沉着，例如扁平苔藓和相关活检史。

既往的创伤史可能是有用的信息。然而，值得注意的是，甲恶性肿瘤患者经常将甲病变与外伤联系在一起。这种无意间的误导可能导致医生错误地决定不活检，例如由恶性肿瘤引起的甲色素沉着或营养不良。因此，在评估甲异常患者时，体格检查是至关重要的。医生在体格检查中对甲单元损伤的生物学特性产生疑问时，即使在患者声称其病变的发生与创伤有关的情况下，也应进行活检。

19.2.3　活检

如果在体格检查和病史采集中，可以诊断黑素细胞激活，则需要寻找出病因，而无须进行活检[76]。然而，特别对于单个甲出现黑甲的病例，当黑色素沉着的病因不明时，则需要进行活检[77-79]。

皮肤科医生在处理甲单元的色素性病变时有多种选择[80]。本文的第 35 章、第 36 章、第 37 章和第 38 章专门介绍了甲手术。有关甲疾病的外科治疗方法，应查阅更多详细资料。为了确保取样或切除充分，必须首先在术中观察色素病变的情况。然而甲板活检根本不足以评估纵向黑甲。术者必须在活检前明确色素沉着的病变部位，通常在甲母质中。甲母质的病变通常位于远端，但也可能位于非常近端的位置，因此需要进行部分甲板撕脱和近端甲皱襞回缩，以充分暴露病变部位。在活检前应与患者讨论手术风险，包括术后甲营养不良。如果可能的话，最好对远端甲母质进行活检，因为手术后可能在其下表面发生瘢痕或新生甲板的改变。

撕脱部分甲板，然后切向刮除活检是对甲的色素性病变进行活检的一种有效方法（■ 图 19.4a ~ ■ 图 19.4c）。这种方法非常有用，因为可以广泛地薄层切向刮除活检或切向切除，从而对整个病变充分采样。将样本放在滤纸上，置入盒中，用海绵覆盖，然后用 10% 甲醛溶液固定。这一取样技术可以保持平面完整，从而获得完好的薄层标本。

一旦进行了适当的活检，皮肤病理学家对甲单元色素性病变的组织学诊断经验是另一个变量，这可能使甲色素性疾病的诊断具有挑战性[81]。由于甲活检的频率低于皮肤活检，所以

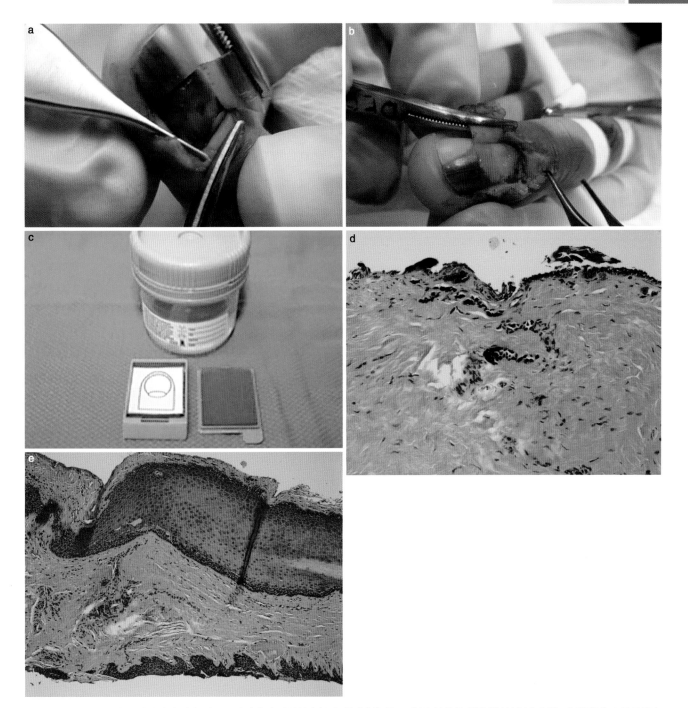

■ 图 19.4　a~e. 切向刮除活检/切向切除。a. 注意临床可见的皮损;b. 将皮损切除;c. 用滤纸转移到甲醛溶液标本盒里。组织学检查显示混合性黑色素细胞痣且具有不寻常的特征,然后进行了再次切除,清除了剩余的病灶。相比之下,黑素细胞激活的患者会出现色素沉着,但没有黑素细胞增生(这是一个 20 多岁的种族性色素沉着患者的标本,从一个甲开始,随后逐步发展)

可用于评估的活检更少,因此,可用于发展其解释的专业知识的活检更少。在递交甲标本之前,应确认该皮肤病理学家或病理学家具有对甲标本进行诊断的专业知识。

19.2.4　随访

　　如果体格检查后甲色素沉着病因不明,则应进行活检。如果患者拒绝接受病理活检,那么作为医生必须告知患者,没有关于随访检查频率的具体指南。患者可能会因为多种原因拒绝活检,不仅仅是惧怕、疼痛和永久性甲营养不良的风险。

　　在与患者进行是否活检的沟通过程中,有丰富手术经验的外科医生可以让患者消除疑虑。患者可以从外科医生那里得知他们有进行这些手术的经验,术后将有妥善的疼痛管理,并且外科医生可以随时处理可能出现的任何问题。在这种情况下,很少有患者会拒绝或延迟手术,医生有责任告知患者以下风险:病变的生物学特性不明确,并且没有明确的指南来确定此类病变的随访频率。根据作者的经验,患者一般不会拒绝活检,但可能会要求在一两周后再进行活检,因为那时他们完善了术前准备,包括时间安排和其他术前准备工作。

　　如果进行活检,那么必须记住,术后甲单元的色素沉着可能发生在没有黑色素细胞病变复发的情况下,这类似于皮肤活检部位的炎症后色素沉着。在因为临床纵向黑甲而进行组织学活检的一组患者中,23 例患者中有 16 例(70%)在 6~40 个月的时间内出现色素沉着[82]。23 例患者的组织学诊断范围从黑素细胞激活(6 例)到黑色素细胞肿瘤(7 例痣,2 例雀斑,1 例不典型黑色素细胞增生)。在这组患者中,有多个被活检证实为黑色素瘤,但这些患者因失访无法报道。

总而言之,无论黑甲的组织学原因如何,术后色素沉着的可能性都应在活检前与患者讨论,以便预先调整术后预期。如果发生色素沉着,组织学显示黑素细胞激活或良性黑色素细胞病变,则无须进一步手术,后者因考虑到常规组织切片和常规组织学检查中对边缘评估的影响,临床随访应谨慎。若组织学显示为恶性病变或生物学潜能不确定的病变,则需要进一步的活检或切除。

19.3 纵向黑甲,又称条纹黑甲

主要特征	从近端甲皱襞延伸至甲板游离缘的棕色/黑色线线条
临床特征	一个或多个甲中的纵向色素条纹
组织病理学	黑素细胞数量正常(黑素细胞激活);黑素细胞数量增加(黑素细胞病变)
治疗	治疗视病因而定

值得特别注意的是,甲色素沉着的一种常见表现是纵向黑甲(longitudinal melanonychia,LM)。纵向黑甲是一个描述性术语,用于表示一个或多个甲中或甲上出现色素线条。纵向黑甲可能是由非黑素细胞或黑素细胞病变引起的。纵向黑甲是一种形态学诊断,本身并不定义因果关系。识别纵向黑甲的体检结果类似于识别皮肤上的色素沉着斑点,因为存在鉴别诊断来解释其存在,例如炎症后色素变性、黑色素细胞肿瘤和消退性黑素细胞肿瘤。纵向黑甲的诊断要点是确定色素的性质和位置。这通常可以通过体检(图 19.2a 和 图 19.2b)和既往史来诊断。

当多个甲有纵向黑甲时,通常认为黑素细胞被前述表格(表 19.1)中的潜在因素之一激活。当单个甲出现纵向黑甲时,必须与黑素细胞肿瘤相鉴别。由 Levit 等人发表的甲单元黑色素瘤的 ABCDEF 标准可以应用于评估纵向黑甲。在体检和病史不能确定纵向黑甲病因的临床情况下,需要进行进一步的检查,如活检。

表 19.3	ABCDE 标准作为甲下黑色素瘤诊断的线索。这些病史和临床特征在黑色素瘤中比在黑色素细胞痣、雀斑或黑素细胞激活中更为常见,当确诊时应立即进行活检
A	年龄(20~90 岁),非裔美国人,美洲原住民,亚洲人
B	甲色素条带,棕黑色色素沉着,宽度≥3mm
C	变化(迅速)或缺乏变化(甲营养不良经适当治疗未能改善)
D	单个手指/足趾受累多于多个手指/足趾受累。常见受累手指/足趾:拇指>蹰趾>示指,优势手(常用手)
E	色素延伸到甲板的近侧/外侧褶皱或游离缘
F	家族或个人黑色素瘤或发育不良痣综合征病史

19.4 第五趾黑素细胞激活

主要特征	黑素细胞激活增加黑素细胞产生黑素
临床特征	灰褐色,通常为第五趾弥漫性甲色素沉着
组织病理学	会出现色素沉着,正常数量的黑素细胞
治疗	没有必要,也没有令人满意的治疗方法

另一种常见的甲非黑素细胞性色素沉着的表现是第五个趾甲的黑素细胞激活(图 19.5)。根据定义,这种色素沉着呈灰褐色。病因被认为是足趾甲与鞋之间的反复摩擦。这种色素沉着通常是弥漫性的,可能与甲板反应性增厚有关,没有甲真菌病的甲下碎屑。这种良性疾病是因为黑素细胞激活,而不是因为黑素细胞病变,故而无须治疗。

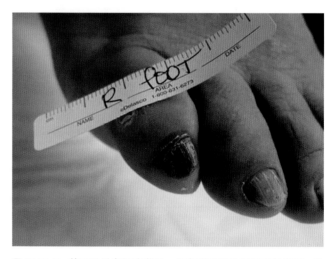

图 19.5 第五趾黑素细胞激活。注意到趾背外侧表面的胼胝。注意 pseudo-Hutchinson 征。甲板加厚且无甲下碎屑。这种良性体征可以在双侧出现

19.5 甲感染铜绿假单胞菌

主要特征	铜绿假单胞菌可能会引起真性感染,并可能在真性感染治愈后作为绿色色素持续存在
临床特征	蓝绿色色素,伴或不伴脓液
组织病理学	不需要,但需要进行病原培养
治疗	内科治疗

甲色素沉着的另一个常见病因是铜绿假单胞菌(pseudomonas)。铜绿假单胞菌会产生一名为绿脓菌素的毒素,它表现为我们所看到的蓝绿色,是这种细菌感染的特征(图 19.6)。

任何渗出物的拭子培养都可确诊。铜绿假单胞菌可能引起严重的感染,需要抗生素治疗。然而,多数铜绿假单胞菌的甲感染是表面性的,可以进行局部治疗(见下文)。因为绿色色素染在甲板上,这种蓝绿色的色素在真性感染临床缓解后通常会持续数周或数月。

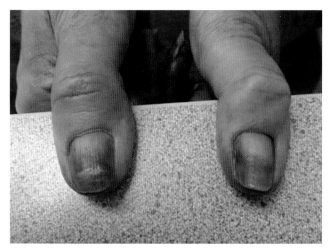

● 图 19.6　铜绿假单胞菌。假单胞菌可感染甲单位，表现为红肿、渗出和疼痛。假单胞菌会分泌有毒的绿脓菌素，这种毒素会导致甲变成绿色，这也正是感染铜绿假单胞菌的特征。当急性感染消退时，绿脓菌素也可能会在甲上留下一些残留的绿色，如本病例所示

19.5.1　治疗

大多数甲的假单胞菌感染涉及局部治疗，例如，用醋和水浸泡。具体地说，每天 2 次在以下溶液中浸泡 10 分钟通常能解决假单胞菌的表面感染：1 份醋兑入 10 份水。在更严重的或局部治疗无效的感染中，以及在免疫功能低下的情况下，可能需要局部或全身使用抗生素，如环丙沙星（ciprofloxacin）或典必殊滴耳液（tobradex® otic drop）每日 2 次可有效治疗。感染解决后残留的绿色色素最终会随甲板生长出来。因此，如果有残余的绿色色素沉着，无须进行特殊处理。尽管如此，一些患者可能会寻求建议，以更快地去除绿色色素。对于这些患者来说，可以尝试在接下来的几周中每日浸泡 2 次稀释漂白剂。

19.6　产生黑色素的真菌

主要特征	产生黑色素的真菌侵入甲板，与黑素细胞瘤相似
临床特点	甲板呈棕色/黑色，边缘不规则，无甲皱襞受累
组织病理	甲中可见真菌，PAS[a] 和 GMS[b] 等特异性染色可帮助诊断
治疗	抗真菌药物，清创处理

a. 高碘酸希夫氏染色
b. 六胺银染色

产生黑色素的真菌也被称为暗色真菌，包括链格孢菌（alternaria）、曲霉菌（aspergillus）和外瓶霉菌（exophila）等[84,85]，它们将在第 11 章中更详细地讨论。在本章，将对其与黑素细胞激活或黑素细胞病变相关方面进行讨论。暗色真菌感染发生

在甲板，因此将经甲醛溶液处理后的甲切片通过皮肤病理检查 PAS 染色后可被诊断。如有必要，标本也可进行真菌培养，确认真菌的种属。关于甲真菌培养标本取样的讨论见▶ 第 12 章。治疗包括对感染的甲进行清创，以及根据感染的严重程度和患者的需求进行内科治疗。

19.7　儿童患者的甲色素沉着

大多数儿童甲的色素性病变是来源于甲单元内黑素细胞的激活或良性黑色素细胞肿瘤[86,87]。甲黑色素瘤在儿童中很少见。目前，成人的临床和皮肤镜检查诊断标准并不适用于儿童。

大多数儿童的甲色素性病变为良性。然而值得注意的是，病变会随着时间的推移而发展，监测病变需要由有能力处理儿童甲色素沉着相关问题的皮肤科医生来完成[87]。

尽管会对患儿与家长带来一定压力，病理活检仍可能是必要的检查。减轻这种压力的方法包括安静的操作环境，工作人员对儿童的照顾，分散儿童注意力比如在手术过程中看一个轻松的节目，以及使用清醒镇静。儿童良、恶性病变的诊断及诊断标准仍有待进一步研究与完善。

19.8　结论

甲色素性病变是临床上常见的疾病。通过皮肤病理学或临床实验室检查，可对患者进行系统的检查、病史采集和疑似感染或肿瘤的评估，可以确诊并有助于临床管理（● 表 19.4）。

临床要点

● 表 19.4	临床要点。甲标本的病史、检查、活检及皮肤病理检查要点
关于病史	可能会对诊疗造成误导，体格检查对于决定何时何地进行活检至关重要
关于体格检查	评估所有甲。从甲背侧和游离缘的角度对甲进行全面检查
关于病理活检	病变组织的切向切除取样，可将术后瘢痕与营养不良的风险降至最低。应由有经验的皮肤病理学专家阅片
关于治疗	黑素细胞激活尚无理想的临床治疗方法，但指甲油和甲装饰品的使用没有限制。关于黑素细胞病变的处方药物将在▶ 第 18 章中讨论。暗色真菌和假单胞菌的治疗为药物性治疗
关于随访	活检后甲可能会重新着色，在这种情况下后续处置取决于最初的病变是否具有代表性和诊断价值

病例展示:药物引起的黑甲

临床病史:

一位 60 岁白种人女性患者,患有慢性粒细胞白血病,有 6 个月的甲色素沉着史,表现为广泛的灰棕色线状带,累及手指和脚趾。目前口服药物包括氢氯噻嗪、安非他酮、羟基脲、含铁、钙补充剂的复合维生素,偶有对乙酰氨基酚。

体格检查:

患者为菲茨帕特里克 Ⅱ 型皮肤女性,无急性面容。其 20 个甲板检查显示,所有甲板均有灰褐色纵向黑甲受累表现。每个条带横径小于 4mm,宽度一致,颜色均匀,纵跨整个甲板,无 Hutchinson 征,无炎症或甲皱襞变形。

讨论:

本例中纵向黑甲的分布和颜色来源于黑素细胞的激活。在此特例中,黑素细胞的激活是由于羟基脲。本章对黑素细胞激活的原因进行了综述。慢性粒细胞性白血病本身不会引起黑素细胞的活化。种族性色素沉着在白种人患者中并不是关键。铁可以引起外源性甲色素沉积,但目前为止尚无因补充铁而造成甲色素沉积的案例。创伤不被认为是甲的黑素细胞激活的唯一原因,亦不被认为是所有甲受累的唯一原因。药物诱导的黑素细胞激活的治疗包括在必要时停止用药。即使在停止用药后,甲色素仍可能会持续数月或长期存在。可以使用如涂抹指甲油等美甲方式。但需要注意的是,患者不应该试图锉削甲中的色素,因为其嵌在甲深部,难以锉削。这可能会造成创伤,导致更多的色素沉积,并且锉削会容易使甲开裂疼痛。

❓ 思考题

1. 一位 40 余岁的男性非裔美国患者表现出多个甲的纵向黑甲。在右拇指的中心可见 6mm 宽的棕黑色的纵行条带。最好的处理方法是:

   A. 观察

   B. 切向切除

   C. 纵向切除

   D. 从甲板穿刺活检

   E. 将甲板切片送至皮肤病理检查

2. 一位健康的高加索男性,60 岁,右第四脚趾有 9 个月无症状的色素沉着史(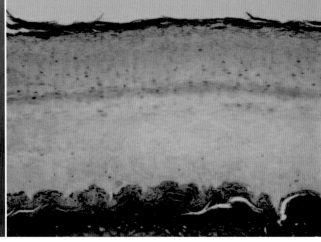 图 19.7)。

   最可能的诊断是:

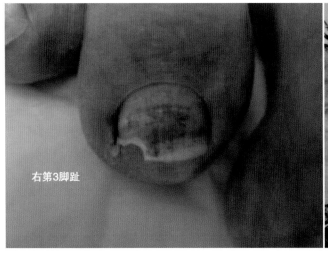

右第3脚趾

■ 图 19.7　一位 60 余岁的高加索男性,右第 4 趾无症状色素沉着史 9 个月

   A. 角蛋白颗粒

   B. 黑素细胞激活

   C. 黑色素瘤

   D. 药物引起

   E. 暗色真菌

3. 以下哪一项支持甲内色素沉着是由黑素细胞激活引起的临床征象:

   A. 灰褐色弥漫性色素沉着覆盖整个甲板纵向范围

   B. 由宽度不等、颜色不均的着色带所组成的纵向黑甲

   C. 甲皱襞近端和/或外侧有色素沉着

   D. 不延伸至整个甲的纵向范围的黑紫色色素沉积

   E. 单个甲的纵向黑甲近端较远端宽 8mm 以上

✅ 答案和解析

1. 正确答案是 B。当纵向黑甲较宽(6mm 或更宽)以及有其他相关特征时,应考虑甲单位黑色素瘤。大面积的色素病变应活检。在这种情况下,如果病灶位于甲中心,切向切除是一种有效的方法,因为病灶的宽度可以评估,与纵向切除相比瘢痕形成风险最小。关于如何进行甲母质的切向切除的说明,详见 ▶ 第 36 章。

2. 正确答案是 E。PAS 染色剂会使甲表面的真菌脱落。临床检查和常规染色切片显示,这是一种暗色真菌。真菌培养随后证实诊断为链格孢菌。在甲非黑素细胞性色素沉着的鉴别诊断中,暗色真菌是一个考虑因素。

3. 正确答案是 A。黑素细胞激活是由甲内黑色素增加引起的,而不是由甲单位内黑素细胞数量增加引起的黑素细胞病变。黑素细胞激活后呈灰褐色,表现为纵向黑甲或弥漫性色素沉着,无 Hutchinson 征。选项 B,C 和 E 都是黑素细胞病变的线索,特别是黑色素瘤。选项 D 则提示甲变色是由于甲下出血(黑趾)。

(徐天华 译,邓国民　段晓茹 校,

陈熹　曾馨 审)

参考文献

19章 参考文献

第 20 章　儿童甲病和部分遗传性皮肤病的甲表现

Jane Sanders Bellet

学习目标:
1. 识别小儿甲外观的正常变形。
2. 明确需要治疗的儿童甲病。
3. 借助儿童的甲检查来帮助诊断遗传性皮肤病。

　　小儿甲的外观发生变化是很常见的。有些甲病是先天性的,有些则主要发生在儿童期。许多遗传疾病与甲病有一定的相关性,通过识别甲病可能有助于疾病的诊断。本章节将对以上内容进行回顾。

20.1　婴幼儿解剖学/生理学

　　婴幼儿和儿童的甲与成人有很多不同,最明显区别就是尺寸和厚度:婴儿和儿童的甲更小、更薄,也更柔软。随着孩子长大,甲会相应地变大、变厚,这种变化在出生的前两年最明显。早产儿的甲比足月新生儿的长得慢得多。

20.2　婴儿甲的护理

　　虽然新生儿的甲比成人的甲柔软,但它们仍然具有锋利的边缘,并会因抓挠皮肤或眼睛而造成意外伤害。因此,在出生后几天内也应该开始简单的指甲修剪护理,每周至少应该修剪1次,必要时可以更频繁一些。

20.3　正常变形

20.3.1　反甲(koilonychia)(匙状甲)

> **主要特征**
> - 儿童的生理性改变
> - 脚踇趾最常见
> - 薄而凹的甲

　　新生儿和幼儿经常有汤匙状的甲,呈薄的、凹陷性的形态(■ 图 20.1)。最常见的是从近端向远端的凹陷,但也可以是并排的,其边缘比中心高。如果能够将一滴水滴在甲中心不会流走,那么就说明患上了反甲。反甲最常累及的是大脚趾甲,但其他甲也可能会表现出反甲。幼儿如果脚长得太快或鞋子太小也会导致甲近端到远端的弯曲。随着孩子年龄的增长和甲板的自然增厚,甲会变平,反甲的外观消失。除担心缺铁外,没有必要对反甲的患儿进行评估[1,2]。美国儿科学会(American Academy Of Pediatrics)建议所有儿童在1岁时进行缺铁筛查,因此无论如何,该年龄段的儿童都应该接受儿科医生的检查[3]。

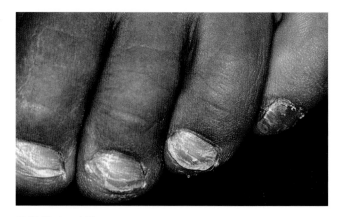

■ 图 20.1　反甲

20.4　V 形甲(chevron nail)(人字形甲,V 形脊)

> **主要特征**
> - 斜脊
> - 全部甲受累
> - 成年后消退

　　斜脊在甲板中心聚集,呈"V 字形"或"人字形"甲。这是一种正常的儿童期表现,通常出现在 5~7 岁之间,成年后会自行消退。V 形甲形成的一个可能的假说是由中央背侧甲母质(nail matrix)形成不完整所致[4,5]。V 形甲是一种临床诊断。

20.5　Beau 线

> **主要特征**
> - 横断性凹陷
> - 单甲受累最有可能是由于外伤
> - 多甲受累最有可能是由于系统性原因

　　Beau 线是发生在甲上的一条横向凹陷,可以出现在一个或所有甲中(■ 图 20.2)。Beau 线常出现于创伤后的一个甲中,而与全身性疾病有关时可出现在多个甲中,表现为甲母质暂停生长、甲板生长减慢。在新生儿中,理论上认为他们在出生约4 周时所表现出的甲的外观是由于出生时的压力和适应"宫外生活"所致。病毒感染(特别是发生高热或持续发热时)是Beau 线的常见病因,其中由柯萨奇病毒感染引起的手足口病最为常见,但任何导致高热的疾病都可能导致 Beau 线。此外,接受化疗的儿科患者也可出现 Beau 线[6]。Beau 线可以被认为是不完全型的脱甲症,因为甲板没有从甲床上完全分离[7]。家长可以放心,因为甲会正常生长。

20

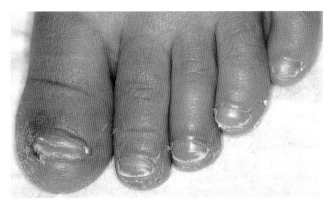

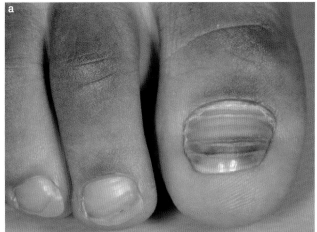

■ 图 20.2　Beau 线/脱甲症

20.6　脱甲症（onychomadesis）（甲脱落）

主要特征
- 甲完全脱落
- 单甲受累，很可能是由于外伤
- 多甲受累，很可能是由于系统性原因导致

甲母质受到严重创伤或其他伤害后，常会出现甲脱落，也叫脱甲症（■ 图 20.2）。与 Beau 线一样，病毒感染或其他炎性疾病可能会导致多达 20 个甲全脱落。脱甲症的原因是甲母质停止生长，甲板近端脱落的情况比 Beau 线更为严重，最终可进展为甲板完全脱离。手足口病通常由柯萨奇病毒 A16 和肠道病毒 71 引起，是脱甲症的最常见病因。最近，研究发现柯萨奇病毒 A6 与这种非典型皮肤表现有关，常导致在患病 1 个月后甲明显脱落[8]。由于脱甲症是一种临床诊断，因此不需要活检。家长亦可放心，在原甲板脱落后，新的、正常的甲板会重新长出。

20.7　先天性脚拇趾甲排列不齐

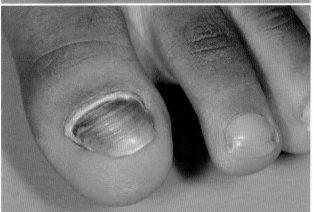

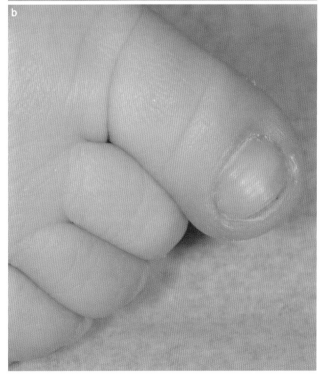

主要特征
- 甲板侧向偏斜
- 双侧常见
- 随时间发展的甲板变色、增厚、脊状

先天性脚拇趾甲排列不齐的最常见表现是甲板的侧向偏斜，可能属于常染色体显性遗传病的范畴。该病在幼儿中表现很明显（■ 图 20.3），随着儿童年龄的增长，双侧甲板通常发展成一个厚的三角形的横向脊、棕灰色的变色和甲裂。对于年龄较大的儿童和青少年，趾甲内生可能会使病情变得复杂。总的来说，该病有一定概率会自行消退，有报道称在 10 岁之前有高达 50% 的患者自发性改善，但病程持续发展到成年也常见[9,10]。

■ 图 20.3　a. 一例 3 岁儿童的先天性大拇趾甲排列不齐。注意侧向偏斜和增厚的甲板，伴有脊状突起和棕灰色变色；b. 一例 4 个月大的患儿先天性大拇趾甲排列不齐

20.8　先天性侧缘甲皱襞肥厚（congenital hypertrophy of the lateral nail fold）

> **主要特征**
> - 见于婴儿
> - 肥厚的侧缘甲皱襞
> - 明显可见的先天性排列不齐

先天性侧缘甲皱襞肥厚最常见于大脚踇趾，但也可见于其他指/趾，肥厚的侧缘甲皱襞可能会覆盖部分甲板（■ 图20.4）。该病通常是无明显症状的，患者一般只需要局部使用糖皮质激素和抗生素进行保守治疗，因为该病通常会在1岁以内自行消退[11]。伴有炎症和疼痛的真性嵌甲很少发生，一旦出现则需要进行手术治疗[12]。该病可以伴发反甲和先天性踇趾甲排列不齐。

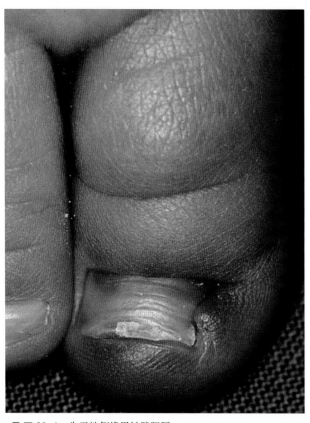

■ 图20.4　先天性侧缘甲皱襞肥厚

20.9　新生儿的多发性嵌甲（ingrown fingernail）

> **主要特征**
> - 见于婴儿指甲
> - 出生后4个月内消失
> - 由抓握反射所致

婴儿可出现多个指甲的甲沟炎，有时还伴有化脓性肉芽肿（pyogenic granuloma）。该病继发于抓握反射，因为抓握反射会引起侧向的压力，使指甲的侧缘插入到软组织中。出生4个月后抓握反射消失时，该病也会自行消退[13]。

20.9.1　远端甲嵌入

手指远端的先天性肥大导致远端指甲嵌入。当孩子开始穿鞋时会该特点会变得明显，但通常能够自行消退。

20.9.2　第四趾甲的先天性弯曲

第四脚趾趾甲的先天性弯曲通常发生在双侧，但该病在出生时容易被忽视。该病一般不伴有脚趾的活动异常或其他外胚层畸形，可能属于常染色体隐性遗传，伴有远端趾骨发育不全[14-16]。最近的一份报告概述了针对这种情况的手术方法[17]。

20.9.3　第五趾甲垂直嵌入

这种情况非常罕见，是由第五趾甲的甲母质垂直嵌入，继而使甲板垂直生长造成。在穿袜子的时候，甲板很容易向后弯曲导致疼痛。保守的治疗方法是将趾甲修剪得很短，或者手术将趾甲切除，这两种方法都有助于缓解趾甲的不适和改善外观。未见自行消退的报道[18,19]。

20.10　甲周色素沉着（periungual pigmentation）

> **主要特征**
> - 生理性
> - 常见于肤色较深的患者，也可见于肤色较浅的患者
> - 在1岁时颜色消退

甲周色素沉着常见于深肤色的新生儿，有时也可见于白肤色的新生儿。在2~6个月大的时候，手指背部远端的颜色比正常的皮肤颜色更深，通常在1岁时颜色自行消失[20]。

20.10.1　无甲症（anonychia）/小甲症（micronychia）

无甲症（甲板完全缺失）和小甲症（甲板部分或较小的缺失）可以由多种不同的病因引起。其中，一种先天性单发的无甲/小甲表现[21]是由 RSPO4 基因突变引起的，该突变导致 Wnt 信号通路缺陷[22]。正常指/趾骨对甲的发育是至关重要的，一旦患者的甲床下骨形成异常，那么他的甲板通常也是异常

的[23,24]。大疱性表皮松解症可在出生时伴随无甲症[25]或发展成无甲症,伴随持续出现的水疱和随后的甲床/甲单元瘢痕形成[26]。DOORS 综合征(deafness-onycho-osteodystrophy-mental retardation-seizure)(耳聋-甲营养不良-骨营养不良-智力低下-癫痫发作)[27]以及具有胚胎致畸性药物如酒精、抗惊厥药物[28]和华法林[29,30]也可导致无甲症或小甲症。手指/足趾缺血损伤也会引起无甲症,正如该文献中报道的一例由意外的脐动脉导管插入术造成的羊膜带综合征一样[31]。先天性示指甲发育不良(congenital onychodysplasia of the index finger,COIF)和指甲-髌骨综合征将在单独的小节作进一步讨论。见▶框 20.1。

框 20.1　无甲症/小甲症:病因
- 单发性的-先天性的
- 羊膜带综合征(amniotic band syndrome)
- 大疱性表皮松解症(严重型)
- 先天性示指甲发育不良(COIF,Iso-Kikuchi 综合征)
- 耳聋-甲营养不良-骨营养不良-智力低下-癫痫发作(DOORS)综合征
- 指甲-髌骨综合征
- 致畸药物(酒精,华法林,抗惊厥药)

20.10.2　先天性示指指甲发育不良(COIF,Iso-Kikuchi 综合征)

先天性示指指甲发育不良主要发生在出生时,可见新生儿一个或两个示指甲板完全或部分缺失(■ 图 20.5)。行 X 线检查可看到远端指骨呈 Y 型分叉。该病一般不需要治疗。一些青少年患者喜欢在未发育的甲板上使用临时的甲,使甲的外观看起来正常[32,33]。

20.10.3　指甲-髌骨综合征(nail-patella syndrome)

指甲-髌骨综合征是一种由 LMX1B 基因突变引起的常染色显性遗传病,其主要特征为在无甲或小甲的基础上并伴有骨骼和肾脏的异常。90% 患者可出现三角形甲半月,甲发育不良在桡侧手指最明显(■ 图 20.6)。该病通常只累及拇指和示指,受累指甲的尺侧更严重,在远侧指间关节(DIP 关节)上也看不到皮肤褶痕。脚趾很少受累[34]。骨表现包括髌骨脱位或完全缺失(见于 90% 的患者),肘关节发育不良,出现特征性的双侧髂骨角。肾脏损害可能会很严重,必要时需要进行肾移植。该病可以通过骨盆 X 光或者对突变基因 LMX1B 进行基因检测来确诊。

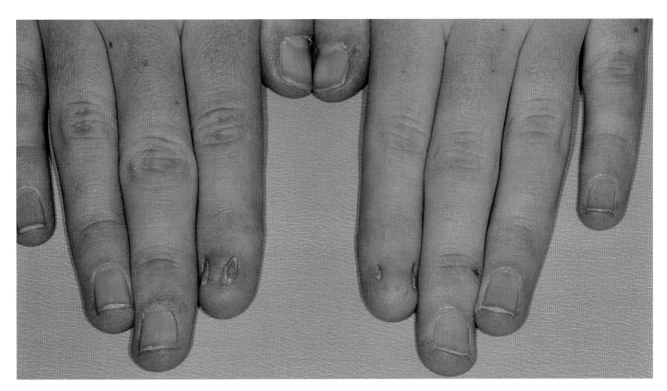

■ 图 20.5　先天性示指指甲发育不良

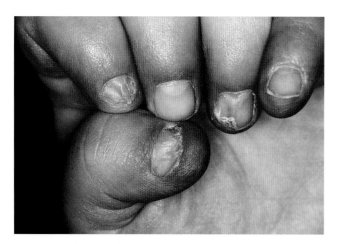

■ 图 20.6 指甲-髌骨综合征

20.11 机械力/创伤

20.11.1 咬甲癖(onychophagia)/剔甲癖(onychotillomania)

> 主要特征
> - 甲小皮常缺失,近端甲皱襞发炎
> - 甲板表面改变
> - 黑素细胞激活

大约 60% 的儿童在某个年龄段时都喜欢咬指甲,其中 30% 的 7~10 岁的儿童和 45% 的青少年有此特征。相比之下,婴儿一般不会咬甲,如果出现咬甲行为,应该考虑到 Lesch-Nyhan 综合征或先天性痛觉缺乏的可能。咬甲癖属于强迫症,患者经常会感到焦虑和自卑。患者可能只会咬甲板的远端,但其他常咬的部位还有甲小皮(nail cuticle)和甲周围的皮肤。这类患者的甲通常很短,边缘呈锯齿状,甲床也暴露可见。咬甲可导致甲沟炎、感染(包括病毒和细菌的双重感染),可造成甲母质的破坏。如果咬甲情况持续发生,甲可能会发生永久性缩短。对这类患者的处理非常困难,因为咬甲已形成习惯,而且他们并没有意识到自己的咬甲行为。为了戒除这类习惯,可以尝试在甲上涂上味道难闻的指甲油。

一般来说,喜欢咬甲的患者也会抠或者摩擦甲板或甲周围皮肤(剔甲癖),这会导致其他甲受累,受累程度取决于创伤的位置和程度。创伤可导致习惯刺激性变形(habit tic deformity)(包括搓衣板甲(washboard nail)、正中管状营养不良(median canaliform dystrophy)、横形或点状白甲)。

20.11.2 点状白甲(punctate leukonychia)

甲板上常可见继发于远端甲母质轻度损伤的小白点,随着甲板的生长,小白点会向远端移动。家长和患者可以放心的是,小白点会自行消失,除非有新的刺激性外伤导致新的小白点发生。

20.11.3 黑素细胞活化(melanocytic activation)

黑素细胞活化导致的纵向黑甲常见于那些咬甲或抠甲的人(图 20.7),甲上的条纹颜色通常为灰色。一般来说,近端甲母质损伤是纵向黑甲的常见原因,然而有文献报道称远端甲母质损伤(且并无撕拉或损伤甲小皮)也可导致多个甲出现纵向黑甲[35],这种情况常见于肤色较深的人群。由慢性外伤(如发生于第五足趾)所导致的黑甲被称为摩擦性黑甲(frictional melanonychia)[36]。

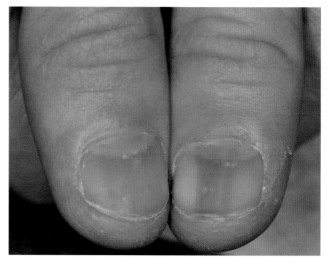

■ 图 20.7 10 岁男孩咬甲导致黑素细胞活化

20.11.4 组织学

这类甲损伤不需要进行活检。组织学检查示甲母质内有黑色素,黑素细胞数量正常[37]。

20.11.5 吸吮

吸吮手指在婴幼儿和儿童中很常见,可能导致甲出现一些异常,包括长期潮湿和炎症引起的慢性甲沟炎和甲板软化。一些用于防止咬甲的方法也可以帮助避免吸吮手指。除非孩子停止吸吮,否则相关的并发症依然会持续。

20.12 全白甲症/次全白甲症(先天性白甲症、瓷甲)

> 主要特征
> - 部分或全部甲板变白
> - 颜色不随按压而变化
> - 出生即可见,或在儿童期形成

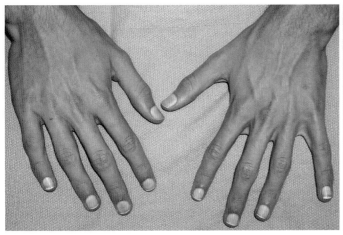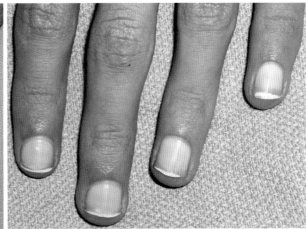

■ 图 20.8　先天性白甲症（由 Dr. Nathaniel Jellinek 提供）

当甲具有部分或完全的白色外观，而且不会随按压而变色时，称为白甲症（■ 图 20.8）。大多数患者的白甲从甲半月开始，延伸到甲的远端 1/3，远端颜色看起来是正常的[38]。其他病例表现为横向或纵向白色，中间有粉色条带。白甲可在出生时即出现，也可在儿童期出现，通常其他家庭成员也会有相同的表现[39]。最近发现 PLCD1 基因的突变是遗传性白甲症的原因之一[40]。

20.12.1　组织学

通常不需要进行活检。甲板组织学表现为角化不全伴透明角质颗粒[41,42]。一份病例报告显示，可在电镜下见到甲白色部分有明显的空泡，提示为脂质空泡[42]。

20.13　嵌甲（内生甲）

主要特征
- 侧缘甲皱襞疼痛性炎症
- 通常发生在大足趾
- 通常可见先天性甲排列不齐

嵌甲（onychocryptosis 或 ingrown nail）最常见于先天性蹞趾甲排列不齐的儿科患者，虽在儿童期可见，但更常见于青少年。外伤及"圆形"的趾甲修剪方式是引起炎症和侧缘甲皱襞疼痛的常见原因。鞋子过紧和足部多汗可能会促进嵌甲的发生，服用异维 A 酸也有形成嵌甲的风险。随着炎症的加重，肉芽组织逐渐形成，伴随而来的是甲皱襞的肥厚。Mozena（2002）[43]、Martinez-Nova 等人（2007 年）[44]及最近 Kline（2008 年）[45]等人均提出了多阶段的系统分类方法。他们描述了嵌甲发展的特点，包括红斑加重、水肿、肉芽组织形成、脓液引流、被肥大的甲皱襞覆盖的嵌甲，并具有一定程度的甲分离（onycholysis）。儿童和青少年期的嵌甲应尽可能选择保守

治疗，化学药物和外科手术的适应证与成人相同。此外，幼童（通常在 12 岁以下）既需要和成人一样进行全身麻醉，又需要局部阻滞麻醉。

20.14　脓疱性角化不全（parakeratosis pustulosa）

主要特征
- 常见于年轻女性
- 通常只有一个手指受累
- 随年龄而改善

脓疱性角化不全是一种儿科疾病，几乎仅见于 5~7 岁女孩，其主要特征是单个手指（常为拇指或者示指）的受累，伴甲分离、红斑、鳞屑、甲下角化过度（■ 图 20.9）。有时急性炎症可导致亚急性甲沟炎伴脓疱，随着时间的推移，可出现甲凹陷和甲营养不良。

20.14.1　组织学

通常不需要病理活检。组织病理学可见角化过度及角化不全，伴有棘皮增厚和海绵样水肿，表皮见稀疏淋巴细胞和中性粒细胞浸润。真皮浸润较明显，伴有乳头瘤样增生和血管扩张[46]。

20.14.2　治疗

该病通常会自发缓解，局部外用糖皮质激素药物可改善炎症及缓解疼痛。脓疱性角化不全被认为是炎症性疾病如特应性皮炎、银屑病或接触性皮炎的一种表现，因此随着时间推移，炎症性疾病患者可能逐渐会出现角化不全的特征[47]。

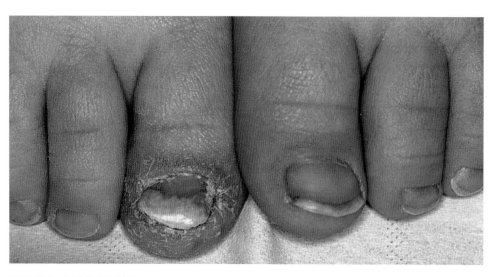

◧ 图 20.9   脓疱性角化不全

20.15   疱疹性瘭疽 (herpetic whitlow)

主要特征

- 疱疹性水疱
- 疼痛
- 多指/趾受累
- 可见淋巴结肿大和龈口炎

当单纯疱疹病毒 (HSV1 或 HSV2) 感染手指远端时,可出现水疱并伴有急性甲沟炎。由于幼儿经常吮吸手指,故疱疹性瘭疽常继发于龈口炎 (gingivostomatitis)。儿童中也可见到单纯疱疹病毒感染,并且经常于首次感染部位复发[48],可通过病毒培养或 PCR 对该病进行确诊[49]。

20.15.1   组织学

通常不需要病理活检。组织学表现为表皮内水疱伴多个典型的多核巨细胞,角质形成细胞中可见深灰色的细胞核。

20.15.2   治疗

口服阿昔洛韦 (<2 岁时,100mg/d×5 日;>2 岁时,200mg/d×5 日)。

20.16   水疱性远端指炎 (blistering distal dactylitis)

主要特征

- 通常为 A 组 β 型溶血性链球菌
- 手指远端掌侧疼痛性大疱

在一个或多个指/趾的远端掌侧迅速形成疼痛性水疱,这种水疱可能为多房性,可以出现在手指或足趾上。A 组 β 型溶血性链球菌是该病的主要病原体,但最近也出现了对甲氧西林敏感的金黄色葡萄球菌引起的病例[50]和耐甲氧西林金黄色葡萄球菌 (methicillin-resistant staphylococcus aureus, MRSA) 引起的病例[51]。如出现多指/趾受累,很可能就是因葡萄球菌感染所致,细菌培养有助于确诊和判断药物敏感性。

20.16.1   组织学

通常不需要病理活检。组织学表现为真皮中性粒细胞浸润伴水肿,可能产生水疱或脓疱,病情严重时可出现表皮坏死。

20.16.2   治疗

- 引流水疱可缓解疼痛
- 抗生素:同时覆盖链球菌和 MRSA

20.17   特应性皮炎

主要特征

- 甲小皮常缺失
- 甲板周围炎症
- 皮肤其他部位的特应性皮炎表现

特应性皮炎的甲改变通常无特异性,但常给患者带来极大的困扰。由于炎症和长期摩擦、搔抓和撕拉,甲小皮经常缺失,甲周皮肤通常表现为红斑和水肿。由于继发于甲母质的持续性炎症,甲板本身可能出现 Beau 线或其他甲营养不良性的嵴沟。治疗应针对特应性皮炎的潜在炎症,常需局部使用糖皮质激素药物。随着炎症的消退,甲的外观一般会恢复至正常。

20

20.18　糙甲症（trachyonychia）（二十甲营养不良）

主要特征
- 可累及 1~20 个甲
- 甲板粗糙

发生于甲纵嵴（longitudinal ridging）之后的指/趾甲粗糙是糙甲症的特征（图 20.10）。糙甲症有点用词不当，因为所有 20 个甲都可能受到影响。特发性糙甲症是一种儿童疾病，而与银屑病、扁平苔藓和斑秃相关的糙甲症在儿童和成人中都可以看到[52]。糙甲症常表现为整个甲板受影响，甲板变薄、表面易碎，甲小皮增厚、变脆，其组织病理学检查请参阅第 10 章。糙甲症不会导致甲瘢痕产生，大约 50% 的病例在首次出现后 5~6 年内不经过治疗而逐渐缓解。在皮损内或全身使用糖皮质激素治疗可以改善外观，但由于注射部位疼痛以及全身糖皮质激素的潜在副作用[53]，这些治疗不推荐用于儿童。

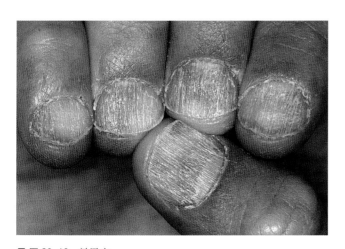

图 20.10　糙甲症

20.19　斑秃

主要特征
- 几何图形样点状凹陷
- 可伴有糙甲症
- 甲疾病的严重程度可与脱发的严重程度相关

很多斑秃患者都伴有甲改变。脱发的范围越广，甲异常的可能性也就越大且越严重[54]。最常见的甲改变是浅表的几何图形样点状凹陷（超过 30% 的患者），糙甲症也很常见（超过 10% 的患者）[55]。在开始脱发或脱发一段时间后，可以看到 Beau 线和脱甲症（onychomadesis）。

20.20　扁平苔藓（lichen planus）

主要特征
- 甲变薄，脱落，裂隙
- 根据类型的不同，可形成瘢痕

儿童甲扁平苔藓比皮肤扁平苔藓更常见，男孩似乎比女孩更容易受到影响。通常需要活组织检查才能作出明确诊断，但对儿童应避免甲活组织检查，故其发病率可能被低估。儿童可见四种不同形式的甲扁平苔藓：①经典型（与成人相同），甲变薄、纵嵴、裂隙和远端甲分离。②糙甲症（见上文）。扁平苔藓是造成糙甲症的原因之一，只能通过活检来诊断。但由于它是一种良性疾病，通常是自限性的，因此活检并不是必需的。③特发性萎缩。这是一种非常罕见的扁平苔藓，常见于亚洲人群，无论伴或不伴有翼状胬肉（pterygium）形成[56]都会出现甲板破坏。④肥厚型。扁平苔藓的另一种罕见形式，在儿童中不常见，但偶有发生，表现为甲板增厚、变色（图 20.11）。扁平苔藓苔藓的组织病理学检查请参阅第 9 章。

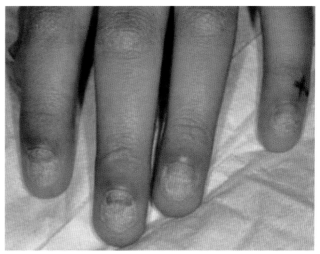

图 20.11　扁平苔藓，肥厚型。近端甲板增厚和远端甲板变薄、破碎

20.20.1　治疗

甲扁平苔藓的治疗取决于其具体的类型：对于典型的甲扁平苔藓，可以采用皮损内或全身使用糖皮质激素治疗，但必须与患者和家长详细讨论这种治疗的风险和益处。对于儿童，他们对皮损内注射耐受性差，通常也不推荐持续全身使用糖皮质激素。但也有报道称，对 10 例典型的甲扁平苔藓患儿，肌肉注射曲安奈德 0.5~1mg/kg/月治疗 3~6 个月是非常有效的，只有 2 例患者复发，随后经进一步治疗有反应[57]。对于糙甲症，通常不需要治疗。对于特发性萎缩型，由于甲不幸受损，已无法修复。肥厚型有时会自行消退，局部糖皮质激素、局部维 A 酸和局部尿素霜剂和凝胶均已经过尝试，效果各不相同。

20.21　线状苔藓（lichen striatus）

> **主要特征**
> * 手指上出现线性丘疹常表明甲受影响、甲营养不良
> * 未经治疗也可自行消退

线状苔藓可出现于任何年龄阶段，但最常见于 15 岁以下儿童。这种疾病的特征是出现小的、顶部平的、沿 Blaschko 线分布的色素减退或色素沉着性丘疹。当累及手指或足趾时，甲板可能会出现纵向隆起、开裂和甲分离（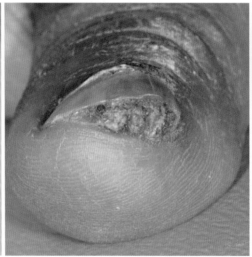 图 20.12）。如果有线状丘疹出现在甲皱襞附近则可诊断为甲受累，但有时也不累及甲。这些皮肤表现可能发生在甲改变之前、同时或之后[58-61]。

20.21.1　组织学

组织学上，线状苔藓通常表现为海绵状、苔藓样浸润。棘层肥厚和角质形成细胞凋亡也很常见。在甲板受累的线状苔藓病例中，可在甲床和甲母质中发现淋巴细胞浸润[59,60]。

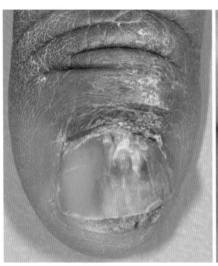
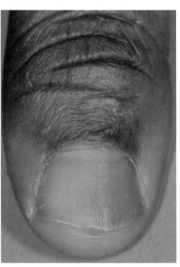

图 20.12　线状苔藓。注意过度角化的甲下丘疹，6 个月后消退

20.21.2　治疗

不需要进行治疗，因为皮损会在几个月到几年内自行消退。可外用糖皮质激素和润肤剂以缓解瘙痒和干燥症状[62]，他克莫司也是有效的[63]。可以肯定该病是一种良性疾病。

20.22　银屑病（psoriasis）

> **主要特征**
> * 宽而不规则的凹陷
> * 常多甲受累
> * 皮肤其他部位出现银屑病

甲银屑病在儿童中比成人少得多，而且在儿童中仅限于甲的银屑病是非常罕见的。最近的一项前瞻性多中心研究发现，40% 的银屑病儿童患者出现甲受累。虽然病情严重的患者更倾向于存在甲异常，但其统计学差异并不显著[64]。甲板损害最常见的表现为出现大而深的不规则凹陷。甲分离、甲下角化过度所致的增厚和鲑鱼斑（黄红色变色）在儿童中很少见。银屑病的组织病理学检查请参阅第 8 章。

20.22.1　治疗

剪短指/趾甲、避免创伤（咬或吮吸甲和接触刺激物）将有助于防止 Koebner 现象。局部使用糖皮质激素或卡泊三醇治疗有时是有效的。对 1 名儿科患者使用他扎罗汀观察到病情有所改善[65]。病灶内注射糖皮质激素对儿童来说很难耐受，但随着年龄的增长和依从性的增加，这可能是一个很好的选择。

20.23　甲真菌病（onychomycosis）

> **主要特征**
> * 幼儿罕见
> * 常见于足部

由皮肤癣菌引起的甲真菌病在 6 岁以下的儿童中非常罕见，但可见于年龄较大的儿童和青少年，尤其是在外伤或足癣的影响下。甲真菌病通常只会累及一个单独的足趾甲，如果累及多个甲，应考虑患者处于免疫抑制状态。如果一小孩患有甲

真菌病,其父母通常也患病。红色毛癣菌是培养物中最常见的微生物[66],有时当假丝酵母菌是主要致病菌时可通过氢氧化钾和 PAS 染色(糖原染色)看到假菌丝。甲真菌病的实验室检查和组织学检查请参阅第 12 章。

20.23.1　治疗

可以尝试使用 8% 环吡酮胺甲涂剂或使用一种新配方——10% 的依非那康唑加 5% 的他瓦波罗溶液——进行局部治疗(两者在说明书上未标注儿童使用情况)。由于甲板薄,局部治疗有时仅对儿童有效,而对成人无效[67]。特比萘芬或伊曲康唑的全身治疗是另一种选择,可单独使用或与局部制剂联合使用。

假丝酵母菌引起的甲真菌病可发生在新生儿中,无须治疗,几个月后即可痊愈。虽然甲呈白色,但可以向父母保证孩子是健康的,因为新生儿感染的原因是在阴道分娩期间感染。

慢性皮肤黏膜念珠菌病(chronic mucocutaneous candidiasis)是一组免疫紊乱导致的疾病,是因为对念珠菌属细胞免疫缺陷而引起的慢性念珠菌感染。这种情况通常出现在儿童时期,感染皮肤时只有通过治疗才能缓解。该病可伴有甲板破碎、甲板变色和甲沟炎,随后由于甲周组织增厚,手指/足趾远端出现球状外观。全身使用伊曲康唑[68]或氟康唑治疗有助于缓解甲改变,但容易复发。

20.24　黑甲(melanonychia)

主要特征
* 先天性黑色素细胞痣和甲母痣是最常见的原因
* 甲黑色素瘤在儿童中非常罕见

纵向黑甲常见于儿童,其特征是在甲板上出现棕褐色或黑色的纵向条纹,可以是一条非常细的条纹,也可以是铺满整个甲板的条纹(图 20.13)。在儿科,纵向黑甲最常见的病

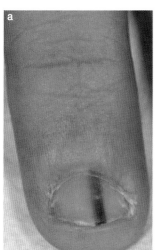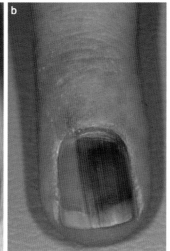

图 20.13　纵向黑甲

因是甲母痣[37]。累及手指远端的先天性黑色素细胞痣也可发展为甲皱襞和甲下色素沉着。甲黑色素瘤在儿童中非常罕见,因此可以考虑观察[69-71]。黑甲的组织病理学检查请参阅第 18 章。

20.24.1　治疗

使用 3mm 环钻术或甲母质刮除术可以很容易地切除细的色素条纹。对于更宽的条纹,需要采用范围更广泛的手术,但较少见。

20.25　肿瘤

20.25.1　寻常疣(verruca vulgaris)

主要特征
* 甲周皮肤角化过度性丘疹
* 通常会自行消退

虽然甲肿瘤在儿童中很少见,但寻常疣却很常见,并且由于儿童喜欢咬、抠和吮吸远端手指,导致寻常疣在远端手指上传播。角化过度的丘疹可见于近端和侧方甲皱襞以及甲床,伴有甲分离和远端甲板抬起。

疣体可能会自行消退,但具体时间不可预测,可能需要很多年。因此,父母和患者都渴望治疗甲周寻常疣。疣的治疗通常很困难,局部使用 5% 咪喹莫特乳膏[72]、水杨酸(17% ~ 28%)、5-氟尿嘧啶乳膏、茶多酚(veregen)乳膏、斑蝥素(cantharidin)、局部免疫疗法(方酸二正丁酯或二苯基环丙烯酮[73])以及假丝酵母菌抗原注射疗法都是可行的,但通常需要联合治疗才能使疣体完全消退。不建议选择外科手术,因为手术会导致永久性瘢痕[74]。

20.26　甲周纤维瘤(periungual fibromas)　　　(Koenen 肿瘤)

主要特征
* 通常发生在青春期之后
* 如果是多发性的,则有结节性硬化症的可能

大多数甲周纤维瘤会在青春期后(大约 12 ~ 14 岁)[75]发生,尤其是当有多发性纤维瘤时,提示结节性硬化症(tuberous sclerosis)的可能。甲周纤维瘤表现为粉红色或肉色的圆形或丝状丘疹,可出现在甲的任何地方,但通常是从近端甲皱襞生长出来。如果甲母质被纤维瘤压迫,就会形成纵向沟槽(图 20.14)。甲周纤维瘤的组织病理学检查请参阅 ▶ 第 34 章。如果疼痛严重,可以采用各种技术进行手术切除,包括削除并用石炭酸处理[76]。

其他皮肤征象可能有助于确认结节性硬化症的诊断,包括:灰叶斑点、五彩纸屑斑点、面部血管纤维瘤、Shgreen 斑块、前额纤维斑块,以及 MRI 上看到的皮质结节。该病属于神经皮肤病的范畴,属于 *TSC1* 或 *TSC2* 基因突变的常染色体显性遗传病。

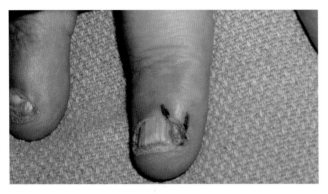

◘ 图 20.14　甲周纤维瘤(由 Dr. Nathaniel Jellinek 提供)

20.27　化脓性肉芽肿(pyogenic granuloma)

> **主要特征**
> * 常为外伤所致
> * 表现为有光泽的、易脆的红斑丘疹

化脓性肉芽肿常见于婴幼儿,发病部位常位于头部和颈部,但也可以发生在甲周,最常见的是健康儿童受到轻微创伤后发生,其他原因还包括药物诱发(全身性维甲酸类、环孢菌素、抗逆转录病毒药物和化疗药物如紫杉烷类和表皮生长因子抑制剂)。由外周神经损伤和全身性疾病导致的化脓性肉芽肿不太常见[77,78]。临床表现为血管增生性的红斑丘疹,表面易碎易出血(◘ 图 20.15)。化脓性肉芽肿的组织病理学检查请参阅▶第 34 章。对于由药物引起的化脓性肉芽肿,一般在停药后 6

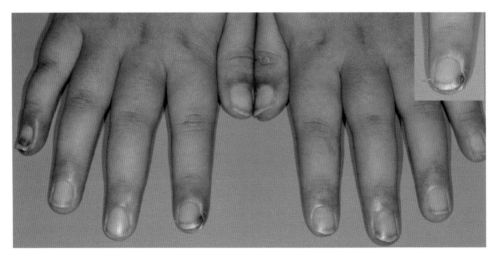

◘ 图 20.15　继发于甲氨蝶呤治疗淋巴瘤的化脓性肉芽肿

周内可自行消退。恶性肿瘤治疗期间可以使用消毒浸泡、必要时全身使用抗生素和局部使用糖皮质激素来减轻炎症反应。对于发生创伤性损伤的儿童,需要修剪其指/趾甲,同时进行局部糖皮质激素治疗,有助于皮损消退,否则一旦化脓性肉芽肿形成则需要激光或外科手术治疗。

20.28　甲下外生骨疣(subungual exostoses)

> **主要特征**
> * 由外伤导致
> * 表现为骨生长
> * 需要手术切除

甲下外生骨疣是由创伤引起的,可以是慢性微创伤,也可以是急性重大创伤,导致远端指/趾骨的骨质生长,继而导致甲板隆起和破坏(◘ 图 20.16)。疼痛是该病的一个标志。常累

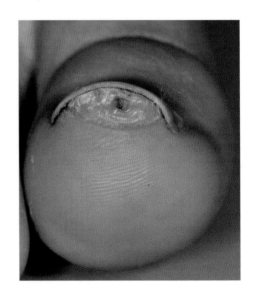

◘ 图 20.16　甲下外生骨疣,注意甲下结节没有附着在甲板上

及儿童和青少年的大脚趾,也可能累及其他脚趾。如伴有炎症、感染或脚趾甲内嵌可能会使诊断变得困难。甲下外生骨疣常被误诊为疣,可通过结节的坚固性质加以鉴别。该病通过 X 光即可明确诊断,明确的治疗方式是通过手术切除[79,80]。甲下外生骨疣的组织学检查请参阅第 34 章。

20.29　遗传性皮肤病

20.29.1　大疱性表皮松解症(epidermolysis bullosa,EB)

主要特征
- 甲周围起水疱
- 甲变粗、变短
- 特定类型下会发展成完全萎缩

　　所有类型的大疱性表皮松解症都可伴有甲改变,甲改变有时甚至可先于水疱出现。在某些情况下,甲改变可以是唯一的表现(仅限显性营养障碍型 EB)[81]。交界型和营养不良型 EB 通常有更严重的甲改变,常与皮肤表现的严重程度相关。

　　大疱性表皮松解症的甲改变可以表现出多种临床特征:厚甲症(甲变粗、变短、变黄)和钩甲(onychogryphosis);甲周或甲下皮肤起疱,导致甲分离和随后的脱甲症;甲床肉芽组织形成;甲萎缩(非常短、薄、脆的甲)和继发于频繁起疱的无甲症,随后形成瘢痕(⬛ 图 20.17)。大疱性表皮松解症的甲改变详见⬛ 表 20.1。在较严重的类型中,如隐性遗传性营养障碍型 EB,会在手和脚中同时形成"并指畸形(mitten-hand)",甲完全脱落,手指/足趾融合。

　　鉴于对大疱性表皮松解症表型的更多认知,以及对导致该疾病的基因突变的更多了解,大疱性表皮松解症的亚型分型最近得到了更新。

20.29.2　组织学

　　EB 的组织学诊断通常是通过分子检查或检测基因突变。在 Herlitz 亚型中,可在甲母质中检测出与复层鳞状上皮相同的基底膜带抗原,这可作为甲受累的解释[82]。

20.29.3　治疗

　　治疗的重点是对手指的水疱和肉芽组织进行护理,防止继发感染,预防手指融合。

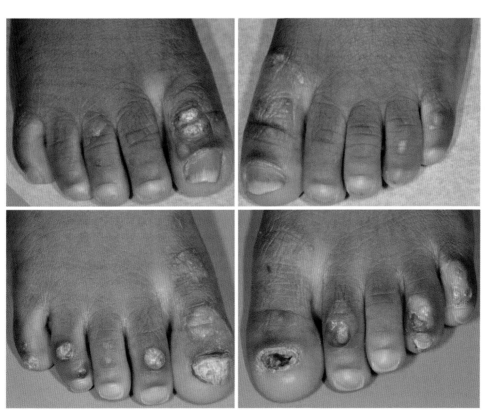

⬛ 图 20.17　显性营养障碍性大疱性表皮松解症,注意在这 18 个月内甲营养不良的进展

◘ 表 20.1　大疱性表皮松解症的甲改变

类型	亚型	甲异常的发生率	甲异常表现
单纯型 EB(EBS)	泛发性 EBS(Dowling Meara)	>75%	脱甲症、厚甲症、钩甲、钳甲(pincer nail)
	局限性 EBS(Weber-Cockayne)	罕见	脱甲症伴正常再生、厚甲症
	EBS 伴肌营养不良	50%	脱甲症、无甲症、厚甲症
	泛发性 EBS(Koebner)	>75%	脱甲症伴正常再生、厚甲症
交界型 EB(JEB)	Herlitz 型 JEB	>75%	厚甲症、肉芽组织、无甲症
	非 Herlitz 型 JEB	>75%	无甲症
	JEB 伴幽门闭锁	>75%	甲变薄、甲萎缩
	JEB 伴喉甲皮肤综合征(laryngo-onycho-cutaneous syndrome)	>75%	厚甲症、肉芽组织
营养不良型 EB(DEB)	广泛型 DDEB/RDEB	>75%	脱甲症、厚甲症、钩甲、无甲症
	局限型 DDEB/RDEB	50%	脱甲症、厚甲症、钩甲
	胫骨前型 DDEB/RDEB	>75%	脱甲症、厚甲症、钩甲
	痒疹型 DDEB/RDEB	>75%	无甲症
	局限于甲的 DDEB/RDEB	100%	无甲症
	新生儿一过性 EB、AD/AR	25%～50%	脱甲症

由 Fine 等人修改而来[81]

20.30　先天性厚甲症(pachyonychia congenita)

主要特征
- 甲显著增厚,向上弯曲
- 掌跖角化病常见
- 足底疼痛

甲异常是先天性厚甲症的主要特征,通常在 2~3 岁儿童时期表现明显[83]。通常所有 20 个甲都会发生增厚、颜色变深、横向曲率增加,有时也可能只发生于少数甲(◘ 图 20.18)。甲床过度角化会导致远端甲板增厚,通常拇指和示指受累最为严重,然而,在一些患者中,脚趾甲受累明显,可能与穿鞋不当造成的创伤有关[84]。该疾病的其他显著临床特征包括伴有严重

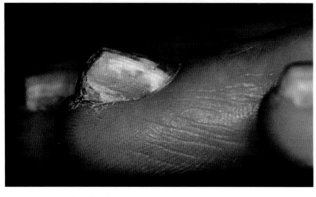

◘ 图 20.18　先天性厚甲症

足底疼痛的掌跖角化病(palmoplantar keratoderma)、口腔黏膜白斑病、新生牙齿、各种类型的囊肿如脂肪囊肿[85]。

最近,先天性厚甲症的分类得到了更新,更好地反映了目前对基因突变的理解,Jadassohn-Lewandowsky 和 Jackson-Lawler 两种儿童期的类型就是基于基因突变而分型出来的。已知的引起这些疾病的角蛋白基因突变是以常染色体显性方式遗传的,包括角蛋白 6a、6b、16 和 17。命名如下:PC-6a——表示角蛋白 6a 的突变[83]。先天性厚甲症与基因型的关系详见◘ 表 20.2。其他引起甲板增厚的原因见◘ 表 20.3。

◘ 表 20.2　先天性厚甲症

	角蛋白 6a	角蛋白 6b	角蛋白 16	角蛋白 17
厚的足趾甲	5+	5+	4+	5+
厚的手指甲	5+	2+	3+	4+
足底皮肤角化病	4+	5+	5+	4+
手掌皮肤角化病	3+	2+	4+	2+
足底痛	4+	5+	4+	3+
毛囊角化过度	4+	2+	1+	4+
囊肿	2+	3+	1+	4+
多汗症	2+	3+	2+	2+
口腔黏膜白斑	3+	2+	3+	2+
嘶哑	2+	2+	1+	1+
新生牙	1+	空缺	空缺	1+

由 Eliason 等人修改

表 20.3　甲板增厚的常见病因

疾病	鉴别诊断线索
慢性黏膜皮肤念珠菌病	甲周炎症
先天性蹈趾甲排列不齐	甲板横向移位
外胚层发育不良	短小/发育不良甲板,或脆甲
大疱性表皮松解症	特定形式的出血/水疱/粟丘疹
先天性厚甲症	显著增厚、向上生长
银屑病	顶针样凹陷/鲑鱼样斑块
外伤	出血/血肿

20.30.1　组织病理

通常不需要病理活检。早期的组织学报告显示甲床增厚,在甲床下方的结缔组织中有许多成纤维细胞[86]。另一项研究报告显示远端甲床出现颗粒层(颗粒层一般不存在于远端甲床),此外还有角化过度、乳头瘤样增生、棘层增厚以及局灶性角化不良[87]。

20.30.2　治疗

先天性厚甲症的治疗可能非常困难。可以使用尿素制剂治疗,包括尿素乳膏、软膏和糊剂。一份病例报告表明,用 40% 尿素糊剂每 2 周涂抹 1 次,然后剪去甲板和增厚的骨痂,疗效显著[88]。患者经常使用各种设备来修理指/趾甲,包括作为宠物指甲梳理工具销售的 Dremel 钻头(Robert Bosch Tool Corporation, racine, Wisconsin)[89]。一些甲的外科手术也被用来减少甲角化过度,包括刮除、切除或化学消融甲母质[87]。

20.31　外胚层发育不良(ectodermal dysplasias)

主要特征
- 头发和牙齿异常
- 甲发育不良
- 甲板小、短、增厚

外胚层发育不良是一大类疾病,除了出现外胚层问题(如出汗缺陷)外,还可有头发、甲、皮肤的异常。其诊断通常不仅仅基于甲的异常,其他各种异常都对诊断具有支持性。临床表现为甲板小、厚、短,或甲板薄、脆(■ 图 20.19)。甲板通常变色、易碎、嵴状、形状不正常、生长缓慢,容易发展为甲沟炎,详见 ■ 表 20.4。

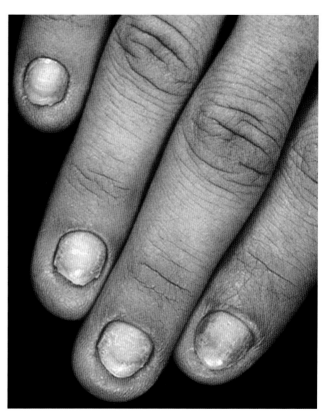

■ 图 20.19　有汗性外胚层发育不良

表 20.4　外胚层发育不良

主要类型	甲	相关特征
有汗性(Clouston), AD	厚、短	掌跖角化病,毛发稀疏,脱发
少汗性(Christ-Siemens Touraine), XR	薄、脆	毛发稀疏,脱发
睑缘粘连、外胚层缺陷及唇腭裂综合征(AEC, Hay-Wells), AD	薄、易碎、发育不全	头皮皮炎(糜烂)→瘢痕性脱发
先天性缺指(趾)-外胚层发育不全-唇腭裂综合征(EEC)	小、薄、易碎	稀疏金发严重的角膜炎

AD:常染色体显性遗传;XR:X 连锁隐性遗传

20.32　先天性角化不良(dyskeratosis congenita)

主要特征
- 纵脊、开裂
- 手指甲>脚趾甲
- 可导致甲板完全脱落

先天性角化不良非常罕见，在儿童时期表现为甲纵向隆起和开裂，手指甲比足趾甲更容易受累，还可出现翼状胬肉和甲完全脱落。该疾病的三联征包括甲营养不良、网状色素沉着和舌头白斑。当然，并不是所有的患者都会同时出现这三个征象。端粒维持缺陷会导致骨髓衰竭，除非成功进行骨髓移植，否则是致死性的。常见的情况还有肺纤维化和发展成其他恶性肿瘤。先天性角化不良通常以 X 连锁方式遗传，但也有报道称 6 个不同的基因在常染色体上发生显性和隐性突变：*DKC1*、*TERC*、*TERT*、*NOP10*、*NHP2* 或 *shelterin*（*TINF2*）[90,91]。

20.33　黄甲综合征（yellow nail syndrome）

> **主要特征**
> - 甲板变黄、变厚
> - 甲板生长缓慢，很少需要修剪
> - 与肺部疾病或淋巴结异常有关

黄甲综合征的特征表现是出现甲异常、慢性肺部疾病和淋巴水肿的三联征，但并非同时存在这三项特征才能下诊断。甲板呈黄色或者淡黄色，甲小皮缺如，甲半月极不明显；甲板增厚，水平和侧面均过度弯曲，生长缓慢（◘ 图 20.20）。患者父母经常反映因甲板生长缓慢，患儿无须修剪患甲。黄甲综合征在儿童中非常罕见，一旦出现，可能伴有先天性淋巴管畸形[92]。

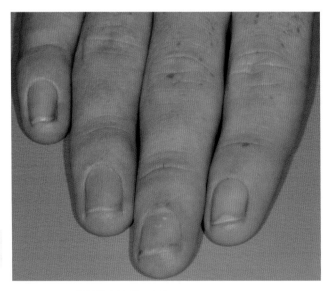

◘ 图 20.20　黄甲综合征（第五指甲）

20.33.1　组织学

不需要组织学检查。甲母质的组织学表现为纤维化、有扩张的通道，没有其他物质沉积。甲床组织学表现为异常成熟，伴有多形性细胞核、多核细胞和甲小皮异常角化[93]。

20.33.2　治疗

建议转呼吸科会诊以评估隐匿性肺部疾病，并行淋巴闪烁成像（lymphoscintigraphy）以检测潜在的淋巴管畸形。不需要治疗指/趾甲[94,95]。

20.34　Darier 病（Darier-White，毛囊角化病）

> **主要特征**
> - 白色和红色纵纹交替出现
> - 甲游离缘 V 形缺损
> - 掌跖点状角化

毛囊角化病又称 Darier 病，其特征是在皮脂溢出部位（胸背部中线、前额、四肢屈侧）出现油腻性红棕色鳞屑，口腔黏膜呈鹅卵石样改变，手掌凹陷、瘙痒、恶臭，此外还有特定的甲改变：甲板上红色和白色纵纹交替出现（即所谓的"甘蔗征"）、甲游离缘 V 形缺损（◘ 图 20.21）[96]。皮肤损害通常始于儿童时期，甲损害最早在 6 岁前时即可出现[97]，且超过 90% 的患者会出现甲损害[97,98]。遗憾的是，目前的治疗旨在改善皮肤损害，并不能改善甲损害。散在的几例病例报告表明，毛囊角化病可能是由 *ATP2A2* 基因突变引起的，并按常染色体显性方式遗传。该基因突变可导致角质细胞内质网内钙信号功能失调，继而导致钙离子的缺乏。

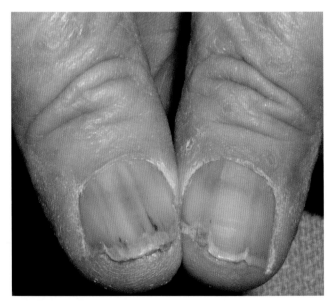

◘ 图 20.21　Darier 病（由 Dr. Nathaniel Jellinek 提供）

20.34.1　组织学

根据临床表现和基因突变通常可以作出诊断，故不需要行组织活检。组织学检查显示棘层松解，甲母质和近端甲皱襞在基底层上方有裂隙,多核巨细胞可见于甲板和甲床[99]。

20.34.2　治疗

修剪指/趾甲,同时避免外伤,有助于防止同形反应(Koebner phenomenon)。有继发感染时必须对其进行治疗。

20.35　色素失调综合征(Bloch-Sulzberger)

主要特征
- 女性为主(X 连锁)
- 指/趾甲变脆、易碎
- 成年后易伴发甲下肿瘤

色素失调综合征(incontinentia pigmenti syndrome 或 Bloch-Sulzberger syndrome)在婴儿时期表现为一种沿 Blaschko 线分布的水疱性皮肤病。第二阶段发生在婴儿年龄大于 4 个月后,水疱逐渐消退并被疣状丘疹取代,持续数月。第三阶段的特征为黄色螺旋色素沉着,可持续到成年。第四阶段黄色螺旋色素沉着被线状色素沉着所取代。除皮肤表现外,头发、甲、牙齿、眼睛和中枢神经系统也会受累。甲损害的常见表现为甲营养不良,其表型多种多样,可表现为变脆、易碎、角化过度或甲分离。该病以 X 连锁方式遗传,涉 IKBKG 基因(以前称为 NEMO)突变所致。因为该病对子宫内中的男性胎儿是致命的,因此患者基本为女性。一些男性患者为携带轻度表型的 IKBKG 基因突变个体,或者属于嵌合体。

色素失调综合征患者可能出现类似角化棘皮瘤的甲下肿瘤(◘ 图 20.22)[100]。这些疼痛的丘疹通常发生在年轻的成年人身上,但有报道曾发生在一 12 岁孩子的身上[101]。

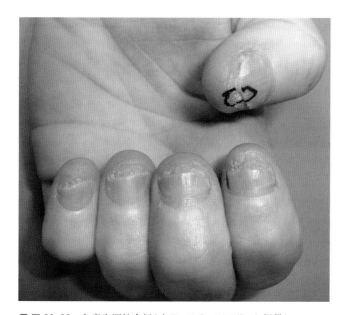

◘ 图 20.22　色素失调综合征(由 Dr. Nathaniel Jellinek 提供)

20.35.1　组织学

组织学表现为出现角化棘皮瘤、鳞状细胞癌、棘层肥厚、嗜酸性上皮、有丝分裂象增多、肉芽增生和角化过度等特征。鉴于它们可能导致严重后果,有人建议将其作为角化棘皮瘤/鳞状细胞癌来治疗[102-105]。

20.36　儿童甲病面临的挑战

儿童甲病在许多方面存在挑战。即使是最常用的体格检查,检查过程也比在成人中要困难得多。在诊室里的儿童经常感到害怕,因为他们不知道会发生什么,也可能在体检之前刚接种了疫苗。因此,缓慢而温和的方法通常效果最好。伸出你的手,让孩子们把他们的手放在你的手上,这是一种很有效的技巧,这样你就可以检查他们的手和指甲了。一旦孩子感受到你不会伤害他们,他们通常也会允许你检查脚和脚趾甲。

对儿童进行诊断也很有挑战性。一些很简单的步骤,比如剪指/趾甲这种对成年人来说非常普通的步骤,都可能会令他们感到恐惧。孩子们经常害怕双动式指甲剪,必须让他们感觉在医生办公室剪甲就像在家里剪甲一样无痛。对孩子说实话对获得和保持他们的信任至关重要,这也意味着要让他们及时知道什么时候会很痛。

避免具有疼痛的手术是任何关心患儿的父母和医生的关键目标之一。对于甲疾病的诊断和管理,通常建议或要求对甲单元进行组织活检以明确诊断,虽然这会引起患者和家长的焦虑,但也能理解。12 岁以下的儿童通常不能很好地耐受手指/足趾的局部麻醉,因此通常需要全身麻醉才能安全有效地进行甲的手术。由于种种担忧,父母经常询问是否可以不做手术,或推迟手术至孩子长大,并可能只在门诊保守治疗。在某些情况下,这是一种非常合理的方法,然而,当怀疑恶性肿瘤时,或在患儿对疼痛(如甲癣)的保守治疗失败的情况下,必须强调诊断和治疗的重要性。

许多不同的方法可以用来帮助减少焦虑和疼痛,包括分散注意力的方法(在便携式设备上听音乐或看电影)、低温、乙基氯喷雾剂或者振动。一些医生选择在"术前"使用抗焦虑药物,如短效苯二氮䓬类药物,但在用药过程中必须严密观察患者情况。

当选择某些治疗方案,如选择在病灶部位局部注射糖皮质激素治疗甲银屑病时,也会出现类似的问题。例如,当患者不容易吞咽药丸或液体药物时,即使是甲真菌病的系统治疗或是局部治疗的决策也不是那么简单。应讨论每种治疗选择的风险和益处。甲手术后,父母经常被要求保持患儿手指包扎和保持清洁,如果孩子不合作,这也会成为一个很困难的问题。儿童通常感觉良好并希望跑步和玩耍,但如果包扎不理想,可能会导致术后出血和污染。在甲手术前后必须认真地讨论这些问题,这对成功进行手术和预防术后感染至关重要。

儿童甲病诊断和治疗的大多数问题可以通过仔细评估风险和益处以及与患者和护理人员直接沟通来解决。

20

病例展示：脱甲症

临床病史：

你接到一个成年患者打来的电话，患者惊慌失措，说她的孩子的甲正在脱落。经过询问，她告诉你，她 3 岁的儿子几周前生病了，后来康复了，手脚似乎不疼。他是一个健康的男孩，没有任何明显的既往病史。你告诉她，让她带着儿子来医院做检查。

体格检查：

一个健康、快乐、没有烦恼的 3 岁男孩来到你的办公室。所有手指甲和足趾甲都处于脱落的不同阶段。左手第三、四、五指甲远端缺失，近端甲板正常。右手第二、三、四指甲有横嵴。在进一步询问后，这位母亲说，他以前生病时有皮疹，包括口腔溃疡，他的儿科医生诊断为手足口病。

治疗：

诊断为继发于病毒性疾病（可能是柯萨奇病毒）的脱甲症伴 Beau 线。指甲可在发热后的几周内脱落，常累及多个指甲。不需要进行测试或修剪指甲，因为这是个临床诊断。可以告知其父母，正常的甲板会在甲板脱落后重新长出。

病例展示：寻常疣

临床病史：

一名 9 岁的女童出现指甲周围肿块 4~6 个月，随后被她的儿科医生推荐到甲病门诊进行评估和治疗。家人被告知这些是疣，他们已经尝试了用 17% 水杨酸非处方药治疗 2 周，但因没有效果而停止了使用。她是一个健康活跃的小女孩，喜欢踢足球和做手工。她的父亲有跖疣病史。当患儿开始抱怨右拇指远端疼痛，父母对这些肿块的出现感到非常不安。

体格检查：

体检显示患儿身体健康。检查双侧拇指时，沿近端和侧方甲皱襞可见融合的疣状丘疹。右拇指指甲内侧有甲分离，甲板下有丘疹，周围没有红斑或水肿。右手手掌上有一个 5mm 的疣状丘疹，丘疹表面可见点状出血。其余皮肤检查正常。

治疗：

诊断为甲周和甲下疣。其治疗非常困难，治疗效果可能令人沮丧。可以向患者及其家人表示这些良性病变最终会自行消失，耐心等待是最有用的。这很重要，但通常不会改变患者"希望它们尽快消失"的想法。

疣的治疗有许多不同的方案，在最开始就对它们进行掌握是有用的，这时如果第一种治疗无效，就知道如何考虑下一步的治疗。在儿童治疗中，疼痛始终是患者和父母关心的最大问题。将治疗分为"不痛苦"和"痛苦"有助于他们理解这一点。在家中局部使用 5% 咪喹莫特乳膏[68]、水杨酸（17%~28%）、5-氟尿嘧啶乳膏、水杨酸-5-氟尿嘧啶联合乳膏（WartPeel，MedCara LLC，Conrad，Iowa）或茶多酚乳膏（Veregen，Fugera，Martinsred，Germany）都是可行的。在医院治疗室内，有些患者对局部使用斑蝥素的反应也较好。局部免疫疗法（2% 方酸二正丁酯或二苯基环丙烯酮[69]）的敏化作用可以在医院治疗室进行，也可在家使用浓度更低的剂型（从 0.4% 开始）。念珠菌抗原注射可以在医院治疗室进行，理想情况下需要两个单独的注射部位，共注射 0.3ml。在儿童患者中，由于甲周疼痛，通常只注射 1 次。口服西咪替丁 40mg/kg/d，分 2 次给药更利于加快皮肤消退。削去角化过度的疣体通常是有用的。冷冻疗法也很有帮助的，但较为疼痛，且甲周和甲下疣不能用这种方式治疗。激光治疗（常用脉冲染料激光）也可以帮助解决问题。激光也是非常痛的，但因为使用的通量高，而且没有制冷剂，所以可以获得足够的破坏效果。父母（和医生）经常误以为激光可以"神奇地"无痛地去除疣。父母通常想把疣"剪掉"。疣一般不建议手术治疗，因为这种方式最终会导致本可自行消退的疾病因手术而形成永久性瘢痕。特别是对于甲下疣，建议保持耐心，因为可能会导致永久性甲营养不良。这与成年人的治疗方法可能不同，在成年人中，顽固的疣可能是鳞状细胞癌。

在考虑疣的具体治疗方案时，应考虑的因素包括：疣的数量、疼痛程度、药物在家应用的频率、治疗费用和潜在的副作用等，所有这些都应被考虑到。通常需要联合治疗以实现疣的完全消退。

应向患者和家人告知疣是会传染的，它不仅可以在人与人之间传播，而且可以在身体的不同部位传播。因此建议不要抠疣，不要吮吸拇指或其他手指，这有助于防止进一步传播。对于趾疣，建议在鞋子内穿袜子盖住脚，防止进一步传播。

开始治疗时尽量简单，每天晚上直接在疣上涂 17% 的水杨酸，在周围正常的皮肤上涂一层薄薄的凡士林，然后用绷带覆盖。对于对非处方药（如 17% 水杨酸乳膏或 40% 水杨酸乳膏，或 Dr. Scholl 的足底疣去除剂（Bayer AG，Leverkusen，Germany））治疗没有反应的疣，作者更喜欢水杨酸-5-氟尿嘧啶乳膏（WartPeel）。对于泛发的疣，可以采用念珠菌抗原注射每 2~4 周在医院治疗室进行一次，也可使用西咪替丁治疗。西咪替丁液体制剂不太可口，这也是一个问题。如果在 6~8 周内没有改善，可以添加一些其他的选择，包括斑蝥素、冷冻治疗或局部免疫治疗，通常一次添加一种治疗方案。如果经过 9~12 个月的治疗后疣仍然存在且在甲板下，并伴有疼痛或明显的甲营养不良，可以进行甲剥离和残余疣的切除，但这是非常不必要的。大多数疣会在 3 年内自行消失。

❓ 思考题

1. 指甲-髌骨综合征通常会有以下哪种特征？
   A. 红甲
   B. 三角形甲半月
   C. 红色甲半月
   D. 蓝色甲半月
   E. 钩甲

2. 先天性厚甲症常有以下哪种表现？
   A. 反甲
   B. 甲分裂
   C. 足底疼痛
   D. 甲分离
   E. 甲凹陷

3. 色素失调综合征有四个阶段的皮肤表现，患者成年后会出现哪种甲肿瘤？
   A. 基底细胞癌

B. 角化棘皮瘤

C. 黑色素瘤

D. 甲下疣

E. 甲下外生骨疣

✅ **答案和解析**

1. 正确答案是 B。90% 的指甲-髌骨综合征患者可见三角形的甲半月,桡侧手指的甲发育不全最为严重。一般情况下,只有拇指和示指会被累及,甲的尺侧受累更为严重。其他选项是不正确的。红甲可能是甲乳头状瘤的一个特征。红色甲半月是一种非特异性发现,可见于系统性红斑狼疮、类风湿性关节炎和心血管疾病。蓝色甲半月见于银中毒、威尔逊病(Wilson's disease)、缺氧、低温或服用羟基脲的患者身上。钩甲最常见于疏于修剪指/趾甲的老年患者。

2. 正确答案是 C。先天性厚甲症的特征包括伴有严重足底疼痛的掌跖角化病、口腔黏膜白斑病、新生牙齿、各种类型的囊肿如脂肪囊肿。其他选项不正确。在婴儿中,反甲是一种正常现象,在缺铁性贫血中可以看到。甲分裂通常是由频繁的甲润湿和干燥,以及使用甲油和卸甲水引起的。甲分离可见于银屑病。甲凹陷可能与斑秃有关,也见于银屑病。

3. 正确答案是 B。色素失调综合征患者可能出现类似角化棘皮瘤的甲下肿瘤。这些疼痛的丘疹通常发生在年轻的成年人身上。其他选项不正确。基底细胞癌见于 Gorlin 综合征(基底细胞痣综合征)。黑色素瘤与色素失调综合征无关。甲板周围可见寻常疣,但与色素失调综合征无关。甲下外生骨疣是由外伤引起的。

（吴波 译,段铱　曹育春 校,孔一　江建 审）

参考文献

第21章　系统疾病中的甲改变

Shari R. Lipner, Monica Lawry, George Kroumpouzos, Richard
K. Scher, and C. Ralph Daniel Ⅲ

学习目标：
1. 描述与裂片形出血相关的最常见的疾病和药物。
2. 鉴别真性白甲症和显性白甲症。
3. 描述孕期常见甲改变。

继发于系统性疾病的甲病对于皮肤科医生来说很重要，因为它们很容易被检查发现，可能是潜在系统性疾病的第一个证据。

Jemec 等人认为，虽然甲病在非皮肤科患者中并不常见，但在某些疾病状态下，经常会发生一些甲改变[1]。与系统性疾病相关的甲改变可以分为非特异性改变（反应模式）、与特定疾病相关的甲改变，以及甲改变作为特定综合征的一部分表现[2]。然而，大多数甲改变是非特异性的。对临床中甲改变进行定性将有利于给予患者适当的检查和治疗指导。系统性疾病中甲改变的检查要点是：

1. 需检查全部的指甲与趾甲，因为甲病通常累及多个甲。
2. 一般来说，指甲比趾甲能提供更多的信息，因为外伤容易掩盖或改变趾甲的某些表现。
3. 进行全身皮肤检查，包括皮肤、头发和黏膜，寻找有无其他的异常。
4. 询问详细的病史和药物使用情况很重要，同时要密切注意疾病发展的时间顺序。
5. 根据病史和体格检查，选择适当的实验室检查。

与系统性疾病相关的甲色素改变通常始于甲母质。在这种情况下，异常色素沉着的前缘形状通常类似于远端甲母质（甲半月）[3]。如果这种颜色变化传递到甲板上，它就会同甲板一起生长出来。通过测量近端甲皱襞（甲小皮）到色素变化前缘的距离，并根据甲生长速度（指甲每天生长 0.1~0.15mm）计算，就可以估算最初病损发生的时间。

21.1　章节概述

与系统性疾病低特异性相关的甲改变（反应模式）
- 裂片形出血（splinter hemorrhage）
- Beau 线/脱甲症（Beau's line/onychomadesis）
- 甲分离（onycholysis）
- 甲凹点（pitting）
- 反甲（koilonychia）
- 色素带（pigmented band）
  与系统性疾病高特异性相关的甲改变
- 真性白甲症（true leukonychia）——Mee 线：砷中毒
- 显性白甲症（apparent leukonychia）——Muehrcke 线（低蛋白血症），对半甲/Lindsay 甲（Half-and-Half/Lindsay's nail）（肾脏疾病），Terry 甲（Terry's nail）（肝硬化）
- 杵状指（clubbing）——心肺疾病
  与特定器官系统疾病相关的甲改变
- 心血管系统/血液系统
- 胃肠道
- 肺疾病——黄甲综合征（yellow nail syndrome）
- 肾脏疾病——对半甲/Lindsay 甲

- 自身免疫性疾病——甲周毛细血管扩张，甲倒转型翼状胬肉
- 内分泌系统
- 传染性疾病
- 艾滋病——近端白色甲下型甲真菌病，抗逆转录病毒治疗与化脓性肉芽肿
- 中枢及周围神经系统病
- 心理疾病——剔甲癖（onychotillomania）
- 其他疾病
  与特定综合征或遗传性皮肤病相关的甲改变
- Darier 病（Darier's disease）——纵向条纹和远端 V 形缺口
- 先天性角化不良（dyskeratosis congenita）——反甲，脆甲症，甲分离
- 先天性厚甲症（pachyonychia congenita）——甲过度角化
- 甲髌综合征（nail patella syndrome）——三角形甲半月
- 色素失禁症（incontinentia pigmenti）——甲周/甲下肿瘤

21.2　与系统性疾病低特异性相关的甲改变（反应模式）

21.2.1　裂片形出血和甲下紫癜

裂片形出血（splinter hemorrhage）是由甲床纵向血管内血液外渗引起的（图 21.1）。血液黏附于下甲板下，向远端移

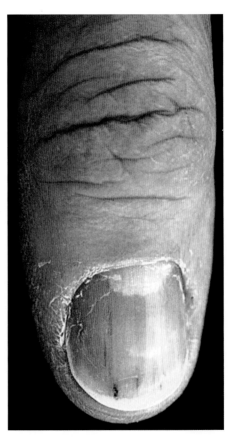

图 21.1　裂片形出血（由 Dr. Jeffrey Callen 提供）

动。有时血液不会向远端移动,而是保持稳定的位置,这可能是由于血液附着在甲床而不是甲板上。

裂片形出血可能由物理因素引起,包括外伤、药物、皮肤病、全身性疾病和特发性疾病等,外伤是最常见的原因[4,5]。在某些情况下,裂片形出血是由系统性疾病引起的,如细菌性心内膜炎[6]。大多数裂片形出血起始于甲远端 1/3 处,即甲板与甲床分离的部位。重要的是,裂片形出血发生的部位越接近甲半月,即越远离远端甲板,它的发生似乎与系统性疾病更具有相关性[4,5]。15% ~ 33% 的感染性心内膜炎患者存在裂片形出血[318],也可能存在 Janeway 损害、Osler 结节和 Roth 斑[319],以及其他皮肤表现,如白细胞破碎性血管炎、水疱性皮损、紫癜和网状青斑[320]。

裂片形出血是银屑病甲的一个常见特征,患病率为 0.3% ~ 94%[321-323]。裂片形出血的存在可能预示着发生银屑病关节炎的可能。

裂片形出血可能由药物引起,在 60% ~ 70% 服用激酶抑制剂的患者中可见,如舒尼替尼和索拉非尼(图 21.2)[324]。这些抗血管生成药物通过抑制创伤后甲床毛细血管的再生而诱导裂片形出血,通常发生在化疗的前两个月,同时伴有脱发、面部红斑和手足皮肤反应[325]。

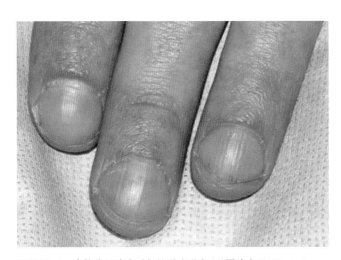

图 21.2　索拉非尼治疗引起的裂片形出血(图片由 Dr. Mario Lacouture 提供)

关于裂片形出血的其他信息:

1. 指甲的裂片形出血比趾甲更常见,通常累及患者的一个指/趾甲[326]。

2. 裂片形出血表现为按压时不会褪色或消失的红棕色至黑色病灶,长 1~3mm。它们最常见于甲远端 1/3 处,但也可能出现在中间和近端 1/3 处。

3. 裂片形出血在老年人中更常见,颜色较暗,并且位于远端[13,14]。当发生于女性时,裂片形出血更可能提示存在系统性疾病[14]。

4. 一项研究发现,在单个裂片形出血的患者中,左手受累的频率是右手的 3 倍以上;左手拇指是最常受累的手指[7]。

5. 在多发性裂片形出血的患者中,左手受累比右手更多。但是右手拇指是最常受累的手指,其次是左手示指和左手拇指[7]。

6. 一项研究发现,腹膜透析是裂片形出血患者最常见的关联因素。

7. 一项研究发现,在大型市县医院的普通内科病房就诊的患者中有 10.3% 出现裂片形出血,在另外两项研究中,该比例分别为 19.5% 和 19.1%[7]。

8. 与旋毛虫病相关的裂片形出血的活组织检查可能会发现寄生虫[9]。

9. 在旋毛虫病中,裂片形出血可能是横向的而不是纵向的[10]。

10. 已经在组织学上描述了裂片形出血[11]。

11. 在裂片形出血中,对甲板加压不会像其他一些疾病,如共济失调-毛细血管扩张症(ataxia-telangiectasia)中,出现发白[12]。

12. 出血和疼痛与亚急性细菌性心内膜炎[15]、旋毛虫病[15]、留置动脉导管[15]和白细胞破碎性血管炎[16]相关(表 21.1)。

表 21.1　与裂片形出血、甲下紫癜相关的状态、疾病、药物及其他原因概述

毛囊黏蛋白病[233]	一般疾病[5,235]	结节性动脉周围炎[243]
高海拔[1]	肾小球肾炎[12]	毛发红糠疹[163]b
淀粉样变性[10]	心脏病[233]	卟啉病[12]
贫血[233]	肝炎[6]	鹦鹉热[12]
抗原-抗体复合物病抗磷脂凝血病[234]	组织细胞增生症 X[205]	银屑病[231,244]
抗磷脂综合征[304]	人类免疫缺陷病毒[12]a	翼状胬肉[12]
白塞病[1]	高血压[7]	肺疾病[233]
血液疾病[1]	甲状旁腺功能减退症[76]	紫癜[8]
Buerger 病[76]	辐射[16,240]	桡动脉穿刺[12]
肝硬化[235]	慢性苔藓样角化病[241]	雷诺综合征[76]
冷球蛋白血症[76]	Letterer-Siwe 病[205]	风湿热[12]
囊性纤维化[1]	白血病[16]	类风湿性关节炎[7]
Darier 病[236]	恶性肿瘤[7]	结节病[47]
糖尿病(约 10% 的患者中)[16]	二尖瓣狭窄[235,237]	坏血病[237]
	多发性硬化[14]	败血症[12]
透析[5,235]	蕈样肉芽肿[55]	系统性红斑狼疮[6,75]
药物反应[237],特别是光毒性药物		四环素[245]
动脉血栓[76]	甲真菌病	血小板减少症[16]
心内膜炎[238,239]	奥斯勒-韦伯-朗迪病[16]	甲状腺功能亢进[235,237,238]

表 21.1 与裂片形出血、甲下紫癜相关的状态、疾病、药物及其他原因概述（续）

湿疹[76]	类天疱疮[10]	移植患者
剥脱性皮炎[16]	天疱疮[47]	外伤[244]
真菌[7]	笔推性紫癜[242]c	旋毛虫病[6,75]
	消化性溃疡[7]	血管炎[237]c
		Wegener 肉芽肿病[246]

a C. R. Daniel，个人观察
b H. W. Randle，个人通信，1982 年
c J. M. Mascaro，个人通信，1992 年 12 月 8 日

21.2.2 Beau 线/脱甲症

Beau 线可能是与系统性疾病相关的最常见但最不特异的甲改变。确切原因尚不清楚[17]。甲生长暂时停止或甲板沉积减少导致出现横穿甲板的横向凹陷（图 21.3）。全身性疾病和 Beau 线的出现可能有直接的相关性。近端甲皱襞的损害或创伤也可能导致类似的病变。这一发现提供的最有用的信息可通过测量远端甲皱襞到 Beau 线前缘的距离得到，可根据甲板平均生长速率（指甲 3mm/月，趾甲 1mm/月），可通过测量 Beau 线前缘到近端甲皱襞的距离来估计损伤发生的大致时间。凹陷的宽度提示影响甲母质的疾病持续时间[18]。如果完全抑制甲生长至少 1~2 周，那么 Beau 线将达到其最大深度，并可能导致脱甲症（甲脱落）。由于甲生长的长期中断所造成的分裂是从近端甲皱襞下逐渐出现的，因此这种形式的脱甲症可以认为是潜在性的[43,327]。有人提出，Beau 线、脱甲症和逆生甲具有共同的病理生理学特征，即从甲母质生成甲板的速度减缓或完全停止[328]（图 21.3）。

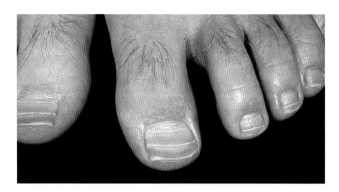

图 21.3 Beau 线（由 Dr. Jeffrey Callen 提供）

Beau 线是手外科医生在使用上肢止血带后出现的最常见的甲缺血性改变[19]。脱甲症也可能是由于甲与甲母质的自发分离而突然发生。与 Beau 线的诱因相似：严重的系统性疾病，如 Stevens-Johnson 综合征和川崎病；自身免疫性疾病，如脱发和寻常型天疱疮；药物反应，如抗癫痫药物和某些化疗药物；大疱性皮肤病；严重的心理压力；遗传因素或特发性的。根据报道，手足口病痊愈后儿童中可出现 Beau 线和脱甲症。甲病变一般发生在 7 岁以下的儿童，发生于感染后 4~10 周[20,21]。导

致严重类型的手足口病的柯萨奇 A6 病毒（coxsackie A6）已经与脱甲症联系在一起[329]。

图 21.4 展示了一名 3 岁儿童在链球菌感染高热后发生的脱甲症。脱甲症和甲周化脓性肉芽肿也与石膏固定治疗有关，特别是当患者有感觉异常和疼痛时[22]。

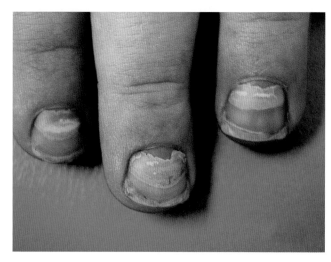

图 21.4 一名 3 岁儿童在链球菌感染高热后发生的脱甲症

组织学研究显示出由淋巴细胞、浆细胞和中等数量的多形核白细胞组成的炎症浸润。表皮出现异常角化，许多细胞保留了其细胞轮廓和颗粒度[23]。

DeNicola 等人描述了 Rosenau 的甲板凹陷（Rosenau's depression），这似乎与 Beau 线相似，但不完全相同[24]。

21.2.3 甲分离

甲分离（onycholysis）已经在其他地方讨论过了。它与系统性疾病的相关性被高估了，因为它常与创伤、药物反应、银屑病、真菌、局部过敏和刺激反应等多种情况有关[25]。

甲分离被认为与甲状腺疾病相关。一些人提出，甲分离常发生在甲状腺功能亢进中[26,27]，甲的最早阶段的改变是曲线型的附着变成直线型。这个附着线随后向下倾斜到甲床中变成参差不齐的凸起[26]。这种描述的是 Plummer 甲，通常从第四个指甲开始发生，然后是第五个手指[24]。X 线检查有助于区分与甲状腺疾病相关的甲分离和由其他原因引起的甲分离[24]。大多数甲状腺疾病病例不出现甲分离。

表 21.2 列出了几种与甲分离相关的系统性疾病。

表 21.2 与甲分离相关的系统性疾病

淀粉样变和多发性骨髓瘤[203]	糙皮病[1]
贫血[16]	寻常型天疱疮[55]
Bantu 卟啉病[17]	胸腔积液[8]
支气管扩张（见黄甲综合征）[8]	皮肤卟啉病[55]
肿瘤（肺）[247]	怀孕[17]
循环障碍	血液透析诱发的假性卟啉病[249]（可能由光诱发）

■ 表 21.2　与甲分离相关的系统性疾病（续）

Cronkhite-Canada 综合征[248]	银屑病关节炎
皮肤 T 细胞淋巴瘤（蕈样肉芽肿）[17]	妊娠脓疱疹[250]（疱疹样脓疱病）
糖尿病[17]	雷诺氏现象[14]
药物反应（►第 16 章）	Reiter 综合征
红细胞生成性卟啉病[55]	硬皮病[124]
红细胞生成性原卟啉病[17]	Sezary 综合征[251]
组织细胞增生症 X[206]	梅毒[16]（二期和三期）
缺血（外周）	甲状腺疾病[18]
麻风病[16]	维生素 C 缺乏[63]
红斑狼疮[22]	黄甲综合征[125,126]
神经炎[16]	
（参见黄甲综合征的讨论）	

21.2.4　甲凹点

甲凹点（pitting）在之前章节已经描述过了。其与系统性疾病的诊断关系值得怀疑，因为近端甲皱襞附近的多种炎症都可能在近端甲母质中引起角化不良灶的产生，从而形成点状凹陷。甲凹点或甲板中的小凹陷，是由于甲母质内的角化不全，在甲板内形成角化不全细胞导致的。深且不规则的凹陷更常见于银屑病。较浅的网格状凹陷更常见于斑秃、湿疹性皮炎或外伤。

甲凹点在甲银屑病中很常见，可能是早期银屑病关节炎的征兆（■ 图 21.5）。Lovoy[28] 和 Pajarre[29] 等将甲凹点与人类白细胞抗原（HLA）遗传特征、银屑病关节炎和 Reiter 综合征联系在了一起。横向凹陷与指间关节炎和腱鞘炎高度相关[330]。Urowitz 等人报道了与系统性红斑狼疮相关的甲凹点[30]。点状凹陷也见于皮肌炎、结节病和寻常型天疱疮、朗格汉斯细胞组织细胞增生症（langerhans cell histiocytosis）和交界性大疱性表皮松解症（junctional epidermolysis bullosa）[31-33]。在 HLA-B27 遗传突变中，甲凹点可能表现为紧密的纵向沟[29]。当甲凹点微小时，皮肤镜可以用来辅助诊断[331]。

21.2.5　反甲（匙状甲）

反甲（koilonychia）被描述为一种远端和侧面外翻凹形甲板，导致甲外观看上去像勺子。它通常会影响几个手指，其中最常见的是拇指。匙状甲（spoon-shaped nail）与许多系统性疾病有关，它最初被描述为与缺铁和缺铁性吞咽困难综合征（Plummer-Vinson syndrome）有关，更常见的是婴儿对过紧或过硬鞋子所致的创伤的反应。在匙状甲上滴一滴水，水滴不会滚落下来[34]。匙状甲最好从侧面进行观察。

反甲的确切原因尚不清楚，但目前提出了几个假设。Stone 认为继发于结缔组织变化的甲母质成角改变是其原因："当远

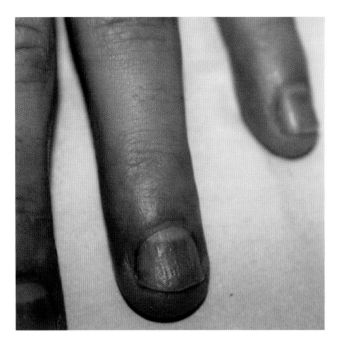

■ 图 21.5　甲凹点

端甲母质与近端甲母质相比相对较低时，甲就会发生匙状改变，杵状指则相反"[35]。Jalili 和 Al-Kassaf[36] 发现在贫血患者的甲中，胱氨酸含量偏低，而在存在反甲时，胱氨酸的含量非常低，由此他们得出结论，含硫氨基酸的缺乏在反甲的发病机制中起了作用[36]。这种关联可能较肤浅而不具有真实关联，更可能反映的是营养不良。Samman 认为反甲的原因是甲板变薄和软化[10]。大多数出版物将反甲分为三个主要类型：特发性反甲、遗传性反甲和获得性反甲。我们认为获得性反甲是最常见的一类。外伤，皮肤病如银屑病、扁平苔藓和真菌感染，以及远端肢端缺血如雷诺症（Raynaud's phenomen）是常见的原因[332]。职业性反甲已经被报道，常见于拉人力车的男孩中[37]，文章的作者指出，由系统性疾病引起的匙状甲从一侧到另一侧呈凹形，边缘外翻，甲板变薄，而人力车男孩的反甲倾向于从头到尾的凹陷，甲板的游离边缘外翻与增厚[37]。人力车起步和停下的惯性可能是发生反甲的原因。反甲也与上消化道肿瘤有关[3]。

瓣状甲（petaloid nail）是反甲的早期阶段，其特征是甲变平[38]。

特发性反甲可能是第二大类型，如果不严格追求病因，该类型可能是最常见的。我们发现儿童经常比成人更适合纳入这个类型。在将儿童反甲分类之前，应该排除鞋子造成的损伤和手指的创伤。锯齿状反甲综合征被定义为反甲和全部甲的深纵沟[39]。

反甲可以以显性方式遗传，具有高度的外显率[40]。遗传性反甲可能与全白甲症有关[41]。这个类型可能是最不常见的。

Stone 编制了一份与反甲有关的可能疾病清单（► 框 21.1）[34,35]。一些补充疾病包括斑秃[42]、腕管综合征[19]和坏血病[43]。

框 21.1　反甲的分类

Ⅰ. 特发性反甲
Ⅱ. 遗传性、先天性和与其他外胚层缺陷相关的反甲
 A. 仅匙状甲为主要表现
 B. 念珠状发
 C. 手掌过度角化
 D. 多发性脂囊瘤
 E. 匙状-分裂甲
 F. 豹皮综合征(匙状白甲)[47]
 G. 甲-髌骨综合征[47,166]
 H. Nezelof 综合征[47]
 I. 色素失禁症[47]
 J. Gottron 综合征(肢端早老症)[47]
 K. 无汗性外胚层发育不良[47]
 L. 软骨外胚层发育不全(Ellis-van Creveld 综合征)[47]
 M. 掌跖角化病,maleda 型[47]
 N. 局灶性皮肤发育不全(Goltz 综合征)[47]
Ⅲ. 获得性反甲
 A. 心血管系统
  1. 贫血
   (a) 低色素性贫血(Plummer-Vinson 综合征)
   (b) 上皮缺铁(在我们看来是一种继发表现)
   (c) 胱氨酸缺乏(在我们看来是继发表现)
   (d) 血红蛋白 SG 病[47]
  2. 真性红细胞增多症
  3. 冠心病
 B. 感染:梅毒、真菌
 C. 代谢
  1. 肢端肥大症
  2. 甲状腺功能减退症
  3. 甲状腺功能亢进症
  4. 迟发性皮肤卟啉病[47]
  5. 营养不良[52]
  6. 糙皮病[16]
 D. 创伤和职业因素
  1. 石油产品
  2. 碱和酸
  3. 家庭主妇,烟囱清扫
  4. 巯基乙酸盐(美发师)[47]
  5. 冻伤[16]
  6. 烫烧伤[16]
 E. 其他原因
  1. 银屑病
  2. 扁平苔藓
  3. 黑棘皮病
  4. Banti 综合征:脾切除术后
  5. 胃切除术后
  6. 雷诺综合征
  7. 恶病质
  8. 硬皮病
  9. 一些正常儿童的足趾甲(我们的经验)
  10. 维生素缺乏(B_2 以及特别是 C)[47]
  11. Darier 病[47]
  12. 斑秃[7,47]
  13. 肾移植[47]
  14. 红细胞增多症(产生促红细胞生成素的肿瘤)[16]
  15. 原发性淀粉样变(轻微反甲)[47]

来自 Stone[34],以及 Stone 和 Maberry[35]。已授权使用。

框 21.2　纵向色素带和系统性疾病

- 肠病性肢端皮炎[257]
- Addison 病[72]
- 获得性免疫缺陷综合征[92]
- 淀粉样变(原发性)[47]
- 砷中毒[16]
- 乳腺癌[258]
- 腕管综合征[259]
- 库欣综合征(肾上腺切除术后)[120,260]
- 氟中毒[26]
- 胃肠疾病[16]
- 含铁血黄素沉着症[257]
- 高胆红素血症[92]
- 甲状腺功能亢进[92]
- 垂体功能减退[257]
- 辐射[257]
- 营养不良[120]
- 黑色素瘤(转移性)[257]
- 褐黄病[257]
- Peutz-Jeghers 综合征[26,261]
- 卟啉病[26]
- 妊娠[76]
- 梅毒(继发性)[257]

21.2.6　纵向色素带

纵向色素带表现为甲板中出现棕黑色色素的垂直带。病因可能包括黑色素细胞激活、雀斑和痣、黑色素瘤、血液疾病、感染、药物、外源性色素或系统性疾病[24,44,45]。相较于 Fitzpatrick 皮肤类型 Ⅰ 和 Ⅱ 的个体,类型 Ⅲ ~ Ⅵ 的个体更容易出现纵向色素带。

黑色素瘤当然是一种可能的原因,任何有纵向色素带的患者都必须考虑这个原因。黑色素细胞激素常在系统性疾病相关的纵向色素带的发病机制中起作用(▶框 21.2)。与系统性疾病相关的纵向色素带通常出现在多个甲中,但也可特异性发生在深色色素个体中。

21.3　与系统性疾病高特异性相关的甲改变

21.3.1　白甲症(白色甲)

白甲症(白色甲)主要可分为 3 种亚型:真性白甲症(病理起源于甲母质并出现在甲板)、显性白甲症(病理在甲床)和假性白甲症(甲板病理为外源性改变,如甲真菌病)[18]。与系统

性疾病相关的白甲症通常为真性白甲症或显性白甲症。

21.3.2　真性白甲症

真性白甲症可以是全部、次全部或部分甲发生（最常见的是横向、点状、纵向）。全或次全白甲症可以是遗传性的、散发性的或与系统性疾病相关的[18,46]。

部分白甲症中横断型和点状型特别常见，最常见的原因是近端甲皱襞区过度修剪对甲母质造成了创伤。此外，真性白甲症与药物或系统疾病有较多关联（■表 21.3）[47]。

在组织学上，白甲区域出现角化不良和大而不成熟的透明角化颗粒[46]。然而，电镜结果提示，脂质空泡可能是引起白甲症的真正原因[48]。

Mees 线（Mees' line）是与系统性疾病相关的真性白甲症的横向类型[18]。砷中毒被认为是 Mees 线的主要原因。众所周知，许多严重的全身性损害可能会诱发这种异常表现（■表 21.3）[44]。

有人提出，砷中毒而发生的 Mees 线是由于砷在甲板中发生沉积（■图 21.6）[50]。可以通过测量从 Mees 线到近端甲皱襞的距离来近似计算系统性疾病的发生时间，就像利用 Beau 线一样。

Mees 线往往是单一的，但也可能是多个横向白线，它发生在甲板中，并随着甲的生长向远端移动。如果挤压远端甲板，白线不会消失，因为它是局部甲板的永久性改变。Mees 线活检可能会显示甲板出现"碎片状"，而下面的甲床甲母质没有任何异常[23]。这种碎片可能代表的是由于甲母质受损导致的角化不全而异常形成的细胞。

几个要点有助于区分局部创伤引起的病变和与系统性疾病相关的病变：

1. Mees 线和 Muehrcke 线往往同时出现在几个甲上（创伤诱导的线条也可能这样，但概率较低）。

2. 这些系统性疾病相关的线条通常分布在甲床或甲板的整个宽度上，并且往往更加均匀，并且具有更平滑的边界[44]。

3. 根据我们以及 Zaias[3] 的经验，这些线条倾向于具有与远端甲半月相似的轮廓，具有圆形的远端边缘。创伤诱导的线条往往更加直线性，类似于近端甲皱襞的轮廓[3]并且通常不跨越甲板的整个宽度。

4. 通常 Mees 线或 Muehrcke 线患者的甲小皮区域不会有特别明显的创伤史（■图 21.7）。

5. 系统性损害通常可能与白线的产生相关。

在我们的经验中，只有一个能完全模仿 Mees 线的病变存在：这种情况下只有甲半月的远端是明显的，这可能是由于较近端的甲半月被红斑掩盖。鉴别点是这条线（或多条线）不会随着生长的甲板移向远端。

21.3.3　显性白甲症

显性白甲症是由甲板的变化引起的[18]。几种模式的显性白甲症被描述过：Muehrcke 线，对半甲（Lindsay 甲），Terry 甲等。

■ 表 21.3　真性白甲症相关疾病	
中毒/药物诱导	
锑中毒	铊中毒
氟中毒	
砷中毒	化疗药物
铅中毒	
一氧化碳中毒	
代谢/内分泌系统	
恶病质状态	甲状旁腺功能不全
痛风	糙皮病
高蛋白血症	蛋白质缺乏
低钙血症	维生素 B_{12} 缺乏
月经周期	锌缺乏
恶性/血液系统疾病	
良性肿瘤	
霍奇金淋巴瘤	
镰状细胞性贫血	
温反应抗体	
免疫性溶血	
贫血	
传染性疾病	
地方性斑疹伤寒	梅毒
带状疱疹	结核病
麻风	寄生虫感染
疟疾	
麻疹	
皮肤病	
多形红斑	
银屑病	
心肺疾病	
心力衰竭	
心肌梗死	
肺炎	
休克	
脓胸	
肾脏疾病	
肾衰竭	
移植肾急性排斥反应	
肾小球肾炎	
肾移植	
其他	
分娩	周围神经病变
挤压伤	溃疡性直肠炎
冷冻疗法	
骨折	

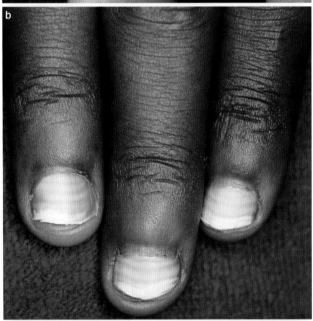

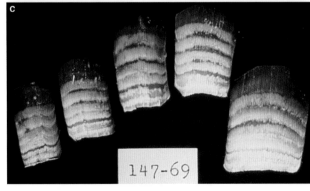

图 21.6 a.砷诱导的 Mees 线。对甲的观察发现了一起砷中毒的刑事案件;b.化疗引起的 Mees 线;c.砷中毒患者尸检时取材的甲(由 Dr. N. Grannemann 提供)

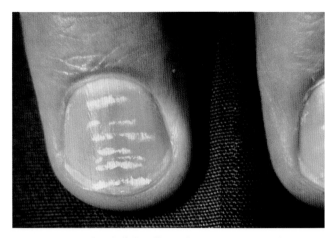

图 21.7 甲小皮的创伤产生横向型白甲症,而不是 Mees 线

21.3.4 Muehrcke 线

Muehrcke 线(Muehrcke's line)是白色双横线,代表了甲血管床的异常。挤压甲远端会导致线条暂时消失[44]。它们是不能触及的,也不会向内凹陷,通常发生于第二、第三和第四甲上[51]。当慢性低白蛋白血症持续存在时,它们有时会发生,当血清白蛋白高于 2.2g/100ml 时,它们往往会消失[52]。Muehrcke 线的确切发病机制尚未得到充分解释,可能是甲床中存在局部水肿状态对其下脉管系统产生压力,从而减少了通过甲板看到的正常红色区域[23](图 21.8)。

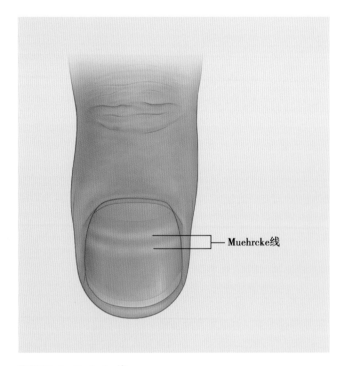

图 21.8 Muehrcke 线

许多引起低白蛋白血症的疾病可能与 Muehrcke 线有关,如肾病综合征和肾小球肾炎,肝脏疾病[52]和营养不良[51]也被提到过。据报道,有一病例出现了 Muehrcke 线但是具有正常的血清白蛋白,但这个患者之前可能有 Mees 线[53]。另外一例报告显示患者的 Muehrcke 线出现于创伤后。其他相关原因包

括化疗,器官移植和 HIV 感染[54]。

有报道称,在一例心脏移植患者中,Muehrcke 线与暂时性低蛋白血症有关[55,56]。据报道,在其他健康的年轻患者中,白色横带与冬季手足发绀症有关[57]。

21.3.5　对半甲(Lindsay 甲)

Lindsay 甲/对半甲(Half-and-Half nail)与慢性肾功能不全有关。为一种显性白甲症,表现为甲近侧一半正常或白色,远端部分为深褐色。这个远端褐色部分从正常或白色的甲近侧半边缘开始,到甲末端终止,甲游离端与甲床分离[44](○图 21.9)。肾移植可以改善这种甲病,但血液透析不能。Lindsay

甲的描述经常出现在肾衰竭中,但也可以出现在其他情况中[58]。银屑病是假性对半甲的最常见原因。

21.3.6　Terry 甲

在 1954 年,Terry 描述了在 100 例慢性病患者中有 82 例在整个甲床上有显性白甲症和狭窄的远端粉红色条带[61]。在一项大型前瞻性研究中,Holzberg 和 Walker 将其描述为一条 0.5~3.0mm 宽的粉色或棕色条带,组织学上显示真皮中有毛细血管扩张(○图 21.10)[62]。他们的研究显示这种甲改变与肝硬化、充血性心力衰竭、糖尿病和年龄有关。当 Terry 甲发生于年轻人时,应考虑进行系统性疾病的检查。

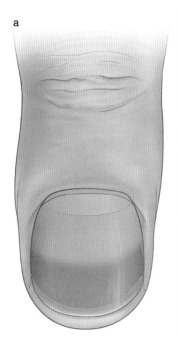
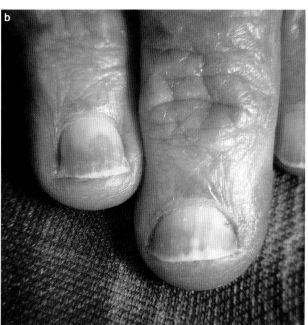

○ 图 21.9　a,b. 对半甲(Lindsay 甲)

Holzberg 和 Walker 的描述非常接近 Daniel 对红新月的描述[44,53,59]。甲状腺功能亢进、"肺嗜酸性粒细胞增多症"、营养不良或"角化病"在其他有 Terry 甲但没有肝硬化的患者中被发现[63]。我们注意到许多患者有相似的甲外观(但是从未患过肝病),我们认为这种改变是一种反应模式,而非肝硬化的病理模式(另见以下关于红新月的讨论)。这种甲病的白色被认为是甲和骨骼之间的结缔组织过度生长引起的,导致甲下毛细血管床中的血量减少[9](○图 21.11)。

21.3.7　红新月

红新月(erythematous crescent)是一种很少受到关注的甲病[44,58,59],被定义为一个异常的红色条带,见于甲血管床的远端部分,也是该部分结构异常导致了红色条带的产生。近端甲是正常的。红新月被认为是一个明显的甲真皮层条带。这个条带由 Terry 描述[63],结合甲的近端发白部分,表明 Terry 甲与肝硬化有关。

根据我们的经验,红新月可能与近端甲部分异常白色相

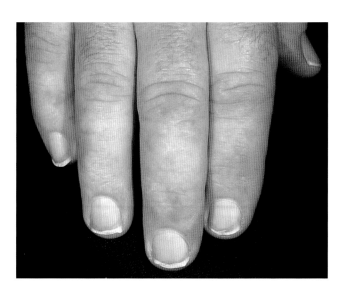

○ 图 21.10　Terry 甲(由 Dr. Jeffrey Callen 提供)

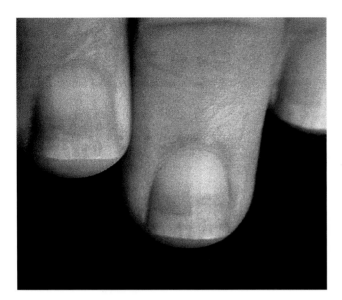

■ 图 21.11　Terry 甲，注意这与对半甲改变非常相似

关，也可能不相关。Holzberg 和 Walker 描述了 Terry 甲中靠近条带的甲床颜色为粉红色至白色[62]。红新月更常见于患有慢性内科疾病的患者，如肾衰竭[58-60]，但也可能出现在健康人中。因此，红新月更多的是具有学术研究价值，而不是诊断价值[44,58,59]。它可能模仿对半甲的表现[64]。

21.3.8　杵状指

　　杵状指（clubbing）是一个重要的发现，这种改变似乎是人类独有的[51]。虽然这种异常可能是家族性或特发性的，但它与系统性疾病的关系是不容置疑的。从古至今，关于这个主题已经写了很多。它已经被给予许多名字（▶框 21.3）。Stone 和 Maberry 对杵状指进行了广泛而合理的研究，将其分为三大类：特发性、先天遗传性和获得性[34,35]。这三个类型都将在后面进行讨论。

框 21.3　杵状指的其他名称
- 杵状指
- 手指希波克拉底症[16]
- 鼓槌状手指[18]
- 肢端肥大症[38]
- 希波克拉底甲（手指）[18]
- 鹦鹉嘴甲[18]
- 蛇头甲[18]
- 玻璃罩状甲[18]

　　在我们看来，两个主要的发现对于辨别杵状指很重要。首先，也是最重要的一点，在真正的杵状指中手指和指甲的成角（Lovibond 角）必须增加。正常指甲和手指呈约 160° 的钝角[65]（■ 图 21.12）。将"V"形的基部放置在近端甲皱襞处，将其一个臂指向甲的远端，另一个臂朝腕部近侧来将角度可视化。在严重的杵状指中，这一角度大于或等于 180°[65]（■ 图 21.13）。

杵状指的存在也可以通过指骨深度比来检测。在正常指骨中，远端指骨深度小于指间深度。然而，在杵状指的情况下，远端指骨深度大于指间深度[333]。两个常见的情况可以模拟这种角度的增加，弯曲甲通常为远端部分向下弯曲而表现异常[65]，近端甲皱襞发炎的甲沟炎，可因炎症区域隆起而引起明显的假性杵状指。假性杵状指可能具有横轴和纵轴的超曲率（这在真性杵状指中可见），然而，指甲和指骨的成角仍然正常[66]。囊性纤维性骨炎可见假性杵状指[67]以及在其他引起远端指骨吸收的情况。另一个重要的体征发现是当向下推靠近甲小皮组织时，会产生海绵状的感觉，这可能是由于软组织的纤维血管增生所致。

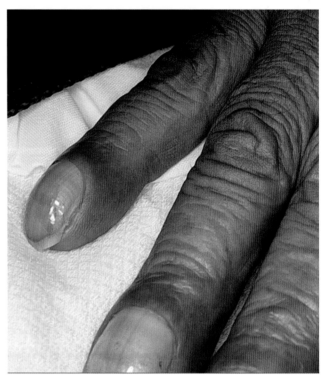

■ 图 21.12　杵状指（由 Dr. Jeffrey Callen 提供）

　　目前已提出了多种假说解释杵状指。Stone 和 Maberry 认为杵状指理论上是由相邻组织变化继发的甲母质成角引起的。他们认为，与近端甲母质相比，远端甲母质相对较高[34,35]。

　　Mendrowitz[68]发现，在其研究的所有单纯杵状指的病例中，除遗传性杵状指外，每单位面积或体积指尖的血流量异常增高，升高的血流流速部分是因为动脉压升高。他还得出结论，在交感神经紧张降低后，异常升高的血流量和手指动脉压是单纯性杵状指特有的，是其产生的主要原因。遗传性杵状指血流和血压正常。此外，他指出肥大性骨关节病中，组织的单位血流量和手指动脉压在正常范围内[68]。Hall 认为尽管通过扩张的动静脉吻合增加了总血量，但杵状指毛细血管血流量还是少于正常手指[69]，他指出这种异常血液循环是由于还原铁蛋白的存在。Hall 还认为，许多引起肺动静脉分流或类似的胸腔内疾病，使得还原铁蛋白进入外周循环，不在正常肺组织中被氧化而变得惰性。Bashour 也有类似的观点，他认为由外周血管扩张剂引起的血液分流导致组织氧张力降低是杵状指的

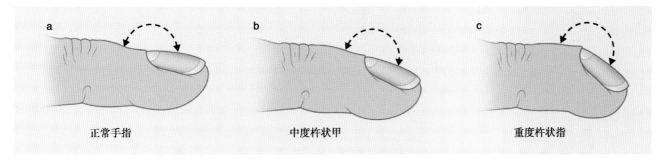

● 图 21.13　杵状指:a.正常手指;b.中度杵状甲;c.重度杵状指(来自 Runne 和 Orfanos[39],有权限使用)

原因,而非组织需求的氧气增加[70]。Ginsburg 和 Brown 在一组 11 名患有肥大性肺性骨关节病的男性中发现尿雌激素排泄增加[71]。

对杵状指的指甲进行的 MRI 显示甲床血管增生[334]。

Gold 等人提出了神经循环机制,通过自主神经系统的调节,局部动静脉吻合改变可能导致杵状指[335]。

获得性、单纯性、对称性杵状指最常与心肺疾病有关。大约 80% 的单纯性杵状指与呼吸系统疾病有关,10%~15% 与心血管和胸外疾病有关[34,35]。根据我们的经验,杵状指常常是双侧的,它通常开始于拇指和示指[71]。在慢性支气管感染中,杵状指的出现取决于三个条件:持续时间长,经常在 10 年以上、缺氧和高球蛋白血症。如果缺少其中一个,杵状指发生的可能性很小[38]。杵状指常与肺癌有关,通常是非小细胞肺癌[333]。在一项慢性阻塞性肺疾病与肺癌的研究中,患病率分别为 9% 和 37%[336]。因此,肺部恶性肿瘤筛查应在存在杵状指的慢性阻塞性肺疾病患者中进行。

获得性单侧或单个杵状指通常与该肢体的血管病变有关,如外周分流、动脉瘤或动静脉瘘,但肺上沟瘤、红斑性肢痛病或者淋巴结炎可能会导致单侧杵状指[34,35]。当单个甲受累时,病因通常是创伤性的,但也可能是先天性的[34,35]。炎症性肠病,特别是活动性克罗恩病是杵状病的常见原因[337]。

根据 Stone 和 Maberry 的描述,获得性肥大性骨关节病有 6 个特点[34,35]:

1. 单纯性,包括足趾。

2. 上肢和下肢肥大,软组织增生,有时有类似象皮肿的水肿。

3. 周围神经血管疾病,如局部发绀、多汗、感觉异常、红斑。

4. 放低下肢会加重骨痛,增生性骨膜炎 X 线表现为沿着骨干的层状鞘或像蜡状物沿着蜡烛滴落的致密层。

5. 关节疼痛和肿胀。

6. 肌无力。

他们还强调,当综合征全部出现时,至少 90% 的病例中会出现胸腔恶性肿瘤,特别是支气管癌[34,35]。

几种与获得性杵状指有关的其他疾病,在 Stone 汇编的广泛的杵状指病因中没有提到(► 框 21.4)包括系统性红斑狼疮[68,72]、磷、氯乙烯、酒精、水银或铍中毒[22]、甲状旁腺功能亢进症[73]、唐氏综合征[74]、Ayerza 综合征(婴儿期哮喘)[22]、阿米巴病[22]、家族性肠息肉病[22]、Gardner 综合征[22]、慢性活动性肝炎[22]、POEMS 综合征[22]、Graves 病[22]、灼性神经痛[22]、结节病和秋水仙碱治疗可以缓解的杵状指疼痛不适[75]、α 重链病(弥漫性肠道淋巴瘤)[76]、奥斯勒-韦伯-朗迪病[76]、泻药滥用[77]、慢性阻塞性黄疸[26]、克罗恩病[78]、和氯乙烯病[39]。Burgdorf 表示,在克罗恩病中发现的杵状指可能有助于将其与溃疡性结肠炎区分开来[78],但我们没发现这个作用。在囊性纤维化、结核病、外源性过敏性肺炎、特发性肺纤维化和石棉肺中,杵状指的出现提示预后不良[338]。特发性和遗传性杵状指可作为一种简单的孟德尔性染色体显性或常染色体显性遗传,其外显率可变。它有隐匿的起病,通常在青春期后开始,并可能同时影响指甲和趾甲[79]。骨膜增生性厚皮症是罕见的,通常被认为是特发性的,在超过一半的病例中,它是家族性的,症状包括杵状指、爪状或铁锹状增大的手、腿部和前臂增厚且累及骨骼和软组织、前额和头皮变厚(回状头皮)、对称性骨膜骨化[34,35]。好发于青春期男性,并具有自限性。患者蝶鞍是正常的,这有助于区别骨膜增生性厚皮症和典型的肢端肥大症[34,35]。慢性淋巴水肿和内分泌异常与骨膜增生性厚皮症有关[80]。

一般来说,除了消除诱因之外,杵状指没有特殊的治疗方法。前面已经提到,秋水仙碱已被用于治疗伴随的疼痛。

在切断胸内迷走神经后,即使相关的肺恶性肿瘤没有被切除,杵状指也可以得到缓解[81]。

所累及的组织切片说明了与杵状指的严重程度相对应的三种组织学模式[23]:

1. 早期杵状指与真皮成纤维细胞和结缔组织的增生有关。

2. 中度杵状指伴随着基质的黏液变性。

3. 严重的杵状指伴有明显的间质水肿和浆细胞、淋巴细胞和原始成纤维细胞的轻度浸润。

Lewin 的文章中,前面的描述不是很清楚,但可能与单纯性,后天获得性杵状指相关。有趣的是,在所有病例中都发现了角蛋白囊肿[23]。

DeNicola 等人提到杵状指中甲板是增厚的[24]。"我们似乎对杵状指很了解,但是实际上可能知之甚少"[65]。

框 21.4 杵状指的分类

Ⅰ. 特发性杵状指
Ⅱ. 遗传性、先天性杵状指[262]
    A. 瓜氨酸血症[263]
    B. 其他[76]
Ⅲ. 获得性杵状指
    A. 肺
        1. 肺肿瘤
        2. 支气管炎、肺气肿、肺脓肿、肺囊肿、肺结核、肺纤维化、芽生菌病、急性肺炎、肺动脉内膜炎、慢性肺淤血
        3. 纵隔：纤维肉瘤、中膜内皮瘤、霍奇金淋巴瘤、淋巴瘤、假性食管扩张
        4. 转移性肿瘤（纤维肉瘤，巨细胞肿瘤）
    B. 心血管
        1. 先天性心脏病（发绀型）
        2. 亚急性细菌性心内膜炎
        3. 充血性心力衰竭
        4. 慢性粒细胞性白血病
        5. 黏液瘤
        6. 非发绀型先天性心脏病（罕见）
    C. 肝
        1. 肝硬化（胆管性、疟疾、血色病）
        2. 门脉性肝硬化，继发性淀粉样变
    D. 胃肠
        1. 慢性腹泻，痢疾
        2. 溃疡性结肠炎
        3. 肿瘤
        4. 蛔虫
    E. 肾脏：慢性肾盂肾炎（罕见）
    F. 中毒：磷、砷、酒精、汞、铍、还原性铁蛋白
    G. 其他（罕见）：梅毒，脊髓空洞症，maffucci 综合征，先天性发育不良，血管扩张症，慢性家族性中性粒细胞减少症，甲状腺切除术后，黏液性水肿，克汀病，原发性红细胞增多症，麻风病，风湿热，雷诺氏病，硬皮病，肢端发绀，冻疮，卡波西肉瘤，出生时血液循环逆转引起的新生儿短暂生理学改变[47]，Gottron 综合征（肢端早老症）[47]
    H. 单侧或单个手指
        1. 动脉瘤
        2. 手臂动静脉瘘
        3. 肩关节半脱位
        4. 肺上沟瘤
        5. 红斑性肢痛病
        6. 淋巴管炎
        7. 正中神经损伤
        8. 局部创伤
        9. 指头炎
        10. 痛风石
        11. 结节病

21.4 与特定器官系统疾病相关的甲改变

以下是一个简要的按疾病系统分类的甲改变。重点内容是放在主要的发现上，表格罗列了部分相关疾病。

21.4.1 心血管系统，血液系统和缺血性疾病

红色甲半月（reddish lunulae）与心力衰竭有关[82]，尽管这种颜色变化的其他原因也已经被注意到了。雷诺氏现象和其他原因引起的周围缺血，包括反甲，都可能引起甲营养不良。据报道，黄甲综合征与心电图异常有关[83]。

川崎病主要见于儿童，以血管炎为特征，好发于冠状动脉。早期诊断和免疫球蛋白治疗可预防严重的冠状动脉损害。最敏感的早期迹象是非化脓性结膜炎，最特异的症状是肛周出疹、水肿、红斑和通常开始于甲周皮肤的脱皮。川崎综合征也有甲脱落的报道[84]，报道的甲改变包括脱甲症、Beau 线、钳甲（pincer nail）和棕色甲[339]。

血型可以从剪下的甲中检测出来，这一方法非常重要，比如当只有手和足可用于检查，或者已经发生干尸化或腐败时[39,86]。此外，受害者甲下的血迹物质在犯罪案件中可能很重要。一般来说，在这个群体中，很少有病理性甲改变。表21.4 列出了与心血管、血液和缺血性疾病相关的变化（表21.1 和 表 21.4）。

Samman 用异烟酸酰肼、盐酸硫胺、保暖手套和紫外线 B 照射末端指骨治疗了手冰冷症或雷诺氏病的患者，结果表明后一种治疗可缓解几个月[87]。

表 21.4 与心血管、血液和缺血性疾病相关的甲改变

疾病	甲异常
主动脉瓣关闭不全	Quincke 脉搏
一般贫血[6]	甲营养不良
心内膜炎（细菌性）	裂片形出血[7]
Fabry 病[77]	杵状指[264]
心力衰竭[64]	龟背状甲
高血压[7]	红色甲半月
缺血	裂片形出血
白血病[16]	非特异性营养不良，翼状胬肉，甲增厚[265]
马方综合征（动脉瘤）[18]	
二尖瓣狭窄[26]	裂片形出血
心肌梗死（第 7 章）	又长又窄的甲
奥斯勒-韦伯-朗迪病	裂片形出血
恶性贫血[266]	Mees 线
卟啉病（红细胞生成）[52]	毛细血管扩张[16]
结节性动脉周围炎[243]	裂片形出血[1]
坏血病[26]	蓝色指甲
镰状细胞性贫血（第 7 章）	裂片形出血
血小板减少症[16]	裂片形出血
血栓形成[16]	Mees 线
血管炎[26]	裂片形出血

☐ 表 21.4　与心血管、血液和缺血性疾病相关的甲改变（续）

疾病	甲异常
红细胞增多症（分泌促红细胞生成素的肿瘤）[16]	脱甲症
红细胞生成性卟啉病[55]	裂片形出血
静脉曲张（营养性）[47]	反甲，红色甲
Wegener 肉芽肿病[267]	甲分离
	厚甲襞
	甲周血管梗死

21.4.2　胃肠道疾病

我们认为，在胃肠道疾病中很少有特定的甲改变。

然而，一些甲病是值得提及的，过去它们被认为与胃肠道疾病具有特殊关联性（▶框 21.5）。

框 21.5　与胃肠道疾病相关的甲改变

疾病
- 肠病性肢端皮炎 Bazex 综合征[248,268]
- 胆汁性肝硬化[6]
- 肝硬化
- 乳糜性腹水，肠淋巴管扩张[270]
- 克罗恩病[271]
- Cronkhite-Canada 综合征[62,72]
- 囊性纤维化[1]
- 糖尿病、十二指肠溃疡、胆结石[274]
- 肝脏疾病（其他非特异性变化）
- 肝炎[6]，（慢性活动性）血色病[275]，肠平滑肌肉瘤[276]
- 黄疸（慢性梗阻性）[18]
- 吸收不良[52]
- Plummer-Vinson 综合征，（食管蹼）迟发性皮肤卟啉病
- 进行性系统性硬化症（胃肠道表现），Peutz-Jeghers 综合征[278]
- 区域性肠炎[264]（克罗恩病）

甲改变
- 甲沟炎
- 银屑病样改变
- 杵状指
- 扁平甲[269]，Terry 甲，黄甲综合征
- 甲床血管痉挛
- 甲腹侧呈三角状伴非特异性甲营养不良，有时呈淡黄色[55]，脱甲症，甲分裂[273]和甲分离[301]
- 甲周毛细血管扩张症（更可能是功能性障碍），遗传性白甲症
- 甲基部红斑[6]，Muehrcke 线[30]，Beau 线，线状黑甲[16]
- 杵状指，白色甲，裂片形出血
- 反甲，白甲症，纵纹，脆性棕色素沉着甲
- 杵状指，黄色甲[277]
- 生长异常导致的反甲
- 甲分离[55]，营养不良，杵状指，甲半月消失[47]，纵向条带[26]
- 缺血性改变和甲周毛细血管扩张褐色色素沉着

天蓝甲半月（azure lunulae）与肝豆状核变性（Wilson 病）有关。这种变色局限于甲半月，而不像银中毒、使用抗疟药和假单胞菌感染中甲其他部位出现的相似的天蓝色改变[49,88]。服用含有酚酞泻药的患者甲半月区域表现出类似的颜色变化，这种变化在拇指特别明显，挤压甲并不会发生颜色改变[88]。Terry 甲可能与肝硬化有关，除了靠近甲游离端的远端，甲出现异常白色外观。远端粉红色区域在这种疾病中被夸大了，被命名为甲真皮层带，挤压甲时，该区域不会减小[63]。

Cronkhite-Canada 综合征患者易发生非家族性胃肠道息肉病、皮肤色素沉着、脱发和甲营养不良。甲改变包括甲分离、脱甲症、甲萎缩、分裂、白甲症和三角形甲[340]。

Jemec 对 569 名住院患者的研究中，分析显示了钳甲（横向曲度异常增加的甲）与胃病之间的关联[1]。

一个有趣的报道，手和甲接触甲基丙烯酸酯引起了恶心和腹泻[89]。甲化妆品中可能含有甲基丙烯酸酯，这种关联值得关注。有关 Bazex 副肿瘤综合征的讨论，请参见本章节的肺部疾病部分。

21.4.3　代谢-激素-内分泌疾病

几乎所有与内分泌系统相关的甲病都是非特异性的（☐ 表 21.5）[90,91]。Bissell 和同事描述了纵向色素带，这可能发生于 Addison 病患者[92]，类似于 Hutchinson 征的甲周色素沉着[341]。

它们发生在色素沉着轻的患者比在色素沉着重的患者中更有意义[44]。DeNicola 等人提出了一种放射学方法来区分甲状腺疾病引起的分离症和由其他疾病导致的甲分离[24]。内分泌疾病患者的甲通常会变脆[93,94]。

21.4.4　一些传染性疾病

与传染性疾病相关的甲改变基本上是非特异性的。梅毒与许多甲改变有关，包括甲溃疡（仅在甲半月部分甲板缺失）[24]、甲沟炎（有时是溃疡性的）[24]，这些表现在过去被认为是先天性梅毒的典型标志[95]；甲变薄和脱甲症[24]；游离缘变脆伴裂纹[24]；球拍状甲[24]和 Milan 深紫色横纹[24]。几种已报道的特征甲改变：性病淋巴肉芽肿中的红色甲半月[24]，发热期的灰岩色甲[24]，疟疾患者的 Mees 线[49]，兔热病中的甲沟炎[9]，伤寒中的非特异性甲改变[9]，Job 综合征中的甲萎缩[96]，以及内脏利什曼病中的浅灰色变色[97]。麻风病可有众多表现，包括白甲症和痛性甲下脓肿[24]、甲半月消失[24]、Milan 深紫色横纹[24]和翼状胬肉[98]。

弓形虫病与卡波西肉瘤、疣状扁平苔藓和"甲营养不良"有关[99]。Beau 线和甲脱落可能发生在中毒性休克中[100]。

在指甲下，尤其是牙医的拇指和食指甲下积聚的隐血，可能是血液传播性疾病（如乙型肝炎）传播的一种机制[101]。建议牙医和其他接触血液和体液的人应戴上外科手套[101]。疥疮可能隐藏在甲下，导致再次感染[102,103]。其他相关信息在别处列出[104]。

表 21.5   激素-内分泌-代谢相关的甲改变

疾病	甲改变
肢端肥大症	甲增厚[6],短、宽且扁平甲[16],甲分裂[16],甲半月消失[16]
Addison 病	纵向色素带[72]颜色为深黄色并具有棕色背景[16]甲半月消失,甲肥厚,纵纹
肥胖性生殖无能综合征(Frieilich 综合征)[16]	甲床色素沉着,甲下血肿
淀粉样变(大疱性)[279]淀粉样变(原发性)[47]	轻度匙状甲,纵向黑色素带,甲下乳头状瘤
黑尿酸症[12]	条纹,游离缘破碎,点状侵蚀,脆弱,甲缺失:甲改变可能是第一个征象[280]
库欣病[12]	甲分离,慢性甲沟炎
糖尿病	黄色足趾甲[281],近端甲床毛细血管扩张,毛细血管扩张或红晕[281],裂片形出血[12],甲周红斑[12,296],甲沟炎、甲癣、甲分离、甲周皮肤色丘疹[299]
	龟背状甲伴紫色甲条带,甲弯曲,脆性甲
Fabray 病[77]	纵向条纹,脆性甲,甲弯曲条纹
岩藻糖代谢病[12]	甲肥厚,甲分裂,Beau 线,甲周毛细血管扩张及甲床纵向嵴状增生
胰高血糖素瘤综合征[91]	甲草酸盐肉芽肿,甲肥厚
痛风[12]	甲生长不良
Hartnup 病[282]	网状白甲症[47],Beau 线[284],甲分裂
组氨酸血症[12],同型半胱氨酸尿症[12],高钙血症[283],高草酸尿[12]	Beau 线[258],甲纹理变化[6],念珠菌性甲沟炎[6]纵向条纹[16],浑浊甲[6],脆性甲[6],裂片形出血[12],慢性甲沟炎[47],假性杵状指
性腺功能减退[12]	甲半月可能会消失[16],褐色斑点[16],又长又细的甲[18],念珠菌感染
类脂蛋白沉积症[6]	感染[12],脆性甲[12],Beau 线[12],短指症
月经(痛经)代谢性酸中毒[16]	
甲状旁腺疾病	甲板宽度大于长度[16],甲软化症[16],生长缓慢[16],纵向沟[16],横纹[286],脆性甲[16],甲分离(甲发干,扁平,增厚,无光泽)[12]
1. 甲状旁腺功能减退症	
2. 甲状旁腺功能亢进(囊性纤维性骨炎)[41];垂体疾病(垂体功能减退症)	Plummer甲:游离缘是波浪状的,向上弯曲[6],杵状指[52],黄甲综合征[12],裂片形出血[16],生长速度增加[16],甲钙含量增加[287];柔软,有光泽,甲分离[286,288],反甲[12]
假性甲状旁腺功能减退症[12]	
甲状腺疾病	
1. 甲状腺功能减退	
2. 甲状腺功能亢进	

21.4.5   人类免疫缺陷病毒患者的甲

HIV 阳性的患者(以及其他免疫缺陷病的患者)通常有许多皮肤表现[105,106]。与健康对照组相比,HIV 患者的甲症状更明显。Cribier 等人发现,以下几种甲病在 HIV 患者中明显更常见:杵状指、横沟、甲分裂、白甲症和纵向黑甲症。研究发现甲真菌病是最常见的甲病,其与免疫抑制程度相关。Perez 等对 1 150 多名 HIV 患者的研究中,甲真菌病诊断时的平均 CD4 细胞计数为 161 个/mm³,该 CD4 细胞数量低于其他大多数皮肤病[107]。在一项小型研究中,与健康对照组相比,HIV 患者的甲生长速度更快[342]。在齐多夫定治疗中可出现黑甲[343]。

对于甲癣,治疗后复发是常见的,足癣的局部治疗应用于维持治疗。甲真菌病的存在通常与辅助性 T 细胞数量小于 100

个/mm³ 有关[108,109]。

尽管甲真菌病的致病微生物和临床表现通常与无 HIV 的患者相似,但似乎也有一些显著的不同:

1. 甲病可能会迅速扩散到所有的指甲和趾甲[108],而在免疫能力正常的个体中,通常只涉及一只手的指甲(如果有的话)。

2. 在 HIV 阳性的个体中可能发现两只手掌的霉菌性角化病[105,106],这在免疫能力正常的个体中非常罕见。

3. 近端白色甲下甲真菌病经常出现[105,106,108,110](图 21.14),这在普通人群中是少见的,尤其是在指甲中。有报道称,一位患有系统性红斑狼疮的患者在趾甲上有这种表现[111],这一报道提示我们[105]和其他人[112]在看到它时对患者进行 HIV 检查,从而在以前未知患者身上诊断出 HIV 感染。

4. 在具有正常免疫能力的个体中,累及甲板外层的亚白

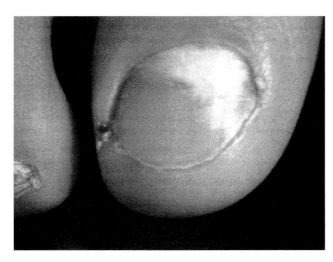

图 21.14 近端白色甲下甲真菌病

色改变（浅表白色甲真菌病）在指甲中很少见，通常是由须癣毛癣菌引起的。在 HIV 感染的个体中，这种表现可见于指甲或趾甲，通常由红色毛癣菌引起[108]。

5. 甲周区可能有皮肤癣菌感染[109]。

6. 指甲受累可能不累及趾甲（T. Berger，个人通信，1995 年 2 月 6 日）。

HIV 感染者的甲真菌病治疗往往更具挑战性，复发也很常见。然而，甲可作为病原体的储存器，适时治疗是必要的。治疗方案包括特比萘芬、伊曲康唑或超说明书使用氟康唑。

对于决定不进行系统治疗的患者，应剪短指/趾甲并进行局部治疗[105]，使用抗真菌制剂如酮康唑、特比萘芬、环吡酮、奥昔康唑、益康唑或硫康唑。

21.4.5.1 念珠菌

念珠菌作为主要病原体直接侵入健康个体的甲板，这种情况并不常见[113-115]。念珠菌甲营养不良在 HIV 感染患者中很常见，尤其是当辅助性 T 细胞计数低于 100 个/mm³ 时[108,109]。可能会发生甲裂和甲沟炎。与皮肤癣菌感染一样，许多甲会受累[109]。在 HIV 感染的患者中，肥厚型甲床念珠菌感染更为典型[113]，因为它是慢性皮肤黏膜念珠菌病。我们还没有在非免疫力低下的个体中看到这种情况。有报道显示了一名 HIV 阳性患者身上出现急性念珠菌性甲沟炎[116]，这在健康个体中也有报道[117]。

有些甲病例对伊曲康唑、氟康唑或酮康唑治疗有反应，但是仍会复发[105]。在 HIV 感染者中经常分离出光滑念珠菌[344]。

白色念珠菌是儿童获得性免疫缺陷综合征（acquired immunodeficiency syndrome，AIDS）伴发的主要真菌病原体。在儿童中，慢性念珠菌性甲沟炎似乎最常发生于 2~6 岁之间，有时伴有严重的甲营养不良[118]。

21.4.5.2 其他真菌

毫无疑问，普通人群中真菌感染的整个频谱（▶第 11 章）都会出现在 HIV 阳性的个体中[113]。有报道卵圆形糠秕孢子菌导致了 2 例艾滋病患者的甲真菌病[15,108]，链格孢霉甲感染也有报道[119,120]，这些微生物感染在非免疫抑制的个体中是极其少见的。非皮肤癣霉，如黑曲霉、枝孢菌属和透明柱顶孢在 HIV 感染人群中较健康成年人更常见[345]。进行真菌研究

时，必须在 Sabouraud 琼脂培养基上进行氢氧化钾（KOH）试验，培养时同时分两组，一组培养基含有环己酰亚胺和氯霉素，一组不含氯己定，以免妨碍罕见病原微生物的生长[112,113,121]。

21.4.5.3 病毒感染[105]

疱疹性瘭疽在感染 HIV 的成人和儿童中被报道[122]。该疾病十分顽固，治疗后易复发，进行性发展可能导致甲溃疡和瘢痕[105]。阿昔洛韦、泛昔洛韦或膦甲酸可用于治疗这种疾病（▶第 14 章）。

乳头瘤病毒可能感染甲单元。对不寻常的或持续性的病变应进行活检以排除鳞状细胞癌。我们接诊过一位年轻的成年患者，他的手指上出现典型的"疣"，后来发展成甲床的浸润性鳞状细胞癌，对该患者进行 HIV 检测，结果是阳性的。在 30 岁以下的人群中，甲鳞状细胞癌的存在应该考虑免疫抑制状态，尤其是 HIV 感染[105]。人乳头瘤病毒 16 型脱氧核糖核酸已在甲周鳞状细胞癌中发现[123]，人乳头瘤病毒 35 型和其他菌株也有报道[123]。

21.4.5.4 疥疮[105]

厚痂性疥疮[124,125]可能发生于 HIV 感染者。甲床和甲板可能是肥厚的，并且存在大量的微生物。正确治疗方案非常重要，特别是在难治性病例中[126,127]。治疗方案可能包括甲清创术，然后使用林旦或氯菊酯乳膏进行多次治疗（另见非真菌性甲感染）。

21.4.5.5 肿瘤性疾病[105]

甲区域可能出现鳞状细胞癌、转移性病变和卡波西肉瘤。在 HIV 患者中，鳞状细胞癌的临床表现可能非常隐匿，肿瘤可能会长期得不到诊断，因为它可能类似于慢性甲沟炎或疣[128]。几乎 100% 发生卡波西肉瘤的艾滋病患者发生有甲真菌病（T. Berger，个人通信，1995 年 2 月）。甲和甲周 Bowen 病和鳞状细胞癌在 HIV 患者中被报道[346,347]。

甲单位淋巴瘤是人类 T 细胞白血病-淋巴瘤病毒 I 型感染患者的首发表现。

21.4.5.6 炎症性疾病[105]

银屑病或银屑病样发疹通常会发生于 HIV 患者。可能出现银屑病的典型甲表现，类似于脓疱型银屑病的皮疹也可能会影响甲。肉芽肿性的增生过程可能造成甲永久性地损伤。银屑病和 Reiter 综合征可能发生重叠[106,108]。齐多夫定可改善 HIV 阳性患者的银屑病[129]，其治疗银屑病作用为剂量依赖性，并与齐多夫定的副作用——大红细胞症的发生有关[129]。一例银屑病患者接受了大剂量复方新诺明治疗后病情得到改善[130]，另一例使用了 T 肽治疗也可得到改善[131]。应避免使用甲氨蝶呤，因为它会增加脑病、白细胞减少、感染和死亡的可能性[116]。全身性抗菌药物在某些情况下是有效的[132]。阿维 A 酯可改善 Reiter 综合征[133]。据报道，在 4 例 HIV 感染患者中发现了毛发红糠疹[134,348,349]。

甲改变包括甲床增厚和甲板楔形增厚。

特应性疾病可能伴有甲干燥和变脆。据报道，一名 HIV 阳性患者出现小棘苔藓和"甲营养不良"[135]。

一般来说，在 HIV 感染者和一般人群中炎症性疾病的甲表现是相似的[105]。然而，HIV 感染者随着辅助性 T 细胞计数降低，更多的继发感染会相继发生，就像延迟愈合一样[105]。

21.4.5.7 系统性疾病[105,106]

系统性疾病一般会影响甲单元[136]。没有与系统性疾病

相关的特定甲改变(除了前面提到的那些)表明 HIV 感染(一些非特异性的改变参见 ▶ 框 21.6)。我们注意到在 HIV 感染患者中红新月[58]明显增加(未发表的观察)。据报道,这种情况在"发病"患者中更明显[58]。我们尚未证实黄甲综合征的频率有明显增加[137-140]。甲发黄和卡氏肺孢子菌肺炎可能存在关联[141]。随着病情恶化,可以观察到甲生长减慢和脆性增加[105]。Beau 线也可能随着潜在疾病的恶化和缓解而发生[105]。

框 21.6　HIV 疾病中的非特异性甲改变

- 生长缓慢
- Beau 线
- 裂片形出血
- 延迟愈合
- 杵状指,尤其在肺孢子菌肺炎中[12]
- 脆性甲
- 白甲症[91]
- 甲板发黄[96,114]
- 银屑病改变(Reiter 综合征)[289]
- 光滑甲(划伤)

21.4.5.8　系统用药[106]

系统用药可以通过多种方式影响甲[142]。HIV 感染患者对药物反应的发生率增加,特别是对复方新诺明。用于治疗恶性肿瘤的化疗药物在未感染 HIV 的患者中产生广泛的色素变化,在 HIV 患者中具有类似的反应[142]。齐多夫定可使甲产生深棕色、蓝色或黑色的色素沉着,但蓝色甲可能发生在 HIV 阳性疾病中,并且与齐多夫定无关[143]。色素形状多样,可以是纵向的、横向的或弥漫性的。颜色变化更常见于深色皮肤的个体。

蛋白酶抑制剂茚地那韦增加了维甲酸信号传导,这似乎解释了常见到的甲沟炎、甲皱襞化脓性肉芽肿样改变和内生甲。茚地那韦与利托那韦的组合似乎增加了嵌甲的风险,往往导致急性发病并需要手术治疗[144]。此外,核苷类逆转录酶抑制剂,如齐多夫定和拉米夫定,与甲沟炎和化脓性肉芽肿样病变相关[145]。

21.4.5.9　其他

在 HIV 疾病中,甲半月可能比平时小[146]。小甲半月与甲半月缺失,在 HIV 感染者中比正常对照更常见,并与感染阶段相关。已有报道显示蓝色甲是 HIV 感染的一个标志[147]。此外,在 2.4% 的 HIV 研究人群中发现甲周红斑[148],有时红斑是疼痛性的,且可见甲皱襞末端血管扩张,这可能是 HIV 感染后产生血管生成因子引起的[149,150]。

21.4.6　人类免疫缺陷病毒患者的甲护理

HIV 患者应该剪短指/趾甲,因为较长的指甲容易在搔抓时刮伤皮肤,较长的指/趾甲也可能藏匿病原体。趾甲应该平着剪而不是剪出圆形的边缘,避免发生内生甲。咬甲癖和剔甲癖并不少见[15],应当戒掉这些不良习惯。倒刺不应该被捏或扯下来,而应该轻轻地剪掉。修剪指/趾甲时正确使用握式甲钳可以无痛地剪掉松离的甲,降低损伤甲床的可能。不应该用

电动甲剪来修剪 HIV 患者的甲,因为这会散落许多甲碎片,可能会释放出一些飘散的传染性物质。湿作业时,应在乙烯基手套下面戴棉手套。如果患者是 HIV 阳性,应通知他们的专业甲护理人员,以便采取适当的保护措施[106]。所有的甲手术都应像假设患者感染了 HIV 一样进行。

21.4.6.1　总结

目前没有能够特征性标志 HIV 感染的甲改变。然而,出现下面这些表现应怀疑 HIV 感染可能:

1. 近端白色甲下甲真菌病或红色毛癣菌似乎最常见于 HIV 感染者。甲周皮肤癣菌感染和感染累及所有甲,在非 HIV 感染者中非常罕见。

2. 当念珠菌是甲床和甲板的主要致病菌,尤其当累及多个甲时。

3. 出现一种破坏性的、肉芽肿样类似银屑病的甲改变。

4. 年轻人出现甲床鳞状细胞癌。

21.4.7　营养不良

关于营养不良中的甲改变已经写了很多,但是这些改变似乎是非特异性的。生长缓慢和分裂[9]、反甲[24]、伴锌缺乏的脓疱性甲沟炎[151]、矛状甲[152]、Muehrcke 线[51]、糙皮病和反甲[24]、与维生素 A 缺乏有关的蛋壳型甲[26]、脆性甲[24]都已被报道。低钙血症通常不是甲变脆的病因。在严重营养不良中观察到的慢性的严重低钙血症可能导致甲异常改变。

21.4.8　中枢和周围神经系统疾病

中枢和周围神经系统疾病中可能没有特定的甲病,但是有些联系值得关注(■ 表 21.6)。几十年前,Maricq 注意到精神分裂症的家族史和甲皱襞毛细血管床的可见性存在显著的相关性[153]。这些患者的病程较长,学习成绩不佳[153]。若干年后,她又补充说,异常的毛细血管床并不是一个永久的特征[154]。在后来的一篇文章中,她指出,当这些患者出现清晰可见的甲皱襞区皮下毛细血管床时,该区域皮肤可能更加平整、光滑,甲皱襞区毛细血管出血更多,而且往往有更长更直的汗腺导管[155]。

■ 表 21.6　与中枢和周围神经系统疾病相关的甲改变

疾病	甲表现
腕管综合征[292]	Beau 线,甲黄褐色和横沟,反甲[12]
灼性神经痛[16]	长而凸,有竖直嵴的甲,单侧杵状指[12]
中枢神经系统疾病[16]	中枢和周围神经系统疾病中的裂片形出血[16]
流行性脑炎[12]	多发性甲沟炎
癫痫[16]	Beau 线
偏瘫[16]	纵向条纹
Lesch-Nyhan 综合征	指尖损伤
躁狂抑郁症[16]	横纹性白甲症

21

■ 表 21.6　与中枢和周围神经系统疾病相关的甲改变(续)

疾病	甲表现
Morgagni-Stewart-Morel 综合征[47]	甲增厚变硬
多发性硬化	纵向条纹[16]
神经纤维瘤病	甲倒转型翼状胬肉[124]
周围神经炎和偏瘫[16]	脱甲症
精神疾病[16]	双刃甲
反射性交感神经营养不良综合征[291]	甲生长加快、横向弯曲过度、脆性增加和甲周化脓性指头炎样改变
脊髓损伤[12]	嵌甲
脊髓空洞症	纵向条纹[16]、甲周结痂[12]

已被提及的中枢和周围神经系统疾病相关的甲改变包括精神疾病中的双刃甲、伴有中枢和周围神经系统问题的甲脱离、Lesch-Nyhan 综合征的指尖损伤、周围神经炎和偏瘫伴脱甲症、中枢神经系统疾病中的裂片形出血、在灼性神经痛综合征中出现长而凸起的甲竖直嵴[9]、癫痫中 Beau 线、躁狂抑郁症中的条纹白甲症、偏瘫中的纵向条纹、多发性硬化症、脊髓空洞症、神经纤维瘤病患者的甲倒转型翼状胬肉[156]、Morgagni-Stewart-Morel 综合征中增厚且变硬的甲[24]。在多系统萎缩(一种中枢神经系统的原发性退行性疾病)患者的所有甲中都有显著的、横向的、红色条带[157]。

21.4.9　与心理障碍相关的甲改变

甲异常可能与多种心理或精神疾病有关。这些疾病很容易被忽视或误诊,导致患者经常感到沮丧和绝望。相反,如果它们被诊断出来,并且与相关方面的专家合作制订护理方案,那么对患者来说是非常有好处的,对皮肤科医生来说也非常有成就感。本节是一个简短的介绍,以帮助识别这些情况,但没有提供治疗方案,因为这往往需要与精神病医生或临床心理学家配合治疗。皮肤科医生主要负责监测甲改变,治疗继发感染,促进伤口愈合,并支持鼓励患者。

剔甲癖,是甲自残的一种形式,它被认为是强迫症(obsessive-compulsive disorder,OCD)的一种表现。■ 图 21.15 和■ 图 21.16 展示了接受治疗前的剔甲癖(■ 图 21.15)和几个月的治疗后的情况(■ 图 21.16)。

它常始于咬甲或习惯性抽动导致甲畸形[158],应注意与 Lesch-Nehan 综合征和截肢癖进行鉴别[159]。剔甲癖患者经常抱怨疼痛,并可能强烈否认对甲进行过任何损毁行为。根据我们的经验,在建立良好的关系之前,不应向患者提出自我损伤或需要精神心理咨询的问题。患者经常对以前的医生没有能帮助甚至"侮辱"他们感到愤怒。他们经常经历尴尬和焦虑,这可能会影响到他们的人际关系和工作[160]。最好是通过解决这些问题来表现同理心,帮助缓解疼痛(非甾体抗炎药优于麻醉药),治疗继发感染和鼓励密切随访。最好在每次接诊时间表中留出额外的时间,这样这些问题就可以得到适当的解决,而

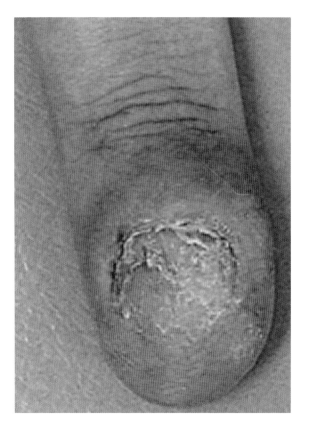

■ 图 21.15　治疗前的剔甲癖

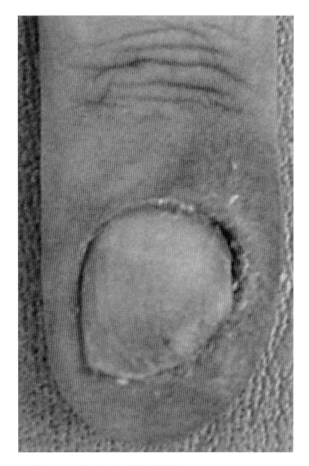

■ 图 21.16　治疗几个月后的剔甲癖

且患者不会感到时间紧迫。一旦建立了融洽的关系,就有必要区分强迫症行为和妄想的存在。对强迫症有用的药物包括氯米帕明、氟西汀、氟伏沙明、帕罗西汀、舍曲林、文拉法辛和西酞普兰。如果有妄想,匹莫齐特和一些新型抗精神病药物可能有效。此时患者可能会乐意接受心理治疗,但最好继续随访患者。包封治疗在某些情况下可能会有所帮助,但如果疼痛控制不佳,这些措施的效果可能大打折扣。加巴喷丁可能会帮助改善疼痛,使用剂量为每次 300~600mg,每日 3 次(与带状疱疹神经痛剂量相似)。长效手指神经阻滞剂和局部麻醉剂如复方利多卡因乳膏可以减轻疼痛。咨询疼痛专家(通常主要由麻醉科实施)是非常有帮助的,特别是如果同时存在麻醉剂依赖的问题。

还有一些心理疾病的患者中发现皮肤和甲改变。例如,Hediger 等人研究了神经性厌食症患者的皮肤改变,除了干燥症、多毛症和脱发,多达 48% 的患者中发现了肢端发绀、甲周红斑和其他甲改变[161]。慢性酒精中毒的患者可以表现出许多与肝脏疾病相关的甲改变。据报道,Terry 甲、红新月、反甲和杵状指与酒精性肝硬化有关[162]。

21.4.10　呼吸系统疾病

黄甲综合征(yellow nail syndrome)的甲表现出生长速度大幅减缓,甲板为黄色(可能增厚,并且横向弯曲过度),甲半月和甲小皮缺失,甲周组织肿胀,以及不同程度的甲分离[163,164](◘ 图 21.17)。

黄甲综合征在多种肺部疾病中被发现[165],包括肺结核[156]、哮喘[163]、胸腔积液[163]、支气管扩张[164]、慢性鼻窦炎[164]、慢性支气管炎[166]和慢性阻塞性肺病[167]。这种甲表现可能与大疱性扁平苔藓相似[90]。受累甲活检结果提示原发性甲母质硬化,这可能是淋巴管阻塞所致[168]。除了甲和呼吸系统表现外,淋巴水肿被认为是该综合征的第三大表现或组成部分[169,170]。应注意的是,典型的三联征仅发生在约 1/3 的患者

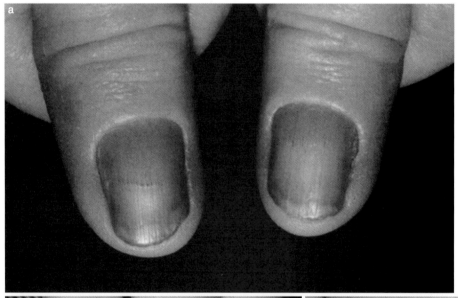
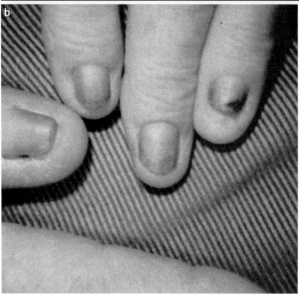
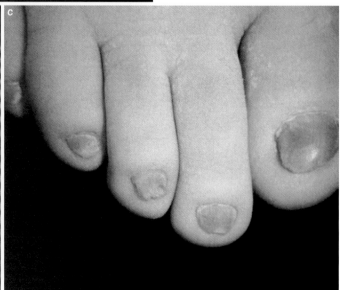

◘ 图 21.17　a-c. 慢性肺疾病的黄甲综合征

中,并且仅在约 10% 的病例中观察到甲受累[350]。

在一名患者中,黄甲的消退可能与接受喉癌根治术有关。其他相关的恶性肿瘤包括淋巴瘤、黑色素瘤、子宫内膜癌、未分化间变性肿瘤和胆囊癌[167,171]。

其他一些关联疾病包括乳房大小不等[90]、甲状腺疾病[164]、慢性鼻塞和坚硬的耵聍[172]、脓胸[173]、肾病综合征[15]、使用青霉胺[174,175]、银屑病[176]、小肠淋巴管扩张症[177]和睡眠呼吸暂停综合征[178]。

微血管病变和钛都被认为是该疾病的原因。例如,一些黄甲综合征患者的皮肤镜检查显示毛细血管袢扩张和弯曲。此外这些患者体内钛水平升高,钛存在于某些药物和牙科植入物中。据报道,银汞和金之间的相互作用也会导致甲颜色变黄[351]。

多种治疗方案已在文献中被报道,但没有明确一致的结果。Guin 和 Elleman 提到,治疗类风湿关节炎的黄金疗法和卧床休息改善了一个病例[167]。生物素[179]、局部注射曲安奈德[180]、己烯雌酚[181]、锌剂[176]以及糖尿病的有效管理[182]都可能使患者甲病得到改善。据报道,以 400IU 剂量的维生素 E[176,183]每日使用 2[165]~3[184,185]次改善了甲情况。还有关于外用维生素 E 改善甲情况的报道[186]。口服维生素 E 和伊曲康唑的治疗也有报道[187]。伊曲康唑冲击疗法或氟康唑可与维生素 E 联合使用[352]。

据报道,贝壳甲综合征(shell nail syndrome)与支气管扩张有关。受影响的甲表现出甲板的过度纵向弯曲,远端甲床萎缩导致指尖营养不良,以及甲分离[188]。除了没有提到异常颜色和生长速度减慢外,这种改变显然与黄甲综合征相似。

杵状指已经在前面提到过与呼吸系统问题有关。一位结节病患者出现疼痛性杵状指,且在秋水仙碱治疗后不适感减轻[75]。结节病中甲改变也可能表现为营养不良和淡黄色,并可表现为疼痛性甲沟炎和裂片形出血[38]。Bazex 副肿瘤综合征中可能在甲和其他肢端区域如鼻子和耳朵表现出银屑病样皮损[189-191]。

其他可能的甲改变包括出现水平和垂直嵴、颜色变黄、增厚、甲分离、甲下碎屑、变软、变薄、生长缓慢以及甘氨酸、赖氨酸酸和蛋氨酸含量增加[15]。这些变化可能发生于上呼吸道恶性肿瘤以及上消化道恶性肿瘤之前数月或数年。其中鳞状细胞癌最为常见[15],也有与前列腺癌或外阴癌相关的报道[15]。

其他与甲病有关的肺部疾病包括间质性肺疾病和先天性角化不良[192]。此外,从囊性纤维化患者剪下的甲中钠含量升高[39],还发现了裂片形出血和甲周毛细血管扩张[15]。

21.4.11　肾脏疾病

对半甲可能是慢性肾功能衰竭中最有意义的甲改变[58]。这一发现最初由 Lindsay 推广[193],但可能首先是由 Bean 描述[194]。Lindsay 对此描述为:"甲单元出现红色,粉红色或棕色的横向甲远端条带,占甲总长度的 20%~60%,其余的近端部分表现为暗淡的白色磨玻璃样改变"[193]。然而我们没有发现甲近端部分一定发白。Kint 等人也得出了同样的结论[195]。如果远端条带小于总甲长度的 20%,则认为患者有 Terry 甲[193]。

许多病因导致甲变色的表现可以与对半甲相似,了解如何评估颜色的变化将有利于鉴别诊断[44]。最常遇到的模拟

对半甲表现的原因是局部用药[44]和银屑病。在银屑病甲中,一种褐色变(油斑改变)经常发生在甲分离区的附近,但是甲分离以及其他甲和皮肤的银屑病表现通常能使诊断变得明确(●图 21.18)。系统使用 5-氟尿嘧啶和雄激素可能会导致对半甲[196-198]。Scher 报告了 1 例黄甲综合征合并对半甲的患者[199]。

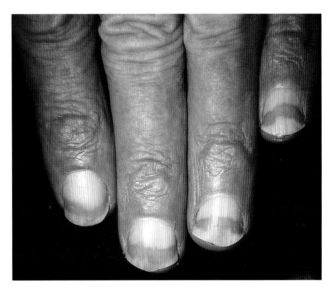

●图 21.18　银屑病引起的假性对半甲

对半甲产生的确切原因尚不清楚。Leyden 和 Wood[200]对甲远端褐色区域进行活检,发现沉积色素为黑色素。他们提出肾衰竭刺激甲母质黑素细胞并使黑色素沉积在甲板中[200]。另外,由于肾衰竭时甲生长更慢,色素更容易蓄积[200]。Stewart 和 Raffle 在甲床表皮基底层发现黑色素颗粒[201]。Kint 等人发现毛细血管增加和血管壁明显增厚[195],这可能是由于通过人工分流血流量增加所致。可逆的毛细血管改变被认为是导致对半甲出现的可能原因[202]。血浆促黑激素已被发现在慢性肾功能衰竭维持透析治疗的患者中显著升高[203]。这一点以及甲被阳光照射可能是黑色素沉积的原因[203]。

关于对半甲的一个有趣的问题是,考虑到黑素细胞可能在甲母质中,颜色不迁移,为什么远端褐色改变在近端甲中不明显。显然,由于甲板的松离或丁达尔效应,色素在甲远端比近端更明显。我们注意到,一个长期血液透析患者接受肾移植后,褐色色素向远端移动,他的对半甲逐渐消失[59]。对半甲与血尿素氮或肌酐结果不相关[193,200,201](C. R. Daniel 和 J. D. Bower,未发表的数据,1975),提示肾脏疾病本身并不是甲改变的原因,但是氮质血症和肾衰竭确实通过直接作用于甲母质黑色素细胞或从另一个部位释放的黑色素细胞刺激物质引发了这个问题。对半甲似乎发生在大约 9%~15%[202]慢性肾功能衰竭患者的某个病程阶段。我们描述了一种叫作"红新月"的甲病,发现它更频繁地发生在肾衰竭中,但也会发生在其他慢性病患者以及一些正常人中。Lubach 等人把对半甲,棕色弧线,可能还有红新月纳入甲下红斑这一类目中。甲下红斑最常见于肾衰竭患者,但不仅限于此[60,204]。

Levitt[205]分析了人体指甲和趾甲的肌酐浓度,以明确肾衰竭的持续时间。他得出结论,急性肾功能衰竭患者的甲肌酐浓

度正常,而慢性肾功能衰竭患者的甲肌酐浓度升高,这与几个月前出现的血清肌酐浓度升高相关[205]。

Saray 等人研究了 127 例慢性肾衰竭透析患者和 116 例肾移植患者的甲改变。他们认为,透析患者中最常见甲改变(实际上可能归因于慢性肾功能衰竭)为甲半月缺失、甲真菌病、裂片形出血、白甲症、纵向嵴和对半甲。在移植组中,最常见的甲改变是白甲症、甲半月缺失、甲真菌病和纵向嵴[206]。Tercedor 等人还发现,在透析患者中最常见的异常是甲半月缺失,但两项研究都否定了甲疾病在慢性血液透析患者中比健康患者更常见[207]。

Kelly 等人认为,大约 1/3 的血液透析患者会出现显著的微量元素缺乏,甲改变可能是这方面的标志。他们注意到可能相关的甲改变包括 Beau 线(锌)、反甲(铁、铜、锌、蛋白质)、白甲症(锌)、甲床苍白(铁)、Muehrcke 线(蛋白质)、裂片形出血(维生素 C)、甲病(铁、烟酸)和慢性甲沟炎(锌)[208]。

据报道,钳甲与假性卡波西肉瘤相关,是血液透析动静脉瘘的并发症[209]。

唯一可能与肾衰竭相关的相对特异性的甲改变是在甲-髌骨综合征中的甲表现。这已在与遗传性皮肤病有关的甲改变一节中讨论。如前所述,Mees 线、Muehrcke 线、裂片形出血和甲生长缓慢与肾衰竭有关。产生促红细胞生成素的肾腺癌可能会让甲床红色加深[24]。可能继发肾脏疾病的风湿性疾病也有许多相关的甲异常(见以下部分)。弥漫性血管角化瘤(Fabry 病)可能有相关的肾脏问题和"龟背状"的甲改变[97]。

21.4.12   自身免疫和关节炎疾病

许多风湿性疾病[210]都可以直接或间接地影响甲。这些甲病中大多数都是非特异性反应模式。其中有几种具有一定特异性,但在我们看来,没有一种是风湿病的特异性病理学特征。近端甲皱襞通常是甲改变最重要的部位[211]。如后文所述,甲皱襞毛细血管的变化可能是硬皮病的特征。与雷诺现象相关的缺血可能是大多数甲改变的基础。

21.4.12.1   甲周毛细血管扩张

甲周毛细血管扩张(periungual telangiectasia)是一种在结缔组织病患者中可见到的独特微血管循环模式,主要表现为扩张和扭曲的毛细血管祥。Maricq 等人[212]提出可作为一个简单、廉价、可重复的方法来预测硬皮病、雷诺氏现象和皮肌炎多系统受累情况[212]。

在系统性红斑狼疮或类风湿性关节炎中没有发现这种特定的变化。他们的方法不适用于深肤色患者[212]。甲周毛细血管扩张也可见于精神分裂症[153-155]、囊性纤维化[3]、移植物抗宿主反应[96]、糖尿病[3]、先天性心脏病[3]、同型半胱氨酸尿症[96]和唐氏综合征[3]。Minkin 和 Rabhan 提出在一些关节炎中可见到甲周毛细血管改变[213]。使用一种由 Herd 描述的方法[214]以及检眼镜,检查了 130 名结缔组织病的患者,他们在每个甲的甲皱襞上滴一滴矿物油进行检查,研究发现第四指的甲皱襞毛细血管是最好的观察部位。检眼镜设定为 +40,放大倍数为 10 倍。他们发现以下改变:

1. 系统性硬皮病患者表现为毛细血管扩张和变形,祥双支扩张。这种改变与血管祥排列紊乱和较多无血管区域有关。

74% 的被研究患者中观察到这种改变。这些毛细血管异常似乎与肺动脉高血压有关[215]。

2. 系统性红斑狼疮患者的改变包括增宽、弯曲、"蜿蜒"的毛细血管祥,有时形似肾小球。通常有毛细血管排列的紊乱,但很少看到无血管区域。这些患者 53% 的时间都表现这种反应模式。

3. 在皮肌炎中,82% 的患者表现为系统性硬皮病模式。

4. 未发现血管炎、雷诺氏病、局限性硬皮病或混合性结缔组织病的特异性反应模式。

5. 毛细血管显微检查对判断雷诺氏病或混合性结缔组织病的预后是最有用的,用于区分"未分化"结缔组织病,皮肤狼疮和皮肌炎,有助于确诊系统性硬皮病、皮肌炎和系统性红斑狼疮。

6. 肢端发绀是一种发生在年轻女性中的可逆改变,显示出甲皱襞毛细血管变化,这可能与硬皮病进行鉴别[216]。

7. 副肿瘤性肢端血管综合征是一种在老年患者中出现的肢端缺血改变,与自身免疫性疾病无关。患者出现疼痛性病变,表现为肢端坏死,通常在潜在恶性肿瘤诊断之前出现[217]。

8. 原发性胆汁性肝硬化患者常出现与硬皮病患者相似的甲皱襞毛细血管改变。这些变化可能与肝外结缔组织病的发展有关[218]。

9. 深肤色的人和受创伤的区域可能会降低毛细血管能见度。

在这些患者中,近端甲皱襞的活检通常显示 PAS 反应阳性,这并不是特异性的,但可能有助于识别那些有特发性雷诺现象的患者,这些患者有发展成结缔组织疾病的风险[219]。直接免疫荧光可能有助于诊断。其他人也证实了毛细血管显微镜作为筛查手段可有效地发现特发性雷诺现象的患者,而这些患者有患自身免疫性疾病的风险[220,221]。

Maricq 和 Maize 是研究甲皱襞异常的先驱,他们提出硬皮病患者的毛细血管出血比对照组更常见。这些出血似乎会随着甲小皮"生长"[222]。此外,硬皮病患者的甲皱襞毛细血管异常可能是早期疾病的特征。Ohtsuka 称,甲皱襞毛细血管异常的患者甲皱襞出血的机会往往会增加[223]。Callen 发现,在使用羟氯喹治疗的皮肌炎儿童中,甲皱襞表现减少了(J. Callen,个人通信,1985 年 12 月 10 日)。使用毛细血管显微镜进行检查,与原发性干燥综合征相关的雷诺氏症患者比对照组有更多的毛细血管扩张,但这一结果不具有特异性[353]。

21.4.12.2   类风湿性关节炎

类风湿性关节炎(rheumatoid arthritis,RA)通常与非特异性甲改变有关。已经注意到明显的纵向嵴,通常具有串珠外观,增厚,变色,裂片形出血,以及与纵向嵴相关的甲周血管病变(Bywaters 综合征)[224]。Michel 等人研究了 RA 患者的甲改变,发现纵向嵴是最显著的相关改变[225]:一个半月形的深紫色拱形,被相邻的甲板分隔,大小为 0.5~1mm,距离甲游离缘约 4~5mm 且与之平行[2]。Milan 认为这种改变对梅毒是特征性的,但它也可能发生在类风湿性关节炎、麻风病和传染病恢复期[24]。

甲皱襞梗死和黄甲综合征也与类风湿性关节炎有关[226]。甲周红斑也并不少见。一例红色甲半月也被报道过[227]。在红斑狼疮患者中经常出现甲异常,系统性红斑狼疮可出现近端甲皱的红斑和裂痕,并伴有扩张的毛细血管袢[9],以及红色的甲半月[227]。此外,还有杵状指[72]、甲沟炎[72]、甲凹点[30]、白色甲、线状白甲[30]、可能导致甲脱落的甲分离[24]和"棺材盖"状甲(其特征是在中心处有一个平坦的表面平台,在两侧急剧向下并嵌入甲沟)[24]。根据 Kint 和 Herpe 的说法,破碎的甲板和典型红蓝组合的纵向条纹提示可能存在盘状红斑狼疮[228]。据报道,在咖啡种植工人中存在毛细血管扩张和甲周红斑,这与狼疮没有任何关联[229]。单例患者的甲异常在接受氯喹治疗后消失。在盘状狼疮中,还观察到"手指奇怪的纺锤体状萎缩,有时伴末节指骨过伸和甲营养不良"[95]。

21.4.12.3　红斑狼疮

近端甲皱襞的红斑和毛细血管扩张可能是系统性红斑狼疮(systemic lupus erythematosus)最常见的改变。继发于雷诺现象和远端缺血的甲改变在系统性红斑狼疮中也很常见。在红斑狼疮中可见的指端硬化也可能在毒油综合征(toxic oil syndrome)中见到[230]。甲小皮角化过度合并红斑和毛细血管扩张可能有助于诊断,但是单独的角化过度是非特异性的,因为干燥症经常引起这种变化(◉图 21.19)。Urowit 等人发现,有甲改变的系统性红斑狼疮患者往往更容易发生雷诺现象和黏膜溃疡[30]。在系统性红斑狼疮患者的甲床中可以看到银屑病中典型的油斑变化[39]。据报道,系统性糖皮质激素治疗引起的疼痛性、红色甲半月与系统性红斑狼疮有关[231]。弥漫性甲色素沉着多见于系统性红斑狼疮的深肤色患者[232]。Baran 等人将系统性红斑狼疮中由于甲母质受累而导致的功能性黑甲描述为纵向条带[233]。此外,甲皱襞毛细血管密度与肺毛细血管减少有关[234]。在冻疮样红斑狼疮中发现了甲周红斑和甲营养不良。

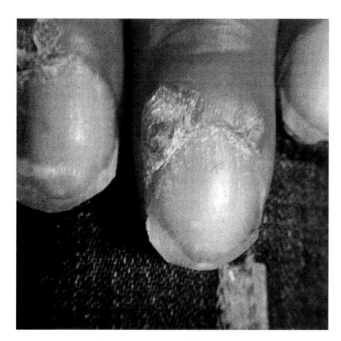

◉图 21.19　红斑狼疮患者近端甲皱襞角化过度

21.4.12.4　Reiter 综合征

Reiter 综合征会导致与银屑病相同的特征性甲改变,但这在 Reiter 综合征中发生的频率要低得多。甲分离、发黄和甲下

角化过度是最常见的变化。Lovoy 等人报告了一个患有甲凹点和不完全 Reiter 综合征的患者,提出这种变化可能发生 B27 遗传 HLA-A2 引起的银屑病或银屑病样病变的倾向[28]。

纵向、紧密的浅表甲凹槽、甲下过度角化和甲分离已被报道为 HLA-B27 遗传的首发表现[29]。小黄色脓疱可能在甲下形成,通常在甲半月附近;它们可能扩大,并且可能侵蚀穿透甲板[9]。报道有甲沟炎样变化[28]。Terry 甲也有报道[354]。

21.4.12.5　皮肌炎

皮肌炎(dermatomyositis)患者常出现与系统性红斑狼疮相似的甲改变,包括近端甲皱襞的红斑和扩张的毛细血管袢(◉图 21.20)、甲基部周围的蓝红色斑块、角化过度的甲小皮和点状凹陷[9,31,95,236]。

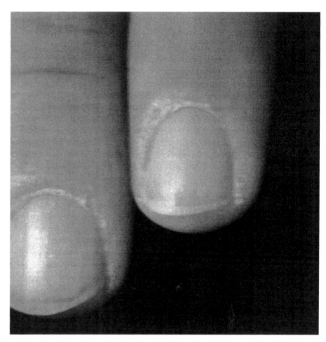

◉图 21.20　皮肌炎相关的甲皱襞角化过度和红斑

21.4.12.6　硬皮病

硬皮病(进行性系统硬化症)患者可能会出现甲异常,包括近端甲皱襞毛细血管扩张和红斑,手指皮肤发紧和缺血导致的手指远端坏死及雷诺现象。可观察到甲反向胬肉(pterygium inversus unguium),其特征表现是甲床的远端部分黏附在甲板的腹侧表面,从而消除了这些结构正常的远端分离[156](◉图 21.21)。通常在患者在修剪指/趾甲出现疼痛时发现。进行性系统性硬化症和系统性红斑狼疮是两种最常见的与甲翼状胬肉相关的疾病[237]。Patterson 指出,这种胬肉可能会在创伤或修剪指/趾甲时出现症状[156]。创伤可能会诱发,使用含甲醛的甲化妆品也可能产生类似的改变[238]。Odom 等人描述了一个类似的发现,即一位自出生以来就有这种异常的患者却没有明显的远端缺血,他们假设这种变化可能是因为胎儿甲原基发育的异常,使其指/趾甲类似于低等灵长类动物的爪[239]。据报道,降低的动手能力和振动强度可能与系统性硬皮病和甲皱襞异常相关[240]。

Caputo 和 Prandi[241] 发现一名患者在没有明确诱因的情况下罹患了该疾病[242]。甲倒转型翼状胬肉仅报道见于发病家族

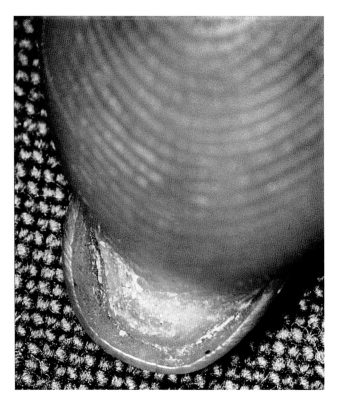

图 21.21 倒转型翼状胬肉（由 Dr. R. Caputo 提供）

中[243]。甲小皮粗糙[95]、甲小皮变宽、近端甲皱襞变薄[9]、杵状指（可能继发于肺部疾病）[244]、脆甲症[24]、甲周区域的水疱、甲半月缺失、深纵沟、甲分离和骨质疏松与进行性系统硬化症相关[156]。与其他伴有雷诺现象的疾病一样，远端骨质吸收往往会发生，可能会伴有疼痛性溃疡。尤其在硬皮病中，甲皱襞严重出血与抗着丝点抗体有关[245]。在局限性硬皮病中也发现了异常的甲周毛细血管改变[246]。

21.4.12.7 多中心性网状组织细胞增生症

其通常发生骨质破坏性的多发性关节炎，可能存在相关的甲改变包括甲萎缩、纵向嵴、脆性甲和色素沉着[247]，以及甲皱襞周围的丘疹[248]、甲分离和球拍形（甲板宽度大于长度）甲[247]。

Barrow 将这些变化中的大部分归因于影响甲生长的滑膜反应和对甲母质产生压力效应的巨细胞结节[247]。在一个患朗格汉斯细胞组织细胞增生症的儿童案例中，这个男孩的大部分指甲都有甲下出血[355]。

21.4.12.8 其他风湿病相关的甲改变

这些风湿性疾病相关的甲改变包括成人 Still 病和急性风湿发热中的甲生长加快[24]、银屑病关节炎伴甲凹点、慢性多发性关节炎中甲生长减慢、胱氨酸含量降低、甲半月缺失[24]。在白塞病患者中，报道了 1 例对半月样的甲改变[249]。痛风患者中可见到一种特殊的甲营养不良，包括白甲症[96]、纵向条纹、脆性甲和甲板破碎[95]。Baran 和 Dawber 报告建议银屑病关节炎中的甲可以通过甲氨基酸的生化检查和统计分析与类风湿性关节炎中的甲进行鉴别[96,250,251]。儿童银屑病的甲受累（例如，晚期甲下角化过度）可能意味着更严重的银屑病病情或发生银屑病关节炎可能性大[252]。在银屑病关节炎患者中也可能发现近端甲皱襞毛细血管改变[253]。抗磷脂综合征患者可能会

出现甲下裂片形出血[254]。

21.4.13 其他系统性疾病

与其他系统性疾病非特异性相关的几种甲改变包括甲沟炎[255]，Stevens-Johnson 综合征后的暂时性[255]和永久性[256]甲脱落以及其他甲改变，巴西天疱疮中的沟渠化和黄色甲（Vieira 征）[257]，疱疹性脓疱病中的甲下脓疱[97]，多发性骨髓瘤中甲半月缺失和甲分离[97,258]，一氧化碳中毒中的 Mees 线和白甲症[259]，组织细胞增多症中的裂片形出血、甲沟炎、甲分离、紫癜和甲下角化过度[260,261]（组织细胞增生症 X 中受累甲单元的活检显示存在非典型组织细胞[262]），Letterer-Siwe 病中的甲下紫癜[263]，中毒休克综合征的甲脱落[264]以及中毒性表皮坏死松解症[3]，甲营养不良（包括大疱性类天疱疮中的甲水平嵴、出血、角化过度和脱落），单纯性大疱性表皮松解症中的甲营养不良[265]，以及钩甲[266]和其他大疱性疾病（图 21.22）。铅中毒可能表现为白甲症、甲痛和脱甲症[50]。甲周期性脱落可能与大疱性表皮松解症[267]和冷球蛋白血症中可见的白甲症有关[9]。甲周红斑可见于组织细胞增多症 X、移植物抗宿主病和 Wiskott Aldridge 综合征[148]。

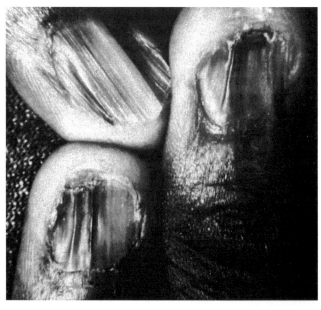

图 21.22 Stevens-Johnson 综合征患者甲母质瘢痕继发的永久性甲营养不良

移植物抗宿主病与严重的甲苔藓样病变有关[268]。根据我们的经验，甲结节病可能导致甲板破碎，有时出现疼痛和甲沟炎。可能会出现疼痛性甲沟炎和裂片形出血[38]，也可能有甲凹点[32]。甲床的结节性肉芽肿可能表现为甲下角化过度[269]。使用泼尼松和羟氯喹有效治愈了 1 名患者[32]。可以出现翼状胬肉[270]。结节病可引起甲营养不良，伴或不伴骨质受累[271]。

据报道，骨髓瘤相关的系统性淀粉样变表现为急性脓疱性甲沟炎。Ahmed 等人在对侧甲皱襞活检中描述了与皮肤淀粉样变一致的组织学变化[272]。Wong 等人报告脆性甲和甲营养不良与系统性淀粉样变性有关[273]。

霍奇金病中可能出现 Mees 线[49]，这可能与不良预后相

关[38]。全白甲可以见于高白蛋白血症、带状疱疹、剥脱性皮炎[96]以及斋戒的正统派犹太人。皮肤 T 细胞淋巴瘤中报告了1 例伴有甲下角化过度的甲疼痛[274]。在蕈样肉芽肿的儿童中，甲营养不良通过接受光化学疗法可得到缓解[275]。据报道，朗格汉斯细胞组织细胞增生症的儿童中出现甲沟炎和甲板缺失[276]。多毛症可能与甲凹点和甲下表皮增生相关[277]。

寻常型天疱疮和其他大疱性疾病一样，也有许多甲改变。根据我们的经验，天疱疮在大多数情况下可引起甲发生连续性改变[85]。脱甲症[278]、变色、甲凹点、横纹、甲沟炎[217]和其他营养不良的改变体现了甲的改变[33]。其他甲受累表现还包括Beau 线、翼状胬肉、色素沉着、甲分离、甲下出血、甲下角化过度和真菌感染[33]。甲沟炎可能是病情恶化的征兆[279]。

一份未经证实的报告提出了"镭射指甲油"与癌症发展有关的问题[280]。

"那不勒斯甲（neapolitan nail）"的主要特征是甲半月缺失和近端半侧甲呈白色，一个典型的粉红色带和不透明的甲游离缘，这似乎与高龄、骨量减少和皮肤菲薄有关[281]。如前所述，这种表现有些类似于对半甲[58,193]、Terry 甲[63]和红新月[58,59]。指甲和趾甲的原发性甲下钙化可能受女性年龄增长影响。在创伤后和银屑病中偶尔继发性发生甲下钙化[282]。在妊娠期，甲改变最早发生在第 6 周，包括凹槽、脆性增加和软化、甲远端分离以及甲下角化[283]；纵向色素带也可能发生[96]。据报道，

甲周可分布有隆起性红斑[284]。在患病新生儿中发现甲氮含量低[96]。在移植物抗宿主病中出现扁平苔藓样改变，包括浅表溃疡、甲脱落、甲萎缩[96]、甲真菌病[285]、纵向嵴（J. M. Mascaro，个人通信，1992 年 12 月 8 日）和甲周红斑（J. M. Mascaro，个人通信，1992 年 12 月 8 日）。

在维生素 B_{12} 缺乏的患者中报道了甲的可逆性色素沉着[286]。甲营养不良与白癜风有关[287]。在 Sezary 综合征中有甲分离、增厚和变色的报道[288,289]。

其他相关报道包括慢性淋巴细胞白血病的甲下结节[290]，以及 γ 重链疾病中的甲坏死[291]。此外，重度银屑病（通常伴有甲受累）患者的近亲中自身免疫性疾病的发病率较高[292]。

21.5　与特定综合征或遗传性皮肤病相关的甲改变

尽管许多遗传综合征可能表现出甲异常，但这些通常都不是最突出的表现。下面讨论的综合征都具有相当突出和独特的甲表现，可用于诊断。其他低特异性甲改变的综合征列于▶框 21.7。该表对可能出现甲改变的各种遗传综合征进行了分类。但这不是一个完整的列表，而是将与特定综合征相关的最常见的甲改变进行分类，以帮助诊断疾病。

框 21.7　与遗传性综合征低特异性相关的甲改变

鱼鳞病/角化障碍
- 板层鱼鳞病（常染色体隐性遗传）：甲生长迅速，甲下角化过度，脆甲症；甲床上出现沙漏状的红三角区
- 丑角样鱼鳞病（常染色体隐性遗传）：甲发育不良或甲缺失
- Tay 综合征（AR，鱼鳞病，毛发脆弱，智力受损，生育力下降，身材矮小）：甲发育不全，脆甲症，反甲
- 角膜炎-鱼鳞病-耳聋（KID）综合征（AD，AR）：出生时甲再生障碍或发育不全，甲营养不良后期伴有鱼鳞病，脱发，唇外翻，睑外翻，智力低下；爪状甲
- Darier 病（AD，自发突变）：纵向红色条带，灰色或白色条带，甲板远端缺口，甲下角化过度
- Hopf 疣状肢端角化症（AD）：白色，增厚甲板，嵴状突起
- 掌跖角化-牙周破坏综合征（先天性掌跖角化病，Papillon-Lefevre 综合征）：反甲、甲下角化过度、点状嵴掌跖角化病（AD）：甲营养不良、脱甲症、甲肥厚
- Mibelli 汗孔角化症（AD，散发性）：甲肥厚，脆性甲，甲板点状凹陷
- 掌跖角化伴牙周炎和钩甲（AR）：钩甲，细长指，先天性肥厚性肢端骨溶解症（AD）：甲增厚，甲下过度角化，钩甲（见上文）

其他异常
- 大多类型的大疱性表皮松解症可能偶尔表现为甲营养不良。具有更特异性甲改变的类型：单纯疱疹性大疱性表皮松解症（AD）：脱甲症，甲再生正常
- Ogna 型单纯性大疱性表皮松解症（AD）：钩甲
- 交界性大疱性表皮松解症（许多亚型，AR）：甲营养不良，无甲症（可能是最初的症状），甲沟炎（新生儿期的标志）
- 营养不良性大疱性表皮松解症（许多亚型，AD，AR）：甲营养不良，无甲症

其他大疱性疾病
- 肠病性肢端皮炎（AR）：甲营养不良和甲沟炎常见，可发生甲脱落

皮肤病
- 许多亚型可能表现出甲改变，但只有少数是特异性的：
- 先天性角化不良（XLR，AR，AD）：甲营养不良，很少出现甲沟炎；甲改变可能发生于 10~20 岁之间（见上文）
- 遗传性硬化性皮肤异色症（AD）：杵状指

早衰综合征
- 早衰症（散发，AR，AD）：淡黄色变色，甲板变脆，变薄
- Werner 综合征（AR）：甲变脆、萎缩或缺失
- 颜面下颌骨发育不良（AR）：宽而脆的甲；肢端骨溶解和杵状末节指骨肢端肥大症（散发性，AR，AD）：钩甲，反甲，甲萎缩
- 四肢硬化性和角化性皮肤病（AD）：甲发育不全和白甲，指端硬化
- 许多亚型表现为甲营养不良、发育不良或无甲症。列出了一些特殊的综合征：AEC（睑缘粘连、外胚层发育不良和腭裂；AD）：营养不良或无甲症；Coffin-Siris 综合征（AD）：第五指甲和足趾甲出现无甲症或发育不良
- Ellis-van-Creveld 综合征（AR）：甲变脆、发育不全或缺失；Goltz 综合征（XLD）：反甲、发育不全、无甲症
- 水肿性外胚层发育不良（AD）：甲肥厚，甲沟炎，甲凸起，无甲症

其他发育不良/畸形综合征
- Lacrimo-auriculo-dento-digital（LADD）综合征（AD）：异位甲，拇指指甲巨大
- 牙甲综合征（AD）：足趾甲较手指甲更加发育不全，并表现为反甲；毛发低硫营养不良（AR，XLR）：甲肥厚，甲下角化过度，甲分裂，反甲；耳聋-指（趾）甲发育不全-骨发育不全-智力发育迟缓（DOOR）综合征（AR，AD）：甲发育不全，伴有骨骼异常的无甲症
- 这些综合征通常表现出又短又宽或发育不良的甲。一些特殊的综合征被列出：Apert 综合征（AD，散发）：短且宽的甲，甲融合，甲过小，无甲症

框 21.7　与遗传性综合征低特异性相关的甲改变（续）

- CHILD 综合征（XLD）：患侧钩甲和脆性甲；马方综合征（AD）：假性杵状指；眼牙指综合征（AD,AR）：无甲症；骨膜增生性厚皮病（AD）：杵状指、甲变薄、黄色变色
- Rubinstein-Taybi 综合征（AD）：扁平且宽的拇指甲和巨大的足趾甲
- 硬化症（未知遗传方式）：第二和第三指甲缺失或发育不良；毛发-指/趾骨综合征（AD,AR）：薄且短的甲、反甲、白甲症

其他综合征与染色体异常
- 无甲症（AD）：完全性或部分性无甲症
- Bart-Pumphrey 综合征（AD）：全白甲症；家族性反甲（AD）：薄而凹陷的甲板

- 血色素沉着症（AR）：白色、灰色或棕色甲；反甲；先天性巨结肠（AR）：甲发育不全
- 白甲症（AD）：全白甲症，部分白甲症，白色条纹，白色斑点
- 多发性雀斑样痣综合征（AD）：白甲症，反甲；Peutz-Jeghers 综合征（AD）：甲褐色变色
- 结节性硬化症（AD）：通常在青春期出现的甲下和甲周纤维瘤（Koenan 肿瘤）；Cronkhite-Canada 综合征（散发性）：甲发育不全、软甲板柔软呈海绵状和松软潮湿的甲床
- 唐氏综合征：杵状指，巨甲
- 18、8、8p、3q 三体综合征：出生时甲发育不良、无甲症；Turner 综合征：甲狭窄、高凸

Darier 病（毛囊角化病）是一种常染色体显性遗传或散发性角化疾病，其特征是皮脂溢出部位逐渐出现油腻性角化丘疹。特征性甲改变是纵向条纹，甲板远端 V 形缺口和甲下角化过度[293]（■ 图 21.23）。Darier 病的病理特点是甲上有多条类似"拐杖糖"上的红白相间条带[356]。

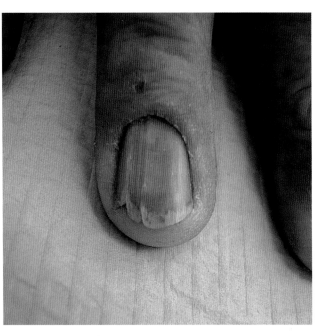

■ 图 21.23　Darier 病

先天性角化不良（Zinsser-Cole-Engman 综合征）可能是 X 连锁隐性遗传、常染色体隐性遗传或常染色体显性遗传，涉及 DKCl 基因的突变，该基因编码角化不良蛋白，一种具有重要核仁功能的蛋白。口腔黏膜癌前白斑、皮肤网状色素沉着和进行性（通常是致命的）全血细胞减少是最显著的表现。反甲、脆甲症、甲分裂和罕见的无甲症可能是这种综合征的表现，通常发生在 10～20 岁之间[293,294]。

先天性厚甲症（pachyonychia congenita，PC）是表现为甲床角化过度、甲板棕色变性和甲板横向曲率增加的一组疾病。各种亚型 PC 之间有几个相关的特征，如掌跖角化病、黏膜白斑和毛囊角化病。甲表现是各类型的共同特征，且可能早在婴儿期就已经开始，但也可能会较晚发生。大多数 PC 类型为常染色体显性遗传，但也有隐性遗传。I 型以口腔白斑为特征，涉及

角蛋白 K6a 和 K16 基因突变。II 型表现为牙齿早萌和多发性皮脂腺囊肿，并且有角蛋白 K6b 和 Kl7 基因突变[295]。

甲-髌骨-肘综合征（nail-patella-elbow syndrome）（遗传性骨甲软骨发育不全、Fong 综合征）是一种常染色体显性遗传性疾病，其特征是髌骨发育不全、肘关节活动性降低，可能发展为肾功能衰竭。特征性甲改变是甲发育不全，拇指和示指的三角形甲半月（■ 图 21.24）。该缺陷是因为 LMX1B 基因同源结构域的突变，这一基因是肢体发育必要的。

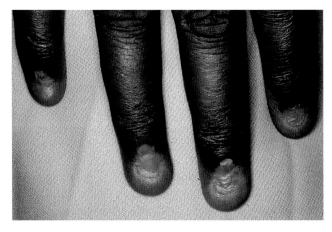

■ 图 21.24　甲-髌骨综合征（由 Jeffrey Callen 医生提供）

黄甲综合征，以甲板生长缓慢且呈黄绿色变色为特征，伴有淋巴水肿和慢性呼吸道疾病，多为散发性，但可能以常染色体显性方式遗传，也可能存在隐性遗传。黄甲综合征在肺疾病相关部分进行了详细的讨论[293]。

色素失禁症（incontinentia pigmenti，IP）是一种 X 连锁显性外胚层组织疾病。婴儿出现沿 Blaschko 线分布的广泛性水疱疹。在几年内逐渐演变成疣状、色素沉着和瘢痕。约 30% 的患者可出现神经和眼部异常；骨骼异常很少出现。遗传缺陷是 NEMO 基因外显子 4～10 的缺失，NEMO 基因编码 IκB 激酶途径的一个信号元件，结果是细胞对 TNF-α 的反应增强从而更容易发生凋亡。甲改变是多种多样的，可能高达 40% 的 IP 患者都会出现甲改变。非特异性表现，如脆甲症、甲板点状凹陷或变薄可能会在早期出现，并随着时间的推移而减少。甲下和甲周肿瘤可能出现在青春期和 30 岁之间，并导致甲营养不良、疼痛甚至末端指骨溶解。有病例报道称，1 例色素失禁症成年女性患者以甲营养不良和疼痛性甲下肿瘤作为唯一的

表现[293,296-299]。

21.6　孕期甲改变

0.66%~2.1%的孕妇观察到了甲改变[300,301]。最早可在妊娠第6周观察到[302]，通常在产后6~12个月内消失。甲改变包括更快的生长速度（◨图21.25）、甲软化、横向凹槽、变脆、远端甲分离（◨图21.26）、甲下角化过度（◨图21.27）、弯曲和纵向黑甲[4]。Beau线可能会在产后发生[5]。在印度一项对2 000名孕妇的研究中，脆甲是最常见的变化，其次是横向凹槽[301]。印度和巴基斯坦的大型研究数据已经发表[300,301,305]，足趾甲的变化在以非裔美国人为主的人群中常见（>50%）[306]，白种人的数据有限。

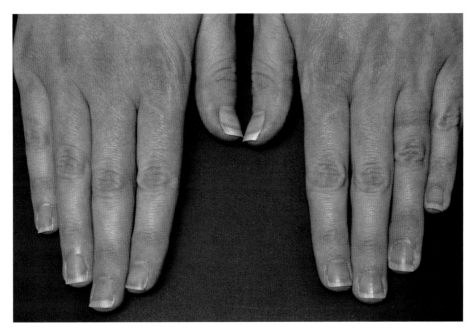

◨ 图 21.25　孕中期指甲柔软，生长加快

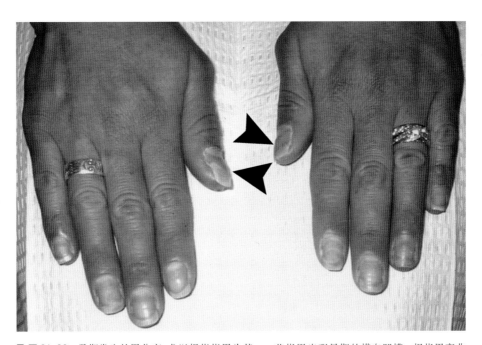

◨ 图 21.26　孕期发生的甲分离，尤以拇指指甲为甚。一些指甲出现早期的横向凹槽。拇指甲弯曲（箭头所示）和手部轻度水肿

毛细血管检查显示外周血流量增加，这可能是由高雌激素水平触发[307]并可能导致了孕期时甲生长更快[306]。然而，多种维生素的摄入也可能加快甲生长速度，因为许多服用这些营养补充剂的患者出现甲生长更快且更加柔软。产后Beau线的病因可能与分娩时的心理应激有关。孕期相关的甲分离和继发于甲状腺功能亢进的甲分离非常相似[308]，这提示了孕期甲

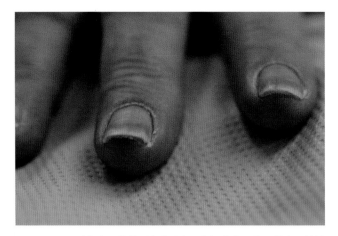

● 图 21.27　孕期发生的指甲角化过度。询问病史和检查排除了其他病因,如甲真菌病和银屑病

状腺激素的波动。其他甲改变的病因则很难阐明。

据报道,分别有 89% 和 60% 的妊娠患者趾甲生长增快、趾甲质地粗糙[306]。既往研究发现,手指甲生长增快时往往也伴随着趾甲生长的增快[309]。指甲生长一般在妊娠后期更加快速,尤其是在妊娠晚期,而产后指甲生长速度则迅速下降[310]。Ponnapula 和 Boberg 的研究显示了孕期趾甲出现一定程度的弯曲[306],与之前的研究一致[311]。一个类似指甲弯曲病例产后得到缓解,提示可能与手部软组织水肿有关(● 图 21.26)[312]。趾甲弯曲的发病机制可能与鞋子过小导致足部水肿产生的机械性压力有关[306]。10% 的患者发生了嵌甲[306],并可能与足部水肿有关。

在两例皮肤类型为 Ⅲ 型的患者中报告了在孕期发生累及多个甲的纵向黑甲(longitudinal melanonychia, LM)[313,314]。LM 在产后 3~6 个月内自行消退。随后报告了另外 2 例涉及多个甲的短暂性 LM[315]。最近的一项研究[301] 没有提供另外 3 个 LM 病例的细节。● 图 21.28 展示的是在妊娠中期首次发现的一枚指甲 LM,本例 LM 在产后并未自发消退。另有研究报道了另一例单个指甲 LM[303];显微镜下未发现不典型黑色素细胞。黑素细胞异型性的迹象尚未报道一例 Hutchinson 征[313]与相关特征,如多色症和甲周色素沉着不对称无关。由高雌激素水平刺激的黑素细胞激活似乎是 LM 最可能的机制,因为可以同时影响几个手指。有人提出孕期甲母质中形成斑点,但组织病理学无法证实这一说法[313]。与患者讨论孕期相关 LM 的良性特征有助于减轻患者焦虑感。对于具有良性特征的 LM 病例,应避免甲母质活检。

报告显示几例孕期病例出现了白甲症[305,316],包括拇指甲和真性横向白甲症,该病例随着月经的开始而发展,并在每次怀孕期间再次出现[316]。这种情况提示该变化是受激素影响的。妊娠引起的甲动静脉畸形引起了局限性的红肿[317]。肿瘤,如妊娠期化脓性肉芽肿(妊娠肉芽肿),可在妊娠期间在甲床或甲周区域发展,并与压痛和出血有关。甲周疣和甲周纤维组织肿瘤,如皮肤纤维瘤,在妊娠期间发生的频率越来越高。此外,甲黑色素瘤和鳞状细胞癌也有报道。

孕期甲改变可能需要与病理性甲病变相鉴别。当存在严重脆性甲时,需要排除系统性疾病(甲状腺、缺铁)、创伤、感染、反复润湿干燥、累及近端甲皱襞的疾病,如扁平苔藓等。甲分离和显著的过度角化的存在需要排除诸如苔藓样变、银屑病和

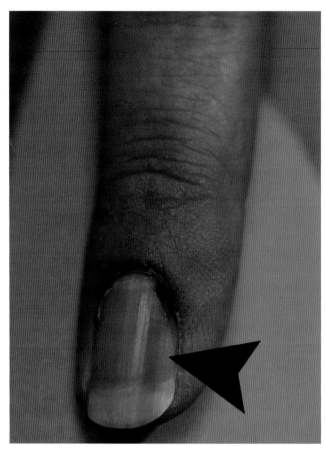

● 图 21.28　孕期发生且产后未消退的单个指甲纵向黑甲。色素沉着的特征总体上是良性的

甲真菌病等疾病。如果有黄色或绿色性甲变色,应当排除感染。

在孕期间发生的甲改变一般会在产后恢复,无须特殊治疗。然而,适当的甲护理很重要,应该与患者进行讨论。在日常活动中保护指甲,必要时戴手套,有助于防止指甲断裂和分裂。甲应剪短,特别是如果有脆性甲和甲分离者[303]。将趾甲边缘修剪平滑有助于防止甲向内生长。在甲和甲小皮局部使用润肤霜是有帮助的,特别是当指甲很脆时。应减少使用可干燥的溶剂型甲产品。同样,妊娠患者应减少使用外用敏化剂,如指甲油、指甲油去除剂、丙烯酸假指甲[4]。甲操作应在通风良好的地方进行,并应避免使用侵蚀性操作技术。

病例展示

一名 55 岁的女性患者在过去的几年内出现增厚的黄色指甲。她的既往病史包括冠状动脉疾病、心房颤动、支气管扩张、双侧胸腔积液和双侧慢性腿部肿胀。体格检查:指甲呈黄色、增厚、横弯曲度增大,甲小皮缺失。

病情评估:黄甲三联征、淋巴水肿和呼吸系统表现提示黄甲综合征。黄甲综合征的治疗需要多学科合作,包括皮肤科、心内科和呼吸科。患者应及时进行相应的恶性肿瘤筛查,因为恶性肿瘤与黄甲综合征相关。同时应进行真菌培养以排除甲真菌病。在某些病例中,使用维生素 E 和伊曲康唑是有帮助的。

⑦ 思考题

1. 一名 62 岁的男性患者出现了甲下裂片形出血 4 个月。他第一次注意到这个情况是在 1 个月前开始化疗后，特别是使用舒尼替尼后。最可能的原因是：

    A. 创伤

    B. 亚急性细菌性心内膜炎

    C. 银屑病

    D. 化疗

2. 一个 5 岁的孩子 2 个月前被诊断为手足口综合征。感染后最常见的甲改变是？

    A. 甲凹点

    B. 甲分离

    C. Beau 线

    D. 甲沟炎

3. 一名 34 岁的女性患者，多年来表现为皮脂溢出部位逐渐出现油腻性角化丘疹、甲纵向红白相间条纹，甲板远端有 V 形缺口。最有可能的诊断是什么？

    A. 甲银屑病

    B. Darier 病

    C. 先天性角化不良

    D. 先天性厚甲症

✅ 答案和解析

1. 正确答案是 D。在使用激酶抑制剂的患者中，有 60%～70% 的患者可见裂片形出血。

2. 正确答案是 C。小儿手足口病重症病例中常见 Beau 线和脱甲症。

3. 正确答案是 B。Darier 病患者的甲可见红白相间的条纹及甲板远端 V 形缺口。

（周家远　邓国民 译，徐天华　陆原 校，
刘欣欣　陶青霄 审）

参考文献

21章 参考文献

第 22 章　甲病急症

Judith Dominguez-Cherit and Daniela Gutierrez-Mendoza

第 22 章　甲病急症

学习目标：

1. 探讨急诊室及皮肤科门诊最常见的甲病急症。
2. 描述皮肤外科医生需识别并解决的甲病急症的处理方法。
3. 探讨轻度及重度甲病急症的治疗手段。

22.1 引言

甲病急症需要及时诊断及治疗，以避免美学和功能上的后遗症。

甲病急症是一个常见的临床问题，而且可能非常痛苦，影响正常工作、手部日常功能以及穿鞋行走。

这些类型的急症有时会由足科医生、整形外科医生、骨科医生或者普外科医生接诊，若处理不当，多数情况下会导致永久性的甲畸形。

皮肤科医生，特别是皮肤外科医生，需要了解如何治疗这类病患。事实上，他们也是对甲单元的解剖结构和生理学拥有最多理论知识和训练的专科医生。

甲损伤会留下美学上的后遗症，有时还会出现功能性后遗症，很多后遗症是由于甲板的错误生长造成的。在急性期，由于缺乏甲板，甲床可能会出现角化或化脓性肉芽肿，妨碍甲板的正常再生。如有可能，最理想的方法是重新插入甲板，但如果甲板已丢失，则必须插入一根甲假体（ungual prosthesis）作为临时的可植入式甲板[1]。

22.2 方法

大多数甲病急症都会在急诊室就诊，以期得到紧急处理。根据科室类型，此类患者可能被急诊医生、普外科、手外科或骨科医生接诊，却极少由皮肤科医生接诊。

甲的疼痛可由不同病因引起，因此为了正确治疗患者的急性疼痛，了解甲单元正确的解剖结构和生理学特点是十分有必要的。

如果医生能够识别甲单元不同的组成部分，那么他的工作将变得更加容易。当这些部位出现畸形或撕裂伤时，缺乏对这些部位的了解，可能会导致永久性的甲外观和功能改变。例如，如果医生不了解甲床对甲板黏附的重要性，那么他可能会选择推迟重建，并可能产生永久性后遗症，如甲分离症（onycholysis）。

22.3 病因

造成甲病急症的原因有很多，可以被分为创伤、感染性以及炎症性疾病三大类。

要点
创伤性急症：最常见的为甲下血肿，以及指尖的部分或完全撕裂，可造成甲单元的部分或完全损伤
感染性急症：急性甲沟炎
炎症性急症：嵌甲及急性甲沟炎

22.3.1 创伤性急症

指尖挤压伤最常见，尤其在儿童中更为常见，包括：

- 甲下血肿
- 单纯性撕裂伤

在急诊接诊的手部创伤儿童中，有24%的儿童为挤压伤或撕脱伤引起的甲下血肿和甲床单纯性撕裂。最常见的受累手指是中指及其远端指骨。这些病例中约有一半伴有远端指骨骨折，但不需治疗[2]。

甲下血肿是甲床外伤的结果；由于甲床血管密度高，创伤引起的快速出血积聚在甲床和甲板之间，从而形成血肿。在甲床与甲板之间，血液几乎没有空间扩张，从而产生压迫和疼痛。若是活动性出血，它还会影响甲皱襞，并随着血肿变大而引起更剧烈的疼痛。

对于如何处理甲下血肿是存在争议的，并已在文献中广泛论证。大多数作者认为，相较于简单的钻孔引流术，摘除甲板行探查术在绝大多数情况下是不合适的，它不仅会产生额外的花费[2]，还会造成不必要的并发症。然而，我们必须要考虑到，当血肿累及甲单元的一半以上时，可能会产生甲床瘢痕并导致永久性甲分离，这种并发症最常见于足趾。

血肿的治疗取决于创伤的类型。如果血肿很小，而且疼痛随着时间的推移而减轻，血肿会附着在甲板上，并最终向甲游离端生长（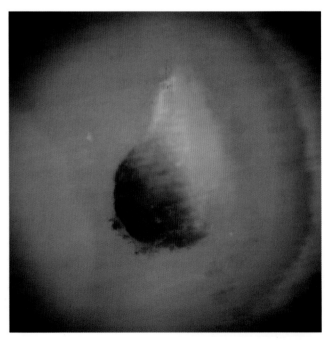 图 22.1）。一些作者认为较大的血肿应予以引流。血肿面积不足甲单位的50%时，可通过钻孔引流，甲板下血肿的压力会使血液排出。当血肿面积超过甲单元的50%时，一般需要甲拔除及甲床探查术[3,4,5]。

■ 图 22.1 年轻患者甲下血肿，由锤子砸伤引起。从这张皮肤镜图中我们可以看到典型的血肿，它呈现为带有远端纵向红线的红斑，还有一处白斑，为外伤性白甲。这个血肿可不用处理，因为它没有疼痛，并且已经超过1周在临床中,我们使用以下方法来处理甲下血肿。在选择方法时,我们主要考虑三个重要的疾病特点:进展时间(急性和慢性),受累面积(少于或超过50%的甲受累)和症状(疼痛)。

当甲下血肿为急性(少于1周)伴有临床症状,并且累及甲板面积小于50%时,最好的处理是钻孔引流。我们通常使用22G针头或2mm打孔器[6]。在后一种情况下,我们也会回置

甲板,并用氰基丙烯酸酯予以固定。这样做的目的是释放压力,使疼痛在术后得到立即缓解。

当为慢性血肿(超过1周)、受累面积小于50%的甲单元,并且无临床症状和进展时,我们选择不予处理(◘ 图22.1 和 ◘ 图22.2)。在某些情况下,钻孔或皮肤镜检查对于区分黑甲及慢性血肿非常有用,尤其是患者自述无任何创伤时(◘ 图22.3)。

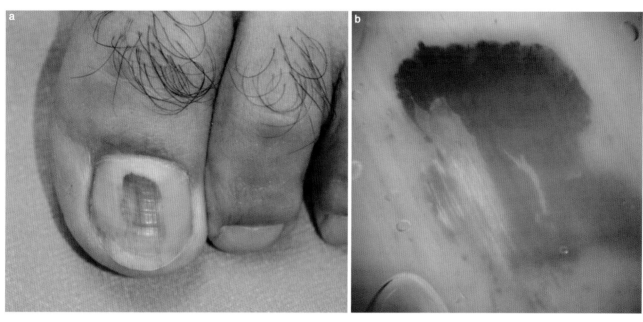

◘ 图22.2 a.累及不到50%甲板面积的甲下血肿。由于患者无任何症状,所以该病例以保守的方式处理;b.局部血肿的皮肤镜图像,显示典型的红斑,其甲近端的边缘光滑,远端边缘有纵向线条。皮肤镜检查在甲下血肿的鉴别诊断(甲下黑色素瘤)时非常有用

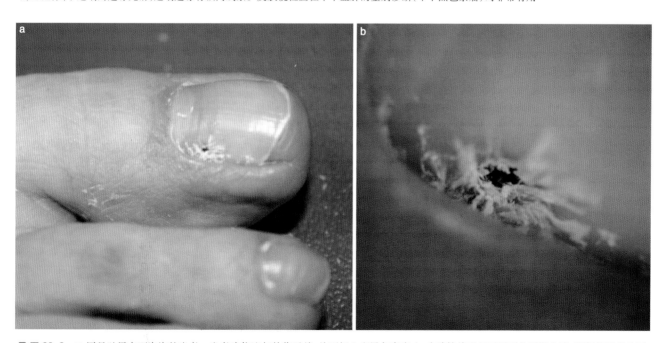

◘ 图22.3 a.因足趾黑点而咨询的患者。患者确信这与外伤无关,从而担心患黑色素瘤;b.皮肤镜检查显示甲下的干燥血迹,我们拍照是为了让患者相信该诊断

如果血肿是急性、活动性、有症状的,并且累及50%以上的甲板,我们则拔除甲板,探查甲床(◘ 图22.4),用7-0薇乔线修复撕裂伤。我们仅修复那些长度超过3mm或水平方向的伤口

以防止并发症,然后清洁甲板并作为夹板重新定位。这可起到加压的作用,以减少出血,从而有助于愈合和缓解术后疼痛。请注意,我们一定要把它浸泡在氯己定(clorhexidine)中,但不

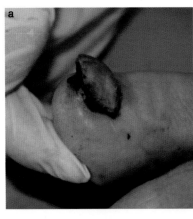
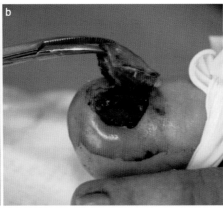
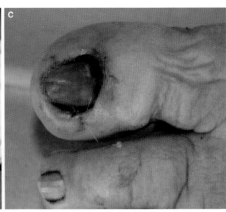

⬛ 图22.4　a.老年糖尿病患者因甲板修剪不充分而发生的全甲下血肿。糖尿病性神经病变使患者在每次鞋子撞到趾甲时不能感觉到疼痛,进而导致血肿;b.拔除甲板,排出血液,避免并发永久性甲分离。未发现撕裂伤;c.血肿排出,甲板被用作夹板和敷料

要刮掉黏附在底面的甲床,因为这有助于再生出健康的甲床(⬛ 图22.5)。

如果血肿是慢性的、累及面积超过甲单元的50%,并且是非活动性的,我们可以根据患者的症状,让它自然恢复。我们仅对那些将导致甲分离的全甲下血肿病例进行治疗。如果考虑到可能导致甲分离,我们可以拔除甲板,刮除残余血肿,从而促进甲床与甲板的粘连。

甲下血肿的要点
甲下血肿的治疗取决于血肿的累及面积。如果血肿小而且疼痛不明显,它就会附着在甲板上,最终生长到甲的游离端
较大的血肿应予以引流。对于那些累及范围达50%甲板的血肿,应采取钻孔引流。对于那些超过50%甲板的甲下血肿,建议采取探查术。我们应将甲与甲床分开,并用可吸收缝线处理可能存在的撕裂伤
拍X光照片不是必要的,因为外观的改变和感染不是远端簇状骨折(tufted fracture)重要的并发症,这一点已被证实[7]

对甲的直接创伤可导致撕裂,可由挤压创伤(更常见于指甲)或因直接创伤引起的"杠杆机制"(更常见于趾甲)引起。外伤导致近端甲板完全脱出,这种剧烈的运动导致甲床撕裂(⬛ 图22.6)。在这种类型的创伤中,排除远端骨折(Seymour骨折)并拍X线平片(3个视角)是非常重要的。撕裂可能是线性的或不规则的,但熟悉甲床解剖结构的外科医生或皮肤科医生能够修复它,最大限度地减少外观改变。

需要指出的是,我们可把甲板作为术后敷料,缝合在侧甲皱襞上(⬛ 图22.4c)。几周后,当缝线被拆除时,甲板可以作为夹板被重新使用,或者使用人造甲板以缓解步行时的疼痛和减轻甲床角化。对患者来说,用胶带粘住甲板并在每天清洗后复位是很容易的。

在缺乏甲板时,我们喜欢用塑料人工甲,可用任何类型的急救胶带粘贴[1]。

如果撕裂伤累及远端甲母质(⬛ 图22.7),愈合过程中发生甲翼状胬肉的风险则很高,因为甲母质会与甲上皮发生真皮-真皮直接接触而产生瘢痕(⬛ 图22.8)。出于这个原因,我们总是在甲上皮和甲母质之间使用诸如Telfa这样的敷料。

22.3.2　甲周组织创伤

甲周组织的损伤,特别是近端甲皱襞和甲上皮,必须谨慎手术处理,特别是当损伤深至甲母质时(⬛ 图22.9)。

如果撕裂位置表浅,可以用非粘连的纱布覆盖,让伤口二期愈合(⬛ 图22.10)。如果撕裂较深,且未及时修复,则可能会留下永久性的后遗症,比如翼状胬肉或裂甲。

为了修复撕裂部位,可以在近端甲皱襞和暴露的甲母质之间使用非粘连敷料。旋转或推进皮瓣是修复甲皱襞缺损的有效方法,特别是修复甲上皮[8]。

在截指的病例中,皮瓣移植通常是首选的治疗方法。最常见的供区部位是指两侧,以便进行双侧推进皮瓣(见高级手术章节)。

所有上述病例都可能伴有骨折。如果发生远端骨折,则无须治疗。近端骨折则需要复位和去除骨碎片,以避免永久性的爪畸形。如果骨折移位,需要行指骨/跖骨外固定。

甲撕裂伤的要点
当血肿超过甲板50%或为全甲甲下血肿时,我们建议撕脱甲板,对甲床进行探查,排除撕裂伤
撕裂伤一般用7-0薇乔线修复
甲板一般回置,并用缝合线或胶带固定,以防止翼状胬肉、甲床角化并缓解疼痛
当无法做到这一点时,可以使用非粘连纱布覆盖

22.3.3　急性甲沟炎

急性甲沟炎(acute paronychia)是指甲周组织的炎症,大多数情况下由金黄色葡萄球菌引起,有时也可由链球菌引起,疱疹病毒(疱疹性瘭疽)也可诱发,但较为罕见。(⬛ 图22.11)。

急性甲沟炎最常见的原因是嵌甲(ingrown nail),又称甲内生,最常见于足趾(⬛ 图22.12),当然急性甲沟炎也可与修甲、水晶甲、咬指甲或其他类型的甲周组织创伤有关,尤其在免疫抑制及糖尿病患者中。急性甲沟炎在新生儿中也较常见,因为甲过薄且组织太肿胀以至于产生内生甲(⬛ 图22.13)。

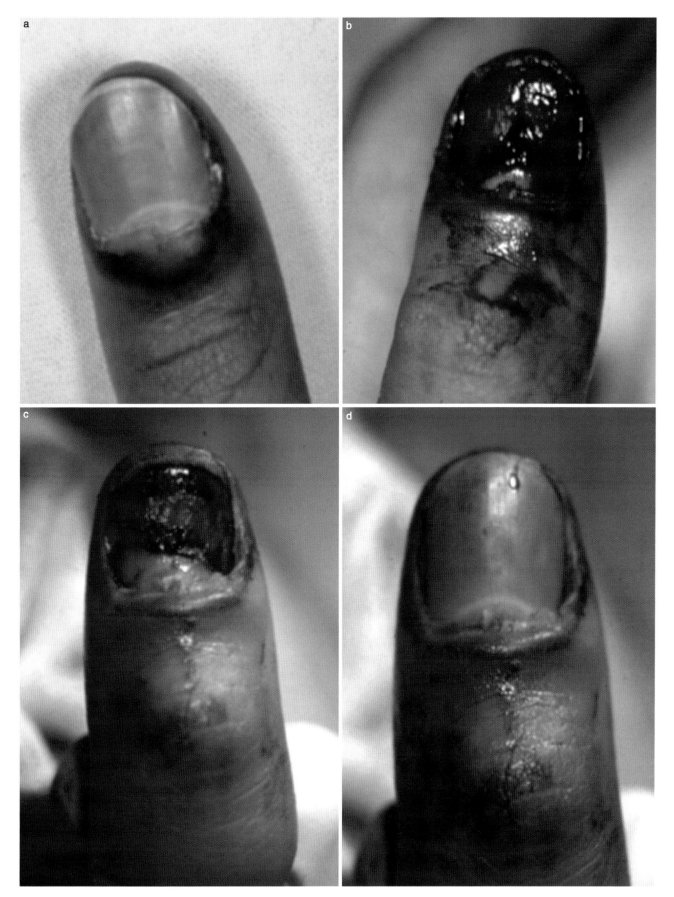

■ 图 22.5　a. 全甲下血肿累及所有周围组织,包括甲下皮、甲上皮及侧甲皱襞的血肿和肿胀;b. 拔除甲板以排出血液。可见三角形甲床撕裂伤;c. 可吸收线修复三角形甲床撕裂伤;d. 甲板被用作夹板和天然敷料而回置

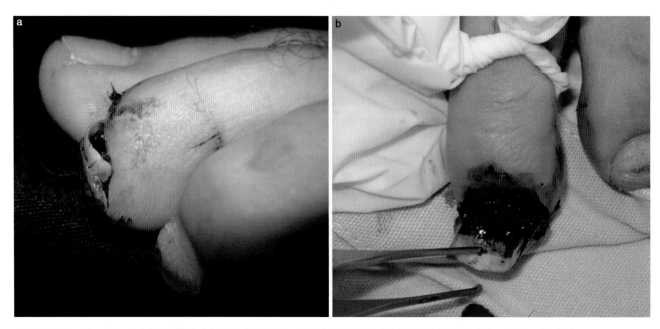

■ 图 22.6　a. 由于第二足趾的直接外伤造成了"杠杆机制"和近端甲板的脱出;b. 注意外伤性甲撕脱导致了远端甲母质的撕裂

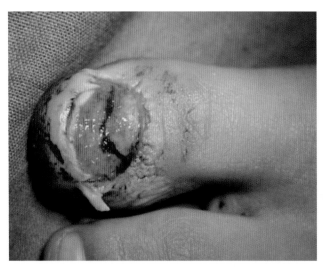

■ 图 22.7　外伤性甲板撕脱伴不规则水平撕裂伤,累及远端甲母质。在这种情况下,用薇乔 7-0 线缝合缺损,并在甲上皮和甲母质之间用甲板或纱布相隔预防翼状胬肉是非常重要的

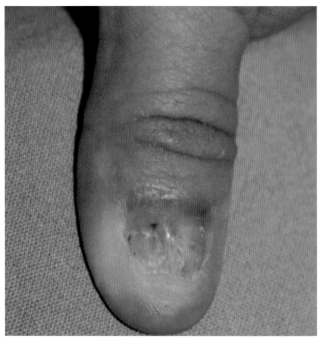

■ 图 22.8　近端翼状胬肉作为甲床裂伤的并发症,没有完全解决

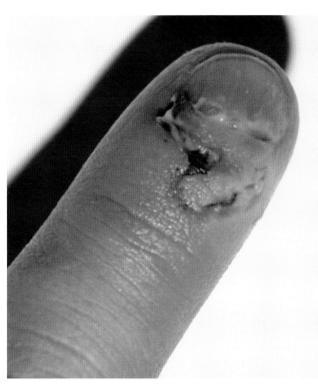

■ 图 22.9　外伤性甲板撕脱伴甲上皮损伤,已伤及近端甲母质

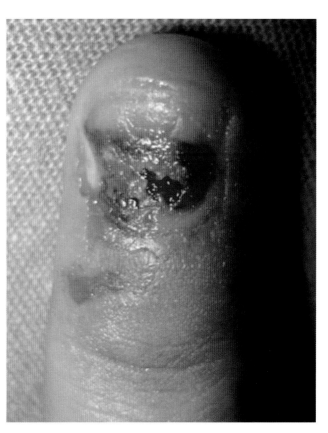

■ 图 22.10　外伤性甲板撕脱伤伴甲床浅层裂伤。在这种情况下,可以覆盖非粘连纱布,直到甲床愈合

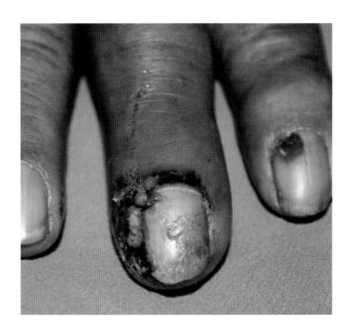

■ 图 22.11　第三指急性甲沟炎。脓液从侧甲皱襞溢出。注意第二甲上有一个小的甲下血肿,不伴疼痛。患者描述是在工作场所经受的钝性创伤

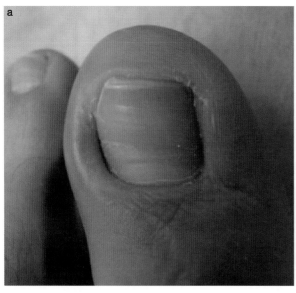

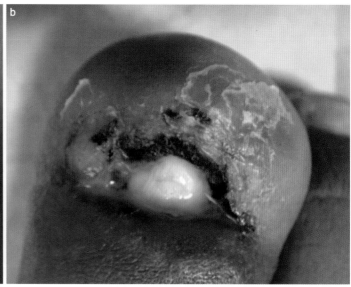

图 22.12　a.轻度嵌甲引起的急性甲沟炎;b.重度嵌甲所致急性甲沟炎

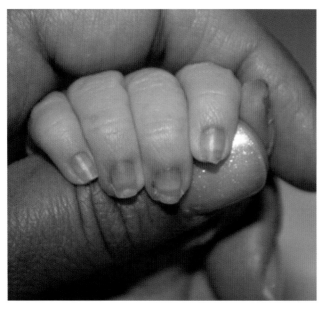

图 22.13　2 月婴儿第一、第三和第四指甲的急性甲沟炎。注意侧甲皱襞的红斑、水肿

最常见的表现是甲皱襞肿胀,甲下或甲周脓肿形成,且伴有剧烈的搏动性疼痛。

22.4　治疗方法

如果有脓肿,就应该像身体其他部位的脓肿一样进行引流。可以将侧甲皱襞和近端甲皱襞向后推,使脓液流出(图 22.14)。另一种方法是将甲板部分或全部拔除,使脓液持续流出(图 22.15)。

对于糖尿病患者,需要对感染区域进行广泛的清创,以防止坏死或坏疽。

所有病例都有必要使用局部抗生素/杀菌药进行辅助治疗。根据患者的合并症和感染的严重程度,可考虑系统使用抗生素。

当甲沟炎继发于嵌甲时,应考虑甲母质切除术,以纠正脓肿的真正原因[9]。

上述处理都需指神经阻滞麻醉,在腹侧正中线进行单次注射[10],以减少注射的疼痛、手术的痛苦,并给患者和医生带来安慰。

急性甲沟炎的主要特点
急性甲沟炎的最常见病因为嵌甲
急性甲沟炎是甲周组织的一种炎症反应
急性甲沟炎最常见的临床表现为甲皱襞的肿胀,甲下或甲周脓肿形成,伴有剧烈的搏动性疼痛
如果存在脓肿则需引流。将侧甲皱襞和近端甲皱襞向后推使脓液排出,或可将甲板部分或全部拔除,使脓液持续流出

临床要点

- 甲病急症为甲外伤、感染和炎症的结果,可为急性或亚急性。
- 最常见的甲病急症为甲下血肿,以及指尖局限性或完全性撕脱伤,仅损害部分或全部甲单元。
- 重要的是及时识别上述问题,以便进行适当的处理。
- 如果皮肤外科医生了解甲单位解剖学和生理学特点,治疗成功的概率将更高。
- 作为皮肤科医生,我们的目标是解除急性问题,即疼痛和可能发生的并发症,如感染。
- 在急性期治疗后,我们必须专注于保留甲解剖部位的功能。
- 最后,我们需要完成上述所有处理,最大程度地减少永久性甲畸形的可能性,并达到患者可接受的外观效果。

22

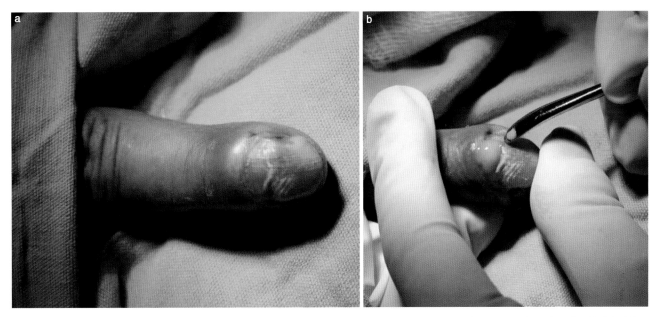

■ 图 22.14　a. 第二指甲的急性甲沟炎。脓肿累及整个指甲和甲周组织。手指肿胀明显,导致极度疼痛;b. 用甲剥离器将近端甲皱襞向后推,便于脓液排出。图片可以看到排出的脓液

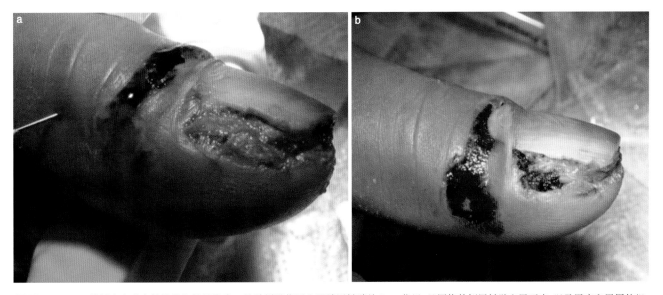

■ 图 22.15　a. 糖尿病患者合并拇指急性甲沟炎。脓肿累及指甲和近端甲皱襞约 3mm 位置,且围绕外侧甲皱襞和甲下皮,以及甲床和甲周软组织。甲板部分拔除是引流脓液必要的,还需要清除坏死组织;b. 在脓液引流后,可以立即观察到拇指减压

病例展示

35 岁女性患者,车门挤压左手示指甲 24 小时后来到急诊室。患者描述为示指剧烈(10/10)的搏动性疼痛。疼痛从事故发生后开始逐渐加剧,血液向甲周组织扩散。她的身体健康状况良好。

体格检查:

左手第二指全甲下血肿,侧甲皱襞和近端甲皱襞周围肿胀,侧甲皱襞红斑和血肿,近端甲皱襞甲小皮缺失(图 22.16)。

方法与治疗:

该病例需要紧急处理,因为疼痛和血肿快速进展,并在 24 小时内恶化;这提示有活动性出血。

因为我们处理的是甲下血肿,我们需要评估受累面积并将区分是局限性血肿还是全甲下血肿。在这个案例中,病史和病程非常重要。

这个患者为累及至甲皱襞的全甲下血肿,持续 24 小时。我们的诊断为全甲血肿,伴活动性出血的可能性大。我们有这样的怀疑是因为血液不断向甲周软组织渗透,并且肿胀和疼痛程度也在加重。如果甲下血肿超过 50% 合并骨折,我们就应该怀疑甲撕裂伤,需行甲床探查术。

我们用甲剥离器将甲小皮向后推以引流血肿(图 22.17a),但出血仍在继续。我们决定对甲床进行探查,着手进行甲板撕脱术并探查甲床是否有撕裂伤,来解释活动性出血的原因。结果显示我们的患者有一个斜行撕裂伤(图 22.17b),我们用薇乔 7-0 缝线缝合

一针进行了修复(图 22.17c)。然后我们将甲板回置于甲床表面,将其作为术后敷料(图 22.17d)。

4 个月后随访,患者的甲生长良好。

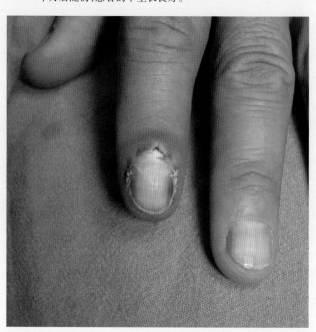

图 22.16　左手第二指全甲下血肿。侧甲皱襞和近端甲皱襞周围肿胀,尤其是侧甲皱襞有红斑和血肿。近端甲皱襞甲小皮缺失和撕裂伤

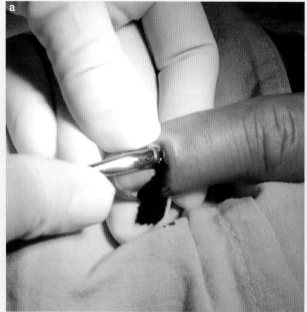
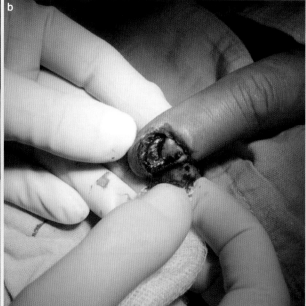

图 22.17　a. 用甲剥离器将甲小皮向后推,以引流血肿;b. 撕脱甲板,暴露斜行撕裂伤;

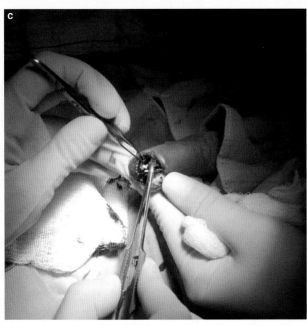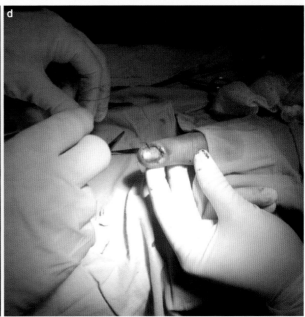

■ 图 22.17(续)　　c.薇乔 7-0 缝线单针缝合修复斜行撕裂伤;d.将甲回置于甲床表面,作为术后敷料

❓ 思考题

1. 处理甲下血肿时,何时应考虑甲撕脱及甲床探查?
   A. 不会产生疼痛的甲下小血肿
   B. 无症状的面积小于 50% 甲板的甲下血肿
   C. 疼痛且累及全甲板的急性甲下血肿
   D. 面积大于 50% 甲板的慢性、无症状的甲下血肿
   E. 钝性外伤所致

2. 急性甲沟炎的最佳治疗方法是什么?
   A. 用温水浸泡手指,直到脓肿破溃
   B. 系统使用抗生素、抗炎药物
   C. A 与 B 均正确
   D. 局部使用抗生素,每天用抗菌剂清洗患处
   E. 系统使用抗生素、抗炎药物,并且立即行脓肿引流术

3. 甲床撕裂伤可用何种缝线来修复?
   A. 7-0 可吸收缝线
   B. 3-0 可吸收缝线
   C. 7-0 不可吸收缝线
   D. 3-0 不可吸收缝线
   E. 甲床不应该修补,以避免更多的出血和营养不良的风险

✅ 答案和解析

1. 正确答案是 C。推荐行甲拔除术和甲床探查术的指征为:超过 50% 的甲板受累,并且是急性的、不断进展的,尤其是持续性出血并累及整个甲床时。其他的答案是

错误的,因为无症状的小血肿会长出来,并且没有后遗症。受累面积低于 50% 的血肿通常没有甲床撕裂,尤其是没有症状的病例。受累面积超过 50% 但稳定的血肿,应不予处理,因为没有活动性出血则可能没有撕裂伤。损伤的类型并不是选择甲下血肿治疗方式的依据;血肿的扩展程度有助于选择治疗方式。

2. 正确答案是 E。立即引流脓肿,并应同时使用抗生素和抗炎药物。其他答案是不正确的,因为除非立即引流,否则仅用温水浸泡手指、全身或局部抗生素并不能治愈甲沟炎。

3. 正确答案是 A(7-0 可吸收缝线)。其他答案是错误的,因为 3-0 可吸收缝合线对于脆弱的甲床来说过粗了,会对患处造成更多的伤害。非可吸收缝线并不是一个好主意,因为甲板愈合需要拆线时需再次撕脱甲板。最后,对于撕裂伤,为了防止营养不良,缝合伤口更有助于甲床愈合。

(粟娟 译,杨淑霞 校,陈熹　曾馨 审)

参考文献

22章 参考文献

第 23 章　不同种族的甲问题

Andrew Alexis and Bridget Kaufman

学习目标:

1. 讨论西班牙裔、亚裔和非裔美国人的具体甲问题。
2. 了解深色皮肤照片中不同的常见皮肤病。
3. 了解文化习俗对甲健康的影响。

23.1　甲结构

甲单元由近侧和外侧甲皱襞、甲母质、甲床和甲下皮构成。虽然不同种族的人的甲结构相似,但甲母质中黑素细胞的分布和活性存在细微差异。

通常来说,白种人甲母质中的黑素细胞比皮肤其他部位少。甲母质中黑素细胞密度为 200 个/mm²,而其他部位的黑素细胞密度为 1 120 个/mm²[1,2]。与白种人相比,日本人和黑人个体的甲母质内黑素细胞分布更为密集且高度分化[3],不过仍比周围皮肤少。

远端甲母质比近端甲母质含有更多的黑素细胞[4]。甲母质和甲床中的大多数黑素细胞是静止的,但是远端甲母质含有能够产生色素沉着的活性黑素合成成分[2,4]。与白种人相比,具有深色皮肤个体的远端甲母质中含有更多活性的黑素细胞[5],这导致在肤色较深的种族中,色素沉着性甲病占据主导地位。

23.2　黑甲

纵向黑甲(longitudinal melanonychia,LM)是指甲板内出现的由黑色素沉积引起的从浅棕色到黑色的线性条纹样病变(🄳 图 23.1)。远端甲母质的黑素细胞激活或增殖导致甲板相应区域黑色素生成增加和色素沉着。良性黑素细胞增生、单纯性雀斑样痣、黑素细胞痣和甲下黑色素瘤均可表现为纵向黑甲(🄳 表 23.1),在临床上很难区分这些病种,尤其是当患者属于深色皮肤类型时[6,7]。

纵向黑甲在所有种族人群中都存在,只是患病率有所差异。它的发病率随着年龄增长和皮肤颜色变深而增加[8,9]。非裔美国人在出生到 2 岁之间很少有色素带,但是大多数人在一生中的某个时候都会形成。据一份报告显示,77%的非裔美国

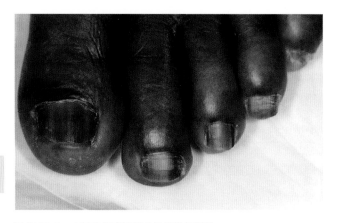

🄳 图 23.1　由种族色素沉着引起的纵向黑甲

人在 20 岁时将出现纵向黑甲症状,到 50 岁时这一数字几乎达到100%[9]。同样,高达 30%的日本人和 50%的西班牙裔一生中也会患上纵向黑甲[10-12],而白种人和中国人患此病的概率较低[6,13]。

🄳 表 23.1　纵向黑甲病因	
黑素细胞激活	
	种族肤色
	系统性疾病
	系统性红斑狼疮
	硬皮病
	内分泌紊乱
	艾滋病毒感染
	Laugier-Hunziker 综合征
	创伤
	营养
	维生素 B₁₂ 缺乏症
	叶酸缺乏症
	药物引起
	辐射引起
	炎症性甲病
	扁平苔藓
	脓疱型银屑病
	慢性放射性皮炎
	Hallopeau 病
黑素细胞增殖	
	甲母痣
	黑素细胞增生
	甲母质黑色素瘤
其他	
	出血
	非黑素细胞性甲肿瘤
	甲真菌病

最容易患纵向黑甲的部位是拇指、示指和踇趾[14,15]。当手指/足趾具有较大表面积、持续受创伤以及受到更大的累积物理应力和压力时,可能会增加纵向黑甲发病率[14,16-20]。

大多数纵向黑甲是良性的,但和皮肤色素痣一样,由于可能存在甲黑色素瘤(nail apparatus melanoma,NAM)的风险,因此需要仔细检查。日本人中约 30%的甲黑色素瘤始于甲板中的色素过度沉着[21],由于该种族中良性色素沉着的患病率很高,通常会被误诊为甲真菌病、甲沟炎、甲下血肿或化脓性肉芽肿[22,23],因此许多甲黑色素瘤可能会被遗漏。该病可延迟长达 96 个月才能明确诊断。此外,个体的自我皮肤检查比率较低,包括西班牙裔、非裔美国人和亚洲/太平洋岛民在内的某些种族人群很少向医生提及自身出现甲色素沉着的问

23

题[24]。2010 年，全美国健康访谈研究的数据显示，少数民族患者的全身皮肤检查率较低，但这一结果并没有得到持续证明[24,25]。

尽管甲单元的肢端雀斑样痣黑色素瘤（acral lentiginous melanoma，ALM）在所有种族人群中都很少见，但与其他黑色素瘤亚型相比，该病在深色皮肤人群中相对较为常见。肢端雀斑样痣黑色素瘤在白人中占黑色素瘤诊断的 1.4% ~ 2.8%，在非裔美国人、日本人、中国人、韩国人、波多黎各人和美洲印第安人等肤色较深的种族中占 11% ~ 33%[20,21,23,26-32]。

总的来说，这些族群患黑色素瘤的风险明显较低，因此所有族群的甲下黑色素瘤的绝对数量可能相似。

甲黑色素瘤的诊断平均年龄为 60 ~ 70 岁[26]，但在儿童时期很少出现，皮肤颜色较深的人群也具有类似的特点。在相关文献中仅有 11 例儿童甲黑色素瘤病例的报告，其中 73% 的患者是肤色较深的日本和西班牙裔儿童[33,34]。目前还没有关于非裔美国儿童患甲黑色素瘤的报告。

黑色素瘤好发于甲下，在许多种族人群中均如此，因此在全身皮肤检查时需要检查 20 个指/趾甲，这点尤为重要。在检查深色皮肤人群时需要特别注意，因为其色素沉着病变可因不易察觉而容易被忽略。检查应在光线充足的房间进行，检查指甲时，嘱患者将双手在桌面上放平，手指伸开以充分观察指甲；检查趾甲时，嘱患者坐下，让双脚舒适地放在地面上以检查趾甲。一定要检查全甲的所有相关部位。

医生应特别注意对照 表 23.2 检查甲下黑色素瘤的基本状况[35]。黑色素瘤的特征包括：只累及一个甲、色素带宽度大于 3mm、色素带近端比远端宽、颜色不均匀、边缘不规则或呈锯齿状以及 Hutchinson 征（色素向邻近的甲皱襞皮肤延伸）[7,12,16,26,36-38]。当出现甲营养不良、出血、溃疡或明显的肿块时，提示可能存在恶性肿瘤，应建议进行甲活检，（▶框 23.1）[16,26,38]。

● 表 23.2　甲下黑素瘤 ABCDEF 原则

	年龄（Age）：20 ~ 90 岁，高峰 50 ~ 70 岁
A	非裔美国人（African American）、印第安人（Native American）、亚洲人（Asian）
	褐黑色的色素带（Brown-Black pigmented Band）
B	≥3mm 宽（Breadth）
	边界不规则或模糊（irregular or blurred Border）
C	病变迅速改变（rapid Change），比如面积增大或生长速度加快
	或尽管进行了充分的治疗也没有变化（lack of Change）
	受影响的指/趾（Digit）：拇指>跗趾>示指
D	单指/趾（Digit）>多指/趾
	惯用手（Dominant hand）
E	延伸至近端或外侧甲皱襞，即 Hutchinson 征
F	黑色素瘤或发育不良性痣综合征的家族（Family）或个人病史

改编自 Levit 等人[35]

框 23.1　甲黑色素瘤疑似临床特征

- 纵向黑甲宽度大于 3mm
- 色素沉着改变或形状改变
- 色素沉着不均匀
- 病变快速发展
- Hutchinson 征
- 边缘模糊
- 皮肤镜检查中不平行的不规则线

甲板皮肤镜已成为评估色素性甲病的重要工具，尤其在术中[39-41]。手术中一旦取出甲板，就可直观地看到甲母质和甲床。识别特定的模式和颜色可以帮助识别病变（● 表 23.3）。在术中皮肤镜检查下，不规则的病变可能需要切除（● 图 23.2），而对于灰色或正常的棕色病变，小的活检就足够（● 图 23.3 和● 图 23.4）[40]。

● 表 23.3　纵向黑甲的皮肤镜特征

模式	外观	病因
规则的灰色	均匀灰色背景或灰色纵向线	黑素细胞激活（红斑、药物引起的色素沉着、种族色素沉着、创伤）
普通棕色	均匀的浅棕色到黑色的线条	黑素细胞增殖
部分呈点状或球状的普通棕色	浅棕色到黑色的平行线，有规则的颜色、厚度、间距以及均匀出现的斑点或球状体	良性色素痣
不规则模式	不规则的间距、厚度或着色，失去平行结构	恶性黑色素瘤

最佳的活检方法取决于纵向色素沉着和临床疑似黑色素瘤的位置。高度疑似的病灶应全层切除，并进行全层活检，以便准确测量黑色素瘤的深度。对偏良性的纵向黑甲，可根据其在甲板内的位置进行梭形切除、甲母质刮削活检或 3mm 甲母质穿刺活检[42-44]。

彻底治疗甲黑色素瘤需要手术切除病灶。过去外科医生会进行近端截肢，但最近更多的证据表明，远端截肢与 1 ~ 2cm 边缘全层切除术的总生存率没有差异[14,45,46]。前哨淋巴结活检与晚期病变的生存获益相关，应在深度超过 1.0mm 的溃疡或肿瘤病变中进行[47,48]。对侵袭性甲黑色素瘤局部灌注化疗的初步研究是有希望的，但总体而言，这种治疗没有明显的生存获益[49,50]。

总之，甲黑色素瘤的预后比其他类型的皮肤黑色素瘤都要差。非西班牙裔白人预后最好，其次是黑人、西班牙裔白人，最后是亚太岛民[51,52]，后面这部分人群可能因为病变组织更厚、诊断分期更高导致预后更差。研究还发现，当病变组织的厚度和分期一致时，不同种族之间的生存率没有差异[51,52]。

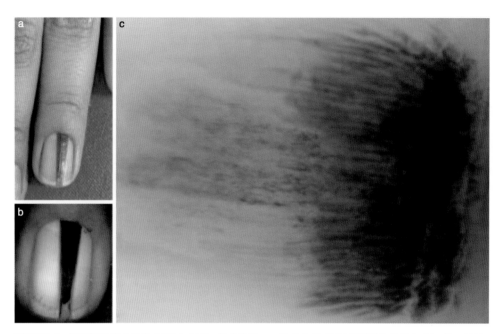

■ 图 23.2　不规则的褐色线条,可见大小不一的球状物。a. 临床表现:指甲呈深褐色线状色素沉着,近端颜色变深,宽度增加;b. 术前甲板皮肤镜检查(×10);c. 术中皮肤镜(×10)显示颜色不均和纵线增厚以及球状物,且存在不规则斑点(Hirata[40])

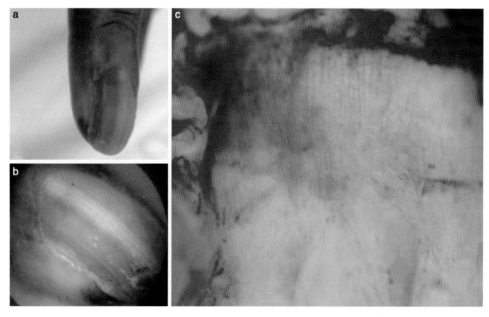

■ 图 23.3　与种族色素沉着有关的规则的灰色图案。a. 甲盖棕色线状色素沉着及甲周色素沉着的临床表现;b. 术前指甲板皮肤镜检查(×10);c. 术中皮肤镜检查(×10),有细微、规则的灰色线条(Hirata[40])

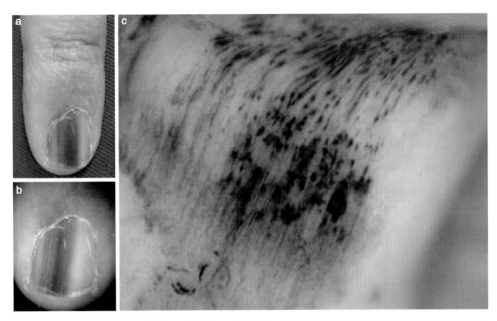

■ 图 23.4　规则的纵向的棕色线条和点状物。a.线状甲色素沉着的临床图片:色素带边界平滑,宽度规则,颜色混杂;b.术前甲板皮肤镜检查(×10);c.术中皮肤镜检查(×10),由均匀的棕色纵纹和大小分布一致的点状物组成的规则图案(Hirata[40])

23.3　由皮肤病引起的甲病

23.3.1　扁平苔藓

　　扁平苔藓(lichen planus,LP)是一种丘疹鳞屑性疾病,可累及皮肤、黏膜、甲和头皮。在扁平苔藓中,甲受累的发生率高达10%,可不伴有皮肤或黏膜受累[53]。一般而言,扁平苔藓对年轻人群的影响很小,但研究显示甲异常的比例也高达19%[54]。

　　甲扁平苔藓(nail lichen planus,NLP)的发病率在印度血统的儿童中似乎更高,大多数关于儿童扁平苔藓的研究都来自于印度[55-60],甚至在英国进行的研究也主要针对印度血统的儿童[61,62]。这给人一种印度儿童对扁平苔藓更加易感的印象,但在没有更大规模研究的情况下很难证实这一点。据报道,来自墨西哥、中东、非洲和美国的儿童也可患甲扁平苔藓[63-66]。美国最近的一项研究显示,与白种人相比,非裔美国人的甲扁平苔藓发病率更高[64]。

　　甲扁平苔藓可分为三种类型:典型甲扁平苔藓、糙甲症(又名二十甲营养不良)型和特发性甲萎缩型[67]。典型甲扁平苔藓(即甲母质扁平苔藓)在成人和儿童中最常见,表现为纵向隆起、裂缝、远端裂开和甲严重变薄(■ 图 23.5),其他表现包括甲下角化过度、甲分离、翼状胬肉形成和红色甲半月。二十甲营养不良型表现为甲出现严重的隆起和凹陷,导致甲像砂纸一样粗糙[69]。特发性萎缩型表现为甲的弥漫性破坏、甲板缺失,仅见于儿童[70]。有趣的是,最后一种类型在印度儿童中比其他种族的儿童更常见[70,71]。

　　与许多其他皮肤疾病一样,甲扁平苔藓可能导致深色皮肤人群的炎症后色素沉着和色素减退,尤其是在近端甲皱襞。纵向黑甲也可能在扁平苔藓出现后产生。

　　甲扁平苔藓的诊断和治疗在各种族之间是相似的。甲扁平苔藓可根据临床检查确诊,但当鉴别扁平苔藓与其他疾病包括甲银屑病和系统性淀粉样变时,有必要进行纵向甲活检。轻度甲扁平苔藓患者受累的甲较少,只有少量的隆起,可采用局部糖皮质激素注射治疗[72]。当出现弥漫性甲损伤时需要系统使用糖皮质激素药物,如肌肉注射曲安奈德 0.5~1mg/kg[68]。

23.3.2　甲真菌病

　　甲真菌病(onychomycosis)是由皮肤癣菌、酵母菌和非皮肤癣菌丝状真菌引起的甲真菌感染,临床表现包括甲变色、甲增厚、甲下角化过度、甲下碎屑、甲床与甲板分离(■ 图 23.6)。在肤色较深的个体中甲真菌病可能表现为纵向黑甲,并且很难与其他病因相鉴别[74]。甲真菌病的临床表现取决于致病真菌的类型和与之相关的临床模式类型,可分为 5 型:远端侧位甲下型(distal lateral subungual onychomycosis,DLSO)、浅表白斑型(white superficial onychomycosis,WSO)、近端甲下型(proximal subungual onychomycosis,PSO)、全甲损毁型(total dystrophic onychomycosis)和甲板内型(endonyx onychomycosis)[75]。

　　关于甲真菌病患病率的估计因研究而异,美国的一项大规模调查发现,甲真菌病患病率约为 13.8%,在某些特殊人群中发病率更高[76-79,81]。全球甲真菌病的患病率在 0.5% ~ 28.3%。一篇系统综述表明,患有由皮肤癣菌引起的趾甲真菌病的人数占 3.22%,而由酵母菌和非皮肤癣菌导致的甲真菌病的发病率分别 0.40% 和 0.37%[80]。

　　皮肤癣菌是甲真菌病的最常见的致病菌。全球 14 项研究分析表明,65% 的甲真菌病是由皮肤癣菌引起的,其中红色毛癣菌(T. rurum)占 44.9%[81]。在 13.3% 的甲真菌病病例中发现了非皮肤癣菌霉菌,包括支顶孢霉属(acremonium)、镰孢菌(fusarium)和短帚霉菌(scopulariopsis)。在 21.1% 的甲真菌病病例中发现了念珠菌属(candida species)[81]。

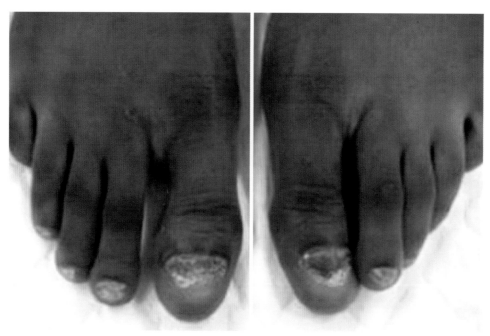

● 图23.5 V型皮肤患者的趾甲扁平苔藓（Goettmann等[68]）

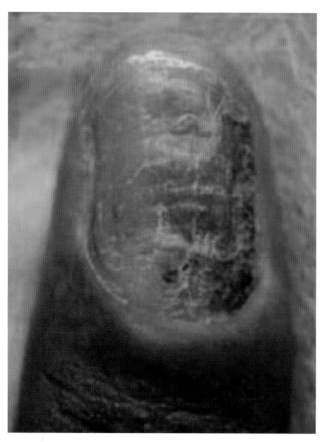

● 图23.6 伴有严重甲沟炎的甲真菌病（Minkoumou等[73]）

不同国家和地区真菌分布的类型似乎也有所不用：皮肤癣菌最常见于北美（82.1%），而念珠菌和非皮肤癣菌在世界其他地区更常见[81]。研究表明，镰刀菌（fusarium）的流行率在不同洲之间差异较大，在拉丁美洲和亚洲腐皮镰刀菌复合体（F. solani complex，FSSC）的发病率较高，而在欧洲尖孢镰刀菌复合体（F. oxysporum complex，FOSC）的发病率较高[82]。巴基斯坦、埃及和泰国的系列病例报告表明，虽然具体的菌种有所差异，但50%以上的甲真菌病均由非皮肤癣菌霉菌引起[83-85]。另一项对100例巴基斯坦病例的研究发现，在46%的标本中念珠菌是主要致病菌[86]。由此看，即使是来自同一国家的研究也会存在巨大差异，这使得我们很难依据这些数据确定全球真菌的分布趋势，尚需要进行大规模的跨国研究以阐明甲真菌病致病菌的地区差异。

甲真菌病的危险因素包括潮湿、穿不透气的鞋、反复的甲创伤、遗传易感性、伴随的疾病（HIV感染、糖尿病）、高龄、肥胖、运动和足癣[76,80,87,88]。甲真菌病在不同种族中的发生率主要取决于生活方式，包括文化习俗、职业以及使个体处于上述危险因素中的日常活动。

据报道32%的美国拉丁裔移民体力劳动者患有甲真菌病，这些人经常被雇佣为建筑工人和农场工人[89]。在这些人中，常使用不透气的鞋、暴露于水或化学物质以及手的大量使用，会使指/趾甲容易受到创伤，并容易发展为真菌感染[90]。

在巴基斯坦，潮湿环境中工作的妇女也有类似的现象，他们在洗碗和洗衣服时手常浸泡，加上湿热环境，因此常常更容易患甲真菌病，特别是念珠菌[86]。

对穆斯林来说，跪拜祈祷时，跚趾长时间受压于地面，易导致甲真菌病的发生。一项针对土耳其451名穆斯林的研究显示，30%的人患有足癣，5%的人患有甲真菌病[91]。

甲真菌病的治疗需要定期指/趾甲清创、局部使用抗真菌药物和口服抗真菌药物。评估不同种族之间治疗效果和治愈率差异的研究很少。Malay等人比较了单纯清创与清创联合8%环吡酮（ciclopirox）局部抗真菌甲涂剂的治疗效果，发现黑人患者的真菌疾病治愈率更高[92]。目前有两种新的被批准用于治疗甲真菌病的局部抗真菌药物——10%埃氟康唑（efinaconazole）和5%他伐硼罗（tavaborole）溶液，一般认为环吡酮的疗效比这两个药更差。

目前常用的口服抗真菌药物有特比萘芬(terbinafine)、伊曲康唑(itraconazole)和氟康唑(fluconazole)。Billstein 等人研究了特比萘芬在黑人患者中的应用情况,发现使用特比萘芬 250mg,每日 1 次,持续 12、16 和 24 周,均能有效治疗甲真菌病[93]。这项研究没有直接比较黑人和其他种族之间的疗效差异,但它与之前以白人为主要对象使用特比萘芬的研究结果相似[94,95]。

23.3.3　药物副作用相关甲病

用于治疗 HIV 感染和慢性丙型肝炎的系统化疗药物和抗逆转录病毒药物已被证明会导致甲色素沉着,特别是在深色皮肤的个体中[96,97]。色素沉着通常始于近端甲皱襞,并随着患甲的生长向远端延伸,颜色范围可从蓝色到棕黑色,可能累及整个甲,也可能仅表现为纵向黑甲,这取决于被激活的黑素细胞的数量。虽然甲色素沉着的病因尚不清楚,但研究显示,甲板和表皮内分别有大量的树突状黑素细胞和黑素颗粒[98]。

常见的化疗药物包括阿霉素(doxorubicin)、环磷酰胺(cyclophosphamide)、甲氨蝶呤(methotrexate)、氟尿嘧啶(fluorouracil)和羟基脲(hydroxyurea)。在一项对 8 名黑人和 8 名白人患者进行羟基脲治疗的研究中,50%的黑人患者在近端甲皱襞出现棕色色素沉着,而白人患者则未受影响[99]。

抗逆转录病毒药物齐多夫定(zidovudine)是一种逆转录酶抑制剂,与抗 HIV 治疗的黑人患者的甲色素沉着风险增加有关。Groark 等人的一项研究报告表明,在 82% 的黑人患者和 20%的白人患者中,齐多夫定诱发了甲色素沉着[100]。Don 等人发现,67%的黑人和 31%的白人和西班牙裔人在接受齐多夫定治疗后出现甲色素沉着[101]。这种副作用呈剂量依赖性,停药后症状可能会自行消失[98]。

聚乙二醇干扰素 α-2b(pegylated interferon alpha-2b)是一种与利巴韦林(ribavirin)联合用于治疗慢性丙型肝炎的药物,它会导致患者出现获得性纵向黑甲,但这只会发生在皮肤类型为 Ⅲ 型及以上的人群中(◘ 图 23.7)[102]。

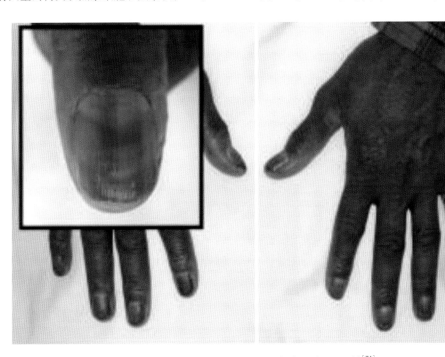

◘ 图 23.7　聚乙二醇干扰素治疗慢性丙型肝炎时导致的甲色素沉着(Finch 等[74])

23.3.4　甲文化习俗

世界上许多古文化都重视甲的修剪,甲的长度和颜色的不同体现了社会地位差异。在中国古代,贵族妇女喜欢留长指甲以表示她们的社会地位很高。甲的颜色也与一个人的社会地位有关[103]。

在现代不同的甲的风格往往代表不同的种族。例如,用丙烯颜料在甲上喷绘象征着黑人和拉丁女性的气质,而柔和的法式美甲则象征着白人女性的气质[104]。

23.3.5　美甲沙龙的种族因素

在美国,美甲沙龙的老板和员工大多是越南裔,约占

40%~60%,其次是白种人[105-107],这是由于他们在越南接受过短期的培训,工作时间相对灵活[105-108]。

常用的美甲产品如指甲油、洗甲水、硬化剂、丙烯颜料、凝胶、粘合剂和消毒剂均含有有害化学物质,会对美甲沙龙工作人员的健康造成损害。甲醛、甲苯和邻苯二甲酸二丁酯(dibutyl phthalate,DBP)与肿瘤、神经功能障碍、自然流产和呼吸症状等疾病有关[109,110],用于美甲的丙烯颜料的丙烯酸盐和甲基丙烯酸盐与接触性皮炎和过敏性鼻炎有关,其原因是工作人员与这些物质直接接触或通过空气接触[111-114]。在一项对越南美甲沙龙工作人员的研究中,超过 20%的参与者报告了鼻部刺激和过敏反应,11%的人报告了皮肤刺激[109]。工作人员还会出现手部湿疹、眼睑和面部皮炎、肌肉骨骼疼痛、咳嗽、恶心、呼吸困难和哮喘[107,108,113,115,116]。此外,关于丙烯酸盐引起的周围神经病变的报道尤其值得关注(◘ 表 23.4)[116,117]。

◘ 表23.4　美甲沙龙工作人员不良健康事件

系统	影响
上、下呼吸道	呼吸困难
	呼吸道刺激
	哮喘
	鼻部刺激
	咳嗽
	过敏
皮肤	皮肤刺激
	接触性皮炎
	手部湿疹
	面部/眼睑皮炎
肌肉骨骼	背痛
	颈部疼痛
	手和手腕疼痛
神经系统	头痛
	头晕
	注意力不集中
	周围神经病变

　　美甲沙龙相关医疗问题的高发,主要原因包括工作人员对危险化学品的认识不足、美甲沙龙环境通风不畅以及个人防护装备使用不足(包括手套和口罩)[107,110]。

23.4　儿童甲疾病

　　非裔美国人在儿童时期逐渐会出现纵向黑甲,而到20岁时有高达77%的人会出现纵向黑甲[9]。在大多数情况下,甲色素沉着是由于良性黑素细胞增生引起的(甲母痣或雀斑样痣)[34,118],甲黑色素瘤在儿童中极为罕见[34,118],然而如果存在令人担忧的特征(如在皮肤镜下出现完整的甲受累、色素带较宽、不规则等),还是应考虑对甲母质进行横向活检或对色素沉着的病灶进行完全切除[34]。

> **临床要点**
> - 虽然不同种族人群甲的结构整体相似,但在有色人种中甲黑素细胞往往更多且分化良好。
> - 有色人种患者最常见的是纵向黑甲,由于黑色素沉积,甲盖内出现浅棕色至黑色的线状条纹。
> - 纵向黑甲很少在出生时出现,多在儿童期和青年期开始发生。
> - 深色皮肤人群中甲黑素瘤的发生率相对较高,但绝对数量在所有种族之间似乎是相似的。
> - 对甲色素沉着的患者必须进行密切评估,依据是甲黑色素瘤的ABCDEF原则。
> - 甲扁平苔藓在印度儿童中比其他民族中更常见。
> - 甲真菌病是有色人种皮肤的常见疾病,由于文化习俗、职业以及使个体暴露于甲真菌病危险之中的日常活动,可能对不同种族造成不同的影响。
> - 许多药物包括全身化疗药物和抗逆转录病毒药物,可能会导致深色皮肤患者出现甲色素沉着。

病例展示:纵向黑甲

临床病史

　　一名42岁的非裔美国男子因指甲上"从记事起"就发现"黑线"而前往皮肤科诊所就诊。虽然这个黑线从来没有困扰他,但他的初级护理医生建议他先对甲进行评估。因为该患者确实不太关注甲,已记得新甲上有无纹路、有无扩大或有无其他任何变化。他否认出血或甲断裂,否认有个人或家族的异常色素痣或皮肤肿瘤病史。

体格检查

　　左一、四、五指甲及右一、二、五指甲均可见浅棕色线状色素沉着,侧缘规则。色素沉着条带的宽度均匀一致的,大约2mm。近端甲皱襞未受累。出现色素带的指甲在其他方面是正常的,没有营养不良、溃疡或包块。趾甲无受累。患者否认自己和家族有皮肤肿瘤病史。这些表现与纵向黑甲一致。

处理

　　纵向黑甲是一种良性的棕色到黑色的线状色素沉着,它由黑素细胞活化或黑素细胞增生引起。必须对这种良性病变和早期甲黑色素瘤进行鉴别,因为后者需要及时和积极的干预。该患者甲色素沉着缺乏早期黑色素瘤的关键特征,如边界不规则、色素不均匀、甲板营养不良、单甲受累、宽度≥3mm、黑素瘤家族史、近端和外侧甲皱襞色素沉着等。对于这个患者,不需要做进一步的检查。尽管如此,患者应该接受甲黑色素瘤的基础知识教育,如果发现色素沉着变暗或变宽、边界不规则、甲分裂或出现裂隙,应该及时尽早复诊。如果出现上述任何一种情况,都应进行甲活检并行组织学检查。

❓ 思考题

1. 在下列哪种临床情况下,需进行甲活检以评估纵向黑甲?
   - A. 60岁非裔美国女性,示指新发暗褐色2mm纵向色素条纹,边界不规则,其他甲无临床表现。
   - B. 40岁日本男性,数枚甲纵向有2~4mm深棕色色素沉着,右拇指出现4mm均匀褐色色素沉着。
   - C. 30岁白人男性,左第一趾甲呈深棕色色素沉着,伴有甲真菌病和甲下角化病,足部轻度脱皮。
   - D. 10岁韩国男孩,右拇指指甲出现2mm纵向色素条纹,呈均匀棕色色素沉着,边界规则,近端比远端宽。
   - E. 80岁西班牙裔女性,既往有右无名指肢端皮损性黑色素瘤病史(10年前),多个手指和足趾甲上有许多1~2mm的浅棕色带。

2. 关于有色人种皮肤中的甲黑色素瘤,以下哪项陈述是正确的?
   - A. 甲板皮肤镜检查是一个重要的工具,以评估有色人种的甲病变,但在有色皮肤中的应用有限。
   - B. 大多数甲黑色素瘤的开始是甲板上的色素沉着条纹,因此,诊断为纵向黑甲的患者应每年随访两次,以监测黑色素瘤变化情况。
   - C. 远端截肢是甲黑色素瘤治疗的金标准方法,与全层切除相比,远端截肢可提高生存率。
   - D. 黑人、西班牙裔和亚洲人的甲黑色素瘤的预后较差,因为这些人群的病变组织更厚、诊断分期更高。

E. 甲黑色素瘤很少发生在儿童时期,因此在考虑活检之前,可疑病变应至少随访 1 年。

3. 一位 46 岁的巴基斯坦妇女来到皮肤科诊所,诉甲变色和甲增厚 5 年。诊断为远端外侧甲下甲真菌病(distal lateral subungual onychomycosis,DLSO),念珠菌和皮肤癣菌培养呈阳性。以下哪一项使患者罹患念珠菌甲真菌病的风险最大?

A. 每周在当地美甲沙龙修甲

B. 在巴基斯坦和当地一家餐馆做洗碗工

C. 每年在巴基斯坦生活 6 个月

D. 以上都是

E. B 和 C

答案和解析

1. 正确答案是 A。虽然甲盖中大部分棕色到黑色的线性条纹是由于纵向黑甲(LM)引起的,但是寻找可能与甲黑色素瘤(NAM)有关的特征是很重要的。甲黑色素瘤的特征包括:

A. 年龄(50～70 岁为高峰),非裔美国人、本土美国人、亚洲人

B. 棕黑色色带,≥3mm 宽,边缘不规则或模糊

C. 快速变化或治疗后无变化

D. 手指受累(拇指>小拇指>示指),单指受累,惯用手

E. 延伸至近端或外侧甲皱襞

F. 黑色素瘤或发育不良性痣综合征的家族或个人病史

在患者 A 中,尽管病灶较小,但发病年龄较晚,累及单个手指,且边界不规则,这些都是甲黑色素瘤需要关注的。在这种情况下需要进行甲活检。

患者 B 的多个甲受累和均匀的色素沉着提示更可能是纵向黑甲,即使宽度≥3mm。患者 C 的病史与趾甲甲真菌病更为一致。患者 D 的纵向色素条纹宽度不规则,但考虑到色素沉着均匀、边界规则、宽度<3mm,且患者年龄较小,该病变可能更适合密切随访。患者 E 在许多甲上有许多细小的浅棕色条纹,这与纵向黑甲最为一致,尽管她曾有黑色素瘤病史,但不需要活检。她应该继续监测黑色素瘤的“ABC”特点。

2. 正确答案是 D。肢端皮损性黑色素瘤的预后因种族而异,非西班牙裔白人预后最好,其次是黑人、西班牙裔白人,最后是亚太岛民。这是由于后面这部分人群的病变组织更厚、诊断分期更高导致预后更差。有趣的是,当病变组织的厚度和分期一致时,不同种族之间的生存率没有差异。虽然甲黑色素瘤可以表现为纵向黑甲(或从纵向黑甲开始进展),但是只有约 1/3 的甲黑色素瘤病例是从甲上的纵向条纹开始的。纵向黑甲患者应接受甲黑色素瘤的基础知识教育,并在定期的全身皮肤检查中仔细检查甲。除非线性条纹在增长或改变,否则每年 2 次的黑色素瘤筛查是不必要的。无论皮肤类型如何,甲板皮肤镜对任何可疑病变的评估都有重要作用。成人和儿童的可疑病变(边界不规则、颜色杂色、宽度不均匀、Hutchinson 征等)均应行活检,尽管后者发生甲黑色素瘤的风险较低。对可疑病变跟踪 1 年是不合适的,尤其是当病变以任何方式改变或生长时。至于手术处理,最近的证据表明,远端截肢与 1～2cm 边缘全层切除术的总生存率没有差异。

3. 正确答案是 B。甲真菌病的危险因素包括潮湿、穿不透气的鞋、反复的甲创伤、遗传易感性、伴随的疾病(HIV 感染、糖尿病)、高龄、肥胖、运动和足癣。此外,洗碗和洗衣服时手的浸泡,特别是在湿热的环境中,容易使人患甲真菌病。甲真菌病的致病菌因地而异,在美国,致病菌通常是皮肤癣菌(红色念珠菌最常见),少数是念珠菌。在巴基斯坦,念珠菌导致了近一半的甲真菌病病例。在这位患者中,有洗碗史的患者由于经常浸泡双手而面临巨大风险。虽然念珠菌真菌病在巴基斯坦更为常见,但在美国也很容易感染念珠菌,所以居住国家可能不是主要影响因素。

（杨志波　译,温广东　校,曾馨　陈熹　审）

参考文献

23章 参考文献

第 24 章　足病和甲病

Tracey C. Vlahovic

学习目标：

1. 了解潜在不对称的力作用在趾甲上可能引起的病理改变。
2. 了解过度趾内翻在趾甲疾病中的作用。
3. 讨论各种足病的特殊问题以及由此导致的甲病。

24.1 常见趾甲疾病及其治疗

24.1.1 趾甲营养不良（toenail onychodystrophy）

趾甲形态的改变和穿鞋不适感是大部分患者就医的主要原因。在患者就诊期间，临床医生深入了解趾甲改变的原因是很重要的。这些甲改变通常被称为甲营养不良，甲营养不良是指任何发生于甲的形态学改变，包括广泛的甲疾病[1]。由内源性或外源性因素引起的甲营养不良可表现为甲板畸形、受损、感染或颜色改变。可累及指甲或趾甲，或两者均受影响（▶框24.1）。

框 24.1 引起甲营养不良的因素
外源性因素：
- 创伤
- 潮湿/干燥环境
- 化学物质
- 感染（皮肤癣菌、念珠菌、细菌）

内源性因素：
- 射线、毒素导致的甲再生受限
- 氧合作用减少
- 血管形成减少
- 代谢/内分泌失调
- 炎症性疾病
- 肿瘤

通常用来描述甲形态学改变的术语包括：甲分离（onycholysis）、甲肥厚（onychauxis）和脆甲症（onychorrhexis）。甲分离表现为甲板与甲床的分离，可由创伤导致，也可由银屑病（psoriasis）等全身性疾病引起。甲分离为皮肤癣菌的感染创造了条件。Bodman 认为这是由反复的微损伤引起的，而这种微损伤可能是鞋袜不合适和随后的甲单元受撞击引起的[2]。正如他所指出的，这种损伤不仅可发生在较长的趾上，也可发生在姆趾和第五趾甲上，尤其是在穿"紧贴脚跟并抓住脚趾以保持平衡的不系带鞋"时。姆趾外翻的甲分离患者趾间关节的活动会代偿性增多，导致趾甲与鞋子相互摩擦增多。远端甲分离也多见于长期进行足疗的人群，主要是由于修甲器械导致的损伤。

甲肥厚可见于甲真菌病（onychomycosis）及银屑病甲。脆甲症表现为甲板出现与侧甲皱襞平行的纵嵴。这种现象可以是机体的正常老化，也可以是潜在疾病，如扁平苔藓（lichen planus）和银屑病的表现[3]。Beau 线是甲板表面的横向凹陷，凹陷的宽度与近端甲母质的损伤长度相关。Beau 线可单一出现（单次损伤或疾病诱发），也可出现多条（多次损伤）。反复修甲者、篮球运动员或网球运动员（或任一会使脚撞击鞋前部的运动）以及穿挤脚的鞋和木屐的人群中会出现这种甲损害。

甲萎缩（onychoatrophia）通常发生于第五趾，表现为甲板变

小及其厚度变薄。甲萎缩可由穿鞋不合适引起，也可由外周血管疾病或扁平苔藓诱发，还有部分患者是先天因素导致的。

患者出现趾甲营养不良时，易被误诊为甲真菌病。甲真菌病的早期表现可能是甲分离，也可出现 Beau 线，第五趾甲萎缩的体征也与甲真菌病类似。对医生而言，区分是创伤引起的甲单元变形还是真正的甲真菌感染是很重要的。

临床上，趾甲营养不良最常见的病因为甲真菌病，约占所有病例数的一半[1]，但应警惕其他可引起与甲真菌病体征相似的疾病，如银屑病、扁平苔藓、砂纸样甲（trachyonychia）和创伤。

24.1.2 足病患者评估

在对趾甲营养不良患者进行评估时，医师首先应进行完整的病史采集和体格检查。详细了解病史、药物治疗情况和家族史，有助于鉴别诊断和制订合理的治疗方案。病史采集的关键问题包括：甲病病程长短，是否疼痛，是否影响生活质量？询问每日穿鞋选择，工作和体育活动，家庭和工作环境等，都有助于治疗方案的选择。选择治疗方案应考虑机体免疫功能水平、足部血管状况、系统或局部用药的耐受情况。由于银屑病和湿疹可出现与甲真菌病类似的甲损害，出现任何皮疹都应进行细致的检查并分析讨论。

视诊对于诊断必不可少。自 1972 年 Zaias 分类被提出后，它的修订版也随之提出并发布，用来反映各种各样由皮肤真菌、非皮肤真菌和念珠菌引起的甲病及其并发症，或是其他炎症合并真菌性甲病[4]。甲真菌病的甲板改变包括：远端侧位甲下型（distal lateral subungual，DLSO），感染始于甲下皮并侵犯远端甲床；近端甲下型（proximal subungual，PSO），甲床近端最先被感染；白色浅表型（superficial white，SWO），趾甲板表面最先受影响[4]；全甲损毁型（total dystrophic onychomycosis，TDO），全甲板受损并累及甲周组织；甲板内型（endoynx，EO），远端甲板感染导致菌丝入侵深层。

此外，医师应确认单足或双足共有多少个趾甲受累，趾甲受损的比例，是否存在导致趾甲营养不良的生物力学因素［如第五趾内翻内收（adductovarus fifth digit）、锤状趾（hammertoe）或姆趾外翻（hallux valgus）］，以及是否存在足癣。

约 50% 的趾甲疾病是由真菌感染导致的[5]。其他可出现与甲真菌病相似体征和症状的疾病包括：银屑病、扁平苔藓、反应性关节炎、过敏/刺激性接触性皮炎和湿疹。甲真菌病还需与脱发、继发于生物力学的甲改变、黑色素瘤和其他皮肤癌、外伤性甲分离、二十甲营养不良（twenty-nail dystrophy）和甲肥厚鉴别[6-8]。

由于并非所有的甲病都是真菌感染导致的，因此治疗方案中是否系统使用抗真菌药物、甲病是否伴随其他难辨认的皮肤病，以及是否曾接受抗真菌治疗且疾病复发，都需要通过实验室检查来确认。实验室检查包括显微镜直接镜检（KOH 检查）、甲板活检过碘酸席夫氏染色（PAS 染色）和真菌培养。KOH 直接镜检和真菌培养可同时进行，KOH 直接镜检能够明确菌丝的存在，真菌培养可以鉴定菌种。真菌培养耗时长（长达 4 周），且容易出现假阴性，有 40% 真菌镜检阳性的患者真菌培养为假阴性[9]。PAS 染色可作为一种替代方法，通过对甲板（并非活检）进行染色，明确是否存在皮肤癣菌。PAS 染色能够更快地

获得结果且敏感度更高，但真菌培养有助于明确菌种[10-12]。

在传统的真菌学检查中，KOH 直接镜检和真菌培养可能会出现假阴性或假阳性结果，确认病原体耗时长[13]。由于缺乏特异性和快速的病原体鉴定方法，较准确的诊断通常会延迟。当真菌学检查阴性但临床表现强烈提示甲真菌病时，PCR（聚合酶链反应）检测可能是一种选择[14]。对于不同的病原体感染，抗真菌药物的疗效和剂量可能会有所不同。有学者推测，混合性感染和非皮肤真菌性甲真菌病可能是导致治疗失败率高的原因[15]。快速灵敏的检测方法将更好地指导临床治疗。PCR 可检测特定的 DNA 序列；且真菌特异性的 PCR 检测方法是可用的[16,17]，它加深了我们对甲真菌病及其治疗的认识[18]。真菌 DNA 稳定性好，即使在没有活菌丝的情况下，DNA 扩增技术（例如 PCR）对疾病的诊断也是有力的补充[19]。时间将证明 PCR 技术在临床诊断和临床试验中的真正作用。

24.1.3　非甲真菌病性趾甲营养不良的治疗选择：器械、化妆品、营养

对患者和医生而言，治疗导致甲营养不良的潜在疾病或感染可能是一个缓慢且艰难的过程。临床医生应该考虑其他能够附着于甲板上、提供机械支撑并易于使用的治疗方法和器械。

当处理甲营养不良引起的美容方面的问题时，如 Beau 线，除更换鞋子外，修甲、使用甲横沟填充物或其他美甲产品也能起到治疗作用。

目前有两种医疗物品可用于甲营养不良的治疗：Genadur™（羟丙基壳聚糖，Medimetriks）和 Nuvail™（聚脲尿烷，16%，Cipher）。这些是临睡前局部用于甲板表面的非药物性乳剂。

Genadur 的功能是"保护受损的指/趾甲免受潮湿环境、摩擦或修剪的影响"，从而减轻指/趾甲营养不良的症状[20]。它是一种水溶性化合物，应在指/趾甲洗净和干燥后使用。甲银屑病的研究表明，该化合物可改善趾甲的脆性，减少裂痕，并且使出现甲分离的患者比例减少了 63%[21]。

Nuvail 是一种防水的柔性薄膜，形成甲轮廓后可防止甲的直接磨损，并提供最佳的水分平衡，保护甲免受潮湿环境的影响[22]。Nasir 等随访了 53 例每晚使用 Nuvail 的甲营养不良患者[23]，从颜色、甲分离和甲下角化过度三方面进行临床评估，结果显示，使用 Nuvail 6 个月后，有 60% 的患者症状得到改善。

此外，对甲板外观要求较高的甲营养不良患者，可使用 Keryflex™ 甲树脂来修饰和保护指/趾甲。正在接受基础疾病系统治疗的患者，也可使用 Keryflex™（Podiatree 公司）治疗。Keryflex™ 甲树脂已被证实可用于甲真菌病激光治疗后和甲沟炎术后造成的甲营养不良。Keryflex™ 是一种柔软的趾甲树脂，但不适用于指甲，其随着足部移动而移动，并可承受外力的冲击，故更适用于容易出现趾甲外伤的运动员及舞者。

生物素（biotin）（2.5mg/d）可作为甲脆裂患者口服药物的一种选择，甲营养不良患者在口服 2~3 个月后起效[24]。尽管没有推荐最佳的持续使用时间，但只要临床表现有所改善，就应继续服用。

综上所述，趾甲营养不良的治疗首先应寻找病因，明确是由感染因素、潜在的系统性疾病还是创伤引起。应当注意并非所有的趾甲营养不良都是甲真菌病，治疗前需进行真菌培养/真菌菌丝染色来明确诊断，从而根据不同病因调整治疗方法。甲营养不良目前最新的治疗方法是局部使用非药物疗法，目的是提供支撑力并保护甲板不受进一步损害。

附栏病例展示：关于使用足部美甲树脂人群生活质量的研究

在治疗趾甲疾病的专业（足病学、皮肤病学、全科医学）中，一个共性问题是患者对甲营养不良引起的生活质量变化的看法。

有一项关于使用 KeryFlex 后生活质量情况的研究[1]。KeryFlex 是一种可用于任何类型甲营养不良的医学美容树脂，该产品不是凝胶，不会对甲板造成损害，不能通过丙酮去除。患者可以在使用 KeryFlex 的基础上使用甲涂料或卸甲油来进一步装饰趾甲。它不仅可用于甲真菌病、银屑病甲患者，对进行过多次甲手术及内生甲（未感染）的患者也有帮助。

甲真菌病会对患者的生活质量产生负面影响。一项研究调查了患者对甲真菌病影响生活质量的看法，258 例患者中有 193 例（75%）表示他们对自己的指/趾甲感到尴尬，29% 的患者尴尬程度较轻，38% 为中度，33% 为重度。与仅有趾甲受累（74%）或指甲和趾甲均受累（85%）的人相比，仅趾甲受累（66%）的人尴尬发生率显著降低。女性（83%）比男性（71%）更容易因甲真菌病感到尴尬。

本研究中使用的 OnyCOE-t™ 问卷已在多项与患者结局和对其甲病认知相关的甲真菌病研究中得到验证[1,2]。研究对象是完成了 OnyCOE-t 问卷调查并在患有甲真菌病的趾甲上涂美容树脂的患者人群。

调查结果

30 名患者（6 名男性和 24 名女性），年龄在 35~87 岁，由于其趾甲真菌病而需要美容辅助剂，因此填写了 OnyCOE-t™ 问卷[1]。然后，研究人员将 KeryFlex 应用于这些患有甲真菌病的病甲上。使用标准的技术来清理病甲，涂上黏合剂，把树脂涂成理想的颜色、形状和大小，然后在紫外线下对树脂进行固化。允许患者在树脂上使用甲涂料和卸甲油，并进行任何活动。

在接受调查的 30 名患者中，有 27 名患者显示出了与甲真菌病相关的不同程度的尴尬。这种尴尬来源于社交和亲密场合中身体接触（60%）以及能否穿不同款式的鞋子（60%）。甲真菌病患者认为他们需要隐藏自己的趾甲（57%），并且当他们在公共场合光脚走路（43%）或在社交活动中露出病甲（43%）时会感到尴尬。

7 名患者报告说，他们"经常"或"常常"感到患甲疼痛。当需穿鞋进行长时间的活动或工作时，他们感受到的不仅仅是"一点点问题"（40%）。

出现尴尬和不适的患者，其趾甲存在不同程度的畸形（80%），如甲肥厚、肿胀、开裂、松弛、泛黄、变色或变形。参加研究的患者都存在甲真菌病，但有些患者报告，病甲畸形不是一个经常性或持续性的问题。

调查的 24.4 部分要求患者报告他们对 KeryFlex 美甲树脂应用的满意程度。30 名患者中有 1 名完成了 OnyCOE-t 调查表，余 29 名患者在 OnyCOE-t 调查问卷中回答了至少一个此类问题。参与者回答感到"非常满意"或"有些满意"，且 19 名参与者回答对 KeryFlex 治疗的至少一个方面感到满意。调查结果还表明，即使患者对病甲当前的外观不满意，他们对病甲的改善或 KeryFlex 应用的结果感到满意。OnyCOE-t 问卷结果中不同性别之间没有明显差异，但是在我们有关 KeryFlex 的问题中，与女性相比，参与该研究的 6 名男性对病甲的外观，病甲改善状况和使用的满意度明显较低。在 24.4 部分，这 3 名男性在 89% 的问题中回答"非常不满意"或"有些不满意"。

在甲真菌病患者的调查中,再次证实了麻省总医院、哥伦比亚大学和得克萨斯大学的研究结果:甲真菌病会让人感到尴尬,并且带来的社交不适感会严重影响患者的生活质量[1-4]。研究表明,患者在应用 KeryFlex 后病情得到缓解,且对其治疗效果感到满意。需要注意男性在这项研究中的不满情绪更明显,但没有统计学意义。

结论

这项调查表明,用美容方法掩盖甲真菌病的新技术有助于提高患者满意度,并对患者对其指/趾甲疾病的认知产生积极影响。当患者想要除目前可用的甲真菌病治疗方法外的其他方法时,甲病医生的治疗选择又增加了一项可行的方法。

总而言之,倾听患者的需求并认识到他们正面临着一个令人感到尴尬且亟待解决的问题是非常重要的。就像是口服或局部抗真菌药只适用于特定对象一样,KeryFlex 可能也是一种适用于特定人群的疗法。

此附录的参考文献

1. Vlahovic T, Robinson L, Beights E. Patient satisfaction measured by the OnyCOE-t™ Questionnaire following cosmetic application of a resin gel for toenail onychomycosis. Poster presented at the American Podiatric Medical Association National Annual Scientific Meeting, Boston, July 28-31, 2011.
2. Potter LP, Mathias SD, Raut M, et al. The Ony COE-t™ question-naire: responsive-ness and clinical meaningfulness of a patient-re-ported outcomes question-naire for toenail onychomycosis. Health Qual Life Outcomes. 2006; 4; 50.
3. Tabolli S, Alessandroni L, Gaido J, et al. Health-related quality of life and nail disorders. Acta Derm Venereol. 2007; 87(3): 255-9.
4. Cham PM, Chen SC, Grill JP, et al. Reliability of self-reported willing-ness-to-pay and annual income in patients treated for toe-nail onychomycosis. Br J Dermatol. 2007; 156(5): 922-8.

24.1.4　创伤性甲营养不良(trauma-induced ony-chodystrophy)

创伤可通过多种方式影响甲:外源性创伤或继发于特殊的趾骨结构的创伤。

去角质的修甲操作可导致出现 Beau 线或者出现平行于近端甲皱襞的甲板凹陷。此外,刮削甲下皮会导致甲分离,为皮肤癣菌的感染提供了条件。

鞋子的形状以及第五趾的形状和位置,决定了第五趾易出现甲营养不良和增厚[2](□ 图 24.1)。患者和医生容易将其与甲真菌病混淆。当医生发现患者出现上述情况且伴有甲真菌病,并对患者进行系统治疗时,应告知患者口服或局部使用抗真菌药物可能会对第五趾甲无效。甲营养不良的原因可能是生物力学因素(第五趾内翻内收畸形,导致足趾过度旋转,趾甲平行于鞋缘)或者是鞋子过窄。患者可出现鸡眼或局灶性角化过度,也可表现为甲板外侧出现"裂纹甲"。

严重变形的锤状趾外伤后可继发甲肥厚、甲分离、甲变色,使正在进行抗真菌治疗的患者感到焦虑,并质疑治疗方案。在这种情况下,有必要对患者进行关于甲增厚的生物力学原因和治疗选择的教育,包括穿宽松的鞋子来减轻外部挤压,必要时可进行外科手术矫正足趾畸形。

24.1.5　生物力学和机械力导致的趾甲病理改变

趾甲保护远节趾骨并参与足部生物力学的形成的同时,不

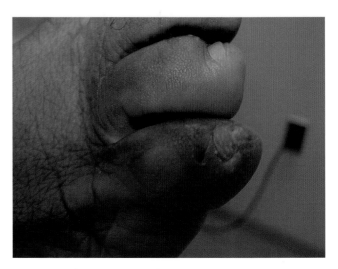

□ 图 24.1　第五趾内翻内收且真菌培养阴性的趾甲营养不良

断受到鞋子和步态的物理压力的影响。作用于趾甲的生物力是独特的,当受力过度或失调时,可能导致趾甲发生病理改变。生物力学是这样描述的"细胞和组织力学的物理作用力及其变化对发育、生理和疾病过程的影响"[25]。趾甲不断受鞋子的物理作用力和步态产生的地面反作用力的影响。这些作用力在趾甲畸形的机制研究中经常被忽视。Sano 和 Ogawa 推测:趾甲具有自动弯曲功能,这使它们能够适应每一步中产生的将其上推的地面反作用力[25]。对于多数人而言,每日地面施加的向上的力(地面反作用力)与自动弯曲力是平衡的,因此赋予趾甲特征性的曲度。作者推设,当这些力不平衡时,将导致趾甲改变,如出现钳甲(pincer nail)和匙状甲(koilonychia)。

24.1.5.1　钳甲与嵌甲(pincer and ingrown nail)

钳甲或喇叭形甲(trumpet nail)是甲板横向过度弯曲造成的。钳甲与嵌甲病理改变不同,嵌甲可导致趾甲远端产生疼痛及不适感,而钳甲是甲的一种独特的形态学改变。有学者猜想,钳甲可能是由地面反作用力的缺失或自动弯曲力的增加引起的。如果缺少地面反作用力,可能导致腹侧与背侧甲母质细胞的生长速度不匹配,从而导致远端趾甲向内部弯曲。甲床上的触觉小体和梅克尔末梢起机械感受器的作用。尽管这些机械感受器的功能尚未阐明,但学者认为,机械感受器对机械力的反应可能有助于塑造趾甲的结构并刺激趾甲细胞的生长和增殖。这种推测与临床上所观察到的一些卧床不起的患者出现钳甲的现象相吻合。为了证实这种相关性,Sano 和 Ichioka 对三种人群展开研究:正常的健康志愿者、卧床 3 个月或以下的患者、卧床超过 3 个月的患者[26]。在测量了健康志愿者的曲线指数(计算趾甲的高度、宽度和中心厚度)后,作者得出结论,随着卧床时间的延长,曲线指数显著增加。该研究表明机械力在趾甲构造中起一定作用,并可能引起趾甲的病理性

改变。

与钳甲相似,嵌甲也可出现远端甲缘向内弯曲,但这种症状通常是由趾甲修剪不当、遗传/趾端的形状,以及不合脚的鞋子产生的作用力导致的。除这些因素以外,足趾的病理性机械力也可能在嵌甲的发病过程中起作用。足病医生治疗嵌甲时常发现患者通常有踇趾外翻或小趾锤状趾畸形。这些足趾畸形可导致足部生物力学失衡,在评估和治疗嵌甲时应予重视。

儿童足病常见的疾病是踇趾甲沟炎、侧甲皱襞和近端甲皱襞炎,常伴嵌甲。这种情况容易导致足部金黄色葡萄球菌感染引起化脓现象,而念珠菌感染多见于长期吮指的患儿。侧甲皱襞合并肉芽组织生长的嵌甲常伴有疼痛和恶臭。治疗方法包括局部和/或系统使用抗生素,使用胶布粘住炎症皮肤使其与病甲分离,教育患者正确修甲,有脓肿形成时可切开引流,或手术切除嵌甲。

> **附栏:嵌甲与钳甲的保守治疗**
>
> 　　皮肤科医生 Hir oko Arai 博士使用一端分叉的灭菌塑料输液管对嵌甲进行保守治疗[27]。将输液管沿受累趾甲侧沿置入,分隔开皮肤和甲板,然后用丙烯酸树脂将输液管固定在甲板上。她将这项技术应用在诊断为甲沟炎(有肉芽组织覆盖,压痛,炎症表现)的患者身上。她在文章中说明在必要时需口服抗生素。采用这项技术,患者疼痛在 24 小时后得以缓解,肉芽组织 7 日内可能消退。
>
> 　　Hir oko Arai 医生认为患者和医师不恰当的剪甲是导致嵌甲的原因。持续使用槽状夹板数周至数月,可以使趾甲恢复"正常"生长,从而减少因修甲不当带来的危害。
>
> 　　应用这项技术时需谨慎使用丙烯酸树脂。最近,作者使用了一种甲带技术,此技术可以平整钳甲,并使用丙烯酸树脂固定甲带。患者因接触甲基丙烯酸甲酯而出现严重的接触性皮炎。考虑到上述因素,在尝试开始操作前,医生应询问患者是否曾经佩戴戴过丙烯酸材质的义甲,是否因此出现过敏反应;或者可以通过斑贴试验确认,确保患者舒适的就医体验。

24.2　行动障碍/生物力学问题

趾甲作为保护远节趾骨的保护壳,会受到来自鞋子和步态周期中生物力学产生的损伤。趾甲可出现从血肿到感染的各种病理变化。

24.2.1　步态不对称甲单元综合征(asymmetric gait nail unit syndrome,AGNUS)

Zaias 报道了一例临床病例,一名患者出现单一踇趾甲营养不良或甲分离,而其余九个趾甲的外观均正常,这个单独出现的甲体征与甲真菌病相似,保守治疗和外科治疗均无效,导致患者焦虑。作者将这种单一踇趾甲营养不良的现象称为步态不对称甲单位综合征或 AGNUS[28](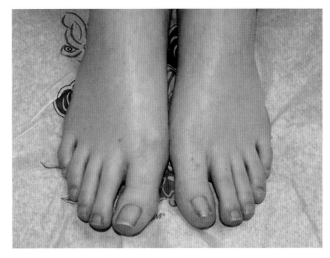 图 24.2)。

足病医生进行步态分析以及临床观察可发现,患者身体甚至趾甲,都是不对称的。如前所述,生物力学不协调会影响趾甲形状。AGNUS 综合了生物力学和双足并非镜像对称的概

● 图 24.2　患者展示左踇趾 AGNUS 病甲,此病甲真菌培养阴性,穿露趾鞋后病情有好转

念。AGNUS 被简单地定义为"不对称步态患者由于不露趾鞋对足趾的摩擦导致的真菌培养阴性的趾甲异常"[28,29]。AGNUS 始于单侧踇趾甲,最终可累及双侧踇趾。患者可出现背部疼痛的症状。病甲体征与甲真菌病相似,但通常真菌培养阴性。远端有甲分离,趾端可出现角化过度,还有 Zaias 所描述的生物力学功能失调导致的不对称步态(通过鞋子磨损确定)。与未受影响的趾甲相比,病甲外观透明度低或变色。Zaias 推测,鞋子与趾甲的摩擦会导致步态异常的患者出现 AGNUS。因此,作者治疗方案中的一部分是让患者停止穿不露脚趾的鞋。

根据作者的经验,符合这种描述的患者,在夏季穿露趾鞋后,病情得到改善。但当秋冬季重新穿上不露趾的鞋,病情继续恶化。除了建议在一年中的大部分时间穿露趾鞋外,临床医生还需确定生物力学上的最佳治疗方法:鞋垫、深头箱式鞋,或者可根据步伐自我调节的人造弹性纤维材质鞋,但是这些方法对 AGNUS 的作用尚未经过专门评估,该领域还需进一步深入研究。

24.2.2　生物力学问题引起的其他趾甲改变

踇趾外翻或踇趾畸形是踇趾向第二趾的旋转和外展运动。可导致第一跖骨背内侧出现肥厚性隆起,伴或不伴疼痛。踇趾可能位于第二趾之下或之上,或者紧靠第二趾。这可能会导致甲出现以下病理变化:甲板肥厚、嵌甲、甲下血肿和甲分离(可能导致甲真菌病)。嵌甲可发生在踇趾内侧或外侧甲缘。如果伴随有红肿、水肿和肉芽组织增生则需要剥离部分趾甲。但应注意,如果潜在的踇趾外翻畸形未被矫正,病情仍可出现反复。对于这种甲病以及合并的其他问题,治疗可选择功能型矫形器,通过手术或非手术的方式使踇趾和跖骨重新对齐。穿较深鞋头的鞋和趾甲清创术可作为生物力学辅助手段和手术矫正之外的保守治疗选择。

踇趾外翻/僵直(hallux limitus/rigidus)是指近端趾骨卡在第一跖骨上,从而导致其背屈运动的活动度丧失。同时为了适应第一跖趾关节的运动不足,趾间关节的运动增加。这导致踇趾甲处于更背屈的位置,从而导致趾甲与鞋顶部因反复摩擦受

到创伤。在此过程中,踇趾甲会增厚或者剥离,更容易受真菌感染。保守治疗方法包括病甲清创和使用功能型矫形器。外科手术包括对第一跖骨的处理或融合第一跖趾关节,使第一跖趾关节恢复到原来的位置。这些治疗对甲单元可产生积极作用。

趾端收缩或锤状趾是由于足部的多重力量导致足趾在近端趾间关节或远端趾间关节处弯曲(□图24.3)。在这种情况下,趾甲朝下,并且不断受到来自地面和鞋底的反复、微小创伤。因此趾甲变得肥厚或形成甲分离,易受真菌感染。若不被真菌感染,趾甲也可因持续受到创伤而单纯出现甲肥厚。保守治疗包括趾甲清创术、使用趾端矫形器以减轻足趾远端压力和穿深鞋头的鞋。外科治疗方法包括通过对上述收缩的关节进行关节置换术从而使脚趾伸直的侵入性操作。

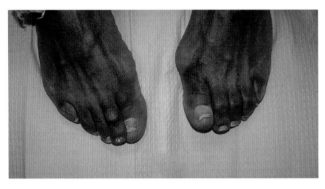

□ 图24.3　一例趾甲营养不良患者,左侧拇外翻畸形,多趾锤状趾(右2,左2~4)

第五趾内收内翻畸形表现为第五趾旋转,患者靠趾甲外侧支撑行走。第五趾通常有局灶性角化过度,类似于趾甲出现在甲板外侧,表现为"裂"状甲。同样,在近端趾间关节上可能存在角化过度病变(鸡眼),这是造成穿鞋疼痛的原因之一。第五趾甲可能过度角化并伴有疼痛,这些体征和症状看起来类似甲真菌病,但事实上极少有皮肤癣菌感染[30]。鞋具和生物力学因素是造成趾甲病变的主要原因。在进行趾甲清创术的同时穿较宽的鞋和佩戴矫正器有利于病情恢复。但是仍有许多患者需要继续通过外科手术来矫正第五趾。

24.3　选择合适的鞋、足弓支撑器和矫形器

不合脚的鞋会加速趾甲向内生长,尤其是踇趾外侧甲皱襞处,因此选择合脚的鞋和足弓支撑器是非常重要的。

在选择鞋垫(矫形或足弓支撑)和/或鞋子之前,应先完成生物力学检查。生物力学评估包括以下几个部分:步态分析,静置站立时的视觉观察,在检查椅上进行足部功能测试以及让患者在负重状态下行X光检查。

可以让患者光足在办公室中进行简单的步态分析,也可以在拥有能进行大小关节(即髋关节、膝关节、踝关节、第一跖趾关节)旋转和扭转运动捕捉的传感器的实验室进行精密步态分析。患者坐位时的生物力学检查可以让医师评估其足部大小关节的关节运动和质量,同时还可以检查其是否存在马蹄足(跟腱挛缩)。负重时照X线可以更好显示站立时足部关节之间的关系和位置。

一旦使用其中的一种或多种检查方式,医师将可确定有无必要使用医生开具的非处方鞋垫或功能性足部矫形器。病情极端或疑难的患者需使用定制的检备,该设备应符合足部轮廓,并可校正站立时足部所处的极端位置。许多人可能会通过非处方鞋垫/足弓支撑器将足部放到合适的位置,以减小部分病理机械力。药店购买的大多数鞋垫过于柔韧、舒适,不适合患者使用,患者常因对治疗效果不满意而就医。因此,选择非处方或定制的设备应根据患者当前的病理状况和基本情况。

如果没有合适的鞋,那么制作精良的足弓支撑或矫形器也无法起作用。合适的鞋应该为足部的自然弯曲度提供支撑。如果患者有趾收缩、关节疼痛或肿胀、趾重叠,则需要更深鞋头的鞋。过高的高跟鞋或者尖头鞋不仅会对关节和软组织产生更多的外部压力,还会影响趾甲生长。没有足弓支撑的平底鞋也可能会对足部肌腱施加致病性作用力,而且可能引起不适感。那些可以很好适应并能支撑足的运动鞋和糖尿病患者穿的鞋是理想的选择,但是在使用大约805km后应更换。

24.4　结论

由于趾甲承受着来自鞋子外形、地面和步态以及体重产生的机械外力,这些可能造成趾甲的病理性改变。因此,评估趾甲不能简单地从其外观来判断,还需考虑其在日常中承受的外界因素。

临床要点

- 足部和踝关节的生物力学问题可以影响和/或导致趾甲的病变。
- 解剖学病理如外翻和锤状趾可能影响趾甲。当趾甲病变不符合甲真菌病的典型症状或有创伤病史时,建议测量足部和踝关节的运动范围,并行生物力学检查以及观察患者行走和站立的情况。
- 如果出现甲真菌病和异常的足部结构,那么与足部专家或足病医生合作可能会提高治疗效果。相关治疗可能包括建议患者更换鞋子和/或使用足弓支撑器(医用矫正器)。

病例展示

临床病史

患者,女性,53 岁,因左侧蹞趾甲变色来诊,自行外用环吡酮涂剂 1 年以上,效果不佳。大部分趾缝有足癣,不伴有瘙痒,患者未注意到患处皮肤的干燥,只是描述其干燥并不能因日常使用润肤霜而缓解。患者对于自己的甲病提出了另一种观点。其既往有高血压病史,服用药物控制好,无其他合并症。

体格检查

检查患者的足与趾甲,发现患者左蹞趾甲肥厚并变黄,变色从甲下皮延伸到离甲板表面几毫米处。在足趾间可见环状鳞屑,未延伸至足底。伍德氏灯检查未发现开放性伤口,浸渍或荧光显色。左侧第一跖趾骨关节背侧可触及一个骨性隆起物,伴有活动痛和触痛。生物力学检查左蹞趾背屈运动受限,但蹞趾趾间关节有很深的背侧折痕且在背屈方向的运动范围比跖趾关节大。对比其他趾甲,蹞趾甲位置略微抬高。观察患者步态和检查鞋子,发现左蹞趾的跖趾关节僵直,趾间关节活动过度,导致鞋子不断挤压使蹞趾甲受到创伤。左蹞趾甲 KOH 真菌直接镜检和培养提示红色毛癣菌感染。

治疗

创伤容易引起甲真菌病,对患者而言,足癣和甲真菌病的抗真菌治疗只是治疗的一部分。为了减少病情反复,必须解决其生物力学问题。首先,更换鞋头容纳性更好的鞋可以减少鞋子对趾甲的压力。可以使用定制的成型矫形器/插入物或门诊配用的即用型插入物来改变第一跖趾关节的运动范围,改善步态并减轻对趾甲的创伤。如果这些保守措施无效,可以进行关节减压和正畸术。调整患者的生物力学状态和关节正畸,可以与足癣、甲真菌病的治疗相结合。

❓ 思考题

1. 钳甲形成的原因可能是:
   - A. 自然的地面反作用力过大
   - B. 自然的地面反作用力缺失
   - C. 自动弯曲力减少
   - D. 正常自动弯曲力
   - E. 正常远端趾骨

2. 除了真菌感染外,物理创伤也可以导致趾甲营养不良,以下哪一个选项为物理创伤:
   - A. 修甲
   - B. 合脚的鞋
   - C. 睡觉
   - D. 游泳
   - E. 卧床

3. _____可能有助于减少锤状趾、蹞趾外翻/僵直、趾外翻处趾甲的病理改变和不适?
   - A. 裸足
   - B. 步行辅助器
   - C. 矫形器/鞋垫
   - D. 新的锻炼方法
   - E. 穿窄头鞋

✅ 答案和解析

1. 正确答案是 B。有假说推测钳甲是由于缺少地面反作用力而形成的(即在步态周期中地面对趾甲施加向上的力)。这可以解释为什么卧床不起的患者长期处于没有步行的状态会出现钳甲。因为缺少地面反作用力与趾甲内在的自动弯曲力相平衡,甲板横向弯曲增加,形成钳甲。

2. 正确答案是 A。修甲的一个动作是刮甲下皮并向后推或者去除角质层。长时间重复这些动作可能会产生 Beau 线、甲分离和其他甲营养不良的表现。

3. 正确答案是 C。矫形器/鞋垫通过使脚放置在更合适的位置,来减少对足部关节和趾甲的生物力学负担。最终有助于改善来源于足部畸形如锤状趾,第五趾内收内翻,拇外翻的压力。

（毛艳　王洁仪　陈梦晖　于波 译,王大光 校,
魏芬　刘鑫 审）

参考文献

24章 参考文献

第 25 章　嵌甲的外科治疗

Lauren Dabakaroff, Tyrone Mayorga, Jeteen Singha, and Bryan Markinson

第 25 章　嵌甲的外科治疗

学习目标：

1. 本章主要为了使医生熟悉各种类型的治疗嵌甲的手术方法。
2. 使医生熟悉最常见的治疗嵌甲的手术方法——化学性甲母质清除术。
3. 使医生熟悉嵌甲手术最常见的器械。

指/趾甲的正常生长取决于固定指/趾甲的力量和生长速度之间的平衡。如果指/趾甲生长过快或过慢，多余应力会迫使指/趾甲的曲率发生变化，导致指/趾甲板内侧和/或外侧边缘生长压迫周围组织，引起疼痛。一旦游离的甲板边缘刺入甲周皮肤并嵌入软组织，就会引发一系列的炎症、感染并启动后续的修复反应。

嵌甲（ingrown toenail 或 onychocryptosis）可发生在任何手指或足趾上，最常见于脚蹬趾。当非根治性手术治疗[1]或保守治疗失败时，可采用手术方法切除甲母质，从而阻止指/趾甲生长。甲外科手术有着悠久的历史，最早在 1869 年 Woods 描述了对甲皱襞肉芽组织切除的手术，随后在 1872 年 Cotting 以切除正常组织的边缘作为一种预防措施[2]。随后软组织切除术不断改进，在 1929 年 Winograd 引入了楔形切除术，这是治疗嵌甲的第一种现代手术技术[3]。矫正嵌甲有很多种治疗方法，包括可以联用的多种物理或化学方法，治疗效果可能是永久性的，也可能是非永久性的，如▶框 25.1 所示。

框 25.1 嵌甲的外科手术方法
- 甲皱襞、甲根、皮肤的根治性切除
- 甲皱襞旋转皮瓣（rotational flap）技术
- 楔形切取（wedge excision），楔形节段切除（wedge segmental excision）或楔形切除（wedge resection）（应用腐蚀性液体，如 89%苯酚或 10%氢氧化钠）
- 全甲板摘除术（联合化学或外科甲母质完全切除术）(17)
- 部分甲板摘除术（联合外科甲母质部分切除术）
- 联合用苯酚或氢氧化钠进行化学性甲母质切除术
- 联合外科甲母质切除术

Kline[4]根据嵌甲的临床严重程度进行以下分期，以指导诊治（☑ 表 25.1）。

在嵌甲的治疗方面，保守治疗和手术干预（部分和完全）治疗都是可行的。保守治疗包括修剪指/趾甲、穿合适的鞋子、包敷甲皱襞以及胶带分离甲皱襞。手术治疗（☑ 图 25.1）通常是在保守治疗失败后进行的。因为嵌甲往往在患者体内存在很长时间，所以通常考虑手术治疗。

理想的手术方式应尽量降低复发率。但是，单独的甲板摘除术而不联合甲母质切除术（matrixectomy）的复发率为 13%～50%[5]。最近的文献表明，联合甲母质切除术可使复发率降低至 5%以下，特别是采用甲楔形切除术和苯酚甲母质消融术时效果更好[6]。此外，Cochrane 的临床试验亦证实应用甲母质切除术对减少复发至关重要[7]。

目前治疗嵌甲的甲母质切除术主要分为化学性甲母质消融术（苯酚或氢氧化钠）和物理性甲母质切除术（外科器械），以去除有或没有甲床的累及的甲母质[3,7]。☑ 表 25.2 列出了一些主要的器械，其他问题如针的大小和规格的选择、是否使用肾上腺素等，都由执行医生决定。

☑ 表 25.1 嵌甲的分期

分期	临床特征	治疗
1 期	局部刺激 无感染、脓液或肉芽组织增生	保守治疗，包括浸泡和斜行切除甲板
2 期	有感染，但既往无嵌甲病史 可能存在脓液或肉芽组织增生	外科手术（☑ 图 25.1）
3 期	有感染，且有嵌甲病史 有脓液或肉芽组织增生	外科手术（☑ 图 25.1）
4 期	在第 3 期基础上，合并单侧甲侧缘的部分甲分离	外科手术（☑ 图 25.1）
5 期	感染性嵌甲，合并双侧甲侧缘的部分甲分离	视严重程度而定，必须行 X 光片或 MRI 检查以排除甲下外生骨疣[a]、骨髓炎或骨膜炎

[a] 在任何分期都应该考虑甲下外生骨疣

☑ 表 25.2 甲外科手术器械

甲外科手术	甲母质切除术
无菌手套	89%苯酚或 10%氢氧化钠溶液，棉签
2ml/5ml 注射器和 25G 针头	
麻醉剂	70%异丙醇或生理盐水
酒精消毒片	手术后包扎
止血带（推荐）	5cm×5cm 纱布
	抗生素软膏
聚维酮碘溶液浸泡的 10cm×10cm 纱布	碘仿纱条
2 把直形止血钳	2.5cm 胶带
刮刀-填塞器	
英式甲切割器（可选）	
手术刀柄（61/62 刀片）	
刮匙	

Winograd 手术和 Frost 手术是甲母质部分切除术的两种典型手术方式。

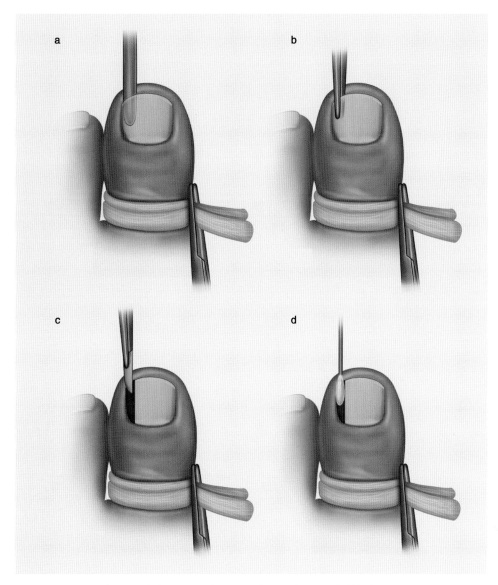

■ 图 25.1 外科部分甲板摘除术(a-c),可采用(或不采用)化学的方法消融暴露的甲母质(d),防止切除的
甲板再生(Neale's Disorders of the Foot,Lorimer,French,O'Donnell,Burrow,Wall,Copyright Elsevier,2006)

25.1 Winograd 手术

嵌甲通常发生在甲皱襞的远端和外侧,最早和最普遍使用的切除手术之一是由 Winograd 提出的[8]。此手术先将撕脱的甲板行"D"形切除,然后切除甲母质,以防止指/趾甲在受累部位再生。该手术方式还常用于切除肥大的甲皱襞,即处于 Kline 分型 2 期或 3 期时。楔状切除的部分包括甲板、甲床、甲母质和侧端甲皱襞(■ 图 25.2)。

Winograd 手术的具体过程如下:

- 用酒精拭子消毒足趾,注射局部麻醉剂,用 3~4ml 环形阻滞麻醉即可。
- 使用消毒剂,常用氯己定或聚维酮碘溶液。
- 用止血带使脚趾失去血供,提供无血的手术视野。
- 使用 beaver 刀片和/或指甲切割器纵向切割并移除 2~3mm 宽的受累甲板。必须切除近端甲皱襞覆盖的那部分甲板。

- 做两道皮肤切口:
  - 第一道切口要深,从甲板到甲床、再向近端延伸至甲母质的背覆皮肤。
  - 第二道切口以半椭圆形切除患侧甲皱襞,并与初始切口的近端和远端相连接(■ 图 25.2a)。
  - 在所有外科手术中,必须注意确保侧缘的甲母质边角被切除,因为它会在近端甲皱襞下方向近端和侧缘生长。作者建议可将椭圆切口的宽度扩大到刀片与甲皱襞相切的位置。一旦形成楔形组织,就直接从骨头上剥离。检查楔形侧缘的软组织部分是否有残留的甲母质组织,若有则将其切除。
- 将甲板、甲床和甲母质作为一个整体切除,然后轻轻刮除所有残留的基质组织(■ 图 25.2b)。
- 用生理盐水冲洗。
- 采用 3~4 次间断缝合以闭合伤口(■ 图 25.2c)。缝线应穿过剩余的甲板,然后穿过软组织。
- 取下止血带,压迫脚趾使其出血一两分钟,以防止突然松开

25

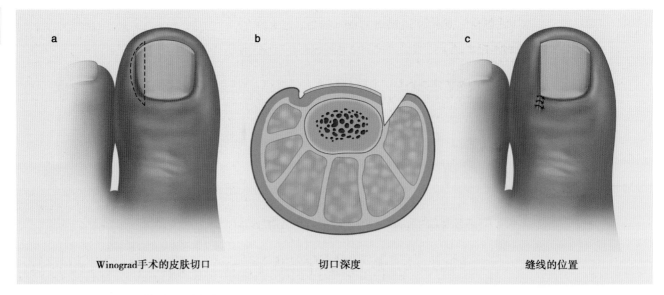

■ 图 25.2　Winograd 甲母质部分切除术的步骤（Neale's Disorders of the Foot，Lorimer，French，O'Donnell，Burrow，Wall，Copyright Elsevier，2006）

止血带后导致的反应性充血。

- 用合适的消毒敷料、无菌纱布和弹力绷带包扎脚趾。

应告知患者以下术后护理方案：

- 休息并抬高患肢
- 可口服止痛药
- 保持敷料干燥
- 疼痛增加或不适时请及时就诊
- 术后 5~7 天可拆线

25.2　Frost 手术

　　与 Winograd 手术类似，Frost 手术采用"L"形切口剥离软组织，以暴露和切除甲根及与之相关的任何异常软组织[9]。Frost

手术过程如下：

- 按照 Winograd 手术中的方法切除患处甲板。根据病情需要，切口可以贯穿整个甲板。
- 第一道切口在指甲的游离缘与受累区域相邻的点垂直切入（■ 图 25.3a）。
- 而后将切口向近端延伸，直至超出近端甲皱襞的边缘，在这一位置做一道垂直 90° 的切口（第二道切口），形成倒"L"形切口。这道切口应该穿过真皮但不破坏皮下脂肪，这样会形成一个可保留的皮瓣（■ 图 25.3b）。
- 第三道切口平行于第一道切口，延伸至游离缘，在脚趾的远端弯曲与第一道切口连接。
- 楔形切除，包括部分指甲、甲床和甲根，注意不要破坏骨膜。
- 用简单的间断缝合闭合伤口（■ 图 25.3c）。

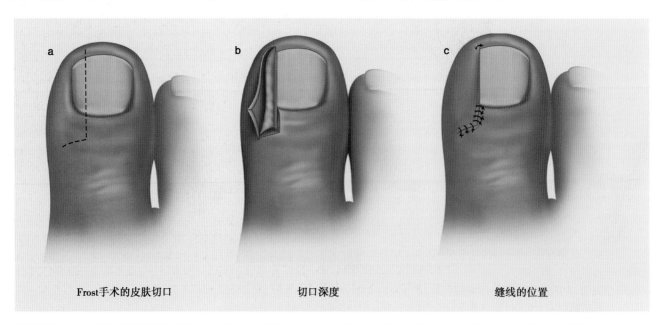

■ 图 25.3　Frost 甲母质部分切除术（Neale's Disorders of the Foot，Lorimer，French，O'Donnell，Burrow，Wall，Copyright Elsevier，2006）

25.3　甲母质完全切除术（complete excisional matrixectomy）

有时患者的临床表现严重,以上手术方式不能较好地解决问题,需要进行彻底和永久的甲摘除。进行这些手术时需要先将甲板摘除,然后通过手术切除或使用苯酚化学腐蚀以使甲母质完全切除。

Zadik 手术和 Suppan 手术是全甲摘除的两种经典术式。

25.4　Zadik 手术

当行保守治疗或者侧缘楔形切除术后嵌甲复发时,可选用

Zadik 手术[10]。这是一种效果更持久的根治性手术方式,该手术通过提供足够的皮肤覆盖物完成的。Zadik 手术的理论基础是:指甲生长仅发生在甲母质,因此不需要切除远端的甲床。Zadik 手术过程如下:

- 使用刀片将甲床根部上方的近端甲皱襞皮肤处理为皮瓣(■ 图 25.4a)。
- 摘除整个指甲,而不切除甲床的任何部分。
- 切除甲母质。切除前可见白色闪亮的甲母质组织。
- 将皮瓣向前拉伸至甲床远端切缘,进行无张力缝合,避免皮瓣坏死(■ 图 25.4b)。
- 如果指/趾甲侧缘肿大,则切除外侧甲皱襞,随后将皮肤边缘缝合到甲床边缘(■ 图 25.5 和■ 图 25.6)。

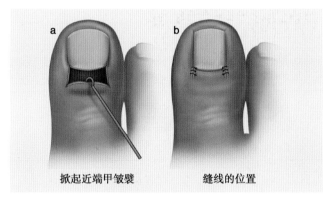

掀起近端甲皱襞　　　缝线的位置

■ 图 25.4　Zadik 甲母质完全切除术（Neale's Disorders of the Foot, Lorimer, French, O'Donnell, Burrow, Wall, Copyright Elsevier, 2006）

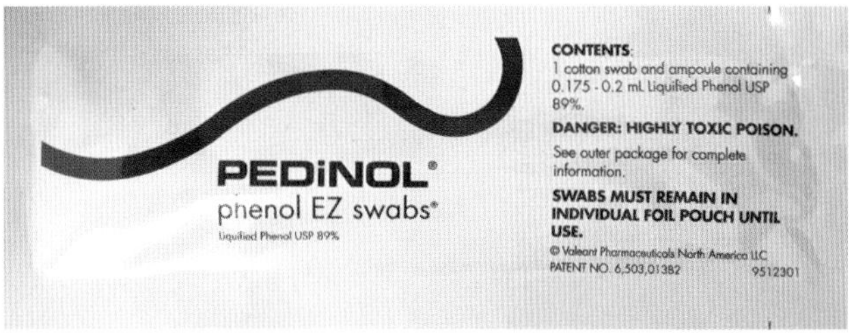

■ 图 25.5　苯酚涂抹拭子

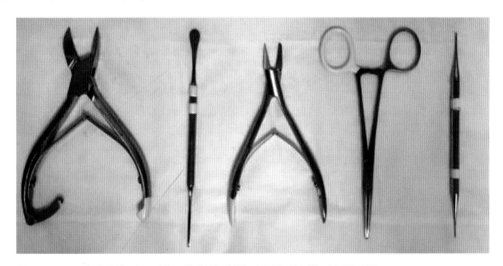

■ 图 25.6　甲摘除器械（从左到右）:英式甲切割器、咬骨钳、剥离器、止血钳、刮匙

25.5　Suppan 手术

Suppan 手术[11]是另一种永久性的手术方法,适用于无甲皱襞肥大的嵌甲。简而言之,该手术包括移除甲板,然后用无菌刀片进行机械性甲母质切除[5]。Suppan 手术过程如下:

- 充分术前准备、麻醉、止血后,摘除甲板。
- 在近端甲皱襞的内侧边缘插入一个 15 号刀片,深入至甲母质。
- 刀片横向贯穿整个甲母质,确保不会接触到骨骼。

- 在甲母质处向下沿着骨表面横向切开,以包住整个甲板根部的区域,随后完全切除甲母质。
- 确信没有甲母质残留后,可以将后部的甲皱襞作为皮瓣缝合到甲床上。

25.6　甲母质消融术（ablation matrixectomy）

在前面提到的这些非物理手术中,很重要的一点是要破坏

甲母质以永久性治疗嵌甲。嵌甲外科治疗中的消融技术是指用氢氧化钠或苯酚对甲母质进行化学腐蚀。1945 年,Boll[12] 首次将苯酚用于嵌甲的治疗。由于苯酚被证实能够破坏甲母质,防止嵌甲复发,它现在已经成为标准的治疗方法。据报告,其成功率为 80%~100%,愈合时间为 1~6 周[13]。但苯酚应使用多长时间,尚无定论。故临床需要考虑两件事:使用多长时间可以保证甲母质消融? 使用多长时间会造成组织过度酚化从而导致延迟愈合或导致骨膜炎? 在单剂量苯酚涂抹器(phenol applicator)出现后,局部涂抹苯酚 1 分钟能够使成功率达到 80%~100%[13]。相比之下,有些人会使用融化的苯酚晶体或液态苯酚,这种类型的苯酚的有效性和稳定性还存在问题,因此最后使用的时间可能会超过 1 分钟。根据专家们的经验,一旦苯酚使用超过 2 分钟就会导致愈合延迟和近端甲皱襞的长期炎症,而使用 1~1.5 分钟成功率非常高且术后并发症最少。

苯酚的使用显著减少了嵌甲的复发,但可能会增加术后感染(但很少见)风险,以及术后引流时间延长。使用苯酚会引起皮肤的炎症反应,因此术后还需要采取适当措施以减少或防止苯酚引起的烧灼后遗症。常用的方法是使用一些外用药物,包括磺胺嘧啶银、氢化可的松乳膏、聚维酮碘软膏[13] 和其他常用的外用抗生素。没有证据表明术后需要常规使用口服抗生素,但在某些临床情况下使用抗生素可能是有效的。通常情况下,患者可以立即恢复正常沐浴,并每天自行使用这些药物,直到痊愈。

氢氧化钠是一种用于化学性甲母质切除术的药物,它安全有效,术后引流较少[14]。与苯酚类似,使用无菌棉签涂抹 10% 氢氧化钠可破坏甲母质,然后用力将尖端按压在甲床和甲母质上,同时注意避免周围软组织长时间接触氢氧化钠。研究表明,使用氢氧化钠 30 秒的有效率为 70.9%,与之相比,使用 1 分钟或 2 分钟的治愈率显著提高(分别是 92.7% 和 94.4%)[14]。最后还需要用 10% 醋酸清洗该区域,以中和氢氧化钠的腐蚀作用。其术后护理同苯酚。

苯酚甲母质消融术目前依然是最常见的永久性矫正嵌甲的方法。值得注意的是,近几年来,在会议和文献中都有人尝试使用非手术方法以取得更积极的长期疗效。这些尝试基本上相当于在甲板上应用不同的金属装置(夹子和弹簧装置),以改变其曲率,促进生长,消除对甲皱襞的压迫。尽管在病例报告中这些方法的结果非常好的,但这些技术尚未成为主流应用[15]。

对儿科患者而言,已证明上述这些方式在儿童中依旧安全有效[16]。如果对局部注射麻醉剂感到焦虑[17],可采用口服药物的方式镇静,如口服水合氯醛 50~75mg/kg[18]。

常见的苯酚永久性甲母质部分消融术如下所示:

- 图 25.7a:慢性疼痛性嵌甲的术前表现,累及右拇趾外侧甲皱襞。画线区域表示疼痛区域和调节趾骨的轮廓。
- 图 25.7b:可通过使用氯乙烷或加热麻醉剂来减少注射带来的疼痛或不适。
- 图 25.7c:用聚维酮碘溶液消毒该区域。
- 图 25.7d:"两点法"拇趾阻滞的初始注射位置应位于近节趾骨凹陷区域的中央部位,这是因为该部位的软组织最多,在这个部位注射液体比靠近骨性突起的部位要少一些疼痛。进针最初,在表面打一皮丘,而后针尖缓慢地向足底方向推进,同时释放液体。在大多数情况下,成人宜使用 1 号 25G 针头。
- 图 25.7e:将针头插入中心位置,并尽平稳地在足底注射少量麻醉剂。此时可以将针头抽出并带到内侧,也可以将

针头放在背部皮肤下方并将针调向内侧,然后在脚趾顶部打一皮丘,最后将其完全抽出。

- 图 25.7f:脚趾内侧的软组织空间更为狭小,再在脚趾上打一个皮丘,并将针沿着脚趾内侧慢慢前进。
- 图 25.7g:轻柔地将脚趾向内侧旋转,使拇趾的足底内侧更加向内,有助于支配足底内侧的趾神经的暴露。
- 图 25.7h:无血术野是成功化学消融甲母质的关键,可以使用止血带来实现,同时可用止血钳来检查麻醉效果。
- 图 25.7i:使用一把刮刀或分离器将趾甲边缘从近端甲皱襞和甲床中分离出来。

典型的甲外科手术过程如下:

- 图 25.8a:使用英式甲切割器直接切开甲板,延伸到近端甲皱襞下方。
- 图 25.8b:然后用止血钳夹住甲板边缘,旋转远离甲皱襞,并向远端拉动,去除游离缘的甲板。
- 图 25.8c:甲皱襞中常有残留的受累角化组织,向远端拉出即可轻易将其去除。
- 图 25.8d:在近端甲皱襞下切割的切割器有时会向甲皱襞方向偏移,导致甲皱襞下残留一大块甲板,这会阻碍苯酚对甲母质的腐蚀,必须将其去除。图中展示了将刮刀放在甲皱襞下,看是否发生了这种情况。
- 图 25.8e:如果发现了残留的甲板就将其切除。
- 图 25.8f:使用苯酚前,宜外用药膏保护近端皮肤,避免与苯酚直接接触。
- 图 25.8g:将苯酚拭子尽可能地深入到近端死角,并以一个方向旋转,以免苯酚接触未受累的甲板下组织。向内侧是顺时针方向,向外侧是逆时针方向。
- 图 25.8h:当酚化作用充分时,甲床和甲母质会霜化(呈灰白色)。一般而言,在任何位置应用苯酚 60~90 秒即可。
- 图 25.8i:为防术后皮肤出现刺激,可使用酒精冲洗伤口[19],然而有专家表示仅用棉签去除多余的苯酚即可,同时还可以选择局部外用抗生素敷料。图中所示为使用了聚维酮碘。
- 图 25.8j:使用加压敷料,取下止血带。图中所示,用止血钳夹住止血带,以防被遗忘。

患者需进行以下术后护理:

1. 术后第 1 天或第 1 夜抬高患肢。
2. 如果有轻微疼痛,可在敷料近端冰敷 5 分钟。剧烈疼痛少见,因为苯酚具有一定的麻醉效果。
3. 如果出现中度疼痛,可服用对乙酰氨基酚。
4. 手术后第 2 天早上取下敷料,可正常沐浴,可用肥皂和水清洗伤口。
5. 可局部使用抗生素敷料,并用胶带封包。
6. 逐渐恢复正常的活动和穿鞋,直至完全耐受。
7. 术后 2~4 天可能会出现一些渗液,甲板后面的皮肤会发红,这是正常现象。但如果出现脚趾根部以上的红肿,应立即就医。
8. 每 24 小时更换新的敷料,最好是在沐浴之后。
9. 10~12 天后进行复诊。

在第 1 次术后复诊后,建议患者在睡觉时间将伤口暴露在外面,并停止使用外用抗生素。此时,要求患者在沐浴后使用干燥敷料,以方便让患者监测渗液情况,持续 4~5 周。在此期间,患者应复诊 1~2 次。当患者的敷料连续 2 天没有出现明显的渗液时,可停止敷料使用。

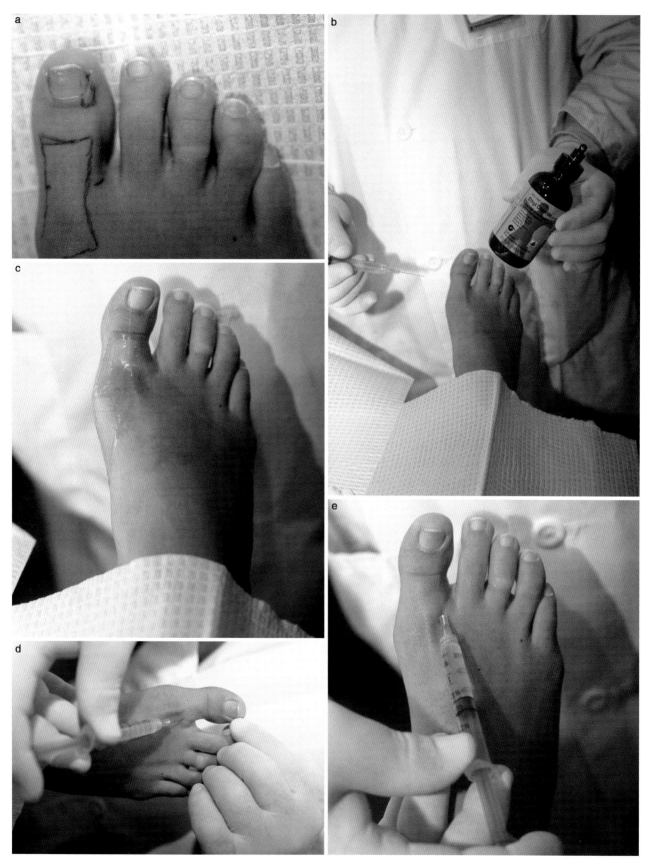

■ 图 25.7　a. 慢性疼痛性嵌甲的术前表现，累及右踇趾外侧甲皱襞。画线区域表示疼痛区域和近节趾骨的轮廓；b. 可通过使用氯乙烷或加热麻醉剂来减少注射带来的疼痛或不适；c. 用聚维酮碘溶液消毒该区域；d. "两点法"踇趾阻滞的初始注射位置应位于近节趾骨凹陷区域的中央部位，这是因为该部位的软组织最多，在这个部位注射液体比在靠近骨性突起的部位要少一些疼痛。进针最初，在表面打一皮丘，而后针尖缓慢地向足底方向推进，同时释放液体。在大多数情况下，成人宜使用 1 号 25G 针头；e. 将针头插入中心位置，并尽平稳地在足底注射少量麻醉剂。此时可以将针头抽出并带到内侧，也可以将针头放在背部皮肤下方并将针调向内侧，然后在脚趾顶部打一皮丘，最后将其完全抽出；

25

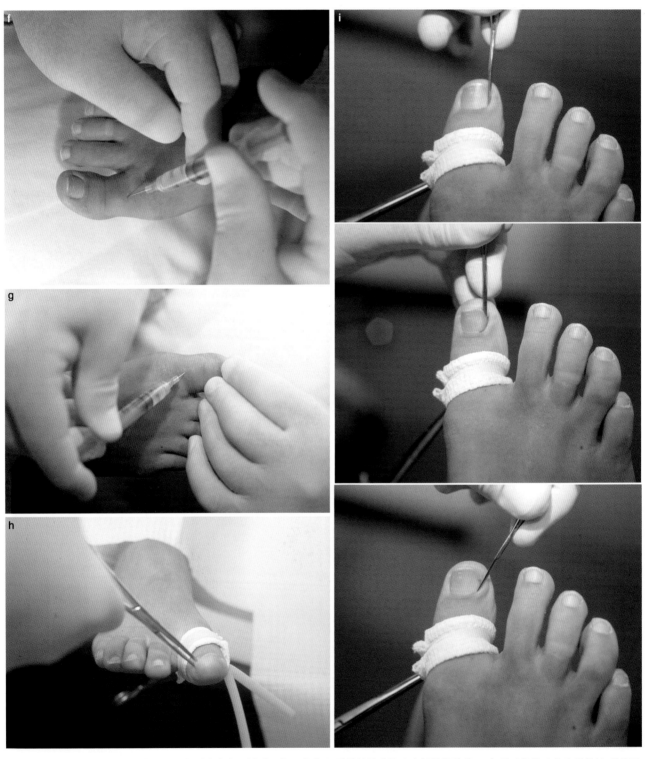

■ 图 25.7（续）   f.脚趾内侧的软组织空间更为狭小,再在脚上打一个皮丘,并将针沿着脚趾内侧慢慢前进;g.轻柔地将脚趾向内侧旋转,使踇趾的足底内侧更加向内,有助于支配足底内侧的趾神经的暴露;h.无血术野是成功化学消融甲母质的关键,可以使用止血带来实现,同时可用止血钳来检查麻醉效果;i.使用一把刮刀或分离器将趾甲边缘从近端甲皱襞和甲床中分离出来

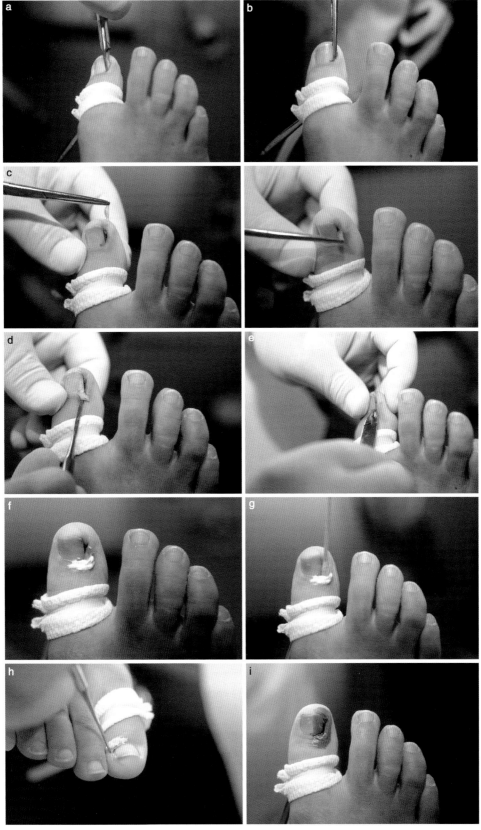

◻ 图 25.8　a. 使用英式甲切割器直接切开甲板,延伸到近端甲皱襞下方;b. 然后用止血钳夹住甲板边缘,旋转远离甲皱襞,并向远端拉动,去除游离缘的甲板;c. 甲皱襞中常有残留的受累角化组织,向远端拉出即可轻易将其去除;d. 在近端甲皱襞下切割的甲切割器有时会向甲皱襞方向偏移,导致甲皱襞下残留一大块甲板,这会阻碍苯酚对甲母质的腐蚀,必须将其去除。图中展示了将刮刀放在甲皱襞下,看是否发生了这种情况;e. 如果发现了残留的甲就将其切除;f. 使用苯酚前,宜外用药膏保护近端皮肤,避免与苯酚直接接触;g. 将苯酚拭子尽可能地深入到近端死角,并以一个方向旋转,以免苯酚接触未受累的甲板下组织。向内侧是顺时针方向,向外侧是逆时针方向;h. 当酚化作用充分时,甲床和甲母质会霜化(呈灰白色)。一般而言,在任何位置应用苯酚 60~90 秒即可;i. 为防止术后皮肤出现刺激,可使用酒精冲洗伤口[19],然而有专家表示仅用棉签去除多余的苯酚即可,同时还可以选择局部外用抗生素敷料。图中所示为使用了聚维酮碘;

25

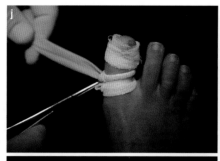
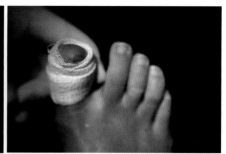
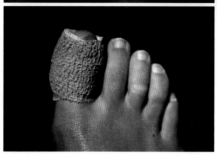

■ 图 25.8(续) j.使用加压敷料,取下止血带。图中所示,用止血钳夹住止血带,以防被遗忘

? 思考题

1. 下图列出的指甲手术的名称是什么(■ 图 25.9)?

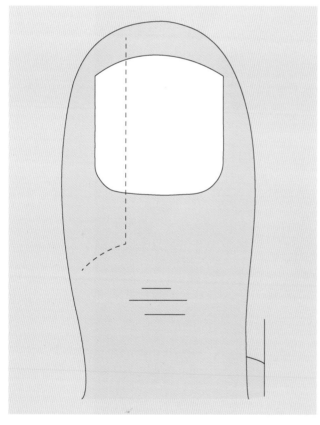

■ 图 25.9

    A. Frost 手术
    B. Zadick 手术
    C. Winograd 手术
    D. Suppan 手术
    E. 甲母质消融术

2. 以下关于苯酚的说法哪一个是不正确的?

    A. 毒性很大
    B. 溶于酒精,不溶于水
    C. 酒精可稀释苯酚
    D. 酒精可中和苯酚
    E. 最常用的是 89% 苯酚

3. 一位 14 岁的女生在母亲的陪同下门诊就诊,自诉其右侧姆趾嵌甲伴反复疼痛。足科医生向母亲解释说,手术将首先移除有问题的边缘甲板,然后永久切除甲母质,以防止复发。在讨论过程中,足科医生解释了手术的性质,所有合理的替代手术方案和相关的风险、利益和不确定因素。此时,母亲在得知 89% 苯酚的毒性后,要求使用其他替代药物,以下哪一项合适?

    A. 50mg/kg 水合氯醛
    B. 10% 氢氧化钠
    C. 250mg 萘普生
    D. 50% 苯酚
    E. 3mg/kg 哌替啶

✓ 答案和解析

1. 正确答案是 A。

2. 正确答案是 D。在苯酚甲母质切除术中酒精的用途和苯酚类似,酒精疏水,但不能中和苯酚,可以有效地稀释和冲洗掉手术部位的苯酚。如果酒精可以中和苯酚,那么只需要和苯酚等量的酒精就足够了。

3. 正确答案是 B。有证据表明,使用苯酚会引起广泛的组织破坏,导致局部渗液和愈合延迟。10% 的氢氧化钠是一种有效的消融甲母质的替代物,其疗效与苯酚相当。

(段晓茹 译,陈嵘祎 杨斌 校,江建 审)

参考文献

第 26 章　甲的影像学检查

Mark Holzberg

学习目标：

在阅读完这一章之后，读者应该：

1. 了解在评估甲疾病时何时考虑使用医学影像学技术，包括超声检查和磁共振成像。

2. 了解如何对甲进行磁共振成像，如何使用手指线圈，并确定其是否有帮助。

3. 了解无创性影像学检查在甲肿瘤和炎症性疾病诊断中的最佳应用。

26.1　引言

正如组织病理学检查是帮助诊断皮肤以及甲的肿瘤和炎症性疾病的工具一样，影像学检查也可用于甲肿瘤和甲炎症性疾病的诊断。与组织病理学不同，影像学检查是无创性的。有症状的肿瘤可能会隐藏在坚硬的甲板和甲皱襞下，因此影像学检查是一种有价值的诊断工具。在特殊的小型表面线圈和传感器的帮助下，甲单元磁共振成像为临床医生提供了大量信息，有助于了解肿瘤的定位、肿瘤类型以及甲和周围指/趾骨的炎症过程。大多数研究涉及血管球瘤（glomus tumor）和银屑病，但随着时间的推移，越来越多的甲疾病的特征被确定。在诊断困难时，超声和磁共振等无创性高分辨率的技术正越来越多地被用来观察甲侵袭性疾病的特征。

26.2　X 线

X 线平片（plain film x-ray）仍然是甲单元影像学检查的最主要方法，能较理想地显示骨骼和钙化的改变，但对于软组织的改变则不太适用。侧位和正位 X 线对于甲下外生骨疣的诊断尤其有用。当决定探查性地使用甲外科手术以诊断甲营养不良（特征是疼痛和肿胀）时，必须先进行 X 线平片检查以帮助发现潜在的骨骼异常，让外科医生可以在手术前确定适当的手术方案。指/趾骨的侵蚀可以通过斜位 X 线平片观察到，骨质侵蚀可见于侵蚀性肿瘤和较大的血管球瘤[1]。

26.3　计算机断层扫描（CT）

甲异常时很少进行计算机断层扫描（computed tomography，CT）检查，只在一项研究中使用过，即研究甲单元中微小的骨质异常与骨样骨瘤的发展关系[2]。

26.4　磁共振成像（MRI）

磁共振成像（magnetic resonance imaging，MRI）被用于显示身体的内部结构，并可通过使用特殊的线圈来显示指/趾甲及其周围的微小结构。磁共振成像显示了组织中的原子核[3]，尤其适合用于含水量高的组织。外加的磁场通过磁化作用（magnetization）来排列原子核，特别是水中的氢质子。短暂施加射频磁场，然后关闭以改变磁化作用。随着磁化强度的下降，病变组织和正常组织中的质子以不同的速率恢复到平衡。这些信号由接收器线圈读取，从而产生 MRI 图像。不同的组织参数差异（包括 T1 和 T2 弛像时间）可以用来构建图像，也可用于比较不同的组织。T1 加权扫描可区分脂肪和水——水成像后颜色更深，而脂肪成像后颜色更亮。T2 加权扫描也能区分脂肪和水，但在 T2 图像中，脂肪颜色较深，水颜色较亮。T1 图像更适合于形态学和解剖学研究，而 T2 图像更适合显示组织和肿瘤的特征。静脉注射造影剂如钆（gadolinium）可用于增强血管、肿瘤和炎症。MRI 是一种用来对身体的大片区域进行成像的技术，但通过一种特殊的小型表面线圈也能很好地呈现手指/足趾和指甲/趾甲的微小结构。当使用小至 3cm 的圆形线圈时，为了获得最佳分辨率则必须将甲板靠在线圈上[2,4]。

高分辨率和超高分辨率 MRI 的主要适应证是血管瘤或指/趾端滑膜黏液样囊肿。Richert 和 Baghaie 表明，在临床上 79% 的有明显甲改变的患者的 MRI 呈现异常[4]。MRI 已被用于上皮性肿瘤（如疣、表皮样囊肿、甲母质瘤、角化棘皮瘤）、软组织肿瘤（如纤维瘤、纤维角化瘤、腱鞘巨细胞瘤）以及骨软骨生长（如骨瘤、内生瘤、骨样骨瘤、软骨肉瘤）的诊断[2]。

Goettmann 等人在正常和病变甲的研究中回顾了通过 MRI 的 T1 加权像所看到的正常甲解剖结构[5]。MRI 显示甲板呈无信号（呈黑色），甲床与甲母质上皮呈连续（白色），近端甲皱襞清晰（白色），甲小皮呈无信号（黑色），真皮呈中间信号，骨皮质呈无信号（黑色），骨髓质因含有脂肪成分而呈高信号。

MRI 在肿瘤和炎症性疾病的应用中都有报道。

26.4.1　肿瘤

26.4.1.1　血管球瘤（glomus tumor）

当患者的指/趾甲出现疼痛、点状压痛和寒冷过敏时，最需要考虑的诊断是血管球瘤。血管球瘤难于发现，诊断平均延迟 4~7 年，有时血管球瘤的位置不明显，因而需要多次手术。MRI 在定位肿瘤和排除多发性肿瘤方面尤其有帮助（ 图 26.1）[2,6]。因此，血管球瘤是 US 和 MRI 检查的主要适应证。MRI 可以检测到直径只有 1mm 的血管球瘤[5]，有助于 68% 的病例诊断[7]。大多数血管球瘤在 T1 加权像上表现为低信号，在 T2 加权像上表现为高信号，在静脉注射钆后信号增强。Al-Qitan 等人对经病理确诊的 42 例手部血管球瘤患者（甲周 36 例）进行了研究[8]，发现 MRI 诊断血管球瘤的灵敏度为 90%，阳性预测值为 97%，但特异性仅为 50%，阴性预测值仅为 20%。

使用何种类型的 MRI 取决于组织学类型[2,7]，比如血管球瘤更适合 T2 加权成像，尤其是在静脉注射钆时。一些不太常见的细胞型或实体型肿瘤很难被检查到，因为它们的信号与正常甲床相似，在这种情况下超声检查可能更有帮助。黏液样型血管球瘤的含水量更高，更适合 T2 加权图像。许多肿瘤属于这些组织学类型的混合型，通常包含在周围的假包膜内。血管球瘤最常见的部位是在骨膜上方的甲床，较少见于指腹或甲皱襞的远端。

血管球瘤的定位可能很困难。为了检测甲单元中难以发现的血管球瘤以改善手术效果，Holzberg 采用了 MRI T1 和 T2

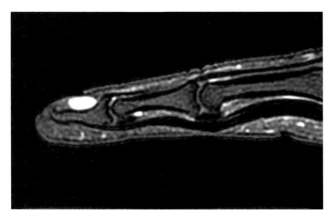

■ 图 26.1　血管球瘤

加权成像来帮助诊断[9]。疼痛和纵向红甲是甲血管球瘤的共同特征,首先提示了血管球瘤的诊断,但作为定位标记的效果较差。血管球瘤的手术失败率和复发率估计是 12% ~ 24%,因此 MRI 对术后复发疼痛的患者尤其有帮助,有助于复发或漏诊的定位诊断[7,10]。多发性血管球瘤可发生在手部或同一指尖,MRI 成为诊断该肿瘤的重要工具。

仅靠 MRI 并不能作出血管球瘤的诊断,只有 MRI 表现和临床表现相结合才能明确诊断并定位肿瘤,从而获得成功的手术结果[9]。

26.4.1.2　指/趾黏液样囊肿(digital myxoid cyst)

疑似甲内或甲周的指/趾黏液样囊肿是 MRI 使用的有力指征。通过 MRI 检查,发现囊肿的蒂部会导致术后复发率增高,将其合理结扎将有助于提高手术成功率。Drapéet 等人对 23 例指/趾黏液样囊肿患者进行了 MRI T2 加权研究,发现所有黏液样囊肿均为高信号,边界清晰[11]。重要的是在术前分析中发现,39% 的患者发现囊内间隔和多房形成,22% 的患者有卫星囊肿。此外,30% 患者的囊肿可以延伸到甲床引起疼痛(容易与血管球瘤的疼痛混淆),80% ~ 83% 的患者可以延伸到关节[4,11]。囊肿可以独立于关节发育,也可以通过蒂部与关节连接[2,7]。大多数囊肿存在蒂部,通常位于指/趾骨远端下方指伸肌腱附着处的外侧。以上为手术切除这些病变提供了非常重要的信息。与血管球瘤相比,黏液样囊肿在 T2 加权成像上呈现出非常高的信号,在注射钆后边缘有微弱的增强。

26.4.1.3　血管肿瘤

MRI 可帮助诊断血管畸形(vascular malformation)、肿瘤和癌症,如 Kaposi 肉瘤。MRI 可区分高流量血管畸形(high-flow vascular malformation)和低流量血管畸形(low-flow vascular malformation),后者在 MRI T2 加权像呈高信号[2,7]。钆可能有助于增强高流量血管畸形的信号。通过这些图像可以观察到病变向周围软组织延伸。

26.4.1.4　纤维性肿瘤(fibrous tumor)

纤维性肿瘤如 Koenen 瘤、获得性纤维角化瘤(acquired fibrokeratoma)和皮肤纤维瘤(dermatofibroma),在 MRI 图像上可能出现相似的表现[2,7]。MRI 有助于确定纤维生长的范围,通常甲母质的最近端延伸部分信号最高。MRI 的信号取决于组织类型,致密的胶原间质 T2 加权呈低信号,黏液间质 T2 加权呈高信号。纤维角化瘤的诊断相对简单,做组织病理学检查即可,不需要做 MRI,因为在 MRI 上可能会与 Bowen 病相混淆,但

MRI 也可能有助于定位近端甲皱襞下的小纤维角化瘤(表现为甲板上的纵向凹陷)[5]。

26.4.1.5　神经瘤(neuroma)

神经瘤起源于甲床和髓内的神经纤维,由神经纤维的损伤或反复微创发展而来。MRI 可显示甲单位中的小结节,它们在 T1 和 T2 加权像中呈低度至中度的信号[2,7]。MRI 也有助于神经鞘瘤(schwannoma)、神经纤维瘤(neurofibroma)和巨细胞瘤(giant cell tumor)的诊断。

26.4.1.6　甲下外生骨疣(subungual exostosis)

甲下外生骨疣在 X 线平片就很容易作出诊断,一般不需要 MRI 检查。但外生骨疣有时可能是软骨性的,不能通过 X 线显示[7]。在 MRI 检查时,若其性质为软骨时会呈高信号,若为纤维时则呈低信号。

26.4.1.7　角化棘皮瘤(keratoacanthoma)

甲角化棘皮瘤可能是由甲板下疼痛的角化性病变发展而来。该病在 MRI T1 加权像上呈中等信号,在 T2 加权像上呈高信号,周围组织边缘信号增强[12]。当存在中央角质栓时会出现一个低信号,其边缘可能由于水肿而界限不清。

26.4.2　炎症性疾病

26.4.2.1　银屑病

在甲炎症性疾病的影像学文献中,银屑病可能是研究最多的。在甲银屑病中,甲单元通过韧带附着将甲锚定在骨膜上,与关节间隙密切相连。起止点是指肌腱或韧带插入骨骼的部位,当其产生炎症则称为起止点炎(enthesitis)[13]。在高分辨率 MRI 出现之前,起止点炎的发病率一直被低估。高分辨率 MRI 显示,关节病型银屑病的早期变化特征是轻微的骨炎和邻近甲根周围的韧带炎症。即使对于正常关节 MRI 也能显示出早期的炎症和微损伤。甲和关节一样是附着点的重要组成部分,而在关节病型银屑病中,附着点是炎症反应的“集中点”[14]。

Scarpa 等人对 23 名关节病型银屑病患者行 MRI 检查发现,远端指/趾骨炎症发生在所有有甲改变的银屑病患者中,而在没有甲改变的患者中发生率为 90.9%[15]。这项研究还表明,在关节病型银屑病中,关节疾病似乎继发于甲和远端指/趾骨疾病。

Tan 等人将 10 名关节病型银屑病患者与骨关节炎患者及健康人群做对比,发现 80% 的关节病型银屑病患者的钆增强 MRI T1 加权像的信号显著增强[14],只有 40% 的骨关节炎患者表现出轻微的炎症,这表明银屑病的炎症更倾向于起止点和周围组织。

26.5　超声(US)

超声(ultrasound,US)是一种比较传统的影像学技术,超声的频率高于人类听力频率的极限,超声检查的原理是超声波束从不同组织反射回来到达接收探头的具有时间差,根据这些时间差来产生图像。随着超声影像技术的发展,一种可变频的多通道超声检查设备可以瞬时整合在不同角度进行的多个扫描

图像,从而实现甲的二维或三维重建[16,17],这项新技术被称为实时空间复合成像(real-time spatial compound imaging)。超高频探头(目前使用的频率已经达到 100MHz)提高了对潜在结构和潜在疾病的分辨率和检出率。彩色多普勒(color doppler)和血管能量成像(power angio)用于血管和血流的研究。彩色多普勒可以描绘出动脉和静脉的血流,并显示血管病变中的主要血管。血管能量成像建立的彩色图像对血流非常敏感,特别适合用于对低流量血管病变的显示。US 检查时也可以使用造影剂。

甲单元包含各种不同密度的组织,因而特别适合用 US 检查。甲 US 中甲板呈高回声双层结构(白色),甲床呈低回声(黑色),甲母质上皮呈低回声(灰色),骨骼呈高回声(白色)[16,18]。

一般而言,US 可以发现甲中小至 3mm 的肿瘤[2,7]。当研究不同密度的肿瘤时,如囊肿或血管肿瘤,US 是最好的选择。但 US 对实体肿瘤帮助较小,如黑色素瘤。Wortsman 等人研究表明,超声检查可以改正 1/3 临床病例的诊断,并有助于外科手术治疗的实施[18]。他们还将术后标本与超声图像进行比较,证实了超声检查的准确性。此外,US 对肉芽肿和外生骨疣的诊断尤其有帮助。

超声已被用于测量甲厚度和观察正常的甲解剖结构[19]。通过 US 研究发现,甲母质体积随着年龄的增长而增加,并且男性高于女性。拇指的甲板最厚(0.481mm),第五拇指最薄(0.397mm)。

US 已被用于诊断甲肿瘤性疾病和炎症性疾病,如银屑病、甲真菌病和创伤。

26.5.1   肿瘤

26.5.1.1   血管球瘤

血管球瘤(glomus tumor)是一种病灶小但能导致剧烈疼痛的甲病。由于瘤体很小且在手术治疗病例中的复发率高达 20%,因此在术前进行准确的诊断和定位非常重要[18]。在超声检查时血管球瘤因为有大量血管而呈低回声(暗)[16,20]。Fornage 通过高分辨率超声对 12 位血管球瘤患者进行了研究,发现 US 能检测出 3/4 的血管球瘤[20]。在 2/3 的病例中,小回声肿块的直径与手术切除肿瘤的直径相一致。Fornage 使用的超声能够检测到小至 3mm 的血管球瘤[7,20],而其他研究者报告了更高的分辨率,特别是 Wortsman 等人报告能够检测到小至 0.9mm 的血管球瘤[18]。通过超声检查,该研究还发现 98% 的血管球瘤与近端甲母质相邻,这些血管球瘤可侵蚀邻近的骨骼。彩色多普勒和血管能量成像在血管性肿瘤中很实用,特别是在区分血管球瘤和其他非血管性肿瘤中的血管扩张和新生血管方面[16]。Chen 等人在 34 名接受治疗的患者中同时使用高分辨率超声和彩色多普勒超声检查,能 100% 准确诊断血管球瘤并显示病灶的大小和位置[21]。与 MRI 相比,US 更适合作为血管球瘤的首选影像学检查方法,因为 US 更便宜,且 MRI 在 T2 加权成像上不能将血管球瘤与其他肿瘤区分开来[21]。

26.5.1.2   指/趾黏液样囊肿

黏液样囊肿(myxoid cyst)在 US 上呈圆形或椭圆形无回声(黑色)病变[16]。粘蛋白的超声成像可以是多样的。黏液样囊肿中缺乏血管,这一特征有助于与血管球瘤相鉴别[16]。

26.5.1.3   纤维性肿瘤

纤维瘤(fibroma)通常外观均匀,呈低回声信号[18],大多数位于甲床的侧面,延伸至近端甲母质。

26.5.1.4   甲下外生骨疣

是正常骨骼或钙化软骨的伸展性生长导致的疾病,外生骨疣在足趾中比在手指中更突出,呈高回声(白色)信号,周围伴有阴影[18]。

26.5.1.5   角化棘皮瘤

甲下角化棘皮瘤(keratoacanthoma)在甲病中较为罕见,起始于甲床,可能会引起邻近骨质的侵蚀。角化棘皮瘤在超声检查中呈一种混合回声团块,伴或不伴骨侵犯[12]。

26.5.2   炎症性疾病

26.5.2.1   银屑病

银屑病的诊断需要通过临床表现和组织学共同确定。甲银屑病可能存在起止点炎,起止点位于甲与邻近指/趾骨的韧带骨连接处[13]。在大多数伴或不伴甲病的银屑病患者中,亚临床起止点炎可以利用灰阶超声和能量多普勒超声进行早期评估[22],其超声表现为甲的结构紊乱、甲板增厚和皮肤炎症,而皮肤病理科医生无法发现这些改变。超声还有助于确定银屑病等疾病中难以察觉的甲相关炎症[23]。随着银屑病的进展,甲板增厚并出现波浪状外观,在超声下呈高回声且边缘模糊[23]。如果出现甲床增大伴进行性炎症,超声下可能显示血流增加[16,23]。根据甲银屑病的进展程度,其超声改变可呈以下四种类型[16]:

1. 腹侧指/趾骨局部呈高回声改变,不累及背侧甲板;
2. 腹侧甲板边缘松动;
3. "波浪形"甲板的出现,提示甲板营养不良;
4. 背侧和腹侧甲板均不清晰。

Wortsman 等人测量了甲板与下方骨骼之间的距离,并认为此距离可以预测银屑病的严重程度[24]。

26.5.2.2   肉芽肿

肉芽肿(granuloma)多与创伤有关,常发生于异物引起的创伤事件之后,表现为肿瘤样增生的炎症反应。在超声检查下呈轮廓不清的低回声病变,可转移至其他甲结构[18]。

26.5.3   甲板疾病

26.5.3.1   脱甲症和逆生性甲

创伤事件或严重的全身性疾病会引起甲母质暂时性的生长停滞,导致甲板出现横向线性凹陷,称为 Beau 线。一旦甲母质完全停止生长,会导致甲板与甲母质完全分离,随后甲板从甲床脱落,称为脱甲症(onychomadesis)。如果甲没有完全脱落,新的甲在原来的甲之后重新生长,则称为逆生性甲(retronychia),并可伴有疼痛和炎症。逆生性甲常表现为急性甲沟炎,诊断困难且抗生素治疗效果差,因此无创性超声检查是十分重要的。Wortsman 等人将变频超声成功用于脱甲症和逆生性甲的诊断,并可与肿瘤和甲沟炎相鉴别[25]。该研究小组还通过三维超声检查表明,逆生性甲的发生是因为肉芽组织炎症导致整个甲单元向后回缩,从而使新的甲嵌入原甲板下,并嵌入近端甲皱襞[26]。

26.6　总结

甲肿瘤和甲炎症性疾病的诊断具有一定挑战性,而无创性技术如超声波和磁共振成像正成为辅助诊断的有力工具。微小肿瘤定位困难,常在手术后复发,因此常需进行多次手术。US 和 MRI 有助于鉴别肿瘤类型和辅助术前评估,并能够以无创性方式检测出肉眼难以判断的轻微炎症反应。在诊断甲疾病时可以考虑使用这些检查方式,以对其更好地管理。

临床要点
- 手指线圈有助于增加 MRI 的成像效果,在检查时最好能够与放射科医生讨论使用多大尺寸的线圈会更有帮助。与较大的线圈不同,手指的小线圈具能提供更好的分辨率和清晰度。
- MRI 有助于定位指/趾端滑膜黏液样囊肿的蒂部,在手术切除该病变时很重要。
- 对于甲银屑病和早期关节病型银屑病的患者,MRI 是能很好评估起止点炎进展程度的工具。
- 超声和 MRI 不利于实体肿瘤或黑色素瘤的诊断。
- 与 MRI 相比,超声是血管球瘤的首选影像学检查方式,因为超声价格便宜,且 MRI 在 T2 加权成像上无法区分血管球瘤与其他肿瘤。

病例展示

临床病史

一位 34 岁的女性右中指远端疼痛 9 年,风湿科医生对她进行体检评估[9]。她的疼痛部位出现雷诺现象,但对血管扩张剂治疗没有反应。在进一步的询问中,她指出疼痛可通过将手指放在腋下加热而缓解。作为一位画家,这些症状已经明显影响了她的工作。

体格检查

体检发现患者右中指甲床有一纵行红斑,受压后变白,并伴有轻度的正中纵向甲板营养不良。

治疗

患者可感到指甲病灶处剧烈疼痛,检查发现甲床发热和红斑,诊断为血管球瘤。安排对患者的甲床红斑进行手术探查。手术当天,右中指行指神经阻滞麻醉,撕脱甲板,纵行切除红斑。探查甲床与骨膜之间的区域,未见明显病变;关闭甲床,包扎绷带,并将切除的红斑送往病理检查。但该红斑的病理学检查结果无法对疾病诊断提供帮助,手术后手指疼痛仍未消失。

拟考虑采用血管和影像检查做进一步评估。在患者手指周围使用一个小的表面线圈,行磁共振成像(MRI),T1 和 T2 加权图像显示在甲母质及其下方的骨膜之间有一个 6mm 的圆形肿块。对肿瘤的位置进行适当地评估后,外科医生通过外科探查定位肿瘤的位置,识别并切除肿块。标本送病检后考虑诊断为血管球瘤。

血管球瘤在手术前应进行超声或 MRI 影像评估,以协助诊断和定位。手术后患者恢复良好,甲板在轻微营养不良的情况下重新生且疼痛消失。

❓ 思考题

1. 高分辨率和极高分辨率 MRI 的主要适应证是:
   A. 指/趾端滑膜黏液样囊肿的范围
   B. 甲母质瘤
   C. 血管瘤
   D. 表皮样囊肿
   E. 骨瘤的存在和范围

2. MRI 能检出血管球瘤的最小直径为:
   A. 1mm
   B. 2mm
   C. 3mm
   D. 4mm
   E. 5mm

3. 血管球瘤在哪种影像学检查上成像效果最好?
   A. B 超
   B. MRI
   C. 1 和 2 均可
   D. 1 和 2 都不可

4. 起止点炎常发生在:
   A. 银屑病的甲床
   B. 银屑病的甲母质
   C. 肌腱和韧带插入骨骼的部位
   D. 关节病型银屑病的滑膜
   E. 骨膜

5. 在血管球瘤影像学检查中,超声优于 MRI 的原因除了:
   A. 超声具有无创性
   B. 超声比较便宜
   C. MRI 在 T2 加权成像上无法将血管球瘤与其他肿瘤区分开来
   D. 超声可以检测到直径 0.1mm 的血管球瘤
   E. 上述所有原因都不是

✔ 答案和解析

1. 正确答案是 A。高分辨率和极高分辨率 MRI 主要有两个适应证:血管瘤、指/趾端滑膜黏液样囊肿。怀疑甲内和甲周的指/趾黏液样囊肿是使用 MRI 的有力指征,因为:①术后复发率高;②通过 MRI 找到蒂部有助于选择适当的切除方式,提高手术成功率;③识别囊内间隔和多房的形成;④识别卫星囊肿。MRI 已被用于上皮性肿瘤(如疣、表皮样囊肿、甲母质瘤、角化棘皮瘤)、软组织肿瘤(如纤维瘤、纤维角化瘤、腱鞘巨细胞瘤)以及骨软骨生长(如骨瘤、内生软骨瘤、骨样骨瘤、软骨肉瘤)的诊断,但在诊断这些肿瘤时 MRI 并不是主要适应证。

2. 正确答案是 A。MRI 可以发现直径小至 1mm 的血管球瘤,有助于明确 68% 的病例诊断。这个问题的答案是 1mm,突出了 MRI 在识别和定位微小的肿瘤方面的敏感性高。

3. 正确答案是 C。超声和 MRI 都是检测血管球瘤的极好工具。MRI 能识别小至 1mm 的血管球瘤,大多数血管球瘤在 T1 加权图像上呈低信号,在 T2 加权图像上呈高信号,并在使用钆造影剂后信号增强。不同的研究显示,直径最小在 0.9~3mm 的血管球瘤在高分辨率超声检查上仍可被检测出。与 MRI 相比,US 可能是血管球瘤的首选影像学检查方式,因为 US 更便宜,而且 MRI 在 T2 加权成像上无法区分血管球瘤与其他肿瘤。

4. 正确答案是 C。起止点是指肌腱或韧带插入骨骼的部位,当其产生炎症则称为起止点炎。与起止点炎最相关的常见诊断是银屑病,因此,与起止点炎相关的甲床、甲母质和关节炎症常与银屑病或关节病型银屑病有关。

5. 正确答案是 D。超声具有无创性且比 MRI 便宜。超声

优于 MRI 还因为 MRI 在 T2 加权成像上无法区分血管球瘤与其他肿瘤。但超声最小只能检测至 0.9mm 的肿瘤,而不是 0.1mm。

(刘晓明 译,郑利雄 校,曾馨 陈熹 审)

参考文献

26章 参考文献

第 27 章　抗肿瘤药物相关甲病

Marisa Kardos Garshick and Patricia L. Myskowski

学习目标：
1. 熟悉常见的细胞毒性化疗引起的甲病和治疗。
2. 识别、治疗并预防表皮生长因子受体抑制剂相关甲病。
3. 了解其他抗肿瘤疗法相关的甲不良反应。

27.1　引言

众所周知，在抗肿瘤治疗（包括细胞毒性化疗、生物靶向治疗）时常会出现许多皮肤相关的不良反应，最近人们也意识到会出现许多甲相关不良影响。虽然有些甲改变没有明显症状，但是有可能引发疼痛和功能损伤。在肿瘤治疗中不良反应和毒性的分级标准遵照 1999 年国家肿瘤研究所不良事件通用术语标准 2.0 版（*The National Cancer Institute's Common Terminology Criteria for Adverse Event*，*CTCAE*）。该 2.0 版标准列出了 1~5 级的甲改变，但没有进行详细描述[1]。2010 年的 *CTCAE* 4.03 版在"皮肤和皮下组织疾病"列出了三类甲改变：甲变色（nail discoloration）、甲隆起（nail ridging）和甲缺失（nail loss）。甲变色和甲隆起为 1 级，不需要干预；甲缺失伴日常活动受限为 2 级。另外甲沟炎和皮肤感染等其他甲相关的改变在"感染性疾病"中列出。然而 NCI 的 *CTCAE* 对甲改变的系统分级是有限的，因为它没有明确与抗肿瘤治疗相关的改变和对患者生活质量的影响。现已提出了一种替代的量表，将甲的改变划分为：甲板、甲皱襞或指/趾尖的改变。与 *CTCAE* 相比，这些甲改变可能与 EGFR 抑制剂和 MEK 抑制剂的甲毒性更相关[2]。

总的来说，关于抗肿瘤治疗对甲产生毒性的资料比较有限。在一项对 607 名患者的研究中，出现了多种由抗肿瘤药物引起的皮肤、头发和甲相关的不良事件，其中有 39%（235 名患者）的患者出现了甲改变[3]。在 91 名晚期肿瘤女性患者中，21 名（23%）女性出现了甲改变，5 名（24%）女性认为甲改变严重影响了生活质量[1]。甲毒性可累及数枚或全部指/趾甲，与药物摄入量存在时间关系。一般而言，这种甲改变通常是暂时性的，停药后就会消失，但有时也会持续存在。甲改变可累及甲母质，导致甲板或甲床异常、甲周和近端甲皱襞血流异常。

27.2　细胞毒性化疗引起的甲改变

细胞毒性化疗最容易影响甲板和甲床，而靶向治疗往往与甲周毒性有关。细胞毒性化疗可以通过几种不同的机制影响甲，分别导致不同的临床表现。在细胞毒性化疗中最常见的甲改变包括：色素改变、甲板的横向凹陷（Beau 线）和甲线性生长减慢。

虽然化疗对甲的作用机理尚不完全清楚，但其具有的抗有丝分裂活性会影响正在分裂的细胞，包括皮肤基质和甲母质的细胞。指甲的平均增长速度为每天 0.1mm（3mm/月），趾甲为每天 0.03mm（1mm/月），由此可知指甲和趾甲的完全再生时间分别为 4~6 个月和 12~18 个月，因此通过甲改变的顺序就可能推测出所使用的化疗的时间线。此外，甲的生长周期和速度可能会随着系统治疗的启动和停止而发生改变。

抗代谢药，如氟达拉滨（fludarabine）、克拉双滨（cladribine）、卡培他滨（capecitabine）、替加氟（tegafur）、吉西他滨（gemcitabine）和培美曲塞（pemetrexed），会干扰 DNA 合成所需的酶。铂剂包括顺铂（cisplatin）、卡铂（carboplatin）、奥沙利铂（oxaliplatin）等，是目前常用的金属铂类络合物的抑制剂，能够与 DNA 结合并引起交叉联结，从而直接破坏 DNA 的功能。蒽环类药物包括阿霉素（doxorubicin）、柔红霉素（daunorubicin）和去甲氧柔红霉素（idarubicin）等，能够作为嵌入剂嵌入 DNA，干扰复制和转录，并抑制拓扑异构酶Ⅱ，导致活性氧的形成，从而破坏 DNA 和细胞膜。拓扑异构酶Ⅰ抑制剂包括拓扑替康（topotecan）和伊立替康（irinotecan），能够抑制 DNA 的重新连接和复制。在诊断化疗药物引起的甲不良反应时，考虑药物本身的作用机制是很重要的。

紫杉烷类药物（taxanes）包括多烯紫杉醇（docetaxel）和紫杉醇（paclitaxel），作为微管稳定剂，能够有效促进微管蛋白的聚合并阻止其解聚，从而阻断有丝分裂过程，导致细胞死亡，进而干扰甲母质活性。此外，通过促进微管稳定，紫杉烷类药物还可以抑制血管生成。长春花生物碱类药物（vinca alkaloid），包括长春新碱（vincristine）和长春碱（vinblastine），能够与微管蛋白的特定位点结合，破坏微管的形成，阻止细胞有丝分裂。

细胞毒性化疗引起的甲不良反应的发展与使用的药物类型和频率，以及肿瘤的类型有关。对晚期乳腺癌患者医生常使用阿霉素、环磷酰胺和紫杉烷类药物的化疗方案，因此接受化疗的女性患者转诊至皮肤科治疗的比例很高（某医生个人观察结果）。

27.2.1　甲母质/甲板改变

27.2.1.1　甲色素沉着/黑甲

黑甲（melanonychia），即发生在甲板的褐色或黑色色素沉着，可表现为甲板的横向、纵向（黑甲线）或弥漫性色素沉着[4]。黑甲常在化疗 1~2 个月时开始出现，如果是间断化疗，甲改变可以表现为交错的横向条带。黑甲常累及多甲，最常累及第一指、趾甲，并可伴有皮肤和黏膜的色素改变，在肤色较深的人中较为常见。如果只有一条孤立带，那么一定要将药物诱导的黑甲和甲母质黑素瘤相鉴别。重复使用抗肿瘤药物后黑甲通常不会再出现。虽然黑甲的发病机制尚不完全清楚，但目前已知甲母质黑素细胞激活可引起甲板出现黑素沉积，导致一条或多条黑素带的出现。一旦激活的甲母质黑素细胞扩散，就会导致整个甲板出现色素沉着。

环磷酰胺、阿霉素、羟基脲、博莱霉素、柔红霉素、去甲氧柔红霉素、达卡巴嗪、5-氟尿嘧啶和高活性化合物（卡培他滨，喃氟啶）、紫杉烷类药物、顺铂、白消安、美法仑、米托蒽醌、培美曲塞、拓扑替康、甲氨蝶呤、丝裂霉素、长春新碱都可引起黑甲。其中最常报道的细胞毒性药物包括环磷酰胺、阿霉素和羟基脲[4-6]。环磷酰胺可导致甲板近端弥漫性黑色色素沉着、纵向黑甲（longitudinal melanonychia）和深灰色色素沉着[7]。据报道，去甲氧柔红霉素可导致甲横向黑色素带[8]。虽然黑甲在早期 6~8 周内是可逆的,但色素仍存在于甲板上,在停药后还会随着甲板长出来,直至数月后完全消失。

27.2.1.2 Mee 线(真性横向白甲症)

真性横向白甲症(true transverse leukonychia)也叫 Mee 线,表现为甲板上一条或多条横断的不透明白色条带,宽 1~2mm,与甲半月相平行,可累及所有指/趾甲,并随着甲生长向远端移动。真性白甲症的发生是由于远端甲母质角质形成细胞损伤,细胞角化受损,角质形成细胞核未完全消失而滞留在甲板内,最终导致甲板角化不全。因此,受累的指/趾甲是白色或不透明的,受压后不会褪色[9]。化疗导致白甲症的机制尚不完全清楚,有医生提出了一种神经源性机制,依据是 1 例完全右臂压迫性臂丛神经病变患者在接受阿霉素治疗后出现左手横向白甲症[10]。

在使用阿霉素、环磷酰胺、长春新碱、顺铂、柔红霉素和多烯紫杉醇治疗的患者中,也有真性横向白甲症的报道,停用后症状通常可消退[5,11-14]。

27.2.1.3 Beau 线和脱甲症

Beau 线和脱甲症(onychomadesis)是甲母质角化的急性毒性反应,导致甲板暂时性生长减慢,发生于药物影响甲母质角质形成细胞有丝分裂活性时。Beau 线是甲板表面的横向凹陷,凹陷的深度与甲母质损伤的严重程度相一致,凹陷的宽度与损伤的持续时间相一致,凹陷与近端甲皱襞的距离可以反映接触药物的开始时间。Beau 线通常同时累及多个甲,可累及所有的指甲或趾甲,但指甲更常见[6]。当 Beau 线累及所有指/趾甲、并且所有的凹陷与近端甲皱襞的距离相同时,应该考虑是药物引起的 Beau 线。同一甲上有多条 Beau 线表明药物刺激重复出现,常见于反复化疗患者。考虑到甲生长需要的时间,一般认为 Beau 线出现于化疗 2~3 周后。

脱甲症是 Beau 线最严重的表现形式,由整个甲母质发生毒性反应引起,表现为一条横向的厚的凹槽(即所谓的横沟),把甲分成两部分,最终导致甲脱落。

已有研究表明,Beau 线和脱甲症均与博莱霉素、多烯紫杉醇、放线菌素、顺铂、长春新碱、紫杉醇、美法仑、巯基嘌呤、甲氨蝶呤和卡培他滨有关[4,5,15]。

Beau 线和脱甲症均与药物剂量相关,并可在再次使用时复发。此病通常不需要治疗,凹陷会随着指/趾甲的生长而上移,直至消失[5]。

27.2.1.4 甲生长速度改变

细胞毒性化疗(如甲氨蝶呤等)可导致甲生长速度减慢,原因是药物导致甲母质角质形成细胞的有丝分裂活性降低[16]。虽然也有甲生长速度增加的报道,但发生的机制尚不清楚[5]。

27.2.1.5 甲变薄或变脆

化疗药物可引起甲母质角质形成细胞的轻度损伤,从而导致脆甲症(brittle nail)。肿瘤患者的脆甲症还可能是由于代谢不良或营养不良所造成。化疗药物导致近端甲母质损伤,从而导致甲板变薄,可累及整个甲,可能与甲板表面异常有关。远端甲母质的损伤不会改变甲板表面,只会改变甲板游离缘的形状。导致甲变薄变脆的相关疾病有反甲/匙状甲(koilonychia/spoon nail)、脆甲症(onychorrhexis,一系列纵向狭窄平行浅沟)和甲分裂(onychoschizia,远端甲板断裂)[6]。

27.2.2 甲床改变

27.2.2.1 甲分离

甲分离(onycholysis)是指甲板与甲床分离,可导致甲床上皮暴露并继发毒性反应。甲分离通常与远端或外侧甲形成的白色空隙有关,可能发生在疼痛之前,也可能与疼痛同时发生。随着化疗频率的增加和化疗时间的延长,甲分离的发病率也随之增加[6]。甲床上皮细胞的严重毒性反应可形成出血性水疱,导致甲板下方压力增加,甲床疼痛并发生分离,称为出血性甲分离(hemorrhagic onycholysis)。紫杉烷类药物(多烯紫杉醇、紫杉醇)是微管稳定剂,能够导致细胞死亡和甲母质受损,是引起甲分离的常见药物。有学者提出了一种神经源性机制,依据是一位乳腺癌患者肿瘤向右臂丛扩散,在接受多烯紫杉醇治疗后,她的右手出现周围性麻痹和感觉丧失,但只有左手指甲出现甲分离[17]。该假说认为周围神经只有保持完整性时才能介导多烯紫杉醇导致的甲改变。紫杉烷类药物诱导的甲分离还可能与痛觉 C 纤维的激活有关,C 纤维通过交感神经节后纤维释放神经肽或前列腺素,引起或增强神经源性炎症。前列腺素也将通过抑制 COX-2(环氧合酶-2)改善与化疗相关的甲改变[18]。

据报道,紫杉烷类药物、5-氟尿嘧啶、卡培他滨、依托泊苷、米托蒽醌、阿霉素、甲氨蝶呤、培美曲塞和依沙匹酮均可引起甲分离[5,6,19]。出血性甲分离是紫杉烷类药物所致甲毒性的特殊类型,在使用多烯紫杉醇时比使用紫杉醇时更易发生[20,21]。关节周围的鱼际红斑伴甲分离综合征(periarticular thenar erythema with onycholysis,PATEO 综合征)是指紫杉烷类药物导致甲分离,并伴有发生在手背、踝周和跟腱区域的炎性红斑[22]。这种甲分离在停药后是可逆的,但有时即使不停药也能自行消退[5]。停药后甲分离偶尔会继续存在,再次用药后往往不会再重新出现甲分离。可以将甲分离的部位局部浸泡在抗菌溶液中,同时将指/趾甲剪短,有助于防止微生物定植和继发感染[16]。已有研究表明,低温的袜子和手套可以用来减少化疗引起的毒性,因为低温会引起血管收缩,从而减少局部血流量和药量。基于此,使用冰冻的手套和袜子来预防紫杉烷类药物诱导的甲分离的效果被研究并被证实有效:在 45 名多烯紫杉醇治疗患者中,使用冰冻手套(温度为-30℃)的患者有 11% 出现甲毒性,而未使用冰冻手套的患者有 51% 出现甲毒性(p = 0.000 1)[23]。同样,使用冰冻袜子的人的趾甲毒性的发生率比不使用的人更低(0% vs. 21%;p = 0.000 2)[24]。

27.2.2.2 Muehrcke 线(显性白甲症)

Muehrcke 线是甲床上出现数条平行的横向白色条带,这些条带与条带之间是正常的呈粉色的甲床。Muehrcke 线由甲床血管充血所致,通常与低蛋白血症和肾病综合征有关[9]。Muehrcke 线是显性白甲症(apparent leukonychia)亚型之一,其他亚型还包括对半甲(half-and-half nail)和 Terry 甲。不同于真性白甲症,显性白甲症受压会褪色,且不随甲的生长移动,一般无其他症状,不需要进一步的治疗。

目前已报道 5-氟尿嘧啶与亚叶酸联合治疗或 5-氟尿嘧啶、阿霉素和/或环磷酰胺联合治疗可引起 Muehrcke 线[25,26]。

病例展示

　　一位 36 岁的Ⅲa 期乳腺癌女性患者,因"口服抗生素引起迟发性超敏反应"而转诊至皮肤科。患者的主要就医原因是指甲变软、甲板颜色改变。患者在第 6、8、10 和 12 周接受了 4 个疗程的阿霉素和环磷酰胺治疗,同时在第 2 周和第 4 周接受紫杉醇治疗。临床检查显示甲床上有横向白色条带,与 Mee 线一致,伴有轻微红斑(◘ 图 27.1)。医生告知患者这些症状在化疗结束后是可以自然消退的,她应该尽可能地剪短指甲,避免修甲或美甲。2 个月后,患者指甲上颜色改变的部分已随着甲的生长移向游离缘,但紫杉醇所致甲床变色和甲分离仍明显存在(◘ 图 27.2)。1 年后她的指甲恢复正常。

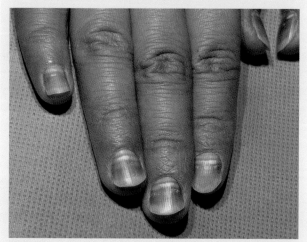

◘ 图 27.1　环磷酰胺和阿霉素治疗后,甲近端出现与 Mee 线一致的横向白色条带

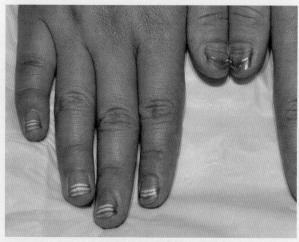

◘ 图 27.2　2 个月后,与 Mee 线一致的横向白色条带移向远端,仍可见明显的甲分离和色素改变

27.2.3　甲血流改变

27.2.3.1　出血

　　裂片形出血(splinter hemorrhage)常见于指甲,表现为手指远端明显可见的数条纵行的紫棕色条带。在细胞毒性化疗中,裂片形出血表明甲床血管损伤,特别是甲床毛细血管。

　　甲下出血和甲下血肿常继发于化疗引起的血小板减少,表现为指/趾甲由红到黑的颜色改变。这些血液滞留在甲板和甲床的交界处,会随着甲的生长向远端移动。严重的血肿可导致甲板分离,继而导致出血性甲分离。创伤会增加出血的发生率,因此甲下血肿和出血更常见于脚趾甲[27]。已有研究表明,甲下血肿和裂片形出血与多烯紫杉醇、依沙比酮、米托蒽醌和紫杉醇有关[5]。裂片形出血与剂量有关,停药后缓慢消失。甲下血肿随着甲板的生长缓慢向远端移动,也不需要进行干预。

27.2.3.2　缺血性改变

　　包括博莱霉素在内的化疗药物种类可导致远端血管病变,包括雷诺现象(Raynaud's phenomenon),严重时可导致坏疽和坏死,此时需要停止化疗[28,29]。虽然化疗药的毒性不直接作用于甲上皮,但会降低手指(足趾)的远端灌注,最终可导致甲缺血坏死性改变。

27.2.4　甲周组织损伤

27.2.4.1　甲沟炎和化脓性肉芽肿

　　与靶向治疗相比,细胞毒性化疗的甲周毒性较少见,但也有报告表明可导致甲沟炎、甲皱襞炎症或化脓性肉芽肿(又称小叶性毛细血管瘤)样病变。急性甲沟炎时,近端甲皱襞出现红斑、炎症和疼痛,疼痛通常在使用药物不久后出现,可累及一个或多个甲。甲沟炎发病机制尚不清楚,可能与甲上皮的直接毒性作用或急性感染有关[30]。通常甲沟炎的症状会随着停药而缓解,但常继发甲分离,再次用药可复发。因为甲沟炎是表皮生长因子受体(epidermal growth factor receptor,EGFR)抑制剂的常见甲不良反应,故甲沟炎的治疗将在下文 EGFR 的不良反应中详细介绍。

　　化脓性肉芽肿表现为疼痛的出血性结节,可在化疗不久后发生于近端和外侧甲皱襞,其发生可能与药物诱导的血管生成因子(angiogenic factor)活化有关,该因子可引起肉芽组织过度生长和疼痛出血结节的形成[9]。有研究表明在紫杉烷类药物相关的化脓性肉芽肿中,系统性使用紫杉烷类药物治疗后,血管生成抑制因子和促血管生成因子之间可能存在失衡[31]。在已报道的细胞毒性化疗中,紫杉烷类药物、米托蒽醌、甲氨蝶呤、卡培他滨和阿霉素等药物均会引起甲皱襞改变[32-36]。1 名患者使用卡培他滨治疗 4 个月后,共有 8 个足趾出现化脓性肉芽肿[32]。

27.3　表皮生长因子受体抑制剂相关甲病

　　肿瘤的治疗进展与抑制信号转导的药物开发密切相关,包括抑制 EGFR 的小分子药物和单克隆抗体药物。EGFR 是一种由 *c-erbB* 原癌基因编码的跨膜蛋白,由三个结构域组成,包括一个胞外配体结合结构域、一个跨膜结构域和一个具有酪氨酸激酶活性的胞内结构域。EGFR 与配体结合后会发生二聚化,激活酪氨酸激酶活性,继而发生自身磷酸化,激活细胞内信号通路,诱导细胞增殖、迁移和血管生成。EGFR 受体存在于基底角质形成细胞、皮脂腺细胞、外根鞘和内皮细胞中,因此 EGFR 抑制剂可引起皮肤的不良影响[37]。

在过去的几十年里,美国食品药品管理局(Food and Drug Administration,FDA)已经批准了多款 EGFR 抑制剂用于治疗各种肿瘤。已获批准的 EGFR 单抗有西妥昔单抗(cetuximab)和帕尼单抗(panitumumab),前者用于转移性结直肠癌、头颈癌的治疗。EGFR 酪氨酸激酶抑制剂包括吉非替尼(gefitinib)、厄洛替尼(erlotinib)和阿帕替尼(apatinib),可用于 EGFR 突变的晚期非小细胞肺癌。此外,吉非替尼还用于晚期胰腺癌,拉帕替尼和阿帕替尼还用于转移性乳腺癌。

27.3.1 甲母质/甲板改变

27.3.1.1 甲变薄/变脆

EGFR 抑制剂可引起甲变薄变脆,导致脆甲症或甲开裂[38,39]。这可能与甲母质角质形成细胞中 EGFR 被抑制有关,也可能继发于甲沟炎时甲母质的炎症[40]。

27.3.2 甲床改变

27.3.2.1 甲分离

据报道 EGFR 抑制剂、丝裂原活化蛋白激酶(mitogen-activated protein kinase enzyme,MEK)抑制剂和西罗莫司靶蛋白(mechanistic target of rapamycin,mTOR)抑制剂可导致甲分离[38,39],所有的甲均可受累。这些甲改变可能与 EGFR 抑制甲母质角质形成细胞内信号通路有关,也可能继发于甲沟炎时甲母质的炎症。

27.3.3 甲周组织损伤

27.3.3.1 甲沟炎和化脓性肉芽肿样改变

研究表明,甲沟炎和化脓性肉芽肿是 EGFR 抑制剂目前最常见的甲毒性反应[41,42]。其中主要以表皮生长因子受体 ErbB 家族为靶点的药物产生甲周毒性[6]。一项 meta 分析报告显示,接受 EGFR 抑制剂治疗的患者 17.2% 发生甲周病变[41],常发生在 8~12 周后(至少为 4~8 周),在所有手指(足趾)上均可见,但最常见于拇指和踇趾,这可能与反复创伤有关[41]。4 名患者在接受吉非替尼治疗 2 个月后数个指/趾甲和甲周出现疼痛、红斑和肉芽组织增生[43]。

甲周病变发的发病机制尚不完全清楚,但已有研究表明,EGFR 抑制剂可导致角质形成细胞增殖率降低,引起甲周表皮变薄变脆,甲板外侧缘刺穿甲皱襞从而导致继发性炎症[44]。

虽然甲周病变通常是无菌的,但也可发生细菌感染和甲周脓肿(常伴有金黄色葡萄球菌),需进行切开排脓。四环素治疗甲周脓肿有效,但即使使用抗生素治疗,甲周脓肿仍会持续存在,直至靶向抗肿瘤治疗结束[45]。此外,也有白色念珠菌感染的报道[46]。

27.3.3.2 化脓性肉芽肿

EGFR 抑制剂可引发化脓性肉芽肿[41,42]。肉芽组织在甲周过度生长,有时会形成疼痛的出血性结节。虽然发病机制尚不清楚,但可能与血管生成因子活化或改变有关。此改变与使用维 A 酸后的临床表现相似,因此被认为与细胞内维 A 酸代谢的变化有关[38]。化脓性肉芽肿样病变的发生呈剂量依赖

性,随着药物剂量减少或停止而减轻或消退。一般情况下,患者可能需要经过几个月的时间才能痊愈。

一位 58 岁男性因"数根手指出现疼痛的出血性皮损 2 周"就诊于皮肤科。11 周前他开始使用西妥昔单抗治疗转移性 EGFR+胃肠道肿瘤,1 周前使用新霉素软膏和绷带治疗患指,但症状无缓解(■ 图 27.3)。该患指诊断为 EGFR 抑制剂相关的甲沟炎和化脓性肉芽肿,继发接触性皮炎和细菌感染。细菌培养后,患者停用新霉素并暴露患指,开始口服头孢氨苄 250mg,每日 4 次,持续 10 天。培养显示肠球菌 3+,酵母菌 3+;外用酮康唑乳膏,每日 2 次。1 周后随访,皮损明显好转,对残留的化脓性肉芽肿用局部硝酸银治疗。

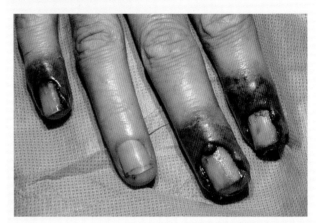

■ 图 27.3 西妥昔单抗治疗所导致的甲沟炎和化脓性肉芽肿

27.4 其他靶向抗肿瘤治疗对甲的不良反应

新兴的靶向抗肿瘤治疗导致了大量的皮肤不良反应,其中许多药物也累及到了指/趾甲。除 EGFR 抑制剂、mTOR 抑制剂、MEK 抑制剂外,多激酶抑制剂包括甲磺酸伊马替尼(imatinib mesylate)、索拉非尼(sorafenib)、舒尼替尼(sunitinib)和依鲁替尼(ibrutinib)(一种布鲁顿酪氨酸激酶抑制剂)均可影响甲。甲磺酸伊马替尼是一种酪氨酸激酶抑制剂,已被批准用于治疗费城染色体阳性(Ph+)的慢性粒细胞性白血病和胃肠道间质瘤。MEK 抑制剂包括曲美替尼(trametinib)和达拉非尼(dabrafenib),已经被批准用于治疗 BRAF 突变的黑色素瘤。mTOR 抑制剂和多激酶抑制剂均被批准用于治疗转移性肾细胞癌,前者包括伊沃莫司(everolimus)和替西罗莫司(temsirolimus),后者包括舒尼替尼和索拉非尼。依鲁替尼被批准用于治疗慢性淋巴细胞白血病、套细胞淋巴瘤和巨球蛋白血症。

27.4.1 甲母质/甲板改变

27.4.1.1 黑甲

与细胞毒性化疗相比,靶向治疗导致甲色素沉着的发生率

较低[47]。伊马替尼是一种被批准用于治疗费城染色体阳性（Ph+）的慢性骨髓性白血病和胃肠道间质瘤的酪氨酸激酶抑制剂,可诱发指/趾甲的纵向、横向或弥漫性黑甲。1 份病例报告显示,1 名患者在接受伊马替尼治疗约 4 个月后出现甲色素沉着[48],虽然确切的作用机制尚不清楚,但可能与 c-KIT 阻断小眼畸形相关转录因子（microphthalmia-associated transcription factor,MITF）有关,这也可能是伊马替尼诱发其他色素变化的原因[49-51]。

27.4.1.2　甲变薄/变脆

MEK 抑制剂和 mTOR 抑制剂可导致甲变薄变脆,包括脆甲症和甲开裂[38,39]。一项对 66 名接受依鲁替尼治疗的 CLL 患者的前瞻性研究显示,67% 的患者在接受依鲁替尼治疗后 6.5 个月出现指甲变脆,而 23% 的患者在接受治疗后 9 个月出现趾甲变脆[52]。虽然依鲁替尼影响甲的机制尚不清楚,但它可能与甲中富含半胱氨酸的蛋白的结合和改变有关,因为依鲁替尼能够通过与酪氨酸激酶的 481 位的半胱氨酸结合从而阻断激酶的作用。

27.4.2　甲周组织损伤

27.4.2.1　化脓性肉芽肿和甲沟炎

化脓性肉芽肿也可见于靶向治疗,特别是使用 MEK 抑制剂时[53]。mTOR 抑制剂和 MEK 抑制剂也可导致甲沟炎[41,42,53],鉴于两者引发的临床表现相似,推测甲沟炎可能是 MAPK 和 PI3K 通路下游信号被抑制所导致的[44]。

27.4.3　甲血流改变

27.4.3.1　裂片形出血

索拉非尼是一种小分子多激酶抑制剂,可抑制 Raf 激酶,在 Ras 信号通路中发挥作用,同时也能阻断血管内皮生长因子受体（VEGFR-2 和 VEGFR-3）、Fms 相关的酪氨酸激酶 3（Fms related tyrosine Kinase 3,FLT3）和血小板源生长因子 receptor-B（platelet-derived growth factor receptor-B,PDGFR-B）信号。舒尼替尼也是一种多靶点受体酪氨酸激酶抑制剂,可靶向于 VEG-FR-2、PDGFR-B、FLT3 和 c-KIT,具有抗增殖和抗血管生成的功能。

裂片形出血表现为无症状的红色、棕色或黑色纵纹,最常见于接受 VEGFR 抑制剂治疗的患者,发生率为 25% ~ 70%[54]。与舒尼替尼和帕唑帕尼（pazopanib）相比,使用索拉非尼治疗的患者更容易出现裂片形出血,常出现于治疗的前几周内[6,55,56]。据报道,接受索拉非尼治疗的患者中有 60% 发生裂片形出血,接受舒尼替尼治疗的患者中有 30% 发生裂片形出血,这些出血与血栓形成无关[56]。有研究认为,抑制 VEGFR 会阻碍甲床毛细血管的正常修复过程,导致微损伤形成,最终发生裂片形出血[57]。裂片形出血一般不需要特殊治疗,因为即使不停止 VEGFR 抑制剂治疗,裂片形出血也会随着甲的生长而自行消退。

病例展示

一名 54 岁肾细胞癌男性患者因"躯干新发红色皮损"就诊于皮肤科。患者已接受舒尼替尼治疗 4 周,没有任何其他全身不适或感染。体格检查发现躯干皮损为多发性良性樱桃状血管瘤,甲检查发现多处无症状的裂片形出血（■ 图 27.4）。5 个月后复诊时已停用舒尼替尼,裂片出血已消退（■ 图 27.5）。

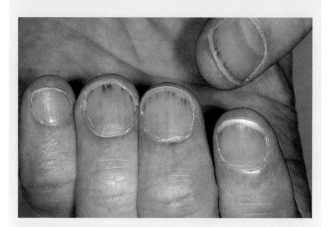

■ 图 27.4　服用舒尼替尼时出现裂片形出血

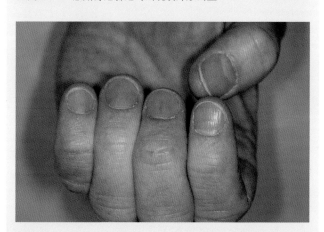

■ 图 27.5　5 个月后停用舒尼替尼,裂片形出血消退

27.5　诊断注意事项和难点

要诊断抗癌药物相关甲病,获得患者的临床治疗史是十分重要的。因为指甲从近端甲皱襞中长出大约需要 40 天,趾甲大约需要 80 天,因此需要考虑症状出现前 2 ~ 4 周是否接受过相关药物治疗[7]。这些甲改变常与治疗周期相对应,并会随着甲的生长向远端移动,但可能不会因为重复用药而复发。一项研究表明,对于接受多烯紫杉醇治疗的晚期非小细胞肺癌患者,其甲改变的发展与药物治疗的周期数、药物的累积剂量和每周给药次数密切相关[58],提示甲毒性可能与某种特定因素有关。

还必须要考虑患者是否可能存在其他导致甲改变的因素,包括急性移植物抗宿主病、慢性移植物抗宿主病、放疗、恶性肿瘤和其他治疗药物（不仅仅是抗肿瘤药物）[5]。

要明确化疗导致的甲改变的诊断是很困难的,因为甲的生长速度很慢且可能不会影响到所有的甲,甲的变化可能需要几周到几个月才会出现。此外,因为患者常服用多种药物,其中许多药物可能会存在甲毒性,所以很难确定具体是哪种药物在起作用。与许多药物引起的毒性不同,抗肿瘤药物相关甲病可以在不停止用药的情况下得到缓解,而且再次用药也可能不会复发。

27.6　预防

在进行抗肿瘤治疗之前进行患者教育,使患者了解潜在的甲毒性并制定好预防策略,这一点是很重要的。虽然可以采取一些预防措施以降低甲的不良事件的发生率或严重程度,但仍有许多甲毒性反应无法完全避免。与常规化疗相比,针对靶向治疗的预防措施可能更有价值,因为这些药物的使用时间通常更长。虽然很多甲改变是无症状的,但重要的是要在开始治疗之前与患者共同设定治疗期望,并告知可能发生的甲改变的相关信息。

虽然只有很少的对照研究提供了预防措施,但仍有一些方法可以让患者尽量避免或减少甲毒性(▶框 27.1)。

框 27.1　预防抗肿瘤药物相关甲病的策略
临床要点:预防
- 避免对甲和甲床反复创伤,包括咬指甲和去除甲小皮
- 使用防护手套
- 避免接触洗涤剂、甲毒性产品或卸甲水
- 修剪指/趾甲,但不能过短
- 鼓励在甲小皮和甲周使用润肤剂
- 穿合适的鞋子
- 必要时就医

为了防止甲板改变,患者应该避免任何刺激,避免任何可能加重甲改变的因素,包括长时间接触水或刺激性化学品,同时应大量使用润肤剂。建议患者戴手套,特别是在需要长时间接触水时(清洗盘子、洗头、烹饪)。含有羟丙基壳聚糖等成分的指甲油可帮助减少水分从甲板蒸发,防止甲开裂[59]。此外患者应避免频繁使用含丙酮的卸甲水、人造指/趾甲和过度修剪指/趾甲,这些都可能对甲板造成创伤。当甲改变发生时,采用生物素治疗是有益的[60]。其他建议还有穿宽松舒适的鞋、避免过度照射紫外线等[5]。

患者在准备开始使用具有甲周不良反应的药物(如 EGFR 抑制剂或 MEK 抑制剂)治疗肿瘤时,应尽量避免对甲和甲床造成过多的创伤和压力,并在甲周区域使用润肤剂[61]。

27.7　管理

虽然部分与甲相关的不良事件可能需要临床治疗干预,但大多数病例只需要对其进行观察,因为在抗肿瘤治疗停止后甲改变常可自行消退。但是要告知患者一般治疗结束后需要几

个月甚至几年甲改变才会好转,这是根据甲的生长速度计算得来的。如果药物的毒性较重,可能需要减少药物用量甚至停止用药。

虽然关于抗肿瘤治疗药物引起的甲病对患者生活质量影响的数据有限,但重要的是,一些相关症状可能会令人痛苦和衰弱,并可能需要减少抗肿瘤药物的剂量或停止抗肿瘤药物。在接受多烯紫杉醇治疗转移性乳腺癌而出现甲改变的患者中,很大一部分患者认为这些甲改变影响了自己的外表,超过 32% 的患者因为甲病导致日常活动困难[62]。

有些情况下可能需要临床干预。甲分离的治疗包括剪短指/趾甲、局部使用抗生素和避免长时间接触刺激物[9]。甲下血肿导致甲分离伴疼痛时需要进行引流,根据严重程度,可能需要行甲板部分撕脱术或甲板全部撕脱术以控制疼痛,并确保甲床有足够的间隙。同样,甲板下也可能出现脓肿,需要局部或全身抗生素治疗,必要时引流。

虽然甲沟炎不是由病菌感染引起的,但容易继发感染,需保持高度警惕。对 EGFR 相关性甲沟炎进行微生物学分析,在培养出的 20 种细菌中,革兰氏阳性菌占 72%,革兰氏阴性菌占 23%,念珠菌占 5%[46]。因此,建议在必要时使用抗菌药物治疗感染,以减少并发症。如果患者出现疼痛性甲沟炎,但无相关感染,治疗可选择局部使用强效糖皮质激素联合抗菌药物(常用消毒剂浸泡或局部使用抗生素[63],四环素等系统性抗生素也可能有帮助[64])。虽然由 EGFR 抑制剂引起的甲周毒性在治疗期间常持续存在,但很少需要停药[5]。在一例病例报告中,西妥昔单抗诱导的甲沟炎在多西环素 100mg 治疗 6 周后迅速好转[64]。一些研究表明局部使用阿达帕林凝胶有效,但还需要进一步的验证[65]。NCI 的 CTCAE 分类系统可以提供甲沟炎的治疗方案[66]:对于 1 级甲沟炎无须治疗;2 级甲沟炎需要局部或口服治疗;3 级甲沟炎可能需要手术或静脉治疗。应注意审查疾病对患者生活质量和日常活动的影响,及时解决疼痛问题。

如果化脓性肉芽肿样病变的病灶部位疼痛、病灶多发或持续存在,那么可能需要调整治疗剂量。目前可使用的治疗方法包括局部使用液氮、局部糖皮质激素、每周 10% 硝酸银电干燥(electrodessication)、局部使用 88% 苯酚或 35% 三氯乙酸、局部使用曲安奈德后再使用消毒溶液或软膏[6,38]。如果发生感染,建议局部或全身使用适当的抗生素。

化脓性肉芽肿样病变有时需要手术治疗,需要将部分甲板撕脱或去除部分甲,同时去除甲母质,并对多余肉芽组织进行剔除[67]。值得注意的是,手术干预后这些病变仍可能复发。

总之,虽然治疗不是必需的,但需要重视甲病对患者生活质量和日常活动的影响,并在需要时及时给予相应的处理。

27.8　结论

抗肿瘤治疗与甲毒性有关,细胞毒性化疗通常会导致甲床或甲板发生变化,而靶向治疗则会导致甲周区域发生变化(● 表 27.1)。虽然有些甲改变可能是无症状的,但有些会引起疼痛、不适和日常活动障碍,从而影响生活质量。应提前告知患者可能发生的甲改变,并讨论预防措施。随后应询问患者的变化,注意对日常功能的影响,并采取治疗措施。

表 27.1　特异性细胞毒性化疗和靶向治疗及相关甲改变	
细胞毒性化疗药物	甲改变
博莱霉素	局部缺血、色素沉着、甲分离、Beau 线、脱甲症
卡培他滨	化脓性肉芽肿、甲分离、脱甲症
顺铂	弥漫性色素沉着、白甲症、Beau 线
环磷酰胺	色素沉着（弥漫性、横向条带、纵向条带）、Mee 线、Muehrcke 线
达卡巴嗪	色素沉着
放线菌素	色素沉着、Beau 线
柔红霉素/阿霉素	色素沉着、Mee 线、Muehrcke 线、甲分离
多烯紫杉醇	甲分离、Beau 线、脱甲症、甲下红斑、甲下出血、色素沉着、Mee 线、甲下脓肿、甲沟炎
依托泊苷	甲分离
氟尿嘧啶	色素沉着、甲分离、甲沟炎、Muehrcke 线
羟基脲	色素沉着
去甲氧柔红霉素	色素沉着
依沙比酮	甲分离、甲下出血性大疱
美法仑	色素沉着、Beau 线
巯嘌呤	脱甲症
甲氨蝶呤	甲沟炎、脱甲症、色素沉着、甲分离、甲生长速度减慢
丝裂霉素	紫色条带
米托蒽醌	甲分离、色素沉着、甲下出血、甲沟炎
紫杉醇	甲分离、色素沉着、横向性白甲、甲变色、Beau 线、甲沟炎、甲下出血
培美曲塞	色素沉着、甲分离
喃氟啶	色素沉着
拓扑替康	色素沉着
长春新碱	Beau 线、Mee 线
靶向治疗	
EGFR 抑制剂、MEK 抑制剂、mTOR 抑制剂	薄甲、脆甲、甲分离、甲沟炎、化脓性肉芽肿
西妥昔单抗	甲沟炎、化脓性肉芽肿样炎症、嵌甲
吉非替尼	甲沟炎
依鲁替尼	脆甲症
伊马替尼	色素沉着过度
索拉非尼	甲下裂片形出血
舒尼替尼	甲下裂片形出血

临床要点
- 避免对甲和甲床反复创伤，包括咬指甲和去除甲小皮
- 使用防护手套
- 避免接触洗涤剂，甲毒性产品，或卸甲水
- 修剪指/趾甲，但不能过短
- 鼓励在甲小皮和甲周使用润肤剂
- 穿合适的鞋子
- 必要时就医

? 思考题

1. 抗肿瘤治疗导致出血性甲分离最常见的药物是：
   A. 厄洛替尼
   B. 博莱霉素
   C. 多烯紫杉醇
   D. 环磷酰胺
   E. 西妥昔单抗

2. 接受西妥昔单抗治疗的患者最有可能出现哪种甲病？
   A. Mee 线
   B. 甲沟炎
   C. Beau 线
   D. 甲黑线
   E. Muehrcke 线

3. 采用哪种抗肿瘤药物治疗的病人最容易出现甲下裂片形出血？
   A. 索拉非尼
   B. 吉非替尼
   C. 伊马替尼
   D. 帕尼单抗
   E. 拉帕替尼

✓ 答案和解析

1. 正确答案是 C。有报道称紫杉醇类药物包括多烯紫杉醇和紫杉醇可引起甲下出血。如果血肿严重，可导致甲板脱离，导致出血性甲分离。其他的抗肿瘤疗法通常与出血性甲分离无关。甲沟炎常见于埃罗替尼和西妥昔单抗治疗；环磷酰胺常引起甲色素沉着；博莱霉素可导致血管灌注损伤。

2. 正确答案是 B。西妥昔单抗是一种 EGFR 抑制剂。与靶向治疗（包括 EGFR 抑制剂）相关的甲改变最常累及近端甲皱襞，常导致甲沟炎或化脓性肉芽肿。其他甲改变包括 Mee 线、Beau 线、甲黑线和 Muehrcke 线，在西妥昔单抗中不常见，在细胞毒性化疗中更常见。

3. 正确答案是 A。索拉非尼和舒尼替尼这两种小分子激酶抑制剂都参与抑制 VEGFR。一般认为，VEGFR 抑制剂阻碍了甲床毛细血管的正常修复过程，导致了轻微损伤，从而引起裂片形出血的发生。吉非替尼、伊马替尼、帕尼单抗和拉帕替尼一般与裂片形出血无关。

（刘艳 译，喻楠　杨家慧　张成芳 校，
曾馨　陈熹 审）

参考文献

27章 参考文献

第 28 章 抗生素、抗疟药和其他药物的不良反应引起的甲改变

John Montgomery Yost

学习目标：

1. 了解抗生素、抗疟药和其他药物通过影响甲单元的不同部位可以引起甲的不同改变。
2. 确定与日光性甲分离相关的最常见的药物和药物类别。
3. 识别与抗生素、抗病毒和抗疟疾治疗相关的最常见的甲改变。
4. 明确与沉淀性苔藓样和银屑病样甲营养不良相关的最常见的药物。
5. 了解许多药物和麻醉剂能够以可被定量检测到的浓度存在于甲板中。

28.1　引言

甲异常可以由药物治疗所致，与许多系统用药有关。药物引起的甲营养不良的临床表现差异很大，有些药物能引起明确的公认的甲改变，而许多药物只涉及少量的病例报道[1]。一般来说，甲异常是无症状的，常可自愈（即使没有停止使用引起这些改变的药物），指甲比趾甲更为常见[1]。每种药物导致的相关形态学特征是不同的，由相应的解剖学位置以及药物对甲单元的药理作用来决定，如下所述。

甲板的外观、特性和生长速度由甲母质角质形成细胞的功能决定，任何对甲母质产生暂时性或永久性损害的系统用药都可能导致 Beau 线、脱甲症、甲板生长速度改变、凹点、脆甲症、甲萎缩、甲软化症和甲板脆性增高（☐ 表 28.1）[2]。代表甲母质最远端的甲半月的外观和颜色同样也会受到系统用药的影响。

甲单元的色素沉着会受到许多因素影响（☐ 表 28.2）。纵向黑甲通常是由药物介导的黑素细胞激活引起的，而药物或其代谢产物沉积到甲板、甲半月、甲床或甲皱襞可能会导致更加弥漫性的色素沉着或变色。药物引起的真性白甲症和黄甲症是由于甲板角化或生长速度的改变所引起的。

由于甲床的主要功能是将甲板附着在指/趾上，因此与甲床相关的药物损害或改变常表现为显性白甲症、甲分离和日光性甲分离。

日光性甲分离（photo-onycholysis）是一种独特的现象，几乎完全由系统药物导致（▶框 28.1），可以用 Segel 三联症来定义：即依次发生光敏感、甲变色和甲分离[3]。以往，日光性甲分离可分为四种临床亚型：(a) I 型，累及多个指/趾甲，形成远端凹陷、境界清楚的半月形甲板分离线伴颜色变化；(b) II 型，表现为单个指/趾甲出现的近端圆形凹陷；(c) III 型，甲床中央上方的甲板发生变色，最初表现为黄色，5～10 日后发展为红斑；(d) IV 型，累及多个指/趾的甲下大疱[4]（☐ 图 28.1）。大多数情况下，日光性甲分离的发生是在暴露于不良药物至少 2 周之后，并且大部分日光性甲分离是没有症状的，但据报道四环素类抗生素和补骨脂素引起的日光性甲分离可伴有指甲疼痛[4]。

☐ 表 28.1	与甲母质功能改变或缺失相关的系统用药		
生长率增高	**生长率减低**	**Beau 线**	**脱甲症**
齐多夫定（AZT）	齐多夫定	布西拉明	别嘌呤醇
苯噁洛芬	环孢素	氨苯砜	阿奇霉素
钙	金盐	金盐（gold salt）	卡马西平
半胱氨酸	肝素	伊曲康唑	头孢噻啶
氟康唑	锂	锂	氯唑西林
明胶（gelatin）	磺胺类药	美托洛尔	氨苯砜
伊曲康唑	系统应用维 A 酸类药	莫西沙星	双氯西林（SLN）
左旋多巴		奥曲肽	金盐
蛋氨酸		酚酞	锂
口服避孕药		补骨脂素	口服避孕药
硅		磺胺类药	甲状旁腺激素
系统应用维 A 酸类药		系统应用维 A 酸类药	青霉素
特比萘芬			补骨脂素
维生素 D			奎纳克林
			磺胺类药
			系统应用维 A 酸类药
			丙戊酸钠
			伏立康唑

表28.2　与甲单元色素沉着或变色相关的系统用药

黄甲	绿甲	橙甲	真性白甲	显性白甲	纵向色素带	横向色素带	弥漫性/可变甲板色素沉着	甲床色素沉着	蓝色甲半月	红色甲半月	伍德灯下荧光
四环素	阿莫地喹	苯茚二酮	磺胺类药	依米丁	米诺环素	米诺环素	齐多夫定（棕色、蓝色、紫罗兰色）	阿莫地喹（棕色、蓝绿色）	米诺环素	外用糖皮质激素	四环素（黄色）
红霉素	罗替戈汀		双氯西林（SLN）	乙醇（慢性酒精中毒）	四环素	齐多夫定	卡马西平（蓝黑色）	氯喹（蓝褐色）	氨苯砜	系统应用糖皮质激素	地美环素（红色）
齐多夫定			奎纳克林	甲状旁腺素	磺胺类药	奎纳克林	氯法齐明（棕色）	氯丙嗪（蓝灰色）	齐多夫定	普鲁卡因胺	奎纳克林（白色、黄绿色）
奎纳克林			别嘌呤醇	促肾上腺皮质激素	齐多夫定	英夫利昔单抗	金（棕色）	恩曲他滨（棕色）	奎纳克林		阿莫地喹（蓝灰色）
青霉胺（YNS）			环孢素	雄激素	氟康唑	锂	羟氯喹（棕色）	依佐加滨（青灰色、蓝灰色）	酚酞		氯喹
布西拉明（YNS）			可待因（SLN）		酮康唑	促肾上腺皮质激素	布洛芬（棕色）	肝素（横向红斑带）	化疗药物		
氯沙坦			乙醇（慢性酒精中毒）		阿莫地喹		西地那非（棕色）	米诺环素（棕色、蓝灰色）			
氨力农			曲唑酮		氨氯地平		左旋多巴（棕色）	奎纳克林（蓝灰色）			
苯妥英			糖皮质激素		吉非贝齐		米诺环素（蓝色、棕色）	奎尼丁（蓝绿色）			
丙戊酸			系统应用维A酸类药		苯妥英		苯妥英"褙"（棕色）				
卡马西平			毛果芸香碱		卡马西平		补骨脂素（棕色）				
锂					促肾上腺皮质激素		利巴韦林（棕色）				
胡萝卜素					补骨脂素		奎纳克林（棕色）				
Epogam（月见草油）					羟氯喹		司帕沙星（黑色）				
					左旋多巴		磺胺类药（棕色）				
							噻吗洛尔（棕色）				
							亭扎肝素（棕黑色）				

框 28.1　与日光性甲分离相关的系统用药

- **抗生素类**
  - 四环素类
    - 去甲金霉素(地美环素)
    - 多西环素
    - 赖甲环素
    - 米诺环素
    - 土霉素
  - 喹诺酮类
    - 氟甲喹
    - 氧氟沙星
    - 培氟沙星
    - 司帕沙星
  - 头孢菌素类
    - 头孢噻啶
  - 青霉素类
    - 氯唑西林
  - 其他
    - 氯霉素
- **抗真菌药**
  - 伏立康唑
  - 灰黄霉素
- **抗疟药**
  - 羟氯喹
  - 奎宁
- **非甾体抗炎药**
  - 苯噁洛芬
  - 吲哚美辛
  - 双氯芬酸

- **心血管药物**
  - β-受体阻滞剂
    - 普萘洛尔
  - ACEI
    - 卡托普利
    - 依那普利
  - 利尿剂
    - 布美他尼;
    - 氯噻酮
    - 呋塞米
    - 氢氯噻嗪
    - 吲达帕胺
- **神经精神药物**
  - 苯二氮䓬类
    - 二钾氯氮䓬
  - 抗精神病药
    - 阿立哌唑
    - 氯丙嗪
    - 奥氮平
- **内分泌药物**
  - 口服避孕药
- **补骨脂素**
  - 5-甲氧基补骨脂素
  - 8-甲氧基补骨脂素
  - 三甲基补骨脂素
- **其他**
  - 达伐吡啶

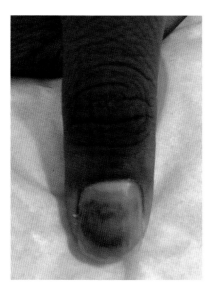

■ 图 28.1　一名 21 岁南亚男子服用多西环素治疗寻常痤疮后早期日光性甲分离照片

甲床中存在黑色素的相对缺乏[5]和皮脂腺的缺失[6],而这两者均能阻挡紫外线的辐射,故甲床特别容易受到药物引起的光毒性损伤,甲板的凸性也会进一步放大紫外线的辐射[5]。从机理上讲,当紫外线与甲床中的药物或药物代谢产物相互作用

时,会导致热量释放障碍或细胞成熟障碍(或两者同时发生),进而导致日光性甲分离的发生,随后甲板从甲床上脱离,即甲分离。根据反应的严重程度和累及的指/趾甲数,后遗症中可能会出现继发裂片形出血和疼痛。虽然紫外线 A(UVA)也能引起日光性甲分离,但在大多数情况下这个症状是由紫外线 B(UVB)导致的,特别是在使用补骨脂素和其他对 UVB 光谱特别敏感的药物时[5]。也有一些特发性日光性甲分离的病例报道[7-10],但这种情况比较少见。有助于避免或最大限度地减少药物引起的日光性甲分离的方法有:使用不透明的指甲油、广谱防晒霜、夜间用药、患者教育和避免日晒等。

与真性白甲不同,显性白甲存在甲床内血流的改变,表现为三种独立的形态学表现:Terry 甲[11]、对半甲(或 Lindsay甲)[12]或 Muehrcke 线[13]。药物引起的显性白甲最常发生在化疗中,通常在停用相关药物后会自愈[1]。

药物引起的甲沟炎是由于近端或侧缘甲皱襞受到毒性损伤而引起的,出现红斑、水肿、疼痛和压痛(■ 表 28.3),最常见于系统应用维 A 酸类药、抗逆转录病毒药和化疗药物。甲周化脓性肉芽肿和嵌甲也可通过类似的机制出现,并且两者常同时发生,这进一步加剧了相关症状。

银屑病样甲改变和苔藓样甲改变可能是由于系统用药引起或加重的(■ 表 28.4)。在大多数情况下,相关的甲改变会伴随着皮肤或黏膜的改变,并随着不良药物的停用而消失。这可能和某些特定类别的药物有关,最常见的有 β-受体阻滞剂、

◘ 表 28.3　与甲皱襞改变相关的系统用药

甲沟炎	甲周化脓性肉芽肿	嵌甲
磺胺类药	齐多夫定	拉米夫定
头孢氨苄	拉米夫定	茚地那韦
齐多夫定	依法韦仑	利托那韦
拉米夫定	茚地那韦	特比萘芬
茚地那韦	环孢素	环孢素
奈非那韦	系统应用维 A 酸类药	系统应用维 A 酸类药
可卡因		
万拉法新		
系统应用维 A 酸类药		
酚酞		
沙丁胺醇		

◘ 表 28.4　与银屑病甲和苔藓样甲改变相关的系统用药

银屑病样甲改变	苔藓样甲营养不良
羟氯喹	氨氯地平
氯喹	卡托普利
阿达木单抗	羟氯喹
依那西普	依那西普
英夫利昔单抗	厄贝沙坦
美托洛尔	硝苯地平
普拉洛尔	丙硫氧嘧啶
普萘洛尔	奎纳克林
锂	奎宁
万拉法新	水杨酰水杨酸

抗疟药、TNF-α 抑制剂、降压药等,但引发银屑病样和扁平苔藓样甲改变的机制仍未可知。

在子宫内使用某些抗惊厥药和其他致畸药物也能导致永久性甲畸形,这种情况常发生在患指/趾或患肢发育不良的情况下(▶框 28.2)。

框 28.2　系统用药相关的胎儿甲板发育不良
- 卡马西平
- 乙醇(胎儿酒精综合征)
- 苯巴比妥
- 苯妥英
- 三甲双酮
- 丙戊酸
- 华法林

某些系统用药也能够以可被检测到的浓度沉积在甲板中(▶框 28.3)。这种特性不仅可以用来对滥用麻醉药品进行毒理学筛查,还可以监测慢性药物治疗的依从性。

框 28.3　甲板中可检测到的系统用药
- 阿普唑仑
- 安非他命
- 巴比妥类
- 丁丙诺啡
- 大麻素
- 氯喹
- 可卡因
- 安定
- 芬太尼
- 氟康唑
- 氟哌啶醇
- 氢可酮
- 氢吗啡酮
- 依曲康唑
- 氯胺酮
- 哌替啶
- 咪达唑仑
- 吗啡
- 纳曲酮
- 奥沙西泮
- 羟考酮
- 苯环己哌啶
- 替马西泮
- 特比萘芬
- 曲唑酮

为了使条理清晰,本书按照药物类别和临床表现来对药物进行了分类。

28.2　抗生素

据报道,许多不同种类的抗生素会引起甲的异常改变(◘ 表 28.5),这常发生在药疹或超敏反应综合征的基础上,临床上常表现为脱甲症。日光性甲分离是另一种涉及甲单元的药物不良反应,常发生在系统应用抗生素治疗时。在系统性药物中,尽管抗生素是与日光性甲分离相关的最常见药物,但某些其他药物也会有此现象发生,包括:血管紧张素转换酶[2,4]、抗疟药[14]、抗精神病药[4]、β-受体阻滞剂[2]、苯二氮䓬类药物[4]、非甾体抗炎药(NSAIDs)[4,15-19]、口服避孕药[20]、补骨脂素[4,21-27]和噻嗪类利尿药[4]。

28.2.1　四环素类

虽然四环素类抗生素被认为是引起甲各种改变的诱因,但实际上许多改变是由 UVB 辐射介导的光毒反应造成的[5]。去甲金霉素[4,28,36]和多西环素[4,5,37,49]明显比其他四环素类药更具光敏性,与日光性甲分离以及继发性甲痛[50]、甲下紫癜[50]和甲下出血[51]关系最为密切。金霉素[52]、赖甲环素[53]、米诺环素[54]、土霉素[4]和四环素[4,5,42,55-61]也可引起日光性甲分离。在发生甲分离之前,通常会有 1~4 周的甲单元的疼痛期,这种独特的临床表现仅在四环素和补骨脂素引起的日光性甲分离中出现[25,62]。应用四环素也可能导致非日光性的甲分离[63,64]和纵向黑甲[65]。

表 28.5　继发于抗生素的甲改变

阿奇霉素	脱甲症	Aksoy. Eur J Dermatol. 2008. 28(3)：362
头孢氨苄	急性甲沟炎	Baran R. Br J Dermatol. 125：592
头孢噻啶	脱甲症	Eastwood. Br J Dermatol. 1969. 81(10)：750
	日光性甲分离	Baran. Photodermatol Photoimmunol Photomed. 2002. 18：202
氯霉素	甲分离	Runne. Curr Probl Dermatol. 1981. 9：102
	日光性甲分离	Baran. Photodermatol Photoimmunol Photomed. 2002. 18：202
	甲下出血	Piraccini. Drug Saf. 1999. 21(3) 187.
金霉素	日光性甲分离	Norton. J Am Acad Dermatol. 1980. 2(6)：451
氯法齐明	弥漫性甲板色素沉着	Piraccini. Drug Saf. 1999. 21(3) 187.
		Piraccini. Expert Opin Drug Saf. 2004. 3(1)：57
		Dixit. Int J Lep. 61：476
	甲下角化过度	Dixit. Int J Lep. 61：476
	甲分离	Dixit. Int J Lep. 61：476
氯唑西林	日光性甲分离	Baran. Photodermatol Photoimmunol Photomed. 2002. 18：202
	脱甲症	Eastwood. Br J Dermatol. 81：750
氨苯砜	Beau 线	Patki. Lep Rev. 1989. 60：274
	脱甲症	Kromann. Arch Dermatol. 1982. 118(7)：531.
地美环素	日光性甲分离	Orentreich. Arch Dermatol. 1961. 83：730
		Baran. Photodermatol Photoimmunol Photomed. 2002. 18：202
		Bethell. Brit Med J. 1977：2：96.
		Bettley. Proc Roy Soc Med. 1974. 67：600
		Carter. Br Med J. 1966. 2：1198.
		Douglas AC. Br J Dis Chest 1963；57：44
		Kahn. Arch Dermatol. 1971. 103：94.
		Kingsley. Cent Afr J Med. 1963. 5358：282
		Cabre. Z Haut Geschlechtskr. 1963. 35：131
		Cabre. Actas Dermosifiliogr. 1972. 63(5-6)：211
	带荧光的红色甲半月	Zaun，Dill-Muller. Dyschromia. In：Zaun，Dill-Muller eds. Krankhafte Veränderungen des Nagels. 7th ed. Ballingen：Spitta. 1999
	甲下出血	Deveber Can Med Assoc J. 1962*6：168
双氯西林	"海滨线"甲	Shelly. Cutis. 1985. 35：220
多西环素	日光性甲分离	Baran. J Am Acad Dermatol. 1987. 17(6)：1012
		Baran. Photodermatol Photoimmunol Photomed. 2002. 18：202
		Cavens. Cutis. 1981. 27：53
		Rabar. J Travel Med. 2004. 11(6)：386
		Carroll. J Drugs Dermatol. 2003. 2(6)：662
		Passier. BMJ. 2004. 329(7460)：265
		Badri. Acta Dermatovenerol Alp Pannonica Adriat. 2004. 13(4)：135
		Frank. Arch Dermatol. 1971. 103(5)：520
		Pazzaglia. Pediatr Dermatol. 2014. 31(1)：e26-27.
		Chandran. Intern Med J. 2013. 43(12)：1349
		Nag. Pediatr Rev. 2015. 36(3)：e8-10

28

◘ 表 28.5　继发于抗生素的甲改变(续)

		Wong. Pediatrics. 2000. 106(1):e13
		Jeanmougin. Ann Dermatol Venereol. 1982. 109(2):165
		Wolf. Ugeskr Laeg. 2011. 173(9):661
		Atiq. Ned Tijdschr Geneeskd. 2013. 157(27):A6429
	甲床紫癜	Cohen. Pediatr Infect Dis. 1993. 12(8):702
	甲痛	Cohen. Pediatr Infect Dis. 1993. 12(8):702
	甲床棕色变色	Akcam. Pedriatr Infect Dis. 2005. 24(9):845
	黑甲	Dowlati. Ann Pharmacother. 2015. 49(10):1175
盐酸依米丁	白甲	Daniel. Cutis. 1985. 3(3):431
红霉素	甲板的黄色变色	Pigatto. J Eur Acad Derm Venerol. 2008. 80:1269
氟甲喹	日光性甲分离	Revuz. Ann Dermatol Venereol. 1983. 110(9):765
赖甲环素	日光性甲分离	Wlodek. Clin Exp Dermatol. 2014. 39(6):746
米诺环素	日光性甲分离	Kestel. Cutis. 1981. 28:53.
	纵向黑甲	Mallon. Br J Dermatol. 1994. 130:794
		Ronger. Arch Dermatol. 2002. 138:1327
		Caro. J Am Acad Dermatol. 1980. 3(3):317
	甲板可变的色素沉着	Gordon. Arch Dermatol. 1985. 121(5):618
	甲板的蓝灰色变色	Leffell. J Am Acad Dermatol. 1991. 24(3):501
	甲床的金属蓝灰色变色	Morrow. Am J Ophthalmol. 1998. 125(3):396
		Pepine. J Am Acad Dermatol. 1993. 28(2 pt 2):292
		Ban. J Dermatol. 34(10):699
		Tavares. CMAJ. 2011. 183(2):224
		Kimyai-Asadi. J Drugs Dermatol. 2002. 1(2):197
	甲床的浑浊棕色变色	Angeloni. Cutis. 1987. 40(3):229
	甲周色素沉着	Mooney. J Dermatol Surg Oncol. 1988; 14: 1011
		LaPorta. J Clin Periodontol. 2005. 32(2):119
莫西沙星	Beau 线	Burkhardt. Scand J Infect Dis. 35: 516
氧氟沙星	日光性甲分离	Baran. J Am Acad Dermatol. 1987. 17(6):1012
	甲下出血	Baran. Dermatologica. 1986. 173(4): 185
土霉素	日光性甲分离	Baran. Photodermatol Photoimmunol Photomed. 2002. 18:202
培氟沙星	日光性甲分离	Baran. Dermatologica. 1986. 173(4): 185
		Baran. J Am Acad Dermatol. 1987. 17(6):1012
青霉素	脱甲症	Shah. J Pediatr. 2012. 161(1):166
罗红霉素	弥漫性甲板色素沉着	Dawn. Dermatology. 1995 191: 342
	甲分离	Sharma. Indian J Dermatol Venerol Leprol. 2005. 71(1):49
司帕沙星	日光性甲分离	Mahajan. Australas J Dermatol. 2005. 46(2):104
	蓝色甲半月	Guptha. Indian J Dermatol Venereol Leprol. 2005. 71(1):47
磺胺类药	Beau 线	Piraccini. Drug Saf. 1999. 21(3) 187.
		Piraccini. Expert Opin Drug Saf. 2004. 3(1):57
		Piraccini. Dermatol Clin. 2006. 24(3):385
	脱甲症	Slaughenhoupt. Pediat infect dis. 1999. 18:76

◘ 表 28.5　继发于抗生素的甲改变（续）

		Canning. J Urol. 2000. 163（4）：1386.
		Piraccini. Drug Saf. 1999. 21（3）187.
		Piraccini. Expert Opin Drug Saf. 2004. 3（1）：57
		Piraccini. Dermatol Clin. 2006. 24（3）：385
	甲沟炎	Piraccini. Drug Saf. 1999. 21（3）187.
	横向白甲	Piraccini. Drug Saf. 1999. 21（3）187.
		Piraccini. Expert Opin Drug Saf. 2004. 3（1）：57
		Piraccini. Dermatol Clin. 2006. 24（3）：385
	甲分离	Piraccini. Drug Saf. 1999. 21（3）187.
	甲生长减慢	Piraccini. Drug Saf. 1999. 21（3）187.
	纵向黑甲	Baran. J Am Acad Dermatol. 1989. 21（6）：1165
	甲板可变的色素沉着	Daniel. Cutis. 1985. 3（3）：431
四环素	日光性甲分离	Baran. J Am Acad Dermatol. 1987. 17（6）：1012
		Baran. Photodermatol Photoimmunol Photomed. 2002. 18：202
		Frank. Arch Dermatol. 1971. 103（5）：520
		Hatch. J Am Podiatry Assoc. 1978. 68：172.
		Ibsen. Acta Derm Venerol. 1983. 63：555
		Lasser. Pediatrics. 1978. 61：98.
		Rothstein. Arch Dermatol. 1977, 113：520.
		Verma. Indian J Dermatol. 1973. 18（2）：23
		Quirce Gancedo. Med Clin（Barc）. 1988. 90（15）：636
		Gventer. J Am Podiatr Med Assoc. 1985. 75（12）：658.
	甲分离	Kanwar. Cutis. 1979. 23：657.
		Kestel. Arch Dermatol. 1971. 160：766
	带有紫外荧光的黄色甲半月	Hendricks. Arch Dermatol 1980. 116：438
	纵向黑甲	Baran. J Am Acad Dermatol. 1989. 21（6）：1165
	甲床色素沉着	Segal. Arch Intern Med. 1963. 112：165

米诺环素是所有四环素类药物中光敏性最低的，但通常也会引起甲单元色素沉着或变色，临床上表现为纵向黑甲[66-68]、甲板可变的色素沉着[69] 或蓝灰色改变[70]、甲床金属蓝灰色[71-75]或浑浊棕色变色[76]、或模仿 Hutchinson 征的甲周色素沉着[77,78]，这些色素改变可能是由不同的机制引起的。大部分数据表明，米诺环素引起的纵向黑甲是黑素细胞激活的结果。具体来说，继发于米诺环素的纵向黑甲的组织学特征与良性甲下雀斑样痣（subungual lentigo）非常相似，这提示米诺环素可能诱导甲母质黑素细胞的激活和黑素的产生[77]（◘ 图 28.2），皮肤镜检查进一步支持这一机制，因为临床上灰色背景上纵向灰线的特征与生理性黑素细胞的激活是无法区分的[80-88]。米诺环素诱导的甲板色素沉着是药物介导的铁螯合物沉积的结果[69]，指甲油被认为是该反应中铁的主要来源，因为这些变化只在女性患者中被观察到[69]。四环素和多西环素也都与药物相关的黑甲和甲床色素沉着相关，只是在临床中很少见[89,90]。

紫外光照射下甲半月发生荧光是四环素类药物的另一个独特的特征，这一现象在四环素和去甲金霉素[91,92]中被报道：四环素导致了黄色荧光，去甲金霉素导致了红色荧光。

28.2.2　喹诺酮类

与四环素类药一样，多种喹诺酮类抗生素与日光性甲分离有关，其中最显著的就是氟甲喹[93]、氧氟沙星[5,94]、培氟沙星[5,94]和司帕沙星[95]。在氧氟沙星诱导的日光性甲分离中还观察到甲下出血[94]。其他与喹诺酮类药治疗相关的甲改变包括使用司帕沙星相关的蓝色甲半月[96]和莫西沙星引起的Beau 线[97]。

28.2.3　磺胺类

与大多数其他类别的抗生素不同，磺胺类药会引起相当多样化的甲改变，最常见的是 Beau 线和脱甲症[1,2,98-100]，但也有甲沟炎[2]、真性横向白甲[1,2,98]、甲分离[2]、甲生长减慢[2]、纵向黑甲[65]以及甲板可变的色素沉着[101]的报道。氨苯砜是一

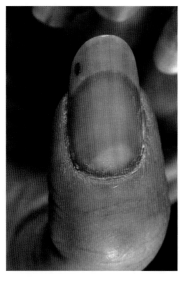

■ 图 28.2　接受米诺环素治疗的患者指甲色素沉着，包括纵向色素带[79]（已被授权使用）

种具有免疫抑制特性的抗生素，与磺胺类具有类似的反应特点，也主要与 Beau 线和脱甲症有关[102,103]。

28.2.4　大环内酯类

甲板变色是大环内酯类抗生素相关的药物所致最常见的甲改变。长期使用红霉素治疗可能会出现黄甲[104]，罗红霉素可引起弥漫性甲板色素沉着[105]和甲分离[106]，阿奇霉素是现在最常用的抗生素之一，在几个病例中被报道引起脱甲症[107]。

28.2.5　头孢菌素类

目前只有两种头孢菌素类药物被发现引起甲改变：头孢氨苄和头孢噻啶。使用头孢氨苄不久后可发生急性甲沟炎，但在临床上无法将其与局限于指甲的固定性药疹进

行鉴别[108]，而头孢噻啶被报道可引起脱甲症[109]和日光性甲分离[4]。

28.3　青霉素类

与甲改变相关的青霉素类抗生素的种类也同样有限。"海滨线"甲（shoreline nail）是一个用来描述横向白甲伴随脱甲症的术语，这种甲改变在使用双氯西林治疗后被描述[110]。氯唑西林是一种与日光性甲分离[4]和脱甲症[109]密切相关的药物，在最近青霉素也被报道引起了 1 例脱甲症[111]。

28.3.1　其他抗生素

因为再生障碍性贫血和"灰婴综合征"的风险，现已很少使用氯霉素。氯霉素还与几例日光性甲分离[4]、非光介导的甲分离[112]和甲下出血[2]病例有关。

氯法齐明是一种主要用于治疗麻风病的抗分枝杆菌药物，主要与甲各个层面的色素沉着有关[1,2,113]。与米诺环素不同的是，这些改变是氯法齐明沉积到甲床和甲板的结果。使用氯法齐明观察到的其他甲改变包括银屑病样甲下角化过度和甲分离[113]。

依米丁以前是一种用于治疗阿米巴病的抗原虫药物，历史上一直与累及甲床的不同程度的显性白甲有关[2,101]。

28.4　抗病毒药

与药物性甲改变有关的大多数抗病毒药都是抗逆转录病毒药物和抗 HIV/AIDS 药物（■ 表 28.6）。因为这些药物在使用时需要长期应用，所以由此产生的甲改变可能在整个治疗过程中持续存在。与抗生素引起的多样表现相比，抗病毒药物引起的甲改变种类更有限。

■ 表 28.6　继发于抗病毒药的甲改变

齐多夫定（叠氮胸苷）	横向色素带	Furth. Ann Intern Med. 1987. 107(3):350
		Don. Ann Intern Med. 1990. 112(2):145
		Groark. J Am Acad Dermatol. 1989. 21(5):1032
		Dupon. Scand J Infect Dis. 1989. 21(2):237
		Vaiopoulos. Ann Intern Med. 1988. 108(5):777
		Panwalker. Ann Intern Med. 1987. 107(6):943
	纵向色素带	Don. Ann Intern Med. 1990. 112(2):145
		Groark. J Am Acad Dermatol. 1989. 21(5):1032
		Masoliver. Arch Dermatol. 1988. 124(10):1570
		Anders. J Am Acad Dermatol. 1989. 21(4):792
		Sahai. AIDS. 1991. 5(11):1395.
		Grau-Massanes. J Am Acad Dermatol. 22(4):687
		Fisher. Cutis. 1989. 43(6):552

◘ 表 28.6　继发于抗病毒药的甲改变（续）

		Bendick. Arch Dermatol. 1989. 125(9):1285
		Greenberg. J Am Acad Dermatol. 1990. 22(2):327
		Gallais. Br J Dermatol. 1992. 126(4):387
		Tosti. Dermatolgica. 1990. 180(4):217
		Belda. Farm Hosp. 2007. 31(2):128
		Granel. Ann Dermatol Venereol. 1997. 124 (6-7):460
		Bendick. Z Hautkr. 1989. 64(2):91
		Depaoli. G Ital Dermatol Venereol. 124(3):71
	蓝色甲半月	Furth. Ann Intern Med. 1987. 107(3):350
		Anders. J Am Acad Dermatol. 1989. 21(4):792
		Greenberg. J Am Acad Dermatol. 1990. 22(2):327
		Merenich. Am J Med. 1989. 86(4):469
	弥漫性甲板蓝棕色色素沉着	Don. Ann Intern Med. 1990. 112(2):145
		Groark. J Am Acad Dermatol. 1989. 21(5):1032
		Greenberg. J Am Acad Dermatol. 1990. 22(2):327
		Chawre. Indian J Pharmacol. 2012. 44(6):801
		Rahav. Scand J Infect Dis. 1992. 24(5):557
		Panwalker. Ann Intern Med. 1987. 107(6):943
		González Lahoz. Rev Clin Esp. 1988. 183(5):278
	甲板黄褐色变色	Sahai. AIDS. 1991. 5(11):1395.
	甲板紫罗兰色变色	Groark. J Am Acad Dermatol. 1989. 21(5):1032
	甲生长加快	Harindra. Br J Clin Pract. 1993. 47(4):215
	甲生长减慢	Fisher. Cutis. 1989. 43(6):552
	甲周化脓性肉芽肿	Williams. Br J Dermatol. 2007. 156(1):163
	甲沟炎	Russo. J Am Acad Dermatol. 1999. 40(2):322
依法韦仑	甲周化脓性肉芽肿	Piraccini. Clin Dermatol. 2013. 31(5):618
恩曲他滨	甲床色素沉着	Luther. Am J Clin Dermatol. 2007. 8(4):221
更昔洛韦	裂片形出血	Lorenzi. J Dermatol Treat. 2003. 14(3):177
茚地那韦	甲沟炎	Tosti. Br J Dermatol. 1999. 140(6):1165
		Alam. Cutis. 1999. 64(4):277
		Sass. Dermatology. 2000. 200(1):40
		Colson. Clin Infect Dis. 2001. 32(1):140
		Dauden. Br J Dermatol. 2000. 142(5):1063
		Bourezane. AIDS. 1999. 13(15):2181
		Bouscarat. NEJM. 1998. 338(24):1776
		Garcia-Silva. AIDS. 2000. 14(9):1289
	甲周化脓性肉芽肿	Tosti. Br J Dermatol. 1999. 140(6):1165
		Sass. Dermatology. 2000. 200(1):40
		Dauden. Br J Dermatol. 2000. 142(5):1063
		Bouscarat. NEJM. 1998. 338(24):1776
		Calista. Eur J Dermatol. 2000. 10(4)292

▣ 表 28.6　继发于抗病毒药的甲改变（续）

	嵌甲	Alam. Cutis. 1999. 64（4）:277
		Colson. Clin Infect Dis. 2001. 32（1）:140
		Bourezane. AIDS. 1999. 13（15）:2181
		Garcia-Silva. AIDS. 2000. 14（9）:1289
		James. Ann Pharmacother. 2001. 35（7-8）:881
	侧缘甲皱襞肥大	Tosti. Br J Dermatol. 1999. 140（6）:1165
		Garcia-Silva. AIDS. 2000. 14（9）:1289
	甲分离	Bouscarat. NEJM. 1998. 338（24）:1776
	软甲	Calista. Eur J Dermatol. 2000. 10（4）292
	弥漫性甲板色素沉着	Terheggen. AIDS. 2004. 18（11）:1612
α 干扰素	纵向色素带	Tsilika. JAMA Dermatol. 2013. 149（6）:675
拉米夫定	甲沟炎	Zerboni. Lancet. 1998. 351（9111）:1256
		Tosti. Br J Dermatol. 1999. 140（6）:1165
		Alam. Cutis. 1999. 64（4）:277
	甲周化脓性肉芽肿	Williams. Br J Dermatol. 2007. 156（1）:163
	嵌甲	Alam. Cutis. 1999. 64（4）:277
		Tosti. Br J Dermatol. 1999. 140（6）:1165
	侧缘甲皱襞肥大	Tosti. Br J Dermatol. 1999. 140（6）:1165
奈非那韦	甲沟炎	Dominguez. J Eur Acad Dermatol Venereol. 2007. 21（5）:710
利匹韦林	甲板不同的色素沉着	Wu. J Int AIDS Soc. 2014. 17（4 Suppl 3）:19580
利托那韦	嵌甲	James. Ann Pharmacother. 2001. 35（7-8）:881
	甲中线营养不良	Borges-Costa. Int J Dermatol. 2013. 52（12）:1581
		Schmutz. Ann Dermatol Venereol. 2014. 141（6-7）:485

28.4.1　核苷类逆转录酶抑制剂

虽然齐多夫定（也被称为叠氮胸苷或 AZT）在已报道的药物中引起甲改变种类最多，但大多数只引起甲的一个或几个结构的色素沉着。这种色素沉着最早可在开始抗逆转录病毒治疗后 1 个月后出现，常见于指甲，趾甲少见[114]。目前已经报道了 AZT 诱导的六种不同的色素沉着或色素减退模式，包括甲板的横向色素带[115-120]，甲板的纵向色素带[116,117,121-133]，蓝色甲半月[115,122,127,134]以及弥漫性蓝棕色[116,117,120,127,135-137]、黄褐色[123]或紫罗兰色[117]甲板变色（▣ 图 28.3）。在组织学上，这些变化与 AZT 介导的黑素细胞活化引起的黑素沉积增加相一致[124,129]，在 Fitzpatrick 皮肤分型的Ⅳ～Ⅵ型中更为常见。而自相矛盾的一点是，既有文献报道 AZT 能增加甲的生长速度[139]，也有报道其能降低甲的生长速度[125]。恩曲他滨是一种新的核苷类逆转录酶抑制剂，也与药物诱导的甲床色素沉着有关[140]。其他由 AZT 引起的甲改变包括甲周化脓性肉芽肿[141]和甲沟炎[142]，这两种变化在其他抗逆转录病毒药物治疗中也经常发生。

与 AZT 相比，拉米夫定似乎对近端和侧缘甲皱襞有更强的促炎作用，药物引起的甲沟炎[143-145]、甲周化脓性肉芽肿[141]、

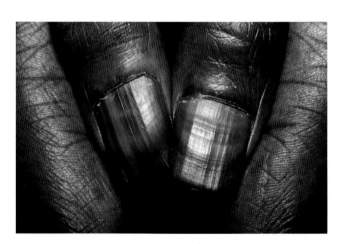

▣ 图 28.3　1 名接受齐多夫定治疗的 HIV 阳性男子拇指甲上的纵向和横向色素带。在开始高活性抗逆转录病毒治疗后也出现了蓝色甲半月[138]（已被授权使用）

嵌甲[144,145]和侧缘甲皱襞肥大[144]常与此有关。

28.4.2　非核苷类逆转录酶抑制剂

在所有接受依法韦仑治疗的患者中，约有 6% 的患者会发

生甲周化脓性肉芽肿[146]，常发生于治疗后 2 个月~1 年[146]。
利匹韦林是第二代 NNRTI，与甲板色素沉着有关[147]。

型肝炎的过程中可以观察到新发的纵向黑甲[161]。

28.4.3　蛋白酶抑制剂

一般来说，蛋白酶抑制剂类药物相关的甲不良反应与其他抗逆转录病毒药物相似，最常表现为甲沟炎、甲周化脓性肉芽肿和嵌甲。这些反应模式可能是由于细胞维 A 酸结合蛋白 1（CRABP1）和 HIV-1 蛋白酶的催化位点[146,148]之间的氨基酸序列相似所致，表明蛋白酶抑制剂在甲上发挥类维 A 酸样作用。茚地那韦是报道的导致甲改变发生率最高且种类最多的药物，其导致的甲改变包括甲沟炎[144,145,148-153]、甲周化脓性肉芽肿[144,148,150,152,154]、嵌甲[145,149,151,153,155]、侧缘甲-皮肤带增大[144,153]、甲分离[152]、软甲[154]以及弥漫性甲板色素沉着[156]。在奈非那韦[157]中也有甲沟炎的报道，而利托那韦与嵌甲[155]和正中管状甲营养不良[158,159]有关。

28.4.4　其他抗病毒药物

在使用嘌呤类似物抗病毒药更昔洛韦治疗巨细胞病毒感染的过程中可以观察到裂片形出血[160]。在 α-干扰素治疗丙

28.5　抗真菌药

在许多情况下，虽然抗真菌药物在皮肤科被用于治疗甲酵母菌或真菌感染，但其中有几种药物已被证明与药物性甲改变有关（● 表 28.7）。最值得注意的是，伊曲康唑[162,163]、氟康唑[164]和特比萘芬[165-167]可加快甲的生长速度，有时会导致甲板纵向卷边或条纹[162]，或甲皮肤带增大[168]。这种药理作用被确定并被用于治疗（主要通过使用三唑类药物）黄甲综合征——一种以甲板生长停滞为特征的疾病[169-174]。这三种药物在代谢过程中也会沉积到甲板中，使其在停药后保持持久的抗真菌活性[175]。极少数情况下，这些药物在治疗甲真菌病的过程中也会导致嵌甲[176,177]，但甲床消失仍是侧方甲板内嵌的更常见原因[178]。使用这些药物时观察到相关的其他甲改变包括与伊曲康唑相关的 Beau 线[179]和与特比萘芬相关的苔藓样甲营养不良[180]。氟康唑[181]和酮康唑（现在皮肤科很少使用的一种较老的三唑类抗真菌药物）都可能导致类似的甲板纵向色素带[101,182]，此外酮康唑还可能导致裂片形出血[101,182]。

● 表 28.7　继发于抗真菌药的甲改变

氟康唑	甲生长加快	Shelley. Cutis. 1992. 49(6):385
	甲中含有药物和代谢物	Palmeri. Clin Pharmacokinet. 2000. 38(2):95
	嵌甲	Bonifaz. J Eur Acad Dermatol Venereol. 2007. 21(5):699
	纵向色素带	Kar. Int J Dermatol. 1998. 37(9):719
灰黄霉素	日光性甲分离	Dorbani. Presse Med. 2012. 41(9 Pt 1):879
		Piraccini. Clin Dermatol. 2013. 31(5):618
伊曲康唑	甲生长加快	Doncker. Clin Exp Dermatol. 1994. 19(5):404
		Guerra. J Invest Dermatol. 106(4):878
	纵向条纹（卷边）	Doncker. Clin Exp Dermatol. 1994. 19(5):404
	甲-皮肤带增大	Mohrenschlager. J Eur Acad Dermatol Venereol. 2009. 23(2):227
	甲中药物及代谢产物积累	Palmeri. Clin Pharmacokinet. 2000. 38(2):95
	嵌甲	Bonifaz. J Eur Acad Dermatol Venereol. 2007. 21(5):699
	Beau 线	Chen. Acta Derm Venereol. 2002. 82(5):398
酮康唑	纵向色素带	Daniel. Cutis. 9185. 3(3):431
		Positano. Clin Podiatr Med Surg. 1989. 6(2):417
	裂片形出血	Daniel. Cutis. 9185. 3(3):431
		Positano. Clin Podiatr Med Surg. 1989. 6(2):417
特比萘芬	甲生长加快	Haneke. J Am Acad Dermatol. 1995. 32(1):72
		Faergemann. J Am Acad Dermatol. 1995. 32(5 pt 1):750
		Baran. J Dermatol Treat. 1997. 8(2):93
	甲中药物及代谢产物积累	Palmeri. Clin Pharmacokinet. 2000. 38(2):95
	嵌甲	Weaver. Cutis. 66(3):211
		Bonifaz. J Eur Acad Dermatol Venereol. 2007. 21(5):699

28

▣ 表28.7　继发于抗真菌药的甲改变（续）		
	苔藓样甲营养不良	Zheng. Cutan Ocul Toxicol. 2016. 30：1
伏立康唑	日光性甲分离	Willis. J Pediatric Infect Dis Soc. 2015. 4(2)：e22
	脱甲症	Malani. Clin Infect Dis. 2014. 59(3)：e61
	软甲	Malani. Clin Infect Dis. 2014. 59(3)：e61
	脆甲	Malani. Clin Infect Dis. 2014. 59(3)：e61

值得注意的是，两种口服抗真菌药物——伏立康唑和灰黄霉素可以引起显著的光毒性反应并影响到指/趾甲。伏立康唑是一种三唑类抗真菌药物，目前广泛用于器官移植受者和其他免疫抑制患者的经验性预防用药，具有公认的光敏特性，新的病例报告证实，这种医源性光毒性也影响甲单元，导致日光性甲分离[183]、脱甲症、软甲和脆甲[184]。灰黄霉素在长期治疗时也可能导致这些临床结果，但发生率较低[185]。

28.6　抗疟药

抗疟药代表了另一类具有鲜明特征的、能诱导药物性色素沉着异常的药物（▣ 表28.8）。虽然导致的色沉颜色因药物而异，但这种现象常发生在 Fitzpatrick 皮肤分型的 I ~ III 型上[186]。在大多数情况下，这种变色是由于药物、药物-黑色素或含铁血黄素复合物沉积到指/趾甲中引起的[186]，一旦这些复合物进入到甲板中，常会持续存在数年，因此氯喹即使在经过10周疗程后的 400 多日内仍可以在剪下来的甲屑中检测到[187]。

奎纳克林（也称为麦帕克林）可引起临床上最显著的甲改变，包括甲床蓝灰色变色[146,188-191]、甲板横向色素带[189,191,192]、纵向黑甲[65]、甲板可变色素沉着[101]、黄甲[189]、蓝色甲半月[193]、纵向条纹白甲[194]、伍德灯下黄绿色或白色荧光[195,196]、脱甲症[197]以及苔藓样甲营养不良[198]。阿莫地喹也能观察到类似的甲床的蓝灰色变色[186,199,200]、蓝绿色变色[201]、甲板蓝灰色荧光[79]和甲板的纵向色素带[199]。

▣ 表28.8　继发于抗疟药的甲改变		
阿莫地喹	甲床的蓝灰色色素沉着	Tuffanelli. Arch Dermatoll. 1963. 88(4)：419
		Campbell. Med J Aust. 1960. 47(1)：956
		Bolam. Lancet. 279(7233)：807
	甲床的蓝绿色色素沉着	Maguire. Proc R Soc Med. 1960. 53(7)：563
	紫外光下的蓝灰色荧光	Daniel. J Am Acad Dermatol. 1984. 10：250
	纵向色素带	Campbell. Med J Aust. 1960. 47(1)：956
氯喹	在最后一次用药400日内，在剪下的指甲中，药物及代谢产物以明显的剂量存在	Ofori-Adjei. Lancet. 1985. 326(8450)：331
	甲床青灰色色素沉着	Levy. SAMJ. 1982. 62(20)：735
		Piraccini. Clin Dermatol. 2013. 31(5)：618
	紫外光下荧光	Daniel. J Am Acad Dermatol. 1984. 10：250
	诱发/加重甲银屑病	Piraccini. Drug Saf. 1999. 21(3) 187
		Sibilia. Rev Rhum Engl Ed. 1995. 62(11)：795
羟氯喹	纵向色素带	Sifuentes. Reumatol Clin. 2013. 9(6)：381
	甲板弥漫性色素沉着	Sifuentes. Reumatol Clin. 2013. 9(6)：381
		Kalabalikis. Acta Derm Venereol. 2010. 90(6)：657
	诱发/加重甲银屑病	Piraccini. Drug Saf. 1999. 21(3) 187
		Sibilia. Rev Rhum Engl Ed. 1995. 62(11)：795
	苔藓样甲改变	Weinel. J Am Acad Dermatol. 2008. 58 (suppl 2)：36
	日光性甲分离	Weinel. J Am Acad Dermatol. 2008. 58 (suppl 2)：36
奎纳克林（米帕林）	甲床的蓝灰色变色	Piraccini. Clin Dermatol. 2013. 31(5)：618
		Barr. US Navy Med Bull. 1944. 43：929
		Bailin. Clin Rheum Dis. 1982. 8(2)：493

表 28.8　继发于抗疟药的甲改变（续）

		Kleinegger. Oral Surg Oral Med Oral Pathol Oral Radiol Endod. 2000. 90(2):189
		Modny. Cutis. 1973. 11:789
	甲板横向色素带	Bailin. Clin Rheum Dis. 1982. 8(2):493
		Modny. Cutis. 1973. 11:789
		Dodd. Br J Dermatol. 1988. 119(suppl 33):74
	纵向色素带	Baran. J Am Acad Dermatol. 1989. 21(6):1165
	甲板不同的色素沉着	Daniel. Cutis. 1985. 3(3):431
	黄甲	Bailin. Clin Rheum Dis. 1982. 8(2):493
	蓝色甲半月	Koplon. Arch Dermatol. 1966. 94:333
	纵向条纹白甲	Baran. Concours Med. 1973. 95:1007
	紫外光下黄绿色或白色荧光	Ginsberg. JAMA. 1946. 131(10):808
		Kierland. JAMA. 1946. 131(10):809
奎宁	苔藓样甲改变	Tan. Clin Exp Dermatol. 1989. 14:335
	日光性甲分离	Tan. Clin Exp Dermatol. 1989. 14:335
	甲分离	Piraccini. Drug Saf. 1999. 21(3) 187

相反，氯喹和羟氯喹所致的甲变色要少见得多，但当它发生时，氯喹可导致甲床青灰色色素沉着[146,202]和甲板荧光[79]，而羟氯喹可引起纵向黑甲[203]和弥漫性甲板色素沉着[203,204]（图 28.4），并且这两种药物还可以加重或诱发甲银屑病[2,205]。苔藓样甲改变伴日光性甲分离是羟氯喹和奎宁导致的结果[14,206]，且奎宁还可引起非光介导的甲分离[2]。

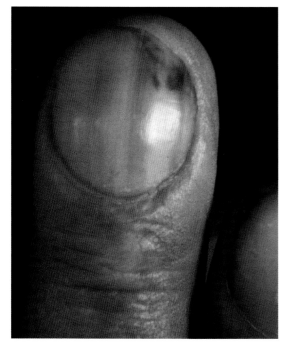

图 28.4　羟氯喹抗疟治疗后出现纵向色素带。值得注意的是，患者还伴随着皮肤迟发性卟啉症的诊断，以及轻微的杵状甲[79]（已被授权使用）

28.7　抗炎和抗风湿药

这一大类药物包括阿司匹林、非甾体抗炎药（NSAIDs）、抗风湿药（DMARD）、肿瘤坏死因子抑制剂以及其他风湿类药物，这些药物对形态不同的甲单元有不同的影响（表 28.9）。可以明确的是，大多数与引起甲改变密切相关的药物要么是比较老的、很少作为处方药的部分药物，要么是已经退出市场的药物。本书列出的这些药物主要用于历史参考。

青霉胺（也称 D-青霉胺）相关的甲改变发生率最高，最常见的反应表现与黄甲综合征难以区分[207-212]，主要临床表现为甲生长减慢或不生长、严重的黄色变色、甲板变厚、甲小皮缺失、甲半月缺失、近端和侧缘甲皱襞变厚。与青霉胺结构类似的药物——布西拉明也有报道产生类似的结果[213-218]。在大多数情况下，药物导致的甲营养不良会随着药物治疗的停止而缓解。其他由青霉胺导致的甲改变包括脆甲[219,220]、甲分裂[219,220]、Beau 线[219,220]、真性白甲[2,220]、甲板变脆[2]、甲半月以上甲板缺失[219]、甲板弥散性色素沉积[2]、甲皱襞下血肿[2]和甲半月缺失[219]。金盐（也称金盐疗法）[221-223]和硫普罗宁[209,211]同样可以引起黄甲综合征样改变，前者还与 Beau 线[221,224]、横向色素带[79]、可变的甲板色素沉着[101,222]、脱甲症[2]、甲生长减慢[2]、甲分离[225]、反甲[2]、软甲[225]和脆甲[225]有关。在别嘌醇治疗过程[110]中，观察到有伴横向白甲的脱甲症，称为"海滨线"甲。

因为阿司匹林和 NSAIDs 具有抗血栓形成的特性，因此最常导致的甲改变是裂片形出血、甲下血肿和紫癜[2,101]。乙酰苯胺是一种与对乙酰氨基酚化学结构相关但已不再使用的药物被发现，与上述阿司匹林药物有类似的甲改变[2,101,182]。苯噁洛芬是一种 NSAID，因其药物相关不良事件和死亡率较严重，于 20 世纪 80 年代退出美国和欧洲市场，苯噁洛芬具有强烈的光敏性，常与日光性甲分离[4,15-19]、

28

◘ 表28.9　抗炎和抗风湿药物引起的甲变化

乙酰苯胺	甲下血肿	Piraccini. Drug Saf. 1999. 21(3) 187
		Daniel. Cutis. 1985. 3(3):431
		Positano. Clin Podiatr Med Surg. 1989. 6(2):417
阿达木单抗	诱发或加重甲银屑病	Mishra. J Drugs Dermatol. 2013. 12(1):16
别嘌醇	"海滨线"甲	Shelley. Cutis. 35(3):220
阿司匹林	甲下血肿	Piraccini. Drug Saf. 1999. 21(3) 187
	甲下紫癜	Daniel. Cutis. 1985. 3(3):431
苯噁洛芬	日光性甲分离	Baran. Photodermatol Photoimmunol Photomed. 2002. 18:202
		Fenton. Lancet. 1981. 2(8257):1230
		Hindson. Br Med J. 1982. 284(6326):1368
		McCormack. J Am Acad Dermatol. 1982. 7(5):678
		Mikulaschek. J Rheumatol Suppl. 1980. 6:100
		Greist. Eur J Rheumatol Inflamm. 1982. 5(2):138
	反甲	Madsen. Br Med J. 1982. 284(6331):1782
		Martin. Br Med J. 1982. 285(6334):61
	软甲	Madsen. Br Med J. 1982. 284(6331):1782
	脆甲	Madsen. Br Med J. 1982. 284(6331):1782
	甲生长加快	Fenton. Br Med J. 1982. 284(6324):1228
		Fenton. J R Soc Med. 1983. 76(6):525
		Halsey. Br Med J. 1982. 284(6326):1365
布西拉明	黄甲综合征	Ishizaki. Int J Dermatol. 1995. 34(7):493
		Nakagomi. Rheumatol Int. 2013. 33(3):793
		Isozaki. Clin Med Insights Case Rep. 2010. 3:63
		Yamamoto. Rheumatol Int. 2007. 27(6):603
		Ichikawa. Tokai J Exp Clin Med. 1991. 16(5-6):203
		Taki. BMJ Case Reports. 2012.
环孢素	甲周化脓性肉芽肿	Wakelin. Br J Dermatol. 1994. 131(1):147
		Higgins. Br J Dermatol. 1995. 132(5):829
	嵌甲	Olujohungbe. Lancet. 1993. 342(8879):1111
	横向性白甲	Siragusa. Br J Dermatol. 1999. 140(6):1198
	甲生长减慢	Geyer. J Am Acad Dermatol. 2004. 50(2):229
	获得性指/趾部纤维角化瘤	Qiao. Clin Exp Dermatol. 2009. 34(2):257
	雷诺现象	Arinsoy. Int J Clin Pract. 2005. 59(7):863
		Sharma. Transpl Int. 2002. 15(9-10):517
双氯芬酸	日光性甲分离	Al-Kathiri. Oman Med J. 2016. 31(1):65
依那西普	诱发或加重甲银屑病	Sfikakis. Arthritis Rheum. 2005. 52(8):2513
		Mishra. J Drugs Dermatol. 2013. 12(1):16
	苔藓样甲改变	Musumeci. Am J Clin Dermatol. 2010. 11(Suppl 1):55
金盐	黄甲综合征	Roest. Br J Dermatol. 2001. 145(5):855
		Fam. Arthritis Rheum. 1984. 27(1):119
		Launay. Rev Med Interne. 1997. 18(6):494

▶ 表 28.9　抗炎和抗风湿药物引起的甲变化（续）

	Beau 线	Roest. Br J Dermatol. 2001. 145(5):855
		ter Borg. Arthritis Rheum. 2000. 43(6):1420
	横向色素带	Daniel. J Am Acad Dermatol. 1984. 10(2):250
	可变的甲板色素沉着	Daniel. Cutis. 1985. 3(3):431
		Fam. Arthritis Rheum. 1984. 27(1):119
	脱甲症	Piraccini. Drug Saf. 1999. 21(3) 187
	甲生长减慢	Piraccini. Drug Saf. 1999. 21(3) 187
	甲分离	Voigt. Hautarzt. 1977. 28:421
	反甲	Piraccini. Drug Saf. 1999. 21(3) 187
	软甲	Voigt. Hautarzt. 1977. 28:421
	脆甲	Voigt. Hautarzt. 1977. 28:421
布洛芬	甲板弥漫性色素沉着	Piraccini. Drug Saf. 1999. 21(3) 187
吲哚美辛	日光性甲分离	Baran. Photodermatol Photoimmunol Photomed. 2002. 18:202
英夫利昔单抗	诱发甲银屑病	Sfikakis. Arthritis Rheum. 2005. 52(8):2513
		Mishra. J Drugs Dermatol. 2013. 12(1):16
	横向色素带	Cunha. J Eur Acad Dermatol Venereol. 2002. 16(Suppl 1):250
	甲分离	Gaylis. J Rheumatol. 2003. 30(2):407
青霉胺	Beau 线	Bjellerup. Acta Derm Venereol. 1989. 69(4):339
	脆甲	Bjellerup. Acta Derm Venereol. 1989. 69(4):339
		Thivolet. Bull Soc Fr Dermatol Syphiligr. 1968. 75(1):61
	甲分裂	Bjellerup. Acta Derm Venereol. 1989. 69(4):339
		Thivolet. Bull Soc Fr Dermatol Syphiligr. 1968. 75(1):61
	黄甲综合征	Ilchyshyn. Acta Derm Venereol. 1983. 63(6):554
		Lubach. Hautartz. 1979. 30(10):547
		Lehuede. Joint Bone Spine. 2002. 69(4):406
		Mattingly. Ann Rheum Dis. 1979. 38(5):475
		Vaudey. Clin Rheumatol. 2004. 23(4):37
		Dubost. Sem Hop Paris. 1988. 64(23):1548
	Beau 线	Thivolet. Bull Soc Fr Dermatol Syphiligr. 1968. 75(1):61
		Bjellerup. Acta Derm Venereol. 1989. 69(4):339
	白甲	Piraccini. Drug Saf. 1999. 21(3) 187
		Thivolet. Bull Soc Fr Dermatol Syphiligr. 1968. 75(1):61
	甲板变脆	Piraccini. Drug Saf. 1999. 21(3) 187
	甲半月以上甲板缺失	Bjellerup. Acta Derm Venereol. 1989. 69(4):339
	甲板色素沉着	Piraccini. Drug Saf. 1999. 21(3) 187
	甲下血肿	Piraccini. Drug Saf. 1999. 21(3) 187
	甲半月缺失	Bjellerup. Acta Derm Venereol. 1989. 69(4):339
水杨酰水杨酸	脆甲	Powell. J Am Acad Dermatol. 2001. 45(4):616
硫普罗宁	黄甲综合征	Lehuede. Joint Bone Spine. 2002. 69(4):406
		Vaudey. Clin Rheumatol. 2004. 23(4):376

28

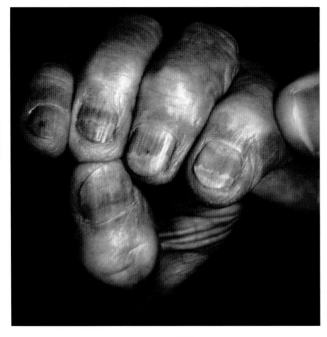

● 图 28.5　苯噁洛芬引起的甲分离[79]（已允许使用）

反甲[226,227]、软甲[226]、脆甲[226]和甲生长加快有关[228-230]（● 表 28.5）。吲哚美辛[2,4]和双氯芬酸[231]也可引起日光性甲分离，而布洛芬则被报道可引起弥漫性甲板色素沉着[2]。苔藓样药疹伴脆甲被认为是使用了双水杨酸酯所致的结果，这种症状会随着停药而消失[232]。

作为治疗银屑病的主要系统性药物，环孢素已被证实与临床上多种不同的甲改变有关，其中以甲周化脓性肉芽肿[233,234]和嵌甲[235]最为常见。其他相关的甲改变包括类似于 Mee 线的真性横向白甲[236]、甲板生长减慢[237]、获得性指/趾部纤维

角化瘤[238]和雷诺现象[239,240]。

使用 TNF 抑制剂有时也可导致银屑病的加重，在某些情况下这些药物还有可能导致甲损害，或使原有的甲银屑病恶化[241,242]。同样，依那西普也可能导致银屑病患者出现甲胬肉形成、甲萎缩、脆甲和其他苔藓样甲改变[243]。英夫利昔单抗也被报道会导致新发横向黑甲[244]和甲分离[245]。

最近被批准用于治疗多发性硬化的一种新的嘧啶合成抑制剂特立氟胺（来氟米特的活性代谢物）被观测到导致日光性甲分离（作者自己的观察）（● 图 28.5）。

28.8　心血管药物

28.8.1　抗凝剂

如前所述，在使用抗凝或抗血栓药物治疗期间，经常会有甲下血肿或紫癜发生[246]（● 表 28.10）。紫趾综合征（purple digit syndrome）是华法林治疗时的一种并发症，临床上这种反应的特征是在治疗开始后 2~8 周突然发生甲床和掌侧的疼痛性紫癜[247-257]，常发生于脚趾，但也有个别病例报告累及到手指。从机制上来讲，这些症状被认为是由远端溃疡动脉粥样硬化斑块的胆固醇微栓引起的[250]。胎儿在妊娠前 3 个月暴露于华法林会对甲单位发育产生额外的、显著的致畸作用，从而导致甲板和末节趾骨发育不全[258-260]。肝素引起的甲改变很少报道，且仅限于甲床横向红斑带[101]和甲生长减慢[2]。应用亭扎肝素（一种低分子肝素）也可以观察到甲板的弥漫性色素沉着[261]。苯茚二酮是一种抑制维生素 K 合成的抗凝血剂，已被观察到会诱发甲板的橙色变色[262]。

● 表 28.10　继发于心血管药物的甲改变

醋丁洛尔	钳形甲	Greiner. J Am Acad Dermatol. 1998. 39(3):486
氨氯地平	钳形甲	
	纵向色素带	Sladden. Br J Dermatol. 2005. 153(1):219
	甲皱襞色素沉着	Erbagci. Saudi Med J. 2004. 25(1):103
阿替洛尔	裂片形出血	Naeyaert. Br J Dermatol. 117(3):371
	甲周毛细血管扩张	Naeyaert. Br J Dermatol. 117(3):371
布美他尼	日光性甲分离	Baran. Photodermatol Photoimmunol Photomed. 2002. 18:202
卡托普利	日光性甲分离	Piraccini. Drug Saf. 1999. 21(3) 187
		Baran. Photodermatol Photoimmunol Photomed. 2002. 18:202
	甲分离	Bruggemeyer. Lancet. 1984. 1(8390):1352
		Borders. Ann Intern Med. 1986. 105(2):305
	苔藓样甲营养不良	Smit. Nephron. 1983. 34(3):196
		Bories. Ann Dermatol Venereol. 2005. 132(3):265
氯噻酮	日光性甲分离	Bories. Ann Dermatol Venereol. 2005. 132(3):265
地尔硫䓬	甲营养不良	Stern. Arch Intern Med. 1989. 149(4):829
依那普利	日光性甲分离	Piraccini. Drug Saf. 1999. 21(3) 187

▣ 表 28.10　继发于心血管药物的甲改变（续）

呋塞米	日光性甲分离	Baran. Photodermatol Photoimmunol Photomed. 2002. 18：202
吉非罗齐	纵向色素带	Klein. Schoch Letter. 1990. 40：29
肝素	甲床横向红斑带	Daniel. Dermatol Clin. 1985. 3(3)：431
	生长率减低	Piraccini. Drug Saf. 1999. 21(3) 187
氢氯噻嗪	日光性甲分离	Baran. Photodermatol Photoimmunol Photomed. 2002. 18：202
氨力农	甲板黄色变色	Wilsmhurst. Br Heart J. 1983. 49(5)：447
吲达帕胺	日光性甲分离	Rutherford. Australas J Dermatol. 2007. 48(1)：35
氯沙坦	苔藓样甲营养不良	Bories. Ann Dermatol Venereol. 2005. 132(3)：265
	杵状甲	Packard. Pharmacotherapy. 2004. 24(4)：546
	甲板黄色变色	Packard. Pharmacotherapy. 2004. 24(4)：546
美托洛尔	诱发银屑病样甲改变	Schmutz. Ann Dermatol Venereol. 2013. 140(4)：331
		Gin. Australas J Dermatol. 2013. 54(1)：59
	Beau 线	Graeber. Cutis. 28(6)：633
	钳形甲	Bostanci. Int J Dermatol. 2004. 43(4)：316
硝苯地平	苔藓样甲营养不良	Ameen. Br J Dermatol. 2000. 142(3)：575
	甲营养不良	Stern. Arch Intern Med. 1989. 149(4)：829
苯茚二酮	甲板橙色色素沉着	Ross. Br Med J. 1963. 1(5334)：866
普拉洛尔	脆甲	Kirkham. Lancet. 1976. 308(7995)：1137
	甲床点状红斑	Kirkham. Lancet. 1976. 308(7995)：1137
	钳形甲	Tegner. Acta Derm Venereol.
	日光性甲分离	Piraccini. Drug Saf. 1999. 21(3) 187.
	甲周脓疱病	Piraccini. Drug Saf. 1999. 21(3) 187
普鲁卡因	红色甲半月	Wilkerson. J Am Acad Dermatol. 1989. 20(3)：453
普萘洛尔	诱发银屑病样甲改变	Jensen. Acta Med Scand. 1976. 199(5)：363
	甲周脓疱病	Faure. Ann Dermatol Venereol. 1979. 106(2)：11
奎尼丁	甲床蓝灰色色沉	Mahler. Arch Dermatol. 122(9)：1062
		Conroy. Cutis. 1996. 57(6)：425
噻吗洛尔	甲板弥漫性色沉	Feiler-Ofry. Ophthalmologica. 1981. 182(3)：153
	诱发银屑病样甲改变	Glass. JAMA Ophthalmol. 2013. 131(9)：1134
亭扎肝素	甲板弥漫性色沉	Takci. Cutan Ocul Toxicol. 2012. 31(4)：332
缬沙坦	苔藓样甲营养不良	Bories. Ann Dermatol Venereol. 2005. 132(3)：265
	杵状甲	Packard. Pharmacotherapy. 2004. 24(4)：546
	甲板黄色变色	Packard. Pharmacotherapy. 2004. 24(4)：546
维拉帕米	甲营养不良	Stern. Arch Intern Med. 1989. 149(4)：829
华法林	甲下血肿	Varotti. Eur J Dermatol. 1997. 7(5)：395
	紫趾综合征	Al-Niaimi. Clin Exp Dermatol. 2009. 34(4)：527
		Rindone. Am J Ther. 2011. 18(6)：e277
		Talmadge. Pharmacother. 2003. 23(5)：674
		Hyman. Am J Med. 1987. 82(6)：1233
		Raj. Br J Haematol. 2001. 114(4)：740
		Dulicek. Clin Appl Thromb Hemost. 2013. 19(1)：100

28

▣ 表 28.10 继发于心血管药物的甲改变（续）	
	Cakebread. BMJ Case Reports. 2014.
	Lebsack. Postgrad Med. 1982. 71(5):81
	Akle. J R Soc Med. 1981. 74(3):219
	Park. Arch Dermatol. 1993. 129(6):780
	Soisson. Mil Med. 1994. 159(3):252
甲板发育不全伴宫内暴露	Pettifor. J Pediatr. 1975. 86(3):459
	Hou. Chang Gung Med J. 2004. 27(9):691
	Sathienkijkanchai. J Med Assoc Thai. 2005. 88(suppl 8):S246

28.8.2 降压药

使用 β-受体阻滞剂治疗的一个典型的不良反应是银屑病和甲银屑病的发生或加重[263-265]，虽然大多数病例与此类药物的系统用药相关，但也有眼部局部使用造成银屑病反应的报道[266]。一种与 Hallepeau 连续性肢端皮炎类似的银屑病样肢端脓疱病也与普拉洛尔和普萘洛尔有关[2,267]，β-受体阻滞剂也是获得性钳形甲的常见原因[2,268-270]。在临床上，这些表现常累及多个指/趾头，并常在停药后消失[271]。其他相关报道包括日光性甲分离[2]、裂片形出血[272]、甲周毛细血管扩张[272]、Beau 线[273]、脆甲[274]、甲下角化过度[270]、甲板弥漫性色素沉着[275]和甲床点状红斑[274]。

与血管紧张素转换酶（ACE）抑制剂相关的甲改变很大程度上仅限于卡托普利和依纳普利，这两种药物有非常类似的不良反应，最值得注意的是两者都有一定的光敏性，因此它们也都与日光性甲分离相关[2,4]。此外，卡托普利也可导致非日光性的甲分离[276,277]和苔藓样甲改变[278,279]。血管紧张素受体阻滞剂（ARB）是一类与 ACEI 相关的降压药，也被认为与苔藓样甲营养不良[279]、杵状甲[280]和黄甲[280]有关。

钙通道阻滞剂会导致可逆转的苔藓样甲改变，特别是氨氯地平（作者自己的研究观察）和硝苯地平[281]（▣ 图 28.6 和▣ 图 28.7）。此外，氨氯地平还与获得性钳形甲（作者自己的研究观察）、甲板纵向色素带和甲皱襞广泛色素沉着[283]有关。硝苯地平、地尔硫草和维拉帕米也被报道与非特异性的甲营养不良有关[284]。

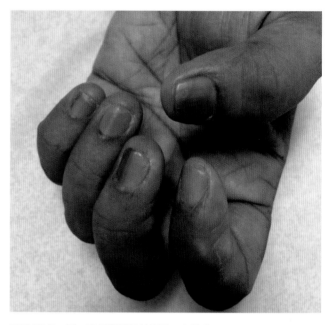

▣ 图 28.7 同一患者停用氨氯地平 6 个月后

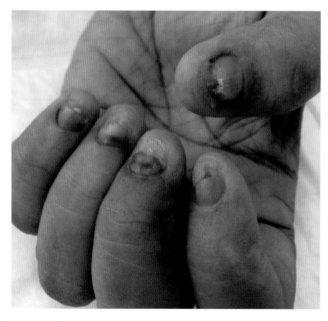

▣ 图 28.6 1 名 49 岁的南亚女性因治疗高血压口服氨氯地平致苔藓样甲营养不良。后续甲床和远端甲母质活检病理示伴嗜酸性粒细胞的苔藓样皮炎

28.8.3 利尿剂

袢利尿剂和噻嗪类利尿剂都与日光性甲分离有关[1,2,4,146,285]。具体而言，在使用布美他尼[4]、氯噻酮[4]、呋塞米[4]、氢氯噻嗪[4]和吲达帕胺治疗后都有导致日光性甲分离[285]的病例报告。

28.8.4 其他药物

奎尼丁是一类抗心律失常药物，是奎宁的 D-异构体。与许多抗疟药类似，奎尼丁会导致甲床出现蓝灰色变色[286,287]。使用氨力农可以观察到甲板的黄色变色[288]，而吉非贝齐与纵向黑甲有关[289]。在药物诱导的红斑狼疮的治疗中，有使用普鲁卡因导致红色甲半月的报道[290]。

28.9 神经精神药物

28.9.1 阿片类药物、苯二氮䓬类药物和其他麻醉剂

在这一大类药物中真正能够诱导甲营养不良的药物数量较少（☑ 表 28.11）。相反，许多药物特别是麻醉剂能够以可被定量检测到的浓度存在于甲板中，还包括阿普唑仑[291]、安非他明[175,291-297]、巴比妥[291]、丁丙诺菲[291]、大麻素[175,298]、地西泮[175,291]、芬太尼[291]、氢可酮[175,291,299,300]、氢吗啡酮[175,291,299,300]、氯胺酮[291]、哌替啶[291]、咪达唑仑[291]、吗啡[175,291,299,300]、纳曲酮[291]、奥沙西泮[291]、氧可酮[175,291,299,300]、苯环己哌啶[291]、替马西泮[291]、曲唑酮[291]、唑吡坦[301,302]和佐匹克隆[303]。在甲板中也可检测出可卡因[175,291,299,300,304-309]，而可卡因引起的甲改变常会引起患者本身的关注。具体而言，可卡因使用者中都可以观察到肢端青紫症[310]、甲板纵向弯曲增加[311,312]和甲沟炎[2]，也有报道使用可待因[110]会导致出现"海滨线"甲。氯氮䓬有光敏性，会导致日光性甲分离和甲下血肿[2,4,313]。大多数与慢性酗酒有关的甲改变是继发于肝硬化的，包括 Terry 甲[11,314]、Muehrcke 甲[13,315]、红色甲半月[290]、横向白甲[316]、杵状甲[317,318]和反甲[319]。

☑ 表 28.11 继发于神经精神药物的甲改变

阿普唑仑	甲中有药物及代谢产物	Shu. J Anal Toxicol. 2015. 39(8):624
安非他明	甲中有药物及代谢产物	Shu. J Anal Toxicol. 2015. 39(8):624
		Lin. J Anal Toxicol. 2004. 28(6):411
		Suzuki. J Anal Toxicol. 1989. 13(3):176
		Suzuki. Forensic Sci Int. 1984. 24(1):9
		Cirimele. Arch Toxicol. 1995. 70(1):68
		Kim. Arch Pharm Res. 2008. 31(6):805
		Kim. Forensic Sci Int. 2010. 194(1-3):108
		Palmeri. Clin Pharmacokinet. 2000. 38(2):95
阿立哌唑	日光性甲分离	Gregoriou. J Clin Psychopharmacol. 2008. 28(2):219
巴比妥类	甲中有药物及代谢产物	Shu. J Anal Toxicol. 2015. 39(8):624
苯二氮䓬类	甲中有药物及代谢产物	Shu. J Anal Toxicol. 2015. 39(8):624
		Irving. Forensic Sci Int. 2007. 166(1):58
丁丙诺菲	甲中有药物及代谢产物	Shu. J Anal Toxicol. 2015. 39(8):624
丁螺环酮	软甲	Piraccini. Drug Saf. 1999. 21(3) 187
	甲萎缩	Piraccini. Drug Saf. 1999. 21(3) 187
大麻素	甲中有药物及代谢产物	Palmeri. Clin Pharmacokinet. 2000. 38(2):95
		Lemos. J Anal Toxicol. 1999. 23(3):147
卡马西平	甲板发育不全伴宫内暴露	Niesen. Neuropediatrics. 1985. 16(3):167
		Bravo. BMJ Case Rep. 2011.
	脱甲症	Baheti. Neurol India. 2015. 63(1):120
		Mishra. Int J Dermatol. 1989. 28(7):460
		Prabhakara. Indian J Dermatol Venereol Leprol. 2000. 66(2):103
	黄甲	Chopra. Indian J Dermatol. 200. 66(2):103
	甲分离	Chopra. Indian J Dermatol. 200. 66(2):103
	甲板蓝黑色变色	Mishra. Int J Dermatol. 1989. 28(7):460
	纵向色素带	Mishra. Int J Dermatol. 1989. 28(7):460
氯丙嗪	日光性甲分离	Baran. Photodermatol Photoimmunol Photomed. 2002. 18:202
	甲床棕褐色变色	Satanove. JAMA. 1965. 191(4):263

28

□ 表 28.11   继发于神经精神药物的甲改变（续）

		Daniel. J Am Acad Dermatol. 1984. 10(2 pt 1):250
	甲床灰蓝色变色	Satanove. JAMA. 1965. 191(4):263
	甲床蓝黑色变色	Satanove. JAMA. 1965. 191(4):263
		Daniel. J Am Acad Dermatol. 1984. 10(2 pt 1):250
	甲床紫红色变色	Satanove. JAMA. 1965. 191(4):263
		Daniel. J Am Acad Dermatol. 1984. 10(2 pt 1):250
	脆甲	Piraccini. Drug Saf. 1999. 21(3) 187
氯氮䓬	日光性甲分离	Baran. Photodermatol Photoimmunol Photomed. 2002. 18:202
		Piraccini. Clin Dermatol. 2013. 31(5):618
		Torras. J Am Acad Dermatol. 1989. 21(6):1304
	甲下血肿	Torras. J Am Acad Dermatol. 1989. 21(6):1304
氯氮平	甲中有药物及代谢产物	Chen. J Forensic Leg Med. 2014. 22:62
可卡因	甲中有药物及代谢产物	Shu. J Anal Toxicol. 2015. 39(8):624
		Palmeri. Clin Pharmacokinet. 2000. 38(2):95
		Engelhart. J Anal Toxicol. 1998. 22(4):314
		Engelhart DA. J Anal Toxicol. 2002. 26(7):489
		Ragoucy-Sengler. J Anal Toxicol. 2005. 29(7):765
		Sykutera. Arch Med Sadowej Kryminol. 2014. 64(3):165
		Madry. Bioanalysis. 2014. 6(23):3183
		Garside. J Forensic Sci. 1998. 43(5):974
		Ropero-Miller. J Anal Toxicol. 2000. 24(7):496
		Cingolani. J Anal Toxicol. 2004. 28(2):128
	肢端青紫症	Cingolani. J Anal Toxicol. 2004. 28(2):128
	甲板纵向弯曲增加	Rudolph. J Am Acad Dermatol. 2009. 60(2):346
		Payne-James. J Forensic Leg Med. 2007. 14(2):65
	甲沟炎	Piraccini. Drug Saf. 1999. 21(3) 187
可待因	"海滨线"甲	Shelley. Cutis. 1985. 35(3):220
地西泮	甲中有药物及代谢产物	Shu. J Anal Toxicol. 2015. 39(8):624
		Palmeri. Clin Pharmacokinet. 2000. 38(2):95
乙醇（酗酒）	Terry 甲	Terry. Lancet. 1954. 266(6815):757
		Holzberg. Lancet. 1984. 1(8382):869
	Muehrcke 甲	Muehrcke. Br Med J. 1956. 1(4979):1327
		Sharma. CMAJ. 2013. 185(5):E329
	红色甲半月	Wilkerson. J Am Acad Dermatol. 1989. 20(3):453
	横向白甲	Jensen. Acta Derm Venereol. 1981. 61(3):261
	杵状甲	Salem. J Eur Acad Dermatol Venereol. 2010. 24(6):649
		Hislop. Q J Med. 1983. 52(206):232
	反甲	Rao. Int J Dermatol Venerol Leprol. 2004. 70:79
	甲板发育不全伴宫内暴露	Autti-Rämö. Am J Med Genet. 2006. 140(2):137
		Crain. Am J Dis Child. 1983. 137(11):1069
依佐加滨（或瑞替加滨）	甲床蓝色变色	Toubel. Nouv Dermatol. 2008. 27:73

表 28.11　继发于神经精神药物的甲改变(续)

	甲床蓝灰色变色	Shkolnik. JAMA Dermatol. 2014. 150(9):984
		Clark. Ther Adv Drug Saf. 2015. 6(1):15
	甲床蓝紫色变色	Beacher. BMC Oral Health. 2015. 15(1):122
芬太尼	甲中有药物及代谢产物	Shu. J Anal Toxicol. 2015. 39(8):624
氟哌啶醇	甲中有药物及代谢产物	Palmeri. Clin Pharmacokinet. 2000. 38(2):95
氢可酮	甲中有药物及代谢产物	Shu. J Anal Toxicol. 2015. 39(8):624
		Palmeri. Clin Pharmacokinet. 2000. 38(2):95
		Engelhart. J Anal Toxicol. 1998. 22(4):314
		Engelhart DA. J Anal Toxicol. 2002. 26(7):489
氢吗啡酮	甲中有药物及代谢产物	Shu. J Anal Toxicol. 2015. 39(8):624
		Palmeri. Clin Pharmacokinet. 2000. 38(2):95
		Engelhart. J Anal Toxicol. 1998. 22(4):314
		Engelhart DA. J Anal Toxicol. 2002. 26(7):489
氯胺酮	甲中有药物及代谢产物	Shu. J Anal Toxicol. 2015. 39(8):624
拉莫三嗪	甲营养不良	Gucuyener. Allergy. 1999. 54(7):767
左旋多巴	甲硬化	Piraccini. Drug Saf. 1999. 21(3) 187
		Miller. NEJM. 1973. 288(17):916
		Runne. Curr Prob Dermatol. 1981. 9:102
	甲生长加快	Miller. NEJM. 1973. 288(17):916
		Runne. Curr Prob Dermatol. 1981. 9:102
	纵向色素带	Vega Gutiérrez. J Eur Acad Dermatol Venereol. 2003. 17(3):324
锂	银屑病样改变	Rudolph. J Am Acad Dermatol. 1992. 26(1):135
	黄甲	Hooper. Am J Psychiatry. 1981. 138(11):1519
	Beau 线	Piraccini. Drug Saf. 1999. 21(3) 187
		Piraccini. Clin Dermatol. 2013. 31(5):618
	脱甲症	Piraccini. Drug Saf. 1999. 21(3) 187.
		Don. Cutis. 1985. 84:19
	生长率减低	Piraccini. Drug Saf. 1999. 21(3) 187.
	横向色素带	Don. Cutis. 1985. 84:19
哌替啶	甲中有药物及代谢产物	Shu. J Anal Toxicol. 2015. 39(8):624
咪达唑仑	甲中有药物及代谢产物	Shu. J Anal Toxicol. 2015. 39(8):624
吗啡	甲中有药物及代谢产物	Shu. J Anal Toxicol. 2015. 39(8):624
		Palmeri. Clin Pharmacokinet. 2000. 38(2):95
		Engelhart. J Anal Toxicol. 1998. 22(4):314
		Engelhart DA. J Anal Toxicol. 2002. 26(7):489
纳曲酮	甲中有药物及代谢产物	Shu. J Anal Toxicol. 2015. 39(8):624
奥氮平	日光性甲分离	Gregoriou. J Clin Psychopharmacol. 2008. 28(2):219
奥沙西泮	甲中有药物及代谢产物	Shu. J Anal Toxicol. 2015. 39(8):624
氧可酮	甲中有药物及代谢产物	Shu. J Anal Toxicol. 2015. 39(8):624
		Palmeri. Clin Pharmacokinet. 2000. 38(2):95
		Engelhart. J Anal Toxicol. 1998. 22(4):314

□ 表 28.11　继发于神经精神药物的甲改变（续）

		Engelhart DA. J Anal Toxicol. 2002. 26(7):489
苯环己哌啶	甲中有药物及代谢产物	Shu. J Anal Toxicol. 2015. 39(8):624
苯巴比妥	甲板发育不全伴宫内暴露	Thakker. Indian Pediatr. 1991. 28(1):73
		Holder. Monatsschr Kinderheilkd. 1990. 138(1):34
		Nau. J Pharmacol Exp Ther. 1981. 219(3):768
苯妥英	甲板发育不全伴宫内暴露	Johnson. J Am Acad Dermatol. 1981. 5(2):191
		Hanson. J Pediatr. 1975. 87(2):285
		Nagy. Arch Dermatol. 1981. 117(9):593
		Ozkinay. Turk J Pediatr. 1998. 40(2):273
		Loughnan. Lancet. 1973. 1(7794):70
		Hill. Am J Dis Child. 1974. 127(5):645
		Kelly. Am J Med Genet. 1984. 19(3):445
		Gaily. J Pediatr. 1988. 112(4):530
		Nanda. Pediatr Dermatol. 1989. 6(2):130
		Dang. Ann Dermatol Venereol. 1993. 120(9):621
		D'Souza. Arch Dis Child. 1991. 66(3):320
		Babu. J Assoc Physicians India. 2012. 60:64
		Prakash. Indian Pediatr. 1978. 15(10):866
		Singh. Case Rep Anesthesiol. 2012. 2012:370412
		Silver. J Hand Surg Am. 1981. 6(3):262
		Pinto. Am J Dis Chil. 1977. 131(4):452
		Barr. J Pediatr. 1974. 84(2):254
		Aase. Am J Dis Child. 1974. 127(5):758
		Yang. Obstet Gynecol. 1978. 52(6):682
		Godbole. Indian J Pediatr. 1999. 66(2):290
	厚甲症伴宫内暴露	Verdeguer. Pediatr Dermatol. 1988. 5(1):56
	黄甲伴宫内暴露	Verdeguer. Pediatr Dermatol. 1988. 5(1):56
	甲分离伴宫内暴露	Verdeguer. Pediatr Dermatol. 1988. 5(1):56
	纵向着色带伴宫内暴露	Johnson. J Am Acad Dermatol. 1981. 5(2):191
	Beau 线伴宫内暴露	Johnson. J Am Acad Dermatol. 1981. 5(2):191
	甲皱襞"赭色"变色伴宫内暴露	Verdeguer. Pediatr Dermatol. 1988. 5(1):56
	甲板"赭色"变色伴宫内暴露	Johnson. J Am Acad Dermatol. 1981. 5(2):191
		Verdeguer. Pediatr Dermatol. 1988. 5(1):56
	获得性肢端黑变病	Kanwar. Dermatology. 1997. 194(4):373
吩噻嗪	日光性甲分离	Baran. Photodermatol Photoimmunol Photomed. 2002. 18:202
	甲床棕褐色变色	Satanove. JAMA. 1965. 191(4):263
		Daniel. J Am Acad Dermatol. 1984. 10 (2 pt 1):250
	甲床灰蓝色变色	Satanove. JAMA. 1965. 191(4):263
	甲床蓝黑色变色	Satanove. JAMA. 1965. 191(4):263
		Daniel. J Am Acad Dermatol. 1984. 10 (2 pt 1):250
	甲床紫红色变色	Satanove. JAMA. 1965. 191(4):263

□ 表 28.11　继发于神经精神药物的甲改变（续）

□ 表 28.11　继发于神经精神药物的甲改变（续）

罗替戈汀	绿甲	Teive. Neurology. 2011. 76(18):1605
替马西泮	甲中有药物及代谢产物	Shu. J Anal Toxicol. 2015. 39(8):624
曲唑酮	甲中有药物及代谢产物	Shu. J Anal Toxicol. 2015. 39(8):624
	白甲	Longstreth. J Am Acad Dermatol. 1985. 13(1):149
三甲双酮	甲板发育不全伴宫内暴露	Rosen. J Pediatr. 1978. 92(2):240
丙戊酸	甲板发育不全伴宫内暴露	Jager-Roman. J Pediatr. 1986. 108(6):997
	甲板明显凸起伴宫内暴露	Jager-Roman. J Pediatr. 1986. 108(6):997
	黄甲	Buka. J Drugs Dermatol. 2003. 2(5):545
	脱甲症	Poretti. Pediatr Dermatol. 2009. 26(6):749
	甲分离	Grech. Eur Neurol. 1999. 42(1):64
万拉法新	银屑病样甲下角化过度	Dalle. Br J Dermatol. 2006. 154(5):999
	甲沟炎	Dalle. Br J Dermatol. 2006. 154(5):999
唑吡坦	甲中有药物及代谢产物	Madry. Drug Test Anal. 2014. 6(6):533
		Hang. Anal Bioanal Chem. 2013. 405(23):7281
佐匹克隆	甲中有药物及代谢产物	Irving. Forensic Sci Int. 2007. 166(1):58

28.9.2　抗惊厥药

这类药物中的许多产品都是致畸性药物，一旦胎儿暴露就可能导致甲板和远节趾骨发育不全。临床表现主要是在使用苯妥英[320-339]时观察到的，其特征与宫内华法林暴露的结果相似，但是在使用丙戊酸（也称丙戊酸钠，二钾戊酸钠）[340]、苯巴比妥[341-343]、三甲双酮[344]和卡马西平[345,346]治疗的孕妇中和在胎儿酒精综合征[347,348]中也有部分病例报道。在有胎儿苯妥英暴露史的新生儿中观察到的其他甲变化包括厚甲症[349]、黄甲[349]、甲分离[349]、纵向黑甲[320]、Beau 线[320]、甲皱襞的弥漫性"赭褐色"色素沉着[349]和甲板[320,349]的弥漫性"赭褐色"色素沉着。苯妥英的主要疗法也被认为与一种不侵犯甲床的获得性肢端黑变病有关[350]。除甲发育不全外，丙戊酸宫内暴露还与甲板的显著凸起[340]有关，在治疗期间还可出现黄甲[351,352]、粗糙[352]、脱甲症[353]和甲分离[352,354]。卡马西平不会导致任何胎儿畸形，但可导致脱甲症[355-357]、黄甲[358]、甲分离[358]、甲板蓝黑色变色[356]和甲纵向色素带[356]。最近发现使用依佐加滨（或瑞替加滨）会使甲床出现蓝色变色[359]、蓝灰色变色[360,361]或蓝紫色变色[362]。

28.9.3　抗精神病药

与许多麻醉剂一样，在接受稳定维持治疗的患者的甲中可以检测到氟哌啶醇[175]和氯氮平[363]的代谢产物，这一特征可用于药物依从性监测。有研究观察到使用氯丙嗪[4]、奥氮平[364]和阿立哌唑[364]会导致日光性甲分离，而用氯丙嗪或其他吩噻嗪类可能会诱发不同的甲床色变（从褐色到灰蓝到蓝黑到紫罗兰色）[79,365]和脆甲[2]。

28.9.4　抗抑郁和稳定情绪类药物

除了诱发或加重银屑病和甲银屑病[366]外，锂疗法还与黄甲[367]、Beau 线[2,146]、脱甲症[1,2,368]、甲生长减慢[2]和甲板横向色素带[368]有关。已有报道在万法拉新治疗[369]中会出现伴有明显甲下角化过度的银屑病样的掌跖角化病和甲沟炎，在使用曲唑酮[370]治疗中会出现纵向白甲，在使用丁螺环酮[2]的治疗过程中可观察到软甲和甲萎缩，拉莫三嗪被认为与非特异性的甲营养不良有关[371]。

28.9.5　抗帕金森药物

罗替戈汀是一种经皮给药的药物，是唯一一种能够导致十个指甲均能发生绿甲的药物，且这种现象会随着药物的停用而消失[372]。左旋多巴能够导致硬化甲[1,2,373,374]、甲生长加快[2,380,381]和纵向黑甲[375]。

28.10　激素和内分泌药物

这些药物通常用于补充体内内源性分泌不足的物质，很少与药物诱导的甲营养不良相关（□ 表 28.12）。但甲状旁腺激素是唯一例外，它与几例获得性短甲（acquired brachyonychia，也称球拍状甲）[376,377]和甲半月坏死[378]有关，其他与之相关的甲变化还包括脆甲[379]、甲分离[377,379,380]、甲分裂[379]、脱甲症[2,379]、厚甲症[377]、显性白甲[377]和反甲[377]。

红色甲半月是除甲状旁腺激素外其他内分泌药物相关性甲改变中最常见的，可在睾酮[381]、系统或局部性使用糖皮质激素[290,381-383]和他莫昔芬[138]治疗中发生。类似于 Mee 线[384]的真性白甲和 Beau 线[385]也可在系统应用糖皮质激素时发生，而在乳腺癌的雄激素药物治疗[386]过程中会出现形态类似于对半甲（又称 Linsay 甲）的显性白甲。Muehrcke 线是另一种显性白甲，其发生可与一定剂量的促肾上腺皮质激素有关[387]，特点是同时具有纵向[388]和横向[389]色素带。口服避孕药对甲母质的功能具有促进作用，如可以加速甲板生长、降低甲脆

性[390,391]，口服避孕药和激素替代疗法[20]也会引起脱甲症[2]和日光性甲分离，但这种日光性甲分离常发生在药物诱导的迟发性皮肤卟啉病基础之上。此类药物相关的其他甲改变还包括用丙硫氧嘧啶治疗甲状腺功能亢进[392]时出现的急性发作性苔藓样甲营养不良和用奥曲肽[393]治疗时出现的 Beau 线。

表 28.12　继发于激素和内分泌药物的甲改变

促肾上腺皮质激素	Muehrcke 线	Reich. Acta Dermatovenerol Croat. 2006. 14(1):30
	纵向色素带	Bondy. NEJM. 1969. 281:1056
	横向色素带	Lerner. NEJM. 1964. 270:539
雄激素	红色甲半月	Cohen. J Am Acad Dermatol. 1992. 26(2 pt 2):292
	显性白甲	Nixon. Cutis. 1980. 27(2):181
奥曲肽	Beau 线	Gregoriou. Clin Exp Dermatol. 2009. 34(8):e1020
口服避孕药	甲生长加快	Knight. Med J Aust. 1974. 2(18):680
	甲脆性降低	Knight. Med J Aust. 1975. 1(9):286
	脱甲症	Piraccini. Drug Saf. 1999. 21(3) 187
	日光性甲分离	Byrne. Postgrad Med J. 1976. 52(610):535
甲状旁腺激素	获得性短甲	Fairris. Clin Exp Dermatol. 1984. 9(3):267
		Baran. J Eur Acad Dermatol Venereol. 2014. 28(2):257
	甲半月坏死	Krebs. Schweiz Rundsch Med Prax. 1981. 70(44):1951
	脆甲	Sarkar. Indian J Endocrinol Metab. 2012. 16(5):819
	甲分离	Baran. J Eur Acad Dermatol Venereol. 2014. 28(2):257
		Sarkar. Indian J Endocrinol Metab. 2012. 16(5):819
		Chiriac. Dermatol Online J. 2014. 20(9)
	甲分裂	Sarkar. Indian J Endocrinol Metab. 2012. 16(5):819
	脱甲症	Piraccini. Drug Saf. 1999. 21(3):187
		Sarkar. Indian J Endocrinol Metab. 2012. 16(5):819
	厚甲症	Baran. J Eur Acad Dermatol Venereol. 2014. 28(2):257
	显性白甲	Baran. J Eur Acad Dermatol Venereol. 2014. 28(2):257
	反甲	Baran. J Eur Acad Dermatol Venereol. 2014. 28(2):257
丙硫氧嘧啶	苔藓样甲营养不良	Saito. J Dermatol. 2007. 34(10):696
系统性糖皮质激素	红色甲半月	Wilkerson. J Am Acad Dermatol. 1989. 20(3):453
		Cohen. J Am Acad Dermatol. 1992. 26(2 Pt 2):292
		Jorizzo. J Am Acad Dermatol. 1983. 8(5):711
		Leider. Arch Dermatol. 1955. 71(5):648
	横向白甲	Chapman. South Med J. 1997. 90(4):395
他莫昔芬	红色甲半月	Cohen. J Am Acad Dermatol. 1996. 34(6):943

28.11　系统应用维 A 酸类药

由于维 A 酸类药物能够对角质形成细胞的发育和功能进行独特的调节，因此系统应用维 A 酸类药物可以显著改变甲单元的结构和外观（表 28.13）。通常这类药物会抑制甲板的角化、下调甲母质的功能，从而导致甲生长减慢[2,394,395]、软甲[396-400]、甲分裂[397,398]、Beau 线[396,401,402]和脱甲症[397,402]，不过也有 1 例在甲银屑病中导致甲生长加快的病例报道[394]。

慢性甲沟炎[395,397,399,403-405]、甲周化脓性肉芽肿[397,398,406-409]和嵌甲[398]都与系统应用维 A 酸类药物密切相关，这些甲改变是由局部的维 A 酸受体激活所导致。从机制上讲，这种特征性的炎症是机体对近端甲皱襞下方滞留的角化不全的鳞屑的一种异物反应，并且由维 A 酸诱导的脱皮所致[397]。其他与系统性使用维 A 酸类药物相关的甲改变包括真性横向白甲[410-412]、甲分离[397,400]、脆甲[397,398,401]、甲半月以上甲板缺失[413,414]、甲板远端翻转（称为卷曲甲）[415]和甲正中营养不良[416-418]。

⊡ 表 28.13 继发于系统应用维 A 酸类药物的甲改变

甲生长减慢	Piraccini. Drug Saf. 1999. 21(3) 187
	Galosi. Arch Dermatol Res. 1985. 277:138
	Baran. Ann Dermatol Venereol. 1982. 109(4):367
软甲	Lindskov. Arch Dermatol. 1982. 118(8):535
	Baran. Clin Exp Dermatol. 1986. 11(2):148
	Campbell. J Am Acad Dermatol. 1983. 9:708
	Kaplan. J Am Acad Dermatol. 1983. 8(1):95
	Onder. J Dermatol Treat. 2001. 12(2):115
甲分裂	Baran. Clin Exp Dermatol. 1986. 11(2):148
	Campbell. J Am Acad Dermatol. 1983. 9:708
Beau 线	Lindskov. Arch Dermatol. 1982. 118(8):535
	Ferguson. Oral Surgery. 1984. 58:283
	Garioch. Clin Exp Dermatol. 1989. 14(3):261
脱甲症	Baran. Clin Exp Dermatol. 1986. 11(2):148
	Garioch. Clin Exp Dermatol. 1989. 14(3):261
甲生长加快	Galosi. Arch Dermatol Res. 1985. 277:138
慢性甲沟炎	Baran. Ann Dermatol Venereol. 1982. 109(4):367
	Baran. Clin Exp Dermatol. 1986. 11(2):148
	Kaplan. J Am Acad Dermatol. 1983. 8(1):95
	Baran. J Dermatol Treat. 1990. 1(3):151
	Ruest. Schweiz Med Wochensch. 1979. 109:1921
	Voorhees. Arch Dermatol. 1981. 117(7):418
甲周化脓性肉芽肿	Baran. Clin Exp Dermatol. 1986. 11(2):148
	Campbell. J Am Acad Dermatol. 1983. 9:708
	Hodak. J Am Acad Dermatol. 1984. 11(6):1166
	Blumental. J Am Acad Dermatol. 1984. 10(4):677
	De Raeve Dermatologica. 172(5):278
	Gaudiello. Dermatol Reports. 2011. 3(1):e2
嵌甲	Campbell. J Am Acad Dermatol. 1983. 9:708
横向白甲	Baran. Ann Dermatol Venereol. 1983. 110(8):657
	Baran. Arch Dermatol. 1984. 120(8):993
	Zweegers. Int J Dermatol. 2014. 53(3):e221
甲分离	Baran. Clin Exp Dermatol. 1986. 11(2):148
	Onder. J Dermatol Treat. 2001. 12(2):115
脆甲	Baran. Clin Exp Dermatol. 1986. 11(2):148
	Campbell. J Am Acad Dermatol. 1983. 9:708
	Ferguson. Oral Surgery. 1984. 58:283
甲半月以上甲板缺失	Alli. Cutan Ocul Tox. 2015. 23:1
	Yung. Br J Dermatol. 2005. 153(3):671
甲板远端翻转（称为卷曲甲）	Griffiths. J Dermatol Treat. 1990. 1:265
甲中线营养不良	Bottomley. Br J Dermatol. 127(4):447
	Dharmagunawardena. Br J Dermatol. 1997. 127(4):161
	Winther. Acta Derm Venereol. 2014. 94(6):719

28.12 补骨脂素

　　由于补骨脂素的主要药理作用是光敏作用，因此在光疗或偶然暴露在阳光下时均可能导致日光性甲分离、裂片形出血或甲下大疱（⊡ 表 28.14）[4,21-27,419-421]，但这种甲分离不需要停用补骨脂素也会逐渐好转[2]。当作用时间更久时，补骨脂素加紫外线 A 光疗（PUVA）可能导致纵向黑甲[422-425]和可变的甲板色素沉着[426-428]，这可能是甲母质 PUVA 雀斑样痣的表现。此外，也有报道 Beau 线[1,2]和脱甲症[1]也与补骨脂素治疗有关。

⊡ 表 28.14 继发于补骨脂素的甲改变

日光性甲分离	Baran. Photodermatol Photoimmunol Photomed. 2002. 18:202
	Warin. Arch Dermatol. 1979. 115(2):235
	Prasad. Indian J Dermatol Venerol Leprol. 2002. 68(2):116
	Rau. Arch Dermatol. 1978. 114(3):448
	Zala. Dermatologica. 1977. 154(4):203
	Dawber. Arch Dermatol. 1978. 114(11):1715
	Balato. Photodermatol. 1984. 1(4):202
	Baran. Ann Dermatol Venerol. 1990. 117(5):367
	Morgan. Clin Exp Dermatol. 1992. 17(1):65
	Zala. Dermatologica. 1977. 154(4):203
	Ortonne. Ann Dermatol Venereol. 1978. 105(10):887
	Vella Briffa. Br Med J. 1977. 2(6095):1150
纵向黑甲	Parkins. Clin Exp Dermatol. 2015. 40(3):331
	Hann. Photodermatol. 1989. 6(2):98
	MacDonald. Br J Dermatol. 1986. 114(3):395
	Naik. Br J Dermatol. 1979. 100(2):229
可变的甲板色素沉着	Naik. Int J Dermatol. 1982. 21(5):275
	Weiss. Int J Dermatol. 1989. 28(3):188
	Trattner. Int J Dermatol. 1990. 29(4):310
Beau 线	Piraccini. Drug Saf. 1999. 21(3) 187
	Piraccini. Expert Opin Drug Saf. 2004. 3(1):57
脱甲症	Piraccini. Expert Opin Drug Saf. 2004. 3(1):57

28.13 膳食补充剂

　　钙[429]、半胱氨酸[112]、明胶[112]、蛋氨酸[112]和维生素 D[429]都被认为能促进甲生长（⊡ 表 28.15）。生物素（即维生素 H）[112,430,431]也能导致类似的结果，且能降低甲的脆性。胶体硅是一种以胆碱稳定的原硅酸形式存在的物质[432]，在几个独立的研究中也被证明能够降低甲的脆性[433-435]。补充胡萝卜素[91]和补充月见草油（Epogam）疗法[436]被报道可使甲板变黄。

28

○ 表 28.15　继发于膳食补充剂的甲改变

生物素	甲生长加快	Runne. Curr Probl Derma-tol. 1981. 9:102
	甲脆性降低	Hochman. Cutis. 1993. 51(4):303
		Colombo. J Am Acad Dermatol. 1990. 23(6):1127
钙	甲生长加快	Hogan. Ann Intern Med. 1984. 101(2):283
胡萝卜素	黄甲	Hendricks. Arch Dermatol 1980. 116:438
半胱氨酸	甲生长加快	Runne. Curr Probl Derma-tol. 1981. 9:102
月见草油(Epogam)	黄甲	Patel. J Dermatolog Treat. 2002. 13(1):41
明胶	甲生长加快	Runne. Curr Probl Derma-tol. 1981. 9:102
蛋氨酸	甲生长加快	Runne. Curr Probl Derma-tol. 1981. 9:102
硅(胶体)	甲脆性降低	Scheinfeld. J Drugs Deramtol. 2007. 6(8):782
		Lassus. J Int Med Res. 1993. 21(4):209
		Lassus. J Int Med Res. 1997. 25(4):206
		Barel. Arch Dermatol Res. 2005. 297(4):147
维生素 D	甲生长加快	Hogan. Ann Intern Med. 1984. 101(2):283

28.14　其他药物

有两种泻药已被观察到可以产生药物诱导的甲变化:番泻叶类(sennasoide)和酚酞。(○ 表 28.16) 长期使用番泻叶类药物[437-441]可导致一种少见的甲单元严重杵状病变,而酚酞与蓝色甲半月[442,443]、甲沟炎[2,443]、Beau 线[2] 和脆甲[443] 有关。使用沙丁胺醇[2,444]后也可观察到甲沟炎和甲周红斑,使用非那吡啶后可导致甲板出现"柠檬黄"色变色[445],而毛果芸香碱因其毒性可导致真性白甲[1,2,146,446]。

○ 表 28.16　继发于其他药物的甲改变

酚酞	蓝色甲半月	Campbell. Br J Dermatol. 1931. 43(4):186
		Wise. Arch Dermatol Syphilol. 1933. 27(4):549
	甲沟炎	Piraccini. Drug Saf. 1999. 21(3) 187
		Wise. Arch Dermatol Syphilol. 1933. 27(4):549
	Beau 线	Piraccini. Drug Saf. 1999. 21(3) 187
	脆甲	Wise. Arch Dermatol Syphilol. 1933. 27(4):549
毛果芸香碱	真性白甲	Piraccini. Drug Saf. 1999. 21(3) 187
		Piraccini. Expert Opin Drug Saf. 2004. 3(1):57
		Piraccini. Clin Dermatol. 2013. 31(5):618
非那吡啶	"柠檬黄"黄甲	Amit. Ann Intern Med. 1997. 127(12):1137
沙丁胺醇	甲沟炎	Piraccini. Drug Saf. 1999. 21(3) 187
	甲周红斑	Lacour. Presse Med. 1987. 16(32):1599
番泻叶	杵状甲	Lim. Med J Aust. 2008. 188(2):121
		Prior. Lancet. 1978. 312(8096):947
		Silk. Gastroenterology. 1975. 68(4 Pt 1):790
		Malmquist. Postgrad Med J. 1980. 56(662):862
		Levine. Lancet. 1981. 1(8226):919

临床要点

- 无症状的日光性甲分离可发生于许多不同类别药物,最常见的是抗生素、非甾体抗炎药、利尿剂、抗精神病药、口服避孕药。
- 伴发或先发的甲痛是四环素类抗生素和补骨脂素导致的日光性甲分离的特征性表现。
- 四环素类和氟喹诺酮类抗生素(特别是去甲金霉素、多西环素、氟甲喹、氧氟沙星、培氟沙星和司帕沙星)是日光性甲分离的最常见的药物诱因。
- 许多用于 HIV 的药物都与药物诱发的甲改变有关。
- 核苷类逆转录酶抑制剂常会诱发甲单位不同解剖层次的色素沉着。

- 在系统应用维 A 酸类药物和蛋白酶抑制剂的治疗过程中常出现甲沟炎、甲周化脓性肉芽肿和嵌甲。
- 药物诱导的甲单元色素沉着常见于抗疟药。
- 青霉胺和布西拉明诱导的甲改变与黄甲综合征常难以区分。
- 肿瘤坏死因子抑制剂可能导致苔藓样或银屑病样甲改变。
- 降压药(β-受体阻滞剂、钙通道阻滞剂)是引起钳形甲的常见原因。
- 许多药物和麻醉剂能够以可被定量检测到的浓度存在于被剪下的指甲中。
- 妊娠期间使用抗惊厥药和华法林可能导致典型的累及甲板和远节指/趾骨的胎儿畸形。

病例展示:日光性甲分离

临床病史

　　一名 21 岁的女性患者因为急性发作的甲营养不良、变色和疼痛被她的初诊皮肤科医生转诊到了甲病诊所。患者表示这些症状最早于 1 周前出现,在甲出现明显临床改变之前已发生明显的甲痛和牙痛。患者有中度炎性痤疮的皮肤病病史,正在接受多西环素(每日两次,每次 100mg)和口服避孕药治疗。患者为当地一大学生,2 周前刚过完春节回来,春节时她和她的朋友在夏威夷度假。旅行前,她在室内晒日光浴。患者否认自己做过任何专业美甲,不过有时会自己涂指甲油。到目前为止,患者还没有尝试任何治疗。

体格检查

　　临床检查显示,患者的十个指甲都有远端甲分离和包括甲床中部在内的不同程度的甲下红斑和甲下血肿。值得注意的是,所有患指的甲外侧边缘都没有受累。把脚趾甲上涂的海军蓝色指甲油卸掉后没有看到任何相关的改变,在患者身体的其他部位没有发现其他皮疹。

　　在这个病例中,临床检查和病史强烈支持日光性甲分离的诊断,紫外线(UV)可诱导远端出血性甲分离而侧方的甲单位避免受累。此外,虽然有报道称日光性甲分离与使用多西环素和口服避孕药相关,但先发的甲痛仅在使用四环素类抗生素和补骨脂素药物中

有报道。

治疗

　　日光性甲分离的治疗一般采用支持疗法,应当先告知患者治疗策略以防后续病情反复。如本例所示,使用不透明的指甲油能够降低光敏药物导致日光性甲分离的风险。使用防晒霜和避免光照也可能起作用,但其重要性还需要评估。有专业美甲史的患者应该被告知许多美甲店会使用紫外设备来凝固某种类型的指甲油,这也有可能导致日光性甲分离。

　　外用抗真菌药(0.77% 环吡酮)做预防性治疗可防止念珠菌定植在暴露的甲床和皮肤真菌感染,同时建议患者在做家务和准备食物时应使用衬棉的乙烯基手套。其他建议还有修剪指甲以便于用药,也能减少细菌和念珠菌在甲下间隙的定植或因意外创伤所致的额外的甲分离。

　　患者在首次出现症状后进行了 6 周的随访,随访期间可以看到远端甲分离的程度显著减轻,在近端甲板也观察到有横纹。确定的是,这些现象与 Beau 线是一致的,可能发生在最初的数周到数月。在使用多西环素治疗过程中进一步强调了避光和防晒的重要性。该患者最后出院,重新回到她的初诊皮肤科医生那里。

❓ 思考题

1. 下列哪种药与疼痛性日光性甲分离有关?
   - A. 吲哚美辛
   - B. 多西环素
   - C. 呋塞米
   - D. 奥氮平
   - E. 口服避孕药

2. 下列哪种药物诱导的症状与黄甲综合征难以区别?
   - A. 金盐(金盐疗法)
   - B. 磺胺类抗生素
   - C. 系统应用糖皮质激素
   - D. 苯茚二酮
   - E. 青霉胺

3. 下列哪种药物与药物诱发性苔藓样甲营养不良有关?
   - A. 锂
   - B. 美托洛尔
   - C. 普拉洛尔
   - D. 硝苯地平
   - E. 万拉法新

✓ 答案和解析

1. 正确答案是 B。虽然一般是无痛的,但甲痛可发生于四环素类抗生素和补骨脂素。

2. 正确答案是 E。在使用青霉胺和布西拉明的患者中有黄甲综合征的报道。磺胺类抗生素与真性白甲有关。红色甲半月在系统应用糖皮质激素时可出现。苯茚二酮可引起甲板的橙色变色。

3. 正确答案是 D。锂盐、美托洛尔、普拉洛尔和万拉法新被报道可导致银屑病样甲改变。

　　　　　　(甘露　吴雪菁子　宋继权 译,杨连娟 校,
　　　　　　　　　　　　　　　　　　江建　孔一 审)

参考文献

28章 参考文献

第 29 章　毒性物质引起的甲改变

Chris G. Adigun

学习目标:

1. 识别某一种毒性物质暴露所导致的甲特征性变化。
2. 认识到暴露于毒性物质可能会出现一系列涉及多个器官症状。
3. 注意毒性物质暴露可能发生在妊娠期或婴幼儿期,婴儿伴有甲改变和系统症状时应注意鉴别。

29.1 毒性物质

29.1.1 一氧化碳

一氧化碳中毒是全世界常见的死因,可见于意外、自杀和谋杀案件中。一氧化碳取代氧气与血红蛋白紧密结合会形成碳氧血红蛋白,碳氧血红蛋白具有特征性的亮粉色。

一氧化碳中毒患者的甲可能呈亮粉色或"樱桃红"色,这是由于血管丰富的甲床颜色变化所致。这种特殊临床表现的一个特点是甲床的颜色变化在一氧化碳暴露后不久就会出现,这与暴露于其他物质导致的甲改变不同[1]。也有报道一氧化碳中毒会引起肢端大疱和红色甲半月[2,3]。

一氧化碳中毒的患者甲床粉红色改变会在患者死亡后持续存在。当法医检查时可维持原来的粉红色,而不是在一般尸体中看到的典型暗红色或蓝色[4],这是一氧化碳中毒的显著特征。

29.1.2 氯乙烯

氯乙烯暴露可导致发展为氯乙烯病(vinyl chloride disease,VCD)。VCD 会引起系统性硬化症以及明显的皮肤病表现,也可能引起手指(足趾)改变[5,6]。在 VCD 病例中已发现有远端手指硬皮病样改变,杵状指改变和雷诺现象等表现。此外,VCD 中还可出现末端趾骨的骨吸收和骨溶解等改变[7]。

29.1.3 有毒油

1981 年,一种工业使用的油作为食用油被非法出售后,在西班牙首次出现了毒油综合征(toxic oil syndrome,TOS)。有 2 万多人因为大量摄入这种污染油而患病,甚至有 1 200 多人因此死亡。这种有毒油特有成分包括脂肪酸酰苯胺和紫色酸性磷酸酶酯。然而,导致这些患者产生 TOS 的确切病因尚不清楚[8]。

TOS 可导致手指及远端指骨硬皮病样改变、雷诺现象、指骨关节挛缩和周围神经病变。远端手指组织活检显示纤维化和动脉闭塞性病变[9]。

29.1.4 氰化钾

摄入氰化物中毒常见于有自杀倾向且在职业中可以接触到该毒物的个体,最常见的是金匠或纺织业工人。氰化物中毒可导致严重的神经损伤、代谢性酸中毒和甲改变。用硫代硫酸钠(sodium thiosulfate)和羟钴胺素(hydroxocobalamin)作为解毒剂治疗是安全有效的[10-12]。

29.1.5 多氯联苯(polychlorinated biphenyl, PCB)及其污染物

1978 年,台湾发生一起因摄入被热降解的多氯联苯污染的食用油而导致的大规模中毒事件。由于这些化学物质会持续存在于组织中,因而摄入了污染食用油的女性所生的孩子在子宫内就暴露在这些化学物质中。因此,多氯联苯的大规模中毒对那些摄入污染食用油的人以及在子宫内间接暴露的胎儿都有直接影响。

Hsu 等人的一项研究发现,在那些经胎盘暴露于 PCB 的儿童中,约有 1/3 的儿童出现甲色素沉着和畸形[13]。甲营养不良和色素沉着发生在指甲和趾甲上,其中趾甲更常发生色素沉着。最常见的甲改变包括 Beau 线、横沟、纵脊、横向弯曲、纵向弯曲和其他非营养不良表现[14,15]。这些儿童的甲异常改变是持久的。Hsu 等人提出,这种异常可能由于 PCB 暴露导致的胎儿甲母质发育迟缓所致。

尽管直接接触 PCB 的儿童和成人以及经胎盘间接接触 PCB 的儿童都会出现甲色素沉着,但在直接接触者中,这种现象更为常见[16,17]。据报道,在食用受污染食用油的患者中,有 68% 出现甲畸形。扁平甲、嵌甲和板层营养不良是最常见的甲畸形表现[18]。

29.1.6 河豚毒素(tetrodotoxin,TTX)

河豚毒素是一种极强的神经毒素,存在于某些鱼类的肝脏和性腺中,最常见于刺豚、河豚和某些贝类中。

如果不迅速给予机械通气支持,会导致全身瘫痪并最终死亡,曾有过 1 例因食用干河豚鱼片导致死亡的报告,法医检查发现其甲呈紫色[19,20]。

29.1.7 硒

因摄入天然产物引起硒中毒的例子很多,但现在很少见。硒补充剂因声称具有保护心血管和抗恶性肿瘤的功效而变得流行,植物原料常被用作提供硒元素的营养添加剂。大多数报道的硒中毒是由于摄入含硒的无机化合物导致的。

Muller 和 Desel 报道了 2 例因摄入"天堂坚果(Lecythis ollaria)"引起的硒中毒[21]。中毒初期症状表现为头痛、头晕、恶心和乏力,2 周后出现脱发,第 3 周时甲变为灰色。

一项对 201 例硒中毒病例的回顾分析发现,由于摄入了含硒量比标识浓度高 200 倍的膳食补充剂,甲最初变化表现为色素沉着和脆性增加。90 日后,甲的色素沉着可能会持续存在,或出现甲完全脱落的情况[22]。

另一例由于硒膳食补充剂导致的硒中毒病例中,甲上出现白色条纹,指尖有压痛、肿胀以及脓性分泌物排出[23]。此外,在硒中毒病例中还发现了甲分离、黄甲和灰白色横向条带等表现[24-26]。

对于硒中毒没有特殊的治疗方法,随着时间的推移,硒自

然地从体内排出,所以症状会逐渐消失。在停止接触后 30 日内,症状应该会得到显著改善[26]。建议在某些疾病状态下补充硒,如有艾滋病、克罗恩病或接受静脉营养的患者,这些患者的体内硒含量通常较低。成人每日补充硒的安全上限为 400μg[27]。

29.2　重金属

29.2.1　金

肠外或口服金盐制剂的疗法,也称"黄金疗法",已用于类风湿性关节炎的治疗[28]。尽管皮肤或皮肤附属物中的金含量与金毒性之间没有相关性[29],但有许多关于黄金疗法导致甲黄色变的报告,即所谓的"金甲"[29-31],典型表现为甲板出现黄色至深棕色的色素沉着[32]。有报道发现患者会出现甲分离,随后出现包括纵向条纹和甲变脆等永久性改变。此外一项病例报告显示,1 例严重金中毒性皮炎患者出现了脱甲症[34]。

29.2.2　铅

妊娠期间的金属污染可导致许多先天性缺陷,而铅暴露导致的缺陷可能是最常见的[35]。婴儿和儿童接触铅后,除了可能造成潜在的、严重的神经功能缺陷外,还会造成皮肤和甲的损害[36]。

一名 2 个月大的婴儿因铅中毒而出现甲褐色改变和抽搐。该病例提示了在评估新生儿癫痫发作时,应注意排除铅中毒,避免误诊。早期诊断和治疗可预防永久性神经后遗症[36]。

一名 55 天大的婴儿因长期广泛使用桃丹粉(一种含铅量高的家庭药方)而导致甲色素沉着。含铅粉末外用于婴儿的颈部、腋窝、腹股沟、会阴和腘窝,每日 3~4 次[37]。在体格检查中,甲色素沉着是最明显的体征,主要包括指甲与趾甲的弥漫性色素沉着,趾甲的色素较指甲的颜色更深,色素沉着颜色最深的甲通常位于拇指和蹈趾。

除了甲色素沉着,白甲、脱甲症、甲床角化过度以及甲痛在铅中毒病例中也有报道[38]。

治疗铅中毒的一线药物是琥巯酸(succimer),这是一种水溶性口服螯合剂[39],也可以使用二巯基琥珀酸(dimercaptosuccinic acid,DMSA)进行螯合治疗[40]。

29.2.3　银

摄入银可能导致银质沉着病(银中毒),其主要表现为皮肤的蓝灰色色素沉着,病变最突出的是暴光部位,如面部和手部。口腔黏膜、舌头、结膜和耳朵也可受累。甲改变包括甲周部位呈蓝灰色、蓝色甲半月和蓝色甲床,甲半月的蓝色变色通常比甲床更明显。足趾通常不受影响[41-44]。

临床上怀疑银中毒,经皮肤或甲活检发现真皮层有褐黑色颗粒沉积可以确诊[45]。在皮肤活检标本中,这些银颗粒在汗腺基底层和真皮弹性纤维中数量最多。

银以胶体银的形式被摄入,溶解在液体中,通常作为一种

传统或顺势疗法的药物。尽管有报道,银中毒病例在摄入 550mg 胶体银后就出现蓝色甲半月[45],但大多数报道的银中毒病例都发生在摄入 4~5g 胶体银之后。曝光部位的皮肤发生色素沉着的原因可能是由于无色的银盐在光照的影响下还原为黑色的金属银[44]。

摄入胶体银作为一种替代医学实践或膳食补充剂越来越受欢迎[41]。由于特殊的社会文化习俗,银中毒在印度很常见,但却很少报道[46]。鉴于银中毒病例的增加,皮肤科医生有必要警示患者银中毒的发生。其他可能发生银中毒的途径包括职业暴露、摄入含银药物或广泛创面外用磺胺嘧啶银的全身吸收[47]。银中毒导致蓝色甲半月的鉴别诊断包括 Wilson 病和酚酞治疗所致的甲改变。

银中毒导致的皮肤变色通常是永久性的,尽管最近有报道使用调 Q 开关 Nd:YAG 1 064nm 激光治疗后,临床症状有所改善[48]。

29.2.4　苯胺

据报道,苯胺中毒会因发绀而导致患者甲床出现紫色或蓝色变色[38]。

在一家模塑工厂里,工人们的皮肤、甲和头发都出现了明显的黄色。黄色染色是由于直接接触了高挥发性的 4,4'-亚甲基双苯胺(4,4'-Methylenedianiline,MDA)(这是塑料制造过程的一个组成部分)引起的。由于 MDA 是一种已知的肝毒素,因此识别这种化学物质暴露引起的特征性黄色染色非常重要。污染土壤中发现的三硝基苯基甲基硝胺(tetryl)也因在暴露部位产生黄色染色而为人所知[49,50]。

29.2.5　汞

汞是一种剧毒物质,能在室温下蒸发,单独吸入汞就会导致中毒。长期接触汞可导致肢端痛或粉红色病,这是一种由汞元素导致的过敏综合征,其特征性表现为皮肤深粉红色、皮肤鳞屑、手足疼痛、无力、高血压、心动过速、周围神经病变、过度流涎和出汗[51]。汞中毒最常被误诊为嗜铬细胞瘤(pheochromocytoma),两种疾病的首发症状都是心动过速、多汗和高血压,可能因儿茶酚胺水平升高所致。

据报道,汞暴露会导致甲板变黑、甲纵嵴和脆甲。严重的病例可能会出现脱发、甲脱落和四肢坏疽[52-55]。

在外用替代药物疗法治疗虱病中有出现汞中毒的报道[51],通过局部化妆品和牙科汞合金也可能会发生汞暴露[56]。牙科汞合金中的汞可导致口腔和皮肤扁平苔藓并累及甲。这一疾病过程被认为是由对汞的超敏反应开始的[57,58],去除含汞的牙科汞合金应该能够使皮肤的症状得到改善。

临床上可用螯合剂二巯基丙磺酸钠(dimercapto-propane-sulfonate,DMPS)治疗汞中毒。如果没有 DMPS,也可以使用 D-青霉胺治疗[51]。

29.2.6　铜

铜含量升高可导致蓝色甲半月,也可见于 Wilson 病[59]。

血浆铜蓝蛋白水平升高表明全身铜水平升高。过量摄入的铜很可能来自含铜的复合维生素或其他膳食补充剂。由于多余的铜是通过胆汁排出的,因此在没有肝胆疾病的情况下,由口服铜而引起的血浆铜蓝蛋白升高是不可能出现的。口服避孕药可通过雌激素增加血浆铜蓝蛋白水平[60]。

血浆铜蓝蛋白水平升高,也可能是其作为急性期反应物的一种表现,这可以通过检测升高的红细胞沉降率来鉴别[59]。

29.2.7　砷

砷暴露可能是来自天然存在的砷化合物或人工合成的砷基化合物,来源是含砷的杀虫剂和饮用水污染[61]。全球有超过 1 亿人因饮用天然无机砷污染的饮用水而发生慢性砷中毒[62,63]。

砷中毒最早和最常见的初始症状是皮肤改变,包括手掌和足底的色素沉着过度和特征性的掌跖“砷”角化。随后还会发生癌变,包括多种非黑素瘤皮肤癌[62,63]。

典型的甲症状包括甲色素沉着和 Mee 线,这些症状通常发生在暴露后的 4~6 周内。Mee 线是甲板上的白色不透明平行线,与甲半月形状相似,可能是单条或多条(◘ 图 29.1)。Mee 线是“真性”白甲的一个实例,这些白色横纹会随着甲的生长而向远端移动,不会像由于甲床异常而引起的白甲那样在压力下变白[62-65]。

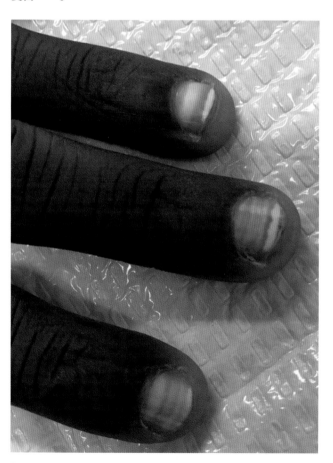

◘ 图 29.1　Mee 线

在 Mee 线或掌跖角化出现之前,早期砷暴露可能会导致一种手部的特殊姿势[66]。慢性砷暴露也可能导致雷诺现象、肢端发绀或坏疽[67]。在慢性砷中毒患者中,甲的形态变化(如 Mee 线)与甲内砷含量之间没有关联[68]。

接触印度传统草药而导致慢性砷中毒的病例已有报道。印度草药在东南亚和世界许多地方很普遍。许多印度草药含有重金属,最常导致慢性铅中毒,而由这些药物引起的慢性砷中毒也是一个问题[69]。此外,砷中毒与中药使用之间的关系也有报道[65]。

日本歌山县发生过一起急性砷中毒事件,因食用了社区节日上被砷污染的咖喱,导致 4 人死亡和 63 人病重,其中 56% 的患者出现皮肤症状,急性改变包括皱褶部位斑丘疹和肢端脱皮。在暴露 3 个月后对 21 例患者进行评估,其中 17 例出现 Mee 线或 Beau 线,9 例患者出现甲周色素沉着[70]。

砷中毒的治疗方法是使用螯合剂 DMPS,它可以促进砷的排出和调节砷在体内的存在形式[71]。

29.2.8　铊

铊是一种有毒重金属,可以通过多种途径吸收,包括直接从皮肤吸收。急性铊中毒引起典型的三联征包括胃肠炎、多发性神经病变和脱发。多发性神经病变通常呈手套袜套样分布。其他全身症状如心动过速和低血压也可能会出现[72]。还有报道铊中毒可以引起结缔组织疾病和 SLE 样疾病[73,74]。

铊中毒的原因可能是因为食用受铊污染的食物或饮料,以及职业暴露等。长期低水平暴露可能导致慢性中毒,其症状较轻[72]。

铊中毒的甲表现包括 Mee 线,即与甲半月一致的白色横纹随着甲生长向远端移动。其他报道的甲表现有近端甲糜烂、完全性甲脱落、脆甲以及弥漫性或部分褐色变色[75,76]。其他皮肤病表现包括手掌、脚掌和四肢远端脱屑,以及脱发,包括内侧至外侧的眉毛脱落[77]。

铊中毒的诊断具有挑战性,因为它涉及多个器官系统的多种非特异性症状。可以使用普鲁士蓝和氯化钾进行治疗[78]。

29.2.9　钛

钛是一种低密度过渡金属,以多种形式存在,其中最常见的一种形式是二氧化钛,它被用于防晒霜、药物、化妆品和糖果。虽然二氧化钛是一种强金属,但容易受到氟和其他金属的电化学腐蚀。骨科植入物、摄入药物或食物,或由于牙科用金或汞合金通过氟化物氧化应激而产生的电蚀作用[79],这些途径可引起二氧化钛暴露。

钛与黄甲综合征(yellow nail syndrome,YNS)的发生有密切关系。黄甲综合征的特点是甲改变、淋巴水肿和呼吸道受累。黄甲综合征患者的甲生长缓慢,甚至完全停止生长,甲板横向弯曲增加,甲板增厚,甲小皮完全消失,甲颜色变黄[80]。

已经有多例黄甲综合征病例报告,患者病甲组织常伴有钛含量升高[79-81]。Berglund 和 Carlmark[81] 对 30 例出现一种或多种临床症状的黄甲综合征患者的甲进行检测,发现甲中钛含量升高。钛的暴露来源于药物、牙科钛合金植入物和糖果。健康患者的甲中没有检测到钛,即使是那些接触过钛和金的人。

文献中的其他报道提示了药物在黄甲综合征发病中所起的作用。目前观点认为这些病例的黄甲综合征可能是由于药物配方中存在二氧化钛所致。停药后,所有病例中黄甲综合征的症状均得到缓解[82-84]。

黄甲综合征与钛的因果关系尚未完全证实。然而,皮肤科医生在接诊黄甲综合征患者时应该考虑患者潜在的钛暴露可能,需详细询问有关骨科植入物、饮食史(尤其是口香糖和糖果的摄入量)和牙科植入物的相关病史。

病例展示

35 岁既往健康女性,表现为 4 个月的"流感样"症状。起初表现为肌痛,关节痛,恶心和厌食,随后出现疲劳、体重减轻和记忆力减退等症状。在症状出现 2 周后,开始出现大量脱发,甲变色、变薄和脆性增加[26]。

体格检查

患者面容憔悴,瘦弱,头发稀疏。四肢检查发现明显的灰白色甲横向条带,甲板变黄以及脆性增加。

❓ 思考题

1. 下列哪项不是铊中毒的典型表现?
   A. 脱发
   B. Mee 线
   C. 甲棕色色素沉着
   D. 甲沟炎
   E. 心动过速

2. 砷中毒最常见的来源是什么?
   A. 摄入含砷的杀虫剂企图自杀
   B. 饮用水被含砷农药污染
   C. 饮用水被天然无机砷污染
   D. 接触含砷的传统印度草药
   E. 接触含砷的多种维生素

3. 以下哪一种疾病会导致蓝色甲半月?
   A. 毒油综合征
   B. Wilson 病
   C. 血色素沉着症
   D. 妊娠期 PCB 暴露
   E. 氯乙烯病

✅ 答案和解析

1. 正确答案是 D。铊中毒典型表现为与甲半月一致的

评估

进一步询问患者后得知,她一直在服用营养补充剂,并且在发病前刚刚开始服用新的营养液,其中含有大量的硒。患者的血清硒水平为 233μg/L(远高于 110~160μg/L 的参考范围)。目前对硒中毒尚无特效治疗,停止接触后 30 日症状会消退,这与硒的半衰期一致。硒在化学上是一种非金属,但硒中毒类似于重金属中毒,包括皮肤科检查发现的甲 Mee 线和脱发。甲和头发被认为是过量硒的代谢途径。

白色横纹随着甲生长向远端移动,称为"Mee 线",还可能出现近端甲糜烂伴甲脱落,脆甲和/或褐色变色。甲周组织受累不是特征性的表现,没有相关文献报道。

2. 正确答案是 C。砷暴露可能是由于天然或人工合成的含砷化合物引起的。由于接触印度传统草药而导致慢性砷中毒的病例多有报道。许多印度草药含有重金属,最常导致慢性铅中毒。然而,世界上有 1 亿人因饮用过天然无机砷污染的饮用水受到慢性砷中毒的影响,使其成为砷中毒最常见的污染源。

3. 正确答案是 B。蓝色甲半月见于由于铜水平升高导致的 Wilson 病,或者银水平升高导致的银中毒,或者服用酚酞。

（杨连娟 译,宋继权　王鹏 校,陈熹　曾馨 审）

参考文献

29章 参考文献

第 30 章　自发性甲病

Richard G. Fried, Karyn L. Scher, and Lauren Fried

30.1   定义

30.1.1   剔甲癖

1934 年首次提出"剔甲癖"的概念[1]。它是指反复强迫性地撕拉或修剪指/趾甲造成的一种自我损伤,可导致甲不规则、畸形、结构改变、甲下出血,并增加感染风险(■ 图 30.1)。

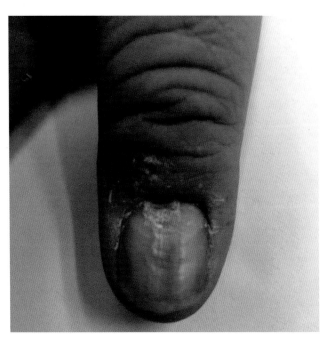

■ 图 30.1   剔甲癖

30.1.2   咬甲癖

指强迫性咬甲超出甲床导致甲不规则、畸形、结构改变、甲小皮出血,并增加感染风险。

30.2   临床特征

精神障碍性疾病的诊断标准可参照精神障碍诊断与统计手册第五版(*Diagnostic and Statistical Manual of Mental Disorders*, *Fifth Edition*, *DSM-5*),基于躯体相关重复行为障碍的五个基本评判标准,临床医师在评估这两种自发性甲病时可寻找以下特征:

30.2.1   剔甲癖

1. 反复撕拉、修剪造成甲损伤;
2. 不断尝试减少或停止撕拉、修剪甲;
3. 撕拉、修剪甲等行为,造成患者精神痛苦,干扰正常工作和生活,甚至导致感染;
4. 撕拉、修剪甲等行为通常不是由其他皮肤疾病引起的;

5. 撕拉、修剪甲等行为,不能用其他精神障碍性疾病解释(例如身体畸形恐惧症时,患者试图改善外观上的缺陷或遮掩身体畸形)。

30.2.2   咬甲癖

1. 反复啃咬指甲,造成指/趾甲、甲小皮和甲床损伤;
2. 不断尝试减少或停止啃咬指/趾甲;
3. 啃咬甲等行为造成患者精神痛苦,干扰正常工作和生活,甚至导致感染;
4. 啃咬指/趾甲等行为不是由其他药物或皮肤疾病引起的;
5. 啃咬指甲等行为,不能用其他精神障碍性疾病解释(例如身体畸形恐惧症时,患者试图改善外观上的缺陷或遮掩身体畸形)。

DSM-5 描述了关于拔毛癖和皮肤搔挖障碍的临床特征、患病率、病程、高危因素、预后及其共患病。但目前对自发性甲病的研究还不充分,其临床特征尚缺乏大规模数据支撑。

> **主要特征**
> 1. 反复不自主地进行自我损伤指/趾甲的行为,包括反复撕拉、修剪、咬甲导致甲损伤、甲营养不良、甲下出血、感染,甚至甲完全脱落。
> 2. 患者常伴有其他精神障碍性疾病,如抑郁症、焦虑症、强迫症、多动症,或有自残及强迫性行为,如进食障碍、赌博或成瘾行为。有共病人格障碍,个别患有妄想性精神病。
> 3. 给患者带来生理(如感染和感觉障碍)及心理损害(例如尴尬、羞耻、社交隔离和自我否定)。这种负面的心理状态可加剧社会心理压力,加重自残行为。
> 4. 在 ICD-10 中被归类于冲动控制障碍,且不能用另一种心理障碍解释。
> 5. 剔甲癖和咬甲癖是躯体相关重复行为(body-focused-repetitive-behavior, BFRB)里的一部分,属于自我梳理行为(self-grooming behavior),随着其频率及强度逐步提高,最终导致甲营养不良和损伤。常伴有情感和认知障碍的后遗症。

30.2.3   流行病学

剔甲癖的流行病学资料很少,2014 年 Grzesiak 等人对 339 名医学生进行了研究,其中只有 3 人患有剔甲癖(2 名女性和 1 名男性),患病率为 0.9%[2]。这项研究还表明,咬甲癖的发病率可能是剔甲癖的 50 倍。一项针对学龄儿童的研究报告表明,20% ~ 29% 的儿童存在咬甲现象,而在成年后这种现象则会下降到较低水平[3]。由于咬甲现象在人群中普遍存在,一些研究可能会根据行为引起自残的程度来将其分为轻度和重度[4]。

30.3   病因

与其他自发性皮肤疾病类似,自发性甲病可认为是潜在精神疾病的外部表现,如情绪障碍(双相情感障碍、抑郁症)、焦虑症(广泛性焦虑症、强迫症)、人格障碍(边缘人格),在最近的一个病例报告中甚至认为其是精神妄想障碍的一部分[5]。

强迫行为的动机是多种多样的。有报道认为,剔甲癖和咬甲癖的发生与患者缺乏对生活掌控力的潜在焦虑有关。与其他强迫症一样,患者可能会将注意力集中在看似微不足道的细节上(重复计数、清洁、节食、运动都是常见的例子)。从这个角度来理解,剔甲癖和咬甲癖的发生是由于患者过度注意甲或其周围皮肤,从而反复撕、拉、挑、咬所造成的。不断重复这些行为可导致甲和甲小皮不同程度的损伤,甚至造成整个甲破坏、瘢痕和畸形。一些患者将这些强迫性行为作为分散注意力,自我安慰或获取短暂缓解的一种方法,这也极大地促进这些行为的持续。当被问及这些自我损伤行为的动机时,患者通常会在指甲上找到一些不那么完美的地方,然后说:"发现一个小的倒刺,试图使皮肤变平整,才导致皮肤或甲的损害。"这往往是一种悖论,是一种想要改善或消除导致指甲受损、畸形或感染的缺陷的强烈愿望。

先前由感染、外伤、自身免疫及炎性甲病造成的甲损害,可以作为这些行为开始的基础。而指甲外观的损伤会使患者产生羞耻、尴尬和社交退缩,这些心理变化则会加重甲损害的行为。相反,潜在的自卑、抑郁、焦虑、躯体变形障碍或强迫障碍会导致人们过度关注自己并未受损的皮肤或甲,导致针对甲的破坏性行为的恶性循环。

自发性甲病的潜在心理问题/动机:

1. 当对生活的其他方面缺乏控制力时,这些行为可提供控制感;

2. 处在无聊、沮丧或焦虑心理状态下的不自觉行为;

3. 这些行为可短暂缓解冲动后的精神紧张(自我安慰);

4. 这些行为来源于强迫性完美主义的悖论:试图"完美"而导致甲外观受损加重;

5. 这些行为是一种被动攻击的手段,用来控制或激怒特定的人;

6. 有意无意地表现出"怪异"或"不完美",来避免陷入社交、情感等;

7. 这种行为是妄想的反应,患者自觉有感染或异物,必须从甲或甲小皮上祛除。

研究显示自发性甲病具有遗传倾向,同卵双胞胎都存在咬甲行为的概率比异卵双胞胎高出32%,同卵双胞胎同时患有重度咬甲癖的可能性要比异卵双胞胎高57%。此外,如果父母患有咬甲癖,其子女患病率比正常组高出 3 倍以上[4]。与其类似的拔毛癖及皮肤搔挖障碍也同样具有遗传性[6]。

30.3.1　心理行为因素

根据自发性行为的意识状态,可以将其分为有意识行为与无意识行为两种。有意识行为是指患者有意识地进行甲损害的行为,但因为无法控制行为的发生,患者往往产生沮丧、尴尬以及厌恶情绪,还常伴有紧张、焦虑、愤怒或抑郁等情况。

无意识行为是指患者对甲和/或周围皮肤进行自发的、功能自主的动作,没有动机,一般不伴有以上负面情绪。但与

有意识行为类似的是,当患者发现甲损害后亦会产生负面情绪。

30.3.2　遗传性因素

- 史密斯-马吉利综合征(Smith-Magenis syndrome,SMS)是因基因突变导致发育迟缓,影响患者的智力、语言、睡眠和行为,而剔甲癖属于 SMS 相关的行为障碍之一。
- 自毁容貌综合征(Lesch-Nyhan syndrome)是罕见的 X-连锁隐性遗传病,其机制是次黄嘌呤-鸟嘌呤磷酸核糖转移酶(HGPRT)缺失。患者可有强迫性自伤行为,包括剔甲癖和咬甲癖。

30.4　合并症

剔甲癖和咬甲癖是一组自我损伤行为引发的甲病,它的发生发展与哺乳动物自我保护的生存原则背道而驰。尽管如此,这类行为在哺乳动物中依然很常见。哺乳动物在感知高压力和低生存率(通常是实验诱发)的情况下,对自己身体部位进行伤害性行为并不罕见[7]。这些行为被称为非自杀性自伤(non-suicidal self-injury,NSSI),被认为是患者对负面情绪进行自我调节的一种尝试。也就是说,自伤行为是一种潜意识分散注意力或是对难以用语言表达的情感的一种输出方式,而不仅是受困于痛苦、愤怒、无助或焦虑的情绪之中。心理健康异常与这些皮肤病症状总是同时出现,这表明情绪调节障碍,如强迫症、抑郁症、焦虑症、人格障碍和/或药物滥用可能是其发生的诱因。

30.5　与强迫症及相关疾病的联系(DSM-5)

美国精神病协会精神障碍诊断与统计手册第五版(DSM-5)[8]认为拔毛癖(拔毛症)和抠皮病(皮肤搔挖障碍)与剔甲癖和咬甲癖有"亲缘"关系[9](以上这些疾病都被归类为病理性理毛障碍(pathologic grooming disorder)(隶属于强迫症)。它们都带有"强迫"的属性,这种"强迫"体现在以身体为中心的重复行为,人们通常重复这些行为或者反复尝试减少或停止这些行为。此外,DSM-5 还指出这些行为并非全部由强迫引起,但通常伴随着情绪状态的改变,如焦虑或紧张。而随着焦虑或紧张程度的加重,患者最终只能通过完成这些重复性行为而得到心理缓解。患者通常会从有意识地动作慢慢过渡到无意识的动作,发展到后期当患者下意识完成这些重复性行为后,既会感到心理释放又会产生心理负担。

30.6　预后

自发性甲病可造成甲物理性损伤,包括形成瘢痕、增加感染风险及影响甲的正常生长。此外,剔甲癖和咬甲癖可影响患者心理健康,严重降低患者生活幸福感。

由于患者伴出现明显的羞耻感,其心理及社会负担可能更具危害性。在社交场合,患者会因自己不能控制撕拉或咬指甲的行为而感到羞愧,影响其正常人际交往[10]。由于人是"群居动物",社交隔离可导致患者产生孤独感,严重影响心理健康,随之而来的是一系列恶性循环。重复性行为愈发频繁,对甲的损害就愈发严重,从而导致患者产生严重的心理负担,表现为在社交中退缩并增加潜在自伤性行为的可能。2014 年的一项研究证实了这一点,与对照组相比,咬甲癖患者的生活质量明显下降[11]。

30.7 治疗

不论是否存在器质性皮肤病和甲病,剥甲癖和咬甲癖的患者都很可能是异质性群体,在发病前即处于心理"危险"状态。不管最初的起因是皮肤问题还是心理问题,在慢性病程中,皮肤和心理因素不可避免地会产生交互与延续。因此,有效的治疗往往需要皮肤科治疗联合心理干预。

临床医生必须特别注意调查并严格评估疾病潜在的诱因和维持因素。若只关注于治疗皮肤和指甲的表面问题,通常收效甚微。也就是说,对触发撕拉、咬甲、吮吸等行为的动机进行询问是至关重要的:

- 行为发生前或发生过程中是否伴有情绪因素?
- 患者是否感到无聊、愤怒或紧张?
- 患者是否有行为激进或重复出现的想法?
- 是否在浴室、电视或电脑前等特殊场所更容易触发损害指甲的行为?
- 是否与一天中的某个时段或疲劳程度相关?
- 是否出现在特定的时段(如月经前、周末、看电视时)或发生在特定社交环境(如聚会,约会时)?
- 在行为结束前,是否有一个特定的目标或终点?
- 行为结束后是否伴有减压、放松、焦虑或愤怒等情绪?
- 行为或其相应皮肤/甲的变化是否干扰其生活质量和/或功能状态?

以上信息可通过临床医生、助理医师、医学顾问或精神科医生快速轻松地获得。

这两种疾病往往很难治疗,不同于其他形式的自伤行为如进食障碍、割伤、抠皮病或拔毛癖,剥甲癖和咬甲癖可出现药物及心理治疗抵抗[12]。目前,尚无 FDA 批准的药物可用于治疗自发性甲病及其他自发性皮肤病。但是,用于治疗抑郁症、焦虑症、强迫症及轻度躁狂症的精神类药物可起到心理干预治疗作用,从而减少重复性行为的发生[13]。

患者不用局限于转诊至皮肤科或是精神科,因为目前认为两科协作是最佳的解决方法。皮肤科医生开取缓解临床症状的药物,精神科医师为其制订改变行为的方案,如深呼吸、肌肉放松、冥想等方案。

最彻底的治疗躯体相关重复行为障碍的方法是认知行为疗法(cognitive-behavior therapy),简称 CBT[14]。CBT 强调应着重识别不良行为前伴随产生的思想和感觉,并以此作为切入点来中断重复性行为。CBT 的第一阶段是提高对何人、何事、何时、何地、何种原因这几个方面的认识,这些都是行为模式的一部分。CBT 的第二阶段是帮助患者对撕拉、咬甲等行为产生替代反应。

这些替代反应可以是认知方面的改变(如"我的手可以用来做其他的事","我可以保护好我的皮肤和甲,而不是伤害它们","我可以用其他方式来缓解我的压力")或行为的改变(如深呼吸或通过写日记记录感觉的方式释放压力)。社会支持通常是 CBT 的另一个关键组成部分,但是到目前为止,由于自发性甲病发病率低,专门针对自发性甲病的支持小组并未成立。

其他可纳入认知行为疗法的方法包括:

30.7.1 习惯逆转训练

1. 意识/监测——除了构建在 CBT 中使用的自我意识外,监测实际上还涉及行为的时间、频率和背景方面(即时间、地点、人物)的详细记录。

2. 放松技巧/集中注意力/集中思想——常用的方法包括正念减压疗法,让患者观察到自己的冲动,应用深呼吸或深度肌肉放松的形式来代替冲动行为。

3. 进行竞争/对抗肌肉反应——包括深度肌肉放松,同时也包括一些有益的身体反应,如写日记、涂抹护手霜、学习编织等。

30.7.2 重定向/干扰技术——刺激控制疗法

刺激控制的概念与上述意识/监测所讨论的内容相关。随着患者越来越了解哪些环境条件可能触发该行为(如独处时、沐浴后、看电影或上课时)以及哪些环境条件可抑制该行为(如有人在身边、在计算机前工作时、运动时)后,患者可以开始改变那些刺激或者转移自己对那些触发因素的注意力,即重定向技术。因此,那些离开淋浴间咬指甲的人可以通过咀嚼口香糖、涂抹润肤剂、使用乳胶手套等方式来转移注意力控制这种刺激,即干扰技术。医生应多鼓励患者找到分散注意力的方法,如听音乐或广播,多用手做其他活动,如做饭或做手工等。

30.7.3 洞察力导向策略——功能分析

- 理解为"A/B/C":
- 前因(Antecedent)——行为的进展史或行为发生的前兆;
- 行为(Behavior)——行为本身的各个方面,如频率、强度、偏好的手指等;
- 后果(Consequence)——从家庭成员、专业人士中获得关注;避免进行有压力的社交活动的理由;暂时缓解紧张情绪。

目前,心理健康领域的普遍观点认为,仅凭洞察力并不能导致行为持续地发生改变。有一种方法能够将传统的洞察导向策略与行为策略相结合,包括理解不适应行为的"功能"。这可能从确定行为的前因("A")开始,包括详细回顾强迫性咬甲或撕拉甲的历史——何时开始?与谁?当时的家庭或关系压力来源是什么?接下来,如上文监测部分所述,将从频率、强度等方面评估行为本身("B"),并注意促使行为持续进行的因素。第三,寻找行为的后果("C"),自伤行为可使患者获得来自家庭成员或医生的关心,成为避免进行高压社交的理由,达到短期缓解紧张情绪的目的,以上均可作为行为的后果,其特点是自我伤害但又满足了自我奖励,使自伤行为变得合理化。

与常规观点相反,这种分析的优点是,它从一定程度上肯定了自伤行为的"益处"。医生可以利用这种"益处",为患者建立或加强健康替代方案,如上所述的放松/呼吸技术或社会技能培训技巧等。

30.7.4　正念冥想方法

最初,这只是东方宗教传播的一种精神实践方式。随后,一些卫生保健工作者,包括 Jon Kabat-Zinn 等人重新解释了冥想的非宗教成分(如深呼吸、自我接纳、不抱怨),并制订了正念减压疗法(mindfulness-based stress reduction, MBSR)的基础方案,解决了从心理问题到强迫行为的问题[8,15]。通常,完全讲授这些方案需要进行8~10个有组织的授课和以实践为导向的会议,包括相关的阅读材料和"家庭作业"。虽然目前还没有已知的将 MBSR 应用于剔甲癖和咬甲癖的对照研究,但 MBSR 中许多改变不良行为的成功案例表明,这是一种治疗自伤性疾病(通常由压力触发)的有效方式。冥想对压力管理具有全身性的积极影响,当患者对冥想训练越来越熟练时,可以教导他们在发现自伤意念时,可应用一些简单方案来达到缓解效果,如可以进行 10 次"净化呼吸"。

应用正念减压疗法治疗躯体相关重复行为障碍[16]的关键在于提高对自我伤害冲动意识的认识,而不是对冲动本身作出反应。取而代之的是,人们对行为反应可选择范围的认识也增加了,包括不作出反应,只是简单地观察(并因此容忍)。Marlatt 等人在一本关于 MBSR 治疗成瘾的著作中指出,定期的冥想训练加强了这些技巧的应用,这也强烈表明,MBSR 是治疗自发性甲病的一种强有力的方法[17]。在这过程中,三个关键步骤是:

* 暂停;
* 观察当前体验;
* 注意可选择的范围(无反应、呼吸、其他行为)。

30.7.5　支持小组的作用

总部位于圣克鲁斯的拔毛癖学习中心(Trichotillomania Learning Center, TLC)(▶ www. trich. org)是一个兼具精神病学知识技能的皮肤病支持小组[18]。除了其有效的网站资源(网站内容包括拔毛癖的定义、治疗资源、针对患者及其家人的科普文章)外,它还让人们知道自己并非唯一有类似症状的人,很好地证明了社会支持在减少耻辱感和孤立感方面的力量。由于自发性甲病的发病率相对较低,目前还没有专门针对剔甲癖和咬甲癖的自助式或在线的支持小组。尽管如此,加入 TLC 在线地图确定的小组也是一种与有同样遭遇的人分享问题、交流情感的解决方案。

30.7.6　局限性和预防复发

Azrin 等人[19]采用行为疗法治疗拔毛癖[20]22 个月后,只有1/3的受试者保持戒断,这也是具有强迫行为的患者抗拒改变的另一个指标。

与其他成瘾或重复行为(药物滥用、进食障碍、以身体为中心的重复行为)所涉及的强迫症一样,剔甲癖和咬甲癖对长期的维持治疗极不敏感,即使治疗成功后,也容易复发。因此,成瘾康复文献中关于预防复发[10]的指南是有指导意义的,但尚未在甲病人群中进行全面研究。一些手册和支持项目如自我管理和康复训练(self-management and recovery training, S. M. A. R. T.)[17,21]也同样适用。预防复发的要点包括:

* 做好病情复发的准备(剔甲癖和咬甲癖的"标准化"治疗过程可能会遇到病情反复);
* 寻找并确定触发因素(注意一些情况,如洗澡、独处、等待等可能会刺激撕拉或咬甲行为);
* 寻找替代活动(如涂抹乳液或指甲油等与甲相关的活动;或将手用于编织、绘图等其他活动;或进行与甲无关,但能分散注意力的活动,如运动、深呼吸、伸手给朋友/家人);
* 摒弃消极的自言自语,发展具有积极意义的自言自语(如"我可以找到其他活动","我可以平静下来","我可以从错误中学习","我正在从总体上改善");
* 在日常生活中以及在高压情况下保持正念(在遇到挑战之前提前计划好应对措施;意识到冲动,即你可能有咬甲或撕拉甲的欲望,学会抵抗或驾驭冲动直到冲动消失);
* 自我保健和生活方式平衡(学习其他形式的自我安慰,如与朋友在一起、听音乐、冥想等);
* 为疾病复发寻求支持并重新作出坚定改变的承诺。

极端的撕拉或咬甲并造成永久性瘢痕或残缺的患者,需要立即转诊至心理卫生中心,评估其自毁行为和自杀/杀人倾向。

30.8　药物治疗

药物治疗的总体目标是降低对甲和甲小皮损伤行为的频率和强度。此外,改善伴随的心理障碍(焦虑、抑郁和/或强迫等)可增加治疗成功率。目前尚无治疗自发性甲病的特效药物的数据。一般而言,药物治疗选择 SSRI 或 SNRI,建议从较低剂量范围开始,连续使用 3 周直至症状改善。为患者设定可行的目标十分重要,因为完全根除或停止对甲/甲小皮损害的行为是不可能的,而应努力减少这些行为,这有助于避免损毁和瘢痕形成,并减少甲的明显改变。症状改善可满足患者的期望,使心理、社会和职业功能正常化。副作用和不良反应罕见,但偶有发生,有报道的副作用包括镇静、兴奋、体重增加和影响性功能。在精神障碍患者中,还应询问患者有无自残、自杀或杀人倾向。

SSRI(选择性 5-羟色胺再摄取抑制剂):

氟伏沙明	50~150mg qd
帕罗西汀	20~60mg qd
舍曲林	50~200mg qd
艾司西酞普兰	10~20mg qd

SNRI(5-羟色胺-去甲肾上腺素再摄取抑制剂):

文拉法辛 XR	75~225mg qd
度洛西汀	20~60mg qd

30.9　抗焦虑药

1. 非苯二氮䓬类：非苯二氮䓬类药物如丁螺环酮（7.5～30mg，bid）可单独使用或与 SSRI 或 SNRI 长期联用治疗焦虑相关的自发性甲病，但要注意的是药物联合使用时可增加 5-羟色胺综合征的风险。

2. 苯二氮䓬类药物：短期使用苯二氮䓬类药物对焦虑相关的自发性甲病的患者有益，尤其适用于可能造成甲永久性损伤的患者。这类药物可作为自发性甲病的辅助治疗，应避免用于已知有成瘾或滥用风险的患者。苯二氮䓬类药物通常只能短期使用，当患者已度过急性期或其他非苯二氮䓬类药物已经开始起效时则停药。

- 常用方案：阿普唑仑 0.25～0.5mg bid 按需服用，0.5～1mg bid 按需服用。

3. β-受体阻滞剂：低剂量使用普萘洛尔 20～40mg qd 或 bid，可通过减少心理生理激活的躯体感觉轴的作用，作为其他非药物和药物治疗的辅助用药。直立性低血压是一种罕见的副作用，但还是建议患者在治疗时应缓慢站立。

4. 抗精神病药物：匹莫齐特是第一代抗精神病药物，最常用于治疗 Tourette 综合征（2～10mg qd）和寄生虫病妄想症（1～6mg qd）。有研究表明，神经功能性表皮剥脱可能是一些患者功能性自主的"抽动样"重复运动行为表现。利用这一概念，对指/趾甲的自伤性行为可被视为 Tourette 综合征样抽动的顿挫型，因此推荐低剂量匹莫齐特（0.5～2mg qd）治疗[19]，低剂量用药所致心脏异常罕见。而高剂量时副作用较大，据报道较高剂量（高于 6mg qd）时可致 QT 间期延长。此类药物还有镇静和抗胆碱能作用，存在剂量依赖性。与其他精神类药物相同，其他心脏副作用、迟发性运动障碍、抗精神病药物恶性综合征等副作用的发生率很低。

常用方案：N-乙酰半胱氨酸 600mg 每日 2 次递增至 1 800mg 每日 2 次。

30.9.1　特殊人群——儿童

Grant 等人[4]强调需仔细评估自发性甲病的儿童和青少年，因为甲损害的症状通常是其共病如焦虑症（包括强迫症、社交障碍）或情绪障碍（尤其是抑郁症）的第一个线索[16]。推荐的评估措施包括简明儿童少年国际神经精神访谈（MINI-KID）或儿童焦虑症访谈表（ADIS-C）[22,23]。此外，家长和老师作为直接观察者，对全面评估儿童和青少年心理状态颇为重要。因此，对于儿童，仅仅解决咬指甲或剔指甲的习惯是不够的，还需要评估引发这种行为的潜在精神因素。

儿童或青少年出现此类症状时，首选心理或行为干预法，而不是精神药物治疗[24]。对于病情严重的患儿才考虑使用此类药物治疗。儿童和青少年使用一些抗抑郁类药物可产生自杀倾向，因此使用此类药物必须谨慎，并熟知注意事项，用药期间反复评估监测有无自杀倾向[25]。

与自发性皮肤和毛发疾病的治疗一样，让青少年患者的家属共同参与治疗过程是至关重要的。父母和其兄弟姐妹在剔甲癖和咬甲癖患者康复治疗中扮演非评判性的好友身份，他们亦需要接受健康宣教，充分认识到这些行为通常是由压力、焦虑或抑郁状况所触发的，更常见于发生在强迫情况下[26]。所以，家庭成员与患者并非对立，患者需要同理共情，而不是一味受到批评。同时鼓励家庭成员一起学习冥想/放松方法，这可以作为对每个人都有帮助的应对策略。

病例展示

临床病史：

患者××，女，22 岁，主诉"发现甲营养不良、甲小皮反复感染 3～4 年。"既往无特殊病史。患者为一名全日制大学生，在学校图书馆兼职。否认任何可导致指甲暴露于摩擦、创伤或化学制剂的职业或娱乐活动。患者自诉长期存在撕拉甲行为，并在大学期间进行性加重。否认瘙痒或其他不适症状为诱发因素，否认故意损伤指甲。她对慢性和严重性指甲毁损感到苦恼和尴尬。经常受到他人的评论和非议，患者认为指甲损伤和外观造成了社交和职业障碍。自行外用药物及口服中草药治疗，效果不理想。否认自杀或杀人意念。否认使用毒品和任何损伤其皮肤、毛发和甲的操控行为。患者表现出明显的治疗意愿。

体格检查：

甲中线性凹陷，且其周围伴有平行横嵴，游离端可见甲分离。近端甲皱襞继发感染，局灶性结痂，部分区域甲小皮剥脱。

在简短的针对性提问中，患者诉自伤性行为与压力、焦虑有不同程度的相关性。有时是因为觉得甲或甲小皮的"不完美"，但更多时候，她能够"发现自己"在对甲进行损害行为，"最终目的"是使甲表面变平或撕下表皮。

治疗：

与患者讨论了病因和发病机制，讨论了遗传倾向，并评估了患者的心理状态。建议患者采用正念冥想（Jon Kabat Zinn）法以提高对行为冲动内部体验的认识[8]。制订了具体的替代行为方案，包括挤压、冷敷、局部点压或活动。

尝试使用局部药物治疗如利多卡因/氯胺酮/阿米替林乳膏等，但效果一般。最有效的药物可能是给予的匹莫齐特 0.5mg，每日睡前 1 次，治疗 2 周，之后 0.5mg，每 2 周 1 次，直至症状充分改善。治疗目标不一定是彻底根除对指甲的损害行为，而是为减少自伤性行为的发生，维持甲及甲小皮的完整性。患者诉口服匹莫齐特 1.5mg 后，有意识的自伤性行为和刻意的斥责行为均显著减少。如果单用匹莫齐特控制不佳，则开始低剂量 SSRI 或 SNRI 治疗。尚需要注意肝酶代谢对药物的影响。

❓ 思考题

1. 与自发性甲病相关的合并症不包括：
   A. 强迫症
   B. 焦虑症
   C. 抑郁症
   D. 精神分裂症

2. 通常推荐治疗自发性甲病的药物不包括：
   A. 5-羟色胺选择性再摄取抑制剂
   B. 5-羟色胺-去甲肾上腺素再摄取抑制剂
   C. N-乙酰半胱氨酸
   D. 拉莫三嗪

3. 剔甲癖和咬甲癖是躯体相关重复行为障碍里的一部分内容，这些行为包括：
   A. 在意识清醒的情况下进行
   B. 在没有意识的情况下进行
   C. 有意识和无意识进行
   D. 以上都是

✅ 参考答案

1. 正确答案是 D。
2. 正确答案是 D。
3. 正确答案是 D。

（喻楠　杨家慧　张成芳 译，刘艳 校，孔一　江建 审）

参考文献

30章 参考文献

第31章 甲病的皮肤镜检查

Michela Starace

学习目标:

1. 皮肤镜可对甲病临床特征进行可视化放大,有利于诊断甲病。
2. 皮肤镜可通过观察新生甲来随访预后和治疗疗效。
3. 皮肤镜有助于黑甲的管理。

31.1　技术

皮肤镜是一种非侵入性的、实用的放大设备,可用于评估甲的具体特征。检查过程中,手持式皮肤镜可放大 10 倍,视频式皮肤镜可放大至 200 倍。

一般来说,手持式皮肤镜足够用于观察不同甲病的体征。它可直接使用也可加用超声凝胶后观察,一般先直接观察,再加用凝胶介质。如果使用视频式皮肤镜,先用低倍数观察,然后根据皮肤镜的特点再选用更高倍数观察。视频式皮肤镜由光学显微镜和数码摄像机组成,由于检查过程需要 15 ~ 20 分钟,患者进行检查时,手足须置于平整之处,以保持体位舒适。

根据可疑疾病的类型选取合适的检查方法,在甲板(nail plate)出现改变的情况下,最好先不加超声凝胶直接观察,以免覆盖表面的异常表现,对伴有颜色改变者,则建议使用超声凝胶。甲独特的解剖结构使甲的皮肤镜检查相比皮肤的更加困难,且不易解释。

甲皮肤镜检查的主要技术问题是甲板的凸起及其坚硬的性质使镜面很难完全接触甲的表面。技术难度的大小取决于甲的大小、形状和硬度。除了一些趾甲和儿童的甲,大部分的甲都不能一次性观察完,因为它们比皮肤镜的镜头更大。操作者必须从一侧到另一侧、从上到下移动皮肤镜以观察整个甲。同样,拍照也并非易事,通常需要患者的配合才能有好的结果。

采用哪种方式才能更好地进行皮肤镜检查取决于可疑病变性质。为了获得甲的最佳视图,另一个需要考虑的重要方面是光线。和检查皮肤一样,可以使用直接皮肤镜或间接偏振光皮肤镜。前者更适合用于观察形状改变,如甲下肿块,或表面改变,如甲粗糙脆裂。甲板变色或脱落的情况,最好使用偏振光皮肤镜检查。一般来说,建议开始时不使用灯光,然后再打开灯光,这样既能看到图像,又能看到甲单元的所有细节。

31.2　正常甲的皮肤镜检查

对甲的解剖学和不同甲疾病有一定的了解是对甲行皮肤镜检查的前提。即检查者应能够准确定位检查部位并判断是否使用介质。

甲皮肤镜检查不应局限于甲板(它只是甲的一部分),而应该包括从外部可见的所有上皮组织,如近端及远端甲皱襞(nail fold)、甲下皮(hyponychium)和甲床(nail bed),甲床可透过甲板观察到。

应用超声凝胶,放大范围 10 ~ 40 倍。甲周毛细血管(近端甲皱襞和甲下皮)必须使用凝胶和更高的放大倍数(40、50 和 70 倍)进行观察。甲床的观察需要透过甲板,使用凝胶后,注意不要把镜片压得太紧,以免导致甲床血管变白,放大倍数为 10 ~ 40 倍(◘ 图 31.1)。

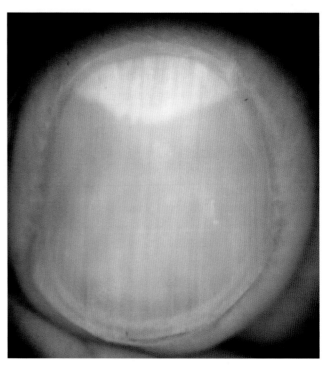

◘ 图 31.1　正常指甲皮肤镜图像:甲板从被甲上皮覆盖的近端甲皱襞延伸出,呈粉红色,近端椭圆形白色区域为甲半月,游离缘为白色(×20)

31.2.1　甲板

甲板可以用不同放大倍数进行观察,通常 10 ~ 20 倍已经足够。根据我们想要寻找的体征,可以用凝胶在不同的放大倍数下观察甲板的远端边缘。10 倍放大的正常甲板呈淡粉红色,表面平滑光亮,附着于甲床,游离缘有一定的厚度。

31.2.2　甲皱襞

正常近端甲皱襞放大 10 倍后呈淡粉色,上皮表面光滑。甲小皮很容易看到,是一条透明的横带,将甲板密封于甲皱襞的上皮上。为了更好地观察毛细血管和减少光折射,将一滴浸油放在要检查手指的表皮上。放大 40 ~ 70 倍,可以观察到近端甲皱襞真皮层的毛细血管。远端的毛细血管祥突入真皮乳头,使毛细血管段(传入段、传出段及过渡段)纵向平行排列于皮肤表面[1]。健康人中,皮肤镜(或毛细血管镜)观察到的近端甲皱襞毛细血管均匀分布。每毫米长度毛细血管数量超过 9 条(平均每毫米 9 ~ 12 条),则认为密度正常。这些毛细血管排列为细小规则且平行的血管祥,在传入段和传出段有细小空隙(◘ 图 31.2)。

31.2.3　甲床

甲床在透明板的深处可见,呈淡粉色。从事剧烈活动时,远端甲床可观察到纵向平行于真皮嵴的扩张的毛细血管。更

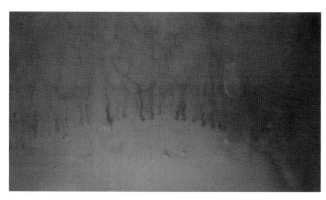

■ 图 31.2　健康人近端甲皱襞的毛细血管，毛细血管表现为细小规则的平行环路，在传入段和传出段有细小空隙

严重的创伤可能会导致毛细血管损伤，形成裂片状出血，表现为一条纵向细黑线。

31.2.4　甲下皮

把镜头置于甲板游离缘可观察到甲下皮及远端组织：在 40 倍放大的情况下，上皮可观察到指皱痕，真皮的毛细血管由于与皮肤垂直排列，呈红点状。

31.2.5　甲母质（nail matrix）

甲床的皮肤镜检查须在外科手术中进行[2]，在某些纵向黑甲的病例中有意义。

31.3　结缔组织疾病中近端甲皱襞的皮肤镜检查

甲皱襞毛细血管镜是一种成熟的技术，可用于评估结缔组织病患者情况，其中毛细血管的异常通常是全身系统性疾病的前兆。检查结果有利于评估血管损伤和评价疗效。毛细血管镜的常规使用在临床实践中尚未形成标准，但近来有人建议用皮肤镜代替毛细血管镜来评估甲皱襞异常，因为它更便宜且便于携带[3]。两者操作过程中唯一不同的是，毛细血管镜检查前需要患者在温度为 20～25℃的适应室中至少待 15～20 分钟。

特异性的改变最常见于第三或第四手指，包括三种诊断模式：正常模式；伴有毛细血管扩张、出血、结构异常、中到重度缺失和扭曲、交叉和/或分枝的硬皮病模式；非特异性模式。其中一些毛细血管的改变，可能先于结缔组织疾病的症状，或先于疾病的临床表现出现。这些发现可能有助于评估疗效，或评估结缔组织病累及的内脏器官。检查范围应包括十个手指中八个手指的甲周区域（不包括透明度最低的拇指）。

通过定性评估，正常模式的特征是呈"梳状结构"均匀分布的发夹状毛细血管。

另一方面，正常排列结构的改变表示为硬皮病类结缔组织病的早期形态特征[4]。

健康人毛细血管镜表现：皮肤透明度正常，毛细血管呈发夹状，形态/结构均匀，10～12 个毛细血管/mm，真皮乳头 1 个，毛细血管分枝直径<20μm，无异常形态。

硬皮病模式定义为显示混合微血管标志的毛细血管模式，可见于系统性硬化症（systemic sclerosis）和皮肌炎（dermatomyositis）。体现微血管损伤的形态学特征包括：巨大毛细血管、微出血、毛细血管缺失、无血管区和新生血管[1]。采用毛细血管镜对微血管损伤进行的半定量评估，由诊断参数和进展参数组成。毛细血管镜的最佳放大倍数是 50 倍，但也可以用低倍观察（20 倍）。对于硬皮病微血管病变的进展和严重程度的纵向评估，现已提出使用特定参数的半定量评分方法。

31.3.1　系统性硬化症
（■ 表 31.1）

系统性硬化症是一种病因不明的以早期微血管系统损害为特征的自身免疫性疾病，典型的皮肤镜表现为甲皱襞微血管病变及外周血灌注减少。

毛细血管镜检查，并根据异常的得分分为不同类型的微血管病。外周毛细血管形态对于预测疾病的发展有很好的价值，并且现已观察到异常形态可早于临床症状很多年出现[5]。

硬皮病模式在系统性硬化症中可能有三种不同的表现：早期（巨毛细血管数量有限，微出血罕见）、活动期（巨毛细血管数量众多，微出血频繁，毛细血管密度中度降低）和晚期（毛细血管明显缺失，伴有明显的广泛无血管区以及分支新生血管形成或密集新生血管形成）[5]。

半定量评分法使用以下参数对疾病的严重程度进行分类：

1. 毛细血管丢失：毛细血管数量减少<9/mm；
2. 毛细血管结构紊乱：不规则的分布、方向和形态；
3. 树枝状毛细血管。

按以下参数对毛细血管改变的程度进行评分：

- 0：无变化
- 1：毛细血管改变<33%
- 2：毛细血管改变<33%～66%
- 3：毛细血管改变>66%

通过对每只手的第二、第三、第四、第五指的甲周甲床中间部位的四个连续毛细血管镜视野（1mm）进行评分，取其中位数，最终得分是每个中位数的总和除以8，最后，三次评分之和定义为"微血管病演变评分"（0～9 之间）。

唯一得到验证的量化评分是毛细血管镜皮肤溃疡风险指数（capillaroscopic skin ulceration risk index，CSURI）评分，它可用于预测手指溃疡的发展。CSURI 评分基于公式 $D×M/N^2$（D：最大血管袢的直径，M：巨血管袢的数量，N：所有血管袢的数量）[5]。

31.3.2　皮肌炎
（■ 表 31.2）

皮肌炎是一种累及皮肤和肌肉的慢性、特发性、炎症性疾病。毛细血管镜检查在皮肌炎中的应用已有很好的记述。直接将病变可视化并评估可能有助于评价疾病活动性。75%的皮肌炎患者用毛细血管镜检查可见典型的改变。雷诺现象常与毛细血管镜检查中硬皮病模式一同出现,其特征是巨大的毛细血管、微出血和微血管结构的完全改变(■ 图 31.3 和 ■ 图 31.4)。这些发现可能出现在部分手指中。皮肌炎最典型的改变是弯曲和树枝状的毛细血管[6]。

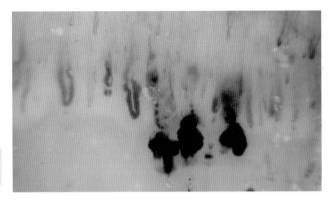

■ 图 31.3 皮肌炎的毛细血管镜检查表现为微出血及巨大的毛细血管(×50)

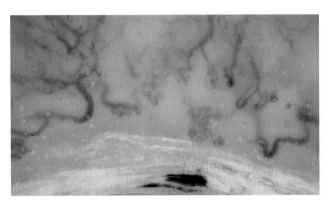

■ 图 31.4 皮肌炎的毛细血管镜检查表现为树枝状毛细血管(×50)

31.3.3 系统性红斑狼疮(systemic erythematous,SLE)

(■ 表 31.3)

系统性红斑狼疮是一种自身免疫性疾病,与多种自身抗

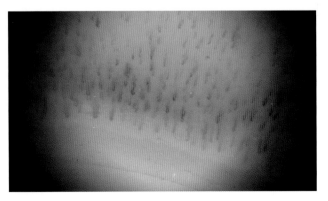

■ 图 31.5 SLE 的毛细血管镜检查表现为弯曲的血管袢,伴有波浪形外观,拉伸的血管袢,形状奇特(×50)

体、免疫复合物的产生和细胞损伤有关,主要受累部位为血管内皮细胞[7,8]。免疫介导的血管损伤与随后的血管生成是主要的致病因素,多系统器官受累是其重要标志[9,10]。在 SLE 患者中,毛细血管镜检查的改变特异性较低。事实上,大多数患者的毛细血管形态正常,30% 的患者最常见的变化是非特异性的,如静脉袢增加,有时呈波浪形外观、拉伸的血管袢或奇特的形状,以及更易见的真皮乳头下静脉丛直径增加(■ 图 31.5)[11]。

31.4 创伤性甲病(traumatic nail disorder)

创伤性甲病是甲异常的最常见原因,包括指甲和趾甲。

31.4.1 创伤性甲分离(traumatic onycholysis)

创伤性甲分离可累及指甲,但更常见于趾甲,尤其是在足部解剖结构异常(如蹬趾僵硬)的成人中,这是最常见的疾病。由外伤造成的甲板分离通常是双侧对称出现。皮肤镜检查有助于区分创伤性甲分离和其他原因引起的甲分离,主要是甲真菌病和银屑病。在创伤性甲分离中,甲板与甲床的分离线规则且平滑,且被正常的浅粉红色甲床所包围,不伴角化过度(■ 图 31.6)[12]。甲下间隙通常为白色至黄色,常常可以观察到与出血相对应的黑点或线。

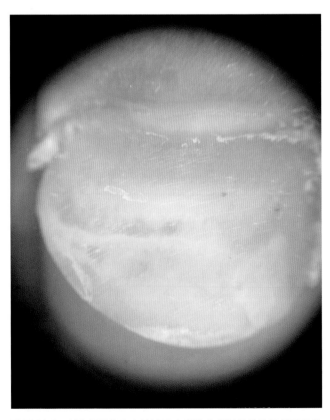

■ 图 31.6 创伤性甲分离皮肤镜下表现为分离区域线状及规则的边缘(×10)

31.4.2　甲下血肿 (subungual hematoma)

甲皮肤镜的最佳用途之一是区分出血和黑色素 (第 7 节，31.6)[13]。由于外伤造成的甲下挤压出血在趾甲中很常见，常为慢性，急性罕见。虽然圆形的血肿通常很容易用肉眼与甲色素沉着的黑色条带区分开来，但患者通常是在趾甲的棕黑色色素沉着存在了很长时间后才引起警觉。

皮肤镜下，圆形的血肿易于辨认，色素均匀，不伴有黑甲 (melanonychia) 的纵向条带，有球状模式和边缘消退现象。血肿的颜色取决于外伤发生的时间，近期的血肿位于甲板深处，红紫色至黑色，边缘不规则，但近端边缘常为圆形，远端呈条状或细丝状 (▣ 图 31.7)[14]。

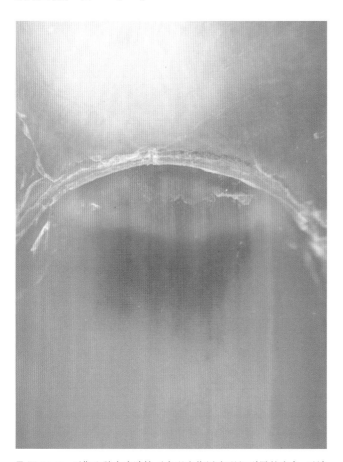

▣ 图 31.7　近期血肿在皮肤镜下表现出指甲出现红到黑的变色，近端红色消退

一个新的被称为"伪足 (pseudopod)"的术语，是指远端的甲出血[15]。陈旧性病变较为表浅，位于甲板腹侧，呈圆形，红棕色，通常被苍白色的小球或凝固的血点所包围并围绕病变中心消退 (▣ 图 31.8)。血肿周围有可能发现多个出血点或裂片状出血。

31.4.3　创伤性白甲 (traumatic leukonychia)

皮肤镜为白甲提供了一个理想的观察手段，并能区分真性和假性白甲，如甲乳头状瘤或甲母质瘤[16,17]。真性白甲通

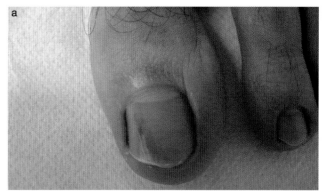

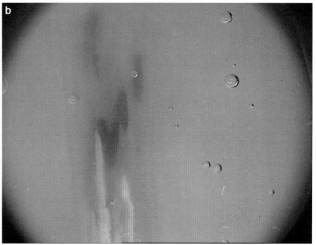

▣ 图 31.8　a. 陈旧性甲下血肿表现为小的棕色斑；b. 皮肤镜显示外周褪色的血液外渗 (×20)

常是由于创伤引起，可呈点状或横向，由于甲板内存在角化不全细胞，甲呈乳白色。点状和横向白甲继发于远端边缘的反复创伤，尤其是发生在增厚坚硬的趾甲甲板的反复创伤。

创伤会导致远端甲母质出现周期性角质化缺陷，产生一个或多个随着甲生长向远端移动的横向白色条带[18]。皮肤镜检查显示甲板深处有一个或多个白点或横带，指甲表面通常光滑，甲板内部由于颜色变化可出现的典型白色色变 (▣ 图 31.9)。点或带的数量由反复创伤情况决定，而与正常甲的间隔可提示创伤事件之间的间隔时间。

31.4.4　咬甲 (咬甲癖) (onychophagia)

咬甲常见于青少年，可由压力、焦虑或无聊促发。表现为甲板变短，形状不规则，横轴比纵轴长。正因如此，这是少数情况下，整个甲板可完整在皮肤镜下呈现。

咬甲的皮肤镜下特征表现包括甲板变短，不规则的远端边缘，由于牙齿和唾液的机械和化学损伤引起的甲床上皮暴露；由于慢性创伤导致的近端甲皱襞毛细血管扩张，甲周皱襞的鳞屑和结痂、伤口和弥漫性炎症，伴有出血及侧面皱襞的皮肤浸渍 (▣ 图 31.10、▣ 图 31.11 和 ▣ 图 31.12)。此外，在严重情况下，可以观察到甲下皮和甲床皮肤。一条或多条的黑甲带可能与甲母质损伤而引起的黑素细胞激活有关。

31

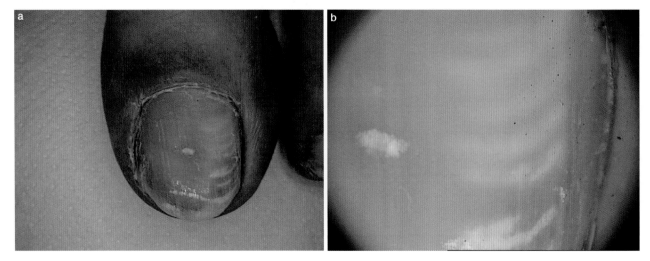

■ 图 31.9　a. 趾甲的横向白甲;b. 皮肤镜下显示甲板内白色条带(×20)

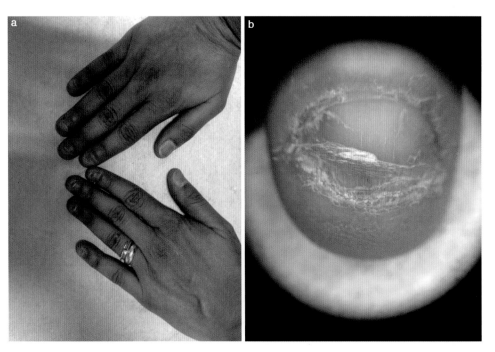

■ 图 31.10　a. 咬甲:指甲相当短,宽度大于长度,甲下皮和远端甲床明显,侧面甲皱襞可见鳞屑和血痂;b. 皮肤镜检查可见变短的甲板,远端边缘不规则及甲床和甲下皮,由于唾液和牙齿的慢性创伤导致的近端甲皱襞毛细血管扩张(×10)

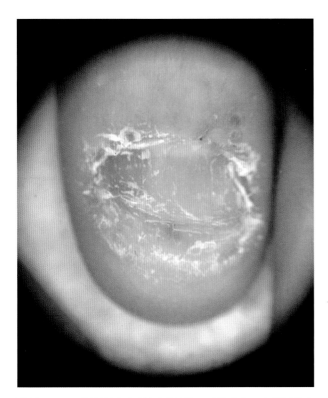

■ 图 31.11　咬甲的侧面甲皱襞皮肤镜显示伴有伤口和鳞屑的皮肤浸渍(×10)

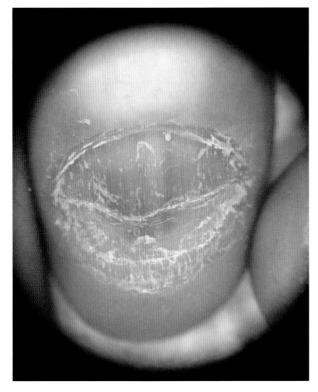

■ 图 31.12　皮肤镜下显示咬甲黑素细胞活跃导致的一条黑色素条带。皮肤镜检查显示灰色背景,可见灰色至棕色的纵向平行线,间距规则,边缘平行且均匀,缺少甲板远端部分及角化过度的角质层(×10)

31.4.5　甲脆裂(nail fragility)

甲脆裂常见于成年女性的指甲,表现为指甲的裂开和脱落。甲非常脆弱并伴有表面改变,容易折断。因此,建议行皮肤镜检查时不使用介质,可以更好地显示典型的甲板表面变化。

甲脆裂有三种类型:最常见的是层状甲分离,皮肤镜下显示甲板远端多层的水平分裂,边缘不规则(■ 图 31.13)。第二种类型是脆甲症,皮肤镜下显示远端边缘的纵裂,通过在相同或其他指/趾中存在的层状甲分离来区别于甲肿瘤(■ 图 31.14)。最后一种类型是由于长时间涂甲油导致的角蛋白颗粒,皮肤镜下显示甲板有薄裂隙,有细小鳞屑和不透明的易碎的白色斑点,可与白色浅表甲真菌病或创伤性白甲区分开来(■ 图 31.15)。甲板皮肤镜检查也可用于监测甲脆裂患者的疗效[19]。

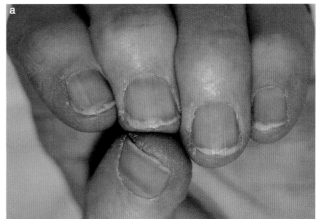

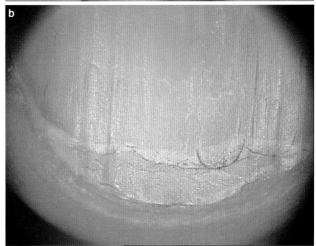

■ 图 31.13　a.多个指甲的层状甲分离:甲板的远端部分分层脱落;b.用干式皮肤镜很容易看到水平损伤(×20)

31

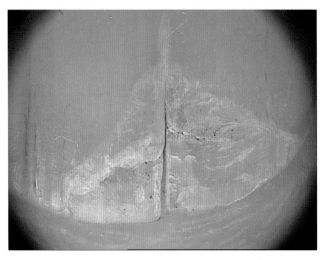

● 图 31.14　脆甲症患者远端甲板的皮肤镜检查,显示远端边缘的纵裂,与甲肿瘤不同的是在相同或其他指/趾中存在层状甲分离(×20)

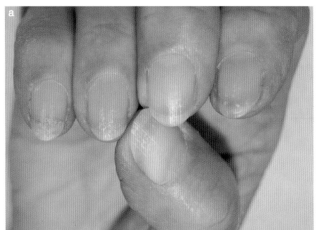

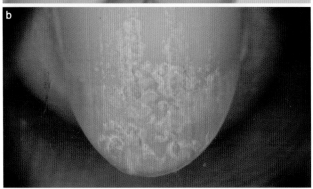

● 图 31.15　a. 由化学物质造成的甲板表面脱颗粒,导致甲脆裂;b. 干式皮肤镜下显示甲板有薄裂缝,不透明的白色斑点(×20)

31.5　感染性甲病(infectious nail disorder)

轻微损伤后微生物进入皮肤通常会导致急性甲沟炎。

31.5.1　单纯疱疹(herpes simplex)

单纯疱疹病毒感染通常在同一个手指反复发作,其特征是成簇出现的水疱,且水疱不位于近端甲皱襞,而是位于侧面甲皱襞处,可提示诊断。显然,诊断可通过 Tzank 涂片或病毒培养证实,但皮肤镜检查很容易发现甲侧面和指/趾关节上方皮肤的数个水疱。此外,在诊疗过程中,患者,尤其是儿童,通常会抱怨有剧烈的搏动性疼痛。

皮肤镜检查在甲单纯疱疹中的真正作用是可以放大肉眼难以看到的小水疱,或者发现肉眼难以看到的部位的水疱,如近端甲皱襞下方或远端甲板游离缘,从该处水疱中收集液体在非常年轻的患者中尤其困难,因为收集 Tzank 涂片材料的过程需要用到小刀,收集过程会引起疼痛,导致身体突然的生理性抗拒反应。

31.5.2　疣(wart)

疣的诊断主要是根据其典型的临床表现:表面粗糙的甲周肿块,甲分离伴有甲下角化过度。甲皮肤镜检查对肉眼难以发现的亚临床甲周疣很有价值。

最好使用干性皮肤镜进行检查,可以更好地观察到典型的界限清楚的角化过度和伴有规则小丘疹、领圈和小黑点的粗糙表面,后者对应于真皮乳头扩张的毛细血管(● 图 31.16)。甲皱襞或甲下皮的细小疣体,临床上表现为鳞屑性丘疹,通过皮肤镜检查,它们首先表现为弥漫性或线形的甲分离和裂片状出血,其次表现为甲床的角化过度[20]。

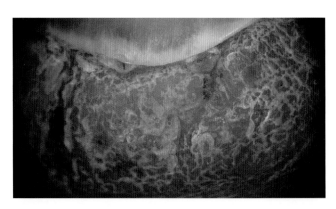

● 图 31.16　皮肤镜下显示甲板游离缘界限清楚的角化过度区域,伴有鳞屑和毛细血管出血导致的小黑点(×10)

31.5.3　假单胞菌感染(pseudomonas infection)

甲的细菌感染是由革兰氏阴性菌引起的,通常是铜绿假单胞菌,在甲呈绿色或黑色的情况下应予以考虑。绿甲,也称为绿甲病或绿甲综合征,其特征是甲板变成绿色(黄绿色、棕绿色、黑绿色)、近端慢性非触痛性甲沟炎和远外侧甲分离。这种感染常见于手经常暴露在水、肥皂和洗涤剂中或遭受机械性创伤的人,尤其是老年人。

铜绿假单胞菌不感染健康甲,但是当甲受损时(最常见的是在甲分离的情况下),它可以在甲下空间和甲板上定居,并且由于绿脓菌素的产生而导致绿色色素沉着[21,22]。对于肉眼来说,色素沉着的颜色可以从浅绿色到非常深的绿色到黑色,因此重要的是将其与黑色素沉着区别开来,特别是当这种颜色改变沿着甲板侧面纵向排列时。在这种情况下,外源性色素沉着是由于有色物质附着在甲板上,使得甲板部分或全部着色。由于甲板表面不规则,色素在甲板上的附着力很强,因此,皮肤镜检查非常有用,并且用干性皮肤镜检查更容易观察到(◘ 图 31.17)。

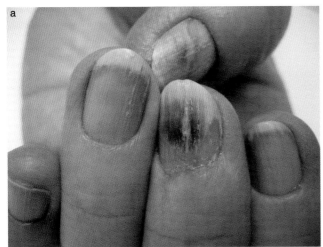

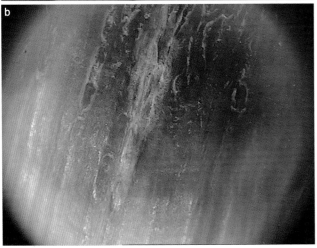

◘ 图 31.17　a. 手指的甲沟炎和甲分离,注意手指皮肤干燥和指甲表面脆裂,表明手长时间接触刺激物;b. 绿色部分的甲皮肤镜检查显示出色素的甲下定位(×20)

甲镜检查有助于识别色素沉着的来源。如甲的颜色改变位于甲板之上,易碎且不规则,皮肤镜检查显示亮绿色,逐渐变黄(◘ 图 31.18);在甲分离时,皮肤镜能够观察到甲下色素沉着的边缘,颜色通常在分离的边缘逐渐变成淡绿色。鉴别诊断包括甲下血肿、黑素瘤或与含绿脓素或铜绿假单胞菌铁载体的溶液直接接触[23]。皮肤镜放大镜片检测从黄绿色到绿黑色的颜色范围,在剪去分离的甲板后,它显示甲板底部和甲床的淡绿黄色色素沉着。

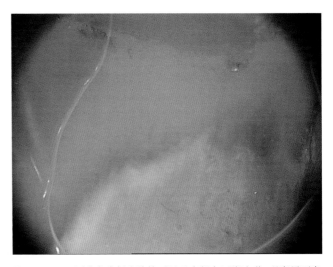

◘ 图 31.18　甲分离病例皮肤镜下显示亮绿色逐渐变黄,观察甲下色素沉着的边缘处,颜色通常在分离的边缘逐渐变成淡绿色

31.5.4　甲真菌病(onychomycosis)

确诊甲真菌病,真菌学是"金标准",但皮肤镜检查可用于将不同类型的甲分离与其他疾病(如创伤性甲分离或甲银屑病)区分开来,还可用于评估患者是否应进行真菌学检测。最近一篇文章指出可使用皮肤镜来确定最佳取材部位,以获得合格的样本用于真菌学检查[24]。

皮肤镜检查成为诊断甲真菌病的重要工具,阐明不同类型和不同部位的甲真菌病中观察到的典型皮肤镜表现,而后应用于鉴别诊断。有 6 种不同类型的甲真菌病,其中甲真菌病独有的皮肤镜表现有助于诊断:远端甲下甲真菌病(distal subungual onychomycosis,DSO)、皮肤癣菌瘤(dermatophytoma)、真菌性黑甲病(fungal melanonychia)、近端甲下甲真菌病(proximal subungual onychomycosis,PSO)、白色浅表甲真菌病(white superficial onychomycosis,WSO)、全甲真菌病(total onychomycosis,TO)[25]。

这种分类是基于真菌在甲中的定居方式,在每种类型的甲真菌病中,皮肤镜检查可反映不同的表现(◘ 表 31.4)。

在远端甲下甲真菌病中,真菌通过甲下皮到达甲单元,并侵入甲板下方的空间,向近端发展。因此,皮肤镜的表现为:甲分离区域近端边缘呈锯齿状,尖端结构(刺)指向近端甲皱襞;分离的甲板上有白色-黄色纵向条纹,受累甲板的整体外观表现为类似北极光的不同颜色的平行条纹,被命名为北极光征象(◘ 图 31.19)[12]。在其他分类中,皮肤镜检查结果主要包括四种表型:甲色变、甲分离、混浊以及纵向条纹[26],而最近在墨西哥的一项研究中主要表现为两种表型:纵向条纹以及尖刺样[27]。

在一项大型研究中发现了一种新的模式,即甲下角化过度的"破坏现象(ruin appearance)",更具体地说,纵向条纹象征着真菌开始侵入甲,并对甲板造成"破坏现象"。作者解释说,由于真皮乳头呈纵向延伸,甲具有纵向生长的特征,甲有一个位于后表面的弱黏附区域(真皮乳头的近顶部)和一个位于真皮乳头顶部的强黏附区域。真菌感染始于弱黏附区,皮肤镜下可见纵向条纹。随着甲真菌病的进展,真菌侵入的皮肤碎屑积累

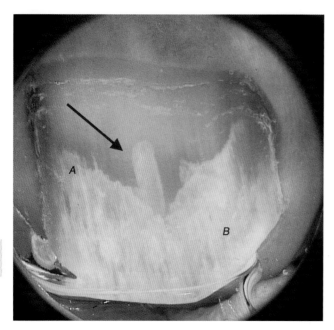

图 31.19　A.远端甲下甲真菌病皮肤镜检查显示分离区域近端边缘呈锯齿状,尖锐结构(红色箭头所示的尖状物)指向近端甲皱襞;B.分离甲板中的白色-黄色纵向条纹,以及受累甲板不同颜色的平行条带的整体外观(×10)

而形成甲下角化过度,导致皮肤镜下所见的称为"破坏现象"的角化模式,它对应于典型的 DSO 的甲下角化过度的临床特征,在剪去分离甲板后更明显,以黄色鳞屑为特征(图 31.20)。

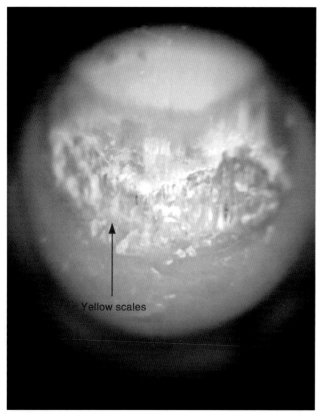

Yellow scales

红色毛癣菌引起的远端甲下甲真菌病

图 31.20　皮肤镜下显示修剪分离的甲板后由红色毛癣菌引起的甲真菌病的黄色鳞屑(×10)

这种情况容易与其他有远端甲板纵向增厚伴纵向黄色变并导致横向过度弯曲的疾病混淆,如甲母质瘤,甲母质瘤可与甲真菌病同时发生。已报道了几例有甲改变的误诊病例,并将其作为较为常见的甲真菌病治疗。

甲额缘的皮肤镜检查可区分含有典型蜂窝孔的甲母质瘤以及具有破损外观的甲真菌病[28]。DSO 的另一个重要临床表现是甲分离,由于菌落的形成,呈黄白色和纵向条纹样表现。分离沿着甲床角质层进行,甲床角质层在真皮皱褶之间的纵向沟纹中较厚:这解释了为何皮肤癣菌导致的甲脱离形成粗糙边缘以及 DSO 常见条纹形成的原因(图 31.21 和图 31.22)。皮肤镜检查有助于区分甲真菌病的甲分离和其他原因引起的甲分离(主要是外伤和银屑病)。在创伤性甲分离中,甲分离区域的边界呈线性,而银屑病导致的甲分离,其边缘略微凹陷呈橙黄色,与临床上分离的甲板远端边缘周围的红斑样边界相对应。

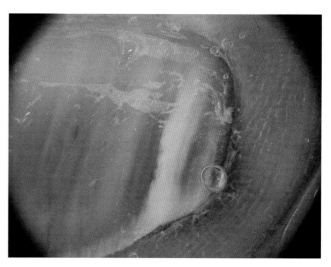

图 31.21　皮肤镜显示 DSO 甲分离由于菌落的形成导致的黄白色变和相应的纵向条纹模式(×20)

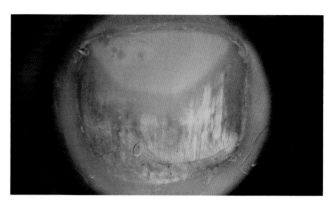

图 31.22　分离沿着甲床角质层进行,甲床角质层在真皮皱褶之间的纵向沟纹中较厚:解释了为何皮肤癣菌导致的甲脱离形成粗糙边缘以及 DSO 常见条纹形成的原因(×20)

皮肤癣菌瘤是 DSO 的一个变异型,它是由菌丝和鳞屑在甲下堆积而成的,在甲板下呈橙黄色圆形区域,远端与甲分离的纵向条带相连。皮肤癣菌瘤的皮肤镜检查显示不规则的甲下团块,呈圆形,橙黄色,通过一条狭窄的通道连接到甲板的远端边缘(图 31.23)。

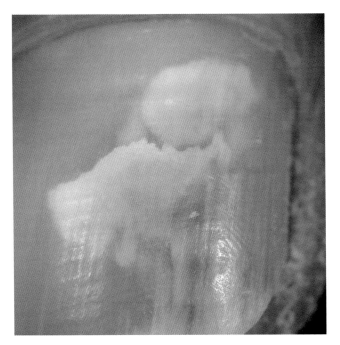

■ 图31.23 皮肤癣菌瘤的皮肤镜检查:甲下皮肤癣菌和鳞屑堆积,表现为一个圆形的橙黄色甲下区,由一条细带连接到甲板的远端边缘

当甲真菌病是由红色毛癣菌或双间柱顶孢菌的黑色素样变种引起时,其临床表现为真菌性黑甲病。这种类型甲真菌病的皮肤镜表现为甲的黑色色素沉着,由于甲下的鳞屑是有色的,因此甲看起来是黑色的。真菌性黑甲病的皮肤镜检查显示甲板下有不规则的黑色色素和鳞屑堆积,从远端边缘明显可见(■ 图31.24)。甲板皮肤镜检查显示与均匀色素沉着和棕黑色变色相关的宽黄色条纹(■ 图31.25)。最近发现的真菌性黑甲病的其他皮肤镜特征有:多颜色色素沉着(黄色、棕色、灰色、黑色或红色)、不光滑的黑色色素沉着(纹路、断裂的黑线或均匀区域)、黑色素聚集(可见粗颗粒和/或色素团块)、黑色反向三角形、浅横纹和模糊的着色外观。远端较近端边缘宽的色素沉着,称为黑色反向三角形[29,30]。

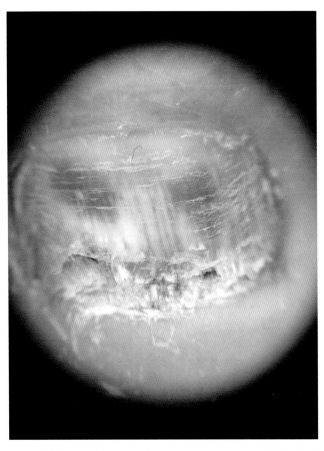

■ 图31.25 真菌性黑甲病的皮肤镜检查显示有黄色条纹,伴有均匀的色素沉着和棕黑色变色,甲板下有不规则的黑色色素和鳞屑的堆积(×10)

当指甲有黑色素沉着时,皮肤镜的诊断至关重要。皮肤镜检查有助于区分色素沉着是由于黑素细胞病变还是非黑素细胞病变引起。非黑素细胞病变如真菌性黑甲具有均匀的色素沉着(■ 图31.25)。而在黑素细胞病变中,色素是不均匀的,具有灰色-棕色-黑色的纵向条带,带有细线,有时可见黑色素内含物[31](■ 图31.47b)。

皮肤癣菌入侵的第二种类型是PSO,真菌通过位于甲板腹侧的近端甲皱襞的底面到达甲单元。通常在甲半月部位形成一白色区域,而其余甲板正常(■ 图31.26)。皮肤镜下白色区域清晰可见,可与横向白甲相鉴别。横向白甲是由外伤引起,在皮肤镜下表

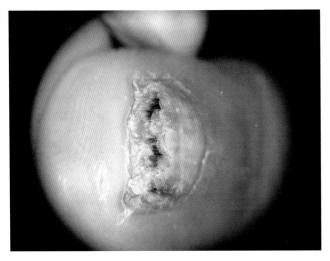

■ 图31.24 甲前端皮肤镜观察到真菌性甲的黄色和棕色鳞屑(×10)

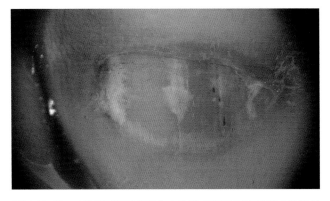

■ 图31.26 皮肤镜下甲半月部位白色区域清晰可见,而其余的甲板是正常的(×20)

现为一条或多条白色横向条带,位于甲板深处,甲板表面光滑。

在白色浅表甲真菌病中,真菌寄生在甲板背侧,在一个或几个甲上产生白色小斑点[32]。皮肤镜检查可见甲板上有几个白色不透明的易碎小斑片(■ 图 31.27)。重要的是排除表浅的甲脆裂,甲脆裂的白甲区域更加规则和紧密。为了获得更好的图像效果,建议进行干性皮肤镜检查,因为使用凝胶作为介质会导致包括甲表面不规则分布的鳞屑在内的白色变色部分消失。另一个需排除的诊断是点状白甲,皮肤镜检查显示甲板内有单个或多个不透明的白色规则斑点,使用凝胶后没有任何变化。

每一种类型的甲真菌病都可以侵入整个甲板,并发展成全甲真菌病,但更常见的是 DSO。表现为甲板弥漫性增厚,易碎,

颜色为黄白色,难以与其他疾病尤其是甲银屑病相鉴别。

综上所述,皮肤镜对观察甲真菌病这一最常见的甲疾病的体征是非常有帮助的:它可见不同的表现,如纵向条纹样、尖刺样或远端不规则中断的甲下角化过度(■ 图 31.28)[27]。另一个建议是对甲下皮进行高倍镜检查,以发现扩张的毛细血管,这是甲银屑病的典型特征,而非甲真菌病[33]。

31.6 炎症性甲病(inflammatory nail disorder)

多种炎症性皮肤病可累及甲,可伴有或不伴有皮肤病变。临床表现多种多样,皮肤镜检查有助于鉴别诊断。皮肤镜检查有助于诊断的最常见炎症性甲病包括甲银屑病、甲扁平苔藓和甲粗糙脆裂。

31.6.1 银屑病(psoriasis)

甲银屑病的典型临床症状是甲分离、甲下角化过度和由甲炎症引起的甲板改变。甲银屑病可累及甲母质或甲床,表现也相应不同。甲银屑病可能会出现多种多样的症状,其严重程度和类型各不相同。当临床特征不典型时,皮肤镜检查有助于银屑病的诊断(■ 表 31.5)。

建议使用干性皮肤镜进行检查,以更好地观察甲板表面的变化,这在累及甲母质时更为典型。如果是甲床受累,则使用超声凝胶皮肤镜检查。放大倍数为 40~70 倍时,可以较好地观察甲板和甲床异常。高倍镜可用于检测亚临床体征,这对明确可疑的甲银屑病病例诊断非常有帮助。

甲母质型银屑病的典型表现是点状凹陷、甲板异常,如碎裂或甲粗糙脆裂。皮肤镜检查有助于区分其他伴有点状凹陷的疾病,特别是在点状凹陷为甲银屑病的唯一表现的情况下(■ 图 31.29)。银屑病的凹点大而深,形状、大小和分布不规则,而斑秃的凹点形状、大小和分布规则。弥漫性鳞屑可能会出现,尤其是在新甲产生时,这有助于判断疾病的预后。甲板碎裂是重症银屑病的标志:对甲板近端部分的皮肤镜检查显示原发性甲板结构改变,这是由于这种改变是由甲母质产生的,而不是继发于环境或微生物损害。甲母质型银屑病的一个非

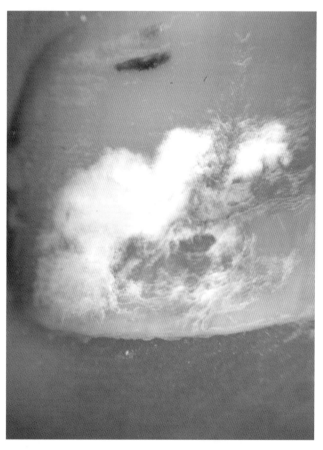

■ 图 31.27 皮肤镜检查显示甲板内有多个不透明的易碎小斑片(×20)

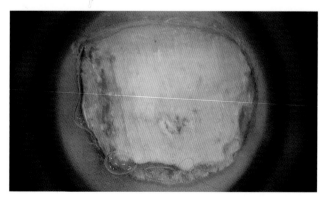

■ 图 31.28 全甲真菌病的皮肤镜检查有不同的表现,如纵向条纹样、尖刺样或远端不规则中断的甲下角化过度(×10)

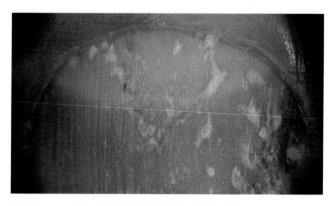

■ 图 31.29 干性皮肤镜下显示甲银屑病的点状凹陷(×20)

常罕见的症状是出现斑驳（或斑点）的甲半月，甲半月伴有不规则红斑是一种炎症的表现[34]。这种情况下行皮肤镜检查时最好使用凝胶介质（■图 31.30）。当甲银屑病累及甲床时，典型的表现是出现伴有红斑边界的甲分离、浅橙色的油斑样改变，非特异性的表现是碎片状出血和甲下角化过度（■图 31.31）。甲床的皮肤镜检查非常有助于甲分离患者的诊断，可以看到远端分离部位的红斑边缘。甲银屑病的最典型症状表现为脱离甲的远端边缘围绕着一亮黄色的边界，就像一个轻微凹陷的边缘（■图 31.32），这个难以用肉眼看到的边缘，是甲银屑病甲分离的特征表现。

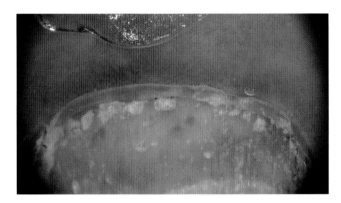

■ 图 31.30　使用凝胶介质的皮肤镜下显示由甲母质银屑病导致的斑驳状甲半月，该处不规则红斑是炎症的标志（×40）

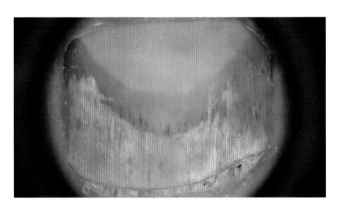

■ 图 31.31　银屑病甲分离皮肤镜下显示分离区域轻微凹陷的边缘，周边围绕橙黄色条带和裂片状出血（×20）

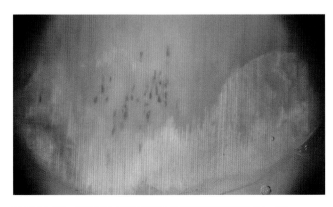

■ 图 31.32　高倍放大时甲床银屑病的典型皮肤镜征象（×40）

与其他有甲分离症状的疾病相鉴别是非常重要的，如甲真菌病和创伤性甲分离。由毛细血管损伤导致的裂片状出血是非特异性体征，表现为沿着甲生长方向延伸的细纵线。皮肤镜下红黄色斑点在形状和大小上不尽相同，颜色可呈红色或橙色[35]。

也可以使用皮肤镜对甲下皮进行检查，其在镜下表现为不规则分布、扩张、弯曲、延长的毛细血管（■图 31.33）[33]。毛细血管密度与疾病严重程度和治疗反应密切相关。甲下皮的皮肤镜检查对确诊伴有单纯甲分离或轻度甲床角化过度的银屑病患者非常有帮助。用 40 倍放大镜可以更好地观察，但用手持式皮肤镜，这些毛细血管看起来像规则的红点[14]，在严重的炎症性疾病中，它们也可见于近端甲皱襞（■图 31.34）。甲皱襞皮肤镜检查反映了微血管的改变，这些毛细血管可出现数量和形态异常，有助于评估银屑病的严重程度[36]。一些作者认为皮肤镜是诊断甲银屑病最重要的工具，特别是在单纯甲分离的病例中[37]。

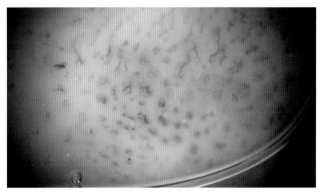

■ 图 31.33　甲下皮皮肤镜下显示不规则分布、扩张、弯曲、延长的毛细血管（×40）

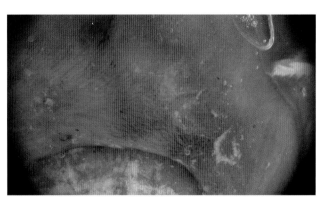

■ 图 31.34　近端甲皱襞皮肤镜下显示伴明显炎症的甲皱襞（×20）

此外，甲下皮的皮肤镜检查可能是区分早期银屑病关节炎（psoriatic arthritis，PsA）和早期类风湿性关节炎（rheumatoid arthritis，RA）的有用工具。这两种疾病的鉴别诊断可能相当困难，因为两者都可能伴有对称的关节受累。PsA 在皮肤镜下显示弥散分布的红色点状血管。而在 RA 中，有可能观察到三种血管模式：不规则、模糊的紫色血管，无血管外观，或稀疏、点状的紫色血管[38]。

亚急性期的脓疱型银屑病（Hallopeau 肢端皮炎），甲床皮肤镜检查可见鳞屑、血管扩张和出血,并且可看到肉眼不可见的小脓疱(■ 图 31.35)。黑色素沉着也可能存在[39]。

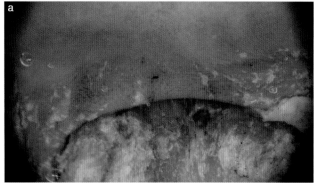
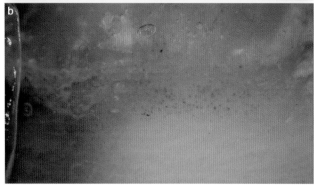

■ 图 31.35　脓疱型银屑病(Hallopeau 肢端皮炎)皮肤镜表现:a. 甲下皮可见鳞屑、血管扩张和出血;b. 近端甲皱襞伴有严重的炎症表现(×20)

31.6.2　扁平苔藓(lichen planus)
(■ 表 31.6)

甲扁平苔藓可累及少量或大量的甲,典型的临床症状包括甲板纵向隆起以及裂隙,伴有甲板变薄及远端开裂,最好用干性皮肤镜检查。当病变累及甲母质时,可出现典型表现,通常只能在指甲中观察到。

在疾病的早期阶段,症状由点状凹陷逐渐发展为甲粗糙脆裂,然后在晚期阶段表现为板层碎裂、甲分离和甲下角化过度,尤其是出现甲床受累时,可出现甲母质扁平苔藓的典型表现。另一个典型的症状是背侧出现翼状胬肉,它是甲母质不可逆损伤导致的,甲板缺失,背侧皮肤黏附于甲床上,形成近端甲皱襞的 V 形延伸。此外,甲粗糙脆裂可能是扁平苔藓引起的甲母质炎症的结果。其表现与斑秃和银屑病等类型的甲粗糙脆裂相同。

当怀疑甲扁平苔藓时,建议进行甲活检以确诊,但皮肤镜检查可用于补充现有的诊断方法[40,41]。

皮肤镜检查容易观察到因扁平苔藓引起的甲板纵向裂痕(■ 图 31.36)。通过皮肤镜对从甲皱襞伸出的近端甲板进行观察,可以在短时间内评估疾病的进程,因为它能够观察到新生成的甲板。甲板的完全破坏会导致无甲症。

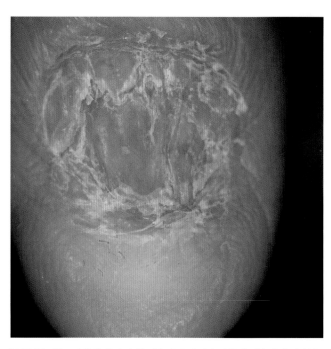

■ 图 31.36　皮肤镜检查容易更清晰地看到扁平苔藓引起的伴有局部无甲的甲板纵裂(×10)

31.6.3　甲粗糙脆裂(trachyonychia)

甲粗糙脆裂或称二十甲营养不良是一种良性疾病,多见于儿童,甲从纵向观察时呈现粗糙的砂纸样外观。甲粗糙脆裂是炎性疾病如斑秃、银屑病或扁平苔藓引起近端甲母质炎症改变的标志。甲板异常是由于甲板上存在过多的纵嵴,纵嵴上覆盖薄鳞片及轻度变薄的细条纹,使甲板具有不透明的外观。就这些方面而言,最好使用干性皮肤镜检查,以更好地观察甲板表面的典型变化(■ 图 31.37)。

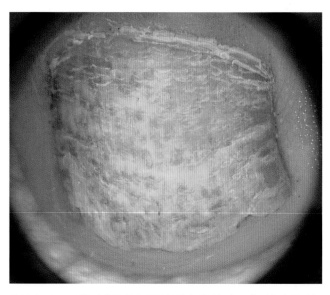

■ 图 31.37　干性皮肤镜提高了甲粗糙脆裂甲板表面典型变化的可视性(×20)

31.7 良性甲肿瘤（benign nail tumor）

良性甲肿瘤根据肿瘤的类型及其在甲中的位置具有不同的特征。肿瘤的典型症状是出现肿块和/或甲结构受损或受压引起的继发性变化。当只累及一个甲时，应该尤其怀疑甲肿瘤。

皮肤镜检查有助于更好地观察甲肿瘤，但其不能代替外科探查、活检/切除和组织病理学检查。

31.7.1 甲周及甲下化脓性肉芽肿（periungual and subungual pyogenic granuloma）

化脓性肉芽肿是一种易发生溃疡和出血的良性血管肿瘤。它是一种获得性肿瘤，常累及甲，尤其是甲周组织和甲床。它生长迅速，由于有出血倾向，经常被患者视为急症。化脓性肉芽肿由不同原因引起：最常见的是创伤性损伤和趾甲嵌顿，或由药物、外周神经损伤和炎症引起[42]。当只出现单个指/趾病变时，须排除恶性肿瘤。

皮肤镜表现无法了解病因，仅能提示皮损的病程。通常化脓性肉芽肿最重要的表现是其血管形态，特征是乳红色纱样的红色变色和排列规则的血管。在放大和使其褪色的基础上，所有的血管在低放大倍下呈圆点状，在高放大倍数下呈现为规则的纹路。其颜色为红色，病变中心较深，边缘较浅，颜色也可以与皮损的持续时间相关。

急性化脓性肉芽肿常常出现溃疡或糜烂，血管成分占主要部分。颜色是浅红色，可见点状血管。而更多的慢性肿块表现为容易看到的衣领征和白色的不透明部分，可能出现棕色坏死区域。遗憾的是，没有皮肤镜征象能可靠地区分甲下侵蚀性结节是由化脓性肉芽肿还是无色素性黑素瘤引起。病理检查是必要的。

摩擦性化脓性肉芽肿较少见，在这种类型中，甲分离是主要症状，伴有疼痛和甲下渗出。频繁或长时间的步行史提示可能为这种良性肿瘤出现的原因，但皮肤镜检查有助于更好地了解血管形态。使用凝胶介质行皮肤镜检查时可以观察到的首要表现是甲分离和在操作过程中患者出现的疼痛。病变中心可呈白色，周围发红（■ 图 31.38）。为了更好地观察肿瘤，有必要切开甲板的分离部位，并对肿块进行凝胶皮肤镜检查。

皮肤镜下显示甲下肿块有不规则血管和周围坏死物质（■ 图 31.39），出现这种情况，须进行手术评估和组织病理学诊断。

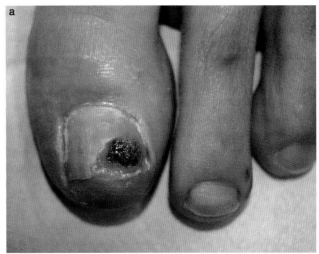

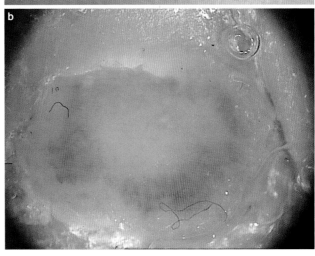

■ 图 31.39 a. 剪去甲板的分离部位后显示摩擦性化脓性肉芽肿；b. 皮肤镜下显示不规则血管和周围坏死物质

31.7.2 血管球瘤（glomus tumor）

血管球瘤是一种罕见的良性肿瘤，常伴有疼痛、压痛、冷刺激敏感，常见于中年妇女的中指。常见的生长部位是甲下，但也可能发生在其他部位。临床检查可能难以发现肿瘤，尤其是当肿瘤较小或缺乏可见的异常表现时。事实上，很多时候常见症状（刺痛、触痛、冷敏感）比细微难辨的临床特征更令人印象深刻。

使用皮肤镜检查有助于更好地观察甲。在皮肤镜检查过程中，患者感到疼痛并不罕见，尤其是在对肿瘤部位施加较大压力时。这种情况高度提示血管球瘤。看似正常的甲板带有红斑，提示存在血管异常。皮肤镜下，肿瘤表现为深紫红色甲

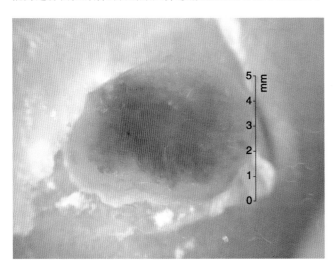

■ 图 31.38 皮肤镜下显示剪去甲板的分离部位后，化脓性肉芽肿病变中的伴有不规则血管和周围坏死物质的甲下肿块（×10）

下肿块,有时表现为纵向红甲,但通常不达到远端边缘,尤其是肿块较小时[43](图 31.40)。红色的病变与淡粉色的甲床以及白色的甲半月形成鲜明对比[44]。

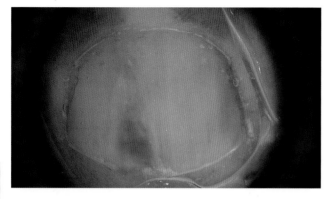

 图 31.40　血管球瘤在皮肤镜下显示深紫红色甲下肿块和到达远端边缘的纵向红甲(×20)

在瘤体较大的情况下,甲分离可能与甲母质受压迫导致的甲变薄和开裂有关。这些征象的出现是由于血液供应的明显增多,影响局部血管,使甲母质受压,甲母质功能受损进而导致甲板变薄。此外,皮肤镜检查可用于肿瘤的定位,在甲床内肿瘤越靠近远端,红甲表现越弥漫,甲板的完整性越不明显。

使用高倍镜检查时,皮肤镜可显示甲板上分散的线性血管结构,但近来推荐进行术中甲床和甲母质皮肤镜检查,以帮助外科医生从肿瘤存在的组织中找到肿瘤的准确位置,从而避免肿块切除不完全以及频繁复发的出现。在术中皮肤镜检查中,在肿块的蓝色背景上可见分支状毛细血管扩张[45]。

31.7.3　甲乳头状瘤(onychopapilloma)

甲乳头状瘤最常见于拇指,相较于趾甲,其更多见于指甲。它表现为一个纵向条带,通常与裂片状出血有关或完全由裂片状出血导致(图 31.41)。剪掉甲板远端的分离部分,条带的游离缘被甲下的角化过度所占据[46]。条带的颜色可能不同,可呈红色、白色或棕色,因此,甲乳头状瘤的表现也可能会有所不同。近来描述的甲乳头状瘤所有可能出现的表现包括:纵向白甲,纵向黑甲,无红甲的长裂片状出血,白甲、黑甲及无红甲的短裂片状出血,伴有甲下肿块和远端裂隙的白甲、黑甲[47]。

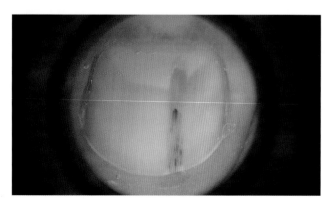

 图 31.41　甲乳头状瘤在皮肤镜下显示伴有裂片状出血的纵向条带(×20)

一般来说,甲乳头状瘤会导致受累甲板变薄和红色变。这些不同的表现可以通过皮肤镜检查观察到,镜下可见一清晰的纵向红色条带,伴有裂片状出血,从甲半月开始一直延伸到远端边缘,在该处的甲下皮造成一个裂隙,伴或不伴乳头状角化过度的丘疹(图 31.42)。这些表现可见于使用凝胶介质的皮肤镜。裂片状出血通常出现在条带的远端部分,而乳头状肿块在甲板远端的边缘明显可见(图 31.43)。较大的甲乳头状瘤可引起甲分离和明显的甲下肿块,这使得它难以与甲母质瘤相鉴别,但是用皮肤镜对甲板远端进行观察时,甲母质瘤的蜂窝状外观更加明显。

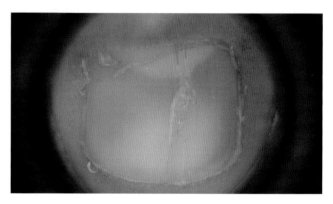

 图 31.42　伴甲板增厚的甲乳头状瘤在皮肤镜下显示累及整个甲板的纵向条带(×20)

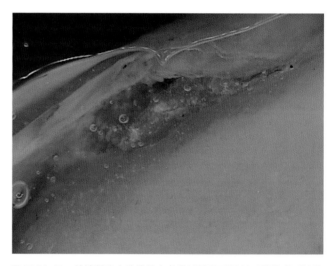

 图 31.43　前端凝胶皮肤镜检查条带远端显示甲板远端清晰可见的边缘乳头状团块(×40)

31.7.4　甲母质瘤(onychomatricoma)

甲母质瘤是一种起源于甲母质的良性肿瘤。常见于甲,通常发生于一个指上,但也可多发,尤其多见于年轻人。临床检查可见甲板增厚、过度弯曲和甲板呈黄白色。肉眼可见甲板出现黄白色纵嵴和裂片状出血,病变多集中在远端出现。从甲板的正面进行观察是非常重要的,有利于更好地观察甲板的病理特征,即在甲板增厚的游离缘可见多个小孔,这些蜂窝状小孔对应肿瘤在甲板内生长的纵向孔洞。

这些临床表现可通过皮肤镜反映出来,典型的皮肤镜表现是:由于甲内肿瘤的存在,导致甲板与甲床分离,形成的指内管道样结构使得甲呈现出纵向条纹伴淡黄色变,也称为黄甲症。甲板增厚和由于肿瘤导致的横向过度弯曲,增加了皮肤镜检查的难度。外伤所致甲毛细血管的点状出血,在甲板(尤其是在增厚的甲板)腹侧中持续渗入血液,导致裂片状出血,表现为细而短的黑色条纹(◘ 图 31.44)。

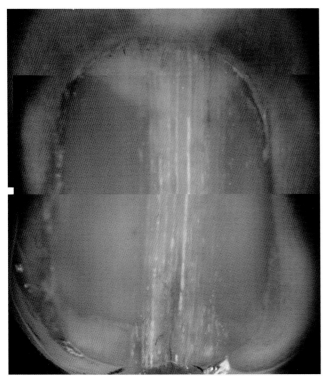

◘ 图 31.44　甲母质瘤典型的皮肤镜表现:由于指/趾肿瘤形成的通道导致的带有纵向条纹的黄色变色、甲板增厚和横向过度弯曲(×20)

对于甲母质瘤患者,应建议对甲板额面进行皮肤镜检查,因此有必要在甲板的远端边缘行皮肤镜检查,以获得增厚甲板的前视图。这个位置对诊断甲母质瘤非常重要。前视图中甲母质瘤典型的皮肤镜特征是蜂窝状结构,与甲板内肿瘤生长形成的孔道相对应(◘ 图 31.45),该结构表现为白色的纵向凹槽,与围绕前斜方结缔组织轴的小孔相对应[48]。

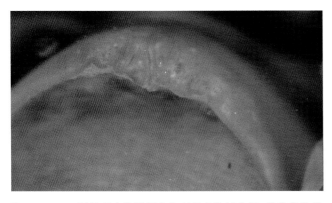

◘ 图 31.45　甲母质瘤前视图中典型的皮肤镜特征,蜂窝状结构(×40)

对于甲母质瘤,皮肤镜检查有助于观察到其典型的临床表现从而辅助诊断,并有助于与其他良性病变如疣、甲乳头状瘤或新发的甲真菌病[28]及恶性病变如鳞状细胞癌相鉴别。它也可在术前使用,有助于肿瘤的完全切除,避免术后复发。

最近一篇论文通过对大量患者的研究,总结了甲母质瘤所有的临床和皮肤镜表现。如果根据临床诊断标准不能排除甲母质瘤,皮肤镜检查常可以清楚地观察到一些病理改变,包括白色平行线和具有平行病变侧缘的清晰的横向分界,这些被认为是甲母质瘤的"特异"表现,而甲板游离缘的黑点和凹陷则被认为是术前评估的指标[49]。

31.8　皮肤镜用于黑甲的管理
(◘ 表 31.7)

黑甲是指甲板的黑色-棕色-灰色的色素沉着,通常表现为纵向条带,从甲近端边缘开始,随着甲的生长一直延伸到远端边缘。色素沉着可以有不同的表现形式,最常见的表现为纵向条带(纵向黑甲),也可以是横向的(横向黑甲)或累及整个甲板(全黑甲)。正常情况下,甲母质黑素细胞处于静止状态。然而,这些细胞在增殖或不增殖的情况下都可以被激活,从而引起甲板的色素沉着。因此,黑甲可能是由良性或恶性病因导致黑色素细胞激活或黑色素细胞增殖所引起。基于所涉及的过程不同,黑甲的临床和皮肤镜表现各不相同。

黑甲可累及单个或多个甲,无论指还是趾,任何年龄均可发生。黑甲的临床表现取决于条带的数量、颜色、边缘和宽度。对任何有纵向黑甲的患者,尤其是发生在短时间内,且只累及单个指/趾时,须排除黑色素瘤。当成人患者出现纵向黑甲且局限于单个甲,同时没有可解释其发病的局部或全身因素时,建议进行活检和组织病理学检查。

纵向黑甲的病因在临床上很难鉴别,皮肤镜的使用可以作为传统检查的辅助手段来评估此类病变。到目前为止,真正的问题是辨别病变是良性还是恶性的,因为早期诊断恶性黑色素瘤对预后至关重要。虽然使用凝胶会使皮肤镜易从甲板上滑落,使操作更困难,但检查色素病变仍推荐使用凝胶,因为其可增加透过甲板观察的可视度。

评估黑甲遵循三个步骤:①确定色素是否是黑色素,②确定黑色素是由于黑素细胞激活还是其增殖引起,③确定增殖是良性还是恶性的[14]。对于出现色素沉着的甲,皮肤镜可提供重要的诊断信息,应常规应用。首先,皮肤镜检查可以区分黑色素细胞性和非黑色素细胞性的色素沉着,特别是常见的甲下血肿或真菌感染导致的棕黑色甲[50]。一般来说,黑色素细胞的色素沉着是棕黑色的且位于甲板内,表现为纵向条带,而外源性色素沉着由不同颜色的物质附着在甲板上,不一定具有位于甲皱襞附近或甲板中央的纵向外观。非黑色素细胞色素性沉着的常见原因是甲下血肿、真菌性黑甲或者绿甲。

在绿甲中,色素沉着是由铜绿假单胞菌定植所致。外源色素沉积在甲板上,通常位于一侧,可能表现为一类似于黑甲的条带。皮肤镜下显示为亮绿色外观逐渐过渡为黄色,常位于甲板下方[39]。

甲下血肿是棕黑色甲色素沉着最常见的原因之一,血液的存在可通过甲板内的红-紫-棕色球状斑来确认,且色素沉着均匀,无类似于黑甲的纵向条纹以及周围褪色。

如果甲板上出现纵向条带,另一个需要考虑的诊断是红色毛癣菌黑素样变引起的真菌性黑甲。真菌性黑甲是甲真菌病的一种罕见变种，如前所述，皮肤镜检查有助于诊断这种色素沉着，以避免不必要的甲活检。皮肤镜检查显示真菌性黑甲的条带通常为棕色，无可见的黑色素内容物，倾向于非黑色素细胞来源，但可见较厚的甲襞下角化过度，伴有黄色和棕色鳞屑，远端较宽，局部可呈红色，这可能与甲下角化过度引起的创伤性出血有关[29]（● 图 31.25）。

如果色素沉着是由于甲母质产生的黑色素引起，第二步是确定色素沉着是由于黑素细胞激活还是增殖导致的。

累及的指/趾的数量是一个重要的诊断线索，如果累及一个以上的指/趾，首先考虑的应该是黑色素细胞激活。由于黑色素细胞激活导致多个纵向黑甲最常见的原因有：种族/人种、系统性因素、药物或机械性因素[39]。当黑甲累及多个甲板时，主要是考虑正常的种族/人种变异，特别是深色皮肤类型，或考虑为某种综合征的表现之一。系统性因素包括炎症性疾病、药物、综合征、妊娠或内分泌失调。伴有黑甲的综合征包括 Peutz-Jeghers 综合征以及 Laugier-Hunziker 综合征，前者经常伴有其他全身症状。机械性因素包括摩擦性黑甲和咬甲癖，前者通常累及少数指/趾。

摩擦性黑甲通常表现为第五和/或第四趾甲出现灰黑色条带，与这些足趾与鞋的长期性摩擦导致黑素细胞的激活有关，条带呈棕色且通常仅局限于容易受到摩擦创伤影响的两个足趾。用皮肤镜检查可见棕色背景的条带伴有平行的细线（● 图 31.46）。趾甲的反复摩擦易导致毛细血管损伤，出现红斑样或裂片状出血，印证了创伤导致色素性条带的解释。

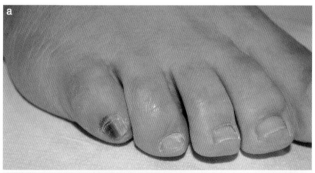

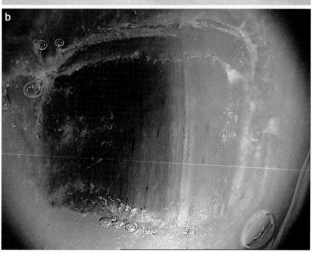

● 图 31.46　a. 第五趾的摩擦性黑甲；b. 皮肤镜检查显示条带的棕色背景和平行细线（×20）

在咬甲癖中，牙齿对近端甲皱襞的机械损伤会诱发黑素细胞的激活。在这种情况下，通常可观察到多个指/趾的受累，在较严重的手指上可以观察到咀嚼的迹象，如结痂或伤口。

皮肤镜观察可见提示黑色素细胞激活的带齿印的灰色背景条带，伴有细的灰色规则平行线（● 图 31.47）。甲色素沉着也可能与甲周皮肤色素沉着相关[51]。

很难用皮肤镜检查明确黑色素细胞性甲色素沉着，因为目前仍然没有统一的标准帮助我们区分由良性黑色素细胞增生（即甲母质雀斑样痣或痣）引起的黑甲和由恶性黑色素细胞增殖引起的黑甲[52]。随着时间的推移，皮肤镜检查已经被用来评估纵向黑甲条带，并有一系列标准来帮助临床医生决策。

当黑甲只累及一个指/趾时，在诊断为黑素瘤时必须考虑其增殖的过程。该条带的临床特征变化多端：其颜色改变可以是均一、明显的，也可完全相反；可以有轮廓分明的边界，也可略微尖锐；其宽度可以从 1mm 到跨越整个甲板。对应的甲板可以出现一些变化或者完全正常，最后，棕黑色甲周色素沉着（Hutchinson 征）也可存在或不存在。

诊断细胞增殖导致的纵向黑甲考虑的第一个要点是患者的年龄。甲母痣通常见于儿童，可能是先天性或获得性的。虽然儿童甲黑素瘤极其罕见（白种人例外），但也有发生。成人使用的临床和皮肤镜参数不适用于儿童[53]。建议对儿童进行活检的标准包括条带的快速生长和甲板颜色的快速演变。

甲母痣可能在出生时出现，也可能随着年龄的增长发生。甲母痣相较于趾甲更常见于指甲，最常见于拇指。通常，甲可见一条或多条纵向深色条带，纵向黑甲条带的大小和色素沉着程度因人而异，条带的宽度可以从几毫米到覆盖整个甲板，其颜色可均匀或不均匀且可深可浅[50]。超过 50% 的病例测量宽度超过 3mm[52,54]。深色条带与伪 Hutchinson 征（pseudo-Hutchinson's sign）有关，因为透过透明的甲皱襞可以看到深色甲板的色素沉着（illusory phenomenon，幻影现象）。色素沉着可能分布均匀，也可在弥漫性浅色素沉着上出现较深的条带。甲母痣的一些临床特征出现在儿童中应当引起警觉。甲周色素沉着是先天性色素痣的典型表现，可能累及近端甲皱襞和甲下皮。在儿童中，通常会观察到条带逐渐增大，其近端部分可能比远端部分更宽（三角形），色素沉着的加深和扩散并不罕见，着色甲板的变薄和开裂也可能发生。随着年龄的增长，观察到条带逐渐消退也是很常见的[55]，这种"儿童退行性痣样甲黑色素瘤（regressing nevoid nail melanoma in childhood）"是儿童独有的，并不表示痣退化，可能只是表示痣细胞的黑色素细胞活跃性降低[56]。

皮肤镜可见痣的棕色背景伴纵向棕色至黑色的规则平行线，其间距和厚度一致，在儿童中更重要的是可见到由于甲板中的色素积聚而出现的黑点（● 图 31.48）。皮肤镜检查有助于观察条带内的纹路：它们的长度和宽度通常是不规则的。一种新的皮肤镜征象是沿黑素细胞线分布的点的存在，可以提示纵向黑甲的消退。这些点是黑色的，圆形至椭圆形（小于 0.1mm），有规则的大小和形状。这些点沿直线无规则分布，有时在外围形成浅坑；也可能在着色纹路中发现，通常会导致纹路的中断。在大多数年轻患者中，圆形将随着时间消失。作者将点的存在解释为黑色素的积累，黑色素来源于一群从真皮-表皮交界处向上迁移的痣细胞。黑甲的消退伴随着点的消失，这些点是痣消退的标志，而不是黑色素瘤的警告信号[57]。

儿童甲黑色素瘤很少见。文献中仅有 12 例病例报道，多

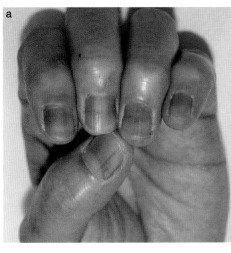
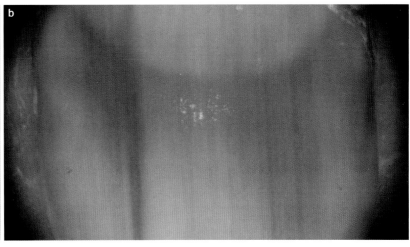

■ 图 31.47　a. 药物引起的黑甲累及多个甲；b. 皮肤镜检查显示非典型黑素细胞激活，灰色背景条带，细灰色规则平行线，颜色不规则，有些较暗，有些较亮，间隔不规则（×20）

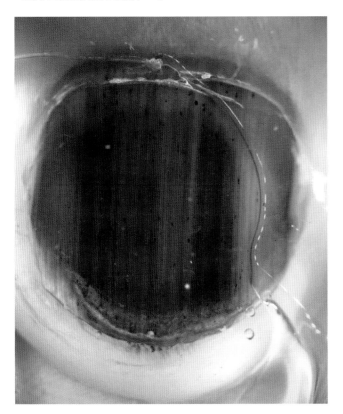

■ 图 31.48　皮肤镜色素痣模式：棕色背景，纵向棕黑色的规则平行线，间距和厚度规则，由于甲板中的色素积聚而出现的黑点（×10）

出现在深肤色人群中[58-61]。皮肤镜检查可提示儿童黑素瘤棕色背景的快速演变：纵向棕黑色纹路伴有不同程度的色素沉着，其间隔或厚度变化多端，可突然中止也可平行分布。然而，这些特征也可以在儿童的甲母痣中看到，它们的特异性较低。儿童黑甲的皮肤镜检查并不令人满意[39]。

在成年人中，皮肤镜于 2007 年首次用于诊断甲色素沉着，当时首次提出良性和恶性甲黑素细胞病变的皮肤镜诊断标准[62]。然而，它对色素甲的评估和管理并不一定可靠[63]。

多年来，纵向黑甲的诊断准确性已有所提高，首先是对甲色素沉着采用了 ABCD 法则[64]，其次是采用了甲皮肤镜检查[13]。甲皮肤镜检查为临床体征提供了参考资料，因其可以

在高倍镜下观察色素沉着的细节。

良性黑色素细胞增生的皮肤镜特征表现为颜色均一的灰色或棕色背景，棕色条带中有多条细棕色线（■ 图 31.49）。这些纹路通常是规则的，有规则的间距和厚度，整个病变类似棕色的阴影，像痣一样，条带的方向相互平行。

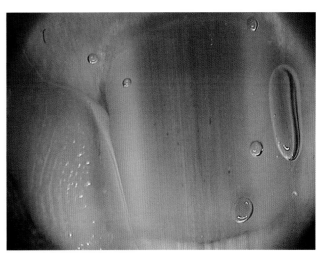

■ 图 31.49　良性黑色素细胞增生的皮肤镜特征是颜色均一的棕色背景，棕色条带中有多条细棕色线（×20）

皮肤镜提示甲黑素瘤的特征包括条带状的棕黑色背景，其纵向纹路的厚度、间距、颜色或平行度不规则（■ 图 31.50 和 ■ 图 31.51）[62]。然而，这些特征不足以诊断黑素瘤，在良性病变中也可观察到宽度、颜色不规则的纹路[39,63]。

ABDEF 法则有助于提示是否应该怀疑黑素瘤[64]，甲皮肤镜检查，使黑素瘤的不同征象可视化，揭示肉眼不能看到的表现，有助于进一步诊断。Ronger 等人在 2002 年对纵向黑甲的皮肤镜特征分类进行了很好的描述，该分类显示了有棕色至黑色背景的纵向黑甲条带，且其纵向纹路的颜色、宽度、间距和平行度不规则，提示为黑素瘤[13]。无法进行皮肤镜检查的情况有：甲增厚、病灶边界模糊和甲板完全变黑[39,63]。

由于其罕见性，只有少数研究聚焦于黑素瘤的皮肤镜特征。

因此，皮肤镜检查的结果应结合临床特征和甲色素沉着的病史。

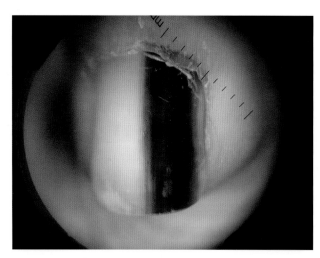

■ 图 31.50 甲黑素瘤的皮肤镜特征:条带的棕色到黑色背景,其纵向纹路的厚度、间距、颜色或平行度不规则(×10)

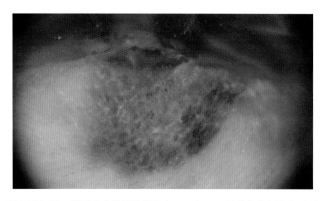

■ 图 31.51 甲下皮皮肤镜前端检查:Hutchinson 征具有多色性和不对称性的特征(×40)

最近的一项研究表明,甲色素沉着条带的临床表现和皮肤镜检查结果之间有很强的相关性,有助于区分条带是良性还是恶性。作者确定了三个重要的皮肤镜征象以帮助区分:黑色素瘤中条带累及范围超过患者甲板的 2/3;出现灰色到黑色的变化;甲营养不良的存在,其中甲营养不良的存在使发现甲黑素瘤的概率增加了 3 倍[65]。

在对甲色素沉着行皮肤镜检查时,在所有可以放置皮肤镜的甲单元上进行观察非常重要。

甲板远端游离缘的皮肤镜检查有助于区分色素是由近端还是远端甲母质产生的。如果色素在游离缘的背面部分,色素的来源为近端甲母质,如果色素是在游离缘的腹侧部分,则来源于远端甲母质[51]。不管怎样,甲板和甲周组织的皮肤镜特征可能为选择需要病理检查的病例提供有意义的信息。

甲下皮和甲周组织的皮肤镜检查可以评估 Hutchinson 征,它是色素甲恶性变的最重要征象之一,也是甲黑素瘤的标志。皮肤镜的特征性表现是多色性和不对称性(■ 图 31.51),但它最重要的作用是揭示微 Hutchinson 征——一种用皮肤镜可以看到但肉眼无法观察到的甲周色素沉着,通过皮肤镜,可以观察到其向邻近组织放射状生长的最初征象。

微 Hutchinson 征也可能出现在以缺乏黑色素为特征的无色素性黑素瘤中。这种黑素瘤的临床特征是由于甲床角化过度或溃疡导致的甲板缺失和甲营养不良。皮肤镜检查可能有助于检测肉眼难以看到的黑色素。

其他在可无色素性黑素瘤中出现的皮肤镜表现有侵蚀甲床结节,以及血管表现,血管表现的特征是带有乳红色幕的红色变色和不同的血管形态:一些表现为点,另一些表现为不规则的线。皮损中心为白色,周围为红色(■ 图 31.52)。此外,颜色可以与皮损的病程相关,在较陈旧的皮损中,主要颜色是暗红色,可能由于结痂和血管排列紊乱而呈现酒红色,事实上,血管的不规则排列,可呈发夹状、线形或点状多种表现。另一方面,在病程较短的皮损中,颜色为浅红色,并呈现明显的点状血管[66]。该类型肿瘤和化脓性肉芽肿的鉴别是相当困难的。

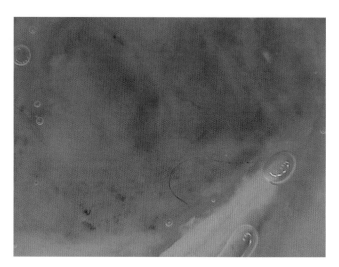

■ 图 31.52 无色素性黑素瘤皮肤镜检查表现:侵蚀甲床结节,血管表现的特征为带有乳红色幕的红色变色和不同的血管形态,皮损中心为白色,周围为红色(×20)

对于成人,皮肤镜在此两种情况下对黑素瘤的诊断最有用:①黑素瘤表现为甲床的溃疡结节时,出现 Hutchinson 征,②黑素瘤表现为纵向黑甲条带时,与甲周色素沉着和/或甲板变化无关。

皮肤镜结果出现假阴性和假阳性并不罕见,尤其是在良性病变中出现不规则纹路的情况时。然而,黑素瘤诊断延误仍然很常见,预后不良通常归因于长期病变。误诊率高达 20% 以上[67]。

术中皮肤镜检查可以直接观察甲母质中色素沉着的来源[2],尽管属于侵入性操作,但比甲板皮肤镜检查更可靠和准确。通过术中方法,已经确定了四种皮肤镜表现:规则的灰色模式提示典型的色素沉着过度;规则的棕色模式提示典型的良性黑色素细胞增生;伴有小球或斑点的规则的棕色模式提示典型的黑色素细胞痣;不规则的模式提示典型的黑素瘤。这种类型的皮肤镜检查能够直接观察目标上皮组织的色素沉着,显示当甲板插入色素沉着病变和皮肤镜之间时未能观察到的表现。甲母质皮肤镜检查是一种侵入性的检查方法,不能在所有的黑甲病例中进行,但是所描述的表现在鉴别色素性甲病方面具有高敏感性和特异性。术中皮肤镜的使用有助于选择最佳的活检部位[68]。

目前尚无循证研究来确定纵向黑甲患者皮肤镜随访的最佳频率,也没有制订精确的皮肤镜判断标准来确定黑甲病变何时需要活检[50]。一个建议是,对于良性黑色素细胞病变,每 6 个月进行一次皮肤镜检查,对于没有其他恶性征象的不规则色素沉着,每 3 个月进行一次严格的随访[69]。然而,确诊甲色素沉着的"金标准"仍然是组织病理学[70,71]。

皮肤镜珍珠表

⬛ 表 31.1 系统性硬化症

Ⅰ. 早期表现

    a. 罕见的巨大毛细血管

    b. 罕见的微出血

Ⅱ. 活动期表现

    a. 大量的巨大毛细血管

    b. 常见的微出血

    c. 有限的毛细血管密度减少

Ⅲ. 晚期表现

    a. 毛细血管数量大量减少

    b. 无血管区

    c. 新生血管生成

⬛ 表 31.2 皮肌炎

Ⅰ. 巨型毛细血管

Ⅱ. 巨大血管袢

Ⅲ. 微出血

Ⅳ. 显著的新生血管生成

Ⅴ. 结构异常

Ⅵ. 动态改变

⬛ 表 31.3 系统性红斑狼疮

Ⅰ. 弯曲的血管袢, 呈锯齿状外观

Ⅱ. 血管袢延长, 形状奇特

Ⅲ. 乳头下静脉丛清晰可见

⬛ 表 31.4 甲真菌病

Ⅰ. 远端甲下甲真菌病

    a. 甲分离区近端边缘参差不齐

    b. 纵向条纹

    c. 北极光表现

    d. 残毁外观

Ⅱ. 皮肤癣菌瘤

    a. 甲板下不规则圆形变色

    b. 橙黄色均匀无光泽

    c. 通过纵向黄白色条带与远端边缘连接

Ⅲ. 真菌性黑甲

    a. 甲板下深棕黑色色素沉着

    b. 黄色和黑色鳞屑堆积

Ⅳ. 近端甲下甲真菌病

    a. 甲半月黄白色区域

Ⅴ. 白色浅表甲真菌病

    a. 甲板上易碎的白色至黄色斑片

Ⅵ. 全甲真菌病

    a. 甲板破碎

    b. 白色

⬛ 表 31.5 甲银屑病

Ⅰ. 甲母质

    a. 凹陷

    b. 甲近端鳞屑

    c. 碎裂

    d. 斑驳的甲半月

Ⅱ. 甲床

    a. 甲分离

    b. 浅橙色斑/油斑

    c. 裂片形出血

    d. 甲下角化过度

⬛ 表 31.6 扁平苔藓

Ⅰ. 甲母质

    a. 明显纵嵴的脆甲

    b. 纵向分裂

    c. 背侧翼状胬肉

Ⅱ. 甲床

    a. 甲分离

    b. 裂片状出血

    c. 甲下角化过度

    d. 黑甲

    e. 甲板背侧碎片

    f. 向甲中心聚集的纵向沟槽

Ⅲ. 甲母质和甲床

    a. 无甲

⬛ 表 31.7 黑甲

Ⅰ. 黑素细胞激活

    a. 灰色背景条带

    b. 细灰色的规则平行线

Ⅱ. 摩擦性黑甲

    a. 棕色背景条带

    b. 棕色平行细线

Ⅲ. 黑素细胞良性增生

    a. 均质的棕色背景

    b. 伴有多条细棕色线的棕色条带

Ⅳ. 黑素细胞恶性增殖

    a. 棕色至黑色背景条带

    b. 纵向纹路的粗细、间距、颜色或平行度不规则

Ⅴ. 无色素黑素瘤

    a. 侵蚀甲床结节

    b. 带有乳红色幕的红色变色

    c. 不同的血管表现

❓ 思考题

1. 皮肤镜在甲病中的最佳作用是什么?

　　A. 鉴别不同类型的黑甲

　　B. 诊断炎症性甲病

　　C. 感染性甲病的鉴别诊断

　　D. 鉴别黑素细胞性色素沉着和非黑素细胞性色素沉着

　　E. 诊断甲真菌病

2. 皮肤镜在怀疑为甲真菌病病例中的作用是什么?

　　A. 确定甲真菌病的致病因素

　　B. 分清甲真菌病区域的边界和选择最佳的取样部位

　　C. 剪切甲板进行取样

　　D. 鉴别不同类型的甲真菌病

　　E. 没有帮助

3. 皮肤镜在甲色素沉着中的作用是什么?

　　A. 确定生成黑色素的甲母质的位置

　　B. 诊断甲黑素瘤

　　C. 随访甲黑素瘤

　　D. 与甲母痣鉴别诊断

　　E. 在甲黑素瘤中不使用

✔ 答案和解析

1. 正确答案是 D。因为皮肤镜检查可显示色素是否是由于甲板内黑色素的沉积引起。

2. 正确答案是 B。因为它可以区分近端边缘银屑病与创伤性甲分离;选择最佳的部位进行取样,因为它可以观察到由于反复的损伤而产生的北极光表现。

3. 正确答案是 A。因为甲板远端游离缘的皮肤镜检查有助于区分色素是由近端还是远端甲母质产生的。

（郑利雄 译,刘晓明 校,魏芬　刘鑫 审）

参考文献

31章 参考文献

第 32 章　甲肿瘤

Nilton Di Chiacchio, Nilton Gioia Di Chiacchio, and Leandro Fonseca Noriega

学习目标：

血管球瘤：
1. 良性肿瘤
2. 可出现红甲和甲板营养不良
3. Love 试验有助于肿瘤的定位
4. 治疗方法为经手术完全切除肿瘤

植入性表皮样囊肿：
1. 有外伤史或手术史
2. 皮损位于瘢痕附近
3. 包膜破裂会释放出角化物

黏液样假性囊肿：
1. 常合并远端指间骨关节炎
2. 目前其病因主要有两种理论
3. 根据其临床特点可分为三类

神经瘤：
1. 急慢性创伤后发生
2. 疼痛性皮损
3. 受损神经近端无序生长
4. 再生神经束不规则排列

甲下鸡眼：
1. 老年患者
2. 足部生物力学改变
3. 远端甲下角化过度/大足趾好发

甲母质瘤：
1. 甲母质的良性肿瘤
2. 可以根据临床表现诊断
3. 手术治疗

甲乳头状瘤：
1. 甲床和远端甲母质的良性肿瘤
2. 必须与恶性病变相鉴别
3. 化脓性肉芽肿：
   3.1　常在轻微创伤后出现，但其确切发病机制尚不清楚
   3.2　良性的发疹性血管瘤

鳞状细胞癌/Bowen 病：
1. 最常见的甲恶性肿瘤
2. 中年男性更易受累
3. 慢性疣状皮损和甲板受损

神经鞘瘤或神经鞘膜瘤：
1. 通常为无痛性肿块
2. 可鉴定出引起病变的神经
3. 分为安东尼 A 型和 B 型两种组织模式
4. 通常发生在软组织深处，几乎无皮肤受累

甲下外生骨疣：

1. 不是真正的肿瘤，而是正常骨或钙化的软骨残留物形成的突起
2. 创伤可能是其主要病因
3. 分为 Ⅰ 型和 Ⅱ 型
4. 治疗方法为外科手术

甲下角化棘皮瘤：
1. 疼痛性皮损
2. 生长迅速
3. 侵犯骨质

浅表性肢端纤维黏液瘤：
1. 孤立性丘疹或结节，生长缓慢
2. 好发于手指或足趾甲周和甲下区域
3. 星状和梭形细胞呈席纹状或束状增殖
4. 免疫组织化学 CD34 阳性的梭形细胞瘤
5. 复发通常与切除不完全有关

疣：
1. 由人乳头瘤病毒引起
2. 可位于甲周或甲下
3. 与 Bowen 病和鳞状细胞癌的鉴别诊断
4. 博莱霉素被认为是最有效的治疗方法之一

32.1　引言

由于甲结构复杂，多种肿瘤都会影响甲的外观。甲肿瘤可能直接或间接影响甲母质或甲床、周围表皮、真皮、皮下组织、血管、附属腺和骨软骨的结构。近端甲皱襞的病变可能会由于甲母质受压而导致甲板继发改变。

甲成像（X 射线、超声、断层扫描和磁共振成像）有助于诊断，但组织病理学仍是诊断甲肿瘤的"金标准"。

根据甲肿瘤的起源和侵袭性，可以采用从局部用药到显微外科手术等不同的治疗方法，一般来说，外科治疗是首选的治疗方法。

32.2　疣(wart)

疣可能是最常见的甲肿瘤，由不同 DNA 类型的人乳头瘤病毒(human papilloma virus, HPV)引起。它是一种良性纤维上皮肿瘤，表面角化，具有弱传染性。临床上，疣表现为过度角化的丘疹，表面粗糙，可位于甲皱襞(甲周疣)或甲床(甲下疣)。肉眼或皮肤镜下，常可在皮肤表面看到黑点，这与血管内血栓形成相关，有助于将疣与其他病变区分开来(◘ 图 32.1~◘ 图 32.4)。近端甲皱襞外侧部分的疣最为常见。当疣生长在甲下时，它们会先影响甲下皮，慢慢向甲床生长，可能会抬高甲板，引起甲分离[1]。据报道，曾有一名免疫功能正常患者在 HPV(57 型)感染甲床和甲母质后出现了 20 个指甲全部营养不良，这是非常不同寻常的表现[2]。

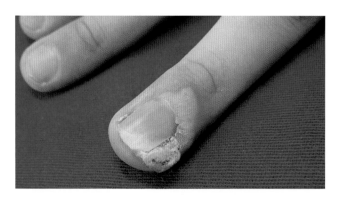

◘ 图32.1　甲周疣。甲周区域发黄,过度角化,表面粗糙

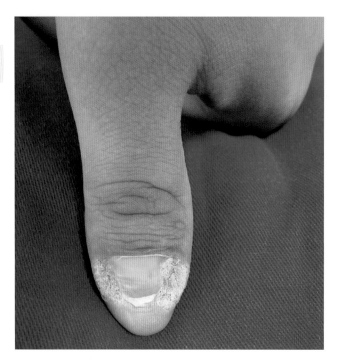

◘ 图32.2　影响两侧甲皱襞的甲周疣

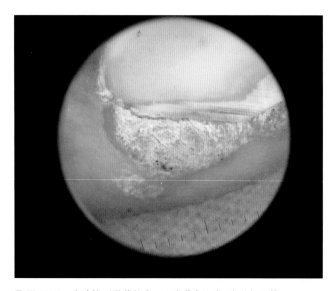

◘ 图32.3　皮肤镜下微黄的表面上有紫色斑点,为毛细血管

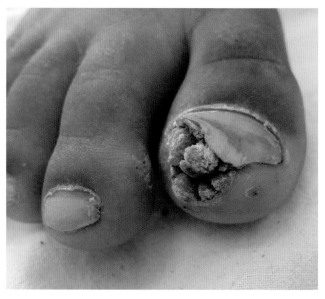

◘ 图32.4　生长旺盛的甲下疣

创伤或浸渍造成皮肤屏障受损后,病毒可以通过皮肤进入体内。体液免疫和细胞免疫状态等宿主因素可决定 HPV 感染最终是否致病。因此,对于习惯性咬甲者、潮湿环境工作者以及免疫力受损人群,甲疣发病率会增加[3]。

甲周疣通常没有症状,破裂时可能会引起疼痛。相反,甲下疣常伴随疼痛,表现可与其他甲肿瘤相似。此外,疣可能会导致骨质侵蚀[4-8]。

疣和鳞状细胞癌在临床上难以区分,活检是区分它们的重要方法,尤其是对于有长期病变的成年人。本病的鉴别诊断包括甲下丝状疣(subungual filamentous tumor)、甲下鸡眼(onycho-clavus)、疣状表皮痣(verrucous epidermal nevus)、炎性线性疣状表皮痣(inflammatory linear verrucous epidermal nevus, IL-VEN)、疣状皮肤结核(tuberculosis cutis verrucosa)、多中心网状组织细胞增生症(multicentric reticulohistiocytosis)、甲床角化(趾甲外侧皱褶)、角化棘皮瘤(keratoacanthoma)、Bowen 病(Bowen's disease)和鳞状细胞癌[1]。

甲下疣和甲周疣的组织病理学与其他常见部位的疣相似,细胞病变效应不像足底疣那样明显[1]。

甲疣的治疗常常较困难甚至无效。治疗最好是在个性化基础上进行,根据病变大小、皮损数目、组织学、宿主年龄、免疫力和对先前治疗的抵抗力,采用局部外科手术切除。但积极的治疗并不一定会带来改善。用刮除术(curettage)和电干燥法(electrodesiccation)可能会产生较大瘢痕。人乳头瘤病毒的潜伏期可能长达数月,因此有必要进行持续随访,以便及早治疗新产生的疣。只有当所有病变完全消失时才能认为治疗成功。治疗甲疣的选择包括:角质溶解剂、胶带、斑蝥素(cantharidin)、鬼臼毒素(podophyllotoxin)、病毒灭活剂、免疫疗法、念珠菌或腮腺炎抗原、5-氟尿嘧啶(5-Fluorouracil, 5-FU)、博莱霉素(bleomycin)、西咪替丁(cimetidine)、接触性致敏、干扰素(interferon)、冷冻疗法(cryotherapy)、切除、CO_2 激光、脉冲染料激光(pulsed dye laser, PDL)、Er: YAG 激光、热分数光动力治疗、脉冲 Nd：YAG 激光、催眠以及暗示疗法。

博莱霉素被认为是治疗顽固性病变最有效的选择之一,可以直接注射,也可以针刺后滴入。给药后皮肤处 3~5 日内会发生出血性坏死,可能需要反复治疗才能完全治愈。儿童、孕妇、有血管疾病和免疫系统受损的人群禁用此药[3,9-11]。

红外线凝固法、氩气激光和 CO$_2$ 激光治疗疣已经取得了一定进展,但甲周疣消失后可能会发生永久性甲营养不良。脉冲染料激光也被成功应用于治疗顽固性甲周疣,但其副作用显著。单独使用光动力疗法或与 CO$_2$ 激光联合使用目前也在治疗上取得了一定疗效[12-15]。

病例展示 1:疣

临床病史:

患者女,43 岁,家庭主妇,剪指甲后近端甲皱襞出现皮损,持续 2 年。患者自行处理后皮损增大,甲板受累。

体格检查:

临床检查显示甲板营养不良,右手第二指近端甲皱襞有疣状病变(图 32.5)。对病变进行环钻活检,组织学证实为疣。

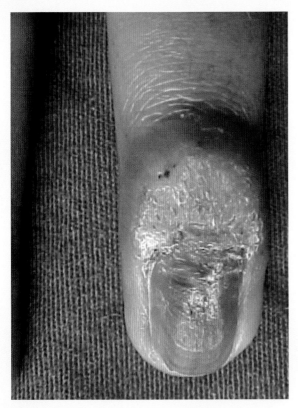

● 图 32.5　近端甲皱襞处的疣状病变和甲板营养不良

治疗:

将治疗药物博莱霉素(1U/ml)注射到病变部位 3 次,每次间隔 2 个月,观察到病灶消失,随访 2 年无复发。

32.3　化脓性肉芽肿/毛细血管增生性肉芽肿(pyogenic granuloma/granuloma telangiectaticum)

化脓性肉芽肿又名毛细血管增生性肉芽肿,是一种良性的结节状增生血管瘤,通常在轻微创伤后出现,但其确切发病机制尚不清楚。起病时常为一个红色小丘疹,后迅速增大到豌豆至樱桃大小[16]。本病通常表现为无蒂或息肉样的血管结节,容易破溃或出血。表面可能坏死,也可表现为恶性黑色素瘤(无色素性)的外观,多不伴有疼痛。本疾病好发于甲皱襞尤其是近端甲皱襞上。当其发生在远端甲皱襞时,如果甲板上有一贯通伤口也可导致病变穿破甲板并诱发甲床或者甲母质处的甲分离和渗血[16](图 32.6 和图 32.7)。化脓性肉芽肿有出血倾向。修剪指甲过程中的意外损伤是本病的常见诱发因素。系统性服用维 A 酸(retinoid)[17]、茚地那韦(indinavir)[18]、环孢素(cyclosporine)[18]、拉米夫定(lamivudine)、卡培他滨(capecitabine)和西妥昔单抗(cetuximab)[19]的患者易患此病。本病的鉴别诊断包括假性或非典型性化脓性肉芽肿(组织细胞样血管瘤)、海绵状血管瘤、血管瘤病和无色素性黑色素瘤。衣领征(collarette)是本病常见的临床症状,但不能据此确诊。皮肤镜检查对于诊断化脓性肉芽肿特异性不够高,组织学检查有助于排除黑色素瘤[20]。

组织学上,化脓性肉芽肿表现为毛细血管呈分叶状增生,深层小叶致密且呈蜂窝状,有小而模糊的管腔。小叶之间由黏液样或纤维结缔组织分隔。病变边缘表面上皮变薄,伴有细长的网脊或汗管形成的表皮衣领征[21]。治疗上应先通过刮除或切除法彻底去除病变,再使用电干燥法或氯化铝溶液。药物引起的皮损容易复发,可使用抗生素,配合强效的糖皮质激素软膏敷料进行治疗。由侧面嵌甲引起的化脓性肉芽肿,应采用刮除化脓性肉芽肿加甲母质部分切除治疗,以避免复发。

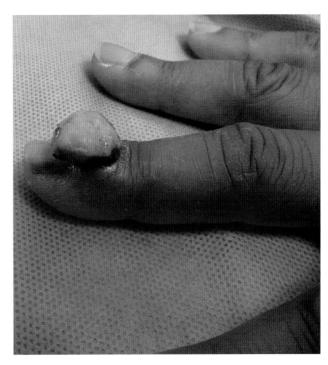

● 图 32.6　生长旺盛的化脓性肉芽肿,需与无色素性黑素瘤鉴别

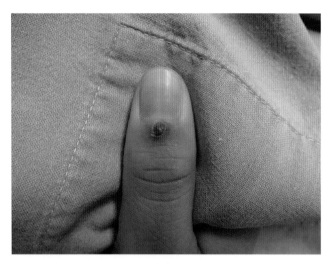

图 32.7 近端甲皱襞化脓性肉芽肿

病例展示 2：化脓性肉芽肿

临床病史：

患者男，14 岁，因用剪刀剪甲小皮后左踇趾出现皮损来就诊。起初可见炎症反应，随后 2 周内皮损增大。患者否认服用过任何药物。

体格检查：

近端甲皱襞可见一出血的血管瘤样结节（■ 图 32.8）。行切除活检，组织病理学提示为化脓性肉芽肿。

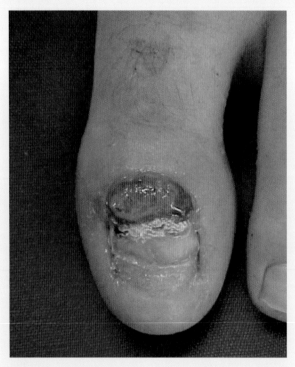

图 32.8 近端甲皱襞的出血性血管瘤样结节

治疗：

为了更好地观察病变，倾斜近端甲皱襞后切除组织做了活检。本病例应用氯化铝止血治疗即可。

32.4　血管瘤（hemangiomas）

32.4.1　婴儿血管瘤（hemangioma of infancy）

婴儿血管瘤是一种起源于血管内皮细胞的良性肿瘤，是婴幼儿时期最为常见的血管畸形[22,23]。它可影响全身任一软组织和骨结构，早产是其危险因素。婴儿血管瘤在出生时可能无法察觉，或者表现为一个很小的红色印记。约 90% 的患儿在出生 1 个月后血管瘤就会表现明显[24-28]。

婴儿血管瘤的特征通常表现为第 1 年快速增长（增殖期），接下来几年病变缓慢消退（消退期）[22,25]。这种消退可能是部分消退，也可能是完全消退。约 70% 的病例在 7 年的时间内皮损消退完全[24,25,29]。

手指和/或足趾受累少见，甲床、近端甲皱襞、甲下皮处发生病变均有报道。病变通常表现为小而浅的樱桃红色斑块或结节，可伴甲畸形和假性杵状改变（■ 图 32.9）。当血管瘤较深时，可能会出现紫蓝色或正常肤色的结节。患者可能会有临床症状，多与邻近结构受压有关[22,24-26,28]。

诊断主要依据患者的临床病史和影像学检查，超声检查可显示肿块呈低回声，多普勒可清晰显示血管通道。MRI 是最好的成像手段，但在大多数情况下并不必要[25,28,30]。鉴别诊断包括血管畸形、蔓状血管瘤（cirsoid angioma）和血管球瘤（glomus tumor）[22,25,28]。

组织病理学显示，无包膜的毛细血管内被大量内皮细胞覆盖，周围有大量包埋在多层基底膜中的周细胞，无相关平滑肌细胞[31]。血管瘤和血管畸形难以区分。在免疫组织化学分析中，GLut-1 是婴儿血管瘤的一个高度特异和敏感的标志物[25]。

在大多数指/趾血管瘤病例中，最好的方法是临床随访，等待肿瘤自然消退，这能达到最佳美容效果[24,25,28]。如有溃疡或感染等并发症，需要给予特殊的伤口护理和抗生素治疗[4]。其他治疗方法包括弹力绷带局部压迫、激光治疗和手术切除。多发性或广泛性病变可能需要使用 β-受体阻滞剂（普萘洛尔，propranolol；或阿替洛尔，atenolol）或激素进行全身治疗[22,25,26,28]。

32.4.2　上皮样血管瘤（epithelioid hemangioma）

上皮样血管瘤是一种以上皮样内皮细胞出现为特征的罕见良性血管肿瘤[32,33]。上皮样血管肿瘤还包括上皮样血管内皮瘤（epithelioid hemangioendothelioma）和上皮样血管肉瘤（epithelioid angiosarcoma），组织学上分别为中间性和恶性表现[33]。

本病中年女性发病率较高，头颈部皮下区域为最常见的受累部位[32,34]。有时会累及四肢远端，表现为单发或多发的红色至褐色无症状结节，边界模糊，生长缓慢。可出现溃疡和出血[32,35-37]。

组织病理学检查显示覆有上皮样内皮细胞的毛细血管大小的血管呈小叶状增生，通常围绕中央血管，并伴有嗜酸性粒细胞、组织细胞、肥大细胞和淋巴细胞炎性浸润[32]。

治疗方法为手术完全切除[36,37]。

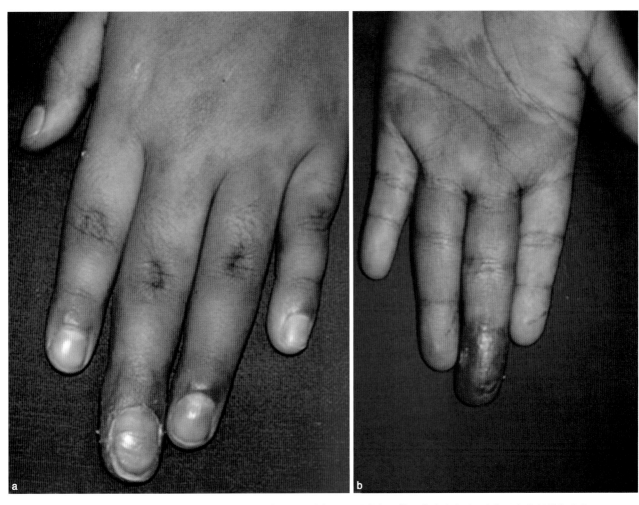

■ 图 32.9 婴儿血管瘤。a.近端甲皱襞和甲床受累的背侧图;b.腹侧图显示掌部和第三指尖有红斑,手掌区也有轻微红斑(Dra Patricia Chang 供图)

32.4.3 组织细胞样血管瘤(histiocytoid hemangioma)

组织细胞样血管瘤是一组罕见的良性病变,以类似于组织细胞的内皮细胞增殖为特征[38,39]。成人和儿童均可发病,皮肤受累最常见,尤其是头部和耳部皮肤。本病也可起源于皮下组织、骨骼、大血管和心脏。一些学者认为创伤是其诱发因素[38,41]。

临床表现为多发或单发的圆顶状硬结节或斑块,呈粉红色至红棕色,可伴有溃疡和出血。病变往往无症状[38-41]。在本组疾病中,可引起病变的疾病类型包括假性或非典型性化脓性肉芽肿、嗜酸性粒细胞增多性血管淋巴样增生(angiolymphoid hyperplasia with eosinophilia)。甲皱襞、甲床和甲下皮可能受累,此外,甲板继发的改变包括远端甲分离、纵向甲裂和甲营养不良[38-42]。

鉴别诊断包括化脓性肉芽肿、动静脉分流、血管肉瘤、杆菌性血管瘤病、鳞状细胞癌和无色素性黑色素瘤[40,42]。

X 射线可观察到骨侵蚀,磁共振血管成像可以确定病变的范围和血管损伤[39,40,42,43]。

本病的诊断需要依靠组织病理学检查。可观察到覆有组织细胞样内皮细胞的毛细血管增生,伴不同程度的炎性细胞浸润。CD34 或 CD31 免疫染色能够明确诊断[38-40,43]。

首选治疗方法为手术切除。其他报道过的疗法包括己酮可可碱(pentoxifylline)、皮质醇注射、低剂量放射治疗和冷冻疗法。目前还没有出现肿瘤转移的病例报道[38-43]。

32.4.4 血管球瘤(glomus tumor)

血管球瘤是一种良性肿瘤,占所有手部肿瘤的 1% ~ 2%[44]。血管球瘤可发生在身体的任何部位,约 75% 发生在手部,大部分位于指尖,尤其是甲下。女性比男性发病率更高,平均发病年龄在 45 岁左右。根据典型三联征,即疼痛、冷敏感和点状压痛,高度提示本病诊断[45]。血管球瘤疼痛剧烈,通常为搏动性疼痛,可自发或由轻微创伤诱发,并从手指、手臂向肩膀放射,疼痛在夜间可加重[45]。将患手抬高使手指末端血液充盈减少,将血压计袖带加压至 300mmHg,疼痛和触痛可以减轻(Hildreth 试验)[46]。针点测试(Love 试验)有 100% 的敏感和

78% 的特异性,当精准按压至肿瘤部位时可引起疼痛[47,48]。冷敏感试验敏感性、特异性和准确性均为 100%,非常有提示意义[47]。透过观察甲板,可见血管球瘤表现为直径为几毫米的蓝色或红蓝色斑块,或表现为纵向红甲。25% 的血管球瘤可能导致甲板变形(脊或裂缝)(■图 32.10～■图 32.14)[45]。患者

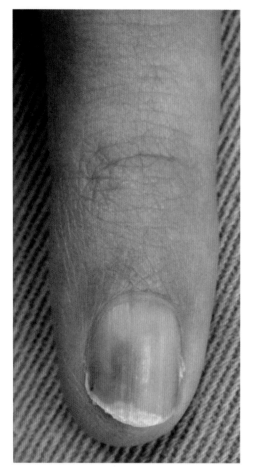

■ 图 32.10　甲床血管球瘤,表现为局限性红甲

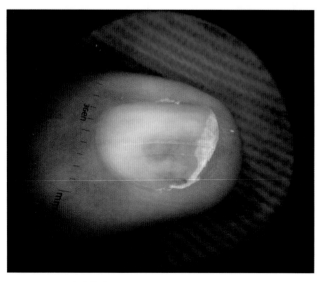

■ 图 32.11　皮肤镜检查红甲区域,有助于肿瘤的定位

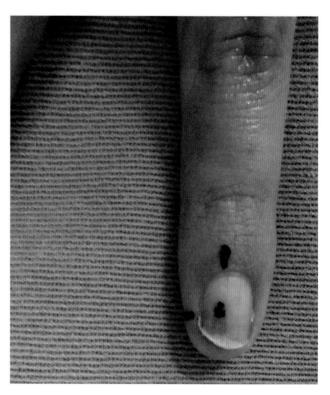

■ 图 32.12　麻醉后、手术中定向有助于肿瘤的定位

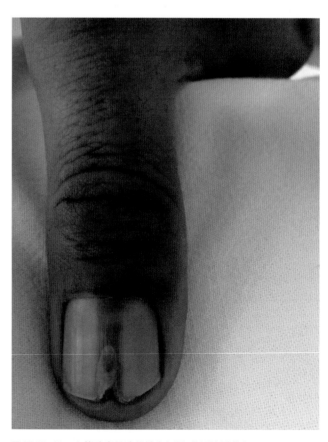

■ 图 32.13　血管球瘤导致的纵向红甲,伴远端甲分离

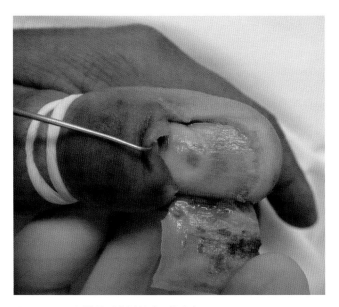

■ 图 32.14　甲拔除后的甲母质血管球瘤

有时可无临床体征,甲肉眼观正常但症状典型,仍可感到明显不适,这通常提示病变直径为 1mm 甚至以下的血管球瘤。

如透过指甲不能清楚看到肿瘤,可使用透光照法帮助定位[46,48]。皮肤镜检查有助于肿瘤术前定位[49]。约 50% 患者的 X 射线结果可显示骨质溶解[50]。超声波能检测到大于 3mm 的肿瘤,高频超声波能检测到 1mm 以下的肿瘤[51,52]。磁共振成像敏感性最高,评估病变范围效果更好,适用于复发或不典型病例[45,53]。

组织学上,血管球瘤是一种边界清楚的假性包裹性皮肤肿瘤,由血管球细胞组成的坚实聚合物围绕血管形成。血管球细胞为圆形、规则的细胞,胞浆嗜酸性,胞核深染,圆形或椭圆形。该肿瘤的特征是细胞呈一致性并且缺乏多形性[54]。治疗方法为外科手术切除。对于切除时有残留或者多发的血管球瘤,术后可能复发[55]。

病例展示 3:血管球瘤

临床病史:

患者女,32 岁,职业为厨师,因右拇指有剧烈的搏动性疼痛来就诊,疼痛有时自发,或在创伤后引起。患者自述长时间接触冷冻食品后疼痛会加重。

体格检查:

体格检查发现透过甲板有一小片蓝色斑点,伴远端甲板营养不良(■ 图 32.15)。当笔尖触及甲板上肿瘤的准确位置时会引发剧烈疼痛。

治疗:

右拇指远端阻滞麻醉后,切开双侧近端甲皱襞,卷起。然后横向切开甲板,掀起甲板以便更好地暴露肿瘤。在病变上方、与甲半月平行处切开甲母质(■ 图 32.16 和 ■ 图 32.17)。小心分离出肿瘤后切除。最后用可吸收线 vycril 6-0 缝合甲母质,5-0 尼龙线缝合甲板和近端甲皱襞。

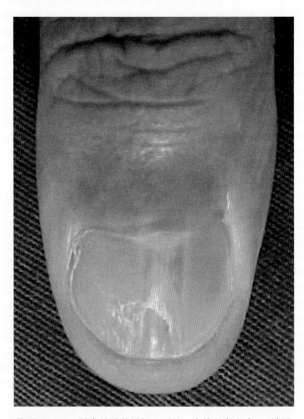

■ 图 32.15　甲半月处的甲板上可见一小块蓝色斑点,远端甲板营养不良

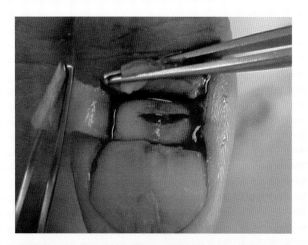

■ 图 32.16　卷起近端甲皱襞,向侧边掀起甲板。沿甲半月平行方向切开甲母质

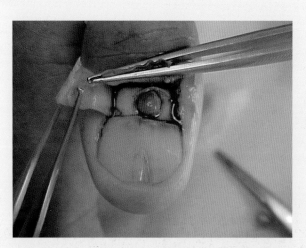

■ 图32.17　甲母质切开后可见肿瘤

32.5　甲下外生骨疣（subungual exostosis）

甲下外生骨疣目前可能诊断不足,报告不多。它并不是真正的肿瘤,而是正常骨骼或钙化的软骨残留物形成的突起,压之可有疼痛,并可导致甲分离[56]。踇趾尖背侧是最常见的受累部位,年轻人多发[57-59,61]。拇指或示指较少受累[62]。男女发病比例为1:2[56]。尚未发现孤立性皮损的恶变[56]。初起皮损表现为远端指骨背侧的小突起,继续生长可破坏甲板,甚至超过甲板位置露出皮损。甲下外生骨疣生长速度适中,皮损被感染后表现可以类似嵌甲,甚至类似黑色素瘤[56,63]。创伤是本病的主要诱因[60,64,65]。

根据该病的放射学特征通常可以确诊本病(■ 图32.18~■ 图32.22)。外生骨疣呈界限不清的骨小梁性生长,其远端膨大,表面被覆射线可透的纤维软骨[56]。然而,早期皮损可能没有骨化的影像证据,没有特异性。

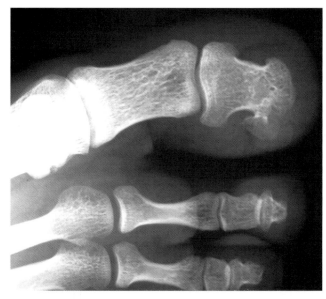

■ 图32.19　X片显示肿瘤累及远端趾骨背外侧

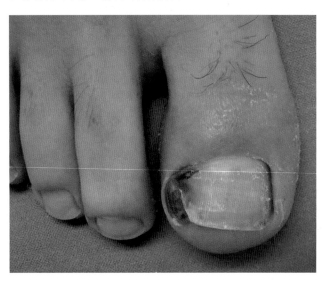

■ 图32.18　甲下外生骨疣临床表现

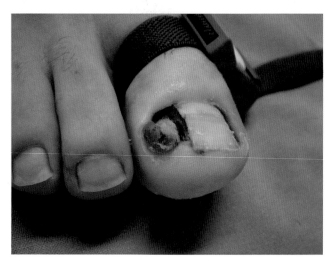

■ 图32.20　甲部分拔除后的肿瘤外观

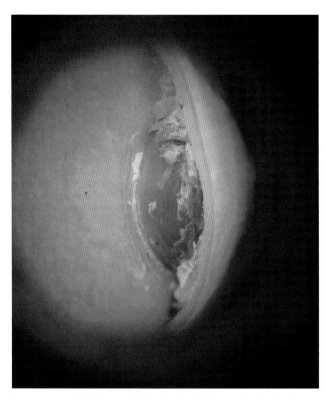

■ 图 32.21　皮肤镜下远端甲皱襞处的甲分离和肿瘤边缘衣领征

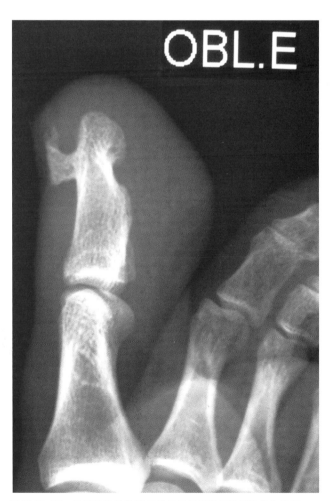

■ 图 32.22　远端趾骨的 X 线显示累及远端指骨背侧的外生骨疣

皮肤镜检查显示为界限清楚的淡黄色圆形或卵形点,组织学表现为增生性纤维软骨帽与透明软骨融合,在其基底部通过软骨内骨化形成成熟的骨小梁[56]。根据皮损的病理、影像学特征、皮损位置和发病年龄,甲下外生骨疣可以分为两种类型[66]。Ⅰ型(遗传性甲下外生骨疣)20~30 岁多见,伴甲沟炎和甲床内侧肥厚。Ⅱ型为获得性外生骨疣,多见于成人(40~60 岁),指/趾骨远端和背侧有尖锐或钝的突起,无软骨。甲板呈倒"U"形,类似于钳形甲(pincer nail),第一跖骨和跗趾的位置关系异常可能导致骨质增生,继发骨关节炎。治疗方法为完全切除病变,同时刮除底部以降低复发率。X 线有助于早期识别骨质增生。

病例展示 4:甲下外生骨疣

临床病史:

　　足球运动员,18 岁,自述 6 个月前开始有右跗趾疼痛和甲隆起。

体格检查:

　　临床检查显示甲板正常(无营养不良),但可见甲外侧抬高。按压甲板时患者感到轻微疼痛(■ 图 32.23)。X 线检查证实为外生骨疣(■ 图 32.24)。

治疗:

　　远端阻滞麻醉后部分移除右侧甲板,充分暴露病变(■ 图 32.25)。在皮损周围切开直至骨质。用咬骨钳去除肿瘤。伤口用可吸收明胶海绵覆盖以避免出血,属于二期愈合。

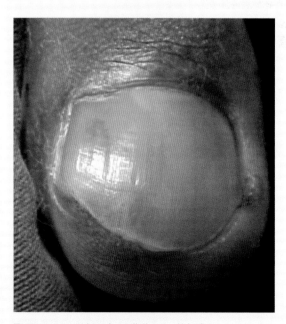

■ 图 32.23　甲板正常,无营养不良,外侧隆起

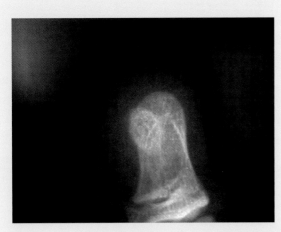

■ 图 32.24 X 线显示骨质增生

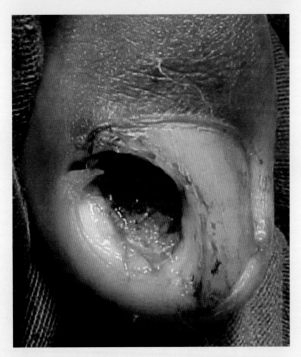

■ 图 32.25 肿瘤切除后

32.6 多发性骨软骨瘤综合征/骨干续连症(multiple exostosis syndrome/diaphysial aclasis)

多发性骨软骨瘤综合征是一种遗传性疾病,在生长期间以多种方式影响软骨内骨骼[67]。其特点是生长骨的变厚和变形,在生长最活跃的区域周围形成大量外生性骨软骨瘤,表面覆以软骨帽。当疾病累及远节指/趾骨时,常常同时累及多个指/趾[68]。多发性骨软骨瘤综合征恶变为软骨肉瘤的风险很大,尽管目前在这些部位和在儿童中恶性肿瘤的报道不多[70],但其恶变率高达 1%~25%[69]。

32.7 骨软骨瘤(osteochondroma)

骨软骨瘤的症状与甲下外生骨疣相同,男性多发,发病年龄在 10~25 岁之间。有些学者认为本病是先天性疾病,但临床上患者多有外伤史[71,72]。骨软骨瘤生长缓慢,X 线片显示从远端指/趾骨背侧到近骨骺线处,有一个境界清楚的带蒂或无蒂的突起[71]。骨软骨瘤植入的骨基底部位于近端(干骺端),而外生骨疣位于指/趾骨远端[73,74]。组织学显示为透明软骨的骨瘤[71]。在高压下可能继发甲板营养不良[73-75]。治疗原则和手术方式与甲下外生骨疣相同[73]。

32.8 内生软骨瘤(enchondroma)

孤立性内生软骨瘤是手部最常见的良性骨肿瘤,但在指/趾骨远端很少见[73]。本病可见于所有年龄段,平均发病年龄为 30~35 岁。肿瘤延伸至指尖时会引起疼痛,疼痛多位于远端指骨的底部或中间,延伸关节表面[76]。本病的临床特征包括甲沟炎(paronychia)、杵状甲(clubbing)、甲变色、甲增厚和甲纵脊[73,74,76-81]。由骨皮质持续变薄所导致的骨折对诊断该病具有重要提示意义[76]。X 线检查可见远端指/趾骨膨大,有明显透射线缺损,伴或不伴点状钙化[76]。已发生的内生软骨瘤可能会恶变为软骨肉瘤[82,83]。组织学可见透明软骨增生,软骨细胞不规则排列[76]。由于病理性骨折而发现肿瘤时,由于皮质骨非常薄,应推迟 1~2 个月再行肿瘤切除。在内生性软骨瘤出现症状时需及时治疗,以防止肿瘤进一步增大。为了保留甲床,通常行手术摘除肿瘤的核心,并在完全无菌条件下采用不伤及甲板的侧入路或背侧入路进行病灶刮除[73,76,84]。

32.9 骨样骨瘤(osteoid osteoma)

发生在指/趾骨的骨瘤约占所有骨瘤的 8%,占手部肿瘤的 1%~2%,主要好发于示指,其他指/趾骨中罕见[85,86]。骨样骨瘤好发于年轻人中,男女发病率之比约为 2:1[85]。临床表现为局部肿胀、增大甚至指/趾尖杵状变,甲板可有增厚,皮肤颜色正常或呈紫色。患者感觉疼痛,夜间加重,疼痛可从病变局部放射至受累指/趾关节的近端。据报道,低剂量的非甾体抗炎药可以减轻骨样骨瘤的疼痛,是非常有效的非手术治疗方式,本病有可能自然消退甚至完全自愈[87,88]。骨瘤可位于髓质、皮质或骨膜下,病灶表面被覆一层薄骨。动脉造影、热像仪或核素造影可见血管增多而导致的甲增厚[89-92]。在检测皮质内微小病灶时,计算机断层扫描(computed tomography,CT)比磁共振更灵敏[85]。分析和准确定位病灶的最佳成像技术是经甲扫描后行连续薄层 CT 扫描[85]。鉴别诊断包括血管球瘤、植入性表皮样囊肿、硬化性骨髓炎(又名 Garré 骨髓炎)、局限性皮质骨脓肿、梅毒性指/趾炎、结核、软骨瘤和动静脉瘘。仅凭组织学不能区分骨样骨瘤和良性成骨细胞瘤(疼痛较轻,硬化程度较轻)[85]。治疗方法为通过外科手术对肿瘤进行"整块"切除。

32.10　指/趾端黏液囊肿（digital myxoid cyst）

同义词：黏液样假性囊肿（myxoid pseudocyst）、指/趾黏液囊肿（digital mucous cyst）或黏液样囊肿（myxoid cyst）。

指/趾端黏液囊肿是一种较常见的良性假性囊肿。好发于成年女性，多位于优势手的示指[93]。本病常见于近端甲皱襞，少见于甲母质，罕见于甲床[93]。大多数病例由退行性关节改变（神经节型）引起，关节内透明质酸通过连接的椎弓根流出，最终形成囊肿[94,95]。另一种未被证实但更具争议性的理论认为，真皮成纤维细胞（黏液样）的化生导致透明质酸产生过多，也可引起相同的临床变化。

本病表现为远端指间关节或近端甲皱襞的单个半透明或正常颜色结节，位于背侧或外侧。通常没有症状，但也可能出现出血、排液、疼痛、过敏、关节活动受限或甲变形（nail deformity）[94,95]。在 X 线片上有 70% 的病例可见远侧指间关节的骨关节炎改变[96]。当囊肿位于甲母质上方时，会在甲板上形成凹槽，当囊肿位于甲母质下方时，可能会导致甲破裂、半弯曲甚至杵状指[97]。极少数情况下，近侧甲皱襞下可能形成甲沟炎瘘管，表现类似慢性甲沟炎。根据临床特征，指/趾端黏液囊肿可分为三种亚型（❏ 图 32.26 ~ ❏ 图 32.28）[98-100]。A 型最常见，无症状，位于远端指间关节和近端甲皱襞之间的背侧。B 型位于近端甲皱襞下方，囊肿对甲母质的压力在甲板上形成纵行凹槽。C 型位于甲母质下，较难识别。甲板近端的不同程度的破坏可提示诊断，透射法可用于确认其囊性实质[93]。

组织学上与局灶性黏蛋白沉积症（focal mucinosis）相似，有一大片含有星状成纤维细胞的黏液样区域，有时还带有微囊腔[101]。治疗方法包括多种保守治疗与手术治疗，但最佳治疗方式目前还没有达成共识[94,95]。找到囊肿蒂部至关重要，切除它足以使囊肿塌陷，超过 2/3 的病例中甲改变可以因此得到改善[93]。

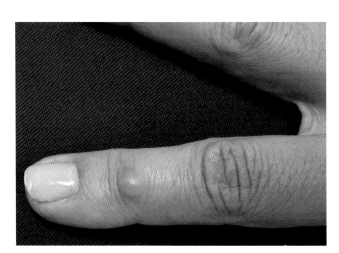

❏ 图 32.26　A 型黏液样假性囊肿

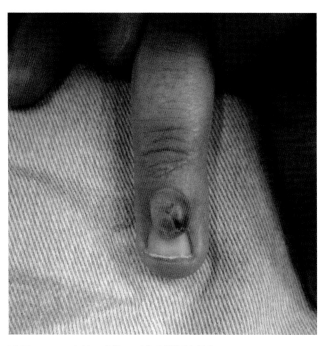

❏ 图 32.27　生长旺盛的 A 型黏液样假性囊肿

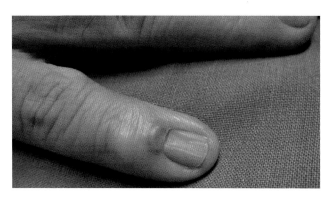

❏ 图 32.28　B 型黏液样假性囊肿

32.11　甲下鸡眼（onychoclavus）

甲下鸡眼又称甲下角（subungual horn）[102-104]。好发于老年人，表现为远端甲床和甲下皮持续局部压迫或反复轻微损伤引起的角化过度[102-106]。本病通常与足部解剖学或生物力学变化有关，其特征是伴有疼痛感的足部的甲分离，最常见于跗趾[102,105-107]。本病也可以表现为甲板下的黑斑，类似于异物或黑素细胞病变（❏ 图 32.29）。剪下趾甲可见角质（角蛋白团块或角蛋白+表皮内出血性团块）。局部按压会引起疼痛[102,105,107]。

X 线检查可用于排除甲下外生骨疣或骨软骨瘤[108]。

治疗方法为修剪趾甲后手术切除角化过度的组织以缓解临床症状。此外，应消除病因，防止复发。可以使用防护垫、管状泡沫支架，舒适的鞋用于预防。特殊情况下需要矫正骨骼和关节畸形[102-108]。

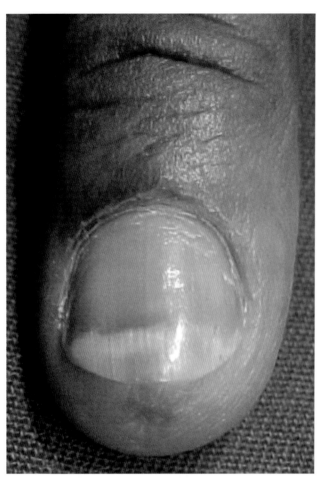

■ 图 32.29　持续局部压迫造成的跗趾甲下鸡眼。注意角化过度和甲分离

32.12　疣状表皮痣（verrucous epidermal nevus）

疣状表皮痣是一种非炎症性皮肤错构瘤，由角质细胞形成，是表皮痣最常见的变种[114,115]，常在出生时或 1 岁以内发病[114,115]，但也有报道在成年期发病的罕见病例[116]。

本病特征为清晰的黄色至褐色乳头状丘疹或斑块，沿 Blaschko 线分布（■ 图 32.30），通常无症状。在儿童时期，皮损可逐渐缓慢生长，出现颜色加深及表面改变[114,115,117]。甲损害少见，由于近侧甲皱襞或甲床受损，可能表现为反复的甲沟炎、甲纵嵴、甲纵裂或甲变色[118,119]。临床上，皮损沿 Blaschko 线性生长伴甲受累可提示该病的诊断。

鉴别诊断包括病毒性疣（viral wart）、条纹状苔藓（lichen striatus）和炎性线性疣状表皮痣（inflammatory linear verrucous epidermal nevus）[118-120]。

组织病理学上，本病分为表皮松解型和非表皮松解型。两种类型都表现为棘层肥厚、角化过度和乳头瘤样增生，但前者可见基底层上的表皮细胞松解[115,118,121]。

本病有多种治疗方法，但由于高复发率和术后瘢痕风险高，选择合适的治疗方法仍然是一个挑战。非手术治疗包括局部使用维 A 酸（tretinoin）、水杨酸（salicylic acid）、5-氟尿嘧啶（5%）、乳酸（lactic acid）、钙泊三醇（calcipotriol）、骨化三醇（calcitriol）和皮质糖皮质激素。外科或破坏性治疗包括冷冻治疗、刮除、剃除、电干燥法、皮肤磨削术和激光消融。全层切除有可能治愈较小的病变[114-116]。

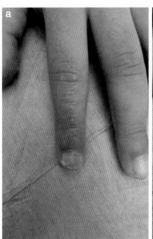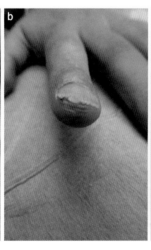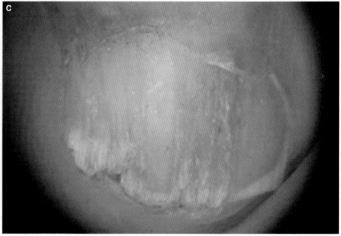

■ 图 32.30　疣状表皮痣。a-b. 示指有沿着 Blaschko 线的黄褐色乳头状丘疹，并延伸至近端甲皱襞；c. 注意甲板的纵嵴（Dra Judith Domanguez Cherit 供图）

32.13　甲细胞母质瘤（onychocytic matricoma，OCM）

甲细胞母质瘤是一种良性棘皮瘤，于 2012 年被首次提出，是一种发生于甲母质的肿瘤，与甲母质瘤具有相似性[109]，可以

分为黑色素细胞型、色素沉着型或色素减退型/无色素型[109,110]。它的特征是单指受损，局部甲板增厚，并伴有纵向黑甲症——被描述为"纵向黑甲肥大"。其他可以观察到的体征包括裂片形出血（splinter hemorrhage）、甲板过度弯曲和黄甲[109-111]。而这些也都是甲母质瘤的临床特征。

甲板部分拔除和近端甲皱襞翻转后的术中切面显示，甲母质病变的上皮成分为黄白色丘疹或结节。未观察到甲母质瘤的典型蜂窝状图案[109-111]。

　　主要鉴别诊断为刺激性脂溢性角化病,还应与良恶性黑素细胞病变、甲母质瘤、甲乳头状瘤和异物鉴别[109-113]。

　　需要活检才能作出诊断,活检显示棘层增生,角化前和角化层细胞形成假鳞状涡——也就是说,球体由两个组织层组成。可以在连续切片中看到甲细胞。起源于肿瘤深部的角化很常见。根据观察到的变异可以将病变分为三种组织学亚型,即角质生成型、棘层肥厚型和乳头瘤样增生型[109-112]。

　　通过组织学分析观察到的角化类型可以将其与刺激性脂溢性角化病区分开来。后者显示出角化迟缓,螺旋状的浅着色细胞以鳞状涡为中心形成巢样结构。刺激性脂溢性角化病炎症过程也更明显,而在甲细胞母质瘤中,炎症反应较轻或没有炎症[109,111,112]。

　　治疗方法为手术切除[110,111]。

32.14　甲母质瘤(onychomatricoma,OM)

　　甲母质瘤最先由 Baran 和 Kint[122] 提出,是一种罕见的甲母质良性肿瘤,目前有超过 200 例病例报道[123-128]。成年白人患者的手指甲受累最为常见,其他人群中仅 1 例皮肤类型为 V 或 Ⅵ型的患者和 1 名儿童被报道[129-131]。本病临床特征包括甲板局限性或弥漫性增厚,横向和纵向过度弯曲,甲板黄色变,常见近端甲板多发性裂片形出血,近端甲皱襞的红斑和肿胀,以及甲板游离缘的蠕虫样空洞(图 32.31~图 32.34)[125,132]。拔除甲板,翻转近端甲皱襞后,可见甲母质瘤表现为甲母质部绒毛状的肿瘤,其突起沿肿瘤穿透增厚的甲板。纵向黑甲可掩盖黄色变,近端甲襞与外侧甲襞交界处可能出现肿胀[133]。鉴别诊断包括甲母质纤维角化瘤、甲真菌病、甲细胞母质瘤、鳞状细胞癌、Bowen 病、病毒性疣、纤维瘤和纵向黑甲。可通过修剪甲以及超声、磁共振和共聚焦显微镜等成像方法来确诊。

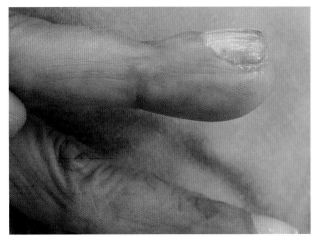

■ 图 32.32　甲母质瘤侧面观

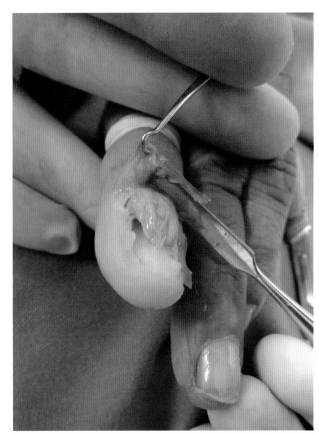

■ 图 32.33　甲拔除后的甲母质瘤,伴指尖突起

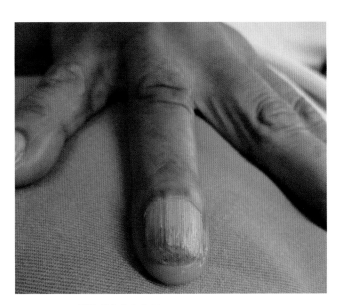

■ 图 32.31　甲母质瘤临床表现

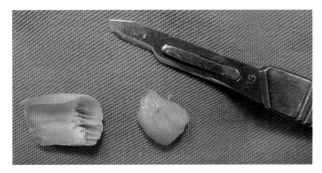

■ 图 32.34　由肿瘤产生的甲板游离缘空洞

手术及组织学检查可明确诊断[125,128,134-137]。肿瘤由起源于甲母质并垂直穿透真皮的上皮细胞束组成。在细胞束的中央部分,角质形成细胞沿着细胞束的轴线演变为角化不全细胞。纤维基质可从肿瘤细胞中快速分离出来。如果没有甲板,甲母质瘤外观可能类似于纤维角化瘤,在纵切面上可以将甲母质瘤与之区分开,因为甲母质瘤的光学腔周围存在上皮细胞内衬的凹陷,基质可分为 2 层,并且没有角质层[138]。甲母质瘤主要通过外科手术进行治疗。去掉甲板可以看到母质瘤及其伴随的簇状突起。肿瘤切除后伤口为二期愈合。无法更换甲板。当肿瘤很大、位置很深时,可以观察到甲板营养不良,因为甲母质可能会在手术过程中受到损伤[139]。

病例展示 5:甲母质瘤

临床病史:

男,45 岁,主诉两年前出现甲板形态改变,病变无痛。患者接受特比萘芬(terbinafine)治疗 2 个月,无好转。

体格检查:

临床表现为左𧿹趾甲板有局限性纵向增厚,甲板横向过度弯曲,伴多个纵向凹陷(◘ 图 32.35)。MRI 显示甲母质中有肿瘤,轴位图像显示甲板中有空洞。根据这些可确诊为甲母质瘤(◘ 图 32.36)。

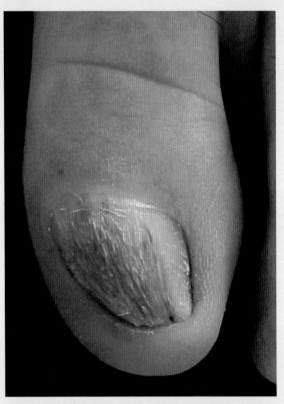

◘ 图 32.35 甲母质瘤的临床表现:甲板局限性纵向增厚,横向过度弯曲,有宽度不等纵行黄色条带和裂片状出血

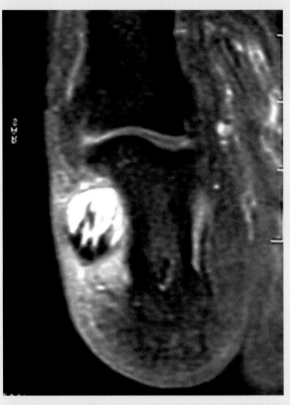

◘ 图 32.36 MRI 特征

32.15 植入性表皮样囊肿(鳞状、角蛋白或创伤性囊肿)(implantation epidermoid cyst, squamous, keratin or traumatic cyst)

植入性表皮样囊肿是临床上最常见的皮肤良性肿瘤之一,但甲是其罕见发病部位。创伤或手术导致表皮细胞植入真皮、皮下组织或骨是其主要病因[140-143]。损伤可能发生在病灶出现的很多年前,患者不一定能记起[140]。最常见的临床情境为先前治疗过的嵌甲部位出现肿胀。

典型的临床表现是有肿胀或生长缓慢的肤色结节,通常位于瘢痕附近,质软或质硬,触诊时可移动。甲母质下和甲下区域、近端甲皱襞和指/趾尖均可能受累,表现为杵状指、甲分离、甲下角化、钳形甲、甲纵嵴、纵沟或甲板裂开。由于骨骼受压,后期通常会有不适或疼痛(◘ 图 32.37)[140-146]。

主要鉴别诊断包括脓肿、疣、指/趾端黏液囊肿、神经瘤、脂肪瘤、纤维瘤、外生骨疣、骨样骨瘤、异物肉芽肿、血管球瘤和单关节关节炎[140,142,144,145]。

组织病理学显示单囊型囊肿内覆表皮样上皮细胞,由角蛋白填充[140,147]。具有甲母质或甲床上皮特征的囊壁很难确定,应分别诊断为基质囊肿或指/趾甲鞘囊肿[140]。

推荐治疗方法为手术切除。术中切面显示为包裹性病变,囊壁破裂可释放角质物质[140,144]。

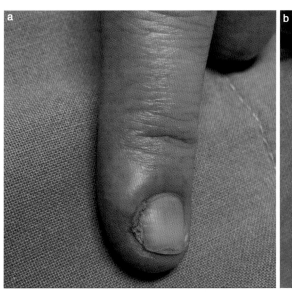
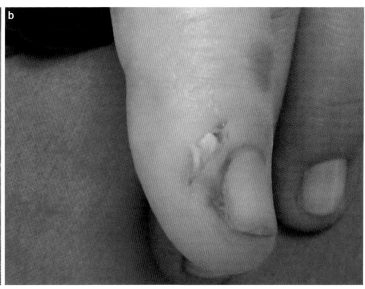

■ 图 32.37　a. 累及近端和侧面甲皱襞的植入性表皮样囊肿,注意局部肿胀;b. 术中示皮肤切开后观察到特征性囊性壁

病例展示 6:植入性表皮样囊肿

临床病史:

56 岁健康女性,优势手示指近端和侧面甲皱襞肿胀且持续加重 6 月。过去 2 个月内局部出现疼痛,否认病变处有渗出。2 年前,这个手指有钝性外伤史。

体格检查:

临床检查显示示指近端和侧面甲皱襞内有一个肤色结节,质硬,可移动,直径 1cm,有压痛(■ 图 32.38)。

辅助检查:

X 线检查正常。

治疗:

切开覆盖在病灶上的皮肤,可见白色的囊壁(■ 图 32.39)。切除病灶,一期闭合。病理标本的切口处释放出角蛋白样物质。随访 1 年后,未见复发。

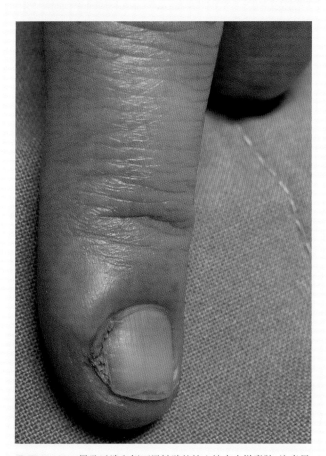

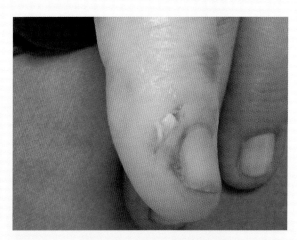

■ 图 32.39　术中示皮肤切开后观察到特征性囊性壁

■ 图 32.38　累及近端和侧面甲皱襞的植入性表皮样囊肿,注意局部肿胀

32.16 Koenen 瘤(甲周纤维瘤,Koenen's tumor,fibroma)

Koenen 甲周纤维瘤通常发生于 12~14 岁,随着年龄的增长,其大小和数量逐渐增加,足趾的发生率高于手指。可见于大约 50% 的结节硬化症患者,但极少数患者以 Koenen 瘤为唯一临床表现[148,149]。临床上,单个病灶小而圆,呈肉色,无症状,表面光滑(图 32.40 和 图 32.41)[149]。有时,肿瘤尖端可能有轻微角化过度,类似纤维角化瘤。纤维瘤继续生长可突破甲皱襞,最终超出甲板破坏甲板结构。同时可能导致甲板纵向凹陷,取决于肿瘤发生的部位。由于与孤立性甲周纤维角化瘤之间没有组织学差异[150],Koenen 瘤也可以被看作是一种纤维角化瘤,并根据其临床表现、位置和起源进行分类。发生于皮肤结缔组织时,多出现于外伤后或自发出现,且通常发生于手指。当出现在近端甲皱襞或周围区域时,可能是遗传性(结节性硬化)或获得性(蒜瓣状纤维肉瘤)。组织学研究显示,肿瘤小部分远端含有松散的胶原和较多血管,较大的近端部分则由致密的胶原束和较少的毛细血管组成[149]。彻底切除肿瘤是防止复发的必要措施。

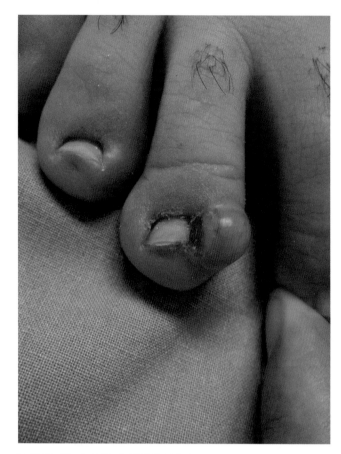

 图 32.40 累及侧面甲皱襞的纤维瘤

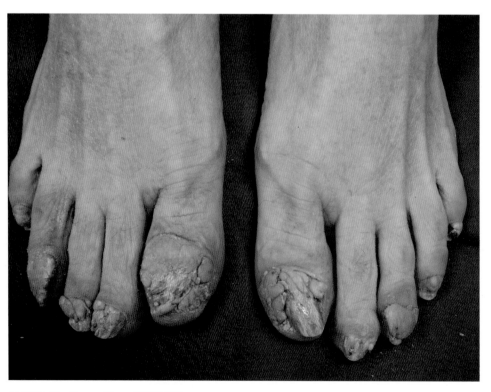

 图 32.41 Koenen 瘤——结节性硬化

32.17　获得性甲周纤维角化瘤（acquired ungual fibrokeratoma）

获得性指/趾纤维角化瘤、获得性甲周纤维角化瘤和蒜瓣状纤维肉瘤很可能为同一疾病的不同表现[151,152]。它们都是获得性、良性、自发性发展的无症状结节，顶端角化过度伴基底狭窄，主要发生于甲周区域[149]。获得性甲周纤维角化瘤多起源于甲沟的最近端部分，在甲上生长，导致甲的纵向凹陷（■ 图 32.42 和 ■ 图 32.43）[153]。一些病变起源于甲母质内，因此在甲板内生长，最终出现在甲中部（"分割性甲周纤维瘤"）[154]。甲床纤维角化瘤很少见[149]。鉴别诊断包括 Bowen 病、纤维瘤、瘢痕疙瘩、Koenen 瘤、皮肤纤维肉瘤、纤维肉瘤、皮角、小汗腺瘤、化脓性肉芽肿、寻常疣和外生骨疣[155,156]，组织活检有助于这些肿瘤的鉴别。

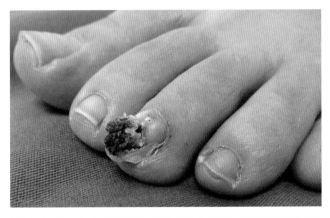

■ 图 32.42　出现于近端甲皱襞的纤维角化瘤，角化部分坏死（远端）

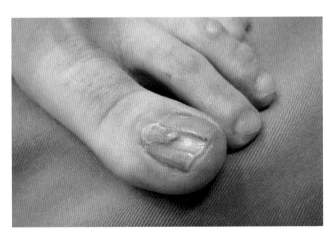

■ 图 32.43　纤维角化瘤由于甲母质的压迫而在甲板上造成小管状凹陷

组织学检查可见成纤维细胞新胶原的合成及表皮棘层肥厚（继发于真皮改变）[149]。主要包括三种组织学类型：①包含厚而致密的胶原束的肿瘤；②皮肤成纤维细胞数量增加引起的变异；③水肿和细胞结构差的类型[149]。与纤维瘤一样，本病的治疗方式是完全切除，因为仅表面切除通常会导致复发。

32.18　瘢痕疙瘩（keloid）

瘢痕疙瘩是一个相对较大、光滑、坚硬的结节，很少累及甲皱襞或甲床。对嵌甲进行电外科治疗后，可观察到较大的瘢痕疙瘩[157]。典型的特征有：胶原纤维束呈透明状，相邻成纤维细胞与厚胶原纤维束平行，而后者被近似正常的真皮乳头层与表皮分离，边界清楚，没有弹性纤维[158]。治疗方法与其他部位的瘢痕疙瘩相同。

32.19　甲乳头状瘤（onychopapilloma）

甲乳头状瘤是一种发生在甲床及远端甲母质的良性肿瘤，并不少见，但是目前文献报道的只有 79 例[159]。临床上甲乳头状瘤通常表现为局限性的纵向红甲，伴有甲床的纵嵴，后者与远端的甲下角化病和三角形或新月形甲分离有关[160]。主要的临床表现形式有：纵向红甲、纵向白甲、纵向黑甲、不伴有红、白、黑甲的长片状出血或短片状出血，伴有甲下肿块和远端裂开[159]。组织学特征有：甲床和远端甲母质棘层肥厚，乳头瘤样增生以及远端甲床角化过度（■ 图 32.44～■ 图 32.46）[159,160]。由于纵向红甲是甲乳头状瘤最常见的临床表现，所以必须与鳞状细胞癌等恶性病变相鉴别。皮肤镜检查可以更清楚地显示甲下裂片形出血、血管和远端甲下角化过度，有助于鉴别诊断[159]。切除可以用于诊断及治疗，部分或全层切除都是可行的方法（第 36 章）。

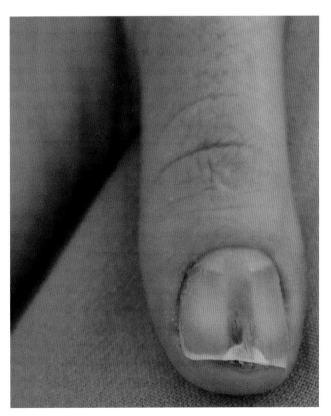

■ 图 32.44　表现为纵向红甲伴远端甲分离的甲乳头状瘤

32

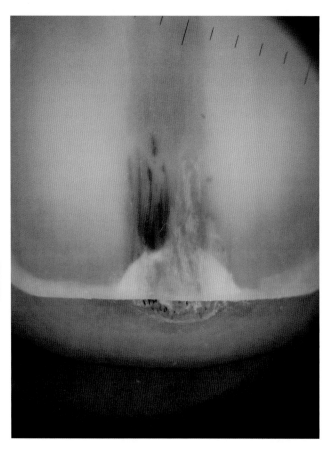

● 图 32.45 皮损的皮肤镜表现

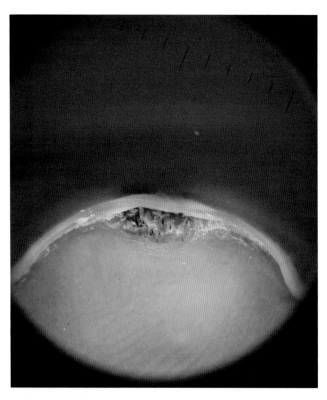

● 图 32.46 位于分离甲板下的甲乳头状瘤远端的纤维角化部分

32.20 浅表性肢端纤维黏液瘤(superficial acral fibromyxoma, SAF)

浅表性肢端纤维黏液瘤(superficial acral fibromyxoma, SAF)是一种良性纤维黏液样间充质瘤,又称指/趾纤维黏液瘤。2001年被首次报道[161],常见于中年人,男女比例为 1.3:1[162]。SAF大多影响足趾的甲周或甲下区,为单发的白色到肉色结节,生长缓慢,通常无痛[98,162-164]。病变边界清楚,质软或质硬,可引起甲分离、假性杵状指、三角形大甲半月和甲弯曲(● 图 32.47)[98,162-165]。据报道,1 例 SAF 病例表现为色素性条纹和假哈钦森征(pseudo-Hutchinson sign)[166],另一例表现为局限性纵向红甲(N. Jellinek,个人通讯)。其他足趾或手指也可能受到影响,手掌和足底区域病变比较罕见。继发病变包括溃疡、感染和出血[162-164]。

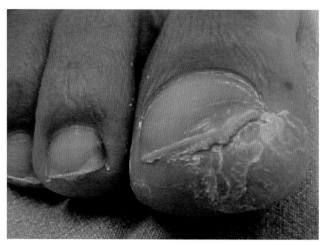

● 图 32.47 浅表性肢端纤维黏液瘤

组织学检查显示局限性的无包膜病变首先累及真皮,尽管它可能延伸到皮下组织、筋膜甚至骨膜。星状细胞和梭形细胞在黏液样、胶原或黏液胶原间质内呈席纹样或束状排列生长,伴有微血管的增多,常见肥大细胞浸润[98,162-164]。免疫组化常见 CD34 阳性,CD99 也可呈阳性,上皮膜抗原(epithelial membrane antigen, EMA)、波形蛋白、巢蛋白和 CD10[162-164,167]、S100 抗原染色呈阴性。

影像学可显示继发性改变,如边缘光滑侵蚀或下层骨溶解性病变,36%的病例会发生这种病变[162,164]。

鉴别诊断包括浅表性血管黏液瘤、神经纤维瘤、黏液样神经纤维瘤、甲周纤维瘤、隆凸性皮肤纤维肉瘤、纤维组织细胞瘤、硬化性周围神经瘤、巨细胞瘤、获得性指/趾纤维角化瘤、梭形细胞脂肪瘤和血管球瘤[98,161-167]。

治疗方法为病灶完全切除并常规随访,复发率从 20% ~ 24% 不等,通常与不完全切除有关[98,162,168],目前还没有恶变或转移的病例报道[161,169]。

32.21 黏液瘤(myxoma)

黏液瘤是一种良性间充质肿瘤,在老年人中发病率较高,好发生于心脏、四肢肌肉和颌骨[170-172]，少发于足趾和手指以及甲下、甲周等区域。发生于后面这些部位的病变多起源于真皮、皮下组织、筋膜、肌肉或骨骼。当甲周区受累时，可见一个

生长缓慢的肉色结节。甲下病变可引起甲分离、杵状指和甲板增厚，而甲皱襞近端的病变可引起纵沟(◘ 图 32.48)[170-176]。有报道 1 例黏液瘤起源于甲母质[170]。

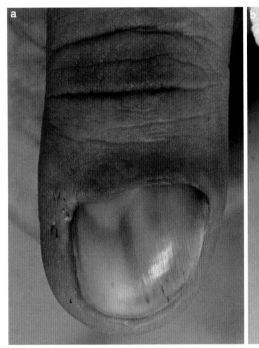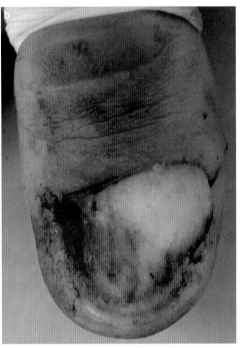

◘ 图 32.48　甲下黏液瘤。a.甲板下可见一个红色区域；b.甲拔除后可见甲下肿瘤

病理检查通常以分叶、胶状白色或灰色肿块为特征。组织病理学检查显示星形细胞和梭形细胞嵌入松散的黏液基质中，血管化不良[170-176]。

鉴别诊断包括软骨黏液样纤维瘤、软骨瘤、皮肤灶性黏蛋白沉积症、指/趾端黏液囊肿、局限性黏液水肿、丘疹性黏蛋白沉积症、神经鞘瘤、软骨肉瘤和纤维肉瘤[170-176]。

手术切除是首选的治疗方法[170-176]，甲母质附近的甲下病变可以沿着中间进行切除[175]。不完全切除可能导致复发[7]，在此情况下可能需要进行刮骨术[170]。

需要注意的是，黏液瘤也可能具有中度或恶性的临床表现[171]。

32.22　小汗腺汗孔瘤(eccrine poroma)

小汗腺汗孔瘤是一种罕见的良性肿瘤，发生于小汗腺导管的表皮[177,178]。汗腺肿瘤占原发性皮肤病变的 1%，其中 10%为小汗腺肿瘤[177]。发病通常从成年开始，无种族或性别差异。发病机制尚不清楚[177-179]，有报道称与慢性放射性皮炎、电子束治疗、有汗型外胚层发育不良和妊娠有关[180]。

小汗腺汗孔瘤表现为生长缓慢、边界清楚的斑块、丘疹或单发结节，表面光滑或疣状，颜色正常或呈淡红色。当出现多个病变时，称为"汗孔瘤病"。

小汗腺汗孔瘤主要影响汗腺密集的手掌和足底区域[177-180]，甲下皮和甲皱襞的累及并不常见，可能会延伸到甲床，从而破坏甲板[177-179,181]。在有甲周病变的病例中，鉴别诊

断包括化脓性肉芽肿、Bowen 病、鳞状细胞癌、汗管癌和无色素性黑色素瘤(amelanotic melanoma)[177]。排除切除活检后的恶性转化区域后，很容易通过组织病理学分析来鉴别[177,179]。据估计，18%的病例进展为汗管癌，切除术后出现出血、溃疡、疼痛、快速生长或复发应引起重视[177,182-184]。

考虑到复发和恶变的可能，建议进行手术完全切除病变。如果切除后的缺损明显，在重建阶段可能需要岛状皮瓣或移植物。对于浅表性病变，也有报道表明可进行电外科破坏和刮除术[177-180]。

32.23　血管平滑肌瘤(angioleiomyoma)

平滑肌瘤是源于平滑肌的良性肿瘤，有三种病变可影响皮肤：毛发平滑肌瘤(piloleio- myoma)、生殖器平滑肌瘤(genital leiomyoma)和血管平滑肌瘤[185]。血管平滑肌瘤源于血管平滑肌的变异，尤其是静脉，主要影响 40~60 岁的女性，下肢区域是最常见的受累部位，另外，尽管较少见，足趾或手指的甲皱襞、甲下皮和甲下区也可能发生病变[41,185-189]。

多数病例会出现疼痛和/或压痛，可能由温度或压力改变引起，妊娠期可能加重。这种症状一般认为与局部缺血或邻近皮肤神经受压有关[41,185,186,188]。

经皮肤科检查，血管平滑肌瘤通常表现为肉色真皮结节或单发皮下结节，根据发病部位的不同，也可能导致甲板隆起、甲营养不良和甲分离[41,185-189]。

影像学检查无特异性。

确诊需要组织病理学分析,免疫组织化学检查也可用于辅助诊断,免疫组织化学结果显示可对波形蛋白、肌间线蛋白和平滑肌肌动蛋白有阳性反应。这些肿瘤在组织学上可分为实体性、静脉性或海绵状。有黏液样变性和罕见的恶变的病例报道[41,185-189]。

鉴别诊断包括血管球瘤、脂肪瘤、血管脂肪平滑肌瘤、汗腺螺旋腺瘤、神经纤维瘤、平滑肌肉瘤、纤维瘤、血管瘤、腱鞘巨细胞瘤、包涵体囊肿和神经鞘瘤[185-187,189]。

治疗包括简单的病灶切除以及结扎任何通向肿瘤的血管。当病变来源于指动脉时,切除该血管部分后,可能需要修复血管。在这种情况下,动脉造影和多普勒超声可用于辅助制订手术方案[41,185-189]。

32.24　神经瘤(neuroma)

神经瘤通常发生在创伤后,起源于周围神经,表现为受损神经近端的无序生长。创伤可以是任何急性或慢性创伤、医源性损伤,甚至是神经的收缩或延伸[25,190,191]。

神经瘤并不常见,可能会累及手指,包括甲床区域,但是由于甲板的保护作用,后者极为罕见[190,192]。该病病程很典型:瘢痕处出现疼痛为首发表现,可能与局部受损神经的敏感性变化有关。随后可能出现伴有疼痛的正常颜色的丘疹或纤维弹性或质硬的结节。病变位于甲下区或甲周区时,可能出现甲分离或甲板畸形[25,190-192]。

高分辨率超声和/或 MRI 检查有助于诊断和制定手术计划[192-194]。

鉴别诊断主要有栅栏状包裹性神经瘤(palisaded encapsulated neuroma)、平滑肌瘤和神经鞘瘤[192]。

组织学检查可见排列不规则的再生神经束,与数量不等的瘢痕组织有关,没有包膜结构[190,192]。

治疗方法有很多种,需要对每个病例进行评估后决定,通常需要多学科合作。中度至重度或有明显病变的病例,手术切除并进行神经修复、皮瓣修复或近端神经移位至伸入肌肉、神经、骨骼或静脉,是防止复发的关键[25,190-195]。

32.25　环层小体神经瘤(pacinian corpuscle neuroma)

环层小体神经瘤或环层小体增生,是一种罕见的瓦帕氏小体(Vater-Pacini corpuscle)肿瘤,最常损害手指掌侧区域[196,197]。这些小体是敏感的皮肤机械刺激感受器,位于真皮深层和皮下组织,尤其是手掌、足底和生殖器区域[197,198]。环层小体神经瘤主要发生于中年人,表现为肤色隆起或肿块,轮廓不清,伴有剧烈疼痛。其病因尚不清楚,多数患者有局部外伤史。少数患者 X 光线可见邻近指骨的骨侵蚀[196-200]。

鉴别诊断有神经瘤、神经鞘瘤、骨关节炎、骨样骨瘤、滑膜瘤、血管球瘤和创伤性动脉瘤[196]。

术中可见皮下组织中有一个黄白色或红褐色结节,边界不清,偶尔可见明亮的结构[196,197,199]。

组织学检查可以观察到深层真皮和皮下组织中的环层小体数量增多、大小增加呈葡萄状分布[196,198]。

建议彻底手术切除病灶以消除疼痛[196]。

32.26　神经鞘瘤(schwannoma/neurilemmoma)

神经鞘瘤是一种由施旺细胞组成的良性肿瘤,其特点是生长缓慢,在成人和老年人中发病率较高。当神经鞘瘤来源于周围神经时,通常发生在软组织深处,很少累及皮肤[201-203]。病变可出现在指、趾以及近端甲皱襞或甲下区域。通常神经鞘瘤是一个无痛肿块,但压迫效应或受损神经进一步的损伤可能会导致感觉迟钝、疼痛或感觉异常[201,202,204,205],也可能导致甲板出现凹沟和纵嵴或假性杵状指(▣ 图 32.49)[201,204]。超声检查通常表现为边界清晰、低回声、均匀的肿块,伴后方回声增强[206,207],X 线可能显示指骨骨侵蚀[201,202]。鉴别诊断包括神经纤维瘤、表皮囊肿(epidermoid cyst)、脂肪瘤、血管球瘤、骨瘤、外生骨疣和巨细胞瘤[83,201]。

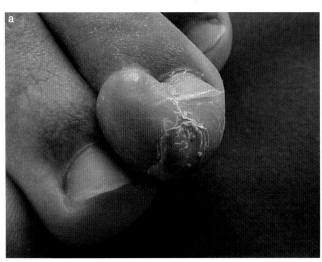
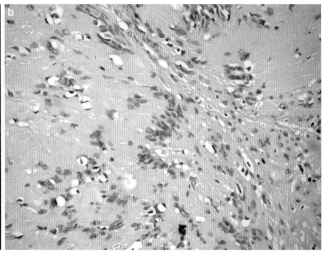

▣ 图 32.49　a.第三趾甲皱襞内侧区和甲下皮,神经鞘瘤引起的肉色结节。注意甲板的变形;b.组织学分析显示神经鞘瘤的某些特征

神经鞘瘤有完整的包膜,在切开皮肤后很容易发现,同时可以观察到引起病变的神经[202,204]。本病需通过组织病理学检查进行确诊,可分为两种典型类型[208]:Antoni A 型(Antoni type A)高度细胞化,以栅栏状排列的细胞核以及 Verocay 小体(Verocay body)为特征[209];Antoni B 型(Antoni type B)的特征是少细胞黏液样基质和更多随机排列的梭形细胞[205,210]。

治疗方法是在仔细解剖后进行简单的手术切除,复发率较低。大的病变可能需要皮瓣重建[201,202,205]。

病例展示 7:神经鞘瘤

临床病史:

34 岁健康男性,左足第三趾的近端和外侧甲皱襞出现一缓慢生长的病变 2 年。患者自述只有穿着较紧的鞋时才会感到疼痛,否认其他症状。没有外伤史。

体格检查:

体检显示一个轻微红斑结节,质硬,直径 1.5cm,覆盖左侧第三足趾的外侧甲皱襞和部分近端甲皱襞。病变的生长导致甲板畸形,并发展为嵌甲(图 32.50)。

辅助检查:

X 线检查正常。
超声显示边界清晰、低回声、均匀的肿块。
组织学检查显示典型的栅栏状梭形细胞(图 32.51)。

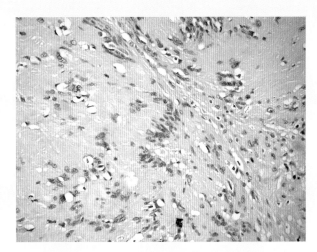

图 32.51　组织学分析显示神经鞘瘤的某些特征

治疗:

患者在仔细检查后接受简单的手术切除,在外侧甲皱襞和甲板之间进行一期缝合。随访 2 年,无复发。

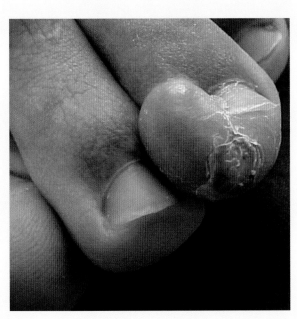

图 32.50　第三趾甲皱襞内侧区和甲下皮,神经鞘瘤引起的肉色结节。注意甲板的变形

32.27　脂肪瘤(lipoma)

脂肪瘤是最常见的软组织肿瘤之一,但是在甲周或甲下区域很少见。当脂肪瘤来源于小汗腺周围的脂肪细胞时,被诊断为汗腺周围脂肪瘤(peri-sudoral lipoma)或腺脂瘤(adenolipoma)[211-213]。脂肪瘤的特征为缓慢进行性生长的皮下小结节。甲母质的压迫或发生在于甲下区的肿瘤可能导致甲板出现红色甲半月、红甲、纵沟、营养不良、变薄和纵嵴[211-216]。

触诊结果取决于肿瘤的位置以及纤维化的程度,可软可硬。最常见的症状是局部疼痛或不适,与相邻结构的挤压有关[211-216],关节运动可能受到限制[214]。

超声显示脂肪组织内有一个均匀的、高回声固体结构[217]。

当有骨压迫时,X 线检查可以观察到骨质溶解。出现这种情况时,需要与骨膜脂肪瘤进行鉴别[211,214]。MRI 显示在 T1WI 上呈高信号的软组织肿块[215,218]。

鉴别诊断包括神经纤维脂肪瘤(neural fibrolipoma)、黏液瘤、植入性囊肿(implantation cyst)、皮肤纤维瘤(dermatofibroma)、腱鞘巨细胞瘤、指/趾端黏液囊肿、血管球瘤、脂肪肉瘤(liposarcoma)、浅表脂肪瘤样痣(naevus superficialis lipomatosus)和结节性筋膜炎(nodular fasciitis)[211-216]。

病理标本显示一个边界清晰、淡黄色、质地柔软的分叶状肿瘤[211,214,216]。组织病理学特征为成熟的脂肪细胞被纤维束或血管束分离[211-216]。

治疗方法是外科切除[211,219]。

32.28　甲下角化棘皮瘤（subungual kera-toacanthoma，SUKA）

　　甲下角化棘皮瘤（subungual keratoacanthoma，SUKA）是一种罕见的侵袭性甲肿瘤，男性比女性发病率更高（3∶1），50~60岁为发病高峰期，多见于手指，最常见的是拇指发病从而造成的单指畸形。多发性 SUKA 可能是色素失调综合征（incontinentia pigmenti）的晚期表现，尤其是女性[98]。通常 SUKA 出现在甲板边缘以下或甲床最远端，表现为痛性的角化结节，生长迅速，形成圆顶形结节，中心凹陷呈火山口样，其中充满角质栓，同时肿瘤的生长会导致指骨受到压迫（◘ 图 32.52~◘ 图 32.54）[98,220]。X 线显示下层骨呈杯状侵蚀，无骨膜反应。超声检查可观察到边界清楚的混合回声肿块，MRI 显示在 T1WI 上呈中等信号，在 T2WI 上呈混合信号[221]。

　　鉴别诊断包括感染、寻常疣、表皮囊肿、血管球瘤、甲下鸡眼、疣状癌（verrucous carcinoma）和鳞状细胞癌，这些病变都会导致指骨远端发生疼痛。

　　组织学改变与皮肤角化棘皮瘤非常相似，但排列更垂直，角化不良细胞较多，中性粒细胞、嗜酸性粒细胞较少，基底异型性少，底部纤维变性较少甚至没有[112]。组织学上最主要与鳞状细胞癌相鉴别，有时 SUKA 也被诊断为鳞状细胞癌。Ki67 和 p53 免疫组化染色可用于两者的鉴别：甲下鳞状细胞癌通常表现为 p53 和 Ki67 的更广泛和更强的染色，而在 SUKA 中则为阴性或有限表达[222]。

　　SUKA 的诊断依赖于肿瘤的快速生长、疼痛、影像学和组织学检查。

　　治疗的基础是完全切除病变并彻底刮除病变组织，也可以进行 Mohs 手术。截肢仅适用于多次复发和大量骨质破坏的情况。完全切除的病例可能会复发，并在手术后几个月内出现。骨损伤通常在肿瘤切除后愈合[98,112,220-223]。

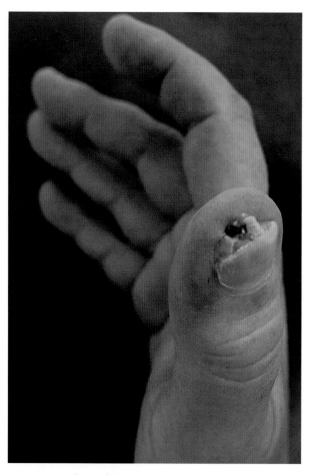

◘ 图 32.53　位于甲床最远端甲板边缘下的疣状皮损及甲分离

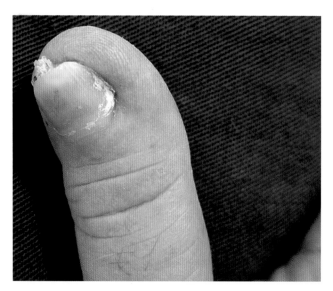

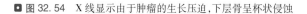

◘ 图 32.52　位于甲床最远端甲板边缘下的疣状皮损及甲分离

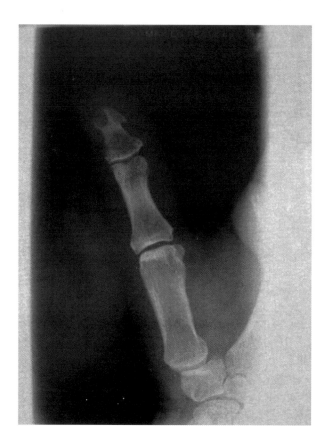

◘ 图 32.54　X 线显示由于肿瘤的生长压迫，下层骨呈杯状侵蚀

临床病史:

57岁工程师,自述1个月前,在甲床上从甲板的远端开始出现一个小的病变,并迅速生长,伴疼痛。既往无相关的外伤史。

体格检查:

临床检查显示甲床甲下角化过度。皮肤镜检查未见特殊表现。X线显示下层骨呈杯状侵蚀(◘图32.55~◘图32.57)。

对甲床进行活检,组织学检查证实了甲下角化棘皮瘤的猜想。

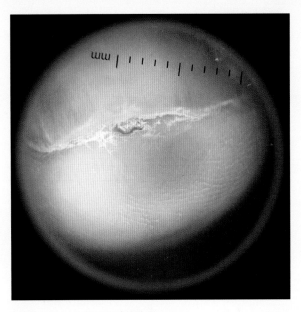

◘ 图32.56　皮损的皮肤镜检查

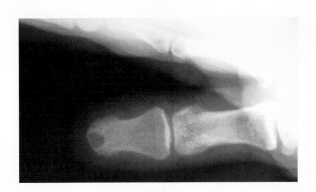

◘ 图32.57　右拇指X线显示骨受累

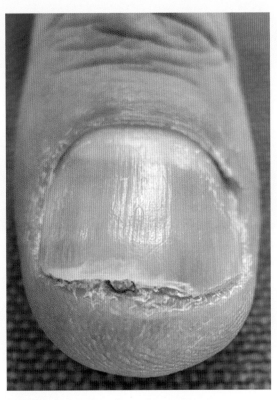

◘ 图32.55　甲床甲下角化过度

治疗:

患者接受了广泛的病灶切除和骨刮除术。从接近边缘处缝合,二期愈合,60日后愈合完全。

32.29　鳞状细胞癌(原位和侵袭性)(squamous cell carcinoma,SCC)

鳞状细胞癌是甲中最常见的恶性肿瘤,当局限于上皮(原位)时,可称为Bowen病[98]。

然而,由于原位癌易从甲床开始向骨深部生长,一些人也将原位和侵袭性疾病合并为一类"表皮样"癌[224]。男性比女性受影响更大(比率为2:1),通常发生于50~70岁。指甲的病变更多见,尤其常见于拇指、示指和中指[225]。足趾的病变则比较少见,在2014年之前,只有36例出现在相同性别以及近似年龄段的病例报道[226,227],通常是单指畸形,但已经有一些多指畸形的病例被报道[228-230]。

甲的鳞状细胞癌的病因包括创伤、辐射、慢性甲沟炎、既往人乳头瘤病毒(human papillomavirus,HPV)感染、遗传疾病、焦油、烟草、砷或接触矿物质以及阳光照射[230,231]。高达60%的病例中可发现HPV,主要是血清型16,但其他血清型,如2、6、11、18、26、31、34、35、56、58和73也有被报道。1/3的患者甚至性伴侣都能发现生殖器疣、宫颈或肛门生殖区的不典型增生或癌症,这为"生殖器-指"传播理论提供了依据[98,232]。

甲的鳞状细胞癌无特征性临床表现,与其他疾病表现比较类似,可见于甲母质、甲床、甲周沟和甲皱襞中。通常有多种多样的临床表现,包括肿胀、炎症、发红、排液、出血、溃疡和甲变形(◘图32.58~◘图32.60),疼痛无特异性。多数病例伴有甲下角化过度、甲分离、渗出和甲板破坏。甲床溃疡引起的渗出与甲分离有关。角化过度、乳头状瘤或疣状增生伴甲皱襞鳞屑或糜烂,常见于甲周受累。可观察到外侧甲皱襞溃疡,伴或不伴肉芽组织。单指的纵向红甲可能提示甲母质或甲床的鳞状细胞癌,与甲乳头状瘤无法区分。疣状病变伴甲床乳头状瘤样指状突起,多见于拇指甲、蹬趾甲和第五趾甲,被认为是鳞状细胞癌的角化变体,称为疣状癌[98,233]。纵向黑甲伴局部角化过度和指甲周围色素沉着提示原位癌[234]。

在高达 20% 的鳞状细胞癌病例中可观察到骨侵袭[230]。

由于临床表现不典型,鳞状细胞癌患者平均多花 6 年的时间才被诊断,因此活检对于那些难以治疗的慢性甲病患者至关重要[230]。疣状肿瘤的恶性病理特征通常只出现在较深的边缘,因此楔形活检或钻孔活检优于切面刮除活检。

必须对受累手指进行 X 线检查,以评估骨受累情况并确定治疗方法。Bowen 病的超声成像受分辨率的限制,但在结节型鳞状细胞癌的病例中,可以看到一个边界不清以及骨侵蚀的不均匀低回声病灶。彩色多普勒超声可显示肿瘤内或肿瘤周边有低阻力动脉血流信号。MRI 在 T1WI 上显示均匀的低信号,在 T2WI 上显示中等信号[30,235]。

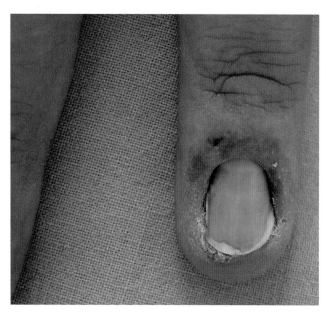

■ 图 32.58　Bowen 病表现为远端外侧疣状病变和甲皱襞色素沉着

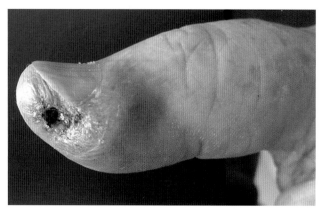

■ 图 32.59　尖端溃疡性病变,周围有炎症反应,轻度甲分离

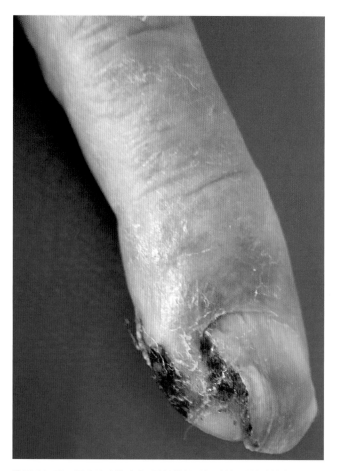

■ 图 32.60　甲床溃疡性病变,甲板外侧破坏,外侧甲皱襞结痂

主要的鉴别诊断包括疣、甲下外生骨疣、表皮囊肿、纤维角化瘤、甲母质瘤、甲脂溢性角化病(ungual seborrheic keratosis)、细菌性甲沟炎(bacterial paronychia)和甲真菌病(onychomycosis)[30,98,113,225-235]。

病理检查是诊断的必要条件。原位鳞状细胞癌(squamous cell carcinoma in situ,SCCIS)基底膜完整,而在鳞状细胞癌中则可见增生的上皮突破基底膜,向真皮浸润。病理改变常常超出临床受累范围,且边缘常受累。上皮不规则增厚,所有上皮细胞排列紊乱。可以观察到角化不良细胞,具有大而不规则的细胞核的非典型角质形成细胞,包括"团块状细胞"和坏死的角质形成细胞,以及散在的有丝分裂象,空泡细胞也可见到。病理诊断通常很容易。然而,在一些早期病例中,组织病理学仅显示轻微的结构紊乱、少有角化不良细胞和轻度至中度异型性,或者表现为分化良好、中度或低分化的鳞状上皮的片状浸润和岛状浸润,可出现不同程度的结构紊乱、核异型性和有丝分裂像。甲下表皮囊肿和甲下角化棘皮瘤是主要的组织学鉴别诊断[236]。

指甲鳞状细胞癌预后良好,淋巴结受累率<2%,仅有少数病例出现转移[237],与人乳头瘤病毒相关的鳞状细胞癌具有相同的转移率[225]。

与免疫功能正常的患者相比,免疫抑制的 NUSCC 患者发病更早、进展更快,且更易出现多指病变和复发[238]。

尽管有许多非手术治疗的报道,如咪喹莫特(imiquimod)

乳膏[239]、5-氟尿嘧啶乳膏[240]、刮除冷冻术[241]、光动力学疗法[242]、动脉内注射甲氨蝶呤（methotrexate）[243]、电子近距离放射治疗[244]和放射治疗[245]，但都与病理检查结果不符合，一般适用于那些不适合做手术的患者。对于甲鳞状细胞癌

（原位和侵袭性），首选应用边缘检测的显微手术。根据肿瘤的范围选择广泛的局部切除或功能性手术，进行二期愈合，可采用移植物或皮瓣封闭。Mohs 手术被认为是一线治疗方式[225,246]。

病例展示 9：鳞状细胞癌

临床病史：

65 岁已退休男性，有 2 年的无名指甲床病变史，开始是甲板下的一个小疣，生长缓慢。每日早晨服用 50mg 氯沙坦钾片（losartan potassium）治疗高血压。患者接受了很多治疗，有时病情有所好转，但仍会复发。

体格检查：

临床检查显示甲下角化过度，部分甲分离，甲皱襞轻度炎症，有压痛（□ 图 32.61）。

对甲床进行活检，组织学检查显示为鳞状细胞癌，未发现 HPV 感染。X 线片没有显示骨侵蚀（□ 图 32.62）。

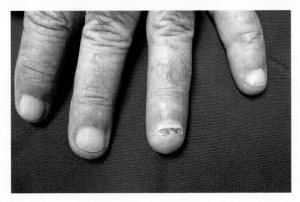

□ 图 32.61　远端甲分离伴甲床疣状病变

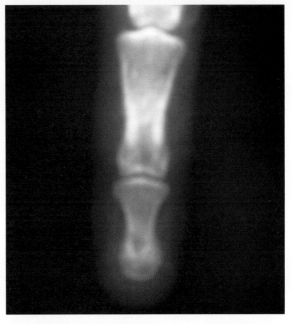

□ 图 32.62　X 线未显示骨侵蚀

治疗：

患者接受了功能性手术（整个甲单元广泛切除，没有截肢），二期愈合。40 日后愈合完全。3 年内每 3 个月复查 1 次，无复发。

32.30　基底细胞癌（basal cell carcinoma）

基底细胞癌第一次由 Eisenklam 在 1931 年报道。甲的基底细胞癌非常罕见，在世界范围内也很少有文献报道[247-256]，可能是由于该区域缺乏毛囊皮脂腺单位且皮脂腺密度低[249]。

拇指的甲周区是最常见的受累部位，其次是踇趾，平均确诊年龄为 65 岁，男女比例为 1.8∶1[247]。临床特征多变，可以类似慢性甲沟炎、湿疹、鳞状细胞癌、化脓性肉芽肿、无色素性黑色素瘤、创伤和皮肤癣菌或细菌感染[247]。活检对于诊断是必需的，特别是对于全身性和局部治疗都无效且伴随组织丢失的不典型炎症性病变[253]。

病理特征与皮肤基底细胞癌相同[236]。

手术切除并控制切除边缘或 Mohs 手术是首选的治疗方法[247]。另外，也有许多其他治疗方案，如局部应用咪喹莫特、5-氟尿嘧啶、病灶内注射干扰素、放射治疗、刮除和电干燥法、冷冻手术和激光消融。

32.31　小汗腺汗孔癌（eccrine porocarcinoma）

只有少数指甲周围小汗腺汗孔癌病例被报道。肿瘤起源于小汗腺导管上皮细胞，可以是原发或继发于良性小汗腺汗孔瘤[257]。已报道的病例都具有不同的临床特征，可以表现为侧面甲皱襞的结节[258]、糜烂斑块、溃疡[259]或呈息肉样生长[257]，生长至甲床或浸润性生长至远端指骨[260]，因此很容易被误诊为化脓性肉芽肿、基底细胞癌、脂溢性角化病、Bowen 病或无色素性黑色素瘤[261]。局部、淋巴结、内脏和骨转移已有报道[261]。广泛切除术或 Mohs 手术可以用于治疗原发性病变[261]。

32.32　默克尔细胞癌（Merkel cell carcinoma）

迄今为止，只有 1 例局限于甲组织的默克尔细胞癌。它发

生于一位年轻的患者,表现为在肉芽组织下面出现一深红色的结节,伴有嵌甲[262]。组织学检查显示大小一致的圆形细胞,带有小的胞质边缘,表达细胞角蛋白20、神经丝、突触小泡蛋白、嗜铬粒蛋白和神经元特异性烯醇化酶[263]。

原发病灶的广泛切除与放射治疗及前哨淋巴结活检是目前的治疗标准[263]。

32.33　侵袭性指/趾乳头状腺癌(aggressive digital papillary adenocarcinoma,ADPA)

侵袭性指/趾乳头状腺癌是一种罕见的汗腺肿瘤,最常见于成人和老年人,男女比例为9∶1[264,265]。主要影响肢体末端,其中手指和足趾分别占79%和9%[264,265],手掌或足底区域也可能受累[274]。

侵袭性指/趾乳头状腺癌的临床特征是一个单发的扁平或轻微隆起的病变,可进展为肿块,上覆的皮肤可发生增厚或溃疡,通常无痛,可以在数年内持续生长[272,274]。

鉴别诊断包括囊性病变、化脓性或异物肉芽肿、附件肿瘤、血管瘤、鳞状细胞癌和来源于肺、乳腺、甲状腺或卵巢的转移性乳头状癌[264,266]。

因为侵袭性指/趾乳头状腺癌的临床表现是非特异性的,因此必须通过活检进行诊断[264,265],细针抽吸细胞学检查有助于明确诊断[266]。

组织学显示病变位于真皮或皮下,呈多结节状实性和囊性生长,通常可见乳头状突起、管状和导管结构[264,265]。最初会将这些肿瘤分为腺瘤或腺癌,但该分类方法已不再适用,因为组织学形态学不能反映它们的生物学行为[264,265]。

治疗方法是广泛的局部切除,甚至因复发率高而截肢[265]。此外,14%~22%的病例发生远处转移,主要转移到肺实质和淋巴结,应进行X线检查[264]。前哨淋巴结活检可用于ADPA分期[264,267]。

32.34　转移瘤(metastasis)

机体内部恶性肿瘤的皮肤转移并不常见,转移至甲更为罕见。它可以为已知肿瘤患者的甲下病变,也可以是内部肿瘤的首发表现。在肺、泌尿生殖道器官和乳腺的原发性肿瘤患者中,已有甲下转移的报道[268]。转移瘤扩散到软组织后首先会影响骨骼,反之亦然[269]。

临床特征多变,可能表现为远端指/趾的红斑或肿胀,类似急性或慢性甲沟炎,或红色至紫色结节,可有溃疡,改变甲的正常解剖结构[268]。在肺癌患者中出现过假性杵状指[269]和假性血管炎[270]。疼痛程度也会因受累程度的不同而有所不同。

X射线有助于评估骨受累情况,深度活检有助于揭示原发性肿瘤的性质[269]。

甲转移瘤的治疗视原发肿瘤而定,可采取化疗、放疗、截肢或者临床观察。出现甲下转移的患者预后较差,生存率低[271]。

32.35　黑色素瘤(melanoma)

黑色素瘤见▶第18章。

临床要点	
临床诊断要点	
血管球瘤	疼痛,冷敏感,点状压痛
黏液样假性囊肿	单个半透明或正常颜色结节
	根据病变部位不同可能导致甲营养不良
	透光试验可以证实其囊性
甲下鸡眼	剪下覆盖的甲可见鸡眼
甲母质瘤	甲板增厚
	甲板黄色变
	横向和纵向过度弯曲
	多发性裂片形出血
	甲母质部绒毛状的肿瘤
甲乳头状瘤	红甲,甲床纵嵴伴甲下角化过度和甲分离
化脓性肉芽肿	组织学检查须排除无色素性黑色素瘤

鳞状细胞癌/Bowen 病	结节、甲下角化过度、甲分离、渗出、甲板破坏是鳞状细胞癌的常见症状
	疣状病变、侧面黑甲、甲皱襞色素沉着是 Bowen 病的常见症状
	人乳头瘤病毒感染在甲下鳞状细胞癌的发生发展中起重要作用,主要为多指表现
	X 线检查用于评估骨受累
	组织学检查是鉴别鳞状细胞癌和 Bowen 病的必要条件
甲下外生骨疣	甲变形
	疼痛
	特征性 X 线图像
甲下角化棘皮瘤	甲床远端快速生长的痛性角化结节
	X 线显示远端指/趾骨侵蚀
	组织学检查是与鳞状细胞癌鉴别的必要条件
浅表性肢端纤维黏液瘤	中年人
	甲周区或甲下区
	常见于踇趾
	生长缓慢的结节
	星状和纺锤形的细胞,呈席纹样或束状
	免疫组化常见 CD34 阳性
疣	表面粗糙的角化过度丘疹
	表面存在黑点,有助于区分疣与其他生长物
	组织学检查是重要的诊断方法

❓ 思考题

1. 选择关于小汗腺汗孔瘤的描述错误的一项
   A. 起源于小汗腺导管的皮内部分
   B. 与慢性放射性皮炎、电子束治疗、有汗型外胚层发育不良和妊娠有关
   C. 甲下皮和甲皱襞的累及不常见
   D. 没有发展为汗孔癌的风险

2. 以下哪一种治疗更适合甲下外生骨疣?
   A. 继续观察
   B. 告诉患者避免外伤,并开非甾体抗炎药处方
   C. 整体切除,二期愈合
   D. 整体切除,皮瓣移植缝合伤口

3. 以下哪种诊断方法最适合确定病变的位置和范围?
   A. X 线
   B. 透光试验
   C. 动脉造影
   D. MRI

4. 一般来说,对于影响指甲的婴儿血管瘤,最好的治疗方法是什么?

   A. 临床随访,等待肿瘤自然消退
   B. 普萘洛尔
   C. 病灶内使用糖皮质激素
   D. 外科切除

5. 选择关于黏液瘤的错误描述的一项
   A. 真皮、皮下组织、手掌筋膜、肌肉或骨骼均可发生肿瘤
   B. 病理标本通常以分叶、胶状白色或灰色肿块为特征
   C. 组织病理学检查显示成熟的脂肪细胞,由血管束分隔
   D. 手术切除是可选的治疗方法

6. 选择关于神经鞘瘤的正确描述的一项
   A. 可能导致甲板产生凹沟或嵴
   B. X 线可能显示指骨骨侵蚀
   C. 组织学检查中可能会出现 Verocay 小体
   D. 以上描述都正确

7. 关于甲下鸡眼,错误的是?
   A. 老年人发病率较高
   B. 鉴别诊断不包括甲下外生骨疣

C. 通常与足部解剖学或生物力学变化有关

D. 踇趾是最易受影响的部位

8. 关于甲细胞母质瘤,错误的是?

　　A. 是良性棘皮瘤

　　B. 特征是纵向黑甲肥大

　　C. 可以观察到典型的甲母质瘤的蜂窝状结构

　　D. 可以根据组织学分析观察到的角化类型与刺激性脂溢性角化病区分开来

9. 以下哪一项与甲母质瘤的特征性甲板临床特征一致?

　　A. 黄色纵带,横向过度弯曲,片状出血

　　B. 凹陷,增厚

　　C. Beau 线,红甲,变薄

　　D. 黑甲,变薄,出血

10. 关于甲单元的鳞状细胞癌,下列说法正确的是?

　　A. 由于病变非常明确,临床特征足以确诊

　　B. 只有在原位癌才能进行影像学检查

　　C. 大多数情况下预后较差

　　D. 许多病例可发现 HPV 感染

11. 以下哪项不常见于甲下角化棘皮瘤?

　　A. 生长迅速

　　B. 疼痛

　　C. 近端甲皱襞肉芽组织

　　D. 骨受累

12. 选择关于浅表性肢端纤维黏液瘤的正确描述?

　　A. 最常见于儿童时期

　　B. 免疫组化常见 CD34 阳性

　　C. 主要影响手掌和足底区域

　　D. 免疫组化常见 S100 蛋白阳性

13. 下列哪一项是处理指甲疣状病变的最佳方法?

　　A. 冷冻手术

　　B. 免疫疗法

　　C. 激光手术

　　D. 活检

✅ 答案和解析

1. 正确答案是 D。

2. 正确答案是 D。甲下外生骨疣不会自行消退,所以不建议保守治疗。整体切除,皮瓣移植缝合伤口是最好的治疗方法。因为肿瘤一般很大,直接缝合很困难。而使用这种方法,伤口愈合快速且完整。甲床和甲板全部置换。

3. 正确答案是 D。X 线显示 50% 的病例有远端指骨皮质层糜烂。它不能限制或确定病变部位。透照术和动脉造影可以帮助肿瘤定位,但不能确定肿瘤的确切位置。MRI 被认为是确定肿瘤定位和肿瘤界限的最佳成像技术。

4. 正确答案是 A。

5. 正确答案是 C。

6. 正确答案是 D。

7. 正确答案是 B。

8. 正确答案是 C。

9. 正确答案是 A。

10. 正确答案是 D。(A)鳞状细胞癌没有明确的临床特征。(B)所有病例都应该进行影像学检查,尤其是侵袭性病例。(C)预后良好,只有<2%患者淋巴结受累,且转移很少见。(D)60%病例可发现 HPV 感染。

11. 正确答案是 C。甲下角化棘皮瘤以角化结节的形式出现于甲板边缘以下或甲床最远端。

12. 正确答案是 B。

13. 正确答案是 D。冷冻手术、免疫治疗和激光手术——尽管这些治疗方法适用于疣,但在治疗前必须进行活检。尤其是对长期存在或频繁复发的疣更推荐做活检。

（江苏　左玉越　吴艳 译,陈宏翔
张景瑜 校,刘鑫　魏芬 审）

参考文献

32章 参考文献

第 33 章　甲外科概述及方法

Nathaniel J. Jellinek, Ali Damavandy, Jeremy R. Etzkorn,
Joseph F. Sobanko, Thuzar M. Shin, and Christopher J. Miller

学习目标：

1. 掌握甲单元（nail unit）及其周围组织的解剖结构。
2. 认识到正确的知情同意对所有甲手术的重要性。
3. 能够以多种方式完成甲的麻醉，并了解所使用的不同的麻醉药物。
4. 实施甲板部分剥脱术，并理解这些操作在甲手术创伤最小化中的意义。

本章列出了各种甲手术的基础理论和技术。随后的三个章节将在此基础上进行更深入、更详尽的讲述，为特殊情况提供详细的举例说明。部分内容与本章节有重复，其目的在于强调甲手术成功的要点。

33.1　解剖

这篇甲的解剖概述是专门针对甲外科医生的，定义了关键的结构/功能，以及外科医生在对甲及甲周进行手术时应注意的风险和并发症。甲单元的功能以及血管和神经的走行与远端指（趾）骨的骨性形态和纤维骨架密切相关。外科医生必须了解、巩固远端指（趾）骨的复杂结构，特别是要高精度撕脱甲母质（matrix）和甲床时。

如▶第6章中详细讨论的那样，甲具有独特的解剖结构和相关的组织学特点。甲单元位于指（趾）骨背侧，通过附着在指（趾）骨骨膜上的纤维真皮与骨相连，在远端骨突上的部分最坚韧，近端甲母质下则较疏松。伸肌腱装置（extensor tendon apparatus），被称为人体中最复杂的系统之一，终止于指（趾）骨背侧，常在甲母质起始端的1~2mm范围内[1]。任何肌腱附着点的松解都可能导致槌状畸形。

远端指（趾）骨为沙漏形，其近端基部宽、腰部呈锥形、头部更宽，其背侧面为马蹄形的爪突（▶ 图33.1）。大体检查可清楚地看到末节指（趾）骨的骨轮廓。狭窄的腰部两侧覆盖着丰富的软组织。相比之下，远端指（趾）间关节的宽基底两侧有明显的结节，其软组织特别薄，要从骨上干净地撕脱两侧的甲母质上皮是很有挑战性的。位于远端指（趾）骨末端的爪突，其背面粗糙，锚定于甲床的远端部分，使其特别难以从骨头上撕脱出来。

由韧带、肌腱和结缔组织组成的强大纤维网为远端手指（足趾）提供力量，保护神经血管结构，并增强甲单元的稳定性。最显著的是两侧骨间韧带，它从远端指（趾）骨底部的外侧结节延伸到指（趾）骨突的棘突，强化较为精细的指（趾）骨腰部力量（▶ 图33.2）。

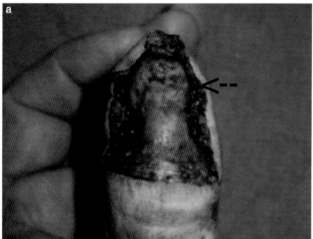

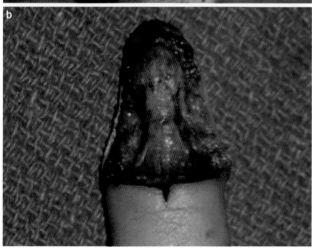

■ 图33.1　远端指（趾）骨的骨性形态。a.甲单元恶性黑色素瘤 Mohs 手术后的拇指指骨背面。注意指骨的沙漏样形状，远端基部较宽，腰部呈锥形，头部较宽，并有粗糙的马蹄状爪突（箭头）；b.因黑色素瘤行 Mohs 手术后的第五指骨背面。注意，与拇指相比，第五指更加精细

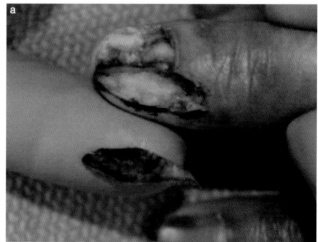

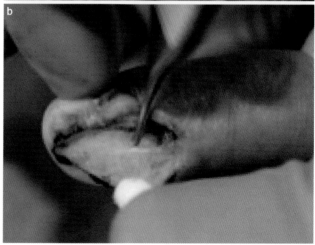

■ 图33.2　侧骨间韧带。a.为诊断甲单元顽固性炎症性疾病进行了甲侧缘纵向切开；b.显露并保留白色的骨间外侧韧带。镊子在韧带和指骨腰部之间的空间滑动

生成甲板的甲母质(在大多数手外科文献中被称为生发层,但随后简称为甲母质)为一弓形解剖结构,源于甲上皮陷凹内,两侧部分比中点更加向近端延伸,在远端终止为圆形甲半月。覆盖甲母质的甲板部分又薄又软,因此很容易用环钻活检或手术刀刀片切开或穿通。甲板只是松散地附着于甲母质上,因此在此处容易剥脱,且无出血。外伤后血肿多局限于甲母质与甲板之间潜在的间隙,使得此部位清晰易见(◩ 图 33.3)。暴露的甲母质表面呈闪亮的白色,且由于轻微突起的皮下软组织而稍显肿胀(◩ 图 33.4)。

任何近端甲母质的损伤都可能导致甲裂,因为近端甲母质产生背侧甲板。相反,远端甲母质受伤后造成的损害较小,其通常是由于腹侧甲板缺失而引起红甲(▶第 19 章)。然而,在这两种情况下,最明智的做法都是尽可能避免对甲母质造成损伤——这可以通过后面章节中讨论的各种技术来实现。

甲床(nail bed)(有时也称为无菌甲母质,以下简称甲床)负责甲板与甲床的黏附,并引导其向远端移动。甲床对甲板本身没有影响。甲床起源于甲母质的远端,并与甲母质相连,向远端延伸至甲片。近端甲床上的深粉红色甲板反映了下面较丰富的结缔组织和与背侧指骨间较为松散的连接。远端甲床上苍白的甲板是由于下方血管结缔组织减少,以及甲床与甲间的牢固连接。在甲手术中,切除甲床比切除甲更困难。

甲真皮带(onychodermal band)是紧邻甲板游离缘的暗粉和乳白色线条。它代表了甲板与甲床上皮间牢固的远端连接。其近端可见较明显的横白线,称为甲角质带,代表一层角化过度和真正的远端/腹侧甲屏障[2]。当甲板被剥脱时,这种牢固的附着很难被分离。甲板-甲床的连接从远端向近端逐渐减少。然而,从甲床上剥脱甲板需要用力,并且会因撕掉附着的甲床而引起出血。

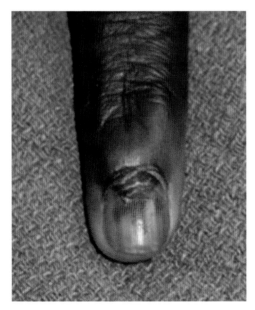

◩ 图 33.3 外伤性甲下血肿常发生在甲板与甲母质之间的潜在间隙内。注意血液如何延伸到远端的甲半月,但没有渗透到甲板和甲床上皮之间的紧密连接处。由于此潜在空间,将甲板撕脱甲母质毫不费力且不会出血

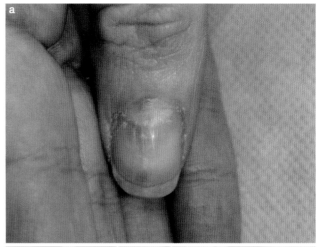

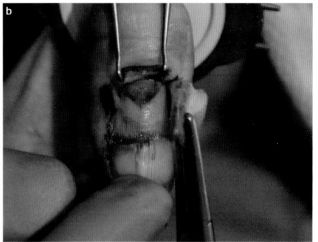

◩ 图 33.4 近端甲母质在近端甲皱襞下延伸,平均长度为甲小皮与远端指间关节之间的距离的 55%。a. 完整甲的大体外观,甲小皮的正中旁有微弱的色素沉着;b. 牵拉上翻近端甲皱襞,掀开近端甲板,显示甲母质从甲小皮向近端延伸超过 0.5cm。甲母质对应的是闪亮的白色上皮。组织活检显示由蓝痣引起的黑甲

甲床有纵向并平行的上皮嵴,以舌状和凹槽的方式附着于下方的结缔组织。结缔组织嵴中纵行的毛细血管解释了出现裂片形出血的原因。

甲床上皮(nail bed epithelium)的起源仍是一个谜。Zaias提出的理论认为存在一种"甲床母质(nail bed matrix)",或许将其称为甲床干细胞(nail bed stem cell)较不易混淆,这种甲床干细胞仅位于甲半月的远端深处。因此,这一病灶区域(深至远端甲母质)的损伤可能是唯一真正高风险的甲床手术。其与甲母质不同,甲母质在外科手术中是相对坚固的组织,而甲床更脆弱、与下方骨的附着更牢固。如上所述,与甲母质不同,甲床一旦受损可以通过二期愈合恢复良好,通常没有甲营养不良(nail dystrophy)(◩ 图 33.5)。尚不明确究竟何种程度的损伤会导致甲永久性营养不良的风险。作者倾向于让大多数甲床伤口通过肉芽组织愈合,但有一个特别的警告,即一些较大的甲床缺损(可能包括尚未明确定义的甲床干细胞)可能会以瘢痕愈合并导致甲脱离。

甲皱襞(nail fold)包裹着甲板、甲母质和甲床。甲皱襞是双侧上皮结构,其于陷凹(cul de sac)的甲上皮与甲母质交界向甲母质过渡,或于侧面甲皱襞向甲床过渡。近端甲皱襞有甲

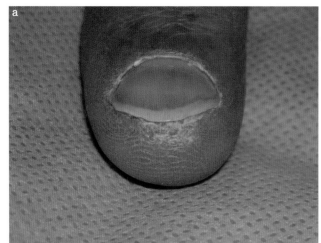

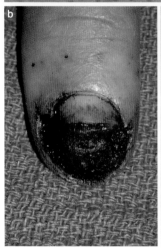
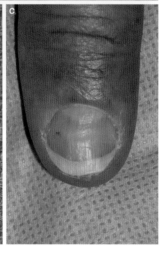

近端甲母质形成背侧甲板,远端甲母质形成腹侧甲板。检查甲板可以揭示病理变化的起源,因此掌握解剖关系是有用的。例如,如果甲板游离缘有色素并累及背侧面,则黑甲的条带可能来自近端甲母质(◯ 图 33.6)。相反,如果色素局限于甲板的腹侧面,那么黑甲可能起源于远端甲母质。指(趾)端黏液囊肿对近端甲母质的压迫常使背侧甲板变薄,并形成纵向凹槽。如果损伤局限于远端甲母质,甲板则可能表现为腹侧变薄和红甲,但背侧面仍保持完好。

◯ 图 33.5　甲床上皮由可能位于甲母质深处的生发细胞再生,因此若甲母质完好,则无须修复甲床。a. 位于甲下皮和甲床远端的原位鳞状细胞癌的大体表现;b. 远端甲板被剥脱,远端 75% 甲床已被切除。注意甲母质是完整的。无须手术修复,伤口自行二期愈合;c. 术后 3 个月,甲板可正常附于新生的甲床上皮

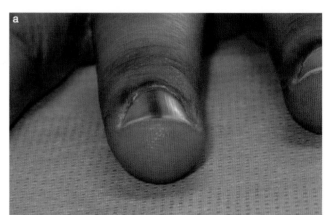

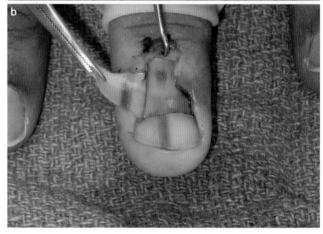

◯ 图 33.6　检查甲板的游离缘可以推测病理改变的起源。a. 该患者表现为纵向黑甲。检查甲板的游离缘可见色素累及背侧甲板,表明病理改变源于近端甲母质;b. 部分甲剥脱和大体检查确认色素来源于近端甲母质

小皮屏障,保护甲背板和甲上皮。甲下皮有相应的甲角质带,保护甲床[2]。两者都代表了甲单元中特殊的连接装置。如果受损,将导致慢性甲沟炎(甲小皮被破坏)或甲脱离(甲角质带被破坏)。然而,甲外科医生必须经常撕脱这些解剖屏障区,以显露近端甲皱襞和便于剥脱远端甲板。与患者讨论手术造成的影响(通常是暂时的)是非常重要的。

甲板(nail plate)从甲母质长出,是终末分化的甲细胞[3],主要通过二硫键以板层方式连接而成。虽然最厚的甲板需要双关节甲钳才能利落地穿透,但大多数甲板都可以用手术刀刀片或英式砧样活动甲分离钳(English anvil-action nail splitter)切断。在大多数情况下,甲板是甲手术过程中的一个节点,而非手术的目标。下文所述的特殊且常用作局部撕脱的技术,用于暴露感兴趣的特定部位的甲组织。

甲板覆盖并保护甲母质和甲床免于创伤、潮湿和病原体的损害。它在近端和侧缘甲皱襞陷凹处被紧密的连接包裹,并牢固附着于远端甲床的甲真皮带/甲角质带复合体上。甲板的弯曲程度各不相同,但大多数情况下以近半圆形的形式包裹在骨骼周围,延伸至接近远端指骨中侧线的任何一点,并反映了下方的远端指骨形状。

患者经常询问他们的甲何时会恢复正常。指甲平均每天生长约 0.1mm,或每月生长 3mm。全甲板剥脱后的指甲大约需要 160 日才能长出[4,5]。趾甲以每日 0.03～0.05mm 或每月 1mm 的速度缓慢生长。剥脱后的跚趾甲可能需要 18 个月才能长出来[4,5]。

甲单元的神经供应因指(趾)而异[5]。第二至第四指(趾)由指(趾)掌侧固有神经支配,其远端分为三个分支,为近端甲皱襞、甲母质和甲床提供感觉。拇指背和第五指背由背侧固有神经支配,而其掌侧由指掌侧固有神经支配。

甲单元的血液供应来自成对的指(趾)固有动脉,这些动脉在指(趾)两侧沿掌侧走行(◯ 图 33.7)。甲单元和指(趾)背侧的血液供应来源于固有指(趾)动脉的三个背侧弓性分支。浅弓穿过远端指(趾)骨基部的指(趾)背侧,紧靠甲母质

近端,位于伸肌腱止点的表面。浅弓由直接起源于指(趾)固有动脉和掌/跖中间横弓的背侧支构成。它供应近端甲皱襞和伸肌腱止点。向近端推动甲板游离缘,可确定其横向走行的通道。甲小皮近端约5mm处的微弱折痕即为陷凹和浅弓的位置[6]。

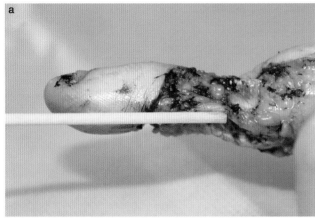

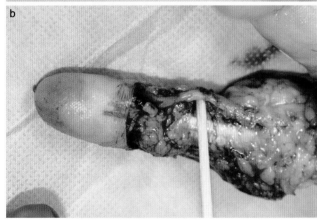

■ 图 33.7　指(趾)固有动脉和神经在矢状中线的掌侧走行。a.示手指鳞状细胞癌 Mohs 手术后的缺损。指(趾)固有动脉及其伴随神经被暴露并完整无损。保留血液供应使移植得以进行,并保留了患者的手指;b.从另一个角度来说明指(趾)固有动脉和神经位于掌侧

　　近端和远端甲下弓起源于指(趾)掌侧指腹的交叉吻合支。它们深入到侧骨间韧带和甲床上皮下。近端甲下弓走行于甲半月水平的结缔组织中,远端甲下弓走行于甲床水平的结缔组织中。

　　这三个血管弓彼此之间有大量吻合支,并与掌指(趾)侧的血管吻合。指(趾)固有动脉位于掌侧,并在指(趾)骨背侧有丰富的吻合,可以保证远端指(趾)背侧大范围手术后的血液供应,包括全甲单元切除术。

　　手指的静脉引流通过深层和浅表的系统进行。甲真皮中含有大量的血管球小体,这是一种神经血管结构,当温度变化时作为动静脉吻合支来调节血液供应[6]。

33.2　器械

　　大多数甲手术只需要三种独特的器械:

　　1. 双关节甲钳(dual action nail nipper)

　　2. 英式砧样活动甲分离钳(English anvil-action nail splitter)

　　3. 甲撕脱器(nail elevator)

　　双关节甲钳(也称为骨钳,■ 图 33.8)是切割厚甲的最佳工具,但它也用于去骨(例如外生骨疣),以及在 Mohs 手术中用于去除骨和软组织(▶第 38 章)。英式砧样活动甲分离钳(■ 图 33.9)最适用于纵向或横向切割甲板,因此主要用于剥脱部分甲板,下文将对此进行讨论。它的砧面在甲板下滑动,锥形尖端最大程度地减少了周围甲脱离和甲扭转,锋利的剪切面用于切透甲板。可使用各种甲撕脱器将甲板与甲床分离,或将近端甲皱襞与甲板分离。一位作者(NJ)发现 2mm 儿科甲撕脱器(■ 图 33.10)是大多数手术的选择,尽管双边自由撕脱器(■ 图 33.11)可用于大多数甲(除很多儿科患者或较小的指/趾外)。这些器械也用作骨膜撕脱器,可用于甲单元或其他部位。对于甲母质的削切活检,硅树脂或特氟隆涂层手术刀刀片便于薄层标本的获取,也非常有用。其他在常规皮肤外科托盘上高频率出现的器械有:镊子、止血钳(优选直钳)、细尖(如 Gradle)剪、线剪和针持。在大多数情况下,不使用化学品(如氯化铝)、物理辅料(可吸收明胶、氧化纤维素)或高频电刀,通过选择麻醉剂和敷料来止血(见下文)。

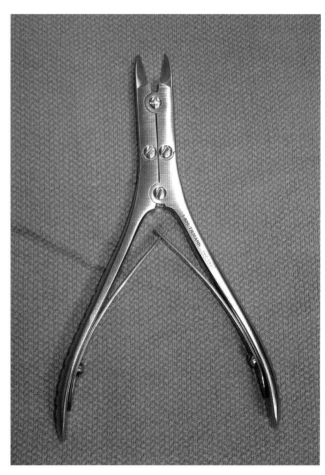

■ 图 33.8　双关节甲钳、骨钳

33

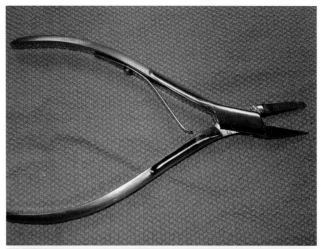

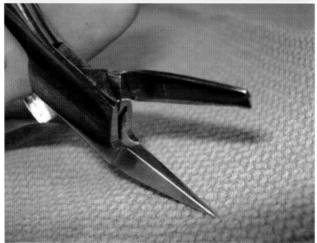

■ 图 33.9 英式砧样活动甲分离钳

任何缝合线都可用于甲手术。通常 5-0 是合适的强度。为了避免拆线过程中的不适和潜在焦虑，一位作者（NJ）在大多数手术中倾向于使用 5-0 快速可吸收缝线（polyglactin 910）。尽管可以使用 11 号刀片在甲板上"钻一个洞"便于缝线穿过，但大多数指甲板都足够薄，缝针可直接穿过。趾甲更可能需要这样先钻洞。缝合最好先在皮肤上进行，而甲板缝合要在最后进行——穿透甲板导致针尖任何程度的轻微弯曲都将使皮肤的缝合过程变得困难且不精致。

33.3 知情同意

知情同意（informed consent）是所有甲手术都必备的。可预测的副作用有：疼痛、挫伤、肿胀、疾病复发和感染（包括骨髓炎）风险。在某些特定情况下应该提到具体的风险，包括瘢痕所致的裂甲、红甲、翼状胬肉或者甲脱离。长期的感觉异常或麻木[7]和冷敏感未被重视，但却是甲手术的常见后遗症。如果适用，要讨论的罕见并发症包括肌腱损伤和槌状畸形、复杂的区域性疼痛综合征[8]、坏死、钉状物和囊肿。■ 图 33.12 为甲手术同意书的示例。

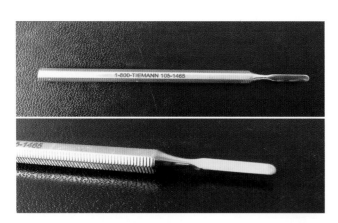

■ 图 33.10 2mm 儿科甲板分离器

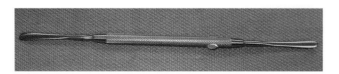

■ 图 33.11 自由撕脱器

单位名称：

患者姓名：＿＿＿＿＿＿＿＿＿＿＿＿＿＿＿＿＿＿＿＿＿＿＿

出生日期：＿＿＿＿＿＿＿＿＿＿＿＿＿＿＿＿＿＿＿＿＿＿＿

甲手术知情同意书

您有权被告知医师建议的外科手术或其他处置的相关信息，以便您知情并做出决定是否接受该处置。该表格的目的是向您提供知情同意的书面确认。

1) 我自愿接受＿＿＿＿＿＿＿＿＿＿＿＿＿＿＿＿＿＿＿＿＿＿＿＿医生和助手执行以下所述的外科手术或其他处置：

甲的具体位置：＿＿＿＿＿＿＿＿＿＿＿＿＿＿＿＿＿＿＿＿＿＿＿＿＿＿＿＿＿＿＿＿＿＿＿＿

我已经与医生确认了手术部位。(请签名)：＿＿＿＿＿＿＿＿＿＿＿＿　　　＿＿＿＿＿＿＿＿

甲单元活检(具体活检类型：＿＿＿＿＿＿＿＿＿＿＿＿＿＿＿＿＿＿＿＿＿＿＿＿＿＿＿＿＿＿)

缺损修复，包括自身愈合、一期修复、皮瓣或移植。

2) 已经向我描述了我的病情和以上手术过程。已经解释了针对我的病情的替代治疗以及替代治疗或根本不治疗的风险。

我理解麻醉、药物和手术过程的实施存在风险。这些风险包括瘢痕、出血、感染、皮损复发、过敏反应、血块、疼痛、皮肤颜色和感觉改变、寒冷敏感、神经损伤、药物不良副作用，甚至身体功能或生命丧失。我也理解该处置可能还有其他无法预料的风险或并发症，以及恢复期间可能出现的问题。我理解此手术可能会导致永久性甲异常(permanent nail abnormality)。我理解可能还需要额外的手术或处置。

我理解手术团队可能会在我的部分或全部手术过程中采集照片和/或视频，并且其中某些部分可能会保留，用来记录我的临床状况或治疗，或用于提高手术质量及教学。我知道我的医生指定的住院医师和专科医师可能会参与该手术，并且可能会有其他观看人员在场。

我理解在获得所有所需相关信息并且我的所有问题得到满意答复之前，我不会被迫进行手术。我知道这一项已经在执行。

患者签名：＿＿＿＿＿＿＿＿＿＿＿＿＿＿＿＿＿＿＿＿＿＿＿

患者代理或代表(若无法同意)签名：＿＿＿＿＿＿＿＿＿　　　与患者关系：＿＿＿＿＿＿＿＿＿＿＿＿＿

签名日期和时间：＿＿＿＿＿＿＿＿＿＿＿＿＿＿＿＿＿＿＿＿

医生确认

下面签名者确认如上知情同意书已经交予患者。

医生签名：＿＿＿＿＿＿＿＿＿＿＿＿＿　　　获得同意书者签名：＿＿＿＿＿＿＿＿＿＿＿＿＿

■ 图 33.12 甲手术的知情同意书范例。应该根据每项手术修改定制和个性化制订内容

33.4　了解组织的病理过程

甲手术的诊断和治疗通常需要对甲手术中的组织标本进行显微镜检查。一些基本原则可以保证病理结果的准确性。首先，外科医生必须对病理组织的来源进行活检，即需要对最可能揭示病理变化的部位进行活检，就必须对甲解剖学和生物学有全面透彻的了解。其次，将所有标本放置在甲单元图上，以便病理医生知道标本的位置和方向（■ 图 33.13）。第三，与在甲单元病理学方面具有专业知识的病理医生合作，并提供临床照片和鉴别诊断。

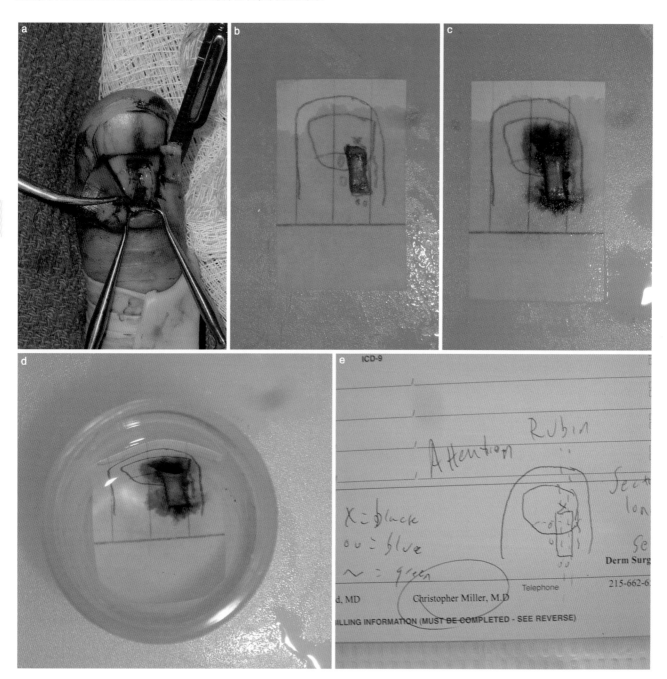

■ 图 33.13　将活检标本放置在甲单元图上，可以确定标本的精确位置和方向。a. 对纵向黑甲进行了甲母质刮取活检；b. 活检标本放在甲单元图上，进行精确定位；c. 标本的边缘用彩色墨水标记；d. 甲单元图直接放在一瓶甲醛溶液中；e. 在病理申请单上画一张图。标本被送给一位特定的病理医生

33.5　麻醉和消毒准备

麻醉通常采用局部浸润或神经阻滞的方式。这些技术已在其他篇幅进行了详细回顾[9]。选择某一种技术而非另一种技术通常是偏好问题，而不是任何具体的患者因素。手术实施中遵循的一些重要原则都是为了减轻注射的疼痛：①尽可能使用最小的注射器针头（带 30 号针头的鲁尔锁注射器是理想选择）；②使用缓冲至生理环境 pH 值的温热局部麻醉剂；③采用可分散注意力的刺激，例如制冷剂喷雾，振动按摩器或捏紧皮肤；④缓慢注射，将针头重新插入先前麻醉过的部位。

33.6　麻醉的选择

有三种麻醉剂主要用于指（趾）麻醉：利多卡因、布比卡因和罗哌卡因，它们各自具有不同的特点。利多卡因较为常见，具有广泛的安全性，易于缓冲至中性 pH 值，起效快，浸润麻醉几乎可即刻产生麻醉作用，神经阻滞麻醉通常在几分钟内快速起效。然而，与布比卡因和罗哌卡因相比，其作用持续时间有限。当与肾上腺素预先混合至浓度 1∶100 000∼1∶400 000 时，可延长其作用时间。尽管过去这个浓度的肾上腺素对远端指（趾）是不安全的，并有指（趾）坏疽（digital gangrene）的风险，但这个说法已被大量的研究批驳，而且（在没有禁忌证如雷诺现象/病、未控制的高血压、嗜铬细胞瘤等的情况下）被认为是安全的[10-18]。

布比卡因的起效时间明显长于利多卡因或罗哌卡因，但其麻醉持续时间也长，当与稀释的肾上腺素混合时可长达 8 小时。布比卡因在注射时更痛。

罗哌卡因可能是甲手术中最理想的单一药剂，其起效速度几乎与利多卡因一样快，作用持续时间为 2∼6 小时[9]，浓度从 0.3%∼1% 不等。一位作者（NJ）发现 1% 的罗哌卡因是大多数甲手术的麻醉剂。由于其固有的血管收缩特性，与利多卡因原液相比，使用罗哌卡因的术后出血是最少的。罗哌卡因可以使用特定的配方进行缓冲而不需要预先配制：20ml 罗哌卡因原液，加 0.1ml 8.4% 碳酸氢钠溶液[19]。

33.7　注射技术

翼状阻滞（wing block）是一种简单的浸润麻醉方式。这种方法是将麻醉药小心地注射到甲皱襞中，首先在近端/侧缘甲皱襞交汇处打出皮丘，然后沿着甲皱襞延伸至甲下皮。注射平面是使此操作可被耐受的关键，即所有麻醉剂的注射和浸润都必须在真皮层，避免直接注射到甲母质深处或进入侧面将大量麻醉剂填充至指腹。因为这是高阻力的组织，所以注射速度要慢，快速的组织扩张是导致患者不适的重要因素[9]。注射的总体积取决于指（趾）的大小，范围从 1（即小指）∼3ml 或更多（蹈趾）。翼状阻滞可麻醉整个甲单元，但由于指固有神经的掌侧分支麻醉不完全，有时在甲床中部会留有间隙。因此，在围绕甲周注射并获得完全/接近完全麻醉之后，再通过甲板直接注射到甲床上最终完成麻醉，通常患者不会感觉到疼痛。如上所述，要想通过翼状阻滞采用浸润方式使掌侧指固有神经获得可靠的麻醉，就必须在掌/跖侧表面注入更大体积的麻醉剂，并用液体止血带填充远端指（趾）。然而通常不推荐采用这种方法。

传统的阻滞在很多方面与翼状阻滞相反——它代表神经阻滞（相对于浸润麻醉），需要时间让麻醉剂起效（与即刻起效相比），并且麻醉整根指（趾）（与仅麻醉手术部位相比）。由于指（趾）根部两侧的皮肤相对疏松，因此阻力较小，注射液体时疼痛感通常也比翼状阻滞小。在指（趾）间蹼处将针刺入皮肤并打出皮丘，然后轻柔而缓慢地向皮下脂肪更深处注射一剂药物，用力向下按摩，使麻醉剂扩散到神经走行的近端指（趾）骨两侧。没有必要先将针刺到骨面然后再回退。但是这种技术中针尖紧靠神经，它有刺穿神经和/或血管并引发后遗症的危险。在另一侧重复此操作。这种神经阻滞可能需要 5∼15 分钟起效。总剂量可从小指甲的 1.5ml 到蹈趾甲的 4ml 或 5ml 不等。要注意避免环状麻醉造成可发挥液体止血带作用的完全"圆形"阻滞（通常在注射 8ml 或更多麻药时发生）。在开始进行甲手术之前，有必要检查一下甲单元周围麻醉是否充分。当开始进行这些阻滞麻醉时，麻醉不充分的情况并不罕见。通过时间的推移和经验的积累，外科医生能更可靠地实现完全麻醉并磨练自己的技术。

对于较长的指（趾）（第二至第四），单次注射技术（无论是经腱鞘注射还是皮下注射）都可以通过对指（趾）掌侧固有神经的麻醉使甲单元获得完全麻醉的效果。虽然这两种技术都有效，但与经腱鞘注射技术相比，皮下注射技术发生术后疼痛的风险更小，因此更推荐使用。手掌向上，将针垂直插入掌指连接处，直至皮下平面。缓慢注入 2.5∼3ml 麻醉剂，然后用力向下按摩至掌指骨面[9]。与指（趾）阻滞一样，外科医生必须等待麻醉起效，并在开始手术之前检查麻醉是否充分。

最后一种技术，或许也是最巧妙的技术，是远端指（趾）神经阻滞（distal digital nerve block）。与翼状阻滞相同，首先将麻醉药在两侧近端/侧缘甲皱襞交接处注射皮丘。但是接下来，不是向远端在围绕甲板的甲皱襞内注射，而是将针头角度调整为垂直于皮肤，正好在指骨底部的侧面和紧邻的远端，将麻醉剂注入指（趾）侧皮下脂肪中，通常每个指（趾）总共注射 1.5ml。然后用力按摩指（趾）两侧，以使穿过远端指（趾）间关节（distal interphalangeal joint，DIPJ）的神经被麻醉。与其他神经阻滞一样，麻醉不是立即起效。但是，鉴于是远端阻滞，通常只需等待 2∼3 分钟即可。

在手术前，手指/足趾和手/足应使用消毒液进行系统消毒。大量数据表明，手指/足趾有大量的致病菌定植，术前需要长时间的擦洗以减少细菌的存在。异丙醇和氯己定被认为是最有效的抗菌擦洗剂，或许可以联合使用并利用毛刷擦洗到甲下皮和侧缘甲沟区域[20-25]。最近的数据表明擦洗的顺序可能也很重要，先用酒精再用氯己定（与先用氯己定再用酒精相比）显示阳性培养细菌数更少，差异有统计学意义[26]。

33.8　手术方案/术野暴露

　　一些原则适用于任何基本的甲手术。仔细检查患者的甲解剖结构，以确定病理起源并规划手术方案。因为麻醉可使指（趾）变白并可能掩盖细微的颜色差异，所以麻醉前需标记明显可见的病变部位。甲剥脱伤后病理部位通常很难发现，因此术前标记对外科医生准确定位至关重要。成功的甲手术还取决于良好的术野暴露——这需要无出血的术野、特殊形式的甲板撕脱以及显露甲皱襞。一旦完成这些步骤，手术本身通常就非常简单了。

　　创造一个无出血的术野通常有两种方法：使用肾上腺素和/或物理方法收缩指（趾）动脉。如上所述，低浓度肾上腺素可以安全地用于无使用禁忌证的患者，通过收缩动脉限制血液流到远端指（趾）。这种方法有优点也有缺点。麻醉与止血可一步完成，无须使用止血带，延长了麻醉时间，提高手术效率。

　　然而，有些患者术前禁忌证不明，可能会导致长时间的缺血。酚妥拉明是肾上腺素的"克星"，作为一种α-1受体拮抗剂，可通过局部注射以逆转长期的血管收缩。然而，作为一种可选方案，作者本人更喜欢在手术后立即对甲组织进行可视化的快速再灌注（rapid reperfusion），并使用适当压力的包扎敷料来控制出血；使用肾上腺素，术后局部缺血风险低，但恢复时间延长，需要确定患者远端指（趾）完全再灌注后才能离开。

　　止血带是一种传统的设备，可在不同平面建立无出血术野。专门的指（趾）止血带和技术不断发展——通常给指（趾）套上无菌手套，将手套的尖端切开，把手套从远端向近端卷动抽血，并在指（趾）的根部成为止血带[27]。还有其他设备可以使用（许多有专利），它们在尺寸、易用性、为提供无血术野产生的压力范围等方面都具有独特的特点和差异[28]。即使利多卡因联合肾上腺素具有血管收缩作用，也可能需要使用止血带来维持无血术野（◘图33.14）。无论采用哪种技术，张力都应稳定，但不能过大。一些学者认为神经损伤的阈值是500mmHg[29]。

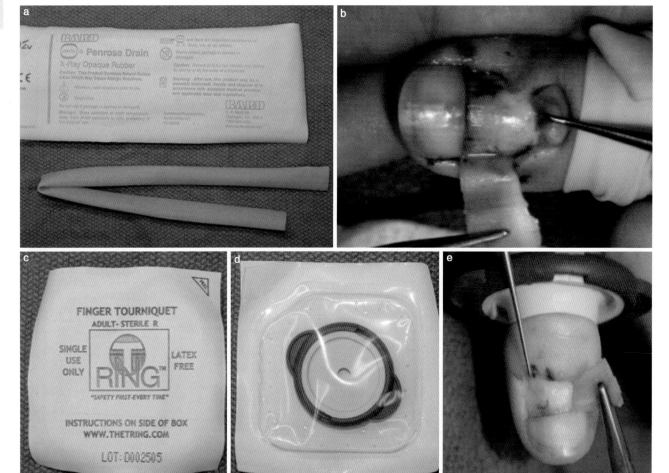

◘ 图33.14　常见的止血带包括：a,b.卷烟式引流管；c-e.T形环指止血带™

　　作者在大多数手术中更倾向于使用普通麻醉和手指后卷手套（◘图33.15）——手套可在术野周围提供无菌区域，并防止术后忘去除止血带［因此，英国禁止使用指（趾）止血带］[30]。使用普通的利多卡因、布比卡因或罗哌卡因（或利多

卡因和布比卡因的某种组合），止血带一松开，手术区域可立即实现再灌注。这样，既能使用敷料，压力又恰好足以止血（见下文），也能让伤口愈合过程立即开始。

　　外科医生可能会纠结使用止血带的时间长短。对于常规的甲手术,止血带使用时间长短并不是问题,因为大多数甲手术的持续时间不超过 20 分钟,并且通常从上肢手术来看,上肢止血带连续使用不超过 2 小时是公认的安全做法[31,32]。除了术后未去除止血带的不幸例子外,使用止血带的主要风险可能是剪切力直接损伤神经或对神经施加过大的压力[31]。某些止血带在所有指(趾)上具有可预测的较低压力,可以放心使用[28]。对于更长时间的手术,我们通常使用 T 形环,该环可施加 200mmHg 以下的压力以提供无血术野,在这种情况下,最好手术中松一下止血带使之得到暂时的再灌注。

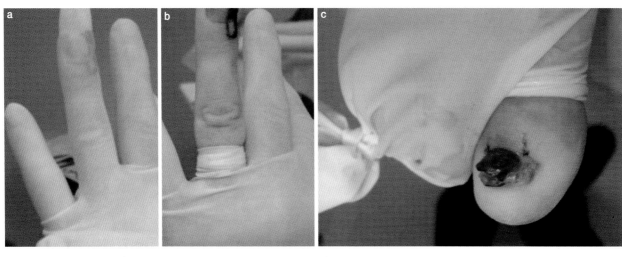

□ 图 33.15　利用无菌手套,将指尖剪开并卷至手指(a,b)和跗趾(c)根部

33.9　甲板剥脱

　　传统甲手术前都要全甲板剥脱(total plate avulsion)。然而,目前的想法和最佳实践是针对性的部分甲板剥脱术来暴露特定区域[33]。基于对甲病理学的了解(例如,黑甲应行甲母质活检),外科医生可以通过撕脱选定部分甲板术来暴露甲的特定区域。其优势不言而喻——减少了对甲组织的损伤,因此总体上降低了发病率。另外,一旦手术完成,还可以使甲板还置到原解剖位置。将甲板缝合到甲皱襞或指尖皮肤上,最好使用可吸收缝合线。手术完成后,复原的甲板可以防止翼状胬肉并提供生物敷料。虽然附着力较弱,但甲板会暂时附着在甲床上,并随着新甲板的生长而脱落。如果需要对甲板进行病理学或微生物学检查,则将所涉及的部分甲板分开送检,其余部分回置于甲单元。总之,为了最大程度地提高甲单元的完整性并减轻术后疼痛,外科医生应尽可能进行部分甲板撕脱术(□ 图 33.16)[33]。

　　无论外科医生选择何种撕脱方案,重要的是检查不平整的、出血的甲床的大体外观,因为它与亮白色、无出血的甲母质形成鲜明对比。对甲组织大体检查可以发现诊断的线索。

　　主要有三种可以用到的技术:近端甲板部分撕脱(partial proximal plate avulsion)、侧缘甲板卷曲(lateral nail plate curl)和活瓣样撕脱(trap door avulsion)。此外,为了暴露甲单元的一部分,可以进行任何小的部分撕脱,并且形式多变。尽管较为少见,有时为了去除病变甲板(组织病理学/微生物学评估)和/或暴露整个甲单元,或治疗一种特定的甲疾病(如逆生甲)而进行全甲板撕脱。

　　当病理过程局限于甲母质时,近端甲板部分撕脱是首选方案(□ 图 33.17)。当涉及甲床疾病时,优先选择其他技术。近端甲板撕脱暴露了整个甲母质、陷凹以及甲上皮。因此,对于纵行黑甲,理想选择是近端甲板撕脱[34]。采用砧样活动甲分离器,将其插入离色素带最近的甲沟中,然后沿甲板横切至另一侧甲沟,通常需要撕脱 50% 甲板,近端甲皱襞得以暴露(见下文)。将止血钳插入甲板切口处的沟中,紧紧夹住近端甲板将其提起,使之远离甲母质和甲床。通常止血钳的重量足以使反折甲板远离甲母质,而不会翻转回手术视野。接下来进行甲母质手术。甲板随后可恢复至解剖位置并进行缝合。

　　当需要暴露一侧的整个甲时,最好使用侧缘甲板卷曲法,这样从远端的甲下皮到近端的陷凹和甲上皮都可以看到(□ 图 33.18)。甲板的一侧部分被撕脱器分离,这样可以插入直止血钳并夹住足够长的甲板。在同侧近端和侧缘甲皱襞的连接处切开,游离甲小皮密封带。转动止血钳,这个动作类似于开沙丁鱼罐头[33],显露甲单元,甲皱襞可以反折到需要暴露的程度,进行手术,手术完成后“展平”甲板,复位并缝合至解剖位置。

　　最早由 Berker 描述[35]的活瓣式撕脱可以暴露整个远端甲单元、甲床和远端 50% 的甲母质(□ 图 33.19)。近端甲母质、陷凹和甲上皮无法显露。不损伤甲小皮密封带(与前述两种技术不同)。因此,不常出现继发甲沟炎。从甲下皮用一个撕脱器钝性分离甲板与甲床的连接,用垂直方向的力(而非左右滑动)由远及近分离至甲母质。要对甲板持续施加向上的力,避免过度剔除紧贴在甲板腹侧面上的脆弱的甲床上皮。依据需要暴露的程度,决定近端甲皱襞是否需要反折。活瓣状甲板剥脱可以是整个甲板,也可以是一半甲单元;如果外科医生手术时先将甲板纵向切开,则只有部分甲板可以被分离并向上翻折。术后甲板复位并被缝合至解剖位置。

33

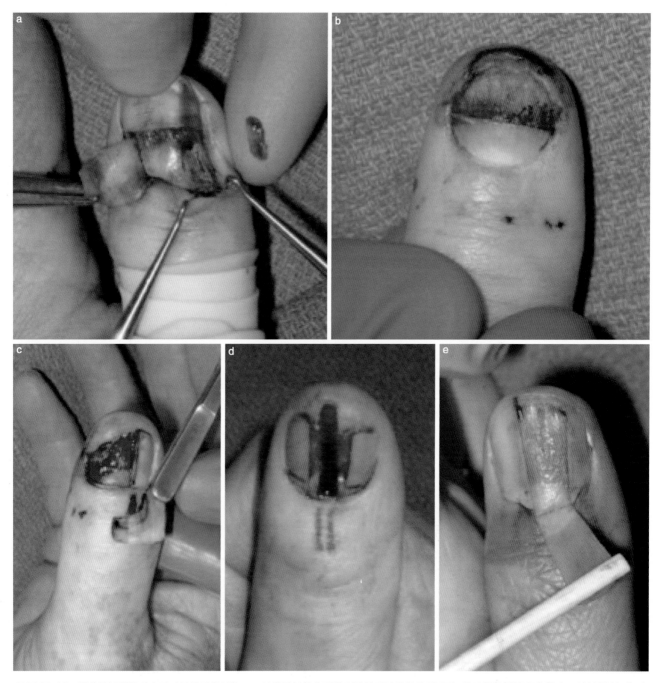

■ 图 33.16   部分甲板剥脱减少了对甲单元的创伤。a. 近端甲板部分剥脱为甲母质活检提供了通路，并且保护了甲真皮带；b. 远端甲板部分剥脱清晰显露了甲下皮鳞状细胞癌，而甲小皮和甲母质不受影响；c. 侧向甲板部分剥脱显露了甲床损害，同时保护了对侧侧缘甲皱襞；d. 因甲乳头瘤而行正中甲板剥脱保护了双侧侧缘甲皱襞；e. 纵向活瓣部分剥脱可在操作后将甲板复位，虽然通常需要缝合以保证远端甲板在位

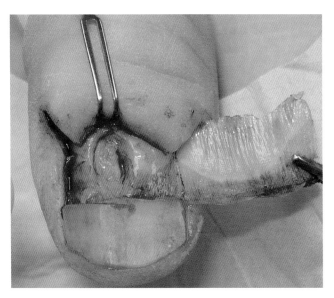

■ 图 33.17　近端甲板部分剥脱

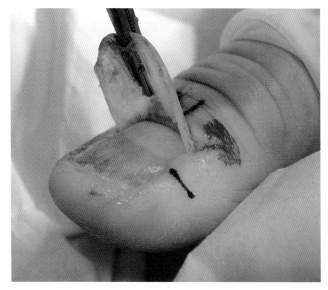

■ 图 33.19　活瓣式撕脱

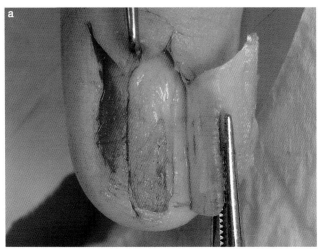

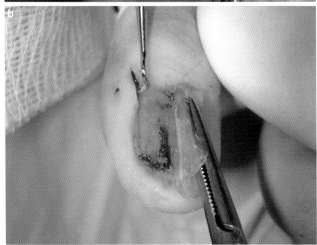

■ 图 33.18　侧向甲板卷曲（撕脱）

前面所描述的各种部分甲板撕脱技术中，甲板都可作为生物敷料还置于原处。但是，对于外科医生来说，重要的是要逐个病例去评估被撕脱的甲板是否包含有价值的组织学或微生物学信息，以及被累及的部分是否被去除并送去处理。在某些病例中就需要这样做，比如黑甲、红甲、疣状甲床肿瘤，或外科医生观察到或怀疑甲板有重要物质时。在实践中，一位作者（NJ）只偶尔在黑甲或红甲时才将甲板送去做这样的处理，他主要依靠精确的撕脱手术技术。目前为止，据作者所知，还没有因为这种操作而漏诊的公开报道。

偶尔也需要进行全甲板撕脱，尽管以创伤和甲下皮/甲小皮的密封屏障损失为代价，但可以充分显露整个甲单元（■ 图 33.20）。通常是由远及近地操作。先将甲板背侧面的近端甲皱襞和侧缘甲皱襞松解开，用撕脱器或尖头止血钳通过甲小皮下方，向甲板施加稳定向下的压力，避免无意中伤及近端甲皱襞，在甲小皮近侧阻力会迅速减小。控制好器械避免伤及陷凹（即近端甲皱襞腹侧与甲母质的连接处）。在轻柔地探及陷凹后，保持稳定向下的压力，向两侧滑动以松解整个近端甲皱襞和侧缘甲皱襞。然后用撕脱器分离甲板腹侧面与甲床和甲母质。将撕脱器置于远端甲板下，在甲板腹侧面施以稳定向上的力。甲板在甲下皮、甲角质带和远端甲床的紧密连接处有较大的阻力。一旦器械到达甲母质，阻力通常会减小，撕脱器会无创性地推至陷凹。

甲床与甲板的纵向镶嵌连接限制了甲板撕脱器的侧向运动，因此需要取出撕脱器，在新的位点重新插入进行纵向分离，重复此步骤直到整个甲板被完全分离。

此时甲板仍然附着在外壳上，外壳将甲板铆定在两侧陷凹内。为了完成分离，将撕脱器探入甲母质侧角，以囊袋为轴心，向侧边旋转撕脱器撬起甲板的两侧部分。用止血钳或持针器移除甲板。尽可能近地夹持甲板，并在向外拉动甲板的同时向两侧晃动。

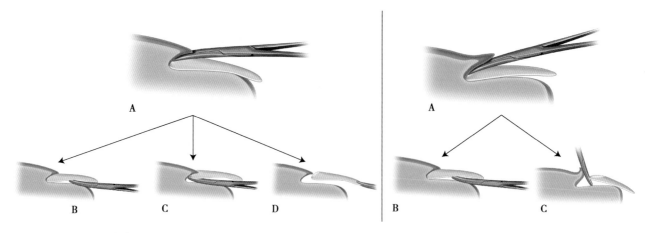

■ 图 33.20　全甲板撕脱

全甲板撕脱的近端至远端路径通常更有挑战性,因为近端甲皱襞模糊不清,并且撕脱器极容易撕裂又薄又脆的近端甲板。但是,如果病变在甲床远端阻挡了撕脱器的入路,就需要采用这种方法。

外科暴露的第三步(在无出血术野和甲板剥脱后)是卷曲甲皱襞,通常仅限于近端甲皱襞。这一步通常与部分甲板撕脱联合进行。用手术刀切开甲皱襞,最好在甲皱襞下插入撕脱器,这样可以提供一个切割面,防止不慎切到下方的甲母质。

如有需要,可用剪刀剪开,用一个拉钩将甲皱襞皮肤从术野上反折。甲皱襞切开通常为斜行的,并应置于病变的两侧;例如,针对较窄的黑甲,则切口可能更近,形成近方形的梯形形状,如果是较宽的黑甲,则切口距离更远,形成较宽的梯形(■ 图 33.21)。切口越近,甲皱襞越容易向回反折。在需要较宽的暴露面时(而且切口很宽),需要在中线切第三个切口来增大暴露。这样两个分离的皮瓣向近端反折,暴露范围显著增加。当手术结束,甲皱襞重新覆盖在甲板上,缝合切口并覆盖敷料。

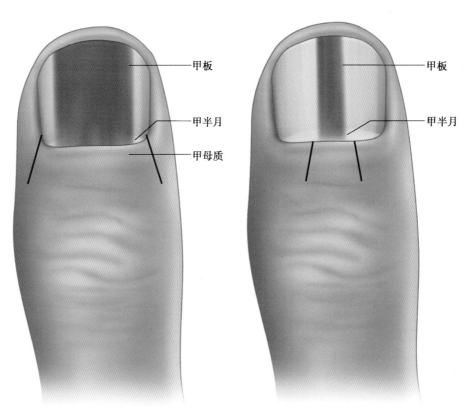

■ 图 33.21　近端甲皱襞切开

33.10 止血、包扎和伤口护理

甲单元血供丰富。除非预先处理,否则术后出血很严重。传统上,皮肤外科会使用这些止血手段:化学止血剂,如氯化铝、亚硫酸铁;物理止血物,如可吸收明胶或氧化纤维素;还有电外科学。当然这些方法均可用于甲单元的手术,但在多数情况下这些都不需要,联合麻醉药的选用和适当的加压包扎就足以止血。而且,这些方法都有可能影响组织学表现(可能使后续组织学表现复杂化)或单纯延迟愈合[36]。如前所述,使用含有低浓度肾上腺素的利多卡因即可减少出血,而罗哌卡因本身就有收缩血管的特性。

手术一结束就移除止血带并能观察到指(趾)端再灌注,这一步必须由手术医生负责以防忘记松解止血带,然后施加充足的压力进行包扎以控制出血。手术部位用 2×2 纱布垫覆盖形成敷料包,再用胶布固定(图 33.22)。只要甲组织损伤被复位的甲板、甲皱襞覆盖,就不需要使用凡士林或者油基敷料。但是,如果甲单元真皮、皮下组织或骨暴露,那么伤口需要涂抹油膏或覆盖油纱,然后再覆盖 2×2 纱布垫,后用胶布固定敷料,但是要小心避免敷料过紧(继发止血带),最好使用有弹力的胶带,尽量从上至下或从一侧至另一侧而非环形粘贴胶布,这样可以适应术后指(趾)端水肿(postoperative digital swelling)。

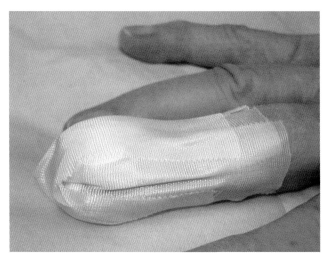

图 33.22 甲术后的敷料。使用敷料的目的是缓冲和保护手术部位,通过加压控制出血,保持术后伤口清洁。刚做完手术的敷料体积通常很大

术后制动可减轻患者的不适。因此,在特定情况下可以使用悬吊(sling)、夹板(splint)和露趾矫形靴(open-toed orthopedic boot)来保护手术部位。

敷料需在原位保持 24~48 小时,如果在此时间窗内疼痛加剧,患者可能会因为指(趾)端水肿而去除敷料。应抬高患指(趾)使其高于心脏水平。在大多数甲手术中,制动、对乙酰氨基酚和非甾体抗炎药即可提供足够的止痛效果。对于有更多组织移动或骨操作的手术,包括移植或局部组织重排,可能需要麻醉药镇痛。

需要向患者详细交代术后伤口护理,最好也向术后可照顾患者的家属一起交代。去除敷料后,手术部位用肥皂和水或双氧水溶液清洗、拍干,用含或不含凡士林的薄纱布覆盖。具体伤口护理指导因手术类型各异,但原则相同:保持手术部位清洁,避免外伤,处于促进伤口愈合的环境中。关于伤口护理指导的宣传材料对患者很有帮助(见患者宣传)。

当手术累及骨时,如去除外生骨疣、侵犯骨的肿瘤后,或使用甲瓣或移植物后,应使用预防剂量的可覆盖皮肤菌群的抗生素。对于其他甲手术,很少使用抗生素。

33.11 并发症

并发症并不常见,但无论手术医生技术如何,并发症都不可能完全避免。通过完美的手术技术、患者的正确选择、细致的术后护理,并发症可以最小化。最常见的并发症[37]包括感染、疼痛、水肿、甲分离、甲营养不良(包括甲裂和红甲)、感觉异常[7]和短期活动受限。少见但值得注意的并发症包括血肿、组织坏死、甲刺和囊肿、异常排列,以及很少发生的反射性交感神经性营养不良(reflex sympathetic dystrophy)[8]。最好将这些并发症写入知情同意书,并在发生时及早识别。

33.12 总结

后续章节将详细介绍基础、中级、高级甲手术技术及甲肿瘤的 Mohs 手术。▶ 第 27 章详细讲述了足病外科手术规程。总之,本章介绍的原则将使手术医生通过对解剖、麻醉使用、术前准备、术野暴露和术后护理的理解,满怀信心地进行每一次手术。

❓ 思考题

1. 实施甲单元麻醉可使用下列方法,除了:
   A. 翼状阻滞
   B. 指(趾)远端阻滞
   C. 指(趾)近端阻滞
   D. 鞘内阻滞
   E. 尺神经阻滞

2. 下列哪种甲板撕脱技术适合纵行红甲的活检?
   A. 近端甲板部分撕脱
   B. 全甲板撕脱(远端入路)
   C. 全甲板撕脱(近端入路)
   D. 活瓣式撕脱
   E. 窗式甲板撕脱

3. 下列哪种麻醉药起效迅速且效果持久?
   A. 利多卡因
   B. 罗哌卡因
   C. 布比卡因
   D. 甲哌卡因
   E. 可卡因

✅ **答案和解析**

1. 正确答案为 E。A～D 都是可以实现甲单元麻醉的合适方法。

2. 正确答案为 D。活瓣状撕脱暴露除近端甲母质、甲板陷凹和甲上皮外的整个甲单元。因为纵行红甲是远端甲母质和甲床病变所致,活瓣状撕脱是合适的方法。近端甲板部分撕脱无法暴露甲床。全甲板撕脱损伤过大,与部分甲板撕脱相比无任何优势。窗式甲板撕脱无法充分暴露。

3. 正确答案为 B。罗哌卡因虽然起效时间比利多卡因稍长,但也可短时间起效,作用时间长。利多卡因起效快但作用时间相对短。布比卡因和甲哌卡因均起效时间长,作用时间长。可卡因不用于甲单元麻醉。

(杨淑霞 译,粟娟 校,江苏 李丽 审)

参考文献

33章 参考文献

第 34 章 基础和中等复杂性甲手术

Christopher J. Miller, Nathaniel J. Jellinek, Ali Damavandy, Jeremy R. Etzkorn, Joseph F. Sobanko, and Thuzar M. Shin

学习目标：

1. 掌握实施甲母质活检术（环钻、切削、纵切）的理论知识要点和操作技巧。
2. 掌握实施血管球瘤切除术的理论知识要点和操作技巧。
3. 掌握对疑诊甲乳头状瘤的纵向红甲活检的知识要点和操作技巧。

34.1　引言

甲外科手术可以帮助医师诊断或治疗大多数甲病。成功的甲外科手术需要掌握解剖学和病理学知识，这些知识已在前面的章节中详细介绍。本章回顾了普通门诊间即可完成的较为安全的术式。有了坚实的甲解剖学和病理学基础，外科医生可以运用这些基础和中级的外科手术技术来诊断或治疗多种甲病。

34.2　甲板取材

通过显微镜检查甲板只能诊断小部分疾病。例如，对剪取甲板的远端行显微镜观察，可以看到甲母质瘤典型的蜂窝样结构。在剪取的甲板上发现菌丝可以诊断甲癣。剪取的甲板中发现黑色素细胞可能提示潜在的黑色素瘤。部分拔除甲板后切取的甲床组织可以为诊断甲乳头状瘤或鳞状细胞癌提供线索。这些例子都说明甲板中可能含有某些疾病的诊断线索，所以在术中取下甲板后应送组织病理学检查。但是在大多数情况下，我们仍需要对甲板下的甲床或甲母质进行活检以明确诊断。

34.2.1　甲单元环钻活检

环钻活检（punch biopsy）是用于诊断甲单元疾病的一种简单而常用的技术。掌握环钻活检术往往是迈向更复杂甲外科手术的基石。与其他甲外科手术一样，指/趾也需行消毒处理。

34.2.1.1　甲板活检术（■图34.1）

甲板环钻活检术（nail plate punch biopsy）可诊断具有特征性甲板病变的甲病，如近端甲下型甲真菌病，或对甲下积液，如血肿或脓肿，进行引流。对怀疑甲下血肿的病例，腹侧甲板上通常会出现红黑色血痂。如果去除甲板后仍不能确定是否为甲下血肿，应探查其下方的甲床，并且可能需要通过活检排除原发性肿瘤[1]。

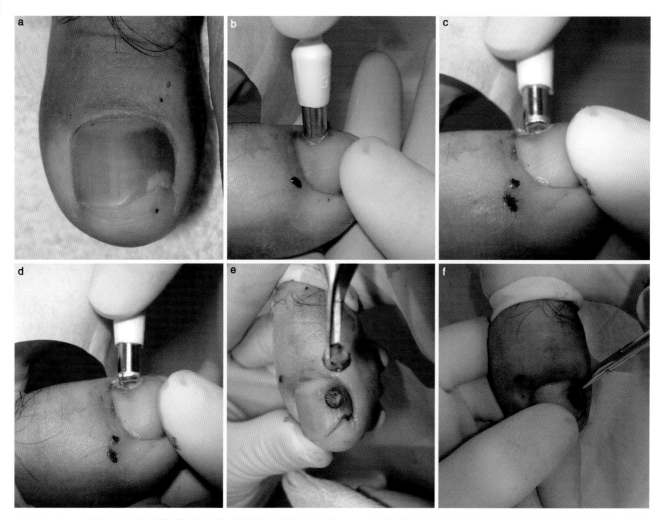

■图34.1　a.甲板可见边界不清的棕红色斑片，无外伤史，远端有甲分离；b~d.在甲板颜色变化处放置环钻器，旋转下压至甲板阻力消失，器械不进入下方甲床；e.用镊子拔出环钻下的圆形甲板片，并送组织病理检查；f.若怀疑甲床存在潜在肿瘤，可用较小的环钻器，或用剪刀在露出的甲床处取材

手术前通常需要进行局部麻醉,尤其是将甲板从牢固附着的甲床上分离时。但甲母质和甲板之间连接较疏松,甲母质上方与甲板之间有潜在空隙,在此处掀开甲板时常不需要行局部麻醉。

术前用温水和氯己定浸泡甲或指/趾可以软化甲板以方便手术操作,但这不是必须步骤。环钻时轻轻地向下按压并旋转环钻器切割甲板,当钻孔到达腹侧甲板时,手术医生可感受到阻力消失,此时必须停止下压以避免对下方甲组织造成意外损伤,导致不必要的出血或瘢痕。可以用剪刀或11号刀片将甲板挑出,放入甲醛溶液中以备组织病理检查。如果甲板卡在环

钻器内,可使用棉签的木棍端将其从环钻器中推出。缺损修复不是必需的。只要甲板下方的甲上皮没有受损,甲板就能正常生长。

34.2.1.2　近端和侧甲皱襞活检术(◘ 图34.2)

近端或侧甲皱襞的环钻活检术有助于诊断甲周肿瘤或甲周炎症性疾病。轻轻旋转环钻器,在通过真皮层后外科医生能感觉到落空感。为了防止环钻器无意中转到甲母质或甲床,手术医生可以将甲剥离器插入甲皱襞活检部位之下的甲袋(cul-de-sac)部位予以保护。环钻后的缺损可缝合或二期愈合,一般不会出现甲营养不良。

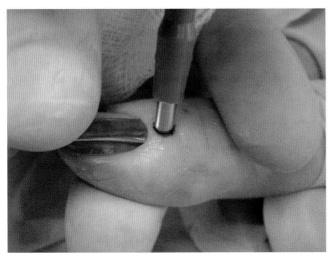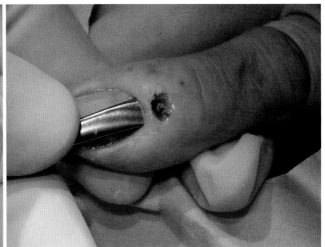

◘ 图34.2　(右)在环钻活检术中,近端甲皱襞下插入剥离器为其下组织提供深层的安全保护。环钻器插入近端甲皱襞的标记处,向下推至剥离器处。(左)一旦环钻器中标本被取出,就可以在缺损的底部看到剥离器的金属表面

34.2.1.3　甲床活检

环钻活检可以诊断甲床的炎症及肿瘤性疾病。楔形切除、切削或纵向梭形切除术(见本章的其他节)可以获得更多组织或改善活检造成的缺损情况。

当甲板分离或缺失时,可直接在甲床组织上进行环钻取材。当甲板完好时,环钻器可直接穿过甲板至甲床下的骨膜处。一般不需拔甲,因为拔甲可能会撕扯掉部分甲床组织,造成诊断难度增加。可以用精细的组织剪将标本从骨膜上分离下来。甲板和其下的组织通常附着在一起作为一个样本保存,如果甲板和下面的甲床分离,可分别在甲醛溶液标本瓶中保存。缺损无法修复时二期愈合。只要甲母质未受损就能长出正常甲板。

34.2.1.4　甲母质活检术(◘ 图34.3)

环钻活检术是诊断起源于甲母质的黑甲的简单技术。环钻时建议采用直径不大于3mm的环钻器,以减少瘢痕形成导致出现甲营养不良的风险。在远端甲母质上进行3mm的环钻活检后,通常会生长出正常的甲板。然而,由于甲板腹侧的生成减少可能造成纵行红甲。相比之下,对近端甲母质行3mm的环钻活检,可能会影响背侧甲板的生成,导致甲分裂。当黑甲累及近端甲母质时,建议进行甲母质切削活检(下有详述)以降低永久性甲营养不良的风险。

甲母质环钻活检法通常不需拔甲。为了更好地透过甲板观察黑甲在甲母质上的起源,在黑甲的任一侧切开近端甲皱襞,并用皮钩或缝合线反折到近端。偶尔遇到色素不易分清

的情况时,高质量的手术照明和头戴放大镜可能会有所帮助。环钻器穿过甲板直至骨骼处可见色素灶的最近端。通常需要使用尖锐的精细组织剪将标本从骨膜上分离,避免用止血钳钳夹标本。与甲床和甲板的紧密附着相反,甲板和甲母质间的潜在空间使两者分离。因此,甲板与甲母质常分离,这时应分别将每个标本放入单独的甲醛溶液瓶中送组织病理检查。

甲板回植不能促进甲母质缺损处修复,但我们可使用间断缝合将反折的甲皱襞缝回原位。

34.2.2　甲床及甲沟楔形切除活检

角化过度或肿胀的甲床需要通过活检来帮助诊断是否为肿瘤性、感染性或炎症性疾病。与上述的环钻活检相比,楔形活检可以获得更大的标本,其大小和位置可视临床病情需要而定。楔形活检尤其有助于区分甲床的良性病毒疣与鳞状细胞癌。甲单元麻醉后,进行消毒,铺无菌巾。如果甲板完整,楔形活检直接用15号刀片切入甲板,直达骨膜。楔形活检常标记为椭圆形,具体形状也可以根据需求改变。用尖锐的精细组织剪将标本完整地从骨膜上分离,止血后切口二期愈合。伤口处日常护理需使用凡士林纱布(如 xeroform)并覆上吸收性敷料保护该部位,直至创面愈合,通常需要3~4周。楔形活检只要未损伤甲母质,一般不会造成永久性甲营养不良。

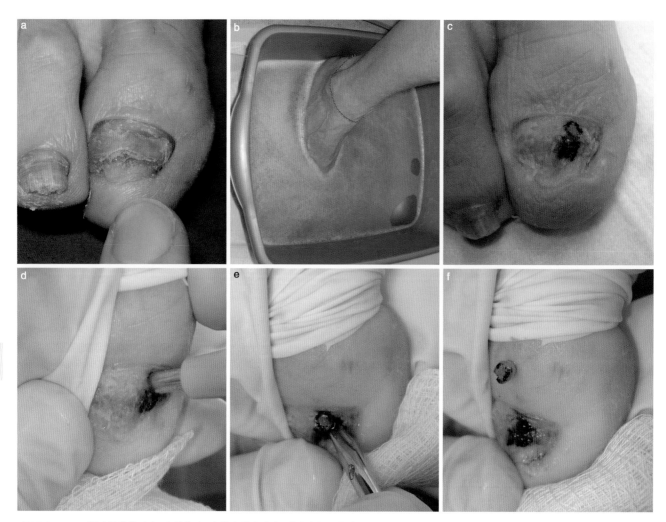

■ 图 34.3　a. 蹬趾甲营养不良，有外伤史，为排除潜在肿瘤、感染或炎性疾病进行甲活检术；b. 活检前将足部全部浸入与氯己定混合的温水中，
消毒并软化甲板；c. 在术前标记需活检的部位；d. 将环钻器从标记处插入，穿过甲半月上的近端甲板，向下直到骨而感受到阻力；e. 用组织剪将
标本取出，避免使用止血钳，使人为因素造成的标本损坏降到最小；f. 将标本送组织病理学检查，活检缺损可二期愈合

34.2.3　纵行黑甲的甲母质切削活检

（■ 图 34.4）

　　黑素细胞存在于甲母质中，甲床中缺乏。黑素细胞的激活
可能会导致黑甲，其常起源于远端（最常见）或近端甲母质。术
前通过肉眼或皮肤镜检查甲黑线处甲板游离缘可预测黑甲的
起源位置[2]。如果色素仅限于腹侧甲板，其通常来源于远端甲
母质。色素出现在背侧甲板，起源为近端甲母质。活检必须包
括产生色素的甲母质，才能得到准确的诊断。

　　与甲母质环钻活检法相比，甲母质切削法可根据甲黑线起
源的位置精确选择切口范围，并通过分离甲母质下方的结缔组
织，而非从甲母质直接切至骨膜，来降低瘢痕形成的风险。
Haneke 最初推荐将该方法用于切除宽度大于 3mm 的甲母质活
检，以减少手术后的甲营养不良，现在这种方法越来越被认
可[3,4]。切削活检技术可获得足够的样本且厚度通常小于
1mm。Richert 等人已经证明，超过 4mm 宽的甲母质切削活检
在二期愈合后形成的瘢痕很小[5]。

　　为了探查甲母质并最大限度地暴露黑甲的起源位置，可拔
除部分近端甲板，将一侧甲板卷曲，并切开、分离近端甲皱襞，
用皮钩拉向近端。

　　有光泽的甲母质表面应该被充分暴露。由于其下是柔软
的结缔组织，甲母质有海绵样的触感。手持 15 号刀片的手术
刀，垂直于甲母质，用刀尖轻轻地划出需要切除的甲母质上皮
区域。当甲母质上皮被切开时，其下肿胀的结缔组织会略微向
外膨出，甲母质上皮岛将向中心回缩。应避免切至骨膜。不必
要的深部活检会增加甲板营养不良的风险。

　　为了在切取中间甲母质上皮岛的同时将组织损伤降至最
低，切除时应将刀刃几乎平行于甲母质上皮的表面。使用手术
刀刀腹将甲母质上皮岛与下方组织切开时，轻轻施加向下的压
力。手术时一般不需要用止血钳夹组织，但可以使用尖端精
细的 Adson 镊在以损伤最小的方式固定组织。另外，在切取标
本时，可以使用无菌棉签对手术刀片施加反作用力。

　　保持切除的标本方向不变，并将其转移到画有甲单元的图
纸上。标本的边缘可以用墨水来精确定位。如果没有组织墨
水，病理医师可以根据甲单元图上标本的位置定位（▶ 第 35
章，■ 图 35.13）。将标本和标记图拍照后直接放入甲醛溶液
标本瓶中，标本会粘在组织上。如果标本上有墨水，墨水会扩
散到整个活检瓶中。

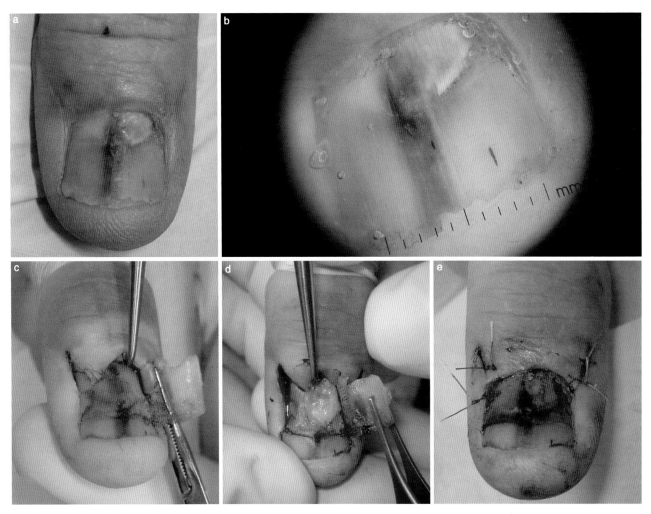

图 34.4 a.复发性黑甲伴红棕色变色;b.皮肤镜下这些不典型特征更为明显;c.近端部分拔甲和近端甲皱襞翻转,显示色素起源于中远端甲母质;d.用甲母质切削活检法完整切除整个色素区域;e.将甲板和甲皱襞恢复到解剖位置,并用 5-0 可吸收性缝线缝合切开的甲皱襞

可利用电外科手术方式止血,但通常没有必要。创面可待二期愈合。如果做了近端拔甲术,可将甲板回植。近端甲皱襞处的切口可使用可吸收缝线进行间断缝合。

在最初的 4~6 周内,新的甲板会长出并将之前经过部分拔甲的甲板向远端推移,这部分经过部分拔甲的甲板将逐渐脱离,最终脱落。最近发表了甲母质切削活检后甲单元愈合的时间进程[6]。

34.2.4　侧方纵行切除术

(■ 图 34.5、■ 图 34.6 和■ 图 34.7)

侧方纵行切除术是将近端甲皱襞到甲下皮之间的甲板和甲单元上皮组织一起切除[7]。本手术最常用于诊断或切除侧方的纵行黑甲或纵行红甲,诊断炎性甲病,切除发生于侧方的肿瘤或治疗嵌甲(■ 图 34.6)[7,8]。虽然该技术可以为病理检查提供理想的病理标本,但它的缺点是会造成甲板永久变窄,还可能会造成同侧甲板的排列不齐[9]。此外,手术产生的瘢痕可能会使之后任何手术(如原位黑色素瘤的局部扩大切除)将病变切除干净的难度增大。

在麻醉和放置止血带前,用皮肤标记笔标出切除的边界,并将指/趾浸泡在温热的消毒液中,以消毒和软化甲板。如果

希望保持甲板完整,浸泡指/趾可以使切开甲板更容易。如果甲板仍太坚硬,手术刀无法切开,可使用英式破甲剪(English anvil-action nail splitter),沿甲板做纵向切口,或者在需要暴露甲母质和甲上皮以明确准确的切除范围时,先将侧边甲板部分拔除。

为避免甲床或甲母质上皮切除不完全而导致甲刺或肿瘤复发,手术医生必须对甲床上皮有足够的了解。从侧面看,甲上皮在指/趾骨远端的中轴线处呈接近半圆形的卷曲。甲母质平均延伸距离为从近端甲皱襞到远端指间关节距离的 55%,而甲母质角甚至会进一步向近端两侧延伸[10]。这些解剖标志非常重要,但存在个体差异。为了更明确地界定边界,外科医生可以简单地使用甲板剥离器探查,观察近端和侧甲皱襞构成的甲袋。

在甲下皮和近端甲皱襞处做梭形切除,利于闭合切口(■ 图 34.7)。切除的边界至少应到甲小皮至远端指间关节距离的 75% 处,以保证甲母质的完全切除[10]。中间的纵向切口从甲下皮延伸至近端皱襞,切口的深度应达骨膜。侧面的切口沿着侧甲皱襞的高点切开,该切口沿指/趾外侧中线的皮下脂肪下延,将侧甲皱襞的内侧和外侧分开。内侧将随标本一起切取。甲皱襞的外侧将作为皮瓣覆盖缺损。这个切口必须仔细,过于鲁莽的切除可能会无意间延伸到指/趾腹侧。

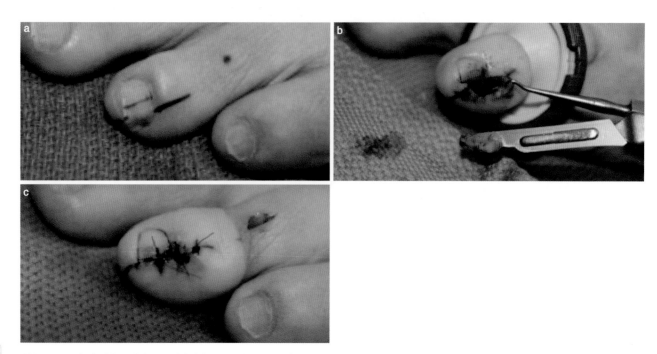

■ 图 34.5 侧方纵行切除术。a. 分布在侧边的纵行黑甲；b. 侧方纵行切除整个色素条带；c. 切口缝合后即刻外观

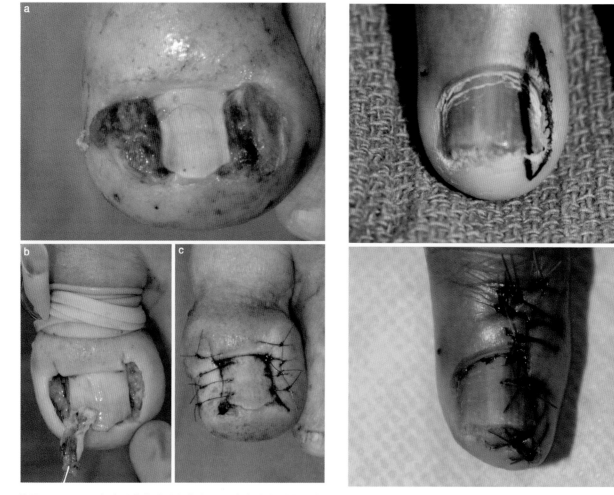

■ 图 34.6 a. 双侧嵌甲伴化脓性肉芽肿；b. 双侧侧方行纵向切除；c. 缝合伤口后即刻外观

■ 图 34.7 （上）为诊断难治性炎症性甲病而设计的侧向纵向切口；（下）缝合伤口后即刻外观

34

然后将标本从远端到近端,从内侧到外侧进行切除,切除时始终用手术刀或组织剪紧贴指/趾骨位置。当外侧切口到达指/趾骨中轴线时,切口进入脂肪与外侧甲皱襞的切口汇合。为了保持方向,标本应被墨水标记和/或放置在甲单元图上。

通常,对于需要切开指固有动脉分支的手术,采用电外科手术方式进行充分止血是必要的。间断缝合可将侧甲皱襞推进到整个切口的内缘。缝合线可直接穿过甲板。为避免甲板成分植入甲单元软组织内产生角蛋白肉芽肿,缝合线最好从侧甲皱襞到甲板,而不是从甲板到皮肤[7]。

34.2.5 甲乳头状瘤(onychopapilloma)
(■ 图 34.8)

甲乳头状瘤是甲床和远端甲母质的良性肿瘤[11,12],临床表现为起源于甲半月远端的纵向红甲、白甲或黑甲。远端甲母质病变导致腹侧甲板变薄或分裂。远端甲下角化过度和裂隙很常见(■ 图 34.8)。可能会出现裂片状出血。特征性的组织学变化有棘层肥厚、乳头瘤样增生(在横切面更易观察)和甲床的甲母质化生。甲母质可出现多种组织病理改变,甚至可能有类似于血管角化瘤的改变。相反的,甲母质也可能在组织病理学上表现为近乎正常。

这种良性肿瘤的准确诊断和恰当治疗对于甲单元恢复正常非常重要。更重要的是,该手术排除了原位鳞状细胞癌,后者也可表现出相同的临床症状(表现为纵向红甲的疾病,见▶第19章)。外科手术方法既遵循了将对甲单元的损害降至最低的原则,又为寻找病理学依据提供了方法[13]。

肿瘤的纵向位置应在近端甲皱襞和甲下皮处标出。这些术前标记很重要,因为在拔甲和局部麻醉后,往往很难看到甲

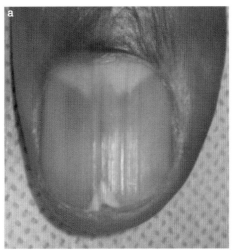

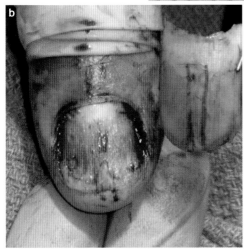
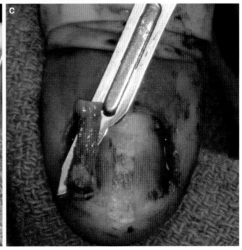

■ 图 34.8 a.典型的临床表现为起源于远端甲母质的纵向红甲,甲板游离缘的倒V形切迹,甲下皮处甲下角化过度;b.拔甲后的肉眼观,甲床远端可见粗糙的丘疹,术前对甲下皮和近端甲皱襞的标记有助于在拔甲后定位病变的位置;c.从远端甲母质到甲下皮进行纵向切除,切口二期愈合,不需要修复

乳头状瘤的位置。对甲单元进行麻醉后,放置止血带。在大多数情况下,我们会对覆盖在纵向条纹上的甲板进行拔甲,通常是(全甲板或半甲板)天窗样拔甲、向侧面卷曲甲板或纵向拔除条状甲板,很少需要全甲板拔除。由于甲板上常有对甲乳头状瘤有诊断意义的组织,因此在掀开甲板时应使有诊断意义的组织留在甲床上而不是在甲板上。由于拔甲后的甲板上常含有具诊断意义的组织,应一并送病理检查。只有在怀疑肿瘤可能来源于远端甲母质的情况下才会切开向向后牵拉近端甲皱襞。

皮损的诊断和治疗需从甲下皮到远端甲母质进行纵行切除。用手术刀切至结缔组织深度,边缘距皮损外临床表现正常

的甲单元上皮 1mm。甲乳头状瘤来源于远端甲母质和甲床上皮，因此要避免不必要的深切带来的额外创伤。整个标本应在甲单元下结缔组织的深度切除，类似于前面详述的甲母质切削活检。保持切除标本的方向，并将其转移到标记甲单元的图纸上，然后再放入装有甲醛溶液的标本瓶中。

由于近端甲母质完好，术区二期愈合后指甲会正常生长，所以不必修复缺损。可能导致永久性红甲。

另外，怀疑某些疾病（如无色素性黑色素瘤、浸润性鳞状细胞癌）时，切除足够的深度非常重要，外科医生可能会增加切除深度至骨膜。在这种情况下，根据缺损的深度，可以考虑用甲母质皮瓣重建[14]。

34.2.6　血管球瘤（glomus tumor）
（■ 图 34.9）

血管球瘤是发生于结缔组织血管球小体的良性血管性肿瘤，最常位于甲单元上皮下[15]。典型的临床三联征是疼痛、局部压痛和冷敏感。体格检查典型表现为甲板完整，其下有淡蓝色改变，按压疼痛。X 片可见该肿瘤对骨产生的压迫性侵蚀，

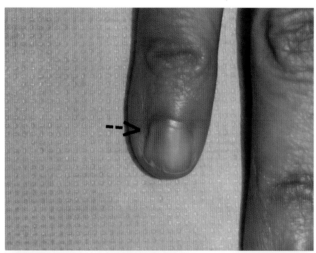
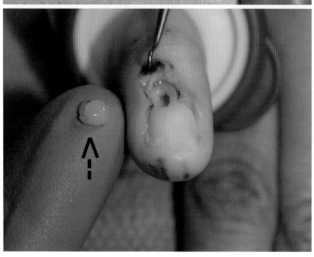

■ 图 34.9　血管球瘤手术（上）。患者右手第五指甲母质见红蓝色改变（箭头）和纵向红甲。主诉皮损处压痛及冷刺激痛。（下）甲板拔除后，皮损处的甲母质上皮被切开。一个橡胶样、有光泽的血管球瘤被剥离出来（箭头），用 5-0 号肠线缝合缺损

这种情况在肿瘤切除后会恢复正常。物理操作可辅助诊断[16]：Love 试验，指用小直径探针压迫肿瘤上方区域以诱发疼痛，是术前定位肿瘤的首选方法。Hildreth 试验，指将止血带安置在疼痛手指的根部，患者不再因压迫肿瘤上方而感到疼痛。最后，将手指浸入冷水中可能引起疼痛。大多数（>80%）血管球瘤会导致疼痛且病变部位有压痛——对于那些医生怀疑为血管球瘤但临床表现不典型或无法定位的病例，MRI 检查（磁场强度为 3T，使用手控或手指线圈）是首选的放射学诊断性检查。尽管如此，有研究表现，1/3 的病例可能呈阴性[17]。

目前已有多种治疗甲血管球瘤的手术，其术后甲变形或复发的情况各不相同[18]。然而，由于血管球瘤位于甲单元上皮下的结缔组织处，一旦定位明确，瘤体可以在造成甲营养不良风险最小的情况下去除。因此，手术的关键在于肿瘤的定位和切除肿瘤时不切除甲母质上皮或不造成明显的伤口挛缩和瘢痕。术前应行 Love 试验对肿瘤进行定位，然后用手术笔在患者身上标记瘤体位置，这些标记可指导随后的手术。有时，透照法可以进一步确定较大肿瘤的边缘。

外科医生可通过拔除肿瘤上方的部分甲板进入术区[18,19]。在标记或变色区域的甲床和/或甲母质上皮直接做一个纵向切口。用组织剪或皮钩的尖端轻轻地将切口分别向两边侧缘拉开，暴露肿瘤，用组织剪或手术刀游离肿瘤的四周及底部边界使之与邻近结缔组织分开。肿瘤的胶状、橡胶样质地通常很容易与周围组织区分（■ 图 34.9）。取出肿瘤，用细的可吸收缝线（如 6-0 快速可吸收肠线）缝合纵向切口。甲板作为生物敷料回植后缝合。

对于术前可定位的边界清楚的原发肿瘤，这种手术通常简单、直接。对于边界不清或复发的肿瘤，手术可能更具有挑战性。在这种情况下，术前定位是非常重要的，如果肿瘤边缘不明显的话，可能需要切除整个病变区域的甲上皮及真皮。如果瘢痕或肿瘤固定在甲母质上皮上，术后可能会出现甲营养不良。

有文献报道从骨膜下切除肿瘤的方法，即从手指的中外侧线入路找到肿瘤。但在大多数病例中，上文详述的经甲入路的术式可降低手术创伤，并能精准找到肿瘤位置。

34.2.7　指/趾黏液囊肿（digital mucous cyst）

指/趾黏液囊肿（也称黏液样囊肿）是指远端指间关节渗出液体到周围组织形成的结节[20]。指/趾黏液囊肿可单发或多发，呈肤色至半透明的圆顶状丘疹，通常发生在远端指/趾间关节和近端甲皱襞之间的指/趾背侧。也有较少见的其他类型发生在甲袋和甲小皮，位于新生的背侧甲板上，或者甲母质下方[21]。它们可能有波动感，偶有凝胶状物质流出。大多数患者存在由于囊肿压迫甲母质所致的甲改变。背侧甲板纵沟最常由近端甲母质受压造成。另外甲中线营养不良，搓衣板样横纹和伴串珠样结构的纵沟等甲板表现也较常见[20]。大多数患者伴有骨关节炎。

黏液囊肿治疗方案报道较多，包括：反复针刺/抽吸、冷冻治疗、病变内注射糖皮质激素、关节内糖皮质激素注射及局部硬化剂注射[20]。本节将仅讨论手术治疗（■ 图 34.10）。手术要成功，必须封堵或纤维化远端指/趾间关节与指/趾黏液囊肿

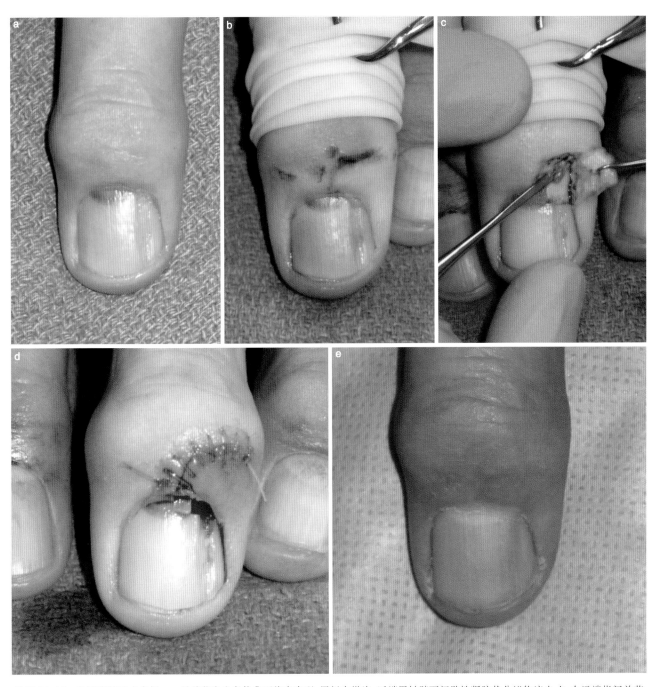

▣ 图 34.10　黏液囊肿手术病例。a.骨关节炎患者伴典型临床表现：甲板有纵沟，近端甲皱襞下间歇性凝胶状分泌物流出；b.在远端指间关节和甲板纵沟之间设计旋转皮瓣；c.将皮瓣掀起，分离分泌黏液的连接处并用电外科手术方式封闭；d.用 5-0 肠线缝合复位皮瓣；e.术后 11 个月外观，甲板呈现正常外观

之间的连接[22]。术前标明囊肿的位置并设计好近端甲皱襞上皮瓣的切口位置。麻醉指/趾后放置止血带，在远端指/趾间关节与囊肿位置之间的近端甲皱襞上做切口。近端甲皱襞皮瓣在甲板和伸肌腱的表层掀开。探查后临床上通常可以看到囊肿与关节腔的连接处。如果其位置不明显，可对囊肿或关节施加压力促进黏液样物质流出。用镊子夹住囊肿连接处，并用电外科手术方式间接烧灼（即接触镊子两臂的尖端）。在某些情况下，可能看不到连接处，手术形成的瘢痕会扰乱滑液的流动。由于通常取材较少不足以进行病理检查，因此通常黏液囊肿靠临床检查来诊断。间断缝合回植皮瓣。术中没有切除皮肤。

正常的甲生长可证实诊断的正确性和治疗的有效性。该技术可能对趾端黏液囊肿效果不明显[22]。

有关黏液囊肿治疗的更多详细信息，请参见下一章。

34.2.8　钳形甲（pincer nail deformity）

钳形甲定义为远端甲板横向曲度增大。该病变可能是遗传性的（通常成人发病），其次为药物引起（最常见的是 β 受体阻滞剂），甲下肿瘤或角化过度引起，或与骨关节炎有关（最常见的）[23]。检查包括评估甲下肿瘤（单指/趾发病时）、甲癣或炎性甲病(当累及多指/趾和/或伴有明显的角化过度),及用药史。无论何种病因,当甲母质比甲床宽时,就会形成钳形甲。甲母质会产生同样宽度的甲板。当甲板向远端生长时,由于甲床表面过窄而无法容纳过宽甲板,使甲板远端过度弯曲并上抬。

当有症状且与可治疗的基础疾病无关时,可行手术治疗。许多器械和矫正器已经被用于调整甲板(就像用牙套矫正牙齿),但它们并不能从根本上解决宽甲母质和窄甲床之间不匹配的问题。钳形甲患者用这些方法几乎都不能使上述问题得到长期的解决。对于大多数病例,不建议使用器械和矫正器,手术往往是必要的。

通常,钳形甲手术必须实现以下三个主要目标中的任何一个或者全部:缩小甲板,消除牵拉性骨赘,扩大甲床。我们将逐个讨论实现这些目标的手术方式。术前 X 线检查有助于评估远端指骨的骨质增生情况。如果 X 射线显示指骨出现向上生长的永久性骨化高密度影,则有必要手术切除多余的骨来解决钳形甲。多数情况下,牵拉性骨赘只是对甲板向上牵拉软组织,而不是永久性的骨化生长。在这种情况下,软组织会随着甲板来源的牵拉消失而变平。

缩小甲板的方式与嵌甲术式相同,即部分化学消融法消除两侧甲母质角(▶第 27 章)。纵向条形拔除甲板侧面的 15%(单侧钳形甲掀开单侧,对称性钳形甲掀开双侧),按照规定的时间用苯酚、氢氧化钠或三氯乙酸处理甲母质角。这样可使甲板永久性地缩窄约 30% 左右。除了化学消融术,也可以使用双侧纵行切除法(见上文)。

如果 X 射线显示指关节处骨增生过多,可在外侧角苯酚化后,用天窗拔甲法掀开甲板,切开趾甲背侧的甲床,暴露骨骼。用咬骨钳或切骨刀去除可触及的骨性突起,形成光滑平整的表面。甲床用缝合线重新对合,并且将甲板缝合在解剖位置。

对于大多数病例,甲母质部分切除术可以缩小甲板(伴或不伴咬骨钳咬除骨赘)及缓解钳形甲带来的疼痛。对于难治性病例,通过对远端甲床和甲下皮进行广泛破坏、反向缝合或通过 Z 字成形术来加宽甲床也有帮助[23,24]。

❓ 思考题

1. 对甲板中间 6mm 宽的黑色素条带活检的最佳方法是以下哪一种?

   A. 3mm 环钻活检术
   B. 4mm 环钻活检术
   C. 横向甲母质活检术
   D. 甲母质切削活检术
   E. 侧方纵向活检术

2. 近端甲皱襞进行环钻活检术时,甲剥离器的作用是什么? 选择一个最佳选项。

   A. 保护甲皱襞不受伤
   B. 便于钻孔后缝合缺损
   C. 确定甲单元中甲板陷凹的位置
   D. 为环钻器提供反作用力
   E. 为防止环钻过深损伤其下甲板及甲母质

3. 术前定位血管球瘤的首选技术是什么?

   A. Love 试验
   B. Hildreth 试验
   C. 冰水试验
   D. 多普勒超声检查
   E. 透射检查

✅ 答案和解析

1. 正确答案是 D。甲母质切削活检非常适合于宽的甲黑条带活检。3mm 和 4mm 钻孔活检更多的作用是切开,而不是切除。如果在近端和中间甲母质环钻,还可能造成甲裂。横向活检不推荐用于黑甲,侧方纵向活检术不适合用于甲板中线出现肿瘤的疾病。

2. 正确答案是 E。甲皱襞活检时,使用甲剥离器防止环钻孔器切入较深的组织。深的缺损不便于缝合。虽然甲剥离器可以探查甲板陷凹,但该活检术中不需要这样做,也不需要其提供反作用力。

3. 正确答案是 A。Love 试验(用探针直接加压)可准确定位肿瘤位置并在手术前勾勒出肿瘤边缘。Hildreth 试验和冰水试验虽然有时对诊断有帮助,但对肿瘤的准确定位没有帮助。MRI 比超声波更能准确地确定肿瘤位置。透射检查偶尔可以显示肿瘤的位置,但不可靠。

(滕小越　薛斯亮　译,冯爱平　校,魏芬　刘鑫　审)

参考文献

34章 参考文献

第 35 章 高级手术和并发症

Philippe Abimelec and Christian Dumontier

学习目标：

1. 能够进行各种高级甲手术。
2. 手术治疗指/趾端黏液囊肿。
3. 对简单的甲床损伤进行重建。

35.1   引言和背景

　　高级甲手术不需要特殊技能，不像其他特殊手术需要高度专业的医生来完成。然而，皮肤科医生不愿意做高级甲手术，一方面是因为他们缺乏经验，另一方面是因为害怕造成损伤。笔者的建议是：如果遵守基本原则，这里描述的大多数高级外科手术都可由皮肤科医生完成。

35.1.1   术前评估

　　为避免并发症，应同时评估患者情况和计划实施的手术类型。

　　应特别注意远端神经血管受损（外周动脉病变、雷诺现象、糖尿病等），与止血（凝血病）和可能干扰麻醉药物或凝血功能的药物摄入（β-受体阻滞剂、吩噻嗪类、抗凝剂、阿司匹林、非甾体抗炎药和血液稀释剂），以及过敏（麻醉药物、乳胶、抗生素等）有关的问题。在进行任何外科手术之前，应与患者签署书面知情同意书。术前要拍摄患者甲的照片。对于更高级别的手术，术前 X 线检查是必要的（如原发性骨病变）或非常有用的（如某些可能与继发性骨病变相关的疾病）。

35.1.2   手术环境和器械

　　笔者建议在符合骨科或整形外科标准（手术室）的外科环境中进行高级甲手术。和其他任何外科手术一样，在进行高级甲手术之前，需对四肢进行标准化的体位准备和铺巾。质量好、轻便、专业的仪器（Adson 钳、皮肤罩牵引器、小持针器、Lempert 和 Freer 等小起子、弯曲且钝的尖头剪刀、骨刮匙等）和手术放大镜是必要的。除了切口小于 2~3mm 的活检或局限性切除，笔者建议缝合所有甲单元伤口，以尽量减少瘢痕。甲床或甲母质修复首选 6-0 可吸收透明单丝线，而皮肤则使用可吸收的 Vicryl rapide® 缝合，避免拆线。

　　尽管没有证据支持术前注射抗生素[1-3]，但一些专业人员建议这种做法，因为该手术具有更高的术后感染风险（骨炎，足部手术[4]）。对于黏液样囊肿术前引流的患者，术前建议预防性使用抗生素，减少发生深部感染化脓性关节炎的概率[5]。除此以外，甲手术笔者不建议使用抗生素预防感染。

　　如果使用抗生素，应在放置止血带前至少 30 分钟注射抗生素。如第 33 章所述，甲手术最佳视野条件是无血的。手指止血带放置在手指根部[6]。通常需要使用手术手套，因为橡皮筋和 Penrose 引流管提供的压力过高且不容易松动[7]。戴在手指上的手套止血带的主要缺点是手术结束时止血带可能会不小心留在原位未解除（◘ 图 35.1），事实上，外科医生有责任确保在每一位外科患者在手术结束后均要取下止血带。气动止血带也可以使用，但对于清醒的患者，其耐受性很少超过 20~30Hg[8]。不能在局部麻醉下进行的长时间手术需要足够的区域阻滞或全身麻醉。

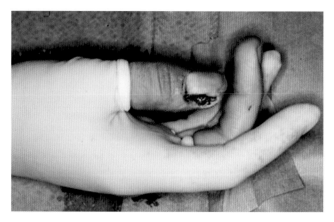

◘ 图 35.1　手术手套止血带：整个手术手套在止血的同时提供无菌的手术区域，在包扎时不会被遗忘

　　除特殊情况（动脉损伤、截肢）外，甲手术不需要止血。虽然有时术后出血可能是一个问题，但不建议使用电凝术，它会导致甲组织损伤，出现永久性甲营养不良。绝大多数患者给予适当的压力、抬高患肢和敷料按压已足够止血[9]。

　　笔者使用涂有凡士林乳液（Adaptic®）的非黏附敷料和足够数量的折叠纱布垫来吸收出血。一些医生选择使用软膏或乳膏（磺胺嘧啶银、杆菌肽或莫匹罗星软膏）。术后前臂支撑有助于避免不必要的指/趾外伤并固定手术部位。患者第二次换药常在术后 48 小时进行，这是控制伤口愈合、评估血肿、感染和切口开裂的好时机，同时可以对患者进行家庭卫生伤口护理教育。然后根据手术类型定期更换敷料（笔者通常将第二次换药的敷料保持 1 周，而其他人则更倾向于每日或隔日更换 1 次敷料）。

35.1.3   疼痛管理

　　甲手术很痛苦。术前抗焦虑药可能对某些患者有用，但与患者的沟通更加重要。应该在术前向患者解释不同的手术步骤，同时在手术过程中保持交谈以减少出现恐慌或迷走神经反应的风险。高质量的麻醉，最好是长时间的麻醉是一个先决条件。如果使用局部麻醉，笔者通常会使用神经鞘内阻滞，其效果持久，操作简单且并发症低[10]。该技术适用于长手指的远端麻醉，而对于拇指，桡神经阻滞通常可以完全覆盖拇指背侧。最好在打针时告知患者，以免发生危险的反射性痉挛。

　　鞘内感染和低凝血状态为手术禁忌证。大部分近端阻滞（桡骨、正中、肘部、腋窝）以及踝关节阻滞需要麻醉师的配合。多项大样本量的研究证实利多卡因和肾上腺素在指/端联合使用是安全的[11-13]。减轻术后疼痛的手术措施包括：控制伤口张力；需要深切时闭合缝线采取最少量原则，以利于伤口引流；甲板上开窗利于基底部引流通畅。术后可以采用药物干预止痛，但在某些情况下，前 2 日应使用麻醉镇痛，也可使用弱阿片类麻醉性镇痛药和阿片类环氧合酶组合；但在使用时注意预防副作用的发生。

35.2　伸肌腱周围手术

高级甲手术意味着皮肤科医生可以在甲单元周围的软组织中扩大手术，有时在远端指/趾间关节上方或近端。为了避免并发症，必须对解剖结构有透彻的了解。

从近端甲皱襞到远端指/趾间关节（distal interphalangeal joint，DIPJ），覆盖在 DIPJ 上的皮肤活动性很小，因此限制了转移局部皮瓣的可能性。此外，Slattery 等人最近描述了一种"背侧隔膜（dorsal septum）"：将 DIPJ 折痕上方的皮肤与伸肌腱连接在一起，这可能会限制感染的扩散并有助于将皮肤固定在该水平[14]。

DIPJ 层的伸肌腱是由两个侧带的连接处形成的，两个侧带从第一个指骨扩展到 PIP 关节并在中指骨上连接，离其末端插入距离为（10.1±2.6）mm（5.1~15.9mm）（ 图 35.2）。尺侧带较桡侧带厚。肌腱插入时的平均宽度为（5.6±0.9）mm（4.0~8.2mm）。DIP 关节上的腱厚度刚好超过 1mm（1.1±0.2）mm（0.8~1.4mm）。肌腱直接插入远端指骨上方仅（1.2±0.4）mm（0.8~1.7mm）的距离，可以从下面的囊中解剖出来。这种紧密的关系可能解释了在进行关节内骨赘清创术时不能伸展的原因。破坏伸肌腱会导致功能性缺陷，不仅是伸展功能障碍（mallet-finger deformity，槌状指畸形），有时还会因为屈肌腱和伸肌腱通过复杂的网状结构相互配合而导致屈曲时的功能障碍[16]。在最近的槌状指畸形患者中，尽管完全的被动伸展仍然完整，但患者仍无法主动伸展远端关节。随着时间的流逝，可能会出现天鹅颈畸形，逐渐导致手指弯曲困难。

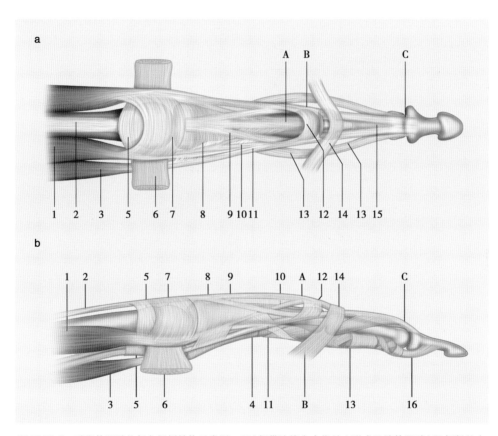

 图 35.2　手指伸肌腱的复杂解剖结构示意图。(B)侧带连接在中指骨上形成远端伸肌腱(C)倾斜的支持韧带[13]负责 PIP 和 DIP 关节的联合运动(1)骨间肌，(2)伸肌腱，(3)蚓状肌，(4)屈肌腱鞘，(5)关节囊，(6)掌骨间韧带，(7)矢状带，(8)骨间帽，(9)伸肌腱侧带，(10)骨间远端扩张，(11)远端肌腱扩张，(12)三角韧带（连接 PIP 关节背侧带），(13)斜支持带，(14)横支持带，(15)维持中指骨背侧带的纤维，(16)屈伸肌腱远端插入

肌腱止点的最远端由纵向肌腱纤维在以距甲母质生发基质区和甲板边缘附近平均（1.4±0.6）mm（0.9~2.0mm）的纵向肌腱纤维终止点为界。肌腱止点至远端甲母质的距离在不同指/趾间无显著差异。Shum 等人也报道了类似的发现[17]，从末端伸肌腱止点到甲母质近端边缘的平均距离为 1.2mm（0.9~1.8mm）。在这项研究中，手指之间的结果也没有显著差异（ 图 35.3 和 图 35.11）。

在关节的外侧，副韧带几乎覆盖了整个骨突，应予以重视。

进入关节的位置位于背侧伸肌腱和侧副韧带之间。掌侧的掌（足）板和屈肌腱离甲单元较远（ 图 35.4）。

皮肤通过 Cleland 韧带牢固地附着在骨骼上，这些韧带充当皮肤的锚点，在运动和功能性任务中维持皮肤与底层骨骼的固定关系。Cleland 韧带还可以防止皮肤"套折"并保护神经血管束[18]。在 DIPJ 水平和指腹部，神经肌肉束位于掌侧/足底。如果外科医生了解指/趾两侧的中线位置，不会有损失神经和血管的风险。

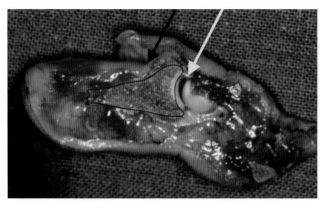

● 图 35.3   远端指骨和 DIP 关节的纵切面。可以看到甲母质生发区（蓝色箭头）的近端离关节有多近（黄色箭头），这解释了在 DIP 关节手术后一些患者发生甲营养不良的原因

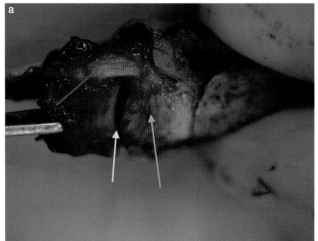

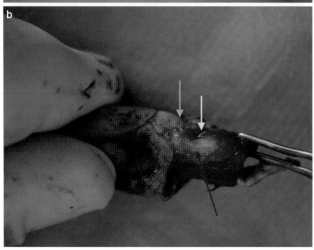

● 图 35.4   DIP 关节的近图。伸肌腱已被移除，通过纵向牵引，可以看到侧副韧带的宽度（a. 前后位视图，b. 侧视图），关节线（黄色箭头），副韧带（蓝色），甲母质的近端部分（绿色箭头）

35.3 甲单元的切除

甲活检、嵌甲治疗和甲的炎症性疾病的诊断，可以考虑甲部分切除（第 36 章）。甲单元整体切除可用于甲恶性肿瘤的去除，或者用于高度怀疑黑色素瘤时，对整个甲单元进行采样[19]。它有两个步骤，切除和修复缺损（如果需要）。

35.3.1 甲单元整体切除

● 图 35.5 已标记出需切除的区域，包括甲周围的所有软组织。近端切口线位于指间皱襞上方，而远端切口线位于指/趾远侧，与甲下皮平行（根据切除需要，从 2mm～1cm 不等），从这一水平做横向切口，向下延伸到指骨尖端，并在两侧横向延长，平行于外侧甲皱襞。外侧界限是由切除需求决定的，可以距侧甲沟近 2mm，腹侧最大到 5mm。然后在甲母质的近侧完成一个横向切口，通常在远端指间关节折痕上方。必须注意预防远端伸肌腱损伤。伸肌腱插入远端指骨平均 1.2mm，与近端甲母质平均间隔 1.4mm（见上文）。

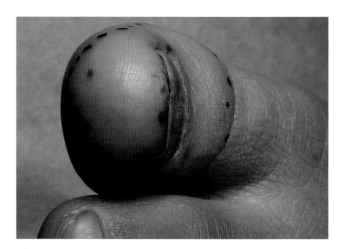

● 图 35.5   标记要切除的区域（跗趾包括黑斑）

从侧面看，切口应至少达到中线，保证趾部所有甲母质切除干净，在趾部甚至需靠近跗侧。侧向切口与近端切口的末端合并，包围整个甲单元。然后，从远端到近端对甲床和甲母质进行锐性切除。必须特别注意使手术刀刀片或剪刀与骨骼保持持续接触，以确保足够的切除深度。当使用止血带并施加适当的压力时，不需要止血。通常更容易从侧面寻找 Flint 韧带（指骨韧带上方向近端插入指骨基部，在指骨远端集成一簇——● 图 35.6）上方的平面，因为这种集簇不规则并且操作者可能不经意穿透甲床。使用 11 号刀片有助于防止穿透甲结构。从两侧进行解剖，因为背侧指骨的轻微凸起限制了两侧的解剖深度。为了避免不完全的甲母质切除和术后的甲角，必须完全切除甲母质侧角。笔者常规刮除远端指骨基底的侧面以避免这种并发症，并对整个样本进行病理分析（● 图 35.7）。

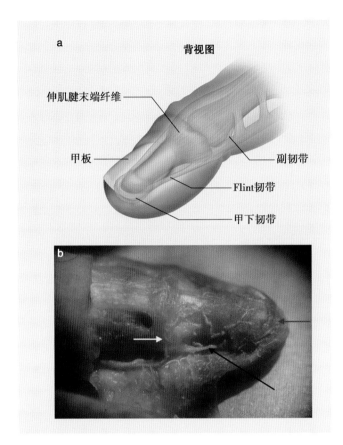

图 35.6　远端指骨解剖。a. 血管解剖结构,显示三个动脉弓结构,近端(近端甲母质水平,黄色箭头),远端甲下皮水平(蓝色箭头)。中间动脉弓在甲床水平,由 Flint 指骨韧带保护(黑色箭头);b. 血管解剖图显示指骨韧带插入指骨末梢的底部并集簇的"角",在两侧将甲床固定

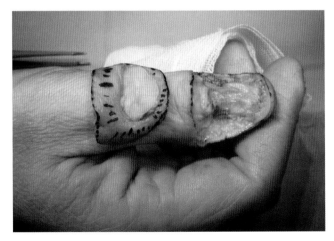

图 35.7　甲组织整体切除后。注意伸肌腱很明显(对于近端甲母质切除是一个很好的标志),皮质骨上没有组织残留

35.3.2　甲单元整体切除后的覆盖

植皮:由于甲周围皮肤缺乏,局部皮瓣并不理想。最简单和最安全的技术是使用全层皮片移植。需要适当大小的正方形皮肤。笔者发现以下供体部位是有用的:同侧内臂、小腿或大腿;腹股沟和臀部褶皱,或为了修补更小的手指/足趾缺损,可以使用手掌尺侧的皮肤。当切除甲单元时,植皮可保护手指并保留远端指/趾骨。虽然植皮的目的不是替换或匹配甲单元的任何部分,但它们是功能性的,并提供了可接受的美容外观。此外,如果不提及全层皮片移植的话,通常不会被人注意到,并且常常连患者自己也会忘记。从功能的角度来看,笔者的结果表明,大多数患者的指间运动正常,两点辨别测试正常,并且对美容结果感到满意。虽然 13 例患者中有 5 例出现表皮囊肿,但笔者的患者中均未发现针状甲再生,也无肿瘤复发[19]。

采集皮片时,将湿纱布或 Telfa 垫放在伤口上并切成一定大小,以精确画出要切除的皮肤(◘ 图 35.8)。这个印记可以作为一个模型来设定梭形切除的范围,在内臂上应该是 4:1 的比例。在切口前,笔者将 10~20ml 的生理盐水注入真皮和皮下组织,以帮助建立一个包含尽可能少脂肪的干净的真皮-皮下解剖。用蚊式血管钳拉紧皮片切除侧的末端来施加张力有利于手术操作。获取的全层皮片,供体区皮下使用可吸收线缝合,steri-strip® 皮肤闭合物闭合创面。获取的皮片在无菌盐水中保持湿润。

去除脂肪的全层皮片直接放置在指/趾骨上,不需要刮除皮质。笔者不在皮片上做切口。皮片被精确地切割成缺损的形状并固定在皮肤边缘。皮片和伤口的边缘应该像任何直接对边缝合一样小心[20](◘ 图 35.9)。笔者通常使用 6~8 根长的不可吸收性缝线(Flexocrin® 4-0,Ethilon®)来固定将要使用的皮片,它们被放置在正方形的每个角和每个边的中间。Vicryl 5-0 快速缝线位于不可吸收性缝线之间,或者可以使用连续缝线。打开的 adaptic® 纱布放在皮片上,然后用湿的展开的纱布加压。长的缝线绑在纱布上,纱布放置在移植皮片上。这个敷料保持不动,直到第 6 日去掉。部分表皮脱落并不罕见,不会影响植皮的效果,只是可能需要额外的几日时间才能完全愈合。笔者只在 1 位 80 岁男性的踇趾甲上植皮失败了 1 次,该例是因为侵袭性鳞状细胞癌而进行了甲单元切除,第 12 周时二次愈合。

甲单元移植:Shepard[21] 建议"整体"甲单元移植,包括甲床、甲母质和近端甲皱襞,即将全层皮片供体直接置于受体手指/足趾的骨上,以提高甲母质移植成功率。不同的研究小组报告了在创伤后甲营养不良中获得的耐人寻味的结果(见下文"完全甲缺失的治疗")。

尽管如此,这种技术很少用于肿瘤,因为必须牺牲供体甲单元,并且不能保证手术的质量。此外,笔者通过简单的全层皮片移植获得了可接受的美容效果,笔者通常将其用于修复甲肿瘤切除术后的甲单位伤口。最后,在肿瘤切除的情况下,最合适的"缺损重建"是全层皮片移植,以便在术后密切跟踪该部位以评估疾病的复发情况。

当需要骨重建时,大多设计使用带蒂的甲单元转移或显微外科甲单元转移的手术技术。在 20 世纪 70 年代后期描述了带蒂的甲单元转移,除了在必须牺牲一根手指的外伤病例中(可作为供体的手指,即被截肢的手指可以作为其他受伤但还能挽救的手指的供体),大部分已被放弃。显微外科甲移植很少用于恶性肿瘤,但在外伤后指尖重建中发挥着重要作用,后者通常与甲和指腹缺失有关(见下文"完全甲缺失的治疗")。然而,适应证很少,因为供体必须牺牲甲单元,并覆盖一个全层皮片。此外,美容效果的质量也不能完全保证。

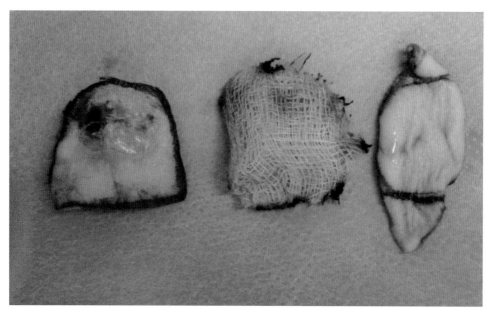

◘ 图 35.8　样本(左)、描记的纱布和全层皮片(由于会回缩,故在采集前需标记其大小)

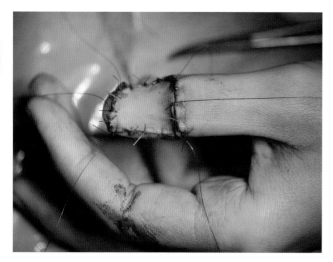

◘ 图 35.9　移植皮片位于远端指骨上,用连续缝合线或间断缝合线固定

35.3.3　甲单元部分切除和重建

对于良性皮损切除,可保留甲皱襞,从而提供更多的美容效果。近端甲皱襞通过在近侧甲皱襞和侧向甲皱襞的角度上形成两个斜切口反映出来,就像汽车盖一样。近端表皮切除,可将大部分近端甲母质去除,这部分主要是由近端甲皱襞的腹侧部分组成。在侧端,甲组织从骨上方被移除,保证侧甲皱襞被去除。当位于第五趾甲时,近端甲皱襞皮瓣容易移动以覆盖整个缺损。否则可根据缺损的大小进行自然愈合或植皮覆盖。

当进行部分甲单元切除时,甲床或甲母质移植物可用于重建,最常见于创伤后甲营养不良。Shepard 建议的断层甲床皮片移植(split thickness nail bed graft,STNBG)可纠正外伤后甲床缺损[22],也可用于重建任何继发于甲床瘢痕或甲肿瘤切除术后的显著甲床上皮缺损。供体部位通常是一个蹈趾甲床:将甲板像汽车盖一样提起并在术后放回原处。使用 15 号刀片保持与甲床上皮相切的方向切除甲床。控制切除厚度的原则是,在整个切取过程中,可以透过准备切取的移植物清晰地看到手术刀片,以避免不必要的甲床瘢痕,这可能导致术后甲脱离(在大多数病例中,约有 15%~25% 发生率[23])。由于会发生一些收缩,移植物应该稍大一些[21]。移植物用未固定的(透明的)6-0可吸收缝线缝合到受体部位,然后在手术结束时将甲盖放回原位,以形成修复。

根据笔者的经验和文献回顾,以下几点值得强调(◘ 图35.10):

- 移植方向是可选的[21]。
- 断层甲床移植甚至在骨骼上也很成功[21],并且随着时间的推移会逐渐增厚。
- 当缺损较小(≤1cm²)时,供体和受体部位可能在同一个甲上。
- 术后甲营养不良是罕见的,并且大部分局限于供体部位,例如可以观察到部分甲脱离[23,24]。

全层甲床移植[25]会导致不可接受的供体甲瘢痕形成,尽管它可能用于创伤性环境中,此时可将断指或趾甲作为供体部位。

全层甲母质移植由于失败率高而未被广泛应用,并且有供体甲出现不可接受瘢痕的报道[26]。然而,包括 Haneke[9] 在内的一些作者已经报道了使用取自蹈趾完整甲母质的薄甲母质移植,其薄到足以使手术刀刀片透过切除的甲母质薄片反光。Haneke 声称他可以避免供体蹈趾的营养不良。

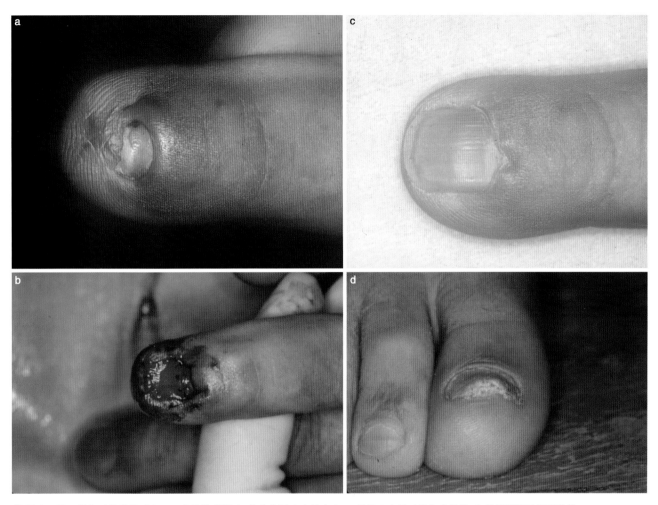

▣ 图 35.10　外伤后甲营养不良。a. 术前的手指；b. 移植物固定在甲床上；c. 随访 7 个月时的临床结果；d. 供体踇趾远处甲脱离

35.4　指/趾端黏液囊肿的外科治疗

指/趾端黏液囊肿（digital myxoid cyst）或黏液囊肿是良性假性囊肿（而不是真正的上皮样囊肿），累及远端手指和足趾（10% 的病例）。最常见于示指和中指[27]，多数情况下与骨关节炎有关。

指/趾端黏液囊肿通常表现为一个缓慢生长的肿块，位于 DIPJ 区域中线的一侧，通常延伸到甲皱襞。患者可能会主诉由潜在的退行性关节炎而引起的不适。囊肿可能压迫到甲母质导致甲板畸形。有时甲板变形先于囊肿出现。囊肿通常是半透明的，可能会使覆盖的皮肤变薄，导致破裂和/或感染化脓性关节炎[28]。

指/趾端黏液囊肿确切的病理生理尚不清楚，有些人认为是 DIP 关节滑膜疝（但囊肿中缺少细胞滑膜下层）[29-31]，而另一些人否定与关节相通，认为是由于局部刺激因素导致的黏液变性（▣ 图 35.11）。Chaise[32] 报告说，他的病例中有 60% 的囊肿与关节相通，而 40% 的没有。因此，尚无最佳的治疗方法，因为有关黏液囊肿的科学数据几乎全是回顾性研究，而且许多已经在做的或推荐的操作都是基于专家意见。可以肯定的是，关节中经常会发生一些退行性关节炎（72% ~ 93%[5,29,32-34]），并

且如果覆盖在囊肿上的变薄的皮肤破裂，可能会造成感染，发生化脓性关节炎。

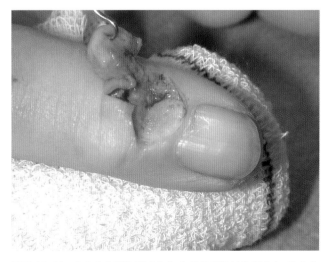

▣ 图 35.11　在关节前侧注射甲基蓝后，黏液囊肿被染料着色，从关节到囊肿有一个明显的小管

虽然经常使用抽吸治疗和注射糖皮质激素，但复发率在 30% ~ 68% 之间。此复发率的统计包括一些随访有限的研究

（治疗后最长到 40 个月仍可能复发），因此实际复发率可能更高[5,35-37]。

外科手术仍然是"首选治疗方式"，但在技术上存在许多差异。包括切除或术中引流囊肿，有没有植皮或皮瓣覆盖。黏液囊肿切除术同时清除远端指/趾间关节骨赘和旋转皮瓣是目前手外科最普遍接受的治疗方法，而大多数皮肤科医生使用 de Berker 和 Lawrence 技术[30]，即在囊肿底部使用 5-0 可吸收单丝缝合线缝合，以增强皮下纤维化，消除与关节间隙的连接，不打开关节间隙并缝合皮肤。de Berker 报告说，指甲的治愈率为 94%，而足趾甲的治愈率降至 57%[38]。

最难治疗的囊肿是那些延伸到近端甲皱襞的囊肿，无论它们位于甲母质的上方还是下方。de Berker 等人报告了 34 例甲下黏液囊肿的病例[38]。最常见的检查结果是甲半月变色，通常是红色的。然而，作者注意到一些患者出现蓝色变。横向曲率经常增加，其他常见的发现包括开裂、远端甲脱离、部分或完全的甲破坏[38]。超声或磁共振检查有时是有帮助的，但毫无疑问在就诊时穿刺可能有助于排出滑液。

为了在解剖过程中有所帮助，根据 Newmeyer[39] 的建议，笔者在术前进行了亚甲基蓝染色关节内浑浊化（图 35.11）。手指呈 20° 屈曲位，针通过掌侧关节皱褶进入关节间隙。该溶液是用一小滴亚甲蓝染料加 1ml 无菌生理盐水溶液稀释制备的，然后将 0.1ml 或 0.2ml 注入关节间隙。

当囊肿靠近甲皱襞时，如果没有计划切除皮肤，笔者使用从近侧甲皱襞和外侧甲皱襞交界处开始做斜切口，并将其延长到 Kanavel 最初描述的 DIP 关节处。在这个平面上，笔者进行了一个横向切口，以进入囊肿起源的中央伸肌腱和侧副韧带之间的间隙。仔细切除蓝色假性囊肿（图 35.12），很容易将囊肿与被压迫的潜在的甲母质区分开。当囊肿在甲母质下方时，为了抬高近端甲母质以刮除其下方的囊肿，必须在切口的两侧都抬高一定的高度。然而，即使囊肿边缘有残留，也不应切开甲母质。Gingrass 等人[40] 在 20 例甲畸形患者的手术中未完全切除囊肿，其中 18 例甲畸形完全愈合，2 例有轻微残留沟槽，随

访 3 年无复发。作者指出，避免损伤甲母质的囊肿切除术将残余甲畸形从 36%（8/22 例，同一作者进行的早期系列研究[41]）降低到 10%（2/20 例），而不会增加复发率。但是在这一点上尚无共识，一些人（如 Roulet[33]）认为必须去除囊肿壁才能限制复发。

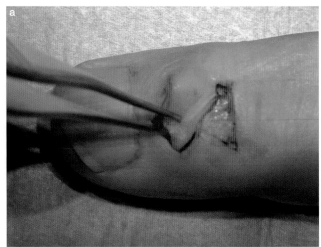

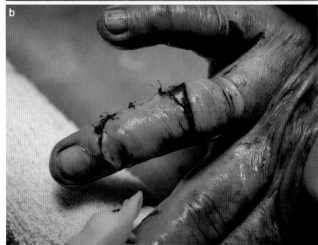

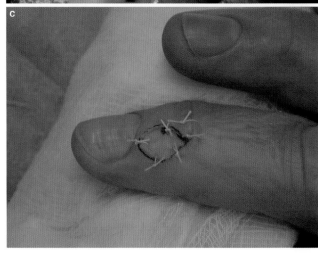

图 35.13　根据囊肿的位置和大小可以使用皮瓣和移植物。a. 小囊肿首选局部皮瓣；b. 对于较大的缺损，Hueston 背侧皮瓣是非常有用的；c. 或可以用植皮替代

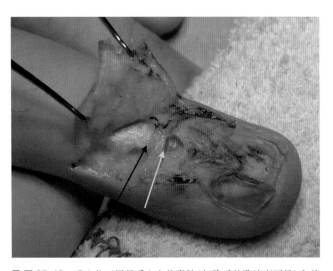

图 35.12　进入位于甲母质上方的囊肿（切除后的孔清晰可见）和关节清创的切口。进入关节的入口位于副韧带和伸肌腱之间。可以看到末端伸肌腱（蓝色箭头）和近端生发基质（黄色箭头）之间的距离很短

为了限制复发，大多数外科医生赞成通过中央伸肌腱和侧副韧带之间的囊膜切开术去除骨赘，有人声称这是最重要的因素[34]。许多没有系统性关节清创术的患者往往有较高的复发率[27,29,33,42,43]。

下面的骨赘和肥大的滑膜组织可以用咬骨钳或小刮匙[36]清理，甚至可以用有齿的 Halstedt 纹钳作为锉刀使用。如果从中指骨上移除骨赘很容易，那么在远端指骨水平上就更困难和危险，因为伸肌腱插入的距离仅为（1.2±0.4）mm（0.8～1.7mm）[15]。笔者常采用灌洗来清除滑液和碎片。在 Roulet 系列报告[33]中，因其相信关节疾病伴滑膜疝的假设，没有使用植皮或局部皮瓣，并且他们报告了 1.5% 的复发率，同时完全解决了所有甲营养不良。

除了较远的靠近甲小皮的切口，笔者主要依靠皮瓣的设计来覆盖切除的皮肤（◘ 图 35.13）。研究表明，较薄的皮肤可以愈合并提供足够的皮肤覆盖，甚至全层皮肤缺损也可以二期愈合[44]。然而，局部皮瓣或皮肤移植可能会产生局部瘢痕防止复发[45]。在许多报告中，单纯切除囊肿并在末端缝合皮肤可导致 25% 的复发率[27,42]。de Berker[30] 报告说，单纯切除囊肿并结扎其基底后，手指囊肿的复发率为 3%。但是，他并没有做一个简单的切口，而是在手术最后重新定位和设计了一个皮瓣。许多研究认为皮肤切除和覆盖是避免复发的最重要因素[29,42]，而其他人则认为它没有价值[37]。笔者通常倾向于使用植皮而不是皮瓣，因为它对患者的痛苦要比始终处于张力下的旋转皮瓣少[46]。这也是用单一技术完全闭合伤口的唯一方法，同时是在处理向远侧延伸的囊肿中重建近端甲皱襞的一种方法。与其他作者相反[36]，笔者不认为植皮或旋转皮瓣会加重甲母质损伤，导致术后甲营养不良。

Chaise 报告了 2% 的复发率[32]，而其他作者的结果不太理想，17% 的患者失去了伸展能力（可能是由于退行性关节炎的进展），两次深部感染最终导致关节融合，7% 的患者出现术前未出现的甲畸形[5]。术前常出现的甲板纵向凹陷（30%～40% 的病例）通常在干预后消失（60%～100%）[32,35,36,38]。

黏液囊肿切除术后的手术并发症包括伸肌腱滞后（注意去除远端指骨上的骨赘）、关节僵硬（多达一半的患者出现 5°～20° 的功能缺陷），而其他作者声称患者恢复了完全运动[29,34]。Roulet[33] 表明患者的运动恢复情况各不相同，29% 有改善，51.5% 无变化，18% 活动度下降）以及感染，包括远端指/趾间关节积脓、甲板畸形和远端指节关节的桡或尺侧偏斜[5]。

35.5　甲外伤

甲外伤占手外伤的 8%，从单纯的甲下血肿开始，一直延伸到远端指尖再植。拇指和中指最常受累[47]。在一系列报告的近 200 例病例中[47]，手术探查发现 47 个甲板的孤立病变（25%），103 个甲床病变（55%），14 个甲母质（+/-床）病变和 23 个甲床血肿（12.3%）。134 例（71.65%）合并病变，其中指腹 50 例（26.7%），远节指骨 29 例（15.5%），指腹部和趾骨的相关病变 49 例（26.2%），手指或手部病变 22 例（11.8%）。在 128 例患者中，相关病变位于同一手指上[47-50]。然而，大多数病变位于甲的远端，并累及甲床和甲板。大约一半的病例伴

有指骨远端骨折；X 线是强制性检查[47-50]。指腹部和甲单元损伤的发生率是单独甲单元损伤的 6 倍[47,49,50]。大多数指尖损伤不由皮肤科医生治疗，但患者可能会时不时就诊于皮肤科。以下是处理这些病变时避免出现并发症的建议。

治疗后，笔者用一块大的敷料固定手指，不使用辅助手指夹板。即使是开放性骨折，手部感染也很少见，抗生素处方应仅根据具体情况考虑[49,51]。趾甲手术的原理是相似的，但感染频率较高，使抗生素处方成为强制性的[4]。

35.5.1　甲血肿

甲血肿会导致疼痛，如果不治疗，可能导致甲板营养不良。拇指是最常见的受累手指，其次是示指[52]。从实际情况来看，小血肿，如少于甲床表面积 25% 的血肿，可能会自愈。它们将合并到甲板中，并随着甲的生长而排出。较大的血肿是痛苦的，应进行治疗以避免继发感染或甲床角化过度而继发甲板甲床分离[52]。甲床血肿只有在最初的 48 小时内才能清除。即使骨折，也不使用抗生素。有人可能希望像部分作者提出的那样通过抬高甲板来治疗[49,53]，但只有不到 50% 的损伤需要用缝线治疗[54]。

只有大的甲下血肿导致的明显皮损才需要治疗[54]，但是否需要手术探查仍有争议[51]。到目前为止，仅个别前瞻性研究表明，无论血肿大小或是否伴有骨折，都需要引流血肿，无甲营养不良的患者都能治愈[51,54]。尽管认为甲边缘的情况比血肿占甲板面积的百分比更重要，但对甲下血肿占甲板面积 50% 以上的患者进行探查仍是当今的趋势。

对于引流方法，使用烧红的回形针仍然是一个标准[51,52]。不过使用可来回旋转的针头也很方便，易于使用且可减少患者的恐惧感。也可以用皮肤科医生办公室通常都有的 2mm 活检穿孔器（◘ 图 35.14）。无论使用何种器械，都应在甲皱襞附近，而不是在甲床上；开 1 个引流孔，2 个则更好。穿刺后，应手动加压排空血肿，并将甲板压在甲床上，以免血肿复发。用 steristrips® 固定甲板有助于防止复发。患者第 2 日可以洗手。

35.5.2　甲下异物

一个简单的选择是在麻醉状态下抬起甲板取出异物。对于不愿意麻醉患者（主要是需要全身麻醉的幼儿）的纵向甲下异物，可以用 15 号手术刀片取出异物，刮除异物上方的甲板。一旦甲板足够薄，异物就很容易取出[56]。然而，这种技术会导致甲板上出现一个凹槽，需要数周到数月才能消失。

35.5.3　甲板撕脱

虽然并不总是必要的，但撕脱的甲板可以放回原位。在这种情况下，应在重新定位之前清洗甲板。用 11 号或 15 号刀片在其底部打一小孔，以便引流。甲板应放置在近端甲皱襞下方，以避免任何可能导致翼状胬肉的瘢痕。用不穿过甲板的 X 缝线进行固定（因为这样更容易）。笔者使用 3-0 或 4-0 无须拆线的 Vicryl rapide®。大多数情况下，需要告知患者甲板将在几周内脱落。

35

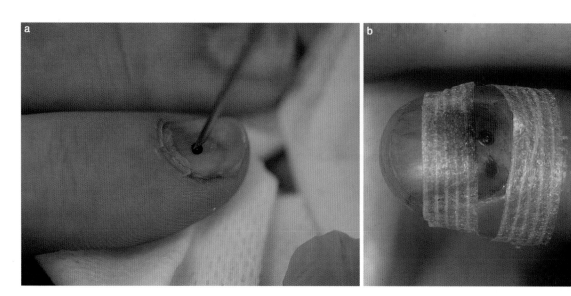

▣ 图 35.14   甲下血肿,用环钻法来去除(对患者来说不那么可怕)。a. 首选在甲半月水平上开两个孔,以避免血肿复发;b. Steristrips® 固定,以帮助甲板重新附着在甲床上

35.5.4   甲床损伤不伴组织缺损

在外科教科书中,甲床损伤分为简单(线状损伤)和复杂(星状损伤)两种类型(▣ 图 35.15a 和 ▣ 图 35.15b)。尽管这一分类方便教学,但并不能真正改变以下所列的手术原则:

甲板应首先全部移除,尽管其可能是完整的或部分完整。不取出甲板不可能探查整个甲床/甲母质,也不可能缝合甲板下的甲床。如果损伤穿过甲母质,则如 1920 年 Kanavel 所描述的那样,在近端和外侧甲皱襞交界处,通过两个切口将甲皱襞抬高(▣ 图 35.15c)。甲皱襞下方可提升,以保护下表面免受不必要的深切伤。切口朝向掌侧皮肤和背侧皮肤交界处的远端指间关节,与手指轴线成 60° 角。这不仅可以避免可能导致继发性甲板营养不良的任何甲母质切口,而且这些切口可以在手

指的背侧延长,并包括在背侧旋转皮瓣的设计中。然后用皮肤钩或缝线将甲皱襞牵引,露出甲母质。手术完成后,用 Vicryl rapide® 5-0 缝合两针。在切口的最远端缝合一针,以避免甲皱襞折叠收缩。

伤口边缘的修整应受到限制,因为组织不会滑动且血管分布良好[57]。在更严重的挤压伤中,血流中断的甲床组织有可能作为游离移植物愈合[53]。

尽可能使用 6-0 无色 PDS 缝线,因为它能将张力分散在缝线边缘。由于甲床牢固地黏附在真皮上,因此缝线咬合必须足够大以顺应针的弯曲度(▣ 图 35.15d)。

相关的指/趾骨骨折通常不会移位,也不需要辅助治疗,因为甲板的复位将起到夹板的作用。移位的骨折必须尽量复位并根据大小用克氏针固定。畸形愈合是继发性甲营养不良的原因。

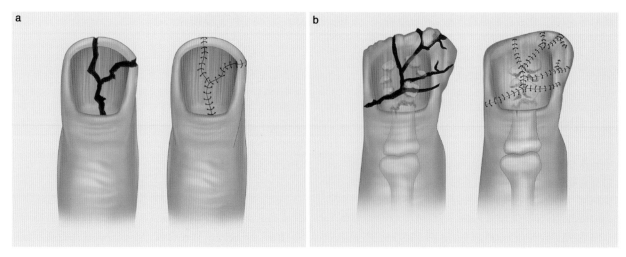

▣ 图 35.15   甲床外伤分为较简单的 a 和复杂的 b,在这两种情况下,原则是将所有组织缝合回原位

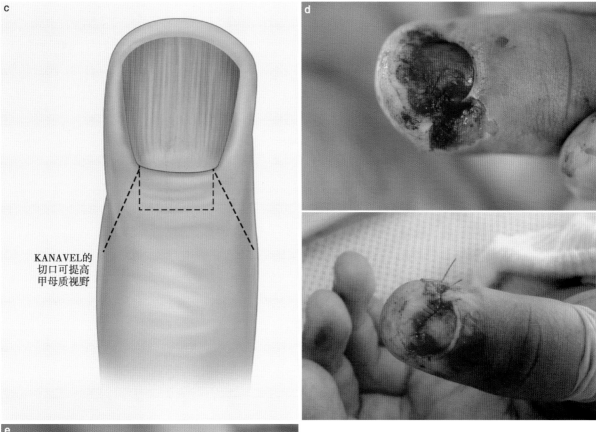

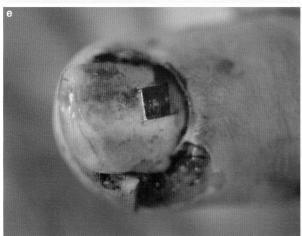

● 图 35.15（续）　c. 为了探查整个甲床和/或甲母质，应按照 Kanavel 的说明在近侧和外侧甲皱襞的交界处做切口；d. 缝线采用 6-0 PDS 间断缝合或连续缝合。在这种情况下，使用了连续缝线。出于美观的原因，最好使用非彩色缝线。e. 更换甲板有助于塑形修复。如果没有天然的甲板，可以用输液管的气泡收集器设计一个甲板，正如此病例所示

在手术结束时替换一个完整的甲板，以便在底部开窗后进行塑形和保护修复（● 图 35.15e）。替换甲板有许多优点：它可以减轻换药时的疼痛，保护和辅助修复，限制伤口肉芽形成，作为指/趾骨骨折的夹板，并增加指腹敏感性[21,49,53,57,58]。如果没有，另一个选择是使用输液管的气泡收集器。它足够柔软并且已经弯曲，可以开窗引流。它可以放在甲皱襞下防止翼状胬肉。

有了这些简单的原则，有望获得 90% 良好到优秀的手术结果[49,57,58]。病变越严重，预后越差。伴有骨折的预后较差[50]。其他人报告了不太满意的结果，包括 30% 的甲裂、9% 的脆甲和 3% 的甲脱离[48]。

35.5.5　甲床损伤伴组织缺失

这种病变的预后最差，约占所有甲损伤的 15%[22,49]。有两种类型的病变：如果甲床仍然黏附在甲板上，这是一种几乎理想的情况，则甲板和甲床应同时被替换。甲床将作为具有理想张力的游离移植物。笔者这项治疗方法有完美的结果，如 Shepard 报告的类似，其 91% 的病例预后良好[21]。如果缺失了部分甲床，则应将其更换，因为自发愈合总是会产生不理想的结果。已经阐述了许多技术，但只有三种仍然在使用。

一个完整的甲器械可用于断指。如 Saito[25] 所述，甲床必须用全层甲床移植。

如果甲床缺损发生在远端并且与有限的指腹损伤有关，笔者建议使用 Foucher 技术同时治疗两种病变。一种去上皮化远端的 V-Y 指腹皮瓣的设计，可用于重建远端甲床。根据笔者的经验，甲板预计附着在超过 75% 的甲表面[59]（◘ 图 35.16）。

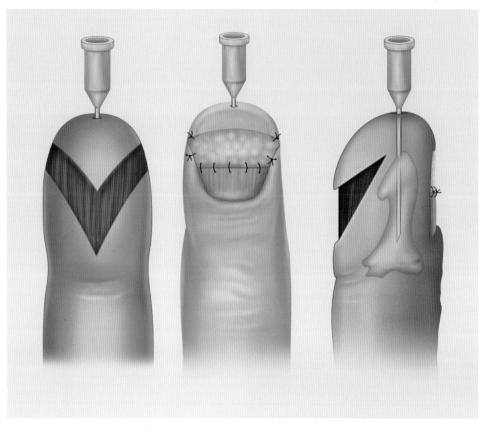

◘ 图 35.16   如果只有远端甲床缺失，使用远端边缘去表皮的掌侧皮瓣，可以重建指腹损伤和甲床（带血管真皮移植）

如果两种方法均无法解决，则必须使用断层甲床移植[22]。1990 年，Shepard 报告了 84 例断层甲床移植[21]。但是，Ogo[60] 和 Ogunro[58,61] 曾挑战甲床置换，他们认为甲板替代物可能指导自然愈合。组织少量缺损时不需要移植，但是当甲床组织缺损不少于 1/3 时笔者仍然考虑甲床移植。但是，Lemperle[62] 报告了 11 例潜在的"甲再生过程"，结果令人满意。这些经验提出了甲床是否可以从相邻组织再生的问题。

35.5.6　甲母质损伤

甲母质损伤必须与甲床的损伤区分开来，因为后遗症更常见，也更严重，包括裂甲或无甲。当近端甲板和甲母质脱离甲皱襞时，预后通常是好的，因为甲板在甲皱壁下的简单固定就足够的[22,53]。线状伤口必须缝合，但结果通常不如甲床损伤后的伤口愈合令人满意。在张力过大的情况下，必须使用甲母质瓣；Johnson 所述的甲母质平移瓣对于 2~3mm 宽的组织损失是足够的[63]（◘ 图 35.17）。Schernberg[64] 所描述的甲母质平移瓣可用于横向定位宽度为 4~5mm 的组织缺损。

如果出现无法用这些技术闭合的组织缺损，无论采用哪种技术，全层游离甲母质移植的结果通常令人失望，必须考虑显微外科血管移植。

35.5.7　远端手指截肢

在可行的情况下，手指再植是最好的治疗选择[65]。甲床营养不良取决于最初的损伤和血运重建的质量[66]。即使指尖再植术比其他技术的评分更好，它也远没有达到完美的美学效果，而且常常不能使手指的外形恢复正常[67]。据报道，多达 46% 的再植病例有感觉异常和压痛，18% 的患者有残余的甲畸形[67,68]。在另一系列研究中，27 个再植手指中有 9 个甲正常，3 个轻微变形，9 个中度畸形[66]。技术细节不在本章范围之内，但可在笔者的出版物[69]中找到。当显微外科无法再植时，请按以下顺序尝试：

- 再定向皮瓣技术。当使用掌侧推进皮瓣重建指腹时，甲组织和指骨被全部替换[70,71]。继发性甲营养不良经常发生，但手指保持其长度和美观，接下来可以进行功能恢复手术[72]。皮瓣修复分两个阶段进行，Mantero 报告 50 例有 72% 的良好结果，但没有详细资料[70]。由于远端碎片的骨吸收，手指平均短了 4.4mm。Foucher 采用一期手术技术，术后报告了 24% 的中度钩甲畸形，而在 Dubert 的研究中，所有的指甲都出现畸形[71,72]。在 Dubert 的系列研究中，不能从事工作的时间平均为 4 个月，是手指再植的 2 倍（◘ 图 35.17）。

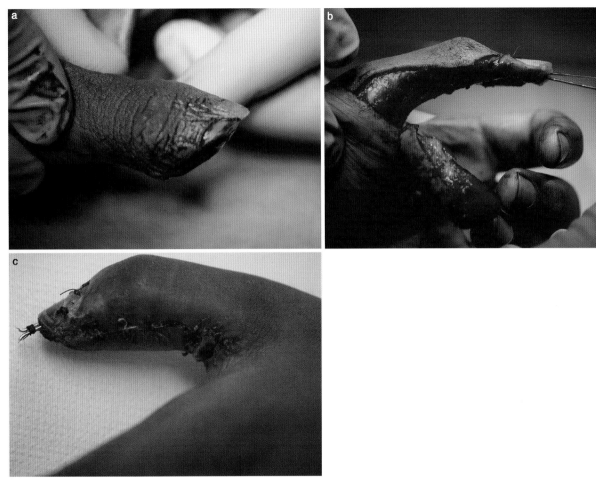

■ 图 35.17　甲重置皮瓣技术。a. 在这名 14 岁的男性患者中,指尖不能再植;b. 重置甲组织和指骨,并用克氏针固定,用 Moberg-O'Brien 推进皮瓣实现指腹重建;c. 早期结果显示完全愈合,没有甲坏死

- 如果甲母质完好,可以考虑缩短手指。手指会变短,但如果甲母质仍有骨质支撑,钩甲畸形似乎很少见[73]。由于甲上皮覆盖了甲根,甲根占可见甲床长度的 40%,Bakhach[74] 提出了一种近端滑动的甲床皮瓣来延长甲板的可见部分。Merlino 等人[75] 报告 28 例并做了一些技术改进。Wang 等人[76] 报道了 300 多例单纯切除甲上皮游离缘(近侧壁)。甲的长度在 3~5mm 之间变化,相当于 30% 的延长。无论选择哪种技术,从美学角度来看,都值得延长不能再植的远端横断截肢中甲板的可见部分,并且这种简单的操作方法也能改善功能效果[77]。

- 游离指腹复位(■ 图 35.18)。作为最初也是唯一的技术,成功率似乎比之前描述的要低[78]。据报道,当截指在指腹水平的远端时,这种类型的移植成功率为 75%,而在甲半月水平时成功率为 25%[79]。为了提高成功率,已经提出了一些技术改进,但缺少大样本的系列研究[80]。通过 Hirase 的冷冻技术,11 个手指完全存活,1 个手指出现部分坏死(存活率为 90.9%)[65]。在非显微外科再植中,Rose 报告了良好的效果,但也有一些手指缩短[80]和甲畸形。没有给出关于甲再生长或骨吸收延迟的细节[65]。

35.5.8　甲皱襞病变

这些少见的病变可能会影响美观。近端甲皱襞病变可能是甲板光泽丧失的原因。如果病变超出甲板,愈合可能导致翼状胬肉,限制甲生长。在组织缺损的情况下,局部旋转皮瓣通常就足够了[81]。为了避免翼状胬肉,一些作者建议在皮瓣的深部使用断层皮瓣移植,而 Shepard 建议使用断层甲床移植[21]。笔者的经验是有限的,但这些技术已经提供了很好的结果(■ 图 35.19)。

35.5.9　儿童甲损伤

基本原则是相似的,但主要问题是一些外科医生和许多家长不愿同意对儿童进行手术。然而手术后通常会有良好的效果,而如果手术不充分或没有手术,则经常会出现后遗症(疼痛和甲营养不良)[82,83]。

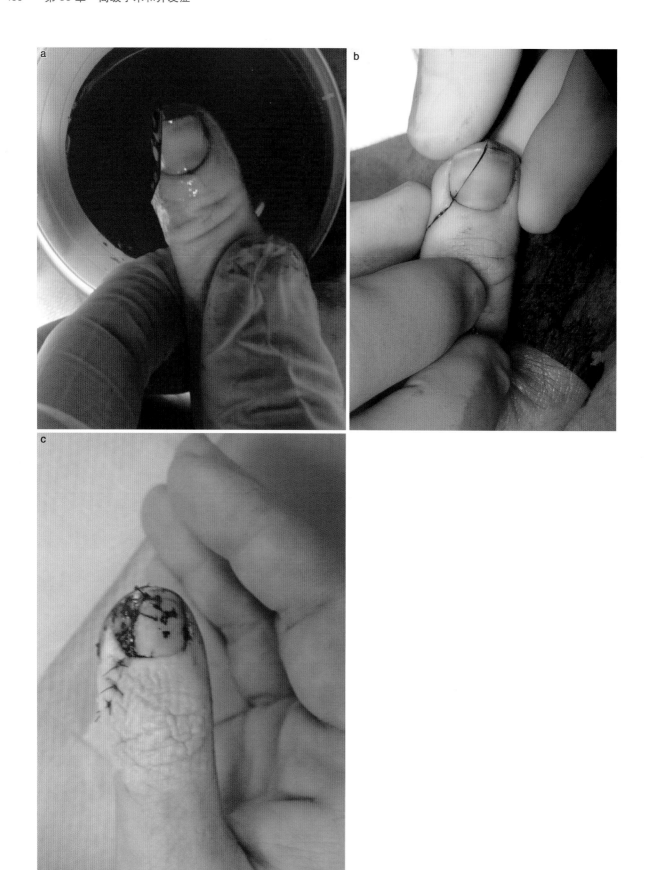

■ 图 35.18 a. 锐利的（切割）部分远端截肢不适合再植；b. 修整边缘后重新定位；c. "移植物"在随访 1 个月时完全存活（由 Dr. Sylvie Carmès 提供）

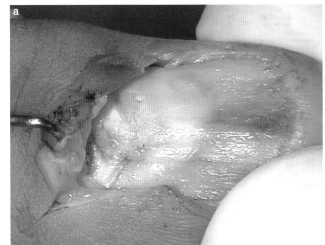

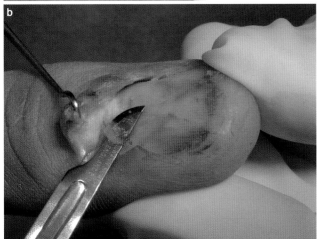

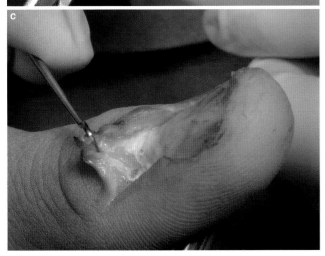

☐ 图 35.19 a. 重建甲皱襞损伤的断层甲床移植,该患者由于在甲床和甲母质交界处有瘢痕而出现局限的翼状胬肉;b. 从同一根手指取出断层甲床移植物;c. 并置在甲皱襞下以避免复发

35.6 外伤后甲营养不良

创伤后甲营养不良的纠正首先要对病变进行良好的分析:骨支撑的质量、指腹及其血管生成的质量,以及甲单元的哪些部分受伤,如甲母质、甲床和/或甲皱襞。已经描述了一些技

术,包括有或没有重建的甲单元切除。其他将仅作简要讨论。

35.6.1 慢性甲床损伤的治疗

甲床损伤可导致远端甲板骨折或甲脱离。表皮移植、真皮移植或反向皮瓣转移已经被提出,但由于效果不佳而被放弃[84]。Saito[25]报告了采用全层甲床移植术,共11例,10例取得良好效果。然而,这需要牺牲一个正常的甲,从而限制了它的适应证。

断层甲床移植物被认为是首选的治疗方法,但临床病例较少,患者数量有限(8~20例,Shepard报告的84例除外)[22-24,85]。在所有系列中,约60%的病例观察到满意的结果(Shepard报告了89%的良好结果)[23,24,85]。多达25%的患者中观察到供趾的后遗症(☐图35.10)。在笔者的系列研究中,观察到5例患者有2例术后感染(其中1例为术前未发现的真菌感染)和3例术前未发现的甲母质相关病变,导致畸形复发。

35.6.2 慢性甲母质损伤的治疗

甲母质损伤后可观察到两种主要的后遗症:翼状胬肉/裂甲和无甲。

翼状胬肉是指近端甲皱襞受到严重创伤深达甲母质,真皮-真皮瘢痕形成。这种纤维化过程阻碍了甲囊,并将甲母质分为两部分,这两部分通常处于不同的水平,既不美观,又影响功能。这可以用两种方法来处理。

切除的方法是首先水平分割翼状胬肉,以重建一个新的甲囊,然后切除甲母质的狭窄瘢痕,并用可吸收的细线缝合所产生的缺口。有人建议在甲母质甲沟皱襞的外侧缘做切口以便促进闭合[63]。笔者使用一种甲替代物来保护修复,而其他人缝合剩余的甲板部分,使甲母质和甲床在中央边缘各收缩约2mm后进一步结合在一起。这项技术通常能产生更好的甲,但无法得到完全正常的甲,因为即使是新的狭窄的甲母质瘢痕也无法形成甲板实质。充其量得到一个崎状的甲板。

同样的手术也可以用于裂甲,在手术开始时不需要切除皮肤瘢痕。

另外,对于较大的瘢痕,建议用薄的游离甲母质移植重建,通常取自蹈趾。如上所述打开甲袋,表面切除甲母质瘢痕,并从完整的蹈趾甲母质中取出游离移植物。它应该足够薄,手术刀刀片的反光应该能透过甲母质的薄片。这将使供体部位愈合,而不会出现术后营养不良。然而,笔者没有这些薄甲母质移植术的经验,也没有发表任何文献。

在严重破坏甲母质的情况下,无论使用何种技术,全层游离甲母质移植术都会产生令人失望的结果。相反,必须考虑显微外科血管移植术(见下文)。正如Shepard[21]所提出的,笔者已经成功完成了完整的甲组织移植术(☐图35.20)。

35.6.3 甲皱襞损伤的治疗

大多数甲皱襞损伤都是用皮片技术来治疗的,这种技术是针对手部烧伤而开发的,在手部烧伤中,甲皱襞经常被破坏(文献综述,见Goutos[86])。

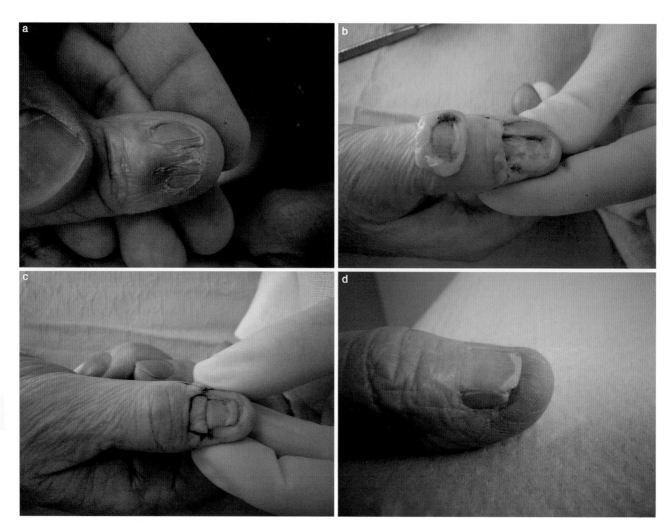

⬛ 图 35.20   严重翼状胬肉。a.通过瘢痕切除和从足部(包括甲壁)取下完整的甲移植物治疗;b.修剪移植物以填充缺损;c.随访 11 个月时的临床结果;d.甲板上的脊线标志着自体甲和移植物的连接处

35.6.4   缺乏底部支撑的甲畸形的治疗:钩甲畸形/鹦鹉嘴畸形

钩甲(或鹦鹉嘴)畸形最常发生在肢端外伤性截肢后,特别是缺损的方向为掌斜位。严重的皮肤瘢痕(如烧伤或冻伤后遗症)的甲畸形也有描述[87]。如果骨和甲床丢失相关,则在 50%的病例中观察到甲营养不良,其中一半有钩甲畸形[88,89]。根据 Chow 和 Ho[90] 的说法,如果只累及甲床远端的 1/3,钩甲畸形很少见,但如果累及远端 2/3,50%的患者会出现钩甲畸形。

远端指骨和掌侧指腹组织的末端部分缺失使甲床不受支撑,导致甲板从正常近端甲母质中生长时具有典型的弯曲(⬛ 图 35.21a),并被拉下来附着在缺乏骨性支撑的远端甲床上。指腹组织缺乏,指尖经常紧绷疼痛,骨头上组织不足。钩甲畸形不仅难看,而且伴有疼痛和功能受限,因为弯曲的甲会嵌入指体。爪状外观的指尖是不美观的。

笔者结合了 Atasoy 的天线手术[91]和同指皮瓣。在止血带的控制下,采用鱼嘴状切口将整个甲床抬高至 DIPJ 水平(⬛ 图 35.21b)。外侧甲皱襞至少留有 1mm 的皮肤,以便重建外侧甲皱襞。当甲板弯曲时,必须将其移除。但是,这可能会削弱甲床,因为甲板撕脱会连带重要的稳定结构。笔者建议使用锯子将甲板分成三条,使其更灵活,有时也会切除一条 2~3mm 的甲带(⬛ 图 35.21c)。然后使用 11 号刀片将甲床和甲母质从远端指骨整体抬高,直到看到伸肌腱的远端止点。如果甲床仍然是凸形的,笔者用 1~3 根细的克氏针穿过甲板或在其下面固定(⬛ 图 35.21d)。在手指的尺侧或小指桡侧设计一个同指推进皮瓣来填充缺损。皮瓣从背侧切口延伸至指腹的中部,再延伸至 DIP 关节(⬛ 图 35.21e 和⬛ 图 35.21f)。优选全层皮瓣移植以填补供体缺损。1 周后使用动态伸展夹板,直到完全恢复主动伸展。3 周后取下克氏针。

尽管已经发表了许多技术方法,但是临床系列研究很少。手术可以改善患者的畸形,但是仍存在畸形矫正不完全和复发可能,并且矫正通常导致甲缩短和指腹轮廓缺损(⬛ 图 35.21g和⬛ 图 35.21h)。骨缺失越严重,结果越差,笔者认为骨缺失超过 50%应采用显微外科部分足趾转移术治疗。

35.6.5   全甲缺失的治疗

大多数患者不会寻求重建。但如果需要重建甲,有两种选择。

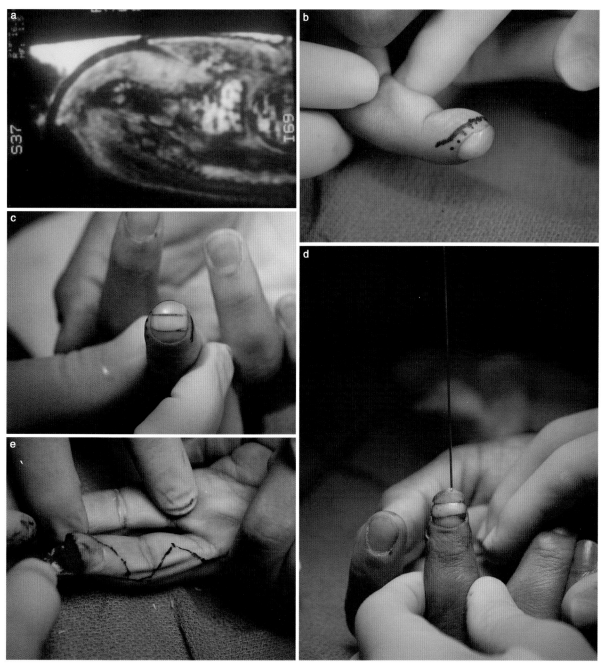

▣ 图 35.21　钩甲畸形。a. 钩甲畸形多见于远端指骨缺失和/或远端指腹回缩的患者；b. 切口应至少在甲组织周围留出 1mm 的软组织；c. 然后将甲板切成三条并压平，作为计算缺损的标志；d. 插入克氏针以保持甲板平整；e-f. 测量缺损并形成皮瓣（通常从同一手指提起皮瓣）；g-h. 术后 45 日的早期结果

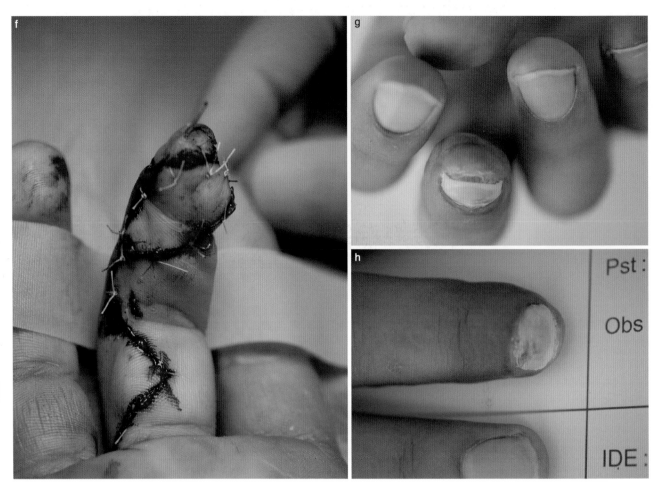

◘ 图 35.21（续）

35

甲单元移植可以作为一种非血管化的甲重建方法。Shepard 在 8 例患者中报道了 50% 的成功率[21]。笔者在 3 例病例中有 2 例成功，Sellah[92] 在 14 例病例中有 11 例报告了良好的结果，而 Braga-Silva[93] 报告了 14 例患者中只有 2 例甲的生长小于 50%（◘ 图 35.22）。Lille 等人[94] 报告 10 例完全或部分复合甲移植术，随访 1.8 年，结果 2 例优秀，3 例良好，2 例尚可，3 例较差。此报告认为这项技术预后不稳定，一些甲会随着时间的推移而萎缩。

最近，Braga Da Silva[93] 发表了一种新颖的技术，用渐进式指骨牵引延长手指，然后用整块供趾甲移植。他报告了 14 例，平均随访 5 年，平均骨延长 17mm，平均巩固时间 149 日。甲美容效果满意，患者满意度高。所有患者移植区感觉灵敏，无愈合异常。2 例患者甲生长小于 50%。

然而，大多数情况下显微外科甲移植更为合适，因为经常

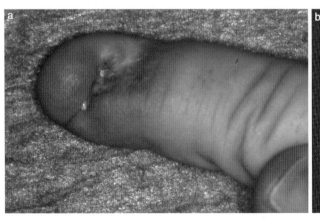
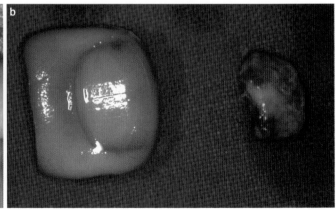

◘ 图 35.22   用甲单元移植治疗外伤后手甲缺失。a. 一名患者遭受锯伤，失去了骨头和甲；b. 从足趾取材进行的骨移植物和一个完整的甲单元

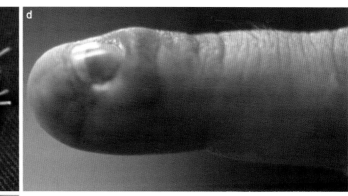

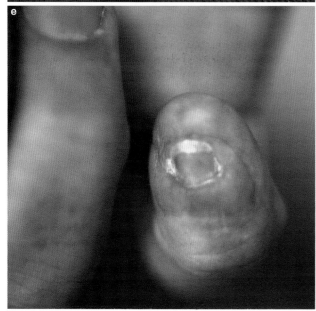

■ 图 35.22(续)　c.放置到位,就像一个无须显微外科重建的全层皮片移植;d-e.9 个月时的临床结果

需要进行指骨重建[95]。但在一项系列研究中,这种技术平均需要 7 小时 40 分钟,且由于要获得足够的动静脉,会遗留很长的瘢痕[96]。使用短的动脉弓可以提高手术的美观性并节约手术时间,但会增加失败的风险[97]。Leclère 等人[98]报告了 8%的完全失败(24 年内 13 例中有 1 例),美容效果可接受,但技术非常复杂。对显微外科技术的描述超出了本书范围,但是技术细节可以在文献回顾中找到[95]。

35.7　硬腭:黏膜移植

硬腭移植在口腔外科已经有 30 年的历史了,并且在 1985 年首次被描述用于眼睑重建[99]。对于甲重建,硬腭移植首次用于甲床重建,2 例外生骨疣患儿接受治疗后,效果良好,但随访时间较短(4 个月——儿童通常禁止过度侧切取这种皮瓣,因为它可能会影响牙齿发育)[100]。在更严重的情况下,钳甲保守治疗需要增加移植物来支撑甲床并避免复发。自体皮肤移植[101]或同源皮肤移植[102],真皮取代物(integra®)已被使用[103]。2003 年硬腭移植用于钳甲的矫正[104]。2006 年,7 例甲床营养不良(甲脱离)患者接受硬腭移植治疗,随访 2 年,效果良好[105]。

移植物是在局部麻醉或(更常见的)全身麻醉下从硬腭(前方)切取。移植物在腭顶的侧面切开以避免神经血管束。安全区的标志点在牙龈线外侧 5~15mm 之间,尖牙和从前到后的第一磨牙之间(软腭不应张开以避免鼻-口瘘)。用利多卡因和肾上腺素浸润后,用 11 号刀片切开硬腭黏膜,用前段弯曲的手术刀从骨膜上切开黏膜。供区止血采用电外科和直接加压法。约有 10%的病例在手术时或直至几周后观察到无并发症的术后供体部位出血,可通过多种方法成功控制,包括电外科手术、凝血酶浸泡的明胶海绵、亚硫酸铁溶液(Monsel 溶液)、胶原蛋白和牙周膏、胶原蛋白条、丙烯酸口腔保护模型、上托牙或直接按压[106]。当皱襞向后延伸太远时,Siegel 描述了一种"横向"定向皮瓣[99],而 Hatoko 和其同事[104]报道的 80 例从硬腭中央切取硬腭黏膜以修复皮肤和黏膜缺损的病例,所有病例均完全愈合。目前的文献强调避免中线切口的重要性,其原因包括中线区的组织学以及腭皱和血管的结构位置。愈合时间为 3~8 周,硬腭在 6~12 个月内恢复正常厚度。

35.8　骨软骨瘤导致甲畸形

甲畸形和/或营养不良可能继发于累及远端指/趾骨的骨肿瘤,当面临任何疑似骨/软骨病理来源的甲营养不良时,必须进行 X 射线检查(■ 图 35.23)。

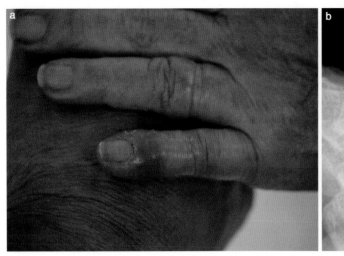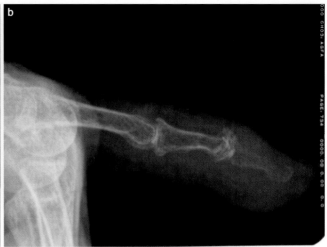

■ 图 35.23 该患者因甲周感染接受为期 1 个月的治疗。a. X 线片显示远端指骨的乳腺癌转移灶;b. 患者在 2 个月内死亡

35.8.1 甲下外生骨疣(骨软骨瘤)

甲下外生骨疣是一种良性反应性骨软骨增生,是目前最常见的远端指/趾骨软骨肿瘤。病变活检操作容易,并且对于 X 线检查中不显影的进展性病变具有诊断性价值[107]。这些肿瘤通常出现在年轻人或青少年中,男女比例为 2∶1。大约 75% 的病例累及踇趾[108]。

完整的肿瘤切除,包括植入指/趾骨皮质的基底部,是治疗成功的必要条件。因为肿瘤总是比最初估计的更靠近甲床下方,因此需要去除甲板来探查甲床。笔者喜欢鱼嘴状切口(■ 图 35.24)将甲单元从外生骨疣表面取出。其他人建议通过穿透甲床直接进入较大的肿瘤,这种方法解剖很困难,因为肿瘤通常会使甲床变薄,有时还会破坏其远端部分[109,110]。为了避免复发,重要的是彻底切除可能附着在甲床上的病变。当软骨外层不能从甲床上剥离时,可能需要牺牲一些甲床上皮,其原则是找到肿瘤完全切除和潜在甲床结构下精细分离的平衡。"En-bloc"切除是困难的,因为指/趾骨皮质通常隐藏在肿瘤下。笔者喜欢用骨凿尽可能多地切除肿瘤,然后用刮匙或咬骨钳切除肿瘤底部,直到海绵状骨。笔者认为将观察到海绵状骨(即整个皮质骨已被切除)作为完全切除的标志更为安全。这种方法对于避免在部分切除的情况下频繁复发是必要的。在一些系列研究中,术后复发率在 6% ~ 12%[109,110],而最近的一项系统综述报告了 4% 的足趾复发[111]。更具破坏性的切除术可能会导致不必要的甲床瘢痕和继发性甲脱离。73% 的病例报告了满意的临床表现[111]。尽管如此,笔者认为术后甲脱离更多的是肿瘤性甲床破坏的结果,而非手术后遗症。

当手术切除导致甲床伤口无法用简单的方法修复时,二期愈合比用甲床移植或皮瓣重建甲床更为合适。二期愈合可以

通过负压治疗来辅助,尽管在不复杂的情况下这不必要[112]。笔者的患者最终术后随访显示,他们的甲单元恢复正常,或出现与甲下角化过度相关的远端甲脱离。

35.8.2 其他骨肿瘤

骨内生软骨瘤是一种罕见的远端指/趾骨软骨瘤[113-115](■ 图 35.25)。皮肤肿瘤是例外[116]。内生软骨瘤可能无症状,但通常表现为病理性骨折。大的指/趾骨肿瘤可能导致杵状指、甲沟炎、甲变色、甲纵嵴、甲脱离或甲下肿瘤[115]。当病变因骨折暴露时,皮质骨太薄以致骨固定非常困难,因此更安全的是在肿瘤切除前等待 1 个月或 2 个月直到愈合完成。软骨瘤向指/趾骨近端发展,建议侧入路保护甲床。皮质骨通常很薄,可以用刀片切开。小刮匙可用于去除质地非常柔软的蓝灰色肿瘤。必须彻底清除肿瘤,可能需要围术期控制(X 射线或透视)。由于指/趾骨的基部很薄,所以要注意避免穿透到 DIPJ 中。手术不需要植骨。但当四肢被缓慢生长的肿瘤压迫变形时,可能需要重建指骨形状。有时需要对指/趾骨进行碎骨以获得适当的轮廓,但甲畸形将持续存在。

骨样骨瘤很少发生在远端指/趾骨;据报道发生率为 8%[117]。疼痛是最常见的主诉(92%[118]),42% 的患者可以用阿司匹林缓解[2],且往往提示已存在影像学改变。肿胀、杵状指和甲增厚是最常见的症状(约 75% 病例[118])。连续薄层断层扫描是可视化这些病变的最佳成像技术[119],因为标准 X 线照片可能是非特异性的[120]。鱼嘴状切口是外科手术的选择,其可提供足够的指/趾骨暴露。植骨可能是必要的[120]。当肿瘤切除完成后,有人建议软组织复位以避免持续性手指肿胀[121],甲单元通常会随着时间恢复到正常形状[121]。

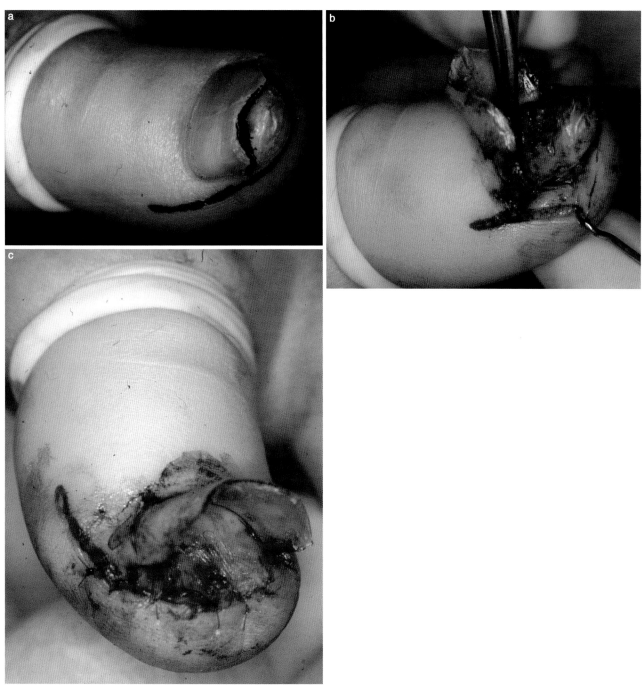

■ 图 35.24　a. 甲骨下外生骨疣;b. 采用鱼嘴状切口,白色甲床和部分甲母质被抬高,以接近肿瘤;c. 切除后,重新定位甲床,甲板用于塑形和保护作用

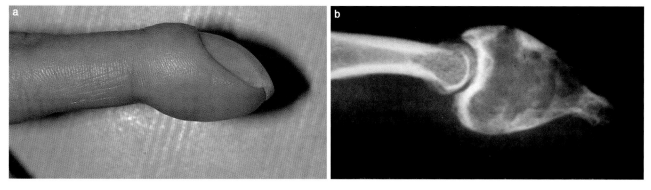

■ 图 35.25　由于骨内生软骨瘤导致的甲营养不良的临床表现(a) 和放射学表现(b)

35.9 甲手术并发症

所有的甲手术都可能发生并发症,其频率取决于手术类型。在一项对78名患者的研究中,大体上,甲手术并发症包括麻醉剂过敏、感染、血肿、甲畸形、化脓性肉芽肿、表皮样囊肿、持续性疼痛和肿胀以及复杂的局部疼痛综合征[122]。一些甲手术必然会留下术后甲后遗症。这些和所有可能的风险都应在术前签署知情同意书时与患者详细说明。

到目前为止,疼痛和肿胀是甲手术后最常见的并发症。尽管甲部位的静脉和淋巴回流非常有效,但术后皮肤肿胀发生率很高,主要取决于手术的重要性。精心处理组织、缝合不要有过度张力、术后抬高手部、绷带压力不要过大等是有助于防止过度肿胀的一些技术技巧。

术后血肿应尽量避免,因为这将给患者带来巨大的痛苦,并且可能会继发感染。由于笔者在甲手术中不使用电外科操作,所以必须进行适当的引流以避免术后血肿。甲板复位、甲板打孔或重切以及加压敷料是避免死腔简单有效的技术。皮肤缝合线不应拉得太紧,以免组织坏死。

大多数感染是由术后血肿或组织坏死引起的,可以通过适当的引流和减张缝合来预防。抗生素预防有争议,笔者建议对足部手术和术前开放性黏液囊肿患者给予抗生素预防。如果受感染的甲需要手术,则最好在手术前对该区域进行细菌培养,并用敏感抗生素清除感染。

甲手术后未解除止血带,会导致指尖或足趾坏死。放置整个手套,或者在卷起的手套上放一个夹子,都是避免这种并发症的简单方法[123]。确保每一例病例术后去除止血带是外科医生的责任。

在全层移植后局部表皮脱落十分常见,其范围和发生率在趾甲中更高。通常,经过标准伤口护理几周后,即可达到二期愈合的目的。

虽然在手外科手术或外伤后经常发生,但复杂的局部疼痛综合征/反射性交感神经营养不良综合征(regional pain syndrome/reflex sympathetic dystrophy)一般很少在甲手术后报道[124,125]。其特征是疼痛与特定手术的通常时间或程度不成比例。Budapest共识研讨会介绍了鉴别该综合征患者并排除其他神经病变的标准。患者必须具有以下两个或多个类别中的至少一种症状和体征:感觉、血管舒缩、出汗或水肿、运动或营养[126]。病程是可变的,由经验丰富的团队进行早期识别和治疗对于预防致残至关重要,约15%的患者有永久性后遗症[127]。共识指南和文献支持更为积极地使用药物、物理治疗、干预和心理治疗。

术后囊肿(图35.26)的发生率为5.5%[128]。为了预防,需要在缝合时,或在使用穿透工具时轻轻地移动组织,并在外科治疗嵌甲过程中彻底切除甲母质。

甲角常见于外侧甲母质切除、侧缘纵向切除或全甲单元切除术后。为了避免甲角的形成,必须完全切除(最好)或破坏(如果外科医生怀疑未完全切除)位于手指掌侧和背侧皮肤交界处附近的近端甲母质,以及位于足趾在该接合处的腹侧。在

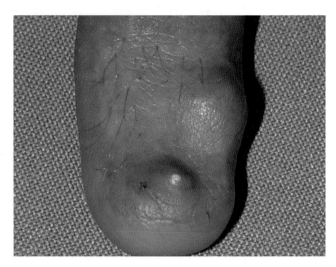

● 图35.26 3年前因Bowen病进行全层皮片移植后形成囊肿

外科甲母质切除术、侧缘纵向切除术或全甲切除术后,细致地刮除甲母质角至骨是一个重要的步骤。术后甲角一般发生在近端甲沟或近端甲皱襞中部。这种甲角的治疗往往是一项技术挑战。就如描述的那样暴露甲母质,笔者单侧打开近端甲皱襞,切口线与甲角一致,切口通常侧向延伸,直到可以看到甲母质的侧角,精心修剪甲角并到达甲母质的基底部。笔者通过精细地刮除指骨底部并缝合PNF来结束手术。

背侧翼状胬肉(pterygium)可能继发于甲母质瘢痕。在血管球瘤手术中,甲板回植降低了术后翼状胬肉的发生率[129]。当翼状胬肉相对狭窄时,可尝试修复。甲板撕脱暴露甲母质,将近端融合的甲皱襞与甲母质分离,切除瘢痕并用6-0可吸收缝线缝合。据Shepard[21]的报道近端甲皱襞掌侧植入断层甲床移植物,以避免复发。甲板需嵌入沟槽中限制瘢痕增生组织。修复可能是不完美的,留下一个较小但明显的甲中线裂口,应告知患者。

纵向色甲病(红甲或白甲)可因活检导致远端和中间甲母质瘢痕的形成。

局部甲板变薄可能继发于任何甲母质切除术。纵向甲活检留下几乎看不见的轻微的纵向红色扁平甲板。

脆甲可能是继发于未充分缝合的较大甲母质活检。

持续性纵甲裂是继发于纵向甲单元、甲母质或甲床切除术(包括Schernberg皮瓣)。应尽量避免这些手术。局限性的甲母质瘢痕(3mm或更小)将导致暂时的纵向裂缝。通常在甲再生时观察到这种裂缝,指甲持续4~6个月,趾甲持续8~12个月。这个纵裂会消失,取而代之的是一个永久性的纵向色甲。

远端甲断裂可能是由于未充分缝合而导致的继发甲母质瘢痕化的结果。

甲脱离是甲床大量脱落的结果,如切除甲床或指骨肿瘤后可能发生的甲床缺损,如外生骨疣,其末端使甲床上皮过度变薄。瘢痕性的甲脱离可通过断层甲床移植修复。

甲下干预可能会导致反转型翼状胬肉(翼状胬肉倒置),这样的情况很痛苦,具有一定致残性,因为患者不能剪甲。一种简单的治疗方法是切除甲下的瘢痕组织,并用一个不超过2mm

的甲板无法黏附的全层皮片来代替。

据报道,过多的侧缘纵向切除会导致甲排列不齐[130]。远端甲向切除侧偏位可能有两种机制。从 DIPJ 的外侧韧带延伸的韧带结构的单侧损失可能会使甲母质变形[130]。尽管侧甲皱襞重建很彻底,但在手术侧的侧向甲皱襞中嵌入甲的情况可能会有所减少。这种减少可能会导致来自剩余甲皱襞无反作用力[130]。如果偏差严重,可以设计 Baran-Bureau 的旋转皮瓣。

甲床切除术会导致甲板缺失,也称为甲萎缩或无甲。甲板的甲床部分将持久性留下一层薄的硬角蛋白,可能足以放置丙烯酸的假甲板。在小手指,如果伤口没有深入到骨头,甲母质和甲单元的移除可以通过二次干预而愈合。产生的瘢痕将收缩,并不能接受人造甲。

甲小皮的回缩和不对称可能是活检离甲小皮太近的结果。该区域的活检或切除应在甲小皮附近至少 5mm 处进行。甲小皮回缩或不对称可通过"en bloc"近端甲小皮切除来矫正。

由于近端甲皱襞的下部与近端甲母质相对应,任何损伤都可能导致甲板表面改变(局限性甲表面粗糙)。

病例展示

一位 60 岁的白人男性由皮肤科医生转诊到甲诊所治疗他左手拇指 4mm 宽的黑甲。病变出现于 4 年前,并逐渐扩大。皮肤科医生进行的侧缘纵向活组织检查结果示原位黑色素瘤,Breslow 厚度为 0.4mm。体格检查未发现明显的淋巴结增大。腋窝超声检查为阴性。笔者选择进行完整的甲单元切除术。

手术计划在局部麻醉和止血带控制下进行。止血带放在手臂上,尽可能靠近他的手臂,以便接近他的手臂内侧。

在甲下皮和指腹远端的交界处,病变取适当的切缘画出切除范围;包括对侧甲皱襞。近端切口从背腹水平从一侧到另一侧,位于距关节线 2mm 的位置。

手臂抬高无须加压绷带情况下进行止血后,切开并从完整的侧甲皱襞解剖到指腹。Flint 韧带是一个标记,应包括在内。

将来自掌侧的动脉弓烧灼并直到骨面。使用 15 号或 11 号刀片,对骨骼进行解剖。由于甲是不规则的,分离甲单元比较困难。当大约一半的甲单元向远端抬时,从近端向下进行解剖直至骨,然后将两个切口连接起来,有助于整体切除甲单元。

一旦甲单元被切除,它就会被送去进行病理检查。

刮匙用于去除指骨上可能留下的任何软组织。

然后切开纱布,以作为缺损尺寸的模板。

将湿敷料放在指骨上,并准备好用于植皮的内臂。

将模板放置在皮肤上,并绘制两个图形。一种是纵向的,长宽比至少为 3:1。另一个遵循模板大小。使用一个 10ml 的注射器将生理盐水注入皮下,以限制出血,并有助于解剖。如果墨水标记消失,则在模板设计上做一个非常浅的皮肤切口作为界标(太深的切口会将皮肤移植物分成几部分而增加解剖难度)。然后在纵向图上用 23 号刀片切开真皮。解剖是在皮肤下立即进行的,尽量不要取出任何脂肪组织。将整个皮肤置于生理盐水中,然后进行皮肤闭合。边缘的皮下切口使用 Vicryl 3/0 缝线缝 2～3 针,这些缝线接近切口并缩小切口大小。然后使用 3-0 Monocryl® 进行皮下连续缝合。逐步收紧缝线,使边缘接近。缝合线使用 Steristrips® 进行保护。

然后根据图纸,使用已画好的表面切口切割皮片。然后把它放在缺损上,像往常一样,回缩使其看起来十分小。两个近端和外侧以及两个远端和外侧的分别用不可吸收性缝线(Ethilon 3-0®)固定,头部留长(15cm),蚊式钳夹紧。如果需要,可以在它们之间固定两个中间缝线。然后使用 4-0 Vicryl rapid® 缝线,间断缝合或连续缝合。当皮片在骨上张力大时,放置一块 10cm×10cm 的无黏性纱布,并用一块湿的折叠垫覆盖整个皮片。将纱布折叠,近侧长线向与另一侧向相对的远侧方向长线打结。使用更多的纱布完成包扎。松开止血带,观察血液再灌注情况。

要求患者在前 2 日口服止痛药(麻醉药)并抬高患肢,第 5 日复诊。第一次就诊时,通过剪断长线和展开纱布来去除敷料。患者可以洗手。通常表层有一些水疱,但移植物附着在骨头上。制作另一个防护敷料并保持 1 周。然后,患者将在没有保护的情况下离开,但需告知患者避免损伤拇指。他可以用护手霜轻轻按摩。硬痂和可吸收缝线会随着按摩而消失。第 15 日取下四根不可吸收缝线。皮肤科医生指导患者在 3 个月、6 个月和每年进行一次随访。

思考题

1. 手指伸肌腱最远端纤维与生发基质近端的平均距离是多少?
   A. 0.5～0.6mm
   B. 0.8～0.9mm
   C. 1.2～1.4mm
   D. 2.5～2.8mm
   E. 4.0～5.0mm

2. 一名青少年在中指尖被压碎 8 小时后,出现一个覆盖甲板表面 75% 的大的甲血肿。X 线显示无移位的粉碎性骨折。您建议:
   A. 止痛药处方及安慰,无须治疗
   B. 夹板固定手指 1 个月,手抬高和止痛药可以立即缓解疼痛
   C. 在甲床水平进行甲环钻术,不需要抗生素
   D. 在甲床水平进行甲环钻术并需要抗生素处方
   E. 在不使用抗生素的情况下,在甲半月水平上进行甲环钻术

3. 关于黏液囊肿伴甲畸形,如何向患者说明(错误的是):
   A. 经常(超过 70% 的病例)与远端指间(DIP)关节炎有关
   B. 甲畸形(60%)通常手术后会愈合
   C. 药物治疗,即(吸入和皮质糖皮质激素注射)通常对预防肿瘤复发无效
   D. 囊肿与远端指间(DIP)关节不连通
   E. 手术的复发率很低(在大多数病例中不到 10%)

答案和解析

1. 正确答案是 C。依据是 Schum 和 Schweitzer 对这个问题的两个解剖学研究。

2. 正确答案是 E。大的甲血肿应该引流以减轻疼痛。建议行环钻术,但应在甲半月水平进行,因为那里血肿会扩大。即使有潜在的骨折,也不应该开抗生素。

3. 正确答案是 D。在大多数研究中,囊肿经常与 DIP 关节相通,尽管很难证实。

(马寒 李建建 译,王焱 校,江苏 李丽 审)

参考文献

35章 参考文献

35

第 36 章　甲肿瘤的 Mohs 手术

Nathaniel J. Jellinek, Katharine B. Cordova, Siobhan C. Collins, and Thomas Knackstedt

学习目标：

1. 探讨针对甲单元的手术技巧。
2. 熟悉甲单元的三维解剖特征，通过学习解剖结构来指导 Mohs 手术。
3. 熟悉治疗甲肿瘤的 Mohs 手术。

36.1　引言

甲恶性肿瘤的治疗充满了挑战[1,2]。放疗[3-9]、局部外用药物[10-15]、光动力治疗[16-18]、破坏性疗法[19-22]均具有一定治疗效果，但传统手术[23,24]、截肢[25-35]以及 Mohs 手术[1,11,36-49]在治疗中仍占一席之地。前述章节讨论了甲手术的一般原则以及基本的组织学和解剖学结构。目前很多文献对甲单元（nail unit）的 Mohs 手术进行了详细地描述[36-38,41,47]，该手术尤其适用于甲肿瘤、鳞状细胞癌、Bowen 病、甲黑素瘤等。本章对甲恶性肿瘤 Mohs 手术进行深入的探讨，对手术步骤进行更加详细地阐述，并对一些不足提供了修改，提出了一些实用性的建议，以指导外科医生最大限度地提高手术成功率和避免手术失误。

36.2　适应证和术前注意事项

Mohs 手术在临床上广受认可，常应用于甲单元和甲周组织疾病的手术。与传统的扩大切除术相比，Mohs 手术可以做到对整个手术切缘进行明确检查的同时尽量保留正常组织[50-52]。然而，并不是所有的肿瘤都适用于 Mohs 手术。对于那些能显著破坏远端指/趾骨的病变，或当患者即使镇静后仍不能耐受局麻手术时，最好使用其他方式治疗。此外，有些肿瘤侵犯面积过大，也不适用于（远端）手指/足趾保留手术（◘ 图 36.1）。对甲肿瘤生物学的详细了解[36,38-41,53-67]可以帮助外科医生指导这些患者进行最合适的治疗。

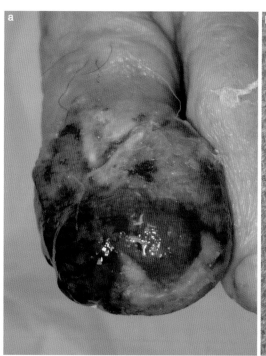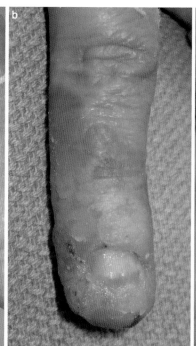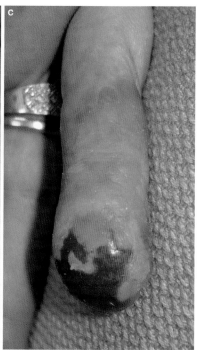

◘ 图 36.1　a. 被忽视的甲肿瘤。这种溃疡性、无色素的黑色素瘤不能在保留远端足趾的情况下得到可靠的治疗，而且它可能累及远端趾骨，因此 Mohs 手术并不是治疗该肿瘤的首选；b~c. 这例甲原位鳞状细胞癌出现手指周围组织的侵犯，手指保留术会导致手指脱套，重建工作将很困难，因此 Mohs 手术并不是治疗该肿瘤的首选

Mohs 手术前进行会诊对甲肿瘤患者特别有帮助，术前会诊能够帮助医生评估是否需要预防性使用抗生素和进行术前影像学检查。许多甲肿瘤是溃疡性的，可累及组织皱襞（甲上皮、甲侧沟等）和甲床，这些部位很难用传统消毒液擦洗消毒[68,69]，因此在某些特定情况下使用抗生素是一个关键点。此外，许多肿瘤需要术前影像学检查来诊断或排除骨质侵犯，但同时应告知患者影像学的局限性（见下文），以及告知患者可能无法进行 Mohs 手术的情况，例如，如果确定远端指/趾明显受累或者完全切除肿瘤会导致手指/足趾脱套时，患者可能需要截肢而不能行 Mohs 手术。这些例外虽然存在，但很少发生。患者普遍对手术都很担忧，尤其是关于麻醉、疼痛的问题，以及可能永久性失去指/趾甲或手指/足趾的忧虑，而术前会诊评估可以预留时间提前解决这些问题。

36.3　原位肿瘤与侵袭性肿瘤和影像诊断的关系

术前影像学检查通常用于评估肿瘤转移和排除骨质侵袭。由于甲与甲下的指/趾骨距离很近，侵袭性肿瘤直接侵犯骨骼的风险较大，即使是原位癌也可能表现为肿瘤突起结构延伸至骨膜水平，但不会真正侵犯骨骼。在这些病例中，由于浅表活检、病理切片平面或活检标本中的取样偏差,侵袭性肿瘤有时难以发现[43]。想要区分甲单元的原位鳞状细胞癌与侵袭性鳞状细胞癌比较困难,因此可以将他们合称为"鳞状细胞癌(epidermoid carcinoma)"[36,71],采用相同的方法治疗。

虽然 X 线检查是评估肿瘤是否累及骨骼的最佳影像学方法,但解读这些检查结果非常困难[1,35]。炎症、感染或转移均可能与肿瘤侵袭骨膜或骨骼相混淆。此外,表现为骨侵蚀(bony erosion)的影像学图片可能是由于空间占位现象引起的,实则并未发生真正的骨侵犯。这种骨侵蚀通常表现为新月形的溶解性缺损,不会出现甲下角化棘皮瘤[72]或良性肿瘤(如血管球瘤)[73,74]中可见的硬化和骨膜反应。在某些情况下,计算机断层扫描、骨扫描、超声或磁共振成像都可以提供一些额外的信息[74],但这些检查方法均不能将肿瘤骨侵犯与骨膜炎或感染相区分。因此,每一种肿瘤、每一个手指/足趾、每一项研究、每一例病例都应该根据具体情况进行评估和解读。正如下文所讨论的,无论原发肿瘤是否发生了骨侵犯,都不会抵消 Mohs 手术的优点。实际上,骨和软组织的病灶可以由 Mohs 手术切除和处理,通常不需要额外的远端关节离断术或辅助治疗。

36.4 甲的解剖学和组织学

全面了解甲的解剖学亚单位及其特殊的组织学特征是成功应用 Mohs 手术清除肿瘤的基础,但甲单元的三维的多层上皮结构和复杂的切面结构使甲的组织学描述变得极为困难(第6章)。

36.4.1 甲皱襞,甲小皮,甲上皮

近端甲皱襞复合体(proximal nail fold complex)包括双侧、折叠的上皮面,从手指/足趾无毛皮肤的背面开始延伸。皮肤在甲小皮(nail cuticle)的远端逐渐变薄,甲小皮是近端甲板背面上形成的一束过度角化结构,是一种相对不易渗透的甲屏障。上皮细胞在近端旋转约 180°,并延续至近端甲皱襞的下方,形成甲上皮(eponychium)。这种独特的上皮无附属结构,能产生甲上皮角蛋白,这种角蛋白是半硬的、半透明的,是一种结构之间的"黏合物质",将近端甲皱襞黏附在甲板表面。此外,甲上皮也能产生甲小皮复合体(cuticle complex)。

侧缘甲皱襞在两侧环绕甲板,并在内侧与近端甲皱襞相接。这些皮肤皱襞向腹侧弯曲并深凹形成甲沟以稳定甲板,在内侧与甲床上皮(nail bed epithelium)相连,在近端与甲母质上皮相连。组织学表现与近端甲皱襞相似。

36.4.2 甲母质

甲母质(matrix)的主要功能是产生甲板[75]。甲板的生长是单向的,起始于位于近端甲皱襞深处的甲板陷凹(cul-de-sac),即距离指伸肌腱附着点远端约 1.2mm 处[76],甲板陷凹的

远端以新月状结构过渡到甲床。甲母质有一种独特的上皮细胞,可以产生甲角蛋白(onychokeratin),维持甲板的生长特性[77]。组织学上,甲母质有几个可识别的特征:①生角质区(keratogenous zone)有许多层嗜酸性、透明、致密的角质细胞,细胞核固缩。这些细胞呈一定角度,成熟后形成甲细胞(onychocyte),并沿着对角和远端向前生长形成甲板[78];②基底层上皮呈高度嗜碱性,有时类似于基底细胞癌;③从横切面上看,有轻微的圆形脊状结构,被称为乳突(mamelon)。与甲床上皮相比,正常的甲母质呈棘层样,没有颗粒层,黑素细胞、Langerhans 细胞和 Merkel 细胞含量较少,但黑素细胞可能位于甲母质基底层上[79]。在一些甲板撕脱手术后,生角质区可能部分或完全消失,只留下基底层上皮。在这种情况下,圆形的脊状结构和嗜碱性基底层形态是甲母质上皮最明显的组织学标志。

36.4.3 甲板

由甲母质产生的紧密附着的甲细胞可形成拥有坚硬甲角质的甲板(nail plate)。在组织学上,甲板是一种白色的嗜酸性结构,在组织切片上很容易识别[78,80]。在标准的 Mohs 实验室组织制备中,可以在没有显著改变的情况下获得甲板的冰冻切片。在某些情况下,甲板可以作为一块薄板来维持和保护脆弱的甲床上皮。然而,在 Mohs 手术病例中,切除的甲板(手术暴露)不应返还给患者,因为它可能黏附有甲单元的癌细胞,从而被种植回患者体内。甲板可通过冰冻切片进行加工(在 Mohs 手术中,理想情况下应仍与下层组织保持为一个整体,见下文的第 36.7 节),送永久病理切片或丢弃。

36.4.4 甲床

甲床(nail bed)从甲半月向远端过渡并延伸成为甲下皮(hyponychium)。甲下皮是一种缓慢复制的角质化鳞状上皮,无颗粒层,横切面显示为长而薄、平行的表皮嵴,下方含有高度血管化的真皮乳头层[77]。甲床和甲板之间的黏附非常牢固,特别是远端黏附最紧,因此甲板撕脱可能导致甲床上皮丢失。在 Mohs 手术时,进行甲板撕脱必须非常小心,但正如下文所讨论的,沿着甲板切开并在甲板完好无损的情况下对甲床操作有助于保护甲床上皮。

甲床除了含有密集的血管网外,还含有高密度的球腺(glomus body)、Pacini 小体和 Meissner 小体。甲床中虽然偶尔可见个别脂肪细胞,但并没有皮下脂肪层。甲床上皮的下表面与指/趾骨远端背侧骨膜之间的距离为 1.5~3mm。

36.4.5 甲下皮

甲下皮(hyponychium)是甲单元的最远端的结构,与正常的掌侧或足底的上皮结构最为相似,具有规则的表皮突和颗粒层。角质层的一条水平带(从背面看是甲角质带(onychocorneal band)在接近甲自由缘处聚集成一个过度角化的柱状物,可作为腹侧的一个解剖学屏障来抵御环境和物理损害[81]。

36.5　Mohs 外科手术在甲单元中的应用

在对甲肿瘤进行 Mohs 手术时,有几个关键原则:

1. 除了近端甲皱襞或指/趾尖肿瘤,在大多数病例中,Mohs 手术之前需要将整个甲板撕脱,以获得整个甲单元。手术时要小心谨慎,尽所能地减少对甲床和甲母质上皮的创伤。在甲板撕脱过程中,由于组织非常脆弱,一旦有任何部分被撕裂,Mohs 切片就可能缺乏这部分至关重要的上皮而不能给出组织学结果。特别需要注意的是甲床上皮,它很薄,能够坚韧

地附着在腹侧甲板上,在大多数甲板撕脱时容易断裂。为应对这一情况,笔者现在常规切除甲肿瘤及附着的甲板,并通过冰冻切片处理,结果显示甲床上皮保存更加完好(见下文的第 36.7 节)[82]。

2. 甲单元的切面结构比皮肤的切面结构更加复杂难懂,特别是当涉及甲单元的多个解剖亚单位时(◘ 图 36.2)。因此,按照解剖或组织学的亚单位(如果可以找到的话)来对 Mohs 切片进行分类和划分,可以使甲的组织学结果描述更加简单、更具有逻辑性(◘ 图 36.3、◘ 图 36.4、◘ 图 36.5 和◘ 图 36.6)。

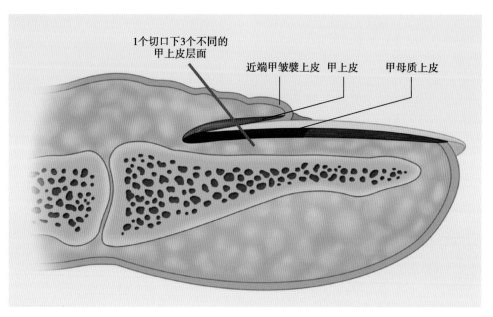

◘ 图 36.2　一条穿过近端甲皱襞的切口可包括三个不同的上皮层面——近端甲皱襞背侧上皮、近端甲皱襞腹侧上皮(甲上皮)和甲母质上皮,这些结构的组织学描述较为困难,在 Mohs 手术前切除双侧上皮表面可以有助于手术的简化

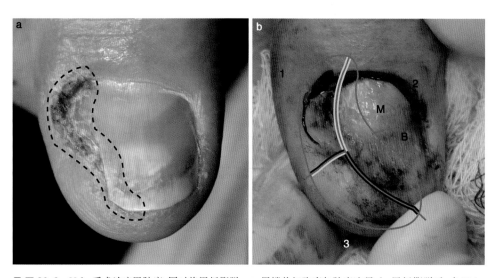

◘ 图 36.3　Mohs 手术治疗甲肿瘤,同时将甲板撕脱。a.甲鳞状细胞癌与肿瘤边界;b.甲板撕脱后,在 Mohs 手术第一层上将甲母质(M)和甲床(B)轮廓勾勒出来并用隔开

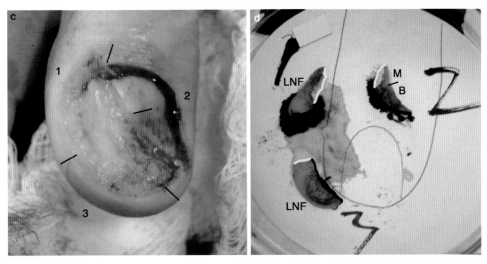

■ 图 36.3（续）　c. 第一阶段后的 Mohs 缺损——组织被分为三个标本：①侧缘和近端甲皱襞，②甲母质和甲床，③尖端和侧端甲皱襞。d. 切下的组织在 Mohs 实验室里被分割并用墨水染色，组织的方向保持不变

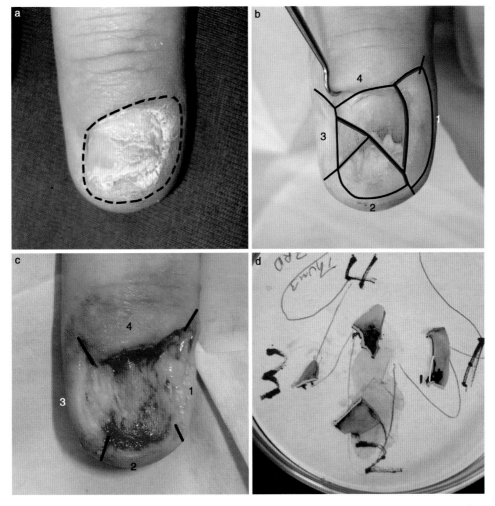

■ 图 36.4　Mohs 手术治疗甲肿瘤，同时撕脱甲板并按甲亚单位划分。a. 甲鳞状细胞癌与肿瘤边界；b. 计划的 Mohs 第一阶段，按指甲亚单位划分：①侧缘甲皱襞，②远端甲皱襞，③甲床，④甲母质；c. 第一阶段后的 Mohs 缺损——组织如上所述被分成四个标本；d. 切下的组织在 Mohs 实验室里被分割并用墨水染色，组织的方向保持不变

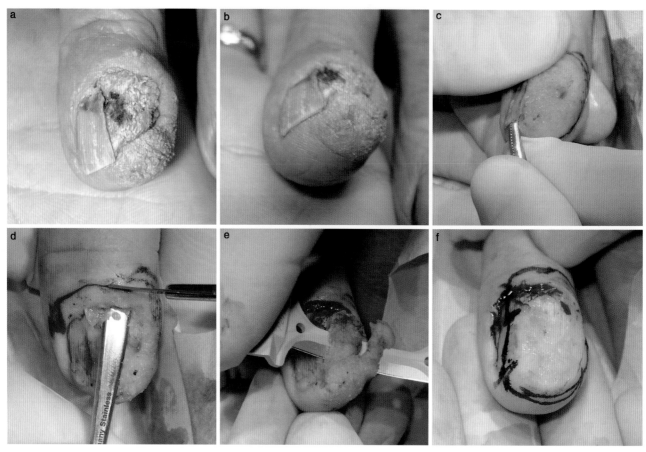

■ 图 36.5   中等大小肿瘤 Mohs 手术计划。a~b. 甲鳞状细胞癌累及 60% 以上的甲板,甲板缺失表明肿瘤明显累及甲母质;c. 小心地撕下残存的甲板,以保留甲床上皮;d. 切除甲皱襞;e. 锐性分离肿瘤后制备冰冻切片保存;f. 在手指上设计并标记第一个 Mohs 层(■ 图 36.6)

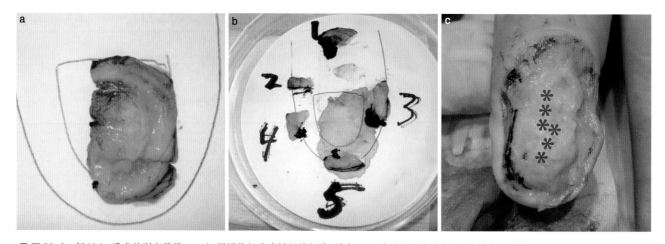

■ 图 36.6   行 Mohs 手术并剥离骨膜。a~b. 甲鳞状细胞癌被整块切除,并在 Mohs 实验室进行分割、墨水染色;c. 第一阶段显示深部有鳞状细胞癌(***)

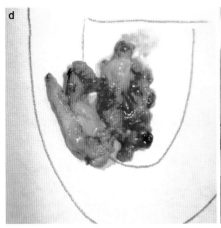
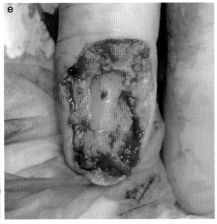
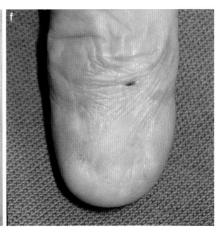

☐ 图 36.6(续)　d.第二阶段 Mohs 手术,进行深度切除,切除的骨膜被撕裂;e.第二阶段 Mohs 手术后的缺损。远端指骨的中段已经切除骨膜,看起来正常;f.全厚皮片移植重建术后长期随访

3. 近端甲襞/甲小皮/甲上皮复合体是一种双面折叠的上皮结构,需要特别注意。总的来说,该结构的切面切向切口可包括三层不同的上皮:近端甲皱襞背侧上皮、甲上皮和甲母质上皮,每层上皮都具有独特的组织学表现(☐ 图 36.2),即使是很有经验的甲病病理医生也很难在切向切面的切片中识别和解析这些结构。对 Mohs 的冰冻切片进行描述可能更具挑战性,因此对于许多肿瘤,在甲板撕脱之前和在进行 Mohs 冰冻切片检查之前切除近端甲皱襞对后续操作是有帮助的(☐ 图 36.5c~☐ 图 36.5d)。切除甲皱襞不仅可以剥离近端甲皱襞肿瘤,而且极大地简化了冰冻切片的组织学结构。这些想法和建议也适用于侧端甲皱襞的肿瘤。在 Mohs 切片之前切除双侧上皮结构有助于甲皱襞和甲床肿瘤的切除、实验室处理和组织学描述。从功能和美容的角度来看,以这种方式去除甲皱襞的影响很小,不会影响伤口愈合[83]。

4. 正确地安装组织切片对于肿瘤的定位和清除是至关重要的。进行 Mohs 的外科医生和技术人员必须熟悉不同甲亚单元的上皮组织的大体外观,以便正确地放置组织以获得具有代表性的 Mohs 切片。

5. 许多甲肿瘤,特别是那些横跨甲沟的肿瘤,会沿着侧甲沟深部阻力最小的路径侵犯周围组织。

6. 甲床肿瘤通常延伸至骨膜水平,但不一定累及骨骼,这一点很重要。

7. 由于骨骼与甲床的距离很近,当切入这个空隙时可能会出现假阳性 Mohs 边缘,这使得在骨上方切除的手术变得复杂。

8. 远端指/趾骨粗隆处骨膜不易剥离,这个位置骨膜粘连严重,要将深层切除干净非常困难。这与指/趾骨中段的骨膜不同,后者更容易抬高。使用骨切割机可以在不用撕裂、开窗或切除其他任何组织的情况下,获得含有软组织、骨膜和骨表面的较深的骨骼切缘。

36.6　手术过程

术前获得患者知情同意,并标记肿瘤和拍照。在麻醉前,需要用消毒液对手指/足趾和手/足进行系统的消毒。几项足外科和整形外科的研究表明,异丙醇和氯已定是最有效的抗菌擦洗剂,可联合使用,并可用鬃毛刷对甲下皮和侧沟(lateral sulci)区域进行消毒[68,69,84-87]。此外,在氯已定消毒之前先用酒精的消毒效果优于在氯已定消毒之后再使用酒精的消毒效果[88]。

多种麻醉方式是可行的,包括远端翼形阻滞(distal wing block)、近端或远端的手指/足趾阻滞、环状阻滞(ring block)、腱鞘内阻滞以及手部或足部的区域阻滞[89]。在大多数情况下,开展远端翼形阻滞是最简单且最安全的方法,能够立即将甲单元完全麻醉[90]。然而,近端或远端的手指/足趾神经阻滞可能提供更持久的麻醉效果,就像使用长效麻醉剂(如布比卡因和罗哌卡因)一样。对于甲皱襞上有以往活检或手术留下瘢痕的手指/足趾,由于存在组织阻力和注射阻力,浸润麻醉(翼形阻滞)可能会更痛。在这种情况下,神经阻滞更为适合。

笔者试着在掌跖关节或近侧指骨上放置了一个振动按摩器,它可以用来分散触觉刺激,然后在注射前直接喷洒一种制冷喷雾到皮肤上。这些技巧可将针刺的不适感及麻醉药物渗透感降至最低。我们暂未发现使用制冷喷雾会使冰冻切片或永久切片上出现组织伪影。

止血带通常被用来提供一个无出血的区域。对于手指和足趾来说,一种简单的解决方案是将无菌手套的尖端剪去并向后卷,以对手指侧面施加环形压力[91,92]。其他人则更喜欢使用专门的止血带或止血装置[93],或是让一位助手来帮助按压肢端两侧。Mohs 各层切除之后,拆除止血带时必须要小心。切除 Mohs 层后,一旦取下止血带就需要及时对手指/足趾进行包扎,但应避免环形捆扎,以便于远端手指/足趾的血液再灌注。

虽然肾上腺素在肢端麻醉中的安全性是被公认的,但笔者更倾向于在所有的甲手术中都避免使用肾上腺素[94-102]。在进行 Mohs 手术时需要间歇性的麻醉,有时可能持续几个小时。在延长的非手术时间里,可以使用普通麻醉(利多卡因、罗哌卡因或布比卡因)或松开止血带以促进血液迅速再灌注。正如第 35 章所述,罗哌卡因是甲手术的理想麻醉剂。

36.7　Mohs 手术治疗甲鳞癌（及其他非黑色素瘤肿瘤）

笔者发现，除了那些非常小的肿瘤或明显可以从近端甲皱襞切除的肿瘤外，在几乎所有涉及甲皱襞的肿瘤的手术中，先将近端甲皱襞复合体切除是有利的。首先将升降刀置于近端甲皱襞下方，再向近端推进，直到推至甲板陷凹（cul-de-sac）处，然后用手术刀垂直向下切割近端甲皱襞，将其侧缘完全切除，置于升降刀上（● 图 36.5c~● 图 36.5d）。因为这个操作使用了升降刀，并且先于任何可能的甲板撕脱，所以没有损伤甲

母质上皮的风险。同样，当肿瘤累及侧缘甲皱襞或向其靠近时，也可以在手术前将其切除。

尽管传统观点认为将甲板撕脱是甲床和甲母质手术前必需的操作，但笔者所开展的大多数甲肿瘤 Mohs 手术都是在甲板完好无损的情况下进行的[82]（● 图 36.7）。Mohs 层从黏附的甲板到下方的骨骼被切除，肿瘤在甲板附着的情况下整块切除，对其采用传统切开和正面切开的方法进行处理。事实证明，这并不比处理身体其他部位的 Mohs 切片更难，也自然比 Mohs 手术的甲板撕脱更简单（见下文），并且可以容易地观察到附着在甲板上的微小的甲床上皮（易碎、易丢失）[82]。在实际操作中，这项技术对累及小于 75% 的指甲单元的中小型肿瘤效果最好。

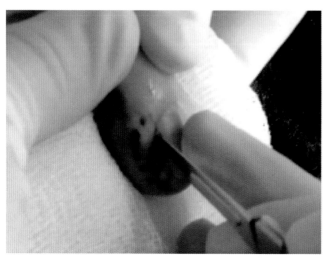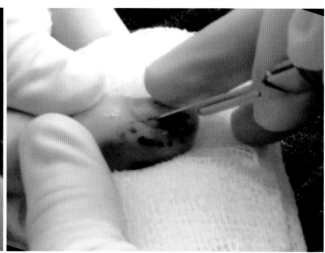

● 图 36.7　Mohs 手术，甲板完好无损。通过切开甲板并在保持甲板完好无损的情况下移除组织来切除 Mohs 层

对于累及 2/3 或 3/4 以上甲床的肿瘤，手术首先应仔细撕脱整个甲板，通常从远端开始撕脱[103]。首先在甲板背侧上方插入一把升降刀或细尖止血钳，水平方向扫动以将侧端和近端的甲皱襞与下方的甲板分开，从而将甲板与其侧端和近端（若尚未切除）附着物分离开。然后取相同的器械插入甲板的游离缘下方，由远及近牢牢地推入进甲板下，用力的方向应朝着甲板背侧，以避免对脆弱的甲床和甲母质上皮造成损伤。最后用止血钳或持针器固定甲板，并做旋转动作旋转掀开甲板[104]。如果医生在操作时感到阻力，则应在撕脱前进行进一步的分离。

在切除近端甲襞/甲小皮/甲上皮复合体以及撕脱甲板后，甲单元还剩四个主要的解剖学结构：① 与背侧皮肤相连的残留的近端甲皱襞，② 缘甲皱襞和甲下皮，③ 甲床，④ 甲母质。这些结构在临床上很容易辨认，并且可以在它们的边界处进行标记和切除（● 图 36.3、● 图 36.4、● 图 36.5 和● 图 36.6）。

在这一点上，一些外科医生可能会选择仔细刮除所有明显可见的肿瘤来进行组织检查，从而提供组织学对照，同时也方便展平、防止飞溅[1]。除此之外，还可以使用更正规的锐性肿瘤清除术，以减少组织飞溅的可能，提供更好的组织学对照。笔者首先使用了 7 倍放大镜或皮肤镜，认为这种较高的放大倍数有助于识别亚临床肿瘤[105]。

第一个 Mohs 层按照标准边距被切除。在外周环形切除后，可以对甲亚单位使用小的表浅散列标记进行划痕和分割。由于真皮下没有皮下脂肪，甲床和甲母质最自然的解剖平面位于骨膜之上。如前文所述，甲原位肿瘤和侵袭性肿瘤都有甲深部受累的倾向，通常会延伸到骨膜附近或直接侵犯骨膜。然而，对于侧缘甲皱襞或甲下皮肿瘤，切除时需要切除较深平面的皮下脂肪。切除组织后，敷上敷料并移去止血带。在大多数情况下，按压足以达到止血目的，而不需要使用电刀、化学止血剂、可吸收明胶或氧化纤维素等方法，并且这些方法可能导致组织学伪影，干扰后续组织学解读。

总而言之，根据标准的 Mohs 手术操作，应沿着散在标记切割标本，将表皮边缘正面向上放置。对标本进行染色、标记方位，并按照标准操作处理组织。在这过程中最困难的点是可通过肉眼观察并计数甲床和甲母质上皮（在甲板完好无损的情况下，这不是问题）。这些组织在大体外观上与典型的表皮不同，而且更难放置平整，以至于需要对整个手术切缘的上皮进行处理和分析。如果有多个上皮表面（甲母质、背侧近端甲皱襞等）在 Mohs 切口上出现（一般近端甲皱襞复合体仍处于原解剖学位置），会使手术过程变得更具挑战性。

Mohs 切片的组织学解读也按标准操作进行。如果在显微

镜下发现边缘仍有肿瘤,就在 Mohs 图上进行标记,并在肿瘤存在的区域切除一层额外的组织。重复这个过程,直到在周围和深层边缘没有发现肿瘤或在骨水平仍可见肿瘤或侵袭入骨为止。在这种情况下,必须继续按 Mohs 分层切除受累骨质(见下文)[106],或者选择截肢,或者在周围软组织部位去除肿瘤后选择其他补充治疗[70]。

近年来,笔者在阳性肿瘤边缘可见部分骨膜或干骨时,或当肿瘤侵犯骨骼时,使用双关节甲钳(也称为骨切割机)来切除骨和软组织。

在 Mohs 实验室中,在不脱钙的情况下这种组织将很难切割。然而,笔者已经进行了这一项手术,获得了充分和即时的冰冻切片组织学结果,然后解冻了所有侵犯骨骼的肿瘤冰冻切片,并将它们制成永久切片送组织学会诊。按以往来看,如果想要治愈,Mohs 外科医生会对 Mohs 手术位点进行截肢[70]、冷

冻外科手术[107]或放射治疗[3],而不是常规地处理组织立即进行冰冻切片。直觉上,Mohs 外科医生切除受累组织是最有意义的;事实上,这可以相对简单和安全地进行,并且可以控制边缘,并且没有延误,这使得在大多数情况下,如果合适的话,会是下一个最好的步骤。

Mohs 手术在鳞状细胞癌的表现值得讨论,因为该肿瘤展现出独特的挑战:肿瘤仅限于近端甲皱襞(◘ 图 36.8)。这些肿瘤倾向起源于近端甲皱襞的背侧,但可能生长到远端,穿过角质层,并在近端甲皱襞的腹侧向甲母质延伸。这个特点类似于眼睑肿瘤:肿瘤可能累及睑板前皮肤,延伸到结膜和独立但连续的上皮表面。在这种情况下,需要对甲皱襞的两侧进行组织学评估。肿瘤起始于背侧并不少见,但会从甲小皮生长到甲上皮,然后向近端生长到甲板陷凹和甲母质中。这具有一定的挑战性,需要经常注意方向和不同的甲亚单位。

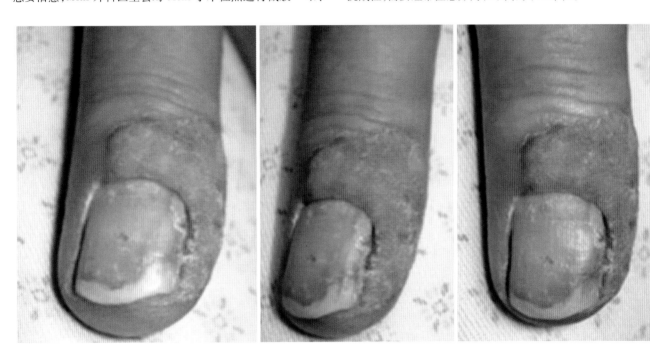

◘ 图 36.8　近端甲皱襞上的甲鳞状细胞癌。肿瘤从甲皱襞背侧近端表面包裹,上至甲小皮,下至甲骨膜,并可能延伸至甲母质,还从甲皱襞延伸到甲纵沟,累及甲床。在 Mohs 手术中,必须对纵沟的深度受累和甲母质的连续受累做出预期,并始终将其保持在同一位置

在鳞状细胞癌或原位癌中,高危型人乳头瘤病毒(特别是 HPV-16)[44,108,109]可能会使疣转变为癌,因此在显微镜下识别切缘部位的病毒变化也很有帮助。一些外科医生建议在肿瘤清除后再额外切除一层,以防止病毒场效应(viral field effect)[37]。其他人选择术后使用咪喹莫特减轻微小的病毒变化,尽管这一做法目前缺乏确切的证据。

36.8　Mohs 手术治疗甲黑色素瘤

Mohs 手术治疗甲黑色素瘤与前文所述手术在许多方面有着共同的特点,但也存在着许多显著的差异。首先大多数黑色素瘤病例仅限于原位,或者偶尔表现为浅表侵袭性。其次,可以在 Mohs 层之前切除包括甲母质和甲床在内的甲组织(由近

端及远端甲皱襞、甲下皮和肢端皮肤组成)[110]。第三,中心肿瘤标本被制成永久切片送组织学会诊,以评估疾病侵袭性,以及其他潜在的重要分期信息。最后,常规使用免疫染色剂(特别是 MART-1)[39,111]已被证明在 Mohs 手术期间有助于黑素细胞的可视化。

Mohs 手术治疗甲原位黑色素瘤最明显的缺陷与甲的特殊解剖结构以及肿瘤本身的生长趋势有关。大多数原位黑色素瘤起源于甲母质,然后向远端生长至甲床和甲下皮,向近端从甲板陷凹长到甲上皮。从甲板陷凹到伸肌腱近端(指/趾骨背侧深部)的边缘距离通常不到 1mm,由于甲组织的结构紧密,组织正面切开的过程可能会导致切入甲板陷凹(假阳性边缘)。然后外科医生看到的是显示肿瘤边缘的切片,大体上只有肌腱插入(位于近端)和骨(位于深部),据此决定是否需要切除更多的组织。对外科医生来说,从切面的组织中鉴别假阳性可能很

困难,但这将为患者决定正确的治疗方案。事实上,由于这一趋势,笔者倾向于用永久性病理切片处理"整块"切除的原位甲黑色素瘤[112],并且在纵向以 1~2mm 的间隔采用阶梯式切除。按照这种方式,使用传统的组织处理能够最大限度(尽管不那么彻底)地对组织边缘进行分析,并且将切缘假阳性率降至最低。

36.9 外科缺损的修复

有多种技术用于修复甲单元的手术伤口,包括二期愈合、原位缝合、局部皮瓣、交叉皮瓣、游离皮瓣、全厚或刃厚皮片移植以及复合甲组织瓣移植[113,114]。甲床和甲皱襞通过二期愈合的能力是很肯定的[36,37,41,47],不应被忽视,这种愈合可以重建正常的甲床,并在多种情况下能重建甲床/甲板的对位。肢端侧面的深的伤口自行愈合的可能较慢,植皮可以保留功能,减轻疼痛,减少挛缩,并可能加速该部位的愈合[24]。理想的全厚皮片移植供区应来自手掌的尺侧或足部的侧面,另外还有一个经常被忽视的较大的全厚皮片移植供区位于上臂。对于刃厚皮片,近端指/趾骨外侧皮肤是最合适的选择,它类似于甲周皮肤,位置相近,并可以快速愈合[115]。

如果在行 Mohs 手术时切除了骨骼,患者仅凭二期愈合就能很好地痊愈[37]。在这种情况下,中厚皮片可能有助于加速愈合,并会随着时间的推移逐渐增厚,但笔者并不经常使用这种方法。无论以何种方式处理缺损,都建议在切除骨骼的过程中使用抗生素,以避免术后出现骨髓炎。

甲床上的任何皮肤移植都会造成甲板再生时发生永久性甲分离,这可能需要对有症状的甲片进行后续手术。因此,在甲母质尚有残留的情况下,甲床应该保留颗粒层或重建,或者使用残留的甲床组织进行局部组织重建。实际上,笔者在大多数情况下更倾向于让甲床二期愈合,这样复发率较低,并且可以很好地预测甲床组织的再生,当患者甲板再生时可以为其提供正常附着的位点和可能性。

当处理甲母质缺损的情况时,如果计划重建则应考虑甲母质上皮是否存在或缺失。如果大多数甲母质是仍存在的,甲板生长异常的可能性极小。然而,大部分甲母质的缺失,特别是近端甲母质(甲板超过 80% 在此产生)的缺失,会导致变形和令人讨厌的小甲症(micronychia)或针状甲(nail spicule)[75]。如果在 Mohs 手术中大部分甲母质上皮已经被切除,去除残留的甲母质以防止未来的甲板再生长是合理的。此外,在修复缺损之前,通过仔细刮除甲母质或完全切除这些区域,可以防止甲囊肿和针状甲的产生。

36.10 术后疗程

在手术结束时,可以在手术部位使用长效局麻药如布比卡因[116]或罗哌卡因等,有助于缓解术后疼痛。许多患者在手术后的前几日也需要使用麻醉止痛药,可以用凡士林纱布包扎伤口,定期使用凡士林软膏保持湿润,直到完全愈合。夹板(用于手指)、手臂吊带或露趾靴都大大增加了患者的舒适性,有助于

限制活动和避免受伤。在第一个月患者通常需要每周或每 2 周随访 1 次,或随访至伤口愈合。随后的随访取决于肿瘤浸润和医生的判断。然而,笔者对患者进行每 3~6 个月的定期随访,为期数年,并对甲单元出现的任何色素沉着、角化过度、肿胀、疼痛或压痛的区域进行低阈值活检。

36.11 术后并发症

一般而言,有许多方法可以减少术后并发症,包括正确的无菌消毒、完美的手术操作、适当和适时地全身应用抗生素、轻柔地处理组织、彻底的术后伤口护理、详细的患者教育和合乎实际的期望值等。最常见和最重要的术后并发症[114]包括感染、疼痛、肿胀、伤口延迟愈合、坏死、出血、血肿、针状甲、甲囊肿、感觉异常[117]、活动障碍以及较少出现的反射性交感神经营养不良[118]。此外,锤状指畸形(mallet deformity)可能是由于指/趾伸肌腱附着点处损伤所致。在肌腱损伤或外露的情况下,使用夹板外固定有助于预防该并发症,且为治疗锤状指畸形的一线治疗方法。

36.12 局限性

尽管甲肿瘤 Mohs 手术方法相对简单,但仍存在某些局限性。甲鳞状细胞癌的第一 Mohs 层切缘表现为高度阳性(侵袭性或原位),缺损深处只剩下极少的纤维性真皮和骨膜,这种现象并不少见。如前文所述,在后续的操作中,要在一张完整的薄片中切除此种组织比在其他地方(头皮、鼻部等)进行类似组织的切除更加困难,可以使用具有双重作用的指甲钳/骨切割机来协助完成后续的 Mohs 操作,可以获得完整的组织样本,再通过冰冻切片进行处理,最终实时解读组织病理结果。当不能进一步切除肿瘤且术后仍有肿瘤残留时,对边缘清楚的顽固性骨深部肿瘤可以考虑术后冷冻治疗[107]、放射治疗[3]或截肢[70]。

甲的组织学虽然与正常皮肤组织学相似,但仍有很大的不同,以至于很难对其镜下表现进行准确的描述。所有最常见的甲恶性肿瘤都是如此:甲鳞状细胞癌,肿瘤呈长绳索状和网嵴状结构,表现为单个细胞或条索状;甲黑色素瘤,甲母质基底层上方有黑素细胞浸润;甲基底细胞癌,可以模拟正常的甲母质上皮。重要的是,甲组织的特殊结构可能使 Mohs 外科医生感到迷惑。甲下表皮样物内含物(subungual epidermoid inclusion)——是从正常甲床上皮进入真皮的萌芽状结构,可能发生钙化,也可能不钙化[119],可能会被缺乏经验的医生误认成是分化良好的鳞状细胞癌。

相比于在其他领域的应用,Mohs 手术在甲肿瘤中应用时,患者更难耐受长时间的肢端麻醉、围手术期疼痛和焦虑相关的问题,这也是术前需要考虑的一个重要问题,因为这可能会阻碍某些患者在门诊手术室接受这一手术[117,120]。在患者知情同意后,我们通常会在手术当天给予患者短效苯二氮䓬类药物。

36.13　结论

　　甲恶性肿瘤仍以手术治疗为主。对于一些人来说,Mohs 手术是一种保留手指/足趾的治疗方法,能够使患者生活质量得以保证,满意度也很高。Mohs 手术过程中的调整有助于准确地定位和切除组织,并促进恰当的组织处理。

❓思考题

1. 在甲板完好无损的情况下切除 Mohs 层可带来以下哪些好处?
   A. 保留甲床上皮,以便其更容易在组织切片上显示。
   B. 保留甲皱襞上皮,以便其在组织切片上更容易显示。
   C. 降低骨髓炎的可能性。
   D. 降低术后甲分离的可能性。
   E. 降低术后慢性甲沟炎的可能性。

2. 下列哪种情况不是在 Mohs 手术中遇到的常见情况?
   A. 肿瘤侵袭到背侧指/趾骨的水平。
   B. 在评估甲床标本时丢失甲上皮。
   C. 肿瘤诊断延迟导致比预期更大的缺损。
   D. 难以切开甲板。
   E. 能够在局麻下进行手术。

3. Mohs 手术比传统手术切除有哪种优势?
   A. 手术切缘的完整组织学分析。
   B. 组织病理结果延迟。
   C. 手术时间较短。
   D. 常规使用全身麻醉。
   E. 在住院部手术室进行手术。

✅答案和解析

1. 正确答案是 A。在甲板完整的情况下进行 Mohs 手术切除有利于观察到完整的甲床组织学结构。在进行甲板撕脱手术时,甲床很容易被撕裂,并且产生没有甲上皮组织的 Mohs 切片。甲皱襞是简单的无毛皮肤,并不难看到。这些操作不会影响骨髓炎、甲分离和慢性甲沟炎的发生。

2. 正确答案是 D。切开甲板并不困难。肿瘤(即使是原位肿瘤)通常是向背侧侵犯远端指/趾骨。行甲板撕脱手术时,薄的甲床上皮常黏附在甲板上,因此不可能在冰冻的切片上显示甲床。由于亚临床扩散,伤口通常比预期的要大。通过使用布比卡因和罗哌卡因等局麻药,很容易获得长效麻醉。

3. 正确答案是 A。Mohs 正面切片可检查 99% 以上的切缘,而常规的组织病理学"面包条"样的处理还不到手术切缘的 1%。尽管手术时间较长,但组织病理学结果是非常迅速的。除了极少数情况外,Mohs 手术是在门诊手术室局部麻醉进行,而不在住院部手术室进行。

　　　　　　(王焱 译,马寒 校,曾馨　陈熹 审)

参考文献

36章 参考文献

补充资料

词汇表

Anonychia　无甲症:缺失甲板或甲单元

Brachyonychia　短甲症:甲板短

Chromonychia　色素甲:甲单元颜色改变

Clubbing　杵状甲:甲床和指骨的夹角增大至≥180°,常伴有近端甲单元的纤维血管增生

Disappearing nail bed　甲床消失:长时间的甲分离所可能导致甲床上皮化(形成颗粒层),继而可能导致甲床变短或变窄

Dolichonychia　长甲症:甲的长度/宽的商度大于1±0.1,可见于Ehler-Danlos综合征、马方综合征等

Eggshell nails　蛋壳型甲:指甲柔软,表现为透明的蓝白色色调

Elkonyxis　甲溃疡:甲实质缺损(程度比甲凹陷更重),呈椭圆形,深度2~3毫米

Eponychium　甲上皮:甲单元的外层部分或角质层系统,其背面覆盖明显可见的甲小皮

Erythronychia　红甲

Hapalonychia　软甲

Hyponychium　甲下皮:甲单元在甲床远端、靠近指尖皮肤区域的颗粒层结构;指甲板游离边缘下方的区域

Koilonychia　反甲/匙状甲:甲板呈匙状

Leukonychia(true)　真性白甲症:甲板变白

Leukonychia(apparent)　显性白甲症:甲看起来呈白色,但甲板未受累

Lunula　甲半月:甲母质远端部分(常可见),呈半月形,

Macronychia　巨甲症:甲异常增大、增宽

Melanonychia　黑甲:继发于黑色素沉积的色素甲

Micronychia　小甲症:比正常甲更短或更窄

Nail apparatus　甲器官:包括甲板、甲皱襞、甲母质、甲床、甲下皮的结构(从近端甲母质向远端延伸的甲板、甲板周围软组织和甲板下方软组织)

Nail bed　甲床:甲板的支撑结构,范围从甲母质延伸至甲下皮

Nail folds　甲皱襞:两个侧缘,一个近端;勾勒和支撑甲单元,引导甲板生长。有时也被称为甲周皮(perionychium)

Nail matrix　甲母质:是甲板的唯一产生者,从近端甲皱襞下方向远端延伸

Nail organ　甲器官:nail apparatus的同义词

Nail plate　甲板:甲背面的角化部分;从近端甲母质区域向远端延伸

Nail unit　甲单元:nail apparatus的同义词

Onychalgia　甲痛

Onychia　甲床炎:发生在甲床的炎症

Onychoclavus　甲鸡眼:甲下方的鸡眼

Onychocryptosis　嵌甲:又名内生甲(ingrown nail)

Onychogryphosis　钩甲:羊角钩型指(趾)甲;甲板过度生长呈角状,可能由外伤引起

Onychoheterotopia　甲异位:由于甲母质移位而导致甲在指(趾)头上的位置异常

Onycholysis　甲分离:甲板与甲下皮和甲床远端分离

Onychomadesis　脱甲症:甲板与甲床区近端分离

Onychomycosis　甲真菌病:甲单元真菌感染

Onychophagia　咬甲癖:不自主地咬指甲

Onychoptosis　甲脱落:甲板缺失

Onychorrhexis　脆甲症:甲板上出现浅的纵向条纹。甲单元扁平苔藓和高龄患者更常见

Onychoschizia　甲分裂:甲板的表面裂开(分层裂开),常始于远端

Onychotillomania　剔甲癖:不自主地使用某种方法撕毁指甲、剔指甲、破坏指甲

Pachyonychia　厚甲症:甲单元角蛋白异常增生,可由甲板增厚或甲床角化过度所致

Paronychia　甲沟炎:甲皱襞的炎症或感染

Periungual　甲周:甲周围的区域

Pincer nail　钳形甲:以横向曲度增大为特征的甲

Pterygium　翼状胬肉:位于近端甲皱襞的瘢痕结构,可累及甲母质;翼状瘢痕将甲劈开,并破坏甲小皮下方的沟槽

Pterygium inversusunguium　反向翼状胬肉:瘢痕主要累及甲下皮,有时可至远端甲床

Retronychia　逆生性甲:表现为进行性脱甲症,甲板近端向内生长导致疼痛和肿胀

Scleronychia　甲硬化:甲的硬度增加

Tineaunguium　甲癣:甲真菌病的一种类型,由皮肤癣菌感染引起

Trachyonychia　糙甲症:指(趾)甲粗糙,又称为"二十甲营养不良"或"砂纸样甲"

索引